放射治疗物理学

RADIATION THERAPY PHYSICS

主　编　戴建荣

副主编　门　阔　田　源　徐英杰　阎　辉

编　者（以姓氏笔画为序）

门　阔（中国医学科学院肿瘤医院）　　　苗俊杰（中国医学科学院肿瘤医院）

马　敏（中国医学科学院肿瘤医院）　　　赵　波（清华大学）

马　攀（中国医学科学院肿瘤医院）　　　胡志辉（中国医学科学院肿瘤医院）

马阳光（郑州大学第一附属医院）　　　　夏文龙（中国医学科学院肿瘤医院）

牛传猛（中国医学科学院肿瘤医院）　　　徐　源（中国医学科学院肿瘤医院）

田　源（中国医学科学院肿瘤医院）　　　徐英杰（中国医学科学院肿瘤医院）

朱　冀（中国医学科学院肿瘤医院）　　　郭晨雷（中国医学科学院肿瘤医院）

任雯廷（中国医学科学院肿瘤医院）　　　黄　鹏（中国医学科学院肿瘤医院）

刘志强（中国医学科学院肿瘤医院）　　　曹　莹（中国医学科学院肿瘤医院）

闫玲玲（中国医学科学院肿瘤医院）　　　崔伟杰（中国医学科学院肿瘤医院）

江　波（天津医科大学肿瘤医院）　　　　符贵山（中国医学科学院肿瘤医院）

李明辉（中国医学科学院肿瘤医院）　　　阎　辉（中国医学科学院肿瘤医院）

李谭谭（中国医学科学院肿瘤医院）　　　梁　斌（中国医学科学院肿瘤医院）

张　可（中国医学科学院肿瘤医院）　　　傅　琪（中国医学科学院肿瘤医院）

张　寅（中国医学科学院肿瘤医院）　　　谢　欣（中国医学科学院肿瘤医院）

陈辛元（中国医学科学院肿瘤医院）　　　戴建荣（中国医学科学院肿瘤医院）

陈佳赟（中国医学科学院肿瘤医院）

人民卫生出版社

·北京·

图书在版编目（CIP）数据

放射治疗物理学 / 戴建荣主编 . —北京：人民卫生出版社，2023.7

ISBN 978-7-117-34350-3

Ⅰ.①放… Ⅱ.①戴… Ⅲ.①放射医学 —物理学
Ⅳ.①R811.1

中国国家版本馆 CIP 数据核字（2023）第 016694 号

人卫智网	www.ipmph.com	医学教育、学术、考试、健康，购书智慧智能综合服务平台
人卫官网	www.pmph.com	人卫官方资讯发布平台

放射治疗物理学
Fangshe Zhiliao Wulixue

主　　编：戴建荣
出版发行：人民卫生出版社（中继线 010-59780011）
地　　址：北京市朝阳区潘家园南里 19 号
邮　　编：100021
E - mail：pmph @ pmph.com
购书热线：010-59787592　010-59787584　010-65264830
印　　刷：三河市宏达印刷有限公司
经　　销：新华书店
开　　本：889×1194　1/16　　印张：58
字　　数：1481 千字
版　　次：2023 年 7 月第 1 版
印　　次：2023 年 8 月第 1 次印刷
标准书号：ISBN 978-7-117-34350-3
定　　价：458.00 元

打击盗版举报电话：010-59787491　E-mail：WQ @ pmph.com
质量问题联系电话：010-59787234　E-mail：zhiliang @ pmph.com
数字融合服务电话：4001118166　E-mail：zengzhi @ pmph.com

主编简介

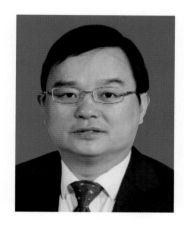

戴建荣

理学博士,博士研究生导师,二级研究员,中国医学科学院肿瘤医院放疗科副主任。中国生物医学工程学会常务理事和医学物理分会前任主委,全国医用电器标准化技术委员会放射治疗、核医学和放射剂量学设备分技术委员会主任委员,中华医学会放射肿瘤治疗学分会副主任委员,全国放疗质控专家委员会副主任委员,《中华放射肿瘤学杂志》副总编;国际医学物理组织理事(IOMP council member),亚太医学物理联盟理事(AFOMP council member),*MEDICAL PHYSICS* 期刊董事(board member)。

1988 年开始从事放射治疗物理学的临床、科研和教学工作,先后 4 次出国作博士后或访问学者。主要研究方向是放疗新技术的研发和临床应用,研究工作分别获科技部重点专项(1 项)和国家自然科学基金(6 项)等科研基金支持;发表学术论文 200 余篇,包括以第一作者或通讯作者发表的 *SCI* 期刊论文 100 余篇;获省部级科技成果奖二等奖 3 项;申请专利 34 项,获授权 16 项。

序

　　放射治疗物理学是放射治疗的基础,是培养放疗物理师的核心课程,也是培养放疗医生和技师的重要课程。在中国,很少有相关高质量教材和专著。中国医学科学院肿瘤医院放疗科胡逸民教授主编的《肿瘤放射物理学》和张红志教授主译的《放射肿瘤物理学》属其中的佼佼者,两本书先后被指定为全国大型医用设备上岗资格考试的参考书。两本书分别出版于 1999 年和 2009 年,至今将近 23 年和 13 年。近年来,放疗技术日新月异,急需新的专业图书反映技术进展和应用。中国医学科学院肿瘤医院放疗科在放射物理领域一直居于全国领先地位,在新概念和新技术推广应用、人工智能放疗计划优化等方面做出了非常重要的贡献。基于此,编写一本新的放射物理书具有重要意义。历时数年,在戴建荣教授的带领和主持下,顺利完稿,深感欣慰和自豪。

　　本书具有几个鲜明特点:全面系统地阐述放射物理学的专业知识,并且侧重介绍新知识,尤其是进入 21 世纪以来建立的新方法、新技术和新设备;书稿写作规范,表达清楚,深入浅出,易于阅读,说明所有编者尽职尽责;全书结构有序,前后呼应,构成一个有机整体。

　　该书由戴建荣教授任主编,门阔等 4 位副教授任副主编,一批年轻物理师担任编者,充分体现了中国医学科学院肿瘤医院放疗科物理师团队的优秀梯次结构。

　　祝贺戴教授和全体编者完成《放射治疗物理学》,以实际行动体现科室传承和行业担当! 相信新书必将对我国放疗行业发展,尤其是对放疗人才的培养发挥重要作用。

李晔雄

2023 年 1 月

前　言

　　医学物理师是放射治疗团队的重要成员,在放疗质量管理、患者计划设计和开展新技术等方面发挥核心作用。随着我国经济、社会的发展,放疗行业发展迅速,规模不断扩大,技术水平不断提高。医学物理师人才不足的问题日益突出。为了解决这一突出问题,需要加快医学物理师培养。医学物理师培养是个系统工程,牵涉到方方面面,其中一个关键方面就是要有培养人才的高质量教材和参考书。

　　笔者医院放疗科物理室有编写放射物理教材的优良传统,胡逸民教授早在 1975 年就组织编写了《医用放射物理讲义》,20 世纪 80 年代又和冯宁远教授、张红志教授等同事编写了《肿瘤放射治疗计划图谱》。限于当时条件,两本著作都只能油印成内部资料,供同行参考学习,但仍产生了深远影响。1998 年,物理室冯宁远教授牵头编著《实用放射治疗物理学》,由北京医科大学、中国协和医科大学联合出版社出版。根据本人了解的情况,这是中国物理师编著的第一部正式出版的放射物理著作。1999 年胡逸民教授主编的《肿瘤放射物理学》,由原子能出版社出版。这部专著内容丰富,涵盖了从放射物理基础知识到当时最新的调强适形放疗技术等内容,一经出版,即获得同行们高度赞誉,很快被推荐为全国大型医用设备上岗资格考试参考教材。2009 年,物理室张红志教授牵头翻译《放射肿瘤物理学》(*Radiation Oncology Physics*)。这部专著包括了更新的图像引导放疗技术,后来也被推荐为全国大型医用设备上岗资格考试参考教材。

　　为了传承物理室的优良传统,近十几年我一直在思考要组织写一本新的放射物理书,不仅反映最新的进展,而且要剔除一些过时的内容,做到与时俱进。历时 3 年,终于完成书稿。

　　本书主要为从业的放疗物理师和在读的医学物理专业的学生撰写,也可供放疗医生、技师、工程师和其他相关专业人员参考。在本书写作过程中,我和所有编者竭尽所能,保证写作质量。为了进一步提高本书的质量,以供再版时修改,诚恳地希望各位读者、专家提出宝贵意见。

　　掩卷回顾数年编写的历程,方知写书的艰辛与不易。在此特别感谢一直陪伴我走过来的编者;感谢一直在默默支持着我和所有编者的家人、朋友;感谢一直在督促、鼓励我的李晔雄主任和其他同事、同道;最后,但同样重要,感谢所有为本书提供图表和数据的国内外专家!

2023 年 1 月

目　录

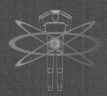

RADIATION
THERAPY
PHYSICS

第一章
绪　论

第一节 放射治疗物理学概念和作用

一、基本概念

放射治疗物理学(radiotherapy physics),又称肿瘤放射物理学(radiation oncology physics),是将放射物理学的概念、原理和方法应用于肿瘤放射治疗实践的一个交叉专业。放射物理学包括原子物理、原子核物理和粒子物理等与电离辐射相关的物理课程。伦琴于1895年发现X射线,这是放射物理学的巨大成果。其后第二年(1896年),法国、美国和瑞典就有医生尝试用X射线治疗患者。在放射物理学应用于放疗的长期实践过程中,不断地产生了新的物理概念、原理和方法,这些概念、原理和方法就构成了放射治疗物理学。第一本放射治疗物理学的教材由著名医学物理学家 Harold Johns 撰写,于1953年出版,书名 "*The Physics of Radiation Therapy*",其后三次改版,书名改为 "*The Physics of Radiology*",至今近70年,仍深受同行喜爱。

二、和其他专业学科的关系

放射治疗物理学是医学物理学(medical physics)的一个主要分支。医学物理学是把物理学的概念、原理和方法应用于人类的疾病预防、诊断、治疗和人体保健的一门交叉学科。医学物理涵括了物理学在医学中的各种应用,除了放射治疗物理学,已发展成熟且有较大影响的专业有医学影像物理(medical imaging physics)、核医学物理(nuclear medicine physics)和非电离辐射物理(non-ionization radiation physics)。

对于医学物理学的准确开始时间还没有一致的意见,但国际原子能机构(International Atomic Energy Agency,IAEA)和国际医学物理组织(International Organization for Medical Physics,IOMP) 2013年认定居里夫人是国际第一位医学物理师,将她的生日11月7日定为国际医学物理节。居里夫人是第一位两次获得诺贝尔物理学奖的科学家,她最重要的贡献是在1898年发现放射性元素镭。她直接为医疗服务是在第一次世界大战期间发明"放射车"(radiological car)。出于对她的尊敬,人们更愿意称"放射车"为"小居里"(Little Curie)。车上安装X射线机,可以开到前线诊断受伤的军人(图1-1-1)。基于这个事迹,也许我们可以将她研制"放射车"的时间定为医学物理的开始时间。

三、放射治疗物理学的作用

放射治疗物理学的作用通过相关专业人员的工作来体现。这些人员就是工作在放疗行业的医学物理师(medical physicist)。绝大部分医学物理师在医疗机构放疗部门工作,他们是放疗团队的重要成员,和医师、技师分工合作,各司其职,共同为患者服务。

医学物理师直接参与每位患者的治疗,在患者治疗过程中,医学物理师的作用或职责体现为以下几方面。

1. 确定治疗方针阶段 对于特殊病例,向医师提供参考意见。

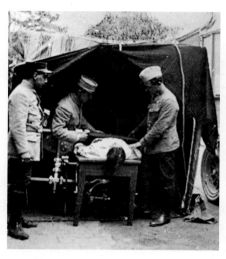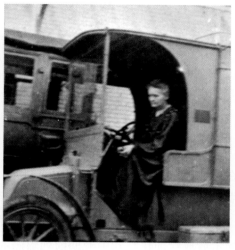

图 1-1-1 居里夫人研制的"放射车"

三名军人在用"放射车"检查一名受伤的军人(左);居里夫人坐在自己研制的"放射车"驾驶室内(右)。

2. 模拟定位阶段 与医师、技师配合建立模拟定位规程;对于特殊病例,向医师、技师提供参考意见。

3. 计划设计阶段 设计每位患者的治疗计划,作用相当于医药行业的药剂师或者建筑行业的设计师。

4. 计划质控阶段 采用独立程序核对计划参数,确保参数无误;对于复杂计划,还需要用实验测量的方法验证计划实施是否顺利,实施得到的剂量/剂量分布是否准确。

5. 治疗实施阶段 如果患者采用高风险的技术治疗(如立体定向放疗和全身、全皮肤照射),医学物理师要参加患者的每次治疗;如果患者采用中、低风险的技术,医学物理师应医师、技师要求才参加。

医学物理师另一个重要职责是在放疗设备的采购、使用周期中,针对设备开展质量保证工作,作用相当于企业的质量管理员,是放疗质量和安全的守护人。职责/作用具体体现为以下几个方面。

1. 设备购置阶段 向科室/医院建议设备的配置要求和技术指标。

2. 设备安装阶段 配合工程师工作,了解设备结构和功能。

3. 设备验收阶段(acceptance) 负责验收工作,确保设备符合法规标准要求和采购配置要求。

4. 临床调试阶段(commissioning) 负责调试工作,完成设备临床应用前的准备工作,主要工作内容是收集设备几何数据,采集剂量学数据,在计划系统中建立射束模型。

5. 日常使用阶段 负责设备的日常质量控制,对照设备验收调试时的特性数据,确保设备质量状态保持在容差范围内。

6. 设备报废阶段 和工程师一起评价设备的老旧状况,给出是否报废的建议。

除以上两方面的职责以外,医学物理师还承担以下职责。

1. 科室的放射防护工作。

2. 高年资医学物理师承担低年资医师、医学物理师、研究生和技师的物理教学培训。

3. 开展新设备、新技术相关的研发工作,促进应用水平提高和设备、技术的改进。

4. 在一些单位,医学物理师还承担科室的信息化建设工作。

5. 一些单位的资深医学物理师参与制定各种放疗设备和技术的国家和行业标准。

（戴建荣）

第二节 放射治疗概述

一、放射治疗作用

放疗在癌症治疗中发挥着重要作用,它和手术、化疗共同构成肿瘤治疗的三大手段。放疗既可以单独应用,也可以和手术、化疗等其他治疗手段结合应用。单独应用的情况较少,主要包括早期鼻咽癌、早期肺癌和早期前列腺癌。结合应用的情况较多,例如中晚期鼻咽癌的同步放化疗、中晚期肺癌的术后放疗加化疗和中晚期前列腺癌的术后放疗。三种主要治疗手段之间的结合应用,以及它们与其他治疗手段(如靶向治疗、免疫治疗或内分泌治疗)的结合应用,都属于综合治疗的范畴。

据统计,超过半数的癌症患者要在治疗的某个阶段接受放疗。在三大治疗手段中,放疗对疗效的贡献仅次于手术,有 40% 的癌症可以通过单纯放疗或者放疗结合其他治疗而治愈。由于公众和非放疗专业的医务人员对放疗认识不足,甚至误解,以及经济条件限制,许多需要做放疗的患者没有接受放疗,在欧洲国家,有 20% 这样的患者,在中国有 50%。

除了治疗癌症,放疗也是脑动静脉畸形、三叉神经痛和皮肤瘢痕疙瘩等良性疾病的成熟治疗手段。放疗还被尝试用于其他难治性疾病的治疗。最新的引起广泛关注的尝试至少有两个。一个尝试是用立体定向消融放疗技术(stereotactic ablative radiotherapy)治疗持续发作或反复发作的心律失常。斯坦福大学医学院于 2012 年尝试治疗了第一例患者,患者症状得到缓解。随后华盛顿大学医学院和海德堡大学医学院等医疗机构也开展了这方面的尝试和 / 或正式的临床试验。目前正式临床试验结果还没出来,放疗的作用尚待确定。另一个应用是尝试用放疗治疗新型冠状病毒肺炎患者。埃默里大学(Emory University)Khan MK 于 2020 年开展临床 Ⅰ / Ⅱ 期试验,用低剂量照射全肺的方法治疗新型冠状病毒肺炎患者,入组 5 位氧气依赖的年长患者,其中 4 位生存,精神状态和炎性标志物水平迅速得到改善,没有发生急性并发症。几乎同时沙希德·贝赫什提医科大学(Shahid Beheshti University of Medical Sciences)Rahnama N 团队开展了类似的试验,治疗的 5 位患者中 4 位有效。这种治疗方法其实并不新,早在 19 世纪末至 20 世纪初,低剂量放疗已被发现是治疗炎性反应,包括肺炎的有效手段。后来由于药物的进步和担心放疗晚期效应(如诱发癌症),这种治疗方法逐渐被放弃。这次用于新型冠状病毒肺炎,正是由于还没有有效药物。预计历史会重演,当有效药物出现,放疗可能会再次被放弃。

二、辐射源种类和放疗方式

放疗是使用电离辐射治疗疾病的临床模式。电离辐射的来源(即辐射源)包括放射性物质(即放射源)和射线装置。按发出的射线种类不同,放疗用的放射源又可以分为 γ 射线源、β 射线源、中子源。放疗常用的 γ 射线源有 ^{60}Co(钴)、^{192}Ir(铱)和 ^{125}I(碘);常用的中子源是 ^{252}Cf(锎)源;β 射线源有 ^{103}Pd(钯)和 ^{90}Sr(锶)。放疗用到的射线装置有医用电子直线加速器、质子 / 碳离子治疗系统和深部 X 射线治疗机。图 1-2-1 显示了辐射源、放射源、射线装置等概念的从属关系。

辐射源发出的射线可以用远距离或者近距离的方式治疗疾病。远距离放射治疗（teleradiotherapy），又称外照射放疗（external exposure radiotherapy），是指辐射源位于患者体外一定距离，发出的射线经屏蔽体和准直装置限定照射方向和立体方角范围后，剩余一个小角度范围对准疾病靶区照射。这样治疗的优点是适应范围宽，无论靶区位于身体的哪个部位、多大深度，都可以治疗。这样治疗的缺点是，射线通常要穿过正常组织才能照到靶区。这种方式要求射线具有较高的能量，具有足够的穿透能力。但有两种特殊情况，一是靶区位于患者身体浅表区域；二是手术过程中，周围正常组织被暂时移出照射野，即术中远距离放射治疗。对于这两种情况，射线能量可以降低，穿透能力只需达到靶区后缘的深度。

与远距离放射治疗不同，近距离放射治疗（brachytherapy）是指通过人体的天然腔体或管道（如口腔、食管、气管、阴道和子宫腔），或者通过插植、敷贴的方式，将密封放射源置于靶区内部或紧贴靶区照射。为了保护靶区周边的正常组织，采用这种治疗方式时射线能量和强度都不能高。根据置入放射源方式不同，近距离放射治疗方式还可以细分为腔内、插植、管内和表面敷贴四种方式。插植是通过针状施源器将放射源临时性或永久性植入肿瘤，照射肿瘤。临时性植入是狭义的插植治疗，永久性植入又称为粒子植入。

如果利用人体某个器官对某种放射性核素的选择性吸收特点，就可以将该种放射性核素制成药物，通过口服或注射的形式引入人体治疗该器官的疾病。这种治疗方式就是放射性核素治疗（radionuclide therapy）。放射性核素治疗一般在核医学科进行，最成功的应用是用 ^{131}I 治疗甲状腺功能亢进和分化型甲状腺癌。

除了上述三种治疗方式，还有一种非常特殊的治疗方式，就是硼中子俘获治疗（boron neutron capture therapy，BNCT）。与其他治疗方式不同，BNCT 分两步进行，第一步将含稳定核素 ^{10}B（硼）的药物注射入人体，药物高度选择性聚集到肿瘤组织；第二步用热中子束照射肿瘤组织，^{10}B 与热中子发生核反应，生成 ^{11}B，后者很不稳定，很快分裂为 ^{7}Li（锂）粒子和 α 粒子。这两种粒子射程短（约 10μm），传能线密度高，可以使肿瘤细胞 DNA 双链断裂，不能修复而死亡，而肿瘤细胞周围的正常组织细胞几乎不受到损伤。本书第二十三章对 BNCT 技术有详细的介绍。图 1-2-2 总结了上述治疗方式之间的相互关系。

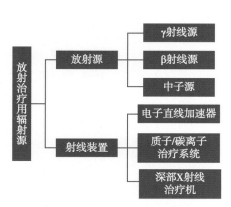

图 1-2-1　辐射源、放射源、射线装置等概念的从属关系

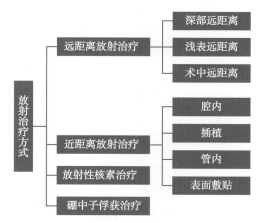

图 1-2-2　不同放射治疗方式的相互关系

三、放疗基本过程

整个放射治疗过程可划分为临床检查及诊断、确定治疗方针、模拟定位、计划设计、治疗实施和随访共六个阶段（表1-2-1）。任何患者的放疗都需要依次经历这六个阶段。如果将整个放疗过程比喻为一个链条，那么每个阶段就是链条上的一个环节。这些环节环环相扣、有机配合是放射治疗取得成功的关键。任何一个环节出现差错，都会影响整个放射治疗的质量。为此，需要针对整个过程的关键阶段（如计划设计和治疗实施），甚至每个阶段开展质量控制，从而实现整个过程的质量控制（即流程质控）。

表 1-2-1　放射治疗过程

阶段	执行者
临床检查及诊断	医师
确定治疗方针	医师
确定治疗目的和治疗模式	医师
选择放疗方式、技术 （外照射治疗：适形放疗、调强放疗或图像引导；近距离放射治疗：常规或适形）	医师、物理师
模拟定位	医师、技师
选择体位和摆位辅助装置	医师、技师
制作或准备摆位辅助装置	技师
确定体表参考标记	技师、医师
采集、传输定位图像	技师
计划设计	物理师、医师
定义靶区	医师
定义危及器官	医师/物理师
开剂量处方	医师
设计治疗计划	物理师
评价治疗计划	医师、物理师
传输计划文件、打印计划报告	物理师
审阅治疗计划	物理师
治疗实施	技师、医师、物理师
复杂技术的每次治疗（如立体定向放疗、自适应放疗和全身照射）	医师、物理师、技师
其他情况	技师
第一次治疗	技师
其他分次	技师
每周审阅治疗记录	医师、物理师
每周检查患者（必要时更改治疗计划）	医师
治疗结束时进行总结	医师、技师
随访	医师、护士

在治疗过程中的不同阶段有不同的工作任务,由放疗医师、物理师和技师以及其他医务人员共同承担,或他们中的一部分人承担。放疗医师、物理师和技师以及其他医务人员组成一个团队。只有这个团队精诚合作、协调配合,才能顺利完成每个阶段的工作任务。主管医师是团队的领导者,是团队的核心,在整个治疗过程中负责患者的治疗,做出关系患者疗效的所有重要决定,如确定治疗方针、批准治疗计划。其他工作人员是团队的重要成员,往往在治疗的一个阶段或数个阶段承担工作任务,发挥重要作用,如物理师是治疗计划的设计者,技师是治疗计划的执行者。

在放疗过程的六个阶段中,更重要且最能反映放疗特点的三个阶段是模拟定位、计划设计和治疗实施。在这三个阶段,每种放疗技术可能有不同的工作内容、采用不同的放疗设备。比如说,传统二维放疗技术在模拟定位阶段需要用常规模拟机;计划设计阶段只需要用二维计划系统,甚至不需要计划系统;在治疗实施阶段,只需要常规加速器。而如果采用调强适形放疗技术,则在定位阶段要采用 CT 模拟机和 / 或 MR 模拟机,甚至结合 PET-CT 模拟定位;在计划阶段要采用具备调强计划功能的三维计划系统;在治疗验证阶段不仅要验证等中心位置和射野形状,还需要模拟患者治疗条件做剂量验证;在治疗实施阶段要使用具备调强放疗功能的加速器。本书第十一章、第十三章和第十四章、第十五章分别详细介绍这三个阶段的工作任务。

(戴建荣)

参考文献

［1］SOSA E, SCANAVACCA M, D'AVILA A, et al. A new technique to perform epicardial mapping in the electrophysiology laboratory [J]. J Cardiovasc Electrophysiol, 1996, 7 (6): 531-536.

［2］SOSA E, SCANAVACCA M, D'AVILA A, et al. Endocardial and epicardial ablation guided by nonsurgical transthoracic epicardial mapping to treat recurrent ventricular tachycardia [J]. J Cardiovasc Electrophysiol, 1998, 9 (3): 229-239.

［3］WEERASOORIYA R, JAIS P, SACHER F, et al. Utility of the lateral fluoroscopic view for subxiphoid pericardial access [J]. Circ Arrhythm Electrophysiol, 2009, 2 (4): e15-e17.

［4］DYRDA K, PIERS S R, VAN HULS VAN TAXIS C F, et al. Influence of steroid therapy on the incidence of pericarditis and atrial fibrillation after percutaneous epicardial mapping and ablation for ventricular tachycardia [J]. Circ Arrhythm Electrophysiol, 2014, 7 (4): 671-676.

［5］D'AVILA A, NEUZIL P, THIAGALINGAM A, et al. Experimental efficacy of pericardial instillation of anti-inflammatory agents during percutaneous epicardial catheter ablation to prevent postprocedure pericarditis [J]. J Cardiovasc Electrophysiol, 2007, 18 (11): 1178-1183.

［6］Department of Health Cancer Policy Team. Radiotherapy Services in England 2012 [R]. London: Department of Health of Treatment, 2012.

［7］BORRAS J M, LIEVENS Y, DUNSCOMBE P, et al. The optimal utilization proportion of external beam radiotherapy in European countries: An ESTRO-HERO analysis [J]. Radiother Oncol, 2015, 116 (1): 38-44.

［8］张烨, 易俊林, 姜威, 等. 2019 年中国大陆地区放疗人员和设备基本情况调查研究 [J]. 中国肿瘤, 2020, 29 (5): 321-326.

［9］LOO JR B W, SOLTYS S G, WANG L, et al. Stereotactic ablative radiotherapy for the treatment of refractory cardiac ventricular arrhythmia [J]. Circ Arrhythm Electrophysiol, 2015, 8 (3): 748-750.

［10］HESS C B, BUCHWALD Z S, STOKES W, et al. Low-dose whole-lung radiation for COVID-19 pneumonia: Planned day 7 interim analysis of a registered clinical trial [J]. Cancer, 2020, 126 (23): 5109-5113.

［11］AMERI A, RAHNAMA N, BOZORGMEHR R, et al. Low-dose whole-lung irradiation for COVID-19 pneumonia: short course results [J]. Int J Radiat Oncol Biol Phys, 2020, 108 (5): 1134-1139.

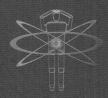

RADIATION
THERAPY
PHYSICS

第二章
放疗质量管理

质量管理是指一个组织为实现产品或服务的质量目标而进行的一系列管理性质的活动。质量管理适用于提供任何产品或服务的任何组织,尤其是提供内容复杂和/或涉及生命安全的产品或服务的组织。产品可以小到一根针、一根线,大到飞机、宇宙飞船;服务可以小到接个电话、大到治理国家;组织可以小到个人,中到企业、单位,大到国家。

放疗是医疗服务,和患者的生命健康息息相关,其质量管理具有高于绝大部分产品或服务的重要性。本章第一节介绍放疗质量管理的必要性,第二节介绍质量管理的一些基本概念,第三节、第四节分别介绍前瞻性质量管理方法和回顾性质量管理方法。

第一节 放疗质量管理的必要性

放疗质量管理的必要性不仅体现在质量管理是对产品或服务的普适性要求,更重要的是还体现在以下三个方面:放疗实践的复杂性、放疗疗效与放疗剂量密切相关、放疗安全和质量状况有待改进。

一、放疗实践的复杂性

放疗是肿瘤治疗的三大手段之一,将它与外科手术和内科化疗相比,更能够看出放疗实践的复杂性。放疗专业分工最细,开展放疗需要放疗医师、物理师、技师和护士四类专业人员,而开展外科手术需要外科医师、麻醉师和护士三类专业人员,内科只需要内科医师和护士两类专业人员;放疗流程最长,放疗比外科和内科多了模拟定位和计划设计两个环节;从所采用的治疗工具看,放疗设备技术的原理比手术器械更为复杂,使用放疗设备显然也比用药复杂;从质量管理模式看,只有放疗需要专业人员(物理师)使用专门的放射线探测仪器来做质量管理。放射线看不见,摸不着,它的剂量、它的照射位置只能靠专门的仪器来检测、确定。

二、放疗效果与放疗剂量紧密相关

业内常说放疗是把双刃剑,在射线照射肿瘤靶区的同时,不可避免地会照射到周围的正常组织,在治疗肿瘤的同时,也会损伤正常组织,因此放疗的目标不是单纯地治疗肿瘤,而是在保证周围正常组织受照射剂量可以耐受的前提下,给予肿瘤靶区尽可能高的剂量,进而尽可能地治愈肿瘤。正常组织损伤与剂量关系常用并发症发生率(normal tissue complication probability,NTCP)来衡量,肿瘤疗效常用局部控制率(tumor control probability,TCP)来衡量。

大量的临床数据表明,NTCP、TCP和照射剂量的关系曲线均呈S形。整条曲线可以划分为三段,在曲线的起始段,NTCP或TCP的数值随剂量增加而缓慢上升,在曲线的中间段,它们的数值随剂量快速上升,在曲线的末端,它们的数值随剂量的上升速度越来越慢(图2-1-1)。放疗剂量通常取在NTCP不超过5%,而TCP较高的位置。在这个位置,如果剂量不准确,实际剂量超过计划剂量,将会导致NTCP和TCP同时增加,并且NTCP增加值会大于TCP增加值;相反,如果实际剂量偏低,将会导致TCP显著减少,而NTCP下降不明显。因此剂量不准确均会导致很严重的后果。如果考虑到剂量偏高,有得有失,而剂量偏低,几乎无得而有失,剂量偏低的后果也许更严重。

正是认识到剂量不准确的严重后果，早在 1976 年，国际辐射单位和测量委员会（International Commission on Radiation Units and Measurements，ICRU）24 号报告建议患者放疗剂量总的剂量不确定度要控制在 5% 以内（95% 置信区间）。如果进一步缩小不确定度，能提高放疗疗效。Boyer 和 Schultheiss 研究了剂量不确定性对无并发症的肿瘤控制率的影响，结果发现确定度提高 1%，治愈率提高 2%。因此剂量不确定度有必要进一步缩小，Mijnheer 等建议 3.5%，Brahme 建议 3%。ICRU 42 号报告（1987）建议，高剂量均匀区剂量不确定度为 2%。

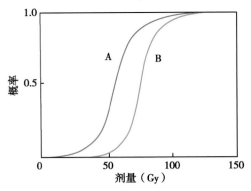

图 2-1-1　肿瘤局部控制率曲线和
正常组织并发症发生率曲线
A. 肿瘤局部控制率曲线；
B. 正常组织并发症发生率曲线。

剂量不确定度的要求适用于剂量分布比较均匀的区域，包括靶区内部和远离靶区的范围，而在剂量变化快的靶区边缘和紧邻靶区的范围，要用位置不确定度来衡量治疗不确定度。一旦位置不准，就会造成靶区边缘剂量显著减少，而邻近的危及器官剂量显著增加。一般认为，放疗总的位置不确定度要控制到 5~10mm 以内（95% 置信区间）。对于确定度要求高的情况（如立体定向放疗），放疗总的位置不确定度要控制到 5mm 以内，甚至更小。ICRU 42 号报告（1987）建议，高剂量梯度区距离偏差 2mm。

剂量不确定度 5%、位置不确定度 5mm 是放疗当前能够达到的目标，而 2%、2mm 是放疗未来发展要达到的目标。无论是为了达到当前的目标，还是未来的目标，都需要放疗团队的每一个成员，尤其是物理师的努力。

三、放疗安全和质量状况有待改进

正是认识到放疗实践的复杂性和放疗疗效对剂量的高度敏感，放疗界对放疗质量高度重视，最早于 20 世纪 20 年代就有物理师到放疗科任职，开展放疗相关的质量保证（质量控制）工作。经过一个世纪的发展，已建立较为完善的质量保证体系，使得放疗安全和质量有了保障，放疗疗效在不断提高。但无论是横向比较，还是纵向比较，目前的放疗安全性仍有待提高，质量状况有待改进。

IAEA、世界卫生组织（WHO）、各国政府和一些行业协会发布的放射性事件（radiation incident）报告一定程度上能够反映放疗存在一些不安全的情况。英国皇家放射学院等机构在《致力于更安全的放疗》（Towards Safer Radiotherapy）报告中分析了英国各地医院向政府报告的 183 起放射性事件，估计在英国大约每 10 万个放疗疗程中有 40 个疗程发生了放射性事件，其中有 3 个疗程是发生了实际剂量比处方剂量大 10Gy 的放射性事件。Ford 和 Terezakis 分析了美国的情况，每做 600 人次放疗，会出错 1 次，出错率约为 0.2%。由于数据的缺少和观察终点的不同，不可能获得实际的出错率。但这些数据至少代表了实际出错率的最低限。

图 2-1-2 对比放疗和其他行业的风险度（即出错率），从中可以看出，整个医学界的风险度居中，分布在一个较宽的范围，风险低于登山、海钓和农业，而高于核电站和飞行。医学中风险度最高的是急诊，最低的是输血。放疗的风险低于急诊，但远高于麻醉和输血。航空界乘客死亡或受伤的概率是 1/1 000 万，放疗发生严重伤害事件的概率是航空界的 1 000 倍。

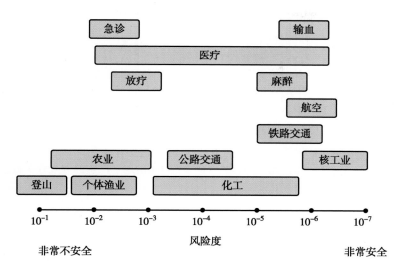

图 2-1-2　不同行业的风险度

纵向来说,尽管技术不断进步,放疗的差错、事故仍然在发生。Coeytaux 等检索各类文献,统计了公开报道的全世界 1980—2013 年期间发生的辐射事故,共有 634 件,其中放疗占 32%,放射诊断占 31%,工业占 27%,其他占 10%;事故造成的过量照射人数,放疗占 47%,工业占 22%,放射诊断占 17%,其他占 14%;事故造成的人员死亡,放疗占 51%,工业占 24%,放射诊断占 10%,其他占 15%。无论哪个指标都表明,放疗已是社会各行业中放射事故最主要的来源。Coeytaux 等进一步分析了每 10 年事故数量的变化,发现唯有放疗,事故数量还在增加,1980—1989 年有 35 例,1990—1999 年有 63 例,2000—2009 年有 72 例,2010—2013 年有 32 例。

表 2-1-1 汇总了 20 世纪 70 年代至今发生的、有公开报道的一些严重事故。这些事故经媒体报道后,给放疗行业造成巨大的压力。例如,就 Scott Jerome Parks 死亡事故和其他相关事故,《纽约时报》连续刊登三篇报道,引起广泛关注,美国放射肿瘤学会(American Society for Radiation Oncology,ASTRO)和美国医学物理学家协会(American Association of Physicists in Medicine,AAPM)发表声明,强调媒体报道的事故是罕见的,99.99% 的放疗是安全有效的,同时更强调,即使只有一个差错、事故,也是太多了,放疗界会更强调放疗质量文化,加强人员培训,改进质量管理工作。放疗相关厂家也改进了加速器的设计,实现了多叶准直器(multileaf collimator,MLC)叶片走位和射线束照射的集成控制。

表 2-1-1　近 50 年报道的严重放疗事故

日期	地点	事件
1972—1976 年	美国	由于衰减的线性外推导致 ^{60}Co 输出的误校准,4 年的时间里剂量超量输出 40%,最终导致 10 人死亡,78 人严重受伤
1985—1987 年	美国	Therac-25 是加拿大原子能有限公司生产的一种直线加速器。其软件设计时的瑕疵,致命地超过剂量设定,导致在 1985 年 6 月—1987 年 1 月之间,六件已知的医疗事故中,患者死亡或严重辐射灼伤
1990 年	西班牙	技术员维修期间,电子束在 Sagittaire 直线加速器上失准,所有射野的 35MeV 的输出量达到预期的 9 倍,能量刻度盘指示器显示为"卡住"。最终导致 15 人死亡

日期	地点	事件
1992 年	美国	一位患者在接受 ¹⁹²Ir 近距离后装机进行放疗的时候，后装机控制台显示剂量"安全"，工作人员无视了外部辐射监测仪的警报，导致患者在距放射源 1cm 的距离接受了 16 000Gy 的剂量照射，而不是处方的 18Gy，移走放射源后不久患者死亡。而且放射源后续处理的疏忽还使 94 名其他人员受到辐射
2000 年	美国	由于计划系统对剂量计算的错误，28 例患者接受了 2 倍的辐射量，导致其中 8 例患者在一年内死亡，其余 20 例中约 3/4 出现了严重的并发症。截至 2002 年 6 月，共 19 例患者死亡
2001—2006 年	法国	由于机器功能异常，450 例接受前列腺癌治疗的患者接受辐射过量，其中 12 人因此死亡，其他人患有严重的放射性尿道炎和肛门损伤（2012 年报道）
2004—2009 年	美国	立体定向放疗系统（SRS）调试错误造成 50% 的输出偏差，导致接受治疗的 127 例患者中，有 76 例接受了 >50% 的过量治疗
2004—2005 年	美国	调试 SRS 时出错。由于 Excel 文件损坏，AAPM's TG-51 输出中未使用百分深度剂量（PDD）。77 例患者接受了 >50% 的过量治疗
2004 年 5 月—2005 年 5 月	法国	由于操作员错将"动态楔形板"选成了"机械楔形板"，24 例前列腺癌患者多接受了 >20%~35% 的剂量照射，致使其中 5 人死亡，至少 10 人患有严重的致残性并发症
2005 年	美国	接受调强放射治疗（IMRT）的头颈部肿瘤患者 Scott Jerome Parks，由于重新计划期间计算机崩溃而丢失了多叶准直器（MLC）文件，因此该患者接受了 13Gy×3 次的开野（无调强）的照射。患者于 2 年后去世
2005 年 8 月	美国	在用 ¹²⁵I 治疗前列腺癌的过程中，由于粒子植入位置错误，患者的乙状结肠和尿道口在内的大部分膀胱区域接受了大剂量照射，而前列腺部位照射剂量不够。随后患者进行了体外放射治疗。在近距离放射治疗 13 个月后，患者出现直肠、乙状结肠出血（2010 年 3 月报告）
2006 年	苏格兰	由于计划计算错误（预期 1.75Gy×20 次，实际 2.92Gy×19 次），接受整个中枢神经系统的神经母细胞照射的患者 Lisa Norris，接受了 >58% 的过量剂量。患者在 6 个月后死亡
2011 年 11 月	美国	在用 ¹⁹²Ir 进行宫颈癌近距离放疗的过程中，由于皮肤接受照射剂量过高，患者 6 个月后确诊为大腿区域延迟性坏死的放射性反应
2013 年 8 月	美国	在用 ⁹⁰Y 微球注入方法治疗肝癌的过程中，由于微球迁移到了错误的治疗部位（胃）中，患者产生了严重的贫血和胃肠道出血
2013 年 9 月	美国	在用 ⁹⁰Y 进行微球放射栓塞手术治疗结直肠癌肝转移的过程中，由于小肠接受剂量过高的放射，患者在 4 个月后确诊为放射性因素引起的肠道溃疡
2014 年 3 月	美国	在使用 ¹⁹²Ir 进行乳腺近距离放疗的过程中，由于治疗计划未正确更改放射源位置，患者施源器插入部位的皮肤接受了 100Gy 剂量的照射，乳腺伤口无法愈合
2014 年 9 月	美国	⁹⁰Y 的微球手术治疗肝脏肿瘤后，评估剂量的时候发现患者肺部接受了比预期高 832% 剂量的照射，5 个月后患者被确诊为放射性肺炎，并于一周后去世
2014 年 10 月	美国	在使用 ¹⁹²Ir 进行乳腺近距离放射放疗的过程中，由于治疗计划未正确更改放射源位置，患者导管切口部位的皮肤接受了 130Gy 剂量的照射，乳腺伤口无法愈合
2016 年 2 月	美国	在使用伽马刀立体定向放射治疗的过程中，发现治疗位置偏移 2cm，导致患者总量为 0.16cm³ 的健康脑组织受到靶区剂量照射，脑组织坏死的可能性为 15%

总之,无论是从横向还是纵向看,放疗安全状况、质量状况有待改进。这种状况如何改进成为近年来放疗专业人员,尤其是物理师思考的重要问题。如果对比放疗和输血,或者放疗和航空,放疗行业存在以下问题:不同单位使用的设备差别不大,但不同单位的放疗流程差别大,规范化、标准化程度不够;质量管理工作多专注于设备性能的定期检测,而轻视设备的应用流程,轻视应用流程中人对设备的操作;行业协会制定各种质量保证、质量控制指南,推荐的方法都是描述性的,而非前瞻性的,完全忽视了每台设备的不同运行状况和每个单位的不同应用流程;放疗设备的制造、维护的质量标准低,没有严格开展全生命周期的质量管理;随着新技术的引入,检测项目迅速增加,对资源的要求变得难以承担。总的来说,放疗的质量管理工作需要彻底改变,即范式转移(paradigm shift),需要从质量检验阶段进入全面质量管理阶段。

(戴建荣)

第二节　放疗质量管理基本概念

质量管理是管理学的一门课程,有一些基本概念,在放疗中经常用到,其中有几个还容易混淆,为此下面分别介绍它们的定义和相互间的关系。

一、质量

质量(quality)是产品或服务的一组固有的特性满足客户要求的程度。特性可以是固有的(产品或服务中本来就有的)或赋予的(因不同的要求而对产品或服务所增加的特性)。放疗是一种服务,一种医疗服务。放射线能杀死肿瘤细胞或者正常细胞是放疗的固有特性,而要在正常组织损伤可以耐受的前提下,给予肿瘤组织最大限度的杀伤是赋予放疗的核心特性。这个核心特性是靠不同的放疗技术实现的。显然,先进的新的技术会比落后的旧的技术实现得更好。例如,与传统二维技术相比,调强放疗技术能获得更适合靶区形状的三维剂量分布,能在不增加甚至降低周围正常组织受量的前提下,提高肿瘤靶区的剂量,从而更好地实现核心特性。质量特性可以用质量指标表示,这些指标可以分为物理的和临床的两类,物理指标如技术类型、剂量准确性、位置准确性,临床指标如靶区处方、危及器官剂量、肿瘤控制率、患者生存率和生存质量。

二、风险

风险(risk)是指不确定性对目标的影响,影响可以是负面的或者正面的。通常所指的风险是负面的影响,正面的影响称为机遇。构成风险的三要素是风险因素、风险事故和风险损失。风险因素是指风险事故发生的潜在原因;风险事故是指造成生命、财产损失的偶发事件;风险损失是指非故意的、非预期的、非计划的生命、财产损失。因为放疗多学科、多设备和复杂流程的特点,放疗是高风险的医疗实践,应该针对特定的流程做风险分析,然后根据分析结果制定质量管理规程,开展质量保证(质量控制)工作。本章第三节具体介绍这方面的内容。风险和质量的关系体现为,对风险的了解是提高质量的基础,而质量的提高就是在降低风险。

三、安全

中华人民共和国国家标准 GB/T 28001 对"安全"（safety）给出的定义是："免除了不可接受的损害风险的状态"，ASTRO 强调安全就是没有事故。对放疗来讲，安全主要是指患者的治疗安全，也包括工作人员安全，不能因为治疗而出现放射性事故。为了保证安全，必须在放疗部门培养安全文化，必须做安全风险评估，必须为保证安全提供足够的资源，必须对场地、人员、设备、流程提出安全要求，必须采取一系列事故预防措施。安全常和质量一起出现，安全和质量的关系是安全在前，质量在后；安全是底线，质量是目标；应该在保证安全的基础上，再追求质量。在实际工作中，往往先做安全核对，再做质量保证工作。

四、失效及相关概念

失效（failure）是指产品或服务没有达到质量要求的情况。对于一个产品的生产过程，或者一个服务的提供过程，可能会发生各种不同模式的失效，这些模式称为失效模式（failure mode）。失效可能是客观因素（设备机器和工作场所）造成的，也可能是人的主观因素造成的，还可能是主客观因素综合造成的。对于主观因素，还可以分为差错（error）、错误（mistake）和违规（violation）三种情况。差错是操作失误，人在执行一项任务，无意地没有能够执行操作规程，具体表现可能是某个操作步骤没做到位，或者遗忘漏掉了某个操作步骤，或者不同操作步骤的顺序错了，具体原因可能是缺乏训练、时间紧、疲劳、粗心大意、注意力受到干扰等。错误是决策失误，针对一种出现的情况，未能做出正确判断，具体原因可能是对判断规则不熟悉（rule-based），或者知识、能力不足（knowledge-based）。违规是主观故意地违反操作规程，具体原因可能是为了走"捷径"或者恶意为之。

如果失效模式实际发生，则其发生全过程就构成一个事件（event）。按照事件造成的人员财产损失的轻重程度，可将事件分为侥幸事件（near miss）、不良事件（incident/adverse event）和事故（accident）三类。侥幸事件是指一个事件有可能造成人员和财产损失，但由于运气好或者最后一刻的干预而避免了损失。不良事件和事故都造成了人员或财产损失，只是前者轻、后者重。对于放疗行业，如果发生的不良事件或事故导致患者身体受到伤害和/或增加了患者就医负担，就属于医疗不良事件或事故，应按医疗不良事件管理。如果发生的不良事件或事故是或怀疑是设备质量问题造成的，还应按《医疗器械不良事件监测和再评价管理办法》（国家市场监督管理总局令第 1 号）报告、处理。如果发生的不良事件或事故涉及社会公众（包括患者）和/或放疗工作人员，其严重程度属于放射性事故范围，还应按《放射事故管理规定》（中华人民共和国卫生部、中华人民共和国公安部令第 16 号）报告、处理。

五、质量管理

质量管理（quality management）有多个定义，最简明的如国际标准和国家标准给出的定义，质量管理是从质量方面指挥和控制组织的协调活动，最全面的如费根堡姆给出的定义，质量管理是为了能够在最经济的水平上，并考虑到充分满足顾客要求的条件下进行市场研究、设计、制造和售后服务，把企业内各部门的研制质量、维持质量和提高质量的活动构成一体的一种有效的体系。

国家标准 GB/T 19001—2016 总结了质量管理的七大原则：①以顾客为关注焦点，我们依存于顾客，质量管理的目的是达到顾客满意，以获得经济效益；②领导作用，质量管理是一把手工程，宗旨和方向从上往下传达和贯彻;③全员参与,质量是全体员工的事情,人人都是质量管理的主角;④过程方法,过程是输入转化成输出,以及之中有效配置资源,得到高效产出的活动;⑤持续改进,充分理解和运用"戴明环"(详见本章第三节),保持改进;⑥基于事实的决策方法,数据和信息的分析是提供决策的基础,靠事实说话、靠数据说话;⑦与供方互利的关系,强调与供应商的合作共赢。

具体的质量管理工具有很多种,按其有效性从高到低可分为六类:①强制功能和约束条件,包括联锁、屏障和有反馈的计算机化的顺序输入等;②自动化和计算机化,包括编码(条码、二维码等)、自动监视、计算机化的顺序输入等;③规范化和标准化,包括建立规范和标准、发出警告(声光电)、贴标签符号、减少相似性等;④独立核对和冗余措施,包括冗余测量、独立评审、操作核对、与标准对比、监视、状态核对、验收测试等;⑤管理制度(rules and policies),包括外部审计、内部审计、人员配置、沟通协调、分工排程、强制暂停、预防性维护、故障处理、质量保证(质量控制)等;⑥教育和培训。其中有效性最高的工具是强制功能和约束条件,有效性最低的工具是教育和培训。有效性从高到低的变化反映了人的参与程度,人的参与程度越高,有效性越低。这种现象正是名言"犯错是人的天性"所表达的现象。针对具体的工作任务,要优先采用有效性高的质量管理工具,尽量减少人的参与。除了选择合适的工具,还得营造有利的工作环境。对于医疗场所,应该营造有利于医疗安全和质量,有利于患者康复的环境。

自 20 世纪初,质量管理方法先后经历了质量检验、统计质量控制、全面质量管理和精益六西格玛质量管理四个发展阶段。放疗行业目前很大程度上还处于质量检验阶段。这种状况亟需改变,一些单位已走在前面,已采用统计质量控制和全面质量管理方法,甚至尝试精益六西格玛质量管理方法。相信这些单位的示范带头作用能促进放疗整体质量管理水平的提高。

六、质量保证

质量保证(quality assurance,QA)是指供方为使需方确信产品或服务能满足质量要求,而实施的一系列有计划和有系统的活动。质量保证的目的不是单纯为了保证质量,更重要的是通过这些活动,掌握充分的证据,使需方确信质量是有保证的。活动内容包括:确定质量目标,建立质量保证体系,制定质量保证制度和程序,建立质量档案,和取得需方或第三方的质量认证。对于放疗来讲,需方就是患者和患者利益代表者(如患者家属、医保机构和政府主管部门),放疗单位(供方)必须开展一系列质量保证活动,获得证据,使他们确信,患者的治疗质量是有保证的。

开展放疗需要用到先进、复杂的设备／系统,主要有三类:模拟定位机、放疗计划系统和放射治疗机。针对这些设备／系统的验收(acceptance)、调试(commissioning)和质量控制(quality control)是重要的质量保证活动,是物理师最重要的工作职责。

验收是指用户对供货商提供的产品,按照供货合同中的产品规格(specifications),逐项测试确认合规的过程。产品规格是产品购买合同中的一项技术文件,其中列出了一系列功能和相应性能指标。产品规格是产品验收的主要依据。除此以外,还要依据国家标准、行业标准和权威学术团体的技术报告。注意厂家提供的验收手册不是验收依据,但可以参考。为了确认功能可用,并符合性能指标,需进行一系列测试。测试由医院物理师和厂商工程师／物理师共同完成,共同签署验收文件。验收完成后,医院物理师独立或在厂商工程师／物理师的协助下,对设备进行调试。调试是在验收完成后,至设备／系统投入临床使用之前这段时间内,物理师所完成的所有与质量相关的工作。以放射治疗机为例,调试工作主要包括:①收集治疗机的机械运动数据;②测量治疗机射束的剂量学数据;③在计划系统中建立射束模型;④测试各种照射条件下,剂量计算的准确度;⑤模拟患者治疗流程,用模体做端到端测试(end-to-end test)。

当设备/系统投入临床使用后,放疗部门还要开展质量控制工作。质量控制是指为达到质量要求所采取的作业技术和活动。质量控制的目标在于确保产品或服务质量能满足要求。活动内容包括确定控制对象,规定控制标准,制定具体的控制方法,实际进行控制,确定实际与标准的差异并分析原因,在超出容差或行动水平的情况下采取行动。对于放疗而言,控制对象就是特定的放疗流程和设备,制定质控规程,然后按规程去执行,超出允差时调整流程或设备,恢复质量受控状态。一个放疗单位的质控规程通常依据国家或行业发布的标准、专业学会制定的指南,并结合本单位的实际情况来制定。

七、质量审计

质量审计(quality audit)是一种独立的审查活动,审查产品生产过程或服务提供过程,审查这些过程符合组织定义的方针政策、标准和程序的程度。审计需由不参与生产或服务过程,但又由熟悉过程的质量管理人员独立承担,这些人员称为审计员或审计师。审计分为内部审计和外部审计两种类型,可以在不同范围内进行。可以针对一个组织,审计它的全部的工作,也可审计它的某个产品或某种服务的全过程,还可审计产品或服务全过程的某个或某些环节。审计完成后应出具审计报告,报告中至少应包括对审计过程的描述,对质量状况的评价,质量改进措施和/或问题纠正措施。

对于放疗来讲,质量审计通常指外部审计,审计可以针对一个放疗中心的整个业务,IAEA 的QUATRO(Quality Assurance Team for Radiation Oncology)项目为此建立了一整套方法和流程。也可以就一个技术项目,甚至一个简单的照射条件寻求审计。例如 IAEA 长期提供的加速器输出量比对就是最基础的剂量学方面的审计。我国行业标准要求,放疗设备启用前要通过职业病危害评价和环境影响评价,以及设备使用过程中要由第三方来做年检。这些都是重要的审计形式。

八、质量管理计划

上面介绍的质量保证、质量控制和质量审计是质量管理计划(quality management program)的重要内容。除此以外,质量管理计划还包括人力资源(human resources)、资本资源(capital resources)、流程设计(process map)、质量改进(quality improvement)和差错管理(error management)。

人力资源是指一个组织中的所有人所具有的脑力和体力的总和,而资本资源是指一个组织拥有的包括自然资源在内的各种物质资源的总和。对于一个放疗中心,人力资源就是放疗中心所有的工作人员,资本资源主要包括放疗中心的场地、设施、设备仪器和耗材。为了保证放疗的安全和质量,必须对放疗中心的人力资源和资本资源有明确的要求。国内外的相关行业指南对此均有专业的建议,例如美国放射肿瘤学会发布的《安全就是无事故:提供高质量放疗服务的架构》,和我国国家癌症中心发布的《放射治疗质量控制基本指南》。

流程设计是为特定产品或服务确定工作流、设备需求、人员安排和质量要求的一系列活动,它体现一个组织的愿景、目标和文化,它优化利用一个组织的资源。流程设计通常会使用流程图和流程模拟软件等工具。对于一个放疗中心,流程设计要体现放疗服务的专业特点,要针对特定的放疗技术来设计,引进一个新技术,就要设计新的流程;对已有的技术流程,要不断地完善管理。

质量改进是一个组织所采取的系统性、持续性的方法和努力，去减少生产或服务过程中的浪费、重复工作和损失，从而使产品或服务的质量水平达到一个新高度。一个完整的质量改进过程可以用本章第三节介绍的戴明环来描述。戴明环就是持续质量改进。

差错管理是针对差错的一种积极管理方法和理念。它承认差错会在工作中发生，它不以杜绝差错为目标，不以责罚为目标，而以避免产生消极后果为目标，探讨和研究如何从差错中吸取教训，减少同类差错在将来出现的机会。

质量管理计划是一个多层次的计划。图 2-2-1 描述它的层次结构。由图可知，第一层包括质量改进、流程设计和资本资源等内容。第一层的每项内容又可以细分，形成第二层。以质量保证为例，第二层包括培训 / 职业发展，质量控制和验收、调试。第二层的每项内容还可以细分，形成第三层。以质量控制为例，第三层包括针对设施设备的质控和针对应用流程的质控。与其他质量管理内容不同，质量审计可以在任意一个层面进行，既可以针对质量管理，也可以针对质量保证或者质量控制。

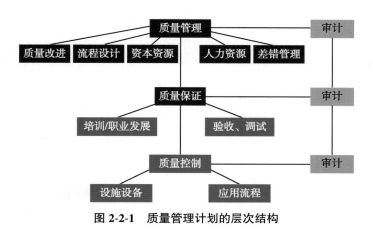

图 2-2-1　质量管理计划的层次结构

（戴建荣）

第三节　前瞻性质量管理方法

放射治疗计划和实施技术复杂性增加，质量控制检测项目迅速增加，使得临床工作要求与相应资源供给之间关系变得日益紧张，传统的基于设备技术性能的质量管理方法难以满足需求。近年来发现，放疗过程中的质量和安全问题主要是由于忽视了检测项目之间的关系和设备的应用流程造成的。因此，需要使用科学有效的质量管理方法彻底地分析、理解放射治疗过程中各个环节可能的错误和潜在的临床影响，评估其风险，并采取相应的风险管理措施。为了解决这些问题，提出前瞻性质量管理方法（prospective quality management）和回顾性质量管理方法（retrospective quality management）。本节介绍前瞻性质量管理方法，回顾性质量管理方法将在下一节介绍。

前瞻性质量管理通过对放射治疗全过程进行分析理解，可以在事故发生之前发现薄弱环节，设计新过程或修改现有过程以减少发生潜在故障的可能性，并为物理师质控工作确定优先级。这些质量管理方法根据提出时间的先后，主要分为全面质量管理、风险评估和六西格玛质量管理。

一、全面质量管理

全面质量管理（total quality management，TQM）是一个组织以质量为中心，以全员参与为基础，目的在于通过让顾客满意和本组织所有成员及社会受益而达到长期成功的管理途径。全面质量管理的基本方法可以概括为四句话十八个字，即：一个过程，四个阶段，八个步骤，数理统计方法。

一个过程，即管理是全过程管理，主要特点就在于"全"字，它包含三层含义，管理的对象是全面的、管理的范围是全面的和参与管理的人员是全面的。四个阶段，根据管理是一个过程的理论，美国的戴明博士把它运用到质量管理中来，总结出"计划（plan）—执行（do）—检查（check）—改进（action）"四阶段的循环方式，简称 PDCA 循环，又称"戴明环"。

计划阶段：分析现状，找出存在的质量问题；分析产生质量问题的各种原因或影响因素；找出影响质量的主要因素；针对影响质量的主要因素，提出计划，制定措施。

执行阶段：执行计划，落实措施。

检查阶段：检查计划的实施情况，对照计划，检查执行的情况和效果，及时发现计划实施过程中的经验和问题。

改进阶段：根据检查的结果采取措施、总结经验，巩固成绩，标准化结果；提出尚未解决的问题，转入下一个循环。

八个步骤：为了解决和改进质量问题，PDCA 循环中的四个阶段还可以具体划分为八个步骤。具体过程如图 2-3-1。应用 PDCA 四个循环阶段、八个步骤解决质量问题时，需要收集和整理大量的书籍资料，并用科学的方法进行系统的分析。最常用的七种统计方法是排列图、因果图、直方图、分层法、相关图、控制图及统计分析表。这套方法是以数理统计为理论基础，不仅科学可靠，而且比较直观。

《三级专科医院评审标准（2011 版）》引入了全面质量管理的方法。三甲评审条款 4.10.1.3 具备开展放射治疗的基本技术中指出：满足计划、执行、检查、改进阶段要求，有持续改进，成效良好的医院评级为 A（优秀）；满足计划、执行、检查阶段要求，有监管有结果无改进的医院评级为 B（良好）；满足计划、执行阶段要求，有机制且能有效执行的医院评级为 C（合格）；满足计划阶段要求或不满足所有要求，仅有制度或规章或流程，未执行的医院评级为 D（不合格）。

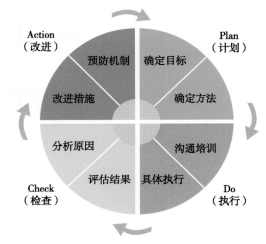

图 2-3-1　4 个阶段和 8 个步骤的全面质量管理圈
此图和工业上的有区别。

二、风险评估

风险评估指设想风险事故发生之后，风险事故给人们的生活、生命、财产等各个方面造成的影响和损失进行量化评估。评估方法和工具包括过程图、失效模式和效应分析、故障树分析以及建立质量管理项目。基本出发点都是通过建立流程图理解临床过程，然后全面列举过程中每一步可能发生的失误。

风险评估方法的步骤：①使用过程图描述和理解过程中的每一步；②利用失效模式和效应分析评

估过程中涉及的潜在失效；③使用故障树分析评估失效的传播；④确定如何避免失效或风险的方法。

AAPM TG100 报告建议采用基于团队的方法，要求肿瘤放射治疗团队的所有成员(包括医生、物理师、治疗师、护士、剂量员、管理员、IT 人员、工程师等)积极合作。团队合作有助于对过程步骤和失效模式的分析，尤其是那些涉及他们工作的分析。由于所提供的治疗技术、可用技术、医师培训和偏好、人员配置资源、监管环境以及其他因素的差异，每种临床实践需要有独立的过程图、失效模式和效应分析、故障树和质量管理项目。

(一) 过程图

过程图(或树或表)是以图形的方式直观展示过程从开始到结束这些步骤的相互关系，有助于对过程的理解、分析和标准。过程图可以简单，也可以复杂，树还可以有不同表达形式，如鱼骨图。图 2-3-2 为 IMRT 的过程图表达形式——鱼骨图，树干，运行在树的中部，代表患者从进入放射肿瘤学系统到治疗结束。树的主要枝干代表主要子过程，大致按时间顺序出现。IMRT 的过程图由 20 个系统进程和它们之间的关系构成。通过这种表达形式可以勾画出足够细致的流程图，找出尽可能多的失效模式。由于各个肿瘤中心的具体情况不同，所以调强放射治疗的过程树细节会略有不同。

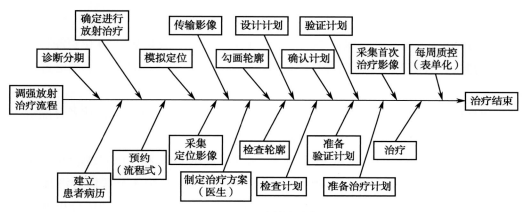

图 2-3-2　调强放射治疗鱼骨图

(二) 失效模式和影响分析

失效模式和影响分析(failure modes and effects analysis,FMEA)是一种用来确定潜在失效模式及其后果或对系统可靠性的影响的分析方法。核心是判断哪些流程可能出现失效以及这些失效可能产生的影响。执行 FMEA 时需要完成以下步骤：①识别尽可能多的潜在失效模式，每个过程步骤中可能故障的方式，每个过程步骤通常会有几种失效模式；②找出每种失效模式的潜在原因，每种失效模式通常都有几个原因；③假定"②"中的情况在随后的步骤中未被发现和纠正，确定每种失效模式对过程结果的影响。

针对每一种失效模式，确定发生概率(O)、后果严重性(S)和发生后不能探测到的概率(D)。AAPM TG100 定义了 O、S 和 D 指标的取值，这些取值与放射治疗结果相关，如表 2-3-1 列出了上述 3 种情况的取值和取值原则。通过上述原则建立相应的效应评分表，并按照此表打分。使用打分结果，计算风险优先数(risk priority number,RPN)，用来指示未探测到错误对患者造成的风险，直接关注 RPN 值高的失效模式。RPN 的计算公式如式 2-3-1 所示。

$$RPN = O \times S \times D$$ （式 2-3-1）

O:发生概率;S:后果严重性;D:发生后不能探测到的概率。

表 2-3-1　AAPM TG100 FMEA 中的 O、S、D 值

序号	发生概率（O）		后果严重性（S）		发生后不能探测的概率（D）/%
	性质	概率 /%	性质	类别	
1	不可能出错	0.01	无影响	—	0.01
2	不可能出错	0.02	不合适	不合适	0.2
3	相对较少错误	0.05	不合适	不合适	0.5
4	相对较少错误	0.1	小剂量测量误差	次优计划或治疗	1
5	相对较少错误	<0.2	有限毒性或肿瘤低剂量	错误的剂量、剂量分布、位置或体积	2
6	偶然错误	<0.5	有限毒性或肿瘤低剂量		5
7	偶然错误	<1	潜在的严重毒性或肿瘤低剂量		10
8	重复错误	<2	潜在的严重毒性或肿瘤低剂量		15
9	重复错误	<5	可能非常严重的毒性或肿瘤低剂量	严重错误的剂量、剂量分布、位置或体积	20
10	必然错误	>5	彻底错误		>20

AAPM TG100 报告成员对 IMRT 过程进行 FMEA,风险优先级是基于 10 位资深物理学家和一位医师达成的共识,数据来源于他们各自的机构。任务组选择以下两种方法来确定过程中最危险的步骤。

首先,计算每个步骤的 O、S、D 和 RPN 值的中位数、平均数和标准差。评估者分配给 216 种失效模式的 RPN 值介于 2~720 之间,中位数 RPN 值介于 8~441 之间。

第一种方法,所有步骤的中位数 RPN 排序,阈值最高的 10% 和 20%（HM_{10} 和 HM_{20}）和最低的 10% 和 20%（LM_{10} 和 LM_{20}）中位数 RPNs 已经测量出。如果至少 5 个评估者将其分配为 RPN HM_{20}（HM_{10}）,则这个过程步骤是包含在 20%（10%）最危险组,这样一个类似的分析就被用于最小危险的步骤中。HM_{10}、HM_{20}、LM_{10} 和 LM_{20} 的分析表明,即使风险优先数（RPN）不同,这些失效模式仍具有高度或最低限度的危险性。

第二种方法,根据 RPN 的最高（或最低）平均值,确定最危险和最小危险的步骤。平均 RPN 值介于 19~388 之间。过程树上标记部分具有排名最高的 20% 失效模式的过程步骤。此外,即使其总体 RPN 不高,一个高的严重性（平均 S>8）的步骤也应受到特别关注。理由是,应该优先考虑的是预防对患者造成严重性高的这一类型的失效,而不是只考虑 RPN 的大小。表 2-3-2 显示了根据最高平均 RPN 值评估的前三个最危险的步骤。

表 2-3-2　三个最高平均 RPN 步骤和潜在失效模式、潜在失效原因以及潜在失效影响

排名（鱼骨图步骤）	子过程描述	步骤描述	潜在失效模式	潜在失效原因	潜在失效影响	平均值（O;S;D;RPN）
1(31)	4- 其他 CTV 预处理图像	6- 正确定义图像	肿瘤或正常组织的不正确定义	不充分的训练（用户不熟悉程序）,缺乏交流（内部之间的训练）	错误的靶区	6.5 ;7.4 ;8 ;384.8

排名 (鱼骨图步骤)	子过程描述	步骤描述	潜在失效模式	潜在失效原因	潜在失效影响	平均值 (O;S;D;RPN)
2(58)	7-解剖RTP	勾画 GTV/CTV 和优化计划辅助结构	错误轮廓勾画：错误器官，错误位置，错误外扩	缺乏标准化的程序,硬件故障(缺陷材料/工具/设备),不充分的设计说明书,不当的编程、人为失误(评估操作功能不足、疏忽、未能审查工作、时间不足、疲劳)、严重错误的剂量分布	严重错误的剂量分布,严重错误的靶区	5.3;8.4;7.9;351.7
3(204)	12-治疗天数 N	治疗实施	直线加速器硬件故障/错误的剂量/MU;不精确的多叶准直器叶片运动,平坦度/对称性,能量	设计不好(硬件),维护不足,软件故障,缺乏标准化的流程,人为失误(错误地使用流程),直线加速器 QM 不足,培训不足	错误的剂量,错误的剂量分布,错误的地点,错误的体积	5.4;8.2;7.2;318.8

注:*RPN*. 风险优先数;*RTP*. radiotherapy planning,放射治疗计划;*GTV*. gross tumor volume,大体肿瘤体积;*CTV*. clinical target volume,临床靶区;*MU*. monitor unit,机器跳数;*O*. 发生概率;*S*. 严重性;*D*. 发生后不能探测的概率;*QM*. quality management,质量管理。

(三) 故障树分析

故障树分析(fault tree analysis,FTA)是逆向的因果分析法,果是某个失效模式,因是导致失效模式的各个原因(事件),原因之间用逻辑与、或联结。FTA 将 FMEA 的分析表以图形方式说明从一个步骤到下一个步骤的故障传播,更加直观找出哪一步骤最需要质量管理。故障树的构建步骤:①将失效模式放在左侧的框;②将导致它的各种直接原因放在右侧的一列框中;③用与、或符号连接;④从左向右找导致错误的原因,直至流程的边界。图 2-3-3 是放射治疗过程中肿瘤患者治疗计划剂量计算错误的故障树,最左侧矩形框代表失效模式,最右边代表导致错误的各种原因。

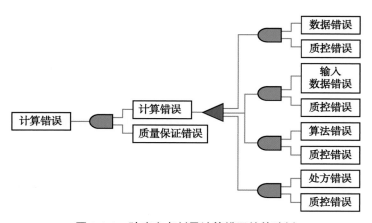

图 2-3-3 肿瘤患者剂量计算错误的故障树

Thomadsen 等绘制了高剂量率近距离放射治疗的故障树,整个故障树有 10 页之多。Siochi 使用故障树分析法分析了美国《纽约时报》报道的过量照射放射治疗事故(图 2-3-4),得出结论:事故的原因是仓促地设计了复杂的放射治疗计划并进行治疗。放射治疗的故障树分析过程是冗余设计,关键是防范各种放射治疗事故的发生。

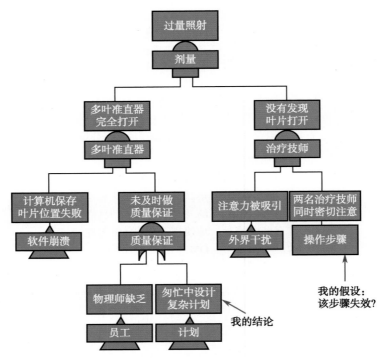

图 2-3-4　美国《纽约时报》报道的过量照射放射治疗事故的故障树

AAPM TG100 中分析 IMRT 过程中失效最主要的原因是人为错误,有很多原因:例如,失去注意力,期望偏差,多重要求导致的分心,面对正常过程偏离的错误判断以及疲劳或劳累过度。可以利用强制措施、改善环境、监督以及培训等手段解决。

接下来比较常见的是缺乏标准化程序和培训不足,以及缺乏沟通和信息问题。这些问题不能简单地通过质量保证和质量控制检查来解决,而是通过重新设计或改进当前过程的文档(如建立标准程序和协议,设计清晰的沟通线和信息流)来解决。

其次常见原因是缺乏人员。一般可以通过对人员配置研究的行政决策解决。

软件和硬件故障以及设计故障说明放疗质量依赖设备的性能。阻止设备故障传播到事件中需要:设备性能特征说明;使用过程中全面调试;培训员工识别和应对机器故障;定期设备质量保证。

此外还有全面调试不足的问题。解决这个问题需要负责部门为调试任务提供足够的时间和人力。

表 2-3-3 列出由 FTA 图形描绘的 IMRT 中失效模式最常见的失效原因。

表 2-3-3　IMRT 故障树分析中最常见失效原因的分类

类别	次数(occasions)/次
人为错误	230
缺乏标准程序	99
培训不足	97

类别	次数（occasions）/次
缺乏沟通	67
硬件/软件故障	63
硬件	9
软件	44
缺乏人员	37
设计规格不足	32
不充足的调试	18
缺陷的材料/工具/设备的使用	12

（四）前瞻性质量管理项目的设计方法

1. 确立质量管理项目的目标　质量管理项目的简化目标是正确的靶区位置接受准确的剂量。具体如下：①所有 CTV（临床靶区）接受的剂量与该疾病治疗所需剂量相比差别在 5% 以内；②治疗中重要器官的剂量低于剂量限值（实际上，这一剂量不可能总是低于所有造成毒性的限值）；③降低患者发生不可避免的伤害或毒性的可能性。

2. 根据 RPN 和严重性函数优先考虑潜在失效模式　对 FMEA 的失效模式按 RPN 值和 S 值排序，有助于优先考虑最危险和/或最严重的失效模式。

3. 标记过程中最危险和最严重的步骤　依据 RPN 值最高的 20%~25% 的步骤标记为最危险步骤。AAPM TG100 报告提出不管 RPN 值如何，S 值（$S \geqslant 8$）大的步骤也应该标记。

4. 在故障树上标记相同最高级别的步骤　标记级别相同的步骤有助于将注意力集中在最危险的群集上。

5. 选择质量管理干预位置　质量管理干预位置优先放在最危险的步骤，因为解决等级高的风险对等级较低的风险也会修改或解决，从而达到有效的资源分配。

6. 选择适当的质量管理工具　如本章第二节所述，最有效的质量管理工具是强制措施和约束条件，只要过程中出现错误就采取联锁或屏障以防止不正确的治疗计划和治疗实施。位于第二的是自动化和计算机化，包括条形码、自动化监视、计算机验证和计算机指令输入。位于第三的是协议、标准和信息，具体分为核对表格、建立协议/澄清协议和警报。位于第四的是独立的双重检查系统和冗余，包含冗余措施、独立审查、操作检查、与标准进行比较、增加监控、增加状态检查和验收测试。位于第五的是规则和政策，分为优先、建立/澄清通信线路和人员配置。最后是教育和信息，分为培训、经验和指导。尽管教育位于最后，但却是质量管理项目不可缺少的部分，因为对放疗相关人员进行放疗知识和流程相关的培训是非常必要的。但即使进行充分的培训，放疗中的人为错误依旧很难完全消除。在放射治疗质量管理项目中，冗余措施、独立检查和操作检查在放疗质量管理中起重要的作用，考虑到资源和实用性，位于表中间。

三、六西格玛质量管理方法论

精益六西格玛（lean six sigma）运用数理统计方式，挖掘基本方式无法挖掘的直接原因，探寻基本方式无法探寻的规律性，协助对于直接原因和潜在规律性采用最合理对策，用最少的付出代价和根本途径处理发展战略、防守战术、实际操作方面的各种短板和痼疾性的问题,进而取得成功。精益六西格玛质量管理方法包含5个步骤(DMAIC),依次为界定阶段(define stage,D)、测量阶段(measurement stage,M)、分析阶段(analysis stage,A)、改进阶段(improve stage,I)和控制阶段(control stage,C),详细的步骤流程见表2-3-4。Mancosu等研究精益六西格玛质量管理方法在放射治疗中乳腺每日定位的应用,采用DMAIC的5个步骤,可以重新设计乳腺重新定位匹配程序。Liu等使用精益六西格玛质量管理方法优化放疗计划的效率和安全性。DMAIC框架可以提供迭代且强大的工作流程,以提高治疗计划程序的效率和质量,从而实现更安全的放疗过程。

表 2-3-4　精益六西格玛质量管理设计各个阶段(DMAIC)的目的、实施和核心工具

阶段	目的	实施	核心工具
D 界定阶段	我们的研究对象是谁,重点关注哪个问题、需求是什么、调查的过程是什么。其关键是明确过程中关键的质量特性	识别需求,编写项目计划,绘制过程图	调查表法、直方图、条形图法、随机样本及随机抽样等
M 测量阶段	描述过程,将过程具体化,收集计划数据,测量过程能力,以达到识别研究对象特性和过程参数,了解过程并测量其性能的目的。使其一开始,即对过程现状有一个准确的评估,切实找到改进空间	描述过程,收集数据,验证测量,测量过程能力	过程图、鱼骨图、失效模式和效应分析、过程能力指数、故障树
A 分析阶段	对测量阶段中收集的数据进行整理和分析,并在分析的基础上找出对象的影响因素,提出并验证因素与关键质量特性之间关系的建议。这一阶段应完成的主要任务是把握改进的问题,并找出改进的切入点,即关键过程参数	收集并分析数据,提出并验证因果关系,确定关键因素	多变量图、箱线图、直方图、假设检验、确定关键质量的置信区间
I 改进阶段	测量阶段测量的对象是关键质量特性,这是输出变量,而分析阶段分析的是影响关键质量特性的关键过程特性,这是输入变量。这一阶段有改进输入变量而实现输出变量的目标,同时对结果进行优化	提出改进意见,选择改进方案,实施改进策略	试验设计、析因设计、正交设计、响应曲线方法
C 控制阶段	改进阶段所得成果要一直保持下去是一件非常困难的事情,甚至比改进取得的成果还困难。因为原有的习惯和做事的方式很难改变,并且还涉及更多的人和部门,所以必须对关键过程特性制定一系列非常详细的控制计划,这就是控制阶段所要做到的	制定标准,明确管理职责,实施监控	控制图、统计过程、防故障程序、过程能力指数、标准操作文件、过程文件(程序)控制

　　随着技术的进步,加速器本身结构变得复杂,需要投入更多的资源、物理师时间和人力对设备进行质量控制。当前,质控流程更加自动化和智能化,人的参与越来越少,影响越来越小,而对质量控制的管理也将更多的精力集中到过程的管控上,因为加速器是不能考核的,也从来不会对结果负责。而要谈对于过程的测量、分析和改进,没有任何方法会比精益六西格玛更有效,所以未来精益六西格玛在加速器质量保证上应用的空间会越来越大,越来越能发挥其独特的优势。

四、小结

前瞻性质量管理方法的优势在于对整个过程进行系统性分析,前瞻性地预测各阶段的各种失效模式,在失效实际发生之前就可以采取预防性措施,使质量管理资源分配更加合理高效,并可以随着流程的改变进行更新,持续改善放疗过程的质量管理。前瞻性方法的一个不足之处是学习周期长,消耗大量的人力和物力。另外,失效模式的分值通过人为主观打分确定,分值受打分人的认知水平和情绪状态影响。

(马　敏)

第四节　回顾性质量管理方法

回顾性质量管理是通过分析和学习不良放射治疗事件和近乎事件,确定其原因并防止再次发生,以确保放射治疗质量和安全。回顾性质量管理方法主要包括事件报告数据库方法、事件学习系统和事件根本原因分析方法。这些方法应用的基本步骤都是相同的,首先对事件进行回顾性分析是通过采访和收集文件、数据了解事件的实际情况,通常会借助调查表和记录报告。其次是确定事件的原因,识别事件中观察到的直接原因和背后的更深层次(潜在)原因。最后根据事件的原因对系统进行改进,提出相应的建议,预防事件再次发生。任何放疗系统中,失效都是不可避免的,通过了解失效发生的原因,可以将系统改进,以最大限度地减少失效发生的概率,并提高在造成危害之前探测到失效的能力。恰当的个人行为在事件中起着中心作用,但是个人的思想和行为又会受到工作环境和组织上的影响和约束。这说明重大事件几乎总是随着小事件不断累积演变造成。

一、事件报告数据库方法

事件报告不关注潜在的失效,而是发生的失效,提供更有力的措施以防止未来再次出现失效。事件报告方式分为纸质文档式报告和(网络)数据库式报告。传统纸质文档的事件报告方法耗时且易出差错(特别是一些字迹模糊难以辨认的文档),同时由于无法使用互联网访问,正在逐渐地被淘汰。在医疗领域,越来越多地使用电子化的(网络)数据库报告形式。其特点为电脑辅助数据搜集、分类和分析,并能按事故类型提出明确的问题;在任何时间从任何地点都可以报告事件,使得事件报告更加方便和及时;可根据使用者的需求进行个体化的资料定制;资料保存得更完整,具备多重备份、加密传输等强大功能。北美放射学会建立国家级事件报告和学习系统作为改进放射治疗患者安全和医疗质量的措施以及物理师教育的重要工具和方法。国际原子能机构(IAEA)也建立了专门的放射治疗事件学习系统,该事件学习系统将在后面详细介绍。

不同国家对于放射事件的规定会有所不同。在中国,医疗机构发生下列放射事件之一,应当及时进行调查处理,如实记录,并按照有关规定及时报告卫生行政部门和其他相关部门。

1. 诊断放射性药物实际用量偏离处方剂量 50% 以上。

2. 放射治疗实际照射剂量偏离处方剂量 25% 以上。

3. 人员误照或误用放射性药物。

4. 放射性核素丢失、被盗和污染。

5. 设备故障或人为失误引起的其他放射事件。

在欧美，事件报告有法定报告和自愿报告两种方式。放射治疗从业人员需要依法汇报过量照射事件。在法定报告程序中放射治疗机构必须依法报告不良事件，但是很少报告近乎差错事件。然而，近乎差错事件的报告非常重要，它能够在不良事件尚未发生时就促使工作改进。自愿报告系统通常可以收集不良事件和近乎差错事件。Cunningham 等发表了 101 家放射治疗单位自愿报告至放射治疗安全信息系统的 1 074 起放射治疗事件的分析结果，结果显示在所有事件中外照射事件占了 97.7%，其中 50% 导致了错误照射；如果事件在治疗之前没有被发现，那么将有 22% 的事件导致治疗差错；大多数事件都是在独立核查或者治疗环节被发现的。作者指出事件报告的目的是事件学习，其作用主要体现为警觉新型危害，分享预防错误经验，通过分析大量事件揭示趋势和规律性以及建议最佳的实践模式。

事件报告的优势如下：①管理者使用报告目的只是为了提高安全保障，而不是对责任人惩罚；②如果可能招致惩罚，几乎没有操作者会公开自己的缺点；③管理者（执法者）需具有完备的手段，包括必需的惩罚措施；④应惩罚隐瞒事故者，而不是那些向管理者求助并如实上报希望改正并提高的人。

事故报告存在的一些问题：首先，谁负责事件的分类和管理？ 如果将此任务分配给具有监督角色的人员，与上级之间的交流是否会限制某些人的参与意愿？ 其次，所有事件是否都通过事件学习系统和质量检查委员会处理，还是某些事件适合标记为"不是质量检查委员会的问题"（即直接通过专业小组内的讨论来处理事件）？ 如果事件是在质量检查委员会之外处理的，这些事件是否仍应记录在事件学习系统中以进行跟踪？ 最后，是否允许匿名举报？从理论上讲，匿名举报可以消除举报带来的威胁。但是，如果允许匿名举报，那么在举报后如何进行跟进？

二、事件学习系统

事件学习是一种系统的质量管理工具和方法，它包括事件报告、详细分析事件原因和过程、提出和实施干预措施防止事件再次发生在内的整个反馈环以及学习过程。研究表明，在有良好安全质量管理文化及学习报告系统的单位，其报告每个患者治疗平均发生 0.6 次放射治疗事件中，60%~80% 的事件与人为因素有关。事件学习在识别失效模式、保证安全、改进质量、人员教育方面发挥了重要作用。

事件学习系统从事件报告开始，这些报告通常来自一线工作人员。机构 / 部门对事件进行分类并决定如何对其进行管理。重大事件必须彻底地处理，并且可能需要进行全面的根本原因分析。其他事件可能会有所不同，并可能会提交给质量保证或质量改进委员会或定期召开会议（例如，每周或每月）的同等组织。在质量保证委员会会议上陈述之前，由一个或多个人员进行初步调查通常很有用，这样可以在质量保证委员会会议上有效地处理和陈述该事件。质量保证委员会可以决定需要采取哪些进一步的措施。对于最严重的事件，这可能是完整的根本原因分析方法的实现过程。在许多情况下，这样的工作可以而且应该扩展到临床部门之外。总体上，医疗保健企业中通常都有根本原因分析的专业人员可以提供帮助。

调查完成后，将进行"事件处理"步骤。该步骤可能包括一项行动计划，也可能只是事件的记录,以便以后跟踪趋势或其他行动。在质量管理文献中,纠正措施和预防措施是有区别的。纠正措施消除了防止再次出现不良的原因,而预防措施则确定并消除了防止发生不良的潜在原因。某些事件可能适合在部门质量会议中纳入,类似于发病率和死亡率会议。对于诊所的工作人员来说,这可能是学习方面的重要组成部分。

最后,作为事件报告的结果,临床程序应该有一个反馈回路。正如 Burlison 等人的研究所表明,反馈很重要。反馈可能包括对活动的最初报告者的跟进,对领导者和各个专业团体中其他人的反馈和建议,以及行动计划的进一步制订和实施。向事件学习系统进行报告的人们可能会担心被指责,或者担心如果对他们提出报告会发生什么。为了解决这个问题,应该对工作人员进行培训,使其了解如何举报以及使用语言和术语,避免产生非议和无益的建议。图 2-4-1 是机构运行事件学习系统的过程示意图。

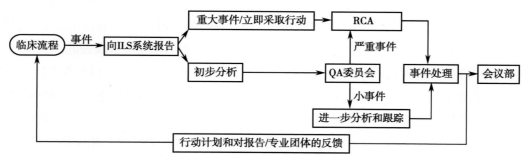

图 2-4-1　机构运行事件学习系统示意
ILS. incident learning system,事件学习系统;RCA. root cause analysis,根本原因分析;
QA. quality assurance,质量保证。

三、事件根本原因分析方法

事件根本原因分析方法(root cause analysis)指发现不良事件或者近乎事件相关的性能变化的根本原因或者影响因素的方法。根本原因分析方法是一种回顾性质量管理工具,可解决现有临床过程中实际发生的错误。通过识别根本原因,可以通过质量管理项目提出过程改进,最大限度地减少错误再次发生的可能性。一旦事件被识别,无论事件的影响是否贯穿于临床治疗,都采用事件根本原因分析方法。其目标是改进系统,追踪从实际或潜在临床事件回到开始导致事件的行为和条件链的步骤顺序,旨在最大限度地减少由重复观察到的特定事件而导致患者的伤害风险。为了实现这一目标,有必要识别特定事件的原因,并根据这些识别的原因,开始组织程序或质量管理计划的适当变更。在分析过程中,还可能识别出影响因素。

事件根本原因分析方法的形式是询问每个决策点的内容和原因,直到根本原因被识别。这个过程包括整个治疗团队成员中对于事件或近乎事件所有最有效的观点。它强调的是系统和过程而不是个人表现。除了制定一系列行动和观察导致不利事件或近乎事件的条件外,根本原因分析方法还涉及评估安全屏障和控制的有效性。安全屏障,也称为关键控制点,其主要功能是为了防止在任何过程步骤中的误差或错误在放射治疗工作流程中发生或传播。综合事件学习系统是建立在根本原因分析方法的基础上,包含纠正措施,并通过反馈组织放射治疗团队分析事件,避免事件再次发生。美国的国家事件报告和学习系统已经用于放射肿瘤学行业,该系统有助于推进根本原因分析方法在放疗中的应用。

Shafiq 等回顾了 1976—2007 年间全世界放射治疗领域发生的 7 741 件不良事件和近乎差错事件,其中 3 125 件不良事件与肿瘤复发风险增加或放射治疗毒性发生(甚至是死亡)相关,4 616 件近乎差错事件没有造成可识别的患者伤害。根据 Shafiq 等的研究,世界卫生组织世界患者安全联盟发布了放射治疗风险预测,强调了在改进放射治疗安全的工作中,放射治疗过程中的沟通、培训和严格按照操作规程操作起到的重要作用。

《纽约时报》报道,舌癌患者 Scott Jerome-parks 行 IMRT 治疗,由于电脑故障,他的脑干和颈部接受了错误的辐射剂量(13Gy×3 次)。他后来出现严重并发症,听力丧失、难以看清、无法吞咽、皮肤灼伤、牙齿掉落、口腔和咽喉溃疡、剧烈疼痛,并最终无法呼吸,2 年后去世。分析事故直接原因是一个单点故障,未能及时检测到计算机的错误,加速器连续 3 天用错误的射线束照射其脑干和颈部,从而导致患者接受了致命的过量辐射(为规定的剂量 7 倍)。间接原因是物理师少、缺乏质量保证意识和不恰当的质量控制检测频率,出现问题也没能及时发现,并采取相应措施进行纠正。《纽约时报》同篇故道中,还介绍了另一位乳腺癌患者的事故,照射时未按医嘱使用楔形板,照射 27 次,剂量约为处方的 3.5 倍,她的胸部后来被烧成了一个洞,患者后来也因事故去世。

《纽约时报》另一篇报道,3 例患者行 SRS 治疗时,一名工作人员因失误没有调铅门,其他人员没有及时发现,患者接受的剂量超过正常情况的 4 倍,最终引起患者治疗昏迷。76 例患者(5 年)行 SRS 治疗,过量照射,原因是物理师验收机器时,对小野测量方面知识欠缺,误以为和大野测量类似,照射剂量增大 25%~100%。2007 年在法国发生同样事故,涉及 145 例患者(1 年)。《纽约时报》的调查表明:从 2001 年到 2009 年的 8 年间纽约有 621 个错误发生。

四、改进建议

根据对不良事件和近乎事件的学习和分析,为了预防下一次再次发生类似的事件,威斯康辛医学院的 Hendee 等专家建议从七个方面改进质量。

1. 在部门文化、资源和结构方面,建议如下。

(1)多学科协调工作和沟通对于放疗部门的安全至关重要,应积极发展组织内沟通交流活动。无论组织内的职位如何,都应积极提出质疑。报告的那些不确定性和错误行为应由专业人员负责。

(2)为确保放射治疗的安全执行,每个中心应以间隔不超过 2 年正式审查其各项技术和人员配备水平,并确保其符合国家指南。引入新的治疗技术或程序之前,应进行额外的审查。

(3)应为所有参与放射治疗的工作人员创建并保持培训记录。这些记录应详细且有特定程序,并有足够的培训资金。

(4)放射治疗部门的管理结构应每 2 年审查一次。

2. 在工作实践方面,建议如下。

(1)精准的质量控制和验证程序对于放疗至关重要。所使用的程序应引起同行积极响应,并应尽可能独立于原始方法。此期间应尽量少受到干扰。

(2)每个放射治疗中心应在其质量体系中制定协议,如物理师和放疗医生应根据放射治疗过程检测哪些数据以及如何记录这些检测的结果。

(3)质量控制和验证应由操作员独立进行,以明确个人的责任。

(4)每个步骤中正确识别患者的反应。必须使用引起患者积极响应的程序。应该探索使用新技术来辅助患者治疗。

（5）每个放疗中心应有清晰的规程，概述为保证治疗患者过程中每一步骤的正确性。

（6）使用标准化的治疗方案可以定义机器跳数的预期范围，从而提供额外的保障。

（7）计算应由不同授权的操作员检查，最好使用不同的方法和单独的数据集。反向检查可以作为使用其他方法的示例。

（8）治疗方案应规定按照要实际计算的剂量而不是按标准化剂量计算机器跳数，从而减少手动计算带来的差错。应该可以通过一个步骤进行检查。

（9）部门应消除计算机系统之间的手动数据传输。如果无法做到这一点，则应制定行动计划以纠正该问题，在此期间应认识到增加的风险并谨慎起见建立附加验证程序。

3. 在安全管理方面，建议如下。

（1）所有部门都应该有设备质量控制时间表和预防性维护。

（2）所有中心均应参加剂量学审核。

（3）所有放疗中心都应制订治疗验证成像方案。在放疗过程开始时，至少应使用此值，以确保没有严重的位置误差。

（4）每个放射治疗中心都应具有用于体内剂量监测的方案。对于大多数患者，应在治疗开始时使用体内剂量测量法。

（5）每个放射治疗中心的体内剂量测量规程均应规定行动水平和超出容许范围的结果时应遵循的程序。

（6）每个放疗中心应有一项商定的政策，以便对患者的治疗进行系统的审查。用于立即调查员工提出的问题。

4. 在涉及患者和医护人员方面，建议如下。

（1）当发生具有临床意义的重大放射事件（1级或2级）时，应告知患者该事件已经发生，并在处理任何潜在后果方面给予支持。

（2）必须认真对待并及时调查患者提出的问题。

（3）发生错误时，应向相关工作人员提供适当的支持。

（4）有关错误的信息应在调查期间或调查后尽早共享。

（5）在治疗过程中应促进患者与工作人员的沟通。

5. 在质量管理方面，建议如下。

（1）每个放射治疗中心应举行定期的多学科管理会议。此外，应定期召开跨学科会议，讨论运营问题，包括引入新技术和新实践。这些会议应该是非正式的，以鼓励职业间交流，同时尊重职业界限和资格。

（2）当采用新的或变更的治疗技术或方法时，应进行风险评估，并考虑针对最初患者群的其他验证程序。

（3）在采购设备过程中评估其使用的标准应包括对患者和工作人员安全的正面和负面影响的审查。

（4）放疗设备的调试应在考虑以下因素的基础上进行：符合功能规范、符合临床要求、符合法规要求、适当的良好实践指导和安全问题。

6. 在质量保证体系方面，建议如下。

（1）每个部门都应该有一个资金充足且外部认可的质量管理体系。

（2）所有程序均应形成文件，每2年或有重大变化时应进行审查。

（3）质量政策和目标应至少每年进行审查，并报告给医疗机构指定的管理代表。

（4）每个放射治疗中心必须运行事件学习体系，该体系应通过应用从放射治疗事件和其他部门以及内部的近乎事件中汲取的教训确保其保持最佳做法。

（5）对每个放射治疗中心所有工作人员进行强制性的上岗培训应包括质量管理体系运行方面的培训。

（6）放射治疗中心应使用统一的放射治疗途径编码系统，以一致的方式识别错误发生的位置和放疗错误的严重程度。

（7）在发生1级或2级辐射事件之后，应进行系统的调查以确定根本原因。为了防止再次发生，应该从根本原因分析中汲取经验教训，通过当地和国家匿名学习系统（如事故学习系统）进行传播。

7. 在国家执行方面，建议如下。

（1）应建立一个专门针对辐射事件和未发生事件报告、分析和学习的专门自愿系统。所有放疗中心都应参与其中，以使国家能够从安全学习中学习。

（2）应该研究反馈从放射治疗错误中学到教训的最佳方法。

五、小结

回顾性方法优势体现为：①增强团队的注意力和提高团队的参与度；②为本单位的失效模式的发生概率和发生后不能探测到的概率提供定量数据，为评估措施的有效性提供数据；③有助于事故发生后及时地采取目标明确的缓解措施。不足之处在于：①需要跨学科专家组成的团队，耗费大量时间进行事故的评估；②报告机制设计欠佳或者是担心报复等原因限制回顾性方法的使用；③与放射治疗团队的沟通效率不高，易导致过于注重细节而忽略大局。

（马　敏）

参考文献

［1］LEVESON NG, TURNER CS. An investigation of the Therac-25 accidents [J]. Computer, 1993, 26 (7): 18-41.

［2］IAEA. IAEA training materials: Module 2, prevention of accidental exposure in radiotherapy [M]. Vienna: International Atomic Energy Agency, 2009.

［3］IAEA. Applying radiation safety standards in radiotherapy. Safety Reports Series No. 38 [M]. Vienna: IAEA, 2006.

［4］BOGDANICH W, RUIZ RR. Radiation errors reported in Missouri [N/OL]. New York Times, 2010-02-25 [2021-12-01]. http://www. nytimes. com/2010/02/25/us/25radiation. html.

［5］CoxHealth. CoxHealth announces some BrainLAB stereotactic radiation therapy patients received increased radiation dose [EB/OL]. (2010-01-26) [2021-12-01]. http://www. coxhealth. com/body. cfm？id=3701.

［6］BOGDANICH W. As technology surges, radiation safeguards lag [N/OL]. New York Times, (2010-01-27) [2021-12-01]. http://www. nytimes. com/2010/01/27/us/27radiation. html.

［7］DERREUMAUX S, ETARD C, HUET C, et al. Lessons from recent accidents in radiation therapy in France [J]. Radiat Prot Dosimetry, 2008, 131 (1): 130-135.

［8］BOGDANICH W. Radiation offers new cures, and ways to do harm [N/OL]. New York Times, (2010-01-24) [2021-12-01]. http://www. nytimes. com/2010/01/24/health/24radiation. html.

［9］EXECUTIVE TS. Report into unintended overexposure of Lisa Norris at Beatson [R]. Glasgow: Scottish Govt, 2006.

［10］US Nuclear Regulatory Commission. Report to Congress on abnormal occurrences. Fiscal year 2010. NUREG-

0090 [A]. Washington: USNRC, 2011.

［11］ US Nuclear Regulatory Commission. Report to Congress on abnormal occurrences. Fiscal year 2013. NUREG-0090 [A]. Washington: USNRC, 2014.

［12］ US Nuclear Regulatory Commission. Report to Congress on abnormal occurrences. Fiscal year 2015. NUREG-0090 [A]. Washington: USNRC, 2016.

［13］ International Commission On Radiation Units And Measurements. Determination of absorbed dose in a patient irradiated by beams of X-or gamma-rays in radiotherapy procedures, ICRU Report 24 [R]. ICRU, 1976.

［14］ BOYER A L, SCHULTHEISS T. Effects of dosimetric and clinical uncertainty on complication-free local tumor control [J]. Radiother Oncol, 1988, 11 (1): 65-71.

［15］ MIJNHEER B J, BATTERMANN J J, WAMBERSIE A. What degree of accuracy is required and can be achieved in photon and neutron therapy？[J]. Radiother Oncol, 1987, 8 (3): 237-252.

［16］ ICRU. Use of computers in external beam radiotherapy procedures with high-energy photons and electrons: ICRU Report 42 [R]. International Commission on Radiation Units and Measurement (ICRU), 1987.

［17］ The Royal College of Radiologists, Society and College of Radiographers, Institute of Physics and Engineering in Medicine, National Patient Safety Agency, British Institute of Radiology. Towards safer radiotherapy [A]. London: The Royal College of Radiologists, 2008.

［18］ FORD E C, TEREZAKIS S. How safe is safe? : Risk in radiotherapy [J]. Int J Radiat Oncol Biol Phys, 2010, 78 (2): 321-322.

［19］ HUQ M S, FRAASS B A, DUNSCOMBE P B, et al. The report of Task Group 100 of the AAPM: Application of risk analysis methods to radiation therapy quality management [J]. Med Phys, 2016, 43 (7): 4209.

［20］ HUQ M S, FRAASS B A, DUNSCOMBE P B, et al. A method for evaluating quality assurance needs in radiation therapy [J]. Int J Radiat Oncol Biol Phys, 2008, 71 (1 Suppl): S170-S173.

［21］ ISO I. 31000: 2009 Risk management: Principles and guidelines [S]. Geneva: International Organization for Standardization, 2009.

［22］ ASTRO. Safety is no accident: A framework for quality radiation oncology care [A]. ASTRO, 2019: 55-57.

［23］ 国家肿瘤诊疗质控中心放疗质控专家委员会, 赫捷, 王绿化, 等. 放射治疗质量控制基本指南 [J]. 中华放射肿瘤学杂志, 2018, 27 (4): 335-342.

［24］ 马攀, 戴建荣. 放射治疗质量管理新方法 [J]. 中华放射肿瘤学杂志, 2015 (6): 732-735.

［25］ JURAN J, GODFREY A B. Quality handbook [M]. New York: McGraw-Hill, 1999: 173.

［26］ RATH F. Tools for developing a quality management program: proactive tools (process mapping, value stream mapping, fault tree analysis, and failure mode and effects analysis)[J]. Int J Radiat Oncol Biol Phys, 2008, 71 (1 Suppl): S187-S190.

［27］ THOMADSEN B, LIN S W, LAEMMRICH P, et al. Analysis of treatment delivery errors in brachytherapy using formal risk analysis techniques [J]. Int J Radiat Oncol Biol Phys, 2003, 57 (5): 1492-1508.

［28］ SALAH S, RAHIM A, CARRETERO J A. The integration of Six Sigma and lean management [J]. Int J Lean Six Sigma, 2010, 1: 249-274.

［29］ MANCOSU P, NICOLINI G, GORETTI G, et al. Applying Lean-Six-Sigma Methodology in radiotherapy: Lessons learned by the breast daily repositioning case [J]. Radiother Oncol, 2018, 127 (2): 326-331.

［30］ LIU S, BUSH K K, BERTINI J, et al. Optimizing efficiency and safety in external beam radiotherapy using automated plan check (APC) tool and six sigma methodology [J]. J Appl Clin Med Phys, 2019, 20 (8): 56-64.

［31］ DE KONING H, VERVER J P, VAN DEN HEUVEL J, et al. Lean six sigma in healthcare [J]. J Healthc Qual, 2006, 28 (2): 4-11.

［32］ GOPAN O, ZENG J, NOVAK A, et al. The effectiveness of pretreatment physics plan review for detecting errors in radiation therapy [J]. Med Phys, 2016, 43 (9): 5181.

［33］ FORD E C, EVANS S B. Incident learning in radiation oncology: A review [J]. Med Phys, 2018, 45 (5): e100-e119.

［34］ YEUNG T K, BORTOLOTTO K, COSBY S, et al. Quality assurance in radiotherapy: Evaluation of errors and incidents recorded over a 10 year period [J]. Radiother Oncol, 2005, 74 (3): 283-291.

［35］ RUNCIMAN W B, WILLIAMSON J A, DEAKIN A, et al. An integrated framework for safety, quality and risk management: An information and incident management system based on a universal patient safety classification [J]. Qual Saf Health Care, 2006, 15 (Suppl 1): i82-i90.

[36] MANDEL C, RUNCIMAN W. System for reporting and analysing incidents: Radiological safety and quality [M]. Berlin: Springer, 2014: 203-221.

[37] BARACH P, SMALL S D. Reporting and preventing medical mishaps: lessons from non-medical near miss reporting systems [J]. BMJ, 2000, 320 (7237): 759-763.

[38] CUNNINGHAM J, COFFEY M, KNÖÖS T, et al. Radiation Oncology Safety Information System (ROSIS): profiles of participants and the first 1074 incident reports [J]. Radiother Oncol, 2010, 97 (3): 601-607.

[39] SMITH S, WALLIS A, KING O, et al. Quality management in radiation therapy: A 15 year review of incident reporting in two integrated cancer centres [J]. Tech Innov Patient Support Radiat Oncol, 2020, 14: 15-20.

[40] MULLINS B T, MCGURK R, MCLEOD R W, et al. Human error bowtie analysis to enhance patient safety in radiation oncology [J]. Pract Radiat Oncol, 2019, 9 (6): 465-478.

[41] KNÖÖS T. Lessons learnt from past incidents and accidents in radiation oncology [J]. Clin Oncol (R Coll Radiol), 2017, 29 (9): 557-561.

[42] HOWELL C, TRACTON G, AMOS A, et al. Predicting radiation therapy process reliability using voluntary incident learning system data [J]. Pract Radiat Oncol, 2019, 9 (2): e210-e217.

[43] HOOPES D J, DICKER A P, EADS N L, et al. RO-ILS: Radiation Oncology Incident Learning System: A report from the first year of experience [J]. Pract Radiat Oncol, 2015, 5 (5): 312-318.

[44] FORD E C, TEREZAKIS S, SOURANIS A, et al. Quality control quantification (QCQ): A tool to measure the value of quality control checks in radiation oncology [J]. Int J Radiat Oncol Biol Phys, 2012, 84 (3): e263-e269.

[45] JUDY G D, MOSALY P R, MAZUR L M, et al. Identifying factors and root causes associated with near-miss or safety incidents in patients treated with radiotherapy: A case-control analysis [J]. J Oncol Pract, 2017, 13 (8): e683-e693.

[46] SHAFIQ J, BARTON M, NOBLE D, et al. An international review of patient safety measures in radiotherapy practice [J]. Radiother Oncol, 2009, 92 (1): 15-21.

[47] CLARK B G, BROWN R J, PLOQUIN J L, et al. The management of radiation treatment error through incident learning [J]. Radiother Oncol, 2010, 95 (3): 344-349.

[48] MASFERRER P J, PEÑALVER E, MARTINEZ J C, et al. Patient safety in radiation oncology in Spain: A need to change [J]. Clin Transl Oncol, 2020, 22 (5): 751-758.

[49] HENDEE W R, HERMAN M G. Improving patient safety in radiation oncology [J]. Pract Radiat Oncol, 2011, 1 (1): 16-21.

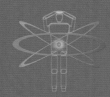

RADIATION
THERAPY
PHYSICS

第三章
放疗用电子加速器

第一节　加速器的原理

一、导言

加速器全称为"带电粒子加速器",是一种采用人工方法来加速带电粒子的装置。1919 年 Rutherford 使用天然放射源产生的 α 粒子轰击氮原子开展了首次人工核反应,从此激发了人们使用快速带电粒子来探索原子核以及微观世界的愿望。19 世纪 20 年代开始涌现出一批不同原理的用于加速带电粒子的装置,但早期的加速器主要用于核物理领域。19 世纪 30 年代初,人们想利用共振变压器原理来产生 X 射线用于癌症治疗。1937 年,范德格拉夫加速器(又称"静电加速器")被安装在亨廷顿纪念医院,其产生 X 射线能量只有 1~2MeV,只能治疗一些浅表肿瘤。随着技术的发展,加速器被广泛用于放疗领域。一般来说,加速器主要由粒子源、真空加速室、导引聚焦系统、束流传输系统、束流分析系统以及其他辅助系统组成。加速器可以用于加速不同种类的带电粒子,如电子、质子、碳离子等,本章节主要介绍放疗常用的电子加速器。

二、静电加速器

1929 年范德格拉夫提出了静电发生器的原理,用于替代传统的高压电源。其原理如图 3-1-1 所示,喷电电源产生的电荷通过喷电针传送到运动的输电带上,高压电极通过绝缘介质与地绝缘并通过刮电针不断获得输电带的电荷并累积。由公式(式 3-1-1):

$$V=Q/C \tag{式 3-1-1}$$

其中 V 为电势,Q 为电荷量,C 为电容。

由于高压电极和地之间的电容一定,当电荷不断累积时,高压电极的电势不断增加,可以用于加速粒子。由于空气的击穿场强约为 300kV/m,为了提高绝缘介质的绝缘能力,通常把静电加速器置于真空钢桶之中,并混入一定比例的绝缘气体。1940 年,通过一系列的改进,静电加速器的能量达到 4.5MeV。然而受高压击穿的限制,静电加速器所能加速粒子的最大能量受到限制,很难提高到几兆伏特以上,且其装置也比较庞大,因此该类型的加速器在临床上已逐渐被其他类型的加速器所替代。

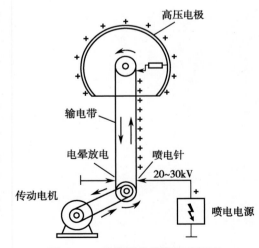

图 3-1-1　静电发生器的工作原理

三、电子感应加速器

1928 年,Wideröe 提出了射线变压器的概念,也就是后来著名的电子感应加速器的基本原理。电子感应加速器的基本原理是利用随时间变化的磁通量产生的涡旋电场来加速带电粒子。根据法拉第电磁感应定律,当磁场通量变化时,沿电子运动路径方向的感应电场可以表示为(如式 3-1-2

所示):

$$\oint E \cdot dL = \int_A (\nabla \times E) \cdot dA = -\int \frac{\partial B}{\partial t} \cdot dA = -\frac{\partial \Phi}{\partial t} \qquad \text{(式 3-1-2)}$$

其中 E 为电场强度, dL 为电子运动路径, A 为电子封闭轨道包围的面积, B 为磁感应强度, Φ 为磁通量。

由此可见,当磁通量发生变化时产生的感应电场可用于加速粒子。图 3-1-2 为电子感应加速器的原理示意图,环形的真空腔体被磁极包围。磁场由脉冲线圈产生,由于空气间隙的存在,磁极外也有磁场存在,并使得磁力线可以偏转到真空腔体中。通过选择合适的间隙宽度,垂直方向的磁场可以将电子约束在真空腔体中的环形轨道上。由于产生涡旋电场的变化磁通量和约束电子的磁场共用一块磁极,不需要复杂的微波系统,这使得电子感应加速器的结构相对简单、造价比较低。电子由粒子源(电子枪)产生后注入真空盒中,在电子感应加速器中,电子需要在真空盒中反复被加速,其中一圈增加的能量一般为数十电子伏,最多为数百电子伏,电子在引出前将在真空盒中旋转数十万圈到数百万圈以达到设计的能量。电子感应加速器可以直接引出电子束,也可以打靶用于产生 X 射线。

图 3-1-3 所示为产生涡旋电场的变化磁通量与约束磁场随时间的变化关系。为了使电子能够在轨道上多次稳定加速,要求产生涡旋电场的加速磁通量和约束磁场都在随时间而增大。因此,电子的注入和引出都需要在磁场上升的 1/4 个相位内完成。对于电子感应加速器,假设 r 是在磁场约束下束流管道的平均半径。如果总的束流封闭轨道内的磁通量由随时间变化的磁通量密度产生,则根据法拉第电磁感应定律(式 3-1-3,式 3-1-4):

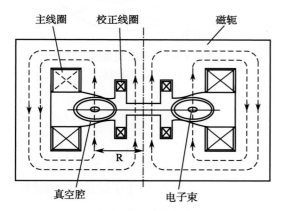

图 3-1-2　电子感应加速器的工作原理示意
R 为轨道半径。

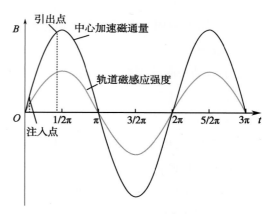

图 3-1-3　电子感应加速器的工作相位

$$\oint E \cdot dL = 2\pi r E = \pi r^2 B_{av} \qquad \text{(式 3-1-3)}$$

$$E = \frac{1}{2} B_{av} r \qquad \text{(式 3-1-4)}$$

其中 B_{av} 是束流封闭轨道内的平均磁通量密度。

由动量 $p = eE$ 可得(式 3-1-5,式 3-1-6):

$$p = \frac{1}{2} e B_{av} r = e B_g r \qquad \text{(式 3-1-5)}$$

$$B_g = \frac{1}{2} B_{av} \qquad \text{(式 3-1-6)}$$

所以,对于电子感应加速器,约束磁场 B_g 和平均磁通量密度 B_{av} 需要满足 1:2 的关系。

1940 年,Kerst 建造了世界上第一台电子感应加速器,其真空管半径仅 7.5cm,能量达到 2.3MeV。1943 年,Kerst 提出将电子感应加速器用于放射治疗。20 世纪 70 年代在瑞士苏黎世州立医院安装的一台 45MeV 电子感应加速器,其可以产生 3~45MeV 的电子束以及 30MeV、45MeV 的 X 射线。我国也于 20 世纪 70 年代初期开始研制 25MeV 电子感应加速器。历史上,电子感应加速器曾在放疗中发挥过重要的作用,其具有易于加速且能量可调节等优点。但由于其剂量率低、束流靶点不对称、运行噪声大等缺点,逐渐被电子直线加速器所替代。后者具有更高的束流输出、更大的射野、等中心安装、体积小以及运行安静等优点。

四、电子回旋加速器

1944 年,Veksler 提出了电子回旋加速器的加速原理。电子回旋加速器(microtron)又名微波加速器,是一种采用谐振的方式加速电子的加速器。对于常规的回旋加速器(cyclotron),其粒子做回旋运动的周期是一定的。但对于电子,其加速后粒子速度很快接近于光速,因此必须要考虑相对论效应,此时粒子做回旋运动的周期不再是常数。电子回旋加速器的原理如图 3-1-4 所示,电子由电子枪注入,在均匀磁场的约束下运动,其在电子回旋加速器中的轨道是一系列相切的圆周。电子由单个谐振腔的高频电场加速,频率一般为 3GHz。为了使得电子每次加速时处于同一相位,电子运动一圈的周期需为高频场周期的整数倍,在第一圈时满足(式 3-1-7):

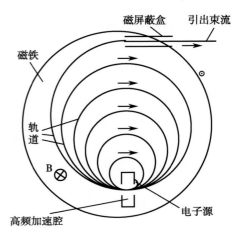

图 3-1-4 电子回旋加速器原理示意
B 为磁场。

$$T_{m1} = k_{m1} T_f \qquad \text{(式 3-1-7)}$$

其中 T_{m1} 为电子运动一周所需的时间,T_f 为高频场周期。

随着电子能量的增加,其在均匀磁场约束下的轨道半径增加,电子运动路径变长,因此其运动周期增长。由于高频电场的周期一般固定不变,这时候倍频系数需要改变,即电子运动第 N 圈时需要满足(式 3-1-8):

$$T_{mN} = \left[k_{m1} + (N-1)\Delta k_m \right] T_f \qquad \text{(式 3-1-8)}$$

其中 Δk_m 为倍频系数的改变量。

这样就可以实现电子的持续谐振加速。由于随着电子能量的增加,轨道半径越大,电子越接近真空盒的边缘。当轨道半径增加到一定程度时,电子将由与电子轨道相切的磁屏蔽管道引出,用于直接引出电子束或打靶产生 X 射线。

以上所述为常规的电子回旋加速器,但由于采用单个谐振腔,单圈加速的能量增益有限,使得磁感应强度不能太高,随着轨道半径增大,磁铁体积增加、造价提高。另一方面,加速圈数过多会使得束流损失,且可能由共振带来不稳定性。所以,普通电子回旋加速器的能量只能达到几十兆伏特。

为了提高单圈能量增益,有人提出了采用电子直线加速器代替单个谐振腔,使得每圈的能量增益达到几兆伏特,甚至几十兆伏特。如图 3-1-5 所示,电子轨道由两个相隔一定距离的 D 形轨道和两段直线段组成,直线加速腔位于两个半圆形轨道之间,由于电子轨道的形状类似于跑道,因此这种加速器又称为跑道型电子回旋加速器。

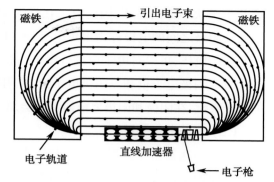

图 3-1-5 跑道型电子回旋加速器工作原理

1948 年 Henderson 等在加拿大建造了第一台电子回旋加速器。该加速器的射频腔最大加速电压在 500~600kV 之间,由于磁场尺寸的限制,电子在该加速器中只能运动 8 圈,最大能量达到了 4.6MeV。1982 年瑞典于默奥大学医院和 Scanditronix 公司开始合作开发 50MeV 跑道型电子回旋加速器用于临床治疗,并于 1988 年治疗了第一例患者。该加速器可以产生 5~50MeV 的电子束(间隔 5MeV),且采用了双聚焦的多叶准直器,在等中心处的最大射野为 32cm×40cm。由于其强度可调,该加速器用于开展三维适形和调强放疗。电子回旋加速器的输出能量较高、能量调节范围大、束流散度小且结构简单,采用电子束和光子束混合照射的技术可以得到类似于质子束布拉格峰的剂量分布。但由于电子回旋加速器的购置、维护成本较高,机房面积较大,并且其射线与其他加速器射线相比也没有显著优势,没有在临床上得到普及。

五、电子直线加速器

1924 年,直线加速器的原理首次由 Ising 提出,但由于技术的限制,当时并未建成。19 世纪 30 年代,功率器件速调管和磁控管的发明促进了直线加速器的发展。电子直线加速器主要是利用高频电磁波来加速电子,并沿直线型轨道运动。电子直线加速器主要用于产生高能电子束或打靶产生 X 射线。对于 X 射线治疗,其光子束能量范围一般为 4~25MeV;对于电子束治疗,其能量范围一般为 6~25MeV,主要用于浅层放疗。

1946 年,英国的 Fry 等人完成了一台 45cm 长,0.5MeV 电子直线加速器的设计、建造以及测试。1947 年,Fry 等设计的 2m 长直线加速器能量达到了 3.5MeV。1948 年,Fry 等同英国医学研究会放射治疗分会和大都会电子公司合作,在伦敦哈默斯密斯医院安装了一台 8MeV 直线加速器用于临床,并于 1953 年治疗了第一个患者。与此同时,1950 年,美国斯坦福大学的 Hansen 等也开始建造电子直线加速器,并于 1954 年安装了一台 6MeV、1.65m 长的直线加速器。此后,电子直线加速器经过不断改进和发展。20 世纪 70 年代末,国内研制成功了行波电子直线加速器;1987 年,研制成功了驻波电子直线加速器。目前,绝大多数的放疗用加速器都是电子直线加速器。

电子直线加速器主要由电子枪、微波功率源、微波传输和耦合系统、加速管、束流分析诊断系统以及其他辅助结构组成。以下对主要部件进行简单介绍。

(一)电子枪

为加速器提供初始电子束的装置称为电子枪,大多数的电子枪是基于热发射,其基本原理如图 3-1-6 所示。通过加热阴极到一定温度使其表面发射电子,一般阴极会选取熔点高、工作函数比较低的材料如钨等,有时为了降低钨的工作函数还会注入一些氧化物。从阴极发射的电子在阳极电压的作用下向出射方向移动。一般来说，阴极电压会加上负几千伏到负几十千伏不等的高压，因此电子在进入加速管时有一定的初始能量。阳极和阴极之间的电极称为聚焦电极，通过合理的束流光学设计以及加上适当的电压，可以对电子束进行聚焦。放疗电子直线加速器常用的电子枪有双阴极电子枪和三阴极电子枪，三阴极电子枪为了控制阴极发射的电子束流，在阴极和阳极之前通常还会加上一层栅网。

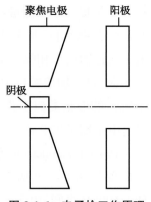

图 3-1-6　电子枪工作原理

(二) 微波发生装置

电子加速器常用的微波发生装置主要有磁控管和速调管。磁控管的基本原理是采用自激振荡，如图 3-1-7 所示，阴极发射的电子在阳极电压的作用下获得能量。被加速的电子在磁场的约束下做回转运动，回转运动的电子激发磁控管内部的谐振腔，产生高频电磁场；其后，高频电磁场与电子进一步相互作用使其减速，产生微波。

速调管并不能产生微波，其本质是功率放大器。图 3-1-8 所示为一个双腔速调管，在第一个腔中，阴极发射的电子在阳极电压的作用下加速，馈入的低功率微波与电子相互作用，使得电子速度发生改变。其中一部分电子被加速，一部分被减速，另一部分则不发生变化。这一过程称为速度调制，这也是速调管名称的来源。经过速度调制的电子束进入漂移管中，发生不同速度电子之间的追赶现象，使得电子束密度变得不均匀，电子束由速度调制变为密度调制，这一过程称为群聚。当电子束团到达第二个腔，会激发腔内感应产生交变电流并建立起高频场，电子在高频场作用下减速释放能量，产生高功率微波。

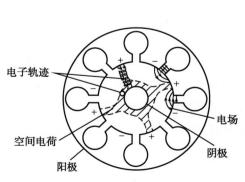

图 3-1-7　磁控管工作原理示意

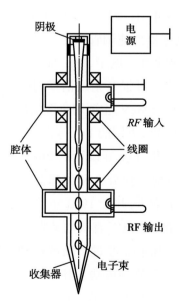

图 3-1-8　速调管工作原理示意

RF 为射频。

大多数的低能或中能加速器(4~10MeV)都使用磁控管，其可以达到加速器所需的峰值微波功率(通常<5MW)。和速调管相比，磁控管体积比较小且阴极电压较低，因此不需要额外的电绝缘。此外，磁控管也不需要外部微波输入信号。因此，磁控管可以安装在移动单元上如放疗常用的旋转机架上。同时，磁控管和速调管相比造价也相对便宜。速调管常被用于高能加速器(10~25MeV)，

峰值功率通常超过 5MW。速调管体积比磁控管大、运行需要高压、需要微波输入信号,其阴极还需要浸没在绝缘油中,结构比较复杂、造价昂贵。

(三) 微波传输和耦合系统

微波传输系统主要包括波导、环行器、定向耦合器、调谐器、吸收负载、微波窗以及微波匹配元件等。波导主要有圆波导或方波导,主要用于传输微波。对于 S 波段,常用的矩形波导为 WR284 波导。由于需要传输的微波功率很高,通常会在波导中充满绝缘气体如六氟化硫(SF_6),来防止微波在传输的过程中放电起弧。环行器主要用作单向传输器或隔离器,主要用于传输入射波并隔离反射波。环行器主要有三端口环形器和四端口环形器,从一个端口馈入的微波只能从下一个端口输出,而其他端口则没有功率输出,因此被隔离。如图 3-1-9 所示为一个三端口环行器,从 1 端口输入的微波只能从 2 端口输出,3 端口被隔离没有输出;同样,从 2 端口输入的微波只能从 3 端口输出,1 端口被隔离。四端口环行器的工作原理与三端口类似。这样使得入射的微波可以传输到加速管,而从加速管反射的微波则不能直接传输到微波发生装置,而是传输到其他端口被负载吸收,这样可以很好地保护微波发生装置。定向耦合器是一种具有方向性的功率分配元件,通过定向耦合器可以测量入射和反射波的相对幅度以及波形。调谐器主要用于频率调节,使得微波发生装置的频率与加速管的谐振频率一致,以使得微波可以更好地馈入加速管。吸收负载则用于吸收未被电子束或加速管吸收的微波能量,并通过冷却装置将其产生的热量带走。微波窗是微波馈入加速器的端口,其主要作用是将加速管的真空环境与波导器件中的大气环境或绝缘气体隔离,同时传输微波并实现阻抗匹配。微波窗由陶瓷制成,一般为高纯度三氧化二铝(Al_2O_3)陶瓷,在面向加速管一侧通常还会覆盖一层薄的氮化钛(TiN)用于减少陶瓷表面的二次电子发射。

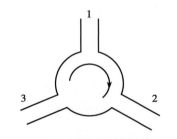

图 3-1-9 三端口环行器原理示意

(四) 加速管

加速管有不同的原理,在放疗电子直线加速器上常用的主要有行波加速管和驻波加速管。

1. 行波加速管 在行波管直线加速器中,微波从电子枪端进入加速腔并沿加速器高能端方向传播,最终在传输过程中或在加速器出口处被负载吸收。对于波导及谐振腔,最简单的行波模式为 TM_{01} 波。但是上述电磁波不能用于直接加速电子,这是因为电子的速度一般小于光速,而在空腔或者波导中波的相速度大于光速。因此,必须降低行波的相速度,使其低于光速。这可以通过多种方式来实现,但是最常见的方式是如图 3-1-10 所示,在圆波导中周期性地连续放置带孔的圆盘,以使波的相速度降低,这就是著名的盘荷波导结构。如图 3-1-11 所示,在行波管中,电子沿轴线方向由一端注入,同时电磁波也由加速管同一端注入。电子从高频电磁波的电场分量获得能量,被持续加速。微波在沿加速管传输的过程中被腔壁和电子吸收并不断衰减,剩余部分则被最后单元腔壁上的阻抗材料或者终端负载吸收,而不形成任何反射。

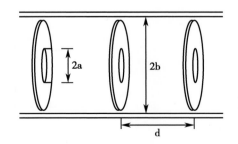

图 3-1-10 盘荷波导结构示意

2a 为圆盘内径;2b 为圆盘外径;d 为圆盘间的间距。

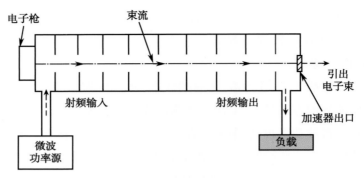

图 3-1-11　行波管结构示意

2. 驻波加速管　驻波管直线加速器是由一系列的链式耦合腔组成,微波由其中一个腔体馈入。其工作原理如图 3-1-12 所示,微波在加速器两端被反射,并反复传播。当入射波和反射波具有相同的速度和相反的方向时,则形成驻波。驻波管同时利用入射波和反射波加速粒子,假设入射波和反射波的振幅分别为 A 和 B,则驻波模式下的振幅最大为 $A+B$,最小为 $A-B$。早期的驻波加速管,采用空间谐波的相速度和粒子运动速度相同的单周期模式。驻波结构可以由图 3-1-13 所示的行波结构发展而来,一开始行波进入盘荷波导向右传播,每个相邻腔之间的相移为 $\pi/2$。在连续 3 个相隔 $\pi/2$ 的时间内,电场的方向发生变化。假设波在腔的末端反射,这时波从右向左传播,如图 3-1-14 所示,入射波和反射波同时存在,电场运动在相邻腔相差 1/4 周期,且两个波方向相反。可以看出,在 t_1 时刻,两个电场幅度相加;在 t_2 时刻,两个电场相互抵消,使得电场为 0(能量全部转化为磁场能量);在 t_3 时刻(比 t_1 晚 1/2 周期),电场幅度为两个电场相加,但方向与 t_1 时刻相反。因此,入射和反射的行波形成了空间上静止但随时间振荡的驻波。可以看出,对于驻波管,半数的腔电场为 0,可以看作耦合腔或者微波传输腔,不能用于直接加速粒子。

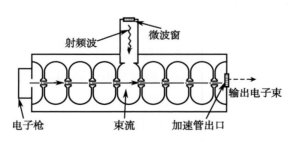

图 3-1-12　驻波管结构示意

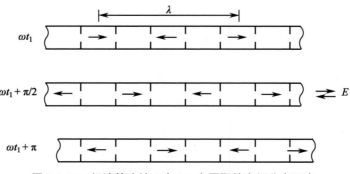

图 3-1-13　行波管连续 3 个 1/4 个周期的电场分布示意
ω 为角频率;λ 为波长;E 为电场;t_1 为初始时刻。

第三章　放疗用电子加速器

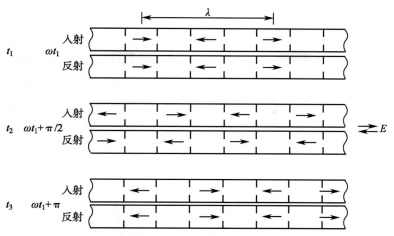

图 3-1-14　入射波和反射波同时存在时连续 3 个 1/4 周期的电场分布

ω 为角频率;λ 为波长;E 为电场;t_1 为初始时刻。

对于驻波结构,工作在 0 模或者 π 模的分路阻抗比较高,但群速度比较低,因此其加速效率比较高但运行可能不稳定;而工作在 $\pi/2$ 模则分路阻抗较低但群速度大,因此加速效率比较低但工作稳定。因此,工作在单周期模式下限制了驻波管的发展,早期的电子加速器多采用行波加速。为了使得加速结构同时具有高效率和高稳定性的优点,提出了所谓的双周期结构。双周期结构即在原来的加速周期链的基础上增加一个耦合单元链。通过调整耦合单元链,使相邻加速腔与耦合腔的相移为 $\pi/2$,而相邻的加速腔相移则为 π,因此结合了 π 模加速效率高和 $\pi/2$ 模工作稳定的优点。双周期结构主要可以分为轴耦合结构和边耦合结构。边耦合腔中间的加速腔提供加速场,而旁边的耦合腔不参与加速,其用于微波在加速管中的传输,使得相邻加速腔耦合。这种设计的优点是将耦合腔放在加速腔的侧翼,可以减小加速管的长度且分路阻抗高,使结构更加紧凑,4~6MeV 的加速管只需要 30~35cm。

对于直线加速器,主要使用的频段为 S 波段,少部分为 L 波段、C 波段和 X 波段。如表 3-1-1 所示为常用典型波段加速管的特性。一般来说,S 波段的功率源最常见,造价相对低廉;其加速管尺寸和重量也适中,技术比较成熟,在常规放疗直线加速器中被广泛使用。X 波段加速管则主要用于小型系统或者可移动式系统,其特点是加速管长度较短,结构相对紧凑,在 Cyberknife 和术中放疗 Mobetron 加速器上使用。

表 3-1-1　典型波段加速管特性

波段	频率 /GHz	波长 /cm	加速梯度 /(MeV·m⁻¹)	6MeV 加速管长度 /cm
S	3(2~4)	10	20	30
C	5.7(4~8)	约 5	35~40	15
X	11.4(8~12)	约 3	100	6~8

(五)辅助系统

除了以上主要部件,一台能正常运行的加速器还需要一些必要的辅助系统,如各种电源、真空系统、水冷系统以及控制系统等。由于电子需要在真空环境中被加速,因此加速管中需要保持高真空环境[10^{-8}~10^{-6}Torr(1Torr=133.322 368 4Pa)]。这需要通过真空泵来实现,在放疗电子加速器上常用的真空泵为离子泵,且加速管及各部分连接处都需要良好的密封。微波在加速管中传输的过程中会有一部分能量被加速管吸收,导致加速管温度上升。温度上升会引起热膨胀,从而使得加速管的几何尺寸发生变化,引起加速管工作频率漂移。例如,温度每升高 1℃,一台工作在 S 频段的加速器的工作频率会下降大约 50kHz。因此,加速器的工作频率对温度的变化十分敏感。在加速器设计时,会在其腔体结构中设计足够的水冷通道或者在加速管表面通过焊接水冷管道的方式对加速管进行冷却。除了加速管,其他部件如微波产生装置、环形器、负载等也需要适当的水冷。

(徐 源)

第二节 加速器治疗头

电子被加速到一定能量后通过真空窗引出到加速器治疗头,用于产生临床所需的光子束和电子束。现代加速器通常将电子加速部件和加速器治疗头都整合在旋转机架中。一般来说,现代直线加速器治疗头主要包含:X 射线靶、均整器或电子散射箔、一级准直器、可调节的二级准直器、电离室、光学定位系统,另外还有可附加的楔形板和多叶准直器(MLC)等,主要用于束流产生、准直、定位以及监测等。图 3-2-1 所示为加速器治疗头主要部件的布局。光子束通过 X 射线靶和均整器的组合产生。电子束的产生则是通过将靶和均整器收回,然后通过单层或双层散射箔来散射电子束,或者通过磁场对电子束进行偏转和扫描来覆盖射野。

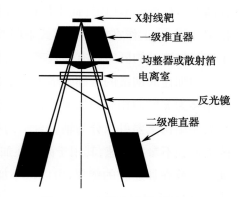

图 3-2-1 医用电子直线加速器治疗头示意

一、光子束

(一) X 射线靶

光子束由加速到一定能量的电子束轰击 X 射线靶产生。X 射线的产生主要有两种机制即轫致辐射 X 射线和特征 X 射线。轫致辐射是由于高速电子和原子核的相互作用产生。当电子经过原子核附近时由于库仑力的作用将会从原来的路径上发生偏转,同时损失能量产生轫致辐射。当电子轰击靶时,可能发生一次或多次轫致辐射,而每次相互作用电子可能损失部分或全部能量。发射的轫致辐射光子的方向分布同入射电子的能量有关。随着电子能量的增加,发射的 X 射线更加倾向于向前发射。此外,电子入射到靶材料还会产生特征 X 射线。当高速电子入射时,可能会和靶材料中的原子相互作用发射轨道电子,使原子发生电离。入射的电子将会损失一部分能量转移到轨道电子。转移给轨道电子的能量一部分用于克服电子的结合能,剩余部分转化为轨道电子的动能。当轨道上出现电子空位时,外层电子将会填充该空位,同时以电磁辐射的形式发射能量,这种辐射名叫特征辐射。随着靶材料原子序数的增加,发射的特征辐射能量足够高,被作为 X 射线谱的一部分。和轫致辐射不同的是,特征 X 射线的能量是离散分布的,等于电子跃迁不同轨道间结合能的差值。对于 MeV 级电子束,其 X 射线主要是通过轫致辐射产生。

一般来说,对于能量低于 15MeV 的电子(光子能量低于 15MV),需要采用高原子序数的靶;对于能量高于 15MeV 的电子(光子能量高于 15MV),则一般采用低原子序数的靶。

(二) 均整器

对于 4~20MV 范围的 X 射线,为了使在治疗距离处的射野满足一定的平坦度和对称性要求,需要采用均整器(flattening filter,FF),如图 3-2-2 所示。均整器可以用钨、钢、铝、铅或其复合材料制成。由于采用均整器,束流剂量率受到限制。如果没有均整器,等剂量线是圆锥形,即在中心轴上的 X 射线强度高,而在横向方向上强度迅速下降。使用均整器,可以使得束流强度分布在射野范围内相对均匀。因此,均整器中心处较厚,而边缘处较薄。均整器在横向方向上的厚度变化也会引起光子能谱或射线质的变化,这是因为均整器会使得束流选择性地硬化。一般来说,周边区域束流的平均能量会比中心区域束流的平均能量要低。

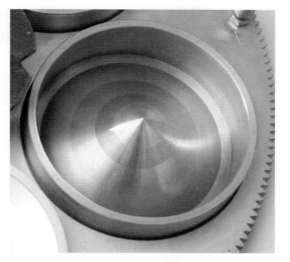

图 3-2-2　均整器

在某些情况下,在射线范围内并不需要平坦的光子束。例如,对于小野立体定向放疗,只要求射野边缘剂量下降快,对射野内均匀度没有要求;对于调强放疗,也不需要平坦的光子束来产生一个变化的束强度分布。因此,20 世纪 90 年代开始,为了提高治疗的剂量率,开始通过移除均整器来得到高剂量率的光子束,也就是无均整器模式(flattening filter free,FFF)。FF 模式和 FFF 模式最大的差异是光子束在横截面上分布。在 FFF 模式下,中心的光子束强度较高,且光子能谱随离轴距离的变化较小。百分深度剂量略低于 FF 模式下的光子束,这是因为均整器会引起光子束的硬化。FFF 相对于 FF 模式的优势在于,由于没有均整器引起的衰减,光子剂量率可以明显提升,使得治疗时间减少。移除均整器同时还可以减少射野外的散射剂量。新型医用加速器通常可以提供 FF 和 FFF 两种模式,可以根据需要在这两种模式之间进行切换。

(三) 束流准直

X 射线需要两级准直器:一级准直器和二级准直器,还可以附加可选的三级准直器如锥形筒、楔形板或者 MLC 等。一级准直器大小是固定不变的,定义了最大圆形射野范围,可以被光子束和电子束共用。一级准直器是一个锥形的圆筒,一端靠近 X 射线靶,另一端则面向均整器。一级准直器的厚度通常可以将电子轰击靶产生的初始 X 射线束衰减到<0.1% 量级。二级准直器是大小可变的矩形准直器,由上下两对挡块组成,用于在加速器等中心处形成矩形野或者方野。现代加速器采用独立式运动准直器,可以产生不对称的射野。

MLC 由多个叶片组成,用于产生更加复杂的射野形状。MLC 的位置可以替代二级准直器的上层、下层或者置于二级准直器之后作为附加的三级准直器。如图 3-2-3 所示为 MLC 单个叶片形状示意图。叶片的宽度定义为垂直于 X 射线束方向以及叶片运动方向上的物理厚度。叶片的长度为平行于叶片运动方向上的物理长度。叶片伸向射野内的表面称为叶片端面,相邻叶片间的接触面被称为叶片侧面。典型的 MLC 系统由 40~80 对叶片组成,每一个叶片都需要独立的电机驱动,并通过计算机控制叶片的运动并对叶片的位置进行监测。如图 3-2-4 所示为 MLC 叶片布局示意图,在等中心处,每一个叶片的宽度一般在1cm或以下。例如在 Elekta Versa HD 加速器上配备的最新 Agility 多叶准直器系统,其具有80对叶片,最大射野为40cm×40cm,在加速器等中心处的叶片宽度为5mm,最大叶片运动速度可以达到6.5cm/s。MLC叶片选用的材料为钨合金,因为钨是密度最高的金属材料之一,且钨合金具有硬度高、易于加工、热膨胀系数低等优点。纯钨的密度是19.3g/cm³,其合金密度一般为17.0~18.5g/cm³,通过掺杂镍、铁、铜等来改变金属钨的机械性能。

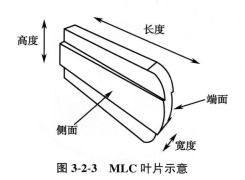

图 3-2-3　MLC 叶片示意

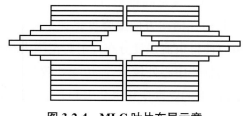

图 3-2-4　MLC 叶片布局示意

当二级准直器上层或者下层被MLC替代时,对射线穿射的要求和二级准直器相同。但当MLC作为三级准直器时,其穿射要求则有所不同。当加速器可调节的二级准直器用于定义总的射野范围时,作为三级准直器的MLC叶片只需要把初始光子束衰减到和挡块相同的程度,例如<5%或者4~5个半价层。然而,由于叶片间的漏射,叶片的穿射应该进一步减小来保证总的穿射满足要求,这一般需要约5cm厚的钨合金。如果希望将穿射进一步减少到1%,则需要额外增加约2.5cm的厚度。除了考虑叶片对于射线的衰减之外,还需要考虑叶片间的漏射。叶片间的漏射主要分为两种:相邻叶片间的漏射和相对叶片合拢时叶片端面间的漏射。叶片截面的设计非常重要,截面形状主要取决于两个因素:①叶片的底面和顶面必须在与叶片运动方向垂直的平面内聚焦于放射源的位置;②相邻叶片组合在一起,必须使得叶片间的漏射线剂量尽量小。因此叶片侧面一般采用凹凸槽设计,相邻叶片的凹槽和凸槽彼此镶嵌在一起,不让射线直接通过。如图3-2-5所示,不同公司生产的MLC叶片纵截面设计不同。

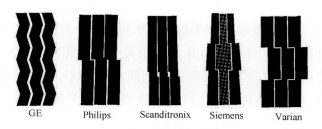

图 3-2-5　不同品牌多叶准直器叶片纵截面设计示意

一些MLC系统采用双聚焦叶片,即叶片形成圆锥形的不规则截面从源位置发散,并沿以源为中心的球壳运动。双聚焦系统可以使得边沿处的束强度快速跌落。然而,对于高能束,这个目标比较难以实现,这是因为边缘的剂量跌落很大程度上取决于横向的散射光子和电子。由于双聚焦MLC在叶片对数多时加工比较困难,大多数MLC系统采用了弧形的叶片端面,且叶片移动的方向垂直于束流。采用非聚焦的叶片端面主要有两个问题:①半影宽度比聚焦式或发散式叶片端面大;②叶片宽度随叶片端面和射野中心线的距离变化而变化。因此,在叶片端面设计时需要考虑以上两个因素。如果弧形端面的半径设计恰当,则在叶片运动过程中,射线在弧形端面的衰减发生在沿长度近似不变的圆的切弦方向。因此射野边缘的衰减始终保持一致,半影宽度不发生变化。总之,MLC非常适合需要多个子野以及复杂射野形状进行照射的情况,由于其自动化的控制,大大减小了设置时间。对于三维适形放疗和调强放疗,MLC的作用十分重要,可以产生高度适形的剂量分布。

(四)楔形板

楔形板可以分为三种:物理楔形板、通用楔形板和动态楔形板(又称虚拟楔形板)。物理楔形板是楔形的衰减器,使在X射线束横向强度分布逐渐衰减,导致等剂量线向较薄的一端倾斜,倾斜的程度用楔形角描述。在楔形板设计时,斜面一般为直线型或折线型,采用折线型是为了得到较直的等剂量曲线。通用楔形板是医科达公司在其加速器上提供的一种技术,它用一个60°物理楔形板射野的照射剂量和一个开放野的照射剂量按不同权重合成,得到一个0°~60°之间的楔形角的楔形野剂量分布。动态楔形板是通过将准直器的一个钨门或一组MLC叶片从射野的一端移动到另一端,从而产生和物理楔形板相类似的楔形剂量分布曲线。有关楔形板技术的详细介绍参见第五章第二节。

(五)束流监测

IEC60601-2-1详细介绍了临床电子直线加速器的辐射监测标准,包括辐射探测器、机器跳数(MU)定义、放射治疗终止以及束流的平坦度和剂量率的监测。加速器的大多数的剂量监测均采用嵌入到电子或光子束中的穿射型电离室来对束流的输出进行持续的监测。电离室一般安装在均整器(散射箔)和二级准直器之间,一般是密封型的,从而不受环境温度和气压的影响。为了保证患者的安全,医用加速器的剂量监测系统通常使用两个完全独立的电离室(主电离室和次电离室),且拥有独立的偏压电源和读数。因此,如果主电离室故障,次电离室将会继续工作,并在治疗达到处方剂量之后终止辐射。如果主电离室和次电离室同时故障,加速器计时器则会触发加速器停机,以避免患者受到额外照射。

对于电离室的要求主要有三点:①电离室对电子束或光子束的影响应该尽量小;②电离室不受环境温度和气压的影响;③电离室应该工作在饱和条件下。主电离室可以用于测量机器跳数。一般来说,电离室电路应该设定为1MU,对应于在源皮距100cm处10cm×10cm的方野照射水模体时,在束流中心轴上的最大深度剂量为1cGy。在加速器运行时,当达到预设的机器跳数时,主电离室会触发加速器停束,从而停止对患者进行照射。在新的照射开始前,机器跳数应该归零。另外,照射在新的机器跳数值设定前无法开始。除了监测机器跳数,剂量监测系统还可以监测其他运行参数如束流能量、平坦度以及对称性等。测量这些参数需要主电离室和次电离室的电极分为多个分区,并将测得的信号用于自动反馈电路从而控制电子束通过加速波导到达X射线靶或者散射箔,保证束流的平坦度和对称性。此外,加速器还需要配备监测系统可以连续地显示机器等中心的剂量率,在测得的剂量率超过规定的2倍时停止照射。当加速器支持静态/动态照射、多种能量或者多种模式照射(X射线或电子线)时,当照射停止后,在重新选择静态/动态照射、能量和照射模式前无法进行进一步照射。

二、电子束

一般来说，用于产生光子束的直线加速器还可以用于产生电子束，产生的电子能量范围一般在 6~30MeV。为了得到电子束，X 射线靶和均整器都要从束流路径上移出。用于产生临床电子束的电子束流强通常比用于打靶产生 X 射线的电子束流强小 2~3 个量级。电子束需要通过一层薄窗引出，窗材料一般采用铍，因为铍的原子序数较低，可以减少笔形束散射以及轫致辐射。产生临床电子束主要有两种方式：①笔形束散射：将出射的笔形电子束通过高原子序数的薄膜散射到较大的射野范围（40cm × 40cm）；②笔形束扫描：电子笔形束扫描是另一种不常用的产生临床电子束的技术，该技术通过两个计算机控制的磁铁将笔形束偏转到两个正交的平面上，从而实现笔形束扫描覆盖射野。

大多数医用直线加速器的 X 射线准直系统都比较相似，而电子束的准直系统则不尽相同。由于电子很容易在空气中散射，因此电子束的准直必须在靠近患者体表处完成。在准直器以及可移动二级准直器表面也会产生大量散射。如果电子束的准直使用与 X 射线相同的二级准直器，则对二级准直器的位置精度有很高的要求，因为输出量和准直器的表面面积紧密相关。这个问题可以通过将 X 射线的准直器开至预设位置，并在准直器下方增加电子束限光筒（applicator）来解决。限光筒的大小则可以根据靶区的大小选择，一般从 5cm 到 25cm，按 5cm 间隔增加。

（徐 源）

第三节 加速器质量控制

在使用加速器开展肿瘤放射治疗的过程中，加速器的质量控制至关重要。加速器质量控制的目标是确保其运行状态与验收和调试时相比没有发生明显变化，使机械性能和辐射野的剂量学特性与基准值的偏差保持在允许的偏差范围内。加速器安装完成后，必须经过严格的验收测试（acceptance test），确认其各项指标符合国家标准和厂家提供的规格参数。在加速器调试阶段（commissioning），应根据相关标准和指南推荐的检测项目进一步详细测量各项性能指标，以建立加速器质量控制的基准。随着加速器使用年限的增加，电子器件的老化、机械运动的磨损等均可能使加速器的性能出现突变或逐渐偏离基准值。有些部件的运行状态可通过加速器的日志文件自动记录，但大部分的性能指标仍需人工检测。因此，对加速器进行周期性检测是目前开展加速器质控的主要手段，对于重要的、风险指数高的项目可加大检测频数，相反，重要性和风险性较低的项目可降低检测频数。除此之外，当加速器发生故障进行维修后，还需根据故障维修涉及的部件开展额外的质控。

一、加速器质控相关标准和指南

目前，国际上已经有若干标准和指南给出了加速器质控的检测项目、性能要求和检测频数等，如 AAPM TG40、45 和 142 号报告、IEC60977 号报告和 IPEM81 号报告。我国于 2013 年发布的国家标准 GB/T 19046—2013《医用电子加速器的验收试验和周期性检验规程》，涵盖了加速器机械性能和辐射野剂量学性能的主要检测项目,根据检测项目的重要性分为应做项目和选做项目,并给出了相应的检测方法、检测频次和性能要求。其中应做项目是使用加速器开展外照射应满足的最基本的性能要求。最近,国家肿瘤质控中心发布了《医用电子直线加速器质量控制指南》,进一步涵盖图像引导、特殊照射、安全联锁等内容,同时对开展立体定向放疗、调强放疗、容积旋转调强放疗、影像引导放疗等新技术时加速器应满足的性能要求给出了建议,对不同检测项目的检测方法也做了详细描述。这些标准和指南是加速器质量控制的重要参考资料。但不同标准或指南在检测项目、检测方法、性能要求和检测频数等方面的内容并不完全相同,医疗机构在开展加速器质控工作时,应根据自身开展的放疗技术和拥有的质控仪器,在满足国标要求的前提下,制定合适的质控规程。

二、质控人员要求

加速器质控涉及机械精度测量、辐射野剂量测量、图像质量分析等多方面内容,对质控人员的专业能力要求较高。一般来说,质控人员需具备扎实的肿瘤放射物理知识基础,掌握一定的临床医学知识,同时具有较强的实践能力。开展放疗的医疗机构应配备相应的质控人员从事加速器质控工作,参加质控的人员须经过放射卫生防护和加速器专业知识的职业培训,经考核合格后持证上岗。主要的检测项目,如加速器验收、调试、月检和年检项目应由医学物理师完成。国家肿瘤质控中心建议每台加速器平均至少配 1 名医学物理师。GBZ 126—2020《放射治疗放射防护要求》规定加速器辐照期间须有 2 名操作人员在岗,因此每次测量应至少安排 2 名质控人员,确保人身安全,同时可以对测量过程和测量结果共同检查和核对,确保测量结果的可靠性,避免出错。日检项目,可由技师或医学物理师完成。日检项目应简单、高效和易重复,可自动分析给出测量结果,减少人工参与。高年资的医学物理师负责加速器质控的整个流程,包括制定质控规程、审核测量结果、对质控提出改进建议等。

三、加速器质量控制的主要检测项目

(一) 等中心精度及指示准确性

确定等中心的位置始终是加速器质控最重要的项目之一,因为等中心点是外照射坐标系的原点,等中心出现偏差意味着治疗位置存在系统性偏差,从而导致辐射剂量投照到错误的治疗区域。另外,等中心点也是描述辐射野剂量学性能时的中心位置,等中心精度对计划系统中加速器建模数据的准确性有一定的影响。

GB/T 17857—1999《医用放射学术语》对等中心作了如下定义:放射学设备中,各种运动的基准轴线围绕一个公共中心点运动,辐射束在以此点为中心的最小球内通过,此点即为等中心。

对于等中心型医用加速器,其等中心由准直器旋转轴、治疗床旋转轴和机架旋转轴共同确定。理想情况下,准直器旋转轴和治疗床旋转轴重合,它们与机架旋转轴的交点定义为加速器的等中心位置。事实上,由于机械加工误差、机架重力的影响以及辐射束轴与机械旋转轴的偏差,准直器、机架在不同角度时的辐射束轴并不相交于一点。在准直器、机架的全部角度范围内这些交点形成一个球体,该球体的尺寸决定了等中心的精度。加速器装机和验收测试时,需检查准直器、治疗床和机架旋转同心度以及辐射野等中心与机械等中心一致性,以保证等中心的精度。表 3-3-1 列出了加速器等中心及指示相关的质控项目。

表 3-3-1　加速器等中心及指示质量控制项目汇总

检测项目	允许偏差	检测频数
准直器旋转同心度	±1mm	每月
机架旋转同心度	±1mm	每月
治疗床旋转同心度	±1mm	每月
辐射野等中心与机械等中心一致性	±2mm（2D/3DCRT/IMRT/VMAT）、±1mm（SRT）	每年
十字叉丝中心位置准确度	±1mm	每月
光野与辐射野一致性	±2mm（2D/3DCRT/IMRT/VMAT）、±1mm（SRT）	每月
光距尺指示准确度	±2mm	每日
激光灯定位准确度	±2mm（2D/3DCRT）、±1.5mm（IMRT/VMAT）、±1mm（SRT）	每日

注：2D. 二维放射治疗；3DCRT. 三维适形放疗；IMRT. 调强放疗；VMAT. 容积旋转调强放疗；SRT. 立体定向放疗。

1. 准直器旋转同心度　准直器旋转同心度直接影响辐射束轴位置的准确性。每年可采用胶片或电子射野影像系统（electronic portal imaging device，EPID）测量。用水平尺将机架角调整到0°，X 射线摄影胶片平铺在治疗床面，调整升床使胶片至等中心高度，上方覆盖 1~2cm 水等效厚度的建成材料。采用窄束测量，将准直器下钨门宽度设置为可达到的最小宽度，上钨门开启至最大或根据胶片大小设置宽度。准直器设置多个不同角度，对胶片进行曝光。准直器设置的角度尽量覆盖准直器最大旋转范围，同时避免射野重叠。胶片上得到星形射野图案，对胶片进行光密度分析，得到各角度射野中心轴位置（图 3-3-1）。为保证准直器旋转的同心度，这些中心轴的交点形成的内接圆半径应<1mm。更换一张新的胶片，重复上述步骤，打开下钨门，测量上钨门为窄缝的情况。

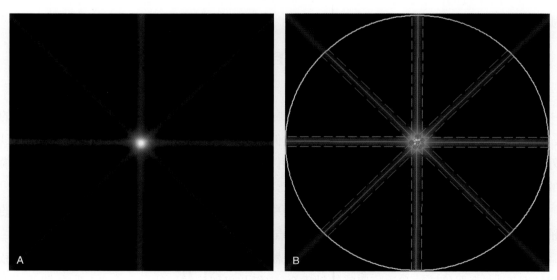

图 3-3-1　准直器旋转同心度检测

通常，加速器机头上安装有十字叉丝板，配合光野用于指示准直器等中心位置。在周期性检测中，需每月检查十字叉丝中心位置与准直器旋转轴的一致性。用水平尺将机架角调整到0°，调整床面高度至等中心高度，坐标纸平铺在治疗床面，旋转准直器一周或至最大范围，观察光野十字线中心在坐标纸上的运动轨迹，要求形成的圆形轨迹的半径<1mm。

2. 治疗床旋转同心度　每年采用胶片或电子射野影像系统测量治疗床的旋转同心度。采用胶片测量时,与测量准直器旋转同心度类似,采用窄束测量。不同的是准直器固定在0°,公转治疗床至多个不同角度,对胶片进行曝光,得到星形射野形状,要求射野中心轴的交点形成的内接圆半径应<1mm。

在校准十字叉丝中心位置后,月检可用光野十字线检查治疗床旋转同心度。将准直器和机架角度固定在0°,在治疗床可旋转的全部范围内公转治疗床,观察光野十字线中心在坐标纸上的运动轨迹,要求形成的弧形轨迹不超出半径为1mm的圆。

3. 机架旋转同心度　每年采用胶片检测射野随机架的旋转同心度。将胶片夹在两片固体水或有机玻璃板之间,竖立在治疗床面上,放置于等中心附近,胶片平面与机架旋转平面平行。准直器固定在0°或90°,采用窄束测量,射野长轴与机架旋转轴平行,机架处于多个不同角度时,对胶片进行曝光,得到星形射野形状,要求射野中心轴的交点形成的内接圆半径应<1mm。

月检可用光野十字线检查机架旋转同心度。在治疗床床头放置一参考指针,左右置中,针尖伸出床外,调整床面高度至等中心高度附近。在机架角位于90°和270°时,调整治疗床左右位置,使针尖位于光野十字线中心的平均位置处。在机架角位于0°和180°时,按同样方法调整治疗床升降。然后旋转机架一周,观察光野十字线中心和针尖的距离偏差,要求最大偏差在±1mm内。

4. X射线束辐射野等中心与机械等中心一致性　可采用胶片或EPID测量X射线束辐射野等中心与机械等中心一致性。相对而言,采用EPID测量更为方便。将一可在EPID成像的参考标记放置在等中心附近,设置机架为0°,全范围旋转准直器,观察光野十字线运动轨迹,调整参考标记的横向和纵向位置,使其位于运动轨迹中心。将机架旋转至180°,旋转准直器,根据光野十字线轨迹调整参考标记位置。根据机架为0°和180°时参考标记所在位置得到其横向和纵向的平均位置。旋转机架至90°和270°,重复上述操作,将参考标记放置到垂向的平均位置处。此时,参考标记指示的位置即为机械等中心。

测量辐射野等中心相对机械等中心的偏移时,将机架和准直器设置为多个不同角度组合,一般从0°、90°、180°和270°中选取合适角度,以10cm×10cm辐射野对EPID曝光,得到辐射束轴与参考标记的偏差。要求在机架和准直器全部旋转范围内,X射线辐射束轴相对等中心点的最大偏移应不>2mm。对于SRT,要求不超过1mm。

5. 光野与辐射野一致性　由于X射线肉眼不可见,大部分加速器在准直器上方或侧上方安装光源,经反射和准直器准直后用可见的光野区域指示辐射野的尺寸和照射范围,光野聚焦位置应与辐射源或虚源位置一致,利用机头的十字叉丝板投影的十字线指示射野中心轴位置。每月需检查光野指示的边界位置与辐射野是否一致,即光野与辐射野一致性。采用胶片或EPID测量,在胶片曝光前需要用针尖在胶片上扎眼以标记当前光野各边界所在位置,同时需要照射足够多的跳数以便于比较光野标记点和辐射野边界位置的差异。可以在胶片上覆盖1~2cm的建成材料提高胶片上的剂量沉积。也可采用专门的光野与辐射野一致性检测板完成这项测试,检测板上有多个表示不同位置误差的可显影的标记点,照射后在胶片上可直接观测光野和辐射野的位置偏差,也可采用软件自动分析测量结果(图3-3-2)。光野和辐射野在各边界的偏差应不超过2mm。同时,对于尺寸不>20cm×20cm的射野,其光野和辐射野的尺寸偏差应在2mm以内;对于>20cm×20cm的射野,偏差应<1%。如果开展SRT放疗,则光野和辐射野的偏差应在1mm内。

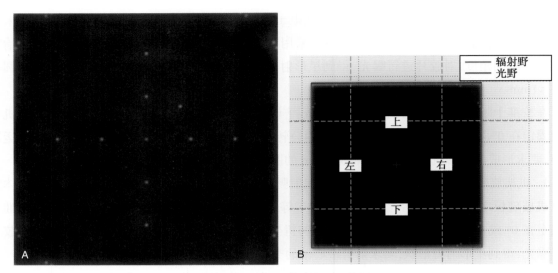

图 3-3-2　光野与辐射野一致性检测

6. 光距尺指示准确度　光学距离指示器（光距尺，ODI）用于指示辐射源到患者体表或模体表面的距离，是确保患者正确摆位的指示装置之一。结合光野十字线可确定等中心所在位置（图 3-3-3）。光距尺指示准确度可通过校准后的机械前指针检查。将机架旋转至 0°，前指针安装到治疗头上，长度调整为加速器标称源轴距，光距尺在针尖处指示的距离应与标称源轴距一致。在周期性检测中，也可采用光野十字线检查光距尺示数。机架和准直器旋转至 0°，治疗床升至等中心高度，坐标纸平铺在治疗床面，与光野十字线对齐，使机架在 ±45° 之内旋转，观察光野十字线中心和坐标纸中心在左右方向是否存在偏移。如果存在偏移，则调整治疗床高度，直至光野十字线中心和坐标纸中心在旋转过程中完全对齐。将机架旋转回 0°，检查此时坐标纸中心的光距尺示数是否与标称源轴距一致。大多数光距尺的设计使得等中心点附近指示准确度最高，在其他距离处误差可能变大，需检查离机头不同距离时光距尺指示的线性。可以使用一已知高度的模体检查光距尺指示的线性，将床面调整到等中心高度后，把模体放置在床面上，观察光距尺在模体表面的示数是否与实际值一致。光距尺可能会随着使用时间出现偏移，需每日检查其在等中心处的指示准确度，每月检查距离等中心 ±20cm 内的指示线性，要求偏差不超过 2mm。

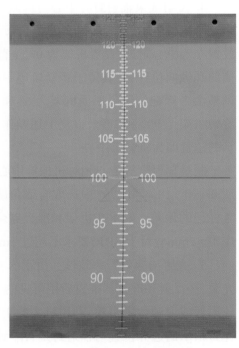

图 3-3-3　等中心处的光距尺指示

7. 激光灯定位准确度　放射治疗中，患者日常定位的可重复性在很大程度上取决于定位激光灯指示的准确度。为保证激光灯指示的长期稳定性，激光灯应安装在牢固的结构上，例如嵌入混凝土墙的钢板上。在许多治疗室中，激光灯会凹入墙壁，避免被工作人员、患者或其他物品碰到。通常，治疗室内安装有 3 个定位激光灯指示加速器的等中心位置，其中有 2 个安装在左、右侧面墙上发射横断面和冠状面十字激光线，另外一个安装在天花板上发射矢状面激光线。横断面激光线垂直于机架旋转轴,冠状面和矢状面激光线与机架旋转轴平行。两侧激光线应互相重合,与天花板激光线在等中心位置相交于一点。每年可借助前述测量机械等中心时确定的参考标记位置,来验证和校准激光灯指示,两者的偏差应在 ±1mm 以内。每月可用光野十字线检查激光灯指示,当机架为 90° 或 270° 时,两侧十字激光线在距离等中心 ±20cm 内应与光野十字线对齐;当机架和准直器角度为 0° 时,天花板激光线应与光野十字线的竖线对齐。校准激光灯后,可在墙面上标记激光线的基准位置,每天只需检查激光线是否偏离墙面上的基准线。对于日检,2mm 以内的偏差是可以接受的。

(二) 运动部件机械到位准确度

加速器各运动部件到位准确,是开展精确放疗的重要保障。精确放疗要求照射剂量分布高度适形靶区,靶区和正常组织边界具有陡峭的剂量跌落。运动部件到位的稍许偏差,都可能导致正常组织受到更多的照射或者靶区出现漏照的情况。出束过程中,加速器控制射线照射位置的运动部件主要有:准直器、机架和治疗床。表 3-3-2 列出了这些部件的机械到位及指示的质控要求。

表 3-3-2 加速器机械到位及指示质量控制项目汇总

检测项目	允许偏差	检测频数
机架和准直器角度指示准确度	± 0.5°	每月
治疗床角度指示准确度	± 1°	每月
治疗床到位准确度	± 2mm (2D/3DCRT/IMRT/VMAT)、± 1mm(SRT)	每月
钨门到位准确度	± 1mm	每月
多叶准直器到位准确度	± 1mm	每日
治疗床床面负重下垂幅度和水平度	下垂幅度 2mm；水平度 0.5°	每年

注:2D. 二维放射治疗;3DCRT. 三维适形放疗;IMRT. 调强放疗;VMAT. 容积旋转调强放疗;SRT. 立体定向放疗。

1. 零位和运动方向的定义 GB/T 18987—2015《放射治疗设备 坐标、运动与刻度》标准制定了一套用于远距离放射治疗过程使用的坐标系,规定了用于这一过程中的设备的运动方向及刻度标记。加速器所采用的坐标系、刻度和运动方向应符合该标准中的相关规定。当机架、准直器、治疗床处于零位时,即线性位移指示为 0,旋转角度指示为 0° 时,加速器的位置如下:①辐射束轴垂直向下,并通过等中心;②准直器 X 方向钨门与机架旋转轴平行;③床面水平,位于等中心高度,完全远离机架,纵向中轴与机架旋转轴重合。坐标系采用右手笛卡尔直角坐标系,绕坐标轴旋转的正方向满足右手定则。加速器旋转和平移运动的正方向定义为:①从等中心向机架观察,机架沿顺时针方向旋转;②从等中心向辐射源观察,准直器沿顺时针方向旋转;③从上向下观察,治疗床沿逆时针方向旋转;④床面从左向右横向平移、向机架纵向平移或从下向上垂直运动(图 3-3-4)。

2. 机架和准直器角度指示准确度 机架和准直器的角度指示准确度需每月检查。将机架旋转至不同角度,检查机架角度数字显示值与水平尺示数是否一致,偏差不超过 0.5°。如果采用气泡水平尺,可检查机架位于 0°、90°、180° 和 270° 时几个特定角度的示数。当机架位于 90° 或 270° 时,可用水平尺测量准直器角度的指示准确度,偏差不超过 0.5°。

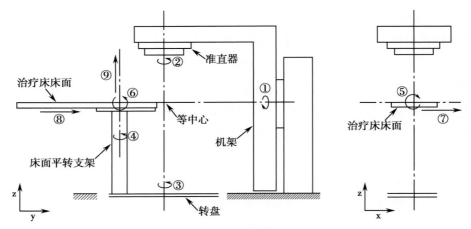

图 3-3-4　直线加速器运动示意
①机架旋转；②准直器旋转；③治疗床的等中心旋转；④床面平转；⑤床面翻滚；⑥床面俯仰；
⑦床面横向平移；⑧床面纵向平移；⑨床面垂直移动

3. 钨门到位准确度　钨门到位精度决定辐射野边界的准确性。在适形放疗中，为减少相邻野的剂量叠加，经常会采用半野衔接技术。即使钨门到位存在很小的误差也会导致衔接处实际照射剂量与治疗计划有很大的差异。当准直器角度为 0° 时，X 钨门及其确定的辐射野边界应平行于机架旋转轴，而 Y 钨门垂直于机架旋转轴，偏差应<0.5°。X 或 Y 的两侧钨门均关于准直器旋转轴对称，当钨门运动到准直器旋转轴位置时，其数字指示应为 0。钨门的到位准确度可以采用胶片测量。将胶片固定在治疗床面，并升至等中心高度。在胶片上方放置一金属小球标记准直器旋转轴所在位置。可以在同一张胶片拍摄多个不同尺寸大小的辐射野，比如 10cm×10cm、20cm×20cm、30cm×30cm 或最大射野。测量辐射野的各边界距离标记点的距离，要求测量值与设置值之间的偏差在 1mm 以内。月检时，也可用 EPID 替代胶片做这项测试，但需保证 EPID 图像的几何偏差不超过 1mm。

在钨门到位准确度的每日检测中，为便于测量，在保证光野和辐射野一致的前提下，可以使用光野代替辐射野来检查。将坐标纸摆放到等中心高度，与光野十字线对齐，钨门运动到不同位置时，观察其数字显示与光野边界在坐标纸相应位置的偏差是否在 1mm 以内。

4. 治疗床的质量控制　治疗床的到位准确度影响患者的摆位准确性。通过固定条将患者和摆位辅助装置固定在治疗床的特定位置，摆位时根据治疗床位置指示将患者初步摆位到治疗位置，这有利于提高摆位速度和可重复性。如果采用图像引导摆位，目前已有不少加速器能实现治疗床的自动移动来修正摆位误差。在这种情况下，治疗床到位准确度的质量控制尤为重要。月检时可采用直尺测量治疗床横向、纵向和垂直运动的到位精度，治疗床位置数字显示值与实际移动距离的偏差应<2mm。如果开展 SRT 放疗，则要求偏差在 1mm 内。当治疗床处于 0° 时，床面纵向中轴应与机架旋转轴重合，用量角器检查治疗床其他角度的示数是否准确，偏差不超过 1°。如果开展 SRT 放疗，偏差应在 0.5° 内。

目前，不少加速器配备了六自由度治疗床，床面不仅可沿 x、y 和 z 轴直线移动，还可绕各轴转动，包括俯仰（绕 x 轴转动）、翻滚（绕 y 轴转动）和平转（绕 z 轴转动），实现 6 个自由度的患者精确摆位。常见方式是在常规治疗床上安装一个能在 6 个自由度运动或至少可实现俯仰和翻滚等旋转运动的治疗床面。通常，床面运动的机械旋转轴与等中心并不重合，床面转动时，其在等中心处的位置会发生改变,因此采用六自由度治疗床修正旋转摆位误差时,床面除转动外,还需做平移运动修正由转动造成的位置偏差,需修正的位移与转动的角度大小有关。因此,六自由度治疗床转动到位的准确性除测量旋转角度的准确性外,还需要结合影像引导系统检查治疗床在修正实际摆位误差时是否准确。

几乎所有加速器在治疗患者时,床面都需要伸出基座以便机架有足够的转动空间。床面伸出时,床面和患者的重量会导致床面出现轻微的下垂,从而导致治疗床位置指示出现偏差、水平度发生变化。测量床面下垂幅度时,应将床面升至等中心高度。将床面完全伸出,从床头开始将至少75kg 负载均匀分布在床面 2m 的范围,利用激光灯和直尺测出此时床面上光野中心处的高度与无负载时的高度变化。将床面部分缩回,使床头位于光野中心,再次测量此位置床面的下垂幅度。床面下垂幅度应每年检查,有无负载时的高度变化不超过 2mm。

(三)剂量学性能检测

放射治疗的效果与肿瘤的受照剂量直接相关,治疗剂量的准确性依赖于加速器输出剂量的准确性。对加速器辐射野的剂量学评估包括射野的平坦度和对称性、射线质(能量)和参考点处的输出剂量。这三者共同反映了加速器输出的三维剂量分布的准确性。在临床使用中,加速器高压发生波动、电子枪老化导致阴极发射不足、磁控管老化导致打火和微波输出功率下降、自动频率控制系统(AFC)失效导致磁控管输出微波频率出现漂移以及真空、束流偏转系统发生变化等问题,都可能使加速器输出剂量出现突变或持续性的变化。因此剂量学性能检测是加速器质控的一项重要内容。表 3-3-3 汇总了国家肿瘤质控中心推荐的剂量学性能检测相关项目、允许偏差和检测频数。

表 3-3-3　加速器辐射野剂量学性能质量控制项目汇总

检测项目	允许偏差	检测频数
X 线束剂量学性能		
输出剂量校准	±1%	每年
输出剂量稳定性	±3%(每日)、±2%(每月)	每日、每月
各剂量率下的输出剂量稳定性	±2%	每月
MU 线性	±2%	每年
不同机架角度输出剂量稳定性	±3%	每年
加速器通道 1 和 2 监测电离室稳定性	±2%	每月
射线质	±1%	每月
射野平坦度	106%	每年
射野对称性	103%	每年
离轴剂量曲线稳定性	±1%	每月
不同机架角度离轴剂量曲线稳定性	±2%	每年
楔形因子	±2%	每月
多叶准直器穿射因子	±0.5%	每年

检测项目	允许偏差	检测频数
电子束剂量学性能		
输出剂量校准	±1%	每年
输出剂量稳定性	±3%（每日）、±2%（每月）	每日、每月
能量	±2mm	每月
射野平坦度	106%	每年
射野对称性	103%	每年
离轴剂量曲线稳定性	±1%	每月
输出因子	±2%	每年

1. 射野平坦度和对称性　射野的平坦度和对称性是描述射野剂量分布的重要指标。均整器位置出现偏差、束流偏转系统发生变化均可能改变射野的平坦度和对称性。加速器验收时可采用三维水箱测量射野的平坦度和对称性。对于 X 射线，通常在水下 10cm 处测量，采集射野尺寸分别为 10cm×10cm 和 30cm×30cm 的离轴剂量曲线，在辐射野均整区内（80% 射野宽度范围内），要求平坦度（最大剂量点与最小剂量点的比值）≤106%，对称性（偏离中心轴对称两点的剂量率比值）≤103%。对于高能电子束，则在该档电子束最大剂量深度处测量，测量射野可根据加速器配备的限光筒尺寸而定，通常测量 10cm×10cm 和最大尺寸。电子束的均整区定义为 90% 射野宽度内收 1cm 后的区域，要求此区域内平坦度 ≤106%，对称性 ≤103%。每年需重复上述测量，不仅需要检查平坦度和对称性符合上述性能要求，更重要的是检查离轴剂量曲线形状与计划系统建模数据的一致性。月检时，为便于测量，可采用胶片、电离室或半导体探测器阵列、EPID 等测量此项目。

另外，计划系统通常采用机架位于 0° 时的离轴剂量曲线建模，但对于 X 线治疗，为了达到较好的靶区适形度，通常需要根据肿瘤位置和形状选择合适的入射角度，采用多个不同角度照射或拉弧照射，这就要求射线输出在机架旋转过程中要保持稳定，即保证离轴剂量曲线随机架角度变化的稳定性。年检时可用固定架将探测器矩阵固定在加速器机头（图 3-3-5），分别测量机架位于 0°、90°、180° 和 270° 的离轴剂量曲线，以机架角为 0° 的数据为基准，其他机架角度射野内的离轴剂量与机架 0° 时的数据偏差应在 ±2% 内。

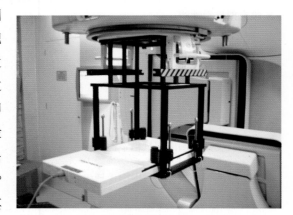

图 3-3-5　使用探测器矩阵测量不同机架角度的离轴剂量曲线示意

2. 射线质（能量）　射线质（能量）是描述射线穿透性能的重要指标。X 射线的射线质决定了 X 射线在不同深度的剂量沉积，可用水模体下 10cm 深度处的百分深度剂量（PDD_{10}）或水模体下 20cm 与 10cm 处的百分深度剂量比值（$PDD_{20/10}$）或组织模体比（$TPR_{20/10}$）表示。高能电子束能量决定了电子束的穿射深度，可用水模体下 50% 百分深度剂量对应的深度（R_{50}）作为电子束的能量指标。加速器验收时可采用三维水箱采集辐射野中心轴的百分深度剂量曲线，计算射线质指数或能量指数。每年重复上述测量，要求 X 射线的射线质与基准值的偏差不超过 2%，高能电子束 R_{50} 与基准值偏差不超过 2mm。月检也可采用胶片测量，或用电离室测量两个不同深度的剂量比值检测射线质（能量）的稳定性，要求与基准值的偏差不超过 2%。

3. 输出剂量　加速器输出剂量的准确性和稳定性是加速器质控最重要的项目之一。众多因素包括加速器部件老化、高压不稳、监测电离室性能变化等，均可能导致加速器输出剂量发生变化。因此，加速器输出剂量需定期校准，在标准水模体中，按标称源皮距摆位，用经一级或次级标准剂量实验室校准过的电离室和静电计测量参考野（通常为 10cm×10cm）在射束中心轴参考点处（最大剂量深度处）的吸收剂量，通过调整加速器剂量控制系统的阈值电位器，将机头监测电离室读数校准为 1MU=1cGy。X 射线束和电子束每档能量需单独校准，根据射线质（能量）选择合适的电离室（指形电离室或平行板电离室）进行测量。对于 X 射线，通常将电离室放置在水下 5cm 或 10cm 处测量，根据百分深度剂量计算得到参考点处的吸收剂量。加速器验收或年检时，参考点处 cGy/MU 的偏差应不超过 1%。月检可在含有均匀水等效材料的固体模体（简称固体水）中测量输出剂量的稳定性。固体水被加工成正方形、长方形切片或圆柱体，根据测量需要可选择不同的厚度组合，摆位方便、易重复，有利于保持输出剂量测量条件的一致性。固体水中带有指形电离室或平行板电离室插孔，可放入灵敏体积较大的电离室（如 0.6ml）。输出剂量的月检结果与基准值的偏差应不超过 2%。加速器输出剂量的日检，推荐在治疗每日第一名患者前进行。虽然在标准水模体或固体水中采用大灵敏体积电离室测量剂量会更准确，但操作比较复杂，且费时，不太适用于加速器的晨检。目前，有多款商用的晨检仪，如德国 PTW 公司的 QUICKCHECK、美国 SunNuclear 公司的 DailyQA3 以及美国 StandardImaging 公司的 QA BeamChecker 等产品均可用于加速器基本剂量参数的快速检测，包括输出剂量、平坦度、对称性、辐射质（能量）等（图 3-3-6）。输出剂量的日检结果与基准值的偏差应不超过 3%。但由于晨检仪嵌入电离室的灵敏度和稳定性较差，如果测量偏差超过 ±3%，在校准输出剂量前，应采用现场或参考电离室复查，并检查测量摆位、温度和气压读数是否正确、加速器工作状态是否正常。

（四）治疗附件的质量控制

1. 挡块托架　挡块托架的到位准确度影响射野照射位置，需每月检测，托架附件中心与准直器旋转轴的偏差应在 2mm 内。

2. 楔形板　通常来说，楔形因子出现变化的可能性较小，但对其进行周期性检测仍有必要。在临床使用过程中，物理楔形板可能因损坏需更换，动态楔形板和通用楔形板的到位精度变差，这些都可能导致楔形因子发生变化。物理楔形板的楔形因子需每年检测，动态楔形板和通用楔形板需每月检测，与基准数值的偏差不超过 2%。

3. 多叶准直器（MLC）　MLC 已广泛应用于三维适形放疗和调强放疗。MLC 的质控项目可参照常规准直器，主要包括 MLC 旋转同心度、MLC 形成的光野与辐射野的一致性、叶片到位的可重复性

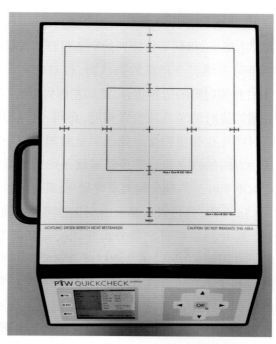

图 3-3-6　QUICKCHECK 晨检仪（德国 PTW 公司）

以及叶片内的透射线和叶片间的漏射线是否符合要求。其中叶片到位准确度与其使用频率有关，在长期使用中由于摩擦阻力增加、马达性能降低、通信延迟等易出现偏差，在日常质控中应予以重点关注。

对于三维适形放疗，MLC 叶片到位准确度仅影响靶区边缘的剂量高梯度区域，根据邻近危及器官的接近程度，叶片位置存在 1~2mm 的不确定度是可以接受的。对于调强放疗，肿瘤实际照射剂量对叶片位置误差更为敏感，因为在调强放疗中，MLC 的作用不只是形成适合靶区形状的射野，更重要的是调节靶区内的剂量分布。对于静态调强，采用 6MV 的 X 射线，1mm 的叶片到位误差造成相邻子野在子野边缘重叠区出现平均剂量偏差约 13% 的热点或冷点。对于动态调强，调强放疗的照射剂量与每个控制点相对叶片之间间隙宽度有关，间隙宽度误差对照射剂量的影响与间隙宽度成反比。临床动态调强计划的叶片间隙宽度一般在 1~4cm 之间。假设计划的平均间隙宽度为 2.5cm，叶片间隙宽度 1mm 的误差造成的剂量偏差约 4%。因此，MLC 的质控除应关注单个叶片的到位误差，还需检查计划执行过程中相对叶片之间的间隙宽度是否准确。当叶片间隙校准的平均误差 <0.5mm 时，在典型临床计划中由此造成的平均剂量误差将 <2%。

MLC 叶片位置的校准是保障叶片精确到位的重要措施，由于不同厂商 MLC 设计不同，应根据厂商建议的方法进行校准。同时，叶片到位和间隙宽度需定期检查。日检可参照钨门到位准确度的测量方法，观察叶片运动到不同位置时，光野边界在坐标纸上的指示与预设值之间的偏差。需要注意的是，对于弧形端面 MLC 叶片，由端面切线点确定的光野边界和由 50% 穿射剂量确定的射野边界之间可能存在稍许偏差（1mm 内）。这种测试方法虽然不够精确，但仍然可以作为观察 MLC 叶片走位是否准确的快速检测方法。对于调强放疗，还需要做更多的测试，至少每月使用胶片或 EPID 拍摄每个叶片运动到不同位置时的射野边界和叶片间隙宽度是否正确。可以测试不同机架角度和准直器角度时的情况，重力和摩擦力的变化会影响叶片到位和运动速度，从而改变叶片间隙宽度。常用测试野有栅栏野（picket fence fields）和邻接野（abutting fields），都可以用于检测单个叶片是否与其他叶片存在位置偏移。栅栏野在准直器中心轴处及沿叶片运动方向距中心轴不同间隔位置，将相对叶片开启成一条窄缝（1mm~1cm），在同一张胶片上曝光，得到平行排列的窄条射野图案（图 3-3-7）。而邻接野采用多个稍宽的条状野，相对叶片保持间隙 4 或 5cm，相邻射野的边界重合，比如左侧射野的右叶片位置与右侧邻接野的左叶片位置相同，在同一张胶片上曝光后，每对叶片在邻接野交界处的剂量叠加形成一条垂直叶片运动方向的线条影。窄条野或线条影的宽度和剂量均匀度对单个叶片的到位偏差非常敏感，即使叶片到位偏差在 ±0.5mm 内，其位置或黑度的变化也可通过肉眼轻易观察到。胶片扫描后可定量分析叶片位置和间隙宽度误差。对于容积旋转调强，还需测试叶片运动与机架旋转运动、剂量率变化的同步性，仍采用栅栏野或邻接野测试，每个条状野的叶片速度、剂量率和机架旋转速度不同，但各条形野的照射跳数相同，通过定量分析各条形野的剂量偏差来检测三者在照射过程中的同步性。

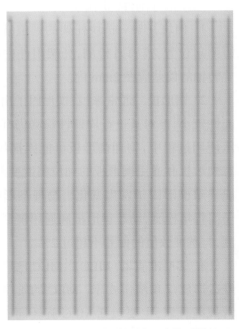

图 3-3-7　多叶准直器栅栏野胶片测量结果

（五）安全联锁

加速器应配备功能齐全的联锁保护系统,以保证患者和医护人员的安全。计算机可监测加速器各部件的联锁状态,并在联锁被激活时控制加速器使机器停止运动、无法出束或中断出束。其中一些联锁装置,例如治疗室门联锁、加速器附件联锁等,不易自动测试,需要物理师或技术员定期手动测试。表3-3-4给出了与安全联锁相关质控项目和检测频数。对于直接影响患者或医护人员安全的门联锁、紧急开门、视听监控设备、出束状态指示灯等需每日检查其功能是否正常。一般不在出束状态下做门联锁功能的日检,避免增加工作人员暴露在射线中的风险。当加速器处于准备出束前的"就绪"状态时,如果治疗室门被打开,监视器会显示门联锁被激活的状态,以此来检查门联锁功能是否正常。可以每月或每年检查出束状态下联锁功能是否正常,包括打开治疗室门,射线是否能自动中断;门关闭后需手动按下出束按钮方可继续出束。对于影响或控制束流的加速器附件,如电子束限光筒、楔形板、托架、立体定向配件、门控等装置的联锁,需每月测试。紧急开关功能至少每年检查一次,确认按动各紧急开关后加速器的运动会立即停止、出束会立即中断、未完成的治疗可正确续接。

表 3-3-4　加速器安全联锁质量控制项目汇总

检测项目	性能要求	检测频数
门联锁	功能正常	每日
紧急开门	功能正常	每日
视听监控设备	功能正常	每日
出束状态指示灯	功能正常	每日
防碰撞联锁功能	功能正常	每月
电子束限光筒联锁功能	功能正常	每月
立体定向配件联锁功能	功能正常	每月
楔形板、托架联锁功能	功能正常	每月
紧急开关功能	功能正常	每年
其他安全联锁功能测试	功能正常	每年

四、加速器性能发生变化后的处理措施

在周期性检测中,如果发现测量值超出允许的偏差,则需要采取处理措施,如检查测量条件、调整加速器等使测量值恢复正常。物理师应制定相关规程,确定可采取的处理措施,以及何时采取措施。AAPM TG142推荐将处理措施的优先级从低到高分为3级,分别为观察、容后处理和及时处理。如果测量过程中发现原长期保持稳定的测量值发生突变时,即使测量值未超出设定的允许偏差,也应引起质控人员的注意。更换质控人员、改变测量条件或加速器维护后均可能导致测量值出现偏移。这种情况下,加速器可继续治疗,质控人员应定期观察测量值的变化,调查产生偏差的原因。当测量值接近设定的允许偏差或超出允许的偏差不多且短期内(1周内)的偏差不会对患者造成显著的临床影响时,加速器也可继续治疗,但应在1~2天内采取解决措施。通常,当剂量相关测量出现较大偏差时,应立即停止治疗,及时处理。

五、小结

治疗实施是放射治疗过程的最终环节,加速器的机械性能和剂量的准确性直接影响放射治疗的效果。为了保证放疗的安全性和有效性,针对加速器的质控措施必不可少。本节介绍的检测项目只是加速器质量控制中的一些主要测量项目,在加速器验收调试和周期性检测中,应按照相关标准,参考相关国内、国际指南和规范中的测量项目和测量方法,根据医疗机构所开展的放疗技术,对加速器制定更详细的加速器质控规程。另外,加速器质控只是整个放射治疗质量控制体系的一个内容,有必要对整个与治疗实施相关的系统进行综合测试,包括计划系统中加速器模型的准确性、肿瘤放疗信息系统中机器参数的准确性及加速器之间数据传输的可靠性、影像引导设备等中心与加速器等中心的一致性、呼吸门控系统控制束流开关的准确性等,以保证各系统之间可协同工作。

（胡志辉）

参考文献

[1] TENG L C. Conceptual and technological evolutions of particle accelerators [J]. High Energy Physics and Nuclear Physics, 2009, 33 (s2): 112-114.

[2] HANSON W F. The changing role of accelerators in radiation therapy [J]. IEEE Trans Nucl Sci, 1983, 30: 1781-1783.

[3] SVENSSON H, JONSSON L, LARSSON L G, et al. A 22 MeV microtron for radiation therapy [J]. Acta Radiologica: Therapy, Physics, Biology, 1977, 16 (2): 145-156.

[4] MAIKOFF N, SEMPERT M. 45 MeV betatron for radiation therapy [J]. Acta Radiol Suppl, 1972, 313: 95-104.

[5] SKAGGS L S, ALMY G M, ET A. Development of the betatron for electron therapy [J]. Radiology, 1948, 50 (2): 167-173.

[6] THWAITES D I, TUOHY J B. Back to the future: The history and development of the clinical linear accelerator [J]. Phys Med Biol, 2006, 51: 343-362.

[7] BRAHME A, KRAEPELIEN T, SVENSSON H. Electron and photon beams from a 50 MeV racetrack microtron [J]. Acta Radiol Oncol, 1980, 19 (4): 305-319.

[8] MARTINS M N, SILVA T F. Electron accelerators: History, applications, and perspectives [J]. Radiat Phys Chemistry, 2014, 95: 78-85.

[9] SMITH AR. Particle accelerators for radiotherapy: A review [J]. IEEE Trans Nucl Sci, 1981, 28 (2): 1875-1879.

[10] 陈思富, 黄子平, 石金水. 带电粒子加速器的基本类型及其技术实现 [J]. 强激光与粒子束, 2020, 32 (4): 1-17.

[11] KARZMARK C J, PERING N C. Electron linear accelerators for radiation therapy: History, principles and contemporary developments [J]. Phys Med Biol, 1973, 18 (3): 321-354.

[12] PODGORSAK E B, RAWLINSON J A, GLAVINOVIĆ M I, et al. Design of X-ray targets for high energy linear accelerators in radiotherapy [J]. Am J Roentgenol Radium Ther Nucl Med, 1974, 121 (4): 873-882.

[13] KUTCHER G J, COIA L, GILLIN M, et al. Comprehensive QA for radiation oncology: Report of AAPM Radiation Therapy Committee Task Group 40 [J]. Med Phys, 1994, 21 (4): 581-618.

[14] KLEIN E E, HANLEY J, BAYOUTH J, et al. Task Group 142 report: Quality assurance of medical accelerators [J]. Med Phys, 2009, 36 (9): 4197-4212.

[15] 崔伟杰, 戴建荣. 多叶准直器的结构设计 [J]. 医疗装备, 2009, 22 (2): 4-9.

[16] ALMOND P R, XU Z, LI H, et al. The calibration and use of plane-parallel ionization chambers for dosimetry of electron beams [J]. Med Phys, 1995, 22: 1307-1314.

[17] BOYER A, BIGGS P, GALVIN J, et al. Basic applications of multileaf collimators, AAPM Report No. 72 [R]. AAPM, 2001.

［18］ NATH R, BIGGS P J, BOVA F J, et al. AAPM code of practice for radiotherapy accelerators: Report of AAPM Radiation Therapy Task Group No. 45 [J]. Med Phys, 1994, 21 (7): 1093-1121.

［19］ 中华人民共和国国家质量监督检验检疫总局, 中国国家标准化管理委员会. 医用电子加速器验收试验和周期检验规程: GB/T 19046—2013 [S]. 2013.

［20］ 国家癌症中心/ 国家肿瘤质控中心. 医用电子直线加速器质量控制指南 [J]. 中华放射肿瘤学杂志, 2020, 29 (4): 241-258.

［21］ 中华人民共和国国家卫生健康委员会. 医用电子直线加速器质量控制检测规范: WS 674—2020 [S]. 2020.

［22］ 放射治疗放射防护要求: GBZ 121—2020 [S]. 2020.

［23］ 国家质量技术监督局. 医用放射学术语 (放射治疗、核医学和辐射剂量学设备): GB/T 17857—1999 [S]. 1999.

［24］ 中华人民共和国国家质量监督检验检疫总局, 中国国家标准化管理委员会. 放射治疗设备坐标、运动与刻度: GB/T 18987—2015 [S]. 2015.

［25］ BOYER A, BIGGS P, GALVIN J. Basic applications of multileaf collimators: AAPM Radiation Therapy Committee Task Group No. 50 Report No. 72 [R]. AAPM, 2001.

［26］ MSKCC (Memorial Sloan-Kettering Cancer Center). A practical guide to intensity-modulated radiation therapy [M]. Madison, WI: Medical Physics Publishing, 2003.

［27］ LOW D A, SOHN J W, KLEIN E E, et al. Characterization of a commercial multileaf collimator used for intensity modulated radiation therapy [J]. Med Phys, 2001, 28 (5): 752-756.

［28］ CHUI C S, SPIROU S, LOSASSO T. Testing of dynamic multileaf collimation [J]. Med Phys, 1996, 23 (5): 635-641.

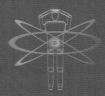

RADIATION
THERAPY
PHYSICS

第四章
基础剂量学

第一节 辐射剂量计

辐射剂量计是直接或间接测量或评估照射量、比释动能、吸收剂量、等效剂量或其时间导数（照射量率、比释动能率、吸收剂量率、等效剂量率）或相关电离辐射量的仪器。作为辐射剂量计，该剂量计必须具有至少一种物理性质，该物理性质是所测得的剂量的函数，并且可以通过适当的方法进行校准以用于辐射剂量测量。并非所有剂量计都能满足所有特征，必须根据测量情况的要求，参考剂量计的特性，明智地选择适当的剂量测量系统。例如，在放射治疗中，建议使用电离室进行射束校准，而其他剂量计则适合评估剂量分布（相对剂量）或验证剂量。放射治疗常用剂量计主要包括电离室剂量计、量热计、化学剂量计、热释光/光释光剂量计、半导体剂量计和胶片剂量计等，本节先总体介绍辐射剂量计的一般特性，再分别介绍这些剂量计的基本原理和计量学特性。

一、辐射剂量计的一般特性

放射治疗用到的剂量计种类较多，测量原理和方法也不尽相同，下面先介绍剂量计的一般特性。

（一）时间特性

剂量计通常以脉冲模式或电流模式运行。如果入射粒子的时间信息无关紧要，则可以通过测量产生的平均直流电流来记录剂量计的输出，当每个粒子释放的电荷相同时可以测量入射注量。如果入射粒子在剂量计内产生的自由电荷与其能量成正比，则剂量计可以以电流模式运行测量所沉积的能量。在许多测量工作中，单个粒子的特性或相互作用粒子的确切数量是必须测量的重要特征。在这些情况下，剂量计以脉冲模式运行，输出电流在每个粒子或粒子团到达后发生变化。在脉冲模式下，剂量计和记录电路产生时间常数为 $\tau=RC$ 的交流电流。

（二）分辨率和统计特征

剂量计的一个重要特性是解析特定量的能力。剂量计的分辨率定义为被测量 X 的标准差 σ 或其分布的半高宽 $FWHM$。相对分辨率定义为 $R=\sigma/\overline{X}$，其中被测量的平均值为 $\overline{X}$。

（三）剂量计线性

对于被测量 X，如果测量的平均值和被测量可以表示为 $\overline{X}=cX$，c 为常数，则剂量计相对于该量是线性的。在线性区域内，量 X 的任何线性增加，$\overline{X}$ 随之线性增加。在线性区域外，由于效率、饱和度等的变化，响应会失真。

（四）剂量计检测效率

对于各向同性的放射源，剂量计检测效率 ε 定义为检测发射粒子的概率。剂量计检测效率由两个部分组成：几何效率和固有效率。

1. 几何或立体角效率　几何效率代表可以收集粒子的立体角，定义为 $\Omega/4\pi$。

2. 固有效率 ε_i　探测器的固有效率 ε_i，是在探测器中产生可测量脉冲的碰撞粒子的比例，其中 $\varepsilon_i=1$ 表示将所有入射粒子都转换为可测量脉冲的探测器。

总检测效率定义为 $\varepsilon = \dfrac{\Omega}{4\pi}\varepsilon_i$。

（五）响应时间和死时间

剂量计的固有效率还会受到剂量计处理当前事件而无法处理任何新事件所花费时间的影响，这种现象称为死时间，在计数率较高的情况下，并非所有事件都能得到处理。死时间分为两种类型：非扩展型和扩展型。对于非扩展的情况，每个记录的事件后均跟随一个时间间隔 τ，以处理真实事件，在此期间不接受其他真实事件。如果真实事件发生在 τ 的死时间段内，则希望开始一个新的周期，这被称为可扩展的操作模式，在这种情况下，死时间间隔具有可变的长度。

（六）量子效率

量子效率（quantum efficiency，QE）是在粒子进入剂量计之后发生初级电离过程的概率，例如光子从金属表面吸收并发射光电子或在气体中产生第一对电荷的概率。在光子探测器中，QE 是光子能量和探测器有效原子序数的函数。

（七）增益

增益是电子电路增加信号幅度或功率的能力的量度。大多数剂量计是放大器，放大过程是在发生初级相互作用之后创建次级电荷对。增益是每一次初级相互作用产生的次级电荷对的最终数量。增益值可能非常大，例如在光电倍增管 PMT 中，增益可能超过 10^6，而在 Geiger-Muller 计数器中大约为 10^{11}。

（八）准确度和精度

剂量学测量的准确度（accuracy）是被测量的期望值与"真实值"的接近程度。剂量学测量的精度（precision）规定了在类似条件下测量的重复性，可由重复测量中获得的数据进行估计。精度越高，测量结果分布的标准差越小。准确度和精度合称精确度或精准度。

（九）剂量率依赖性

理想情况下，剂量计测量结果应与剂量率无关，也就是说，对于两种不同剂量率，剂量计读数 M 和剂量值 Q 的比值，M/Q，响应应该保持恒定。实际工作中，对于一个剂量计，如果它的 M/Q 比值随剂量率变化小，则说明它的剂量率依赖性弱，反之则强。

（十）能量依赖性

剂量计响应 M/Q 通常是辐射束能量的函数。由于剂量计系统是按指定的辐射束能量校准的，并在更宽的能量范围内使用，剂量计的响应随辐射能量的变化（称为能量依赖）需要修正。理想情况下，能量响应应该是平的（即系统响应在一定的辐射能量范围内与能量无关）。实际上，对于大多数测量情况，能量修正必须包含在量 Q 的确定中。放疗中关注的量是对水（或组织）的剂量，但由于没有任何剂量计在所有辐射束能量范围内能做到水等效或组织等效，能量依赖性是需要关注的一个重要特性。

（十一）方向依赖性

剂量计的响应随辐射入射角的变化称为剂量计的方向或角度依赖性。由于剂量计结构细节、物理尺寸和入射辐射的能量，剂量计通常表现出方向依赖性。方向依赖对于在体剂量学监测中使用半导体剂量计时非常重要，治疗时半导体剂量计通常保持与校准时相同的摆放条件。

二、电离室剂量计

（一）电离室工作原理

如图4-1-1A所示,X或γ射线束通过两带电极板间灵敏体积内的空气介质时与空气介质发生相互作用产生运动电子,这些高速电子沿其运动轨迹产生电离。在横跨灵敏体积的电极间的电场作用下,正电荷向负极移动,负电荷向正极移动,产生了电离电流。在满足电子平衡条件时,测量得到的电离电荷理论上应为灵敏体积内运动电子所产生的全部电离电荷量。

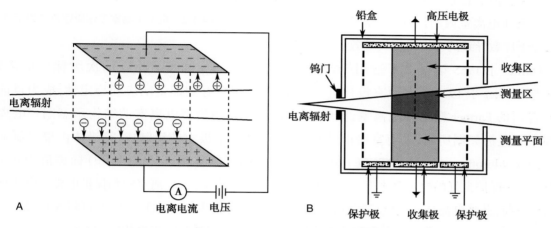

图4-1-1　电离室工作原理（A）和自由空气电离室示意（B）

图4-1-1B为基于前述电离室工作原理的自由空气电离室示意图。X或γ射线束通过钨门限束,照射在一对平行电极的中心。两电极间加有高压电场(100V/cm)以收集在两极间空气内产生的电荷,在收集极范围内测量电离电荷。保护极使灵敏体积边缘处的电场保持均匀,并同时使绝缘子的漏电流不流经测量回路,减少对被测信号的影响。

自由空气电离室通常为国家一级或二级剂量标准实验室配备,主要用于校准为现场使用而设计的电离室剂量计,而非作为现场使用设备在医院使用。

（二）指型电离室

由于自由空气电离室过于精致和笨重,无法在医院等场所进行日常使用,采用自由空气电离室原理设计了适用于现场常规测量工作的指型电离室,如图4-1-2所示。在图4-1-2A中,显示了一个中心具有气腔的空气球体。当光子束均匀照射该空气球体时,假设外部球体和中心气腔之间的距离等于在空气中产生的电子的最大射程,如果进入中心气腔的电子数量与离开中心气腔的电子数量相同,则存在电子平衡。而且我们能够测量中心气腔周围空气中释放的电子在中心气腔中产生的电离电荷,实现与自由空气电离室等同的测量。如果将图4-1-2A中的外部球体空气壳压缩为如图4-1-2B中所示的固态空气等效壳,将获得一个指型电离室。尽管室壁是固体,但它是空气等效的(即其有效原子序数与空气的原子序数相同),其厚度应使电子平衡在中心气腔内发生,如图4-1-2A所示。由于固态空气等效壳的密度远大于空气的密度,因此大大降低了指型电离室中电子平衡所需的厚度。

图4-1-2C显示了一个典型的指型电离室的剖面图。电离室壁的内表面涂有特殊材料以使其导电形成一个电极,另一个电极是一根低原子序数材料的棒,例如石墨或铝,固定在电离室的中心,

但与其绝缘。在两个电极之间施加合适的电压以收集在空气腔中产生的离子。为了使指型电离室等效于自由空气电离室,电离室壁应等效于空气以确保在电离室壁中释放的电子的能谱类似于空气中的能谱,电离室壁材料和中央电极的有效原子序数必须使系统整体上近似自由空气室。常用的室壁材料包括石墨、酚醛树脂(bakelite)或塑料。室壁的有效原子序数通常比空气小,更接近碳(Z=6),与自由空气电离室壁相比,这种室壁将在空气腔中引起更少的电离。但中心电极通常具备更大的原子序数,其尺寸以及在电离室内的位置可以部分补偿室壁材料较低原子序数导致的不完全空气等效。

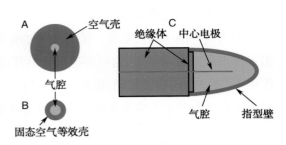

图 4-1-2　指型电离室工作原理及结构示意

Farmer 于 1955 年提出了适用于放射治疗常用 X 或 γ 射线的稳定的次级标准电离室,Aird 与 Farmer 于 1972 年对原有设计进行了完善,获得更好的能量响应和稳定性,成为目前使用最普遍的 Farmer 型指型电离室,图 4-1-3A 为 Farmer 型指型电离室的结构示意图。电离室壁和中心电极如图所示,电离室壁由纯石墨制成,中央电极由纯铝制成,绝缘体由聚三氯氟乙烯(polytrichlorofluoroethylene,PTCFE)制成。电离室的灵敏体积(空气腔体积)标称值为 0.6cm^3(0.6ml)。在保护良好的电离室中有 3 个电极:中央电极或收集器,电离室壁和保护电极。收集极收集电离电荷,并将电流传送到电荷测量装置静电计。静电计具有双极性高压源,可将收集极保持在高偏置电压(如 300V)下。电离室壁处于接地电位,防护罩保持与收集极相同的电位。保护电极有两个不同的用途,一个是防止从高压电极(收集极)泄漏电流,另一个是确定灵敏体积。由 Aird 和 Farmer 完善的电离室的能量响应曲线如图 4-1-3B 所示。目前提供商用 Farmer 型指型电离室的厂家较多,各厂家提供的不同型号的 Farmer 型指型电离室都做出了不同方面的改进,在采用电离室进行测量时需参照相关技术文档找到适合的技术参数。

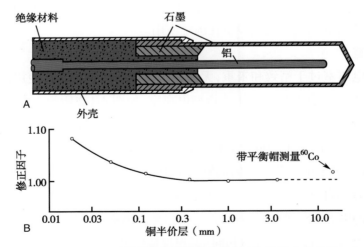

图 4-1-3　Farmer 型指型电离室结构示意(A)和能量响应曲线(B)

(三) 平行板电离室

平行板电离室由两个平面壁和一个保护环系统组成,一个很薄的平面壁用作进入窗口和极化电极(如厚度为 0.01~0.03mm 的聚酯薄膜,聚苯乙烯或云母的箔片),另一个平面作为后壁和收集电极。后壁通常是一块导电塑料或不导电材料(通常是有机玻璃或聚苯乙烯),上面有一层薄的石墨导电层,形成了集电极和保护环系统,电极间距很小(约2mm)。平行板电离室的示意图如图4-1-4所示。

腔体空间较大的圆柱形电离室不适合在较浅的深度对光子进行测量,而平行板电离室通过在电离室窗口的顶部添加模体材料层,可以在较浅的深度研究剂量随深度的变化。圆柱形电离室的大体积气腔使其在测量电子线时可能对电子注量产生明显的扰动,平行板电离室的电极间距小,使辐射场中的腔扰动达到最小化。对于能量低于10MeV的电子束,建议使用平行板电离室,也用于兆伏级光子束的表面剂量和建成深度内深度剂量的测量。TRS-381和TRS-398的操作规范中详细说明了市售平行板电离室的特性以及这些电离室在电子束剂量测量中的使用。一些平行板电离室由于无法提供足够的保护宽度,需要注量扰动修正。

(四)井型电离室

近距离治疗中使用的源是空气比释动能较低的源,需要足够容积(约250cm³或更大)的电离室才能具有足够的灵敏度。井型电离室非常适合近距离放射治疗源的校准和标定。图4-1-5为井型电离室示意图。

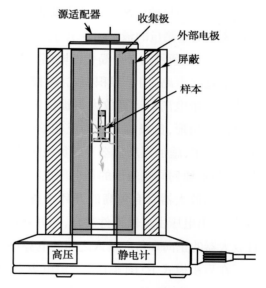

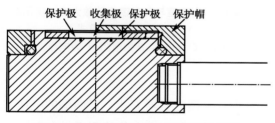

图 4-1-4　PTW平行板电离室结构示意

图 4-1-5　井型电离室示意

井型电离室的设计应能容纳近距离治疗中临床使用的典型尺寸和形状的源,并且通常根据参考空气比释动能率进行校准。

(五)外推电离室

Failla在1937年设计了外推电离室,是具有可变灵敏体积的平行板电离室,电极间距可以通过千分尺精确地改变,如图4-1-6所示。测量每单位体积的电离作为电极间距的函数,可以通过将电离曲线外推到零电极间距来估算入射剂量,消除电子的腔扰动。用于测量千伏和兆伏X射线束的表面剂量以及β射线和低能X射线的剂量,当直接嵌入等效的人体模型中时也可以用于绝对剂量测量。

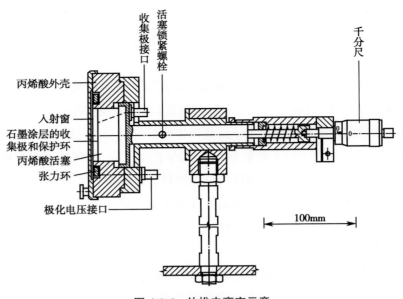

图 4-1-6　外推电离室示意

（六）静电计

由于要测量的电离电流或电荷很小,需要设计特殊的静电计电路以精确地对其进行测量。用于电离室剂量测量的最常用静电计是负反馈运算放大器。

图 4-1-7 所示为 2 个简化的电离室与负反馈运算放大器连接电路,用于累积模式、率模式和直接读取模式下测量电离。运算放大器被指定为具有 2 个输入点的三角形,负极端子称为反相端子,正极端子称为同相端子,施加到反相端子的负电压将给出正放大电压,而施加到同相端子的正电压也将给出正放大电压。运算放大器具有较高的开环增益和较高的输入阻抗,输出电压由反馈元件决定,与开环增益无关,并

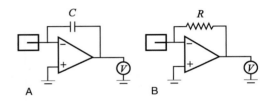

图 4-1-7　电离室与负反馈运算放大器连接示意
A. 累积模式;B. 率模式。
图中 C 为电容,R 为电阻,V 为电压。

且放大器的正向和负向输入之间的电势(称为误差电压)非常低。

在累积模式下(图 4-1-7A),由电离室收集的电荷 Q 沉积在反馈电容器 C 上。C 两端的电压 V 由电压表读取并由 Q/C 给出,其中 C 为电容。该电压的测量本质上是电离电荷的测量。在率模式下(图 4-1-7B),电容被电阻 R 代替。对电离室的照射使电离电流 I 流过电阻,从而在电阻两端产生电压 $V=IR$。该电压的测量反映了电离电流的大小。

（七）电离室工作特性

1. 电离室的方向性　由于电离室的结构细节、物理尺寸和入射线的能量等,电离室测量通常表现出角度依赖性,灵敏度受到电离辐射的入射方向的影响。对于指型电离室,应使其主轴线与射线束中心轴的入射方向相垂直。对于平行板电离室,应使其前表面垂直于射线束的中心轴。

2. 电离室的杆效应　杆效应是电离室杆和电缆内由于照射导致的信号。来源于杆的杆效应与射野内未进行保护的杆的长度直接相关。杆效应的量(来自杆或电缆)是能量以及射束类型(光子或粒子)的函数,全防护的 Farmer 型电离室的杆效应几乎测不到。杆效应修正可通过图 4-1-8 所示的方法确定,在显示的两个位置中的每个方向上均进行测量,在射野中的多个点进行测量,并根

第四章

基础剂量学

据在野内照射的杆长度相对于校准期间照射的杆长度获得修正因子。

3. 电离室的饱和特性　随着暴露于辐射的电离室的电极之间的电压差增加,电离电流首先几乎呈线性增加,然后逐渐减慢。对于给定的曝光速率,电离曲线最终接近饱和值,如图 4-1-9 所示。电离电流随电压的最初增加是由在低压下离子收集不完全引起的。负离子和正离子往往会重新结合,除非它们很快被电场分开。通过增加场强可以使这种复合最小化。如果电压增加到远远超过饱和,则通过电场加速的离子可以获取足够的能量,从而与气体分子发生碰撞而产生电离。

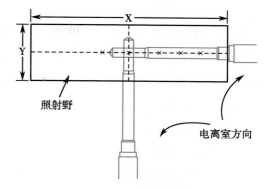

图 4-1-8　电离室的杆效应确定方法示意

这导致离子快速增加,电流再次变得强烈取决于所施加的电压。电离室应在饱和区域使用,以使电压的微小变化不会导致离子电流的变化。

4. 电离室的复合效应　如前所述,即使工作在饱和区,由于电离室的设计和电离强度的影响,正负离子间的复合效应(recombination effect)仍会造成一定的电离损失。特别是在非常高的电离强度下(例如在脉冲束的情况下可能发生),即使在最大的电离室电压下,也可能会因复合而产生大量电荷损失。在这种情况下,只能接受复合效应造成的损失,并对这些损失进行修正。收集效率定义为电离室收集的电离离子对数与由电离辐射产生的电离离子对数之比。

Boag 和 Currant 提出双电压法,用于确定离子收集的效率,在两个不同的电压下进行测量,一个是给定的工作电压,另一个是低得多的电压。根据其理论公式将两个读数(Q_1 和 Q_2)组合起来,可以得到给定电压下的收集效率。确定离子复合修正(P_{ion})的一种更实用的方法包括在两个偏置电压 V_1 和 V_2 上测量电离,其中 $V_1=2V_2$。这两个读数的比率 Q_1/Q_2 与 P_{ion} 有关。图 4-1-10 是基于 Boag 和 Almond 的工作得出的,可用于确定连续辐射(例如 ^{60}Co),脉冲辐射或加速器产生的脉冲扫描束的电离室的 P_{ion}。

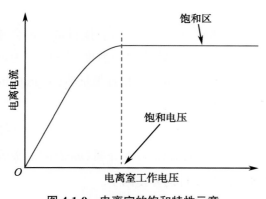

图 4-1-9　电离室的饱和特性示意

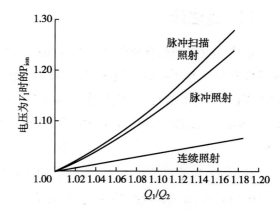

图 4-1-10　连续照射、脉冲照射和脉冲扫描照射的离子复合修正因子(P_{ion})

适用于 $V_1=2V_2$ 时,Q_1/Q_2 为两电压下的读数的比率。

5. 电离室的极化效应　电离室的极化效应(polarity effect)是指对于给定的辐射,随着收集极电压的极性反转,电离室收集的电离电荷的大小会发生变化。产生这种极性效应的可能原因很多,当腔室在饱和条件下运行时,影响极性的主要原因包括以下几种。

（1）由高能光子从中心电极产生的高能电子（如康普顿电子）构成独立于灵敏体积内空气电离之外的电流（也称为康普顿电流），这可能会根据收集极的极性变化导致收集极电流的增加或减少。这些电子中的一些还有可能会在收集极中停止，但可能无法通过由收集极产生的反冲电子来完全补偿。将收集极做成非常薄，可将上述效应降至最低。由这些原因引起的误差对于电极间距较小的平行板电离室可能很明显。在这些情况下，可以通过反转电离室极性获得的两个电流的平均值来确定真正的电离电流。

（2）在电离室的灵敏体积以外收集的电流可能会导致极性效应。此类电流可能是在筛选不充分的收集极电路点处收集的。对连接电离室和静电计的电缆的照射同样会导致电流和前述的康普顿电流。通过反转电离室极性并获取收集极电流的平均值，可以将这些影响所导致的误差降至最低，但无法消除。

电离室极化效应的影响对电子束要比光子束严重得多，且随电子能量的降低而增加，确定模体中各个深度处电离室的极化效应很重要。极化效应在很大程度上取决于电离室设计和照射条件。在电离室和相关电路的设计中，可以将许多极化效应和杆泄漏最小化，电离室电压的适当性也是最小化其他一些极化效应的重要因素。对于任何射线质，建议在正和负极化电压下测量的电离电流之间的差应<0.5%。

6. 环境条件　大多数电离室是未密封的，与外部大气连通，其响应会受到空气温度和压力的影响。电离室内的空气密度取决于温度和压力，其中的空气密度或质量将随着温度降低或压力增加而增加。由于照射量定义为每单位质量的空气收集的电离电荷，对于给定照射量的电离室读数将随温度降低或压力升高而增加。当采用温度单位为℃时，温度气压校准公式为式 4-1-1 所示。

$$K_{\mathrm{T,P}} = \left(\frac{273.2+t}{273.2+\mathrm{T}}\right)\left(\frac{\mathrm{P}}{p}\right) \qquad \text{（式 4-1-1）}$$

式 4-1-1 中 T 和 P 为电离室在国家实验室校准时的温度和气压，通常会标注于鉴定证书上。t 和 p 为现场测量时的温度和气压。

三、量热计

量热计也许是最直接的吸收剂量测量仪器，其假设是电离辐射所赋予的所有能量最终都会导致温度升高。对于吸收剂量量热计，可通过使用介质的比热容 $c_{\mathrm{p,med}}$ 将测得的温度变化转换为灵敏体积（通常为水或石墨）的剂量，图 4-1-11 为水量热计（water calorimetry）和石墨量热计（graphite calorimetry）示意图。量热计测量水的吸收剂量可总结为式 4-1-2。

$$D_{\mathrm{w}} = \Delta T \cdot c_{\mathrm{p,med}} \cdot f_{\mathrm{w,det},Q}^{D_{\mathrm{med}} \rightarrow D_{\mathrm{w}}} \cdot \prod_i k_i \qquad \text{（式 4-1-2）}$$

其中 ΔT 为温度变化，$c_{\mathrm{p,med}}$ 为介质的比热容，$f_{\mathrm{w,det},Q}^{D_{\mathrm{med}} \rightarrow D_{\mathrm{w}}}$ 为将探测器（det）在介质（med）测的吸收剂量转换为水（w）的吸收剂量的系数，k_i 为几种补偿非理想测量条件的修正因子。

对于水量热计，在水中的某一点测量对水的吸收剂量，$f_{\mathrm{w,det},Q}^{D_{\mathrm{med}} \rightarrow D_{\mathrm{w}}}$ 为 1，而对于石墨，则需要剂量转换过程。

通常，假定所有吸收的能量都有助于介质中的温度升高。如果实际上一部分能量是通过辐射诱发的物理或化学反应吸收或释放的，则称存在热损。此外，必须对在灵敏体积中发生的热传递进行量化，以确保对水的测量剂量准确。吸收剂量量热计的独特之处在于，可以完全根据温度和电气标准进行校准，而与辐射无关。

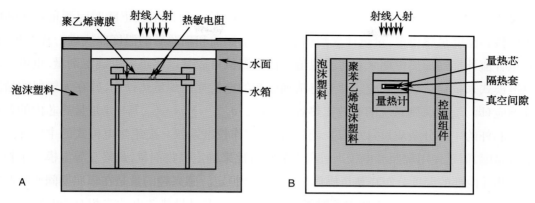

图 4-1-11 水量热计（A）和石墨量热计（B）示意

由于水的热扩散率较低，在零化学反应的水量热计中可以精确地测量一点处的温度升高。从概念上讲，水量热计是相对简单的：量热计用于测量点 ΔT_w 处的温度升高，然后将其通过水的比热容 $c_{p,w}$ 转换为该点处水的吸收剂量。在实践中，此过程受到一些因素的影响，均作为修正因子处理，如式 4-1-3 表达式所示。

$$D_w = c_{p,w} \cdot \Delta T_w \cdot k_{hd} \cdot k_{ht} \cdot k_p \cdot k_{dd} \cdot k_\rho \qquad \text{（式 4-1-3）}$$

其中 k_{hd} 是热损的修正因子，k_{ht} 是由于传导和对流引起的热传递的总修正因子，k_p 是由于射束中存在非水材料而引起的辐射场扰动因子，k_{dd} 修正在测量点处的不均匀剂量分布，k_ρ 表示量热计工作温度与另一个探测器的校准温度之间的密度差。

传递到水中的吸收剂量的精确度关键取决于这些修正因子的确定。

就吸收剂量量热计而言，石墨相比于水作为吸收介质在三个重要方面有所不同：①比热容小约 6 倍；②热扩散率大 600 倍；③它是一种刚性的元素固体，而不是液体化合物。作为一种技术，石墨量热计比水量热计具有许多优点和缺点。首先，石墨较小的比热容会导致其信噪比比水大 6 倍。与水不同，在石墨中不会发生辐射诱发的化学反应，否则化学反应会导致热损（通常认为由晶格吸收引起的辐射诱发的热损可忽略不计）。其次，作为具有高热扩散率的可加工固体，有效测量值为整个吸收石墨芯的平均吸收剂量（即灵敏体积），而不是在水中某一点的剂量。使用石墨的主要缺点是需要将所测量的剂量转换为对水的吸收剂量。尽管转换本身对能量的依赖性不强，但它确实会带来水量热法中没有的不确定性。通过将石墨量热芯嵌套在一个或多个石墨层（称为护套）中将传热的影响降到最低，每个石墨层均由绝缘间隙（通常是抽真空的）隔开。石墨的高热扩散率使得可以将电加热用作剂量测量的组成部分。石墨量热计吸收剂量计算公式为式 4-1-4 所示。

$$D_{gr} = \frac{E_{rad}}{m_{core}} \cdot \prod_i k_i \qquad \text{（式 4-1-4）}$$

其中 E_{rad} 是通过辐射传递给石墨量热芯的能量，m_{core} 是量热芯的质量，k_i 是各修正因子。

忽略热损时，量热芯中热能的总变化 $\Delta E_{tot,thermal}$ 可以表示为各部分能量的总和（如来自辐射的 E_{rad}、来自电热的 E_{elec} 以及来自热传导的 $E_{transfer}$），也可表示为量热芯质量 m_{core}、比热容 $c_{p,core}$ 和量热芯温度变化 ΔT_{core} 的乘积（如式 4-1-5 所示）：

$$\Delta E_{tot,thermal} = m_{core} \cdot c_{p,core} \cdot \Delta T_{core} = E_{rad} + E_{elec} + E_{transfer} \qquad \text{（式 4-1-5）}$$

吸收剂量的石墨量热计通常以下三种模式之一运行：①准绝热辐射模式；②准绝热电模式；

③等温模式。在准绝热辐射模式下,在没有电加热(即 $\Delta E_{elec}=0$)的情况下随时间测量量热芯的温度。如果核心温度足够稳定,量热计受到辐射时,对辐照前和辐照后的温度曲线进行独立拟合,并将这些拟合值外推到加热中期来获得升温值。该升温值可以乘以比热容以确定剂量,也可以通过准绝热电模式来量化量热计响应。通过将精确已知的电能耗散到量热计中,并在无辐射的情况下测量其响应(即 $E_{rad}=0$),则系统的有效比热容(如 $m_{core} \cdot c_{p,core}=\sum_i m_i \cdot c_{p,i}$,其中 i 是量热芯内的各种杂质和量热芯外的一部分杂质)可以通过实验测量并用作校准系数。准绝热电模式的主要优点是不测量绝对温度,而是使用辐照和电校准过程中的响应比来确定吸收剂量,最终在等温模式下控制功耗以使量热计内部的温度分布在整个操作过程中保持恒定。感兴趣的量是在辐照期间维持此状态所需的电功率变化,随后替换为辐射所赋予能量的速率。通过量热芯电功率相对于时间积分可获得来自量热芯电加热的能量。

初级标准剂量测量实验室中通常用于水量热计的比热容是 Saul 和 Wagner 确定的,在 4℃时的值为 4 206.8J/(kg·K),在 Helmholtz 方程的整个适用范围内不确定度为 0.1%。对于这些数据,在水量热计中较窄的温度操作范围内,更合理的不确定性估计为 0.03%。市场上的石墨量热计的比热容通常被认为是与其构造相关的。

热损 h 量化了吸收的能量 E_a 和表现为热量的能量 E_h 之间的相对差异,定义为(式 4-1-6):

$$h=\frac{E_a-E_h}{E_a} \rightarrow E_a=E_h\frac{1}{1-h} \qquad (式 4-1-6)$$

热损的修正可表示为 $k_{HD}=\dfrac{1}{1-h}$。在量热计中,热损对吸热过程是正的,对放热过程是负的。虽然通常认为热损在石墨量热计中可以忽略不计,但在水量热计中已显示出其重要性。虽然其他几种过程也可能导致热损(如将能量转移至切伦科夫辐射或声音),但研究已表明热损的最主要部分是由于水中的辐射诱导的化学反应。水中存在的杂质充当了水辐射分解过程中产生的反应性物质的清除剂,此过程可能导致能量平衡失衡,表现为非零热损。如果随着量热计辐照的进行可以消耗掉所有杂质,则该系统可能趋于处于零热损的稳定状态。总的来说,对于未知水平的有机杂质,存在一个非零的热损,该热损取决于累积剂量,剂量率和应用于量热计的辐照时间历史。水量热计通常可以在零热损模式下运行,该模式通过在操作前用氮气、氩气或氢气饱和纯水来实现。一旦达到零热损稳定状态,量热计的响应就变得与辐照历史无关,但微量杂质可能会影响该稳态并阻止建立零热损。当引入已知量的已知杂质以引起可预测的热损时,可以实现具有非零热损的第二操作模式,然后使用数值计算来估计可预测的热损。第三种方法结合了前两种方法,并已被用来跟踪使用众所周知的初始杂质制备的系统的行为。第四种解决方案是完全密封的容器,一旦建立容器就可以永久保持水质,该量热计会产生零热损,并随时间推移保持稳定。根据对不同系统量热计响应的相对实验行为与模型计算预测的结果之间的一致性评估,可以估算出热损的不确定性。Krauss 采用此方法确定(k=1)的不确定性估计为 0.14%;对于 ^{60}Co 和高能光子束,在其他初级标准剂量测量实验室中也获得了类似的亚百分比不确定性值。

量热计通常都体积庞大且结构脆弱,仅有少数拥有所需专业设备和知识的人员可以操作,以往量热计通常在初级标准剂量测量实验室中作为吸收剂量的测量基准,新出现的探针型石墨量热计可像指型电离室一样在放射治疗单位现场直接放于水或水等效模体中使用。

第四章

基础剂量学

四、化学剂量计

从电离辐射吸收的能量可能会产生化学变化,如果可以确定此变化,则可以将其用作吸收剂量的量度,化学剂量计就是采用这种方法的化学剂量测量系统。本节主要介绍硫酸亚铁化学剂量计(或称弗瑞克剂量计,Fricke Dosimeter)和聚合物凝胶剂量计(polymer gel dosimeter)。

(一)硫酸亚铁化学剂量计

Fricke 和 Morse 报道了电离辐射导致硫酸亚铁水溶液中的亚铁离子(Fe^{2+})氧化成三价铁离子(Fe^{3+})。当硫酸亚铁溶液(Fricke 溶液)受到照射后水分解,氢原子与氧反应生成氢过氧自由基:

$$H\cdot + O_2 \rightarrow HO_2\cdot$$

随后各种反应导致亚铁离子转化为三价铁离子:

$$Fe^{2+} + OH\cdot \rightarrow Fe^{3+} + OH^-$$

$$Fe^{2+} + HO_2\cdot \rightarrow Fe^{3+} + HO_2^-$$

$$HO_2^- + H_3O^+ \rightarrow H_2O_2 + H_2O$$

$$Fe^{2+} + H_2O_2 \rightarrow Fe^{3+} + OH\cdot + OH^-$$

产生的三价铁离子(Fe^{3+})的量取决于溶液吸收的能量,铁离子浓度的变化与放射线剂量(每单位质量的能量)有关(式4-1-7)。

$$\Delta\left[Fe^{3+}\right] = \frac{D\cdot G(Fe^{3+})\cdot 10\rho}{N_A\cdot e} \tag{式4-1-7}$$

其中 D 是剂量,$G(Fe^{3+})$ 是 Fe^{3+} 的辐射化学产额(以每吸收 100eV 辐射能量硫酸亚铁溶液所产生的三价铁离子 Fe^{3+} 数目表示),ρ 是密度,单位为 kg/L,N_A 是阿伏加德罗常数,e 是每电子伏特的焦耳数。

精心制备的 Fricke 水溶液的辐射化学产额 $G(Fe^{3+})$=15.6/100eV。

硫酸亚铁溶液的剂量变化 D_F 可采用紫外分光光度计测量 303nm 处的光密度变化 ΔOD 给出(式4-1-8)。

$$D_F = \frac{\Delta OD}{\varepsilon G(Fe^{3+})\rho L} \tag{式4-1-8}$$

其中 ε 是摩尔吸光系数[在 25℃时为 21 741/(mol·cm)],$G(Fe^{3+})$ 是 Fe^{3+} 的辐射化学产额[以每吸收 1J 辐射能量硫酸亚铁溶液所产生的三价铁离子 Fe^{3+} 的物质的量(单位 mol)表示,在 25℃时为 $1.617\times10^{-6}mol/J$],ρ 是 Fricke 溶液的密度(在 25℃时为 1.023kg/L),L 为读取光信号的路径长度(通常为 2~4cm)。

然后通过修正 Fricke 溶液和水之间的质能吸收系数的差异 R_F^W 以及测量瓶壁影响的修正因子 k_{vial} 来计算出水的剂量:$D_w = D_F R_F^W k_{vial}$。与水量热计的相比,对于 ^{60}Co,Fricke 系统的光学读数在 0.6(±0.4)% 之内,辐射化学产额的能量依赖性非常小,$G(Fe^{3+})$ 的值在 20MV 和 30MV 的 X 线与 ^{60}Co 间的比率 G_{Co}^{MV} 为 1.007 ± 0.003。

除光吸收外,硫酸亚铁化学剂量计还显示出磁性能的差异,强顺磁性的 Fe^{3+} 与 Fe^{2+} 的物质的量弛豫度明显不同,离子浓度与通过磁共振测得的 $1/T_1$ 或 $1/T_2$ 弛豫率之间存在线性关系。硫酸亚铁凝胶剂量计(固定在明胶、琼脂、交联葡聚糖凝胶和聚乙烯醇等基质中的硫酸亚铁水溶液)已被证明可用于读取三维剂量分布,但 Fe^{3+} 离子在凝胶中扩散较快,会导致剂量分布出现明显的模糊,因此需要在照射后数小时内使用 MRI 完成数据读取。

(二) 聚合物凝胶剂量计

聚合物凝胶剂量计（polymer gel）由对辐射敏感的化学物质制成，该化学物质在辐射后会根据吸收的辐射剂量进行聚合，是唯一一种可以记录三维辐射剂量分布的剂量计。这种优势对于如调强放疗和立体定向放疗等存在陡峭剂量梯度的情况尤为重要，在近距离治疗剂量测量中也具有特定的优势。在低能 X 射线、高线性能量转移（LET）和质子治疗、放射性核素和硼捕获中子治疗剂量学中也存在潜在的应用。这些三维剂量计组织等效性好，其特性可以根据应用进行调整。图 4-12 为聚合物凝胶剂量计示意图。

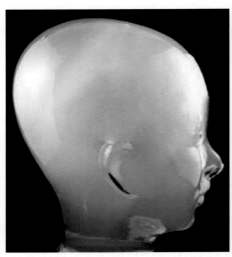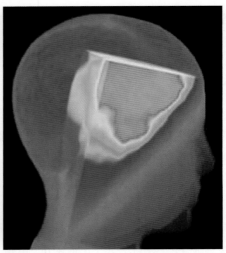

图 4-12　聚合物凝胶剂量计
左侧为照射后的聚合物凝胶，右侧为模体扫描后重建的三维剂量分布

Day 和 Stein 于 1950 年首次提出将辐射敏感凝胶用于辐射剂量测量，Kennan 等人于 1992 年报道了在 N,N'—亚甲基双丙烯酰胺（Bis）和琼脂的辐照水溶液上进行的 NMR 纵向弛豫研究，结果表明弛豫率随吸收剂量的增加而增加。Maryanski 等报道了一种可以避免扩散问题的基于明胶基质的聚合物凝胶剂量测量系统，在这些三维剂量测量系统中，明胶基质包含有可通过自由基引发的链反应聚合形成空间固定的交联网络的单体，随后有一系列的聚合物凝胶剂量计成分和配方被报道。Gore 等人和 Maryanski 等人于 1996 年报道了光学 CT 成像可以替代 MRI 成像读取 PAG 型聚合物凝胶剂量计。Hilts 等人于 2000 年报道了使用 X 射线 CT 对 PAG 型凝胶成像的方法，并随后使用 X 射线 CT 研究了立体定向剂量分布。Mather 等人于 2002 年报道了使用超声波对聚合物凝胶剂量计成像，Rintoul 等人于 2003 年报道了使用拉曼成像技术来评估辐照的 PAG 剂量计中的电子深度剂量。

Baldock 等总结了聚合物凝胶剂量计的基本辐射化学机制，电离辐射引起水的辐射分解 $H_2O \xrightarrow{k_D} \dot{R}$，其中 $\dot{R}$ 为产生率为 k_D 的初级自由基 $\dot{H}$ 和 $\dot{OH}$（式 4-1-9），

$$k_D = \frac{dD}{dt} \cdot \frac{\rho G(\dot{R})}{100eN_A} \qquad \text{（式 4-1-9）}$$

其中 $\frac{dD}{dt}$ 为吸收剂量率，是每吸收 100eV 产生的自由基数，e 是元素电荷，N_A 是阿伏加德罗常数。

水自由基随后与单体单元（cmonomer unit）M 发生引发反应（initiation reaction），打破碳 - 碳双键并与该自由基形成新的键，将未配对的电子转移至聚合物自由基，

$$\dot{R}+M \xrightarrow{k_i} R\dot{M}$$

然后可能发生链增长反应（propagation reaction），添加重复的单体单元，

$$R\dot{M}+M \xrightarrow{k_p} R\dot{M}_{n+1}$$

直到终止反应，通常由一个自由基 - 自由基反应来终止链，

$$\dot{R}+\dot{R} \xrightarrow{k_T} RR$$

聚合物凝胶剂量测量涉及 3 个步骤：首先，制造对辐射敏感的聚合物凝胶并将其倒入制备测量模体的容器和相关的校准瓶中放置；其次，对模体和校准瓶进行辐照；最后，在凝胶完成聚合后，使用专用的成像技术扫描凝胶，随后分析所采集的图像。

聚合物凝胶剂量计根据其组成大致分为两种：一种是含有甲基丙烯酸作为单体的体系（甲基丙烯酸和明胶，MAG 型）；另一种是含有丙烯酰胺和交联剂（Bis）的体系（聚丙烯酰胺和明胶，PAG 型）。由单体聚合产生的聚甲基丙烯酸和聚丙烯酰胺是水溶性的透明的，但由于聚甲基丙烯酸与明胶的相互作用，和聚丙烯酰胺与交联剂（Bis）的反应，都变得不溶于水，产生沉淀并变得混浊。凝胶基质的目的是将聚合物结构固定在适当的位置，从而保留吸收剂量的空间信息。

只要水具有辐射分解反应即可使用聚合物凝胶剂量计，初始化反应的发生在很大程度上不依赖于能量。在治疗范围内，聚合物凝胶剂量计对光子射线的能量依赖性很小，并且剂量计本身可以视为水等效。

MRI 是目前最常用于聚合物凝胶剂量计的成像方法，开始时使用的是 T_1 自旋 - 晶格弛豫率（$R1=1/T_1$），现在最常使用的是高对比度的 T_2 自旋 - 自旋弛豫率（$R2=1/T_2$），因为 R2 对于辐射诱导的聚合具有很大的灵敏度和动态范围，是吸收剂量的函数。使用 MRI 设备采集一套图像通常需要数十分钟，能够测量任何形状的样本，但容易受到测量过程中温度变化的影响。由于聚合物凝胶剂量计中的辐照区域随着吸收剂量变得明显不透明，因此聚合物凝胶剂量计的光学计算机断层扫描（光学 CT）也被视为 MRI 的替代方法。此外，X 射线 CT 装置也可以用于成像。X 射线 CT 设备的优点是一次成像时间短至几秒到几分钟，空间分辨率高，即使插入金属也可以拍摄图像，但其缺点在于对比度低，因为测量的是由于聚合反应引起的密度的微小变化（CT 值的变化），并且需要开发用于 X 射线 CT 的高对比度凝胶。

聚合物凝胶剂量计可用于研究和调试复杂的新型放射治疗技术，但批次之间的灵敏度变化会造成较大的影响，仍需要采取大量措施以获取准确的结果。已知影响结果的因素包括试剂批次、凝胶的受热历史、容器大小和辐照后的储存条件，所以凝胶剂量学在很大程度上只限于相对剂量学，不建议用于参考剂量学。

五、热释光和光释光剂量计

在理想的晶体绝缘体中，导带和价带被几个电子伏的能量差分开，在导带与价带间的禁带内也没有中间能级。通过向这些晶体添加杂质，从而在杂质附近的禁带内引入能级来创建发光探测器。在暴露于电离辐射期间（图 4-1-13A），探测器材料内产生的电离将许多电子带到导带，而在价

带中留下空穴。这些电子和空穴可以在它们各自的能带中移动，直到它们复合（图 4-1-13 中的"电子陷阱"和"空穴陷阱"）为止。在没有其他刺激（例如加热或照明）的情况下，这些被捕获的电荷可以保持捕获的时间不等，这主要取决于陷阱深度，即陷阱能级与导带或价带之间的能量差。在读取过程中（图 4-1-13B），受热（thermoluminescent，TL）或受光（optically stimulated luminescent，OSL）激发使被捕的电荷得到释放。一旦被俘获的电子被释放，它可以与被俘获的空穴复合，从而在激发态产生缺陷。热释发光或光释发光就是由这些缺陷的松弛导致，它们通过发光返回基态。图 4-1-13 是简化后的模型，实际的热释光和光释光材料具有许多缺陷，这些缺陷可能不会引起能观察到的热释光 / 光释光信号，但可能会成为图 4-1-13 所示流程的竞争者，从而导致热释光 / 光释光特性发生变化，引起诸如剂量响应的超线性和灵敏度随探测器剂量和退火历史而变化的现象。

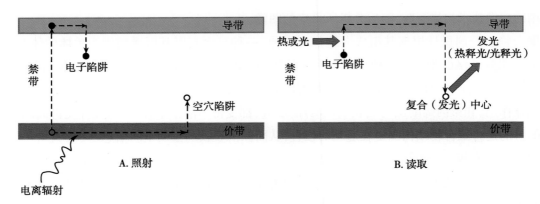

图 4-1-13　热释光 / 光释光原理图
简化的能级图表示了在照射（A）和读取（B）过程中由热或光提供激发的热释光 / 光释光发光材料中的离域带（价带和导带）和电子跃迁；在该图中，空穴陷阱比电子陷阱更稳定；电子陷阱被认为是陷阱中心，空穴陷阱被认为是复合中心。

热释光剂量计的读取是通过提高探测器温度的同时监测其发出的热释光来实现，创建出信号相对于温度的曲线图，或是记录一段加热过程中的总信号。在前者中，热释光信号可以定义为热释光峰的最大强度或感兴趣区域上的积分热释光强度。图 4-1-14A 显示了 LiF:Mg, Ti 的热释光曲线。不同的陷阱在禁带内具有不同的深度，需要不同的温度来释放。当探测器被加热时，这些陷阱会依次受到刺激，从而产生一系列峰。最大峰值的温度和最大热释光信号的温度均取决于加热速率。为了最小化加热速率波动的影响，通常使用热释光信号的积分而不是其最大值来确定剂量。由于热释光剂量计在室温下的稳定性，在温度为 200~225℃的热释光最大峰值最适合用于剂量测量（图 4-1-14A 中的峰 5）。较低温度下的热释光峰是由离域带间隙中的浅陷阱能级所致，在室温下可能不稳定。在较高温度下出现的热释光峰可能会受到红外黑体辐射和伪信号的干扰。通过使用带通滤波器消除红外信号以及在加热过程中使惰性气体（如 N_2 或 Ar）流过热释光探测器以减少伪信号可以减轻这些影响。这些峰的相对重要性和探测器的灵敏度将取决于辐照前的退火方案。由于热释光读数耗尽了大多数陷阱，如果在没有照射的情况下再次读取材料，则应观察不到原始信号的 1%。尽管不同的峰可能包含有关照射的不同信息，但是在临床实践中，标准实践是简单地对整个曲线进行积分以产生整体信号。为确保结果可重复，应使用一致的加热周期。

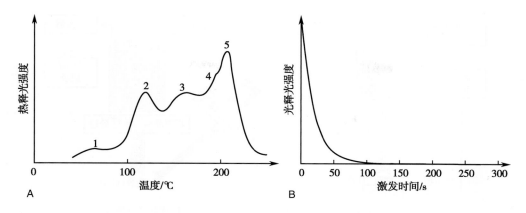

图 4-1-14　热释光曲线和光释光曲线

A. 经过不同的辐照前退火处理的 LiF：Mg，Ti 的热释光曲线，峰 1~5 对应于不同的俘获中心（在不同温度下产生信号），峰值 5 出现在最大信号温度下；B. 假设某光释光剂量仪仅包含一类复合中心和仅一类具有明确定义的光电离截面的光学活性缺陷，其受到强度为 φ 的恒定单色光照所激发的光释光曲线。

可以使用恒定强度（连续波技术）或可变强度（脉冲技术）的光读取光释光剂量计。随着陷阱的排空，光释光信号将呈指数下降（图 4-1-14B 所示为连续波读取）。对于实际的光释光材料，由于存在多个陷阱中心，光释光曲线不是单个指数。陷阱可分为三种类型：在室温下不稳定的浅深度陷阱，可能被可见光谱中的光释放的中深度陷阱，以及一旦填充就很难释放的深深度陷阱。这些不同类型陷阱的行为和相互作用会影响光释光探测器的褪色、重用和读取。光释光衰减曲线还受激发光的类型（宽频与单色）、强度和持续时间的影响。增加激发强度会增加初始光释光信号，但结果是信号衰减会更快。实际上大多数商业剂量仪会激发探测器约 1 秒，以便仅释放一部分捕获的电荷。连续波激发将记录该激发时间内的总信号；脉冲技术的激发包括一系列短脉冲光，在激发源关闭时进行读取。脉冲技术提供了更好的信噪比，但基本上不会影响系统的实际使用或精度。

热释光 / 光释光剂量仪使用热量或光刺激探测器，并使用光电倍增管（PMT）监控最终的发光，该光电倍增管将发光转换为"计数"或电流。图 4-1-15A 给出了热释光剂量仪的典型配置。加热源可以是电热盘，预热的 N_2 气体或红外光源。典型的加热周期包括迅速升高到中等温度，在此期间主要是来自不稳定陷阱的信号，所以不做记录；然后是温度线性升高，在此期间测量热释光曲线（如图 4-1-14A 中的峰 5）。最后一步是将晶体加热到高温以使热释光探测器退火，清空在较低温度下未接触到的深层陷阱。光释光剂量仪的基本配置在图 4-1-15B 中表示。激光、发光二极管（LED）或宽频灯都可作为光源用于激发。通常在光源的前面使用滤光器以选择特定的激发波长并阻止与光释光信号的波长相重叠的波长，在光电倍增管的前面也使用滤光器以在传输光释光信号时阻挡激发光。对于 Al_2O_3：C 剂量计，通常使用来自激光器或 LED 的绿光（波长约 525nm）进行激发，而发光带为蓝色（波长约 420nm）。特定热释光 / 光释光系统的剂量特性取决于整个剂量系统，包括剂量计、准备程序、剂量计支架、剂量仪、信号选择、温度速率和最大值、给定剂量、光电倍增管和用于估算感兴趣值的算法。由于这些因素可能会影响结果，所以重要的是要理解并保持其用法一致。为了使系统响应的变化最小化，必须有稳定，可重复的加热 / 光照热释光 / 光释光探测器的过程以及光电倍增管的一致的光敏性，这可以通过对探测器进行特定的校准以及针对剂量仪的适当质量保证程序来实现。

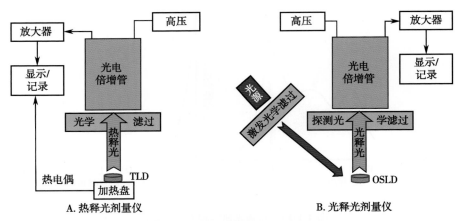

图 4-1-15　热释光剂量仪（A）和光释光剂量仪（B）的基本组成

TLD 为热释光剂量计；OSLD 为光释光剂量计。

六、半导体剂量计

半导体探测器与其他类型的探测器相比具有明显的优势：能量分辨率极佳，可实时获取响应，对电离辐射的灵敏度相对稳定，并且与吸收剂量呈线性函数（对于给定的照射条件）。此外，在保持机械强度和高灵敏度的同时，灵敏体积可以很小。半导体剂量计主要包含三种：PN 结硅二极管，金属氧化物半导体场效应晶体管（metal oxide semiconductor field effect transistor，MOSFET）和宝石探测器（diamond detectors）。

（一）PN 结硅二极管

PN 结硅二极管的制造从纯硅（第四主族）基板开始，使用浓度在 $10^{14} \sim 10^{16}/cm^3$ 范围内的磷（第五主族）或浓度在 $10^{15} \sim 10^{17}/cm^3$ 范围内的硼（第三主族）轻微掺杂该基板。在第一种情况下价电子被提供给硅晶格得到 N 型半导体，在第二种情况下在晶格中产生了空穴（硅原子与硼原子之间不存在共价键）得到 P 型半导体。为了形成一个 PN 结（图 4-1-16），在基板表面上用浓度比最初使用的高两个数量级的相反类型的杂质重度掺杂。

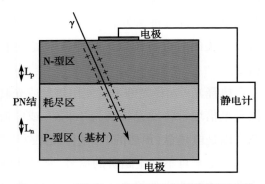

图 4-1-16　基于 PN 结的硅二极管横截面示意

电离辐射（γ）会产生多余的少数电荷载流子（电子和空穴）；从 PN 结开始在一个扩散长度内的载流子（P 侧的电子为 L_N，N 侧的空穴为 L_p）被扫过，并被电极收集；收集的电荷与吸收剂量成正比。

电离辐射在硅中产生电子 - 空穴对（图 4-1-16），产生一对电子 - 空穴对所需的平均能量为 3.68eV，该电子 - 空穴对产生常数为：

$$g = 4.2 \times 10^{13}/(cGy \cdot cm^3)$$

多余的少数电荷载流子（P 侧的电子，N 侧的空穴）向 PN 结扩散。在 P 型和 N 型材料之间的界面处，会产生一个称为耗尽区的小区域，这是因为电子从 N 区开始扩散，而 P 区的空穴则穿过 PN 结开始扩散，直到建立平衡为止。耗尽区会产生电场，一旦达到平衡，该电场会阻止多数载流子的进一步扩散。当照射二极管时，在耗尽区内产生电子 - 空穴对，它们立即被耗尽区中的现有电场分离并清除，这产生了辐射感应电流。电子和空穴在耗尽区外部在扩散长度内的扩散进一步增加了电流。电子电流的方向是从 N 区域到 P 区域（与常规电流的方向相反）。电极从距 PN 结距离 x

处收集的少数载流子的数量与 $e^{-x/L}$ 成正比,其中 L 是少数载流子的扩散长度(P 侧电子为 L_N,N 侧空穴为 L_P)。电流与硅中的平均剂量率成正比,而其积分(电荷)与吸收剂量成正比。对于 P 型二极管,灵敏度 S 定义为单位吸收剂量下静电计所测得的电荷:

$$S \propto gL_n$$

扩散长度是少数载流子 D_n 的扩散系数和少数载流子的平均寿命 τ_n 的函数(式 4-1-10):

$$L_n = \sqrt{D_n\tau_n} \qquad\qquad (式\ 4\text{-}1\text{-}10)$$

扩散系数取决于硅基板的电阻率和温度,而平均寿命是硅基板中成对的生成-复合(generation-recombination,G-R)中心结构的复杂函数。

半导体探测器中的辐射损伤过程通常分为两种:表面损伤和整体损伤。整体(或位移)损伤是指辐射场撞击晶体并通过置换晶格原子而产生单个或簇状缺陷,产生的主要晶格缺陷是空位(正常晶格位置处原子缺失)和间隙(原子占据非晶格位置),产生缺陷的可能性取决于辐射的能量和类型。通过改变晶格的规则结构,这种由辐射引起的缺陷会导致在禁带间隙中产生杂散能态,从而改变半导体的电学和光学特性。表面损伤是指在电离辐射通过后,始终覆盖半导体的电介质层中产生累积电荷。例如,在覆盖硅的 SiO_2 中,取决于其内部电场的配置,电离辐射产生的电子-空穴对可能逃脱复合。空穴在 SiO_2 中的迁移率要比电子低得多,这些空穴可能会陷在硅和 SiO_2 之间的界面上从而改变 SiO_2 的电荷,这可能会导致在硅中创建电子反转通道,从而导致多余的表面电流,并可能导致硅基板上的相邻器件短路。这种影响不一定是有害的,因为它是金属氧化物半导体场效应晶体管(MOSFET)剂量计工作的基本原理。

与水相比,硅的原子数较高(Z=14),二极管在射线质不均匀的光子束中表现出严重的能量依赖性。尽管某些二极管被设计为通过过滤来提供能量补偿,但能量依赖性的问题从未消失,所以在射束光谱质量无明显改变的情况下,它们在 X 射线束中的使用仅限于相对剂量学,如在小射野内进行离轴剂量比曲线测量和剂量稳定性检查。但在电子束中,由于硅与水的阻止本领比不会随电子能量或深度的变化而显著变化,因此二极管没有显示出能量依赖性。就能量依赖性而言,二极管与胶片相似。部分二极管比其他二极管表现出更高的稳定性和更少的能量依赖性,用户需通过与电离室的比较测量来确定二极管的剂量精确度。

二极管灵敏度随辐射入射角度而变化,这是因为辐射灵敏区域是非对称的(图 4-1-16),它是平面的,且被厚度不同的非辐射灵敏区域围绕,每个区域对次级带电粒子注量的影响程度相对于水都不同。二极管封装也不对称,但可以通过优化其封装来精确控制二极管灵敏度的方向依赖性,也可以用 PN 结围绕整个基板(辐射灵敏体积)的设计来代替二极管的常规几何形状。

二极管灵敏度随温度的变化称为相对温度不稳定性(relative temperature instability,RTI),这取决于 G-R 中心的结构。不同文献中报道的 RTI 有所不同,但对于在 10~35℃ 之间的温度,通常每 1℃ 的 RTI 范围为 0.05%~0.50%。当二极管用于体内剂量测量时,RTI 影响剂量测量。与患者的皮肤达到平衡温度最多可能需要 5 分钟;二极管温度的动力学取决于其封装。由于读取电子器件会不对称地产生热量,可能在二极管阵列中造成温度梯度,微妙的温度效应可能会对阵列造成影响。

(二)金属氧化物半导体场效应晶体管

金属氧化物半导体场效应晶体管(MOSFET,如图 4-1-17 所示)包括通过绝缘氧化物层与金属栅极分开的半导体硅基板,是具有 3 个端子的器件,端子之一(栅极)控制其他两个端子(源极和漏极)之间的通道电导率。当在栅极上施加负偏压时,硅中会积聚正的"镜像"电荷,从而使电流通过。允许通过 MOSFET 导通所需的栅极电压称为阈值电压 V_{th}。照射 MOSFET 时,在氧化物层内产生电子-空穴对。电子迅速从栅电极中移出,而空穴(室温下的迁移率比电子的迁移率低约 4 个数量级)以随机的方式向硅/二氧化硅界面移动,并在该处被长期俘获,可持续数年。这种积累会导致阈值电压出现负漂移。

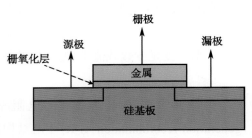

图 4-1-17　金属氧化物半导体场效应晶体管（MOSFET）器件的示意

MOSFET 的辐射可以是主动的,也可以是被动的(分别施加或不施加栅极电压),尽管施加栅极电压会减少电子-空穴对的重组,从而使主动器件更加灵敏和线性。在主动模式下,剂量响应在很宽的范围内呈线性关系,具体取决于氧化物厚度和施加的偏置电压。累积的电荷可在约 150℃ 的温度下退火,从而使 MOSFET 可重复使用,但退火后仍需要重新校准。

某些类型设备的非水等效会引起一些能量依赖性,对于能量为 5~19MeV 的电子和能量为 6~18MV 的光子,修正因子的变化(转换变化为 V_{th} 的 mV 至吸收剂量的 Gy)约为 3%。MOSFET 还表现出"蠕变"(creep-up)行为,由于读出电路的电荷注入,阈值电压随着连续的读取而增加,这可以通过在两次读数之间保留 >1 分钟来避免。读数的角度依赖性取决于设备制造,并且通常很小(0°、45° 和 90° 时在 1% 以内);但是,在 180° 照射设备时,可以看到高达 12% 的差异。在 20~37℃ 的温度范围内,已观察到 2%~3% 的温度依赖性,由于这通常在设备的可重复性范围内,所以在临床测量中通常忽略了它。降低温度依赖性的一种方法是构造一个双通道器件,其中两个 MOSFET 制造在同一硅基板上并保持在不同的偏置电压,然后读出两个通道之间的 V_{th} 偏移的差异。另一种形式的双通道读出将两个分立的 MOSFET 以不同的方向安装以减小角度依赖性。

剂量体积的小尺寸、永久存储累积剂量的能力、剂量率独立性和易于读取使它们成为放射治疗中许多应用的理想选择,尤其是体内剂量测量,已有 MOSFET 在电子束测量、IMRT 剂量验证、近距离放射治疗、术中放疗、腔内和插植的报道。在质子治疗中,MOSFET 的使用目前受到较大的 LET 依赖性的限制。

(三) 宝石探测器

金刚石的带隙比硅大得多(天然金刚石为 5.54eV,硅为 1.12eV),这意味着室温下几乎没有自由电荷载流子,从而导致很高的电阻率和相应的低泄漏电流。载流子的密度非常低,所以不需要二极管结构。与硅相比,在金刚石中形成电子/空穴对所需的较高的能量部分由良好的电子和空穴迁移率、低介电常数、高饱和速度和非常好的辐射硬度所弥补。电子/空穴对在被俘获之前漂移开的平均距离称为收集距离。在金刚石中收集距离通常小于探测器的厚度,收集距离定义为(如式 4-1-11 所示):

$$d_e = \mu\tau E \tag{式 4-1-11}$$

其中 μ 是电荷载流子的迁移率,τ 是载流子平均寿命,E 是施加的电场。

金刚石中的电荷陷阱被初始辐照填充并因此被中和,从而导致电荷收集距离在低剂量下迅速增加,然后达到可以低至其预辐照值的 50% 的平稳期。这种饱和状态称为"泵浦状态"(pumped state),如果探测器保持在室温下且在合成(CVD)金刚石中处于黑暗状态,则可以稳定几个月。为避免由缺乏平衡而导致严重的剂量学误差的可能性,用于放射治疗的宝石探测器的制造商建议在每次使用前将探测器暴露于预先测量的剂量下。

另一种必须考虑的效应是随着剂量率的增加而降低的响应，这是由于非常短的电子/空穴复合时间而产生的。如果要以一种剂量率校准探测器，以另一种剂量率使用探测器，则应进行修正。可以使用如式 4-1-12 所示简单的经验公式将探测器读数 M 与每脉冲剂量（在水中测量）D_w 相关联。

$$M=\alpha D_w^\Delta \tag{式 4-1-12}$$

其中 α 是常数，修正因子 Δ 的值接近 1.00。

这些剂量率修正因子已显示与能量无关。

宝石探测器可以由天然或合成（CVD）金刚石制成。天然宝石探测器的缺点在于需要仔细选择每个晶体并对其进行单独表征，以确保适当的高质量材料性能，这使得探测器非常昂贵。但这些探测器的优点是测量体积非常小（几立方毫米），可提供出色的空间分辨率，几乎没有方向依赖性或温度依赖性。至少在原子序数上，金刚石也是准水等效的，因此它特别适合在无法假定电子平衡的辐射场（例如小野）中进行测量。宝石探测器已经显示出对 4~25MV 的光子束和 5~20MeV 的电子束无能量依赖。

七、胶片剂量计

胶片剂量计包含两类胶片，一类是放射照相用胶片（radiographic film），另一类是辐射变色胶片（radiochromic film）。

（一）放射照相用胶片

放射照相用胶片由透明胶片基片（醋酸纤维素或聚酯树脂）组成，上面涂有含有溴化银晶体的乳剂。当胶片受到电离辐射或可见光照射时，被照射的晶体内发生化学变化，形成所谓的潜影。当胶片显影时，受影响的晶体会还原成细小的金属银颗粒。然后将胶片定影，定影溶液除去未受影响的颗粒，在其位置留下透明的胶片。不受定影剂影响的金属银会导致胶片变暗，胶片区域的发黑程度取决于沉积的游离银的量，即取决于吸收的辐射能。

通过用密度计确定光学密度来测量胶片的黑度，该仪器由一个光源、一个用于引导光的微小孔和一个用于检测透过胶片的光强度的光探测器（光电管）组成。光学密度 OD 定义为（如式 4-1-13 所示）：

$$OD=\log \frac{I_0}{I_t} \tag{式 4-1-13}$$

其中 I_0 是没有胶片时的光强度，I_t 是透过胶片的光强度。

如果已经通过具有已知光密度区域的标准胶片条进行校准，则密度计可直接读取光密度。在剂量测量中，关注的量通常是净光学密度，是通过从测得的光学密度中减去本底（未曝光的已冲洗胶片的 OD）获得的。

净光学密度随辐射或剂量变化的曲线称为灵敏度曲线或 H-D 曲线。胶片速度和灵敏度曲线的线性是选择剂量学胶片时要考虑的两个主要特征。如果胶片在非线性区域曝光，则必须进行修正才能将光密度转换为剂量。

由于光电效应取决于原子序数的立方，因此胶片乳剂中的银（Z=45）通过光电过程非常强烈地吸收低于 150keV 的辐射。由于大多数临床射束都包含低能光子的散射分量，因此光密度和剂量之间的对应关系变得微弱。此外，胶片还受到一些潜在的误差的影响，例如加工条件的变化、胶片间乳剂的差异以及与胶片相邻的气穴引起的伪影。由于这些原因，用胶片进行绝对剂量测量是不切实际的。但它对于检查光射野一致性、射野平坦度和对称性以及获得相对剂量分布图非常有用。

(二) 辐射变色胶片

辐射变色胶片(radiochromic film)于 20 世纪 60 年代被引入辐射剂量测量,随着这些胶片的生产技术持续改进,它们的使用变得越来越广。辐射变色胶片剂量计的主要优点包括良好的组织等效性、高空间分辨率、较大的动态范围($10^{-2} \sim 10^{6}$Gy)、较低的能量依赖性、对可见光不敏感以及不需要化学处理。图 4-1-18 为常用辐射变色胶片的结构示意图。

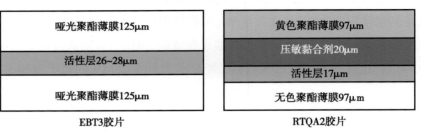

图 4-1-18　EBT3 胶片和 RTQA2 胶片结构示意

辐射变色胶片由超薄的放射敏感性无色染料黏结在聚酯薄膜基底上,或将放射敏感性染料薄层夹在两片聚酯基底之间构成。未曝光的薄膜是无色的,由电离辐射所引起的聚合过程而变色,不需要物理、化学或热处理即可稳定这种颜色。图 4-1-19 示出了以 5Gy 的剂量(对水)照射的 EBT3 型辐射变色胶片的吸收光谱的变化,所产生的聚合物在光谱的红色部分具有最高的吸收,其中心波长为 633nm。尽管用分光光度计测量光吸收的变化是评估胶片对电离辐射响应的最准确方法,但是使用这种复杂的仪器进行点剂量测量会非常麻烦,目前胶片扫描主要是采用市售的激光扫描仪和胶片剂量计专用扫描仪。

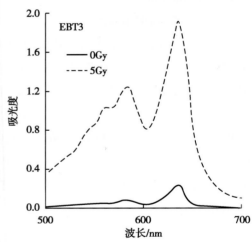

图 4-1-19　胶片对电离辐射的响应

未经辐照的 EBT3 胶片的吸收光谱(实线),
辐照剂量为 5Gy 的吸收光谱(虚线)。

辐射变色胶片的有效 Z 值为 6.0~6.8,接近组织等效。聚合反应较慢,并且在至少 8 小时内持续"显影",因此建议在辐照 24 小时后读出所有胶片。如果不参考校准胶片,则不能回顾性地重新读取。能量依赖性远低于卤化银(放射照相)胶片。尽管辐射变色胶片对可见光不敏感,但它们对紫外线和温度表现出一定的敏感性,需要将它们存储在干燥和黑暗的环境中,其温度和湿度与用于剂量测量的温度和湿度没有太大差异。由于辐射变色胶片对紫外线敏感,因此不应将其暴露在荧光灯或阳光下,可以在正常的白炽灯下阅读和处理它们。

无论使用哪种仪器来测量胶片对电离辐射的响应变化,它们都包括一个光源(发射光强度 I_0)和一个记录反射光强度的(I_{refl})或透射光强度(I_{trans})探测器,具体取决于所使用的测量模式(反射或透射),而测量模式又将取决于胶片模型的性质(不透明或透明)。对于透明胶片,可以使用透射率($T=I_{trans}/I_0$)或更常用的光密度($OD=-\log_{10}T$)作为选择量,用于测量胶片对电离辐射的响应。对于不透明的胶片,选择的量为反射率($R=I_{refl}/I_0$)。无论使用哪种量来测量胶片的响应,强烈建议对每张胶片使用在辐照之前和之后的实际变化。尽管这种方法使测量工作量增加了1倍,但它提高了测量剂量的准确性。对于相同的胶片类型,能量和所关注的剂量范围,不同的光密度计将具有不同的校准曲线。即使对于完全相同的扫描仪型号,由于探测器灵敏度的差异(可能会随时间而变化)以及机械构造上的微小差异等原因,辐射变色系统的整体灵敏度也可能与针对完全相同的胶片型号/扫描仪所建立的灵敏度有所不同。

　　一旦选择了合适的胶片型号和光密度计,就必须建立用于后续未知剂量测量的校准曲线和方案。校准曲线将取决于胶片型号和所使用的实际数据采集协议,在某些情况下还取决于所采用的射束能量。对于所使用的特定射束能量,必须遵循所使用的规程中的说明以确保按照规程要求(辐照条件、参考点的定义等)照射校准胶片,图4-1-20所示为提供已知剂量对EBT型辐射变色胶片在高能光子束中进行校准照射的参考示意图。遵循适当的参考剂量测量规程(如TRS-398或TG-51),用户首先要确定用于胶片校准的辐射源的一系列输出量。虽然参考输出量通常以对水的剂量表示,但可以在任何(已验证的)水等效塑料材料中照射校准胶片。在X射线源校准过程中的测量点也可能与参考点不同,随后的校准胶片的照射也是如此。建议使用与规程中相同的测量深度(通常为10cm深度),因为该深度为离轴剂量比曲线的标准定义深度,离轴剂量比曲线在该深度也具有良好的平坦度,可能从离子源头产生的污染电离粒子也可从射束中清除。由于高能光子下胶片响应中的能量依赖性很小,不需要进行射束能量测量。由于照射剂量的不确定性可能非常大,尤其是在低剂量(照射的MU小或设定的时间少)下,强烈建议在辐射变色胶片校准期间使用监测电离室。监测电离室应放置在距胶片平面足够远的地方(10cm),以免影响朝向校准胶片的反向散射信号。在校准时与测量未知剂量时采用的处理和分析胶片的方式必须相同。

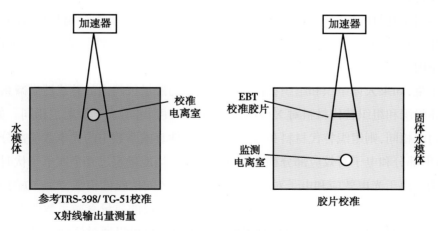

图 4-1-20　EBT 型辐射变色胶片在高能光子束中的校准摆位示意

　　在扫描胶片之前,应先确定颜色的位数(bits),扫描分辨率,并确保关闭任何自动修正成像的滤镜。虽然也可以使用灰度扫描模式(效率较低),但平板扫描仪的最佳使用方法是RGB扫描模式,使用单个(红色或绿色)颜色通道中的16位(每种颜色)图像,或者最近开始的使用所有三个通道同时使用的三通道辐射变色胶片剂量法。16位图像不仅提供了已建立的辐射变色胶片剂量测量系统的更高灵敏度,而且新的三通道方法的主要优势之一是降低了这种确定剂量分布方法的噪声。需要扫描的胶片应始终以相同的方向放置在扫描仪平板上。当感兴趣的扫描区域(ROI)接近扫描平板的水平边缘时,平板扫描仪会显示出严重的横向响应依赖性。

辐射变色胶片剂量计在其极好的空间分辨率、接近组织等效性和较低的成本方面具有优于其他 2D 剂量计的优势。但由于胶片的响应可能会受到此前概述的诸多因素的影响,所以对剂量计和测量数据的仔细处理是成功完成剂量测量的前提。辐射变色胶片剂量计的主要缺点是辐照后的等待时间,虽然在对校准和其后的测量过程做好认真计时的前提下,它可能会在几分钟之内提供结果。但这种时间上的获益肯定会导致灵敏度下降,因为聚合过程需要在辐照后数小时才能完成。

(张 可)

第二节　组织替代材料和模体

一、组织替代材料

ICRU 第 44 号报告采用组织替代材料(tissue substitute)来代表任何用于模拟人体特定组织的物理特性的材料或任何模拟人体组织与电离辐射相互作用的材料。物理特性的选择取决于应用该材料的目的,通常使用两种不同的物理特性作为选择组织替代材料来替代特定身体组织的依据,即人体组织中的辐射相互作用和人体组织内某感兴趣点的剂量。

没有任何一种化合物能与人体组织的原子组成相匹配,通常采用水性混合物或凝胶混合所需的各种成分获得,其中主要成分是一种或多种辐射相互作用与人体组织近似的材料,再添加其他物质以尽可能地纠正基材的缺陷。因此,组织替代材料通常是混合物,混合物与替代的人体组织相匹配的是辐射相互作用特性,而不是原子组成。组织替代材料的适用性评估包括比较它和人体组织的辐射相互作用特性和质量密度。

对于光子束,如果人体组织和组织替代材料在适当的能量区间内的总线性衰减系数相同,则相等厚度的人体组织和组织替代材料对 X(γ)射线的衰减程度相同,光子散射也相同。如果要在相当大的能量区间内相同,则组织替代材料和人体组织的线性衰减系数中的光电效应部分、康普顿散射部分、相干散射部分和电子对效应部分都需要分别匹配。当能量超过几个兆电子伏时,可能需要评估核相互作用。由于光电效应和电子对效应对原子序数 Z 的依赖性很强,Z≥10 的元素的质量浓度>0.1% 可能会显著影响组织替代材料在低能量至中能量段的质量衰减系数的大小,准确测量人体组织和组织替代材料中此类元素的相对浓度非常重要。也可以通过添加少量合适的材料,将其他高 Z 元素引入组织替代材料中,以调整质量衰减系数 μ/ρ 和线性衰减系数 μ 的值。

对于电子束,如果相等厚度的人体组织和组织替代材料在相同程度上吸收和散射电子,则人体组织和组织替代材料的总线性组织本领 S 和线性散射本领 T 必须在适当的能量区间内相同。严格来说,碰撞的线性组织本领 S_{col} 和轫致辐射生成 S_{rad} 的组分必须分别匹配。通常,适合作为光子模体材料的组织替代材料也可以用于电子。

对于中子束,当中子与原子核相互作用时,人体组织和组织替代材料的基本成分的吸收和散射过程是中子应用中的主要关注点。为了使模体材料在中子剂量学中可以适用,必须在所需的能量区间内考虑总线性衰减系数 μ 的吸收部分和散射部分（μ_a 和 μ_s）。为了确保人体组织和组织替代材料中复杂的、能量依赖的吸收和散射过程相同，人体组织和组织替代材料的氢 H、碳 C、氮 N 和氧 O 的元素质量比例应相同。在模体中慢中子（<10eV）的空间分布的特殊情况下，需要考虑氢碳 H—C 键和氢氧 H—O 键的影响。

对于重带电粒子束，组织替代材料内由于重的带电粒子引起的辐射相互作用可通过考虑总的线性组织本领 S 来表征。由于电子碰撞在此处考虑的能量区间中占主导地位，因此仅需考虑线性碰撞组织本领 S_{col}。应该注意的是，小角度散射会导致窄束的展宽。

对于负 π 介子束，除了总线性阻止本领外，还须考虑组织替代材料的分子结构。

为了使相等体积的人体组织和组织替代材料具有相同的质量，质量密度必须相同。

表 4-2-1 列举了常用组织替代材料的物理参数。

表 4-2-1　常用组织替代材料的物理参数

材料	化学成分	质量密度 /（g·cm⁻³）	电子密度 /（10²³·cm⁻³）	有效原子序数（光电效应）
水	H_2O	1.00	3.34	7.42
聚苯乙烯	$(C_8H_8)_n$	1.03~1.05	3.24	5.69
有机玻璃	$(C_5O_2H_8)_n$	1.16~1.20	3.24	6.48
聚乙烯	$(CH_2)_n$	0.92	3.44	6.16
石蜡	C_nH_{2n+2}	0.87~0.91	3.44	5.42
Mix D	石蜡:60.8；聚乙烯:30.4；氧化镁:6.4；二氧化钛:2.4	0.99	3.41	7.05
M 3	石蜡:70；氧化镁:29.06；碳酸钙:0.94	1.06	3.34	7.35
固体水（solid water, 美国 Radiation Measurements 公司）	环氧树脂混合物	1.00	3.34	—
RW3（德国 PTW 公司）	H:0.0759；C:0.9041；O:0.0080；Ti:0.0120	1.05	3.376	—
聚甲基丙烯酸甲酯（PMMA）	H:0.0804；C:0.6000；O:0.3196	1.19	3.865	—
虚拟水（virtual water, 美国 Med-Cal 公司）	H:0.077；C:0.687；N:0.023；O:0.189；Cl:0.001；Ca:0.023	1.04	3.376	—
塑料水（plastic water, 美国 CIRS 公司）	H:0.0925；C:0.6282；N:0.0100；O:0.1794；Cl:0.0096；Ca:0.0795；Br:0.0003	1.014	3.326	—
塑料水 DT（plastic water DT, 美国 CIRS 公司）	H:0.074；B:0.0226；C:0.467；N:0.0156；O:0.3352；Mg:0.0688；Al:0.014；Cl:0.0024	1.039	3.345	—
固体水（solid water, 美国 Gammex 公司）	H:0.081；C:0.672；N:0.024；O:0.199；Cl:0.001；Ca:0.023	1.043	3.389	—

二、模体

包含一种或多种组织替代材料并用于模拟体内辐射相互作用的结构称为模体(phantom)。模体可以从形状和空间质量密度分布等方面模拟人体(组织)。实际的人体器官和组织也可以被集成在模体中。

模体可根据其主要功能大致分为剂量学模体、校准模体和影像模体。

剂量学模体用于在特定的几何条件下测量吸收剂量,可以在被照射的模体内的特定深度处测量吸收剂量。这种模体还可以单独用作射线散射体,以便可以在模体外部的一点上测量吸收剂量。

校准模体用于建立辐射探测器的响应和修正从数字图像得出的定量信息,活性校准模体包含已知数量的指定放射性核素,非活性的校准模体仅用于其辐射相互作用特性。

影像模体用于评估图像质量。与校准模体一样,它可以是活性的或非活性的。影像模体可以含有特定尺寸的对象,这些对象可以提供符合解剖特征所需的衰减差异。

以上每个功能类别模体又可分为三种类型的模体即身体模体(body phantom)、标准模体(standard phantom)和参考模体(reference phantom)。

人身体模体具有人体或其一部分的形状和结构,通常由各种组织替代物组成。这些替代物在尺寸、形状、空间分布、质量密度和辐射相互作用方面模拟人体或人体的一部分,几何形状从简单(理想化)到复杂(真实)不等,复杂的模体有时被称为仿真人模体。动物身体模体模拟整个动物的形状和构造。

标准模体用于放射治疗剂量测量以及在标准条件下进行剂量比对,由 ICRU 第 10 号报告引入,并在 ICRU 第 23 号报告中给出定义,建议在进行光子的吸收剂量测量时,采用边长至少 30cm 的立方体水模体。标准模体还被建议用于电子和中子。这些几何结构简单易重复的模体可用于比较标准照射条件下的测量结果。通常建议使用水作为模体材料来校准兆伏光子和电子束。兆伏 X 射线束的校准深度为 10cm,而电子束的校准深度为参考深度。模体边缘在所有方向上距离标称射野尺寸必须至少有 5cm 的水,而且在电离室后方至少有 10cm 的水以提供足够的散射条件。对于千伏 X 射线束,不能将剂量学中目前使用的塑料材料视为真正的水等效材料,如需将其用于千伏 X 射线束输出的校准应谨慎使用。模体必须具有在严格公差范围内的明确定义的几何形状和物理尺寸,辐射探测器深度的不确定性可能导致所测量的吸收剂量存在较大误差。例如,^{60}Co 辐射在 5cm 深度处发生 1.4mm 的变化会导致深度剂量发生 1% 的变化,而 30kV 的 X 射线在 1cm 深度处导致深度剂量发生 1% 的变化的深度误差为 0.1mm。必须在使用剂量模体测量剂量前对探测器所处深度进行验证。

在辐射防护中使用参考计算模型(reference computational model)来定义剂量当量的实用量。参考模体可用于这些量的测量。ICRP 第 89 号出版物提出了具有解剖和生理特征的理想化男性和女性参考模体,第 110 号出版物介绍了基于 CT 图像建立的男性和女性官方计算模型。

组织填充物(bolus)是覆盖在被照射对象的表面的组织替代材料,可为射线束提供额外的散射、建成或衰减。其目的通常是使患者的不规则轮廓变得平坦,为射线束提供平整的入射表面,应具有与水或肌肉相同的吸收和散射特性。

由于放射治疗患者身体内部在临床治疗过程中接受的剂量分布无法直接测量,剂量分布的数据基本上都是在模体(组织等效材料)中测量得到。想要测量接受照射的身体内部和周围组织的吸收剂量需要对模体和探测器的组成材料进行精心选择。从简单的水箱、外形规则的固体水到复杂的仿真人，所有类型的模体都应使用最合适的材料。在放射治疗临床剂量评估工作中通常采用仿真人模体进行测量，仿真人模体外形与人体接近，内部遵循人体解剖结构分布了可模拟各种身体组织（如肌肉、骨骼、肺和气腔）的材料，可采用胶片、热释光、电离室等多种探测器，对不同部位肿瘤的放射治疗进行剂量测量，如图 4-2-1 所示的 Alderson Rando 仿真人模体。

器官运动是人体正常的生理现象，以胸腹部居多，肺肿瘤和肝肿瘤会随呼吸运动而呈现出规律运动的特点，前列腺肿瘤会随膀胱和直肠的充盈变化呈现不规律运动的特点，这些运动会造成每次治疗之间甚至是单次治疗内肿瘤位置的变化。近年来开展了很多与器官运动相关的研究，如采用三维及以上的运动维度模拟肿瘤的运动，自制模体的外形和内部密度组分都与人体比较接近的仿真人模体，甚至进一步模拟器官运动中的组织形变，还出现了专用的数字化仿真人模体软件 XCAT 可通过调整参数模拟器官运动。

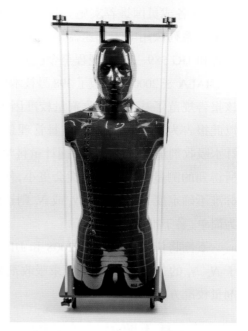

图 4-2-1　Alderson Rando 仿真人模体

（张　可）

第三节　剂量学规程及其应用

一、背景

用电离室测量吸收剂量，理想条件是电离室壁和收集极材质都与空气完全等效，灵敏体积无限小。而在实际测量时，理想条件往往只能近似满足。例如，为达到电子平衡，选择适当的室壁和中心收集极材料、尺寸及几何外形，使其在有限的能量范围内能满足要求。当将电离室气腔中产生的电离电荷量转换成测量介质中的吸收剂量时，要在计算中使用对应的转换系数进行转换。因此，将电离室用于测量各种类型的电离辐射的吸收剂量之前，必须对它进行校准，并选择和确定与之相适应的转换系数。

为保证量值的统一及测量结果的准确，国内外的基本做法是，首先建立国家级的剂量基准，并制定相关的吸收剂量校准规程，然后在有条件的地区建立次级基准实验室，负责对现场（例如医院）使用的电离室和静电计进行校准，并对现场使用给予指导和检查。在中国，中国计量科学研究院作为 IAEA/WHO 次级标准剂量实验室网络（SSDLs）剂量基准实验室成员，负责建立和维护我国的剂量基准。

国际原子能机构（IAEA）与世界卫生组织（WHO）协作，分别在 1987 年和 1997 年发表了第

277 号技术报告(*Absorbed Dose Determination in Photon and Electron Beams*)及其修订版,该报告制定了基于照射量校准因子(N_x)、空气比释动能校准因子(N_k)的 X(γ)射线和电子束吸收剂量校准规程,并向各成员国推荐实施。我国国家技术监督局根据 IAEA 277 号技术报告,于 1989 年开始,颁布了一系列医用电子加速器辐射源检定规程,目前最新版本为 JJG 589—2008。IAEA 277 号技术报告和 JJG 589—2008 规程至今已使用数十年,存在使用烦琐、不确定度较高等问题。

IAEA 于 2000 年出版了 398 号技术报告(*Absorbed Dose Determination in External Beam Radiotherapy*),该报告规范了基于水吸收剂量校准因子($N_{D,w}$)的 X(γ)射线、电子束和质子束吸收剂量测量方法。以此报告为基础,国家市场监督管理总局于 2019 年颁布了 JJF 1743—2019 放射治疗用电离室剂量计水吸收剂量校准规范。中国计量科学研究院也已可以提供 $N_{D,w}$。与使用 N_x 或 N_k 相比,使用 $N_{D,w}$ 所得到的测量结果不确定性会更小,使用经 $N_{D,w}$ 修正的电离室测量 X(γ)射线水中吸收剂量相对标准不确定度为 1.5%,而 N_x 或 N_k 则达到 3.2%。更为重要的是,基于 $N_{D,w}$ 的吸收剂量校准方法更为简单,易于推广。

下面将依据 JJG 589—2008 和 JJF 1743—2019 规程,并结合 IAEA 相关技术报告,分别介绍基于 N_x、N_k 的 X(γ)射线和电子束吸收剂量校准方法和基于 $N_{D,w}$ 的 X(γ)射线、电子束和质子束吸收剂量校准方法。

二、基于照射量校准因子(N_x)和空气比释动能校准因子(N_k)的 X(γ)射线吸收剂量校准方法

按照 JJG 589—2008 规程,校准 X(γ)射线吸收剂量的过程分为如下三个步骤:

第一步,从基准实验室获取 N_x、N_k:

在基准实验室,将用户电离室置于 ^{60}Co γ 射线空气辐射场中。为满足电子平衡,电离室应戴有标准厚度的电子平衡帽[电子平衡帽质量厚度为 $(0.45 \pm 0.05)\,\text{g/cm}^2$],经基准实验室的照射量基准或空气比释动能基准校准后,得到照射量校准因子 N_x(如式 4-3-1 所示):

$$N_x = X_C / M_C \qquad (\text{式 4-3-1})$$

或空气比释动能校准因子 N_k(如式 4-3-2 所示):

$$N_k = K_{a,C} / M_C \qquad (\text{式 4-3-2})$$

其中:X 为照射量参考值,单位为 C/kg,未定义专用名。曾用单位为伦琴(R),$1R = 2.58 \times 10^{-4}\,\text{C/kg}$;$K_a$ 为空气比释动能参考值,单位为 Gy;M 为校准时电离室静电计的仪表读数,角标 C 表示校准时使用的射线质。

第二步,定义用户电离室的空气吸收剂量校准因子 N_D(式 4-3-3、式 4-3-4):

$$N_D = N_k(1-g)K_{att}K_m \qquad (\text{式 4-3-3})$$

$$N_D = N_x \frac{W}{e} K_{att} K_m \qquad (\text{式 4-3-4})$$

式 4-3-3 中 g 为辐射产生的次级电子消耗与轫致辐射的能量占其初始能量总和的份额,对于兆伏级 X(γ)射线,$g \approx 0.003$;e 是每一离子的电荷量,W 是在空气中每形成一个离子对消耗的平均能量,$\frac{W}{e}$ 取值为 33.97J/C。K_m 为电离室材料空气不完全等效的修正因子;K_{att} 为电离室材料(包括平衡帽)对射线吸收和散射的修正因子。

修正因子 K_m 分两种情况计算：当电离室室壁和电子平衡帽由同种材料 m 制成时（式 4-3-5），

$$K_m = \alpha \frac{S_a}{S_m} \frac{(\bar{\mu}_{en}/\rho)_m}{(\bar{\mu}_{en}/\rho)_a}$$ （式 4-3-5）

当为不同材料制成时（式 4-3-6），

$$K_m = \alpha \frac{S_a}{S_{wall}} \frac{(\bar{\mu}_{en}/\rho)_{wall}}{(\bar{\mu}_{en}/\rho)_a} + (1-\alpha) \frac{S_a}{S_{cap}} \frac{(\bar{\mu}_{en}/\rho)_{cap}}{(\bar{\mu}_{en}/\rho)_a}$$ （式 4-3-6）

式中角标 a、wal、cap 分别表示空气、室壁材料和平衡帽材料，α 表示由电离室室壁中次级电子产生的电离电荷量的份额，它依赖于室壁厚度，由图 4-3-1 给出。(1−α) 为平衡帽中产生的份额。表 4-3-1 给出计算 K_m 所需的空气与不同介质的质量阻止本领和质能吸收系数的比值和计算结果。应该指出，这时 K_m 只考虑了电离室室壁和平衡帽的空气不完全等效修正。而对中心收集极材料未给予考虑。

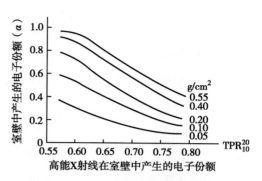

图 4-3-1 不同电离室壁厚度的 α 值随射线质指数的变化曲线

表 4-3-1 不同室壁材料和平衡帽材料的 K_m 值

材料	$S_{a,m}$	$(\bar{\mu}_{en}/\rho)_{m,a}$	K_m
A-150（T.E.plastic）	0.867	1.101	0.965
C-552（A.E.plastic）	1.005	1.001	1.006
涤纶（CH$_2$O）$_n$	0.926	1.068	0.989
石墨（ρ=1.7g/cm^3）	0.998	1.001	0.999
石墨（ρ=2.265g/cm^3）	1.000	1.001	1.001
尼龙 66（C$_6$H$_{11}$ON）$_n$	0.875	1.098	0.961
有机玻璃（C$_5$H$_2$O$_2$）$_n$	0.908	1.081	0.982
聚苯乙烯（C$_8$H$_8$）$_n$	0.901	1.078	0.971
Tufnol	—	—	0.979[c]

注：$S_{a,m}$ 为空气与不同介质的质量阻止本领比；$(\bar{\mu}_{en}/\rho)_{m,a}$ 为空气与不同介质的质能吸收系数比。

修正因子 K_{att} 对常用的圆柱形电离室，如 NE0.6cc 电离室，当总厚度（室壁与平衡帽厚度之和）为 0.45~0.6g/cm^2 时，为 0.990 ± 0.005。

考虑应用方便，表 4-3-2 给出常用电离室的 K_m 和 K_{att} 的数值。大多数情况下，查表比公式计算更方便。

第三步，应用于用户辐射场如医院使用的 ^{60}Co 治疗机或各种类型的加速器的辐射场中时，按照表 4-3-3 介绍的校准参考条件，将经基准实验室校准过的电离室置放在标准水模体中进行测量。根据布喇格 - 格雷理论和关系式，水中特定位置的高能 X(γ) 射线的吸收剂量，即电离室有效测量点处的吸收剂量 D_w 应等于（式 4-3-7）：

$$D_w = M_u \cdot N_D \left(\frac{S_w}{S_a}\right)_u P_u P_{cel}$$ （式 4-3-7）

表 4-3-2 常用电离室的 K_m 和 K_{att} 的数据

电离室型号	K_m	K_{att}	$K_m \times K_{att}$
Standard Imaging 公司			
A1SL	1.006	0.992	0.998
A2	1.006	0.986	0.992
A12	1.006	0.991	0.997
A12S	1.006	0.989	0.995
A14SL	1.006	0.992	0.998
A16	1.006	0.994	1.000
A18	1.006	0.991	0.997
A19	1.006	0.991	0.997
A26	1.006	0.993	0.999
A28	1.006	0.989	0.995
PTW 公司			
30010/30001	—	—	0.973
30011/30002	—	—	0.982
30012/30004	—	—	0.982
30013/30006	—	—	0.973
PTW 公司			
31013/31003	—	—	0.974
31010/31002	—	—	0.973
30015/23331	—	—	0.974
30016/23332	—	—	0.975
23323	—	—	0.974
23343	—	—	0.985
IBA 公司			
FC-65G	0.990	0.994	0.984
FC-65P	0.990	0.989	0.979
FC-23C	0.990	0.998	0.988
NACP	0.990	0.992	0.982
PPC40	0.990	0.982	0.972
PPC05	0.990	1.002	0.992
CC13	0.990	0.993	0.983
CC04	0.990	0.993	0.983

注：表中数据是由各家电离室制造公司提供的数据；K_m 为电离室材料空气不完全等效的校正因子；K_{att} 为电离室材料（包括平衡帽）对射线吸收和散射的修正因子。

式 M_u 为电离室经温度、气压、本底、极化效应和复合效应等影响量进行修正后的静电计仪表读数;$\left(\dfrac{S_w}{S_a}\right)_u$ 为水与空气的阻止本领比值。电离室插入水模体后,由于其材质(密度和有效原子序数)与水不等效,电离室会对 X(γ)射线和电子束在水中的注量和能谱产生扰动影响,P_u 为扰动修正因子,用于修正对辐射场的扰动影响。P_{cel} 为电离室中心收集极空气等效不完全的修正因子。

表 4-3-3　基于 N_x 和 N_k 的 X(γ)射线吸收剂量校准参考条件

参数	参考值
模体材料	水
探测器类型	圆柱形电离室
校准深度	$PDD_{20,10} \leqslant 0.6$ 时,深度为 $5g/cm^2$ $PDD_{20,10} > 0.6$ 时,深度为 $10g/cm^2$
有效测量点	空腔几何中心上方 0.6r(内半径)
SSD	100cm
等中心位置射野尺寸	10cm × 10cm

对于高能 X(γ)射线,$\left(\dfrac{S_w}{S_a}\right)_u$ 值由表 4-3-4 给出,其中射线质分别由 $TPR_{20,10}$ 和 $PDD_{20,10}$ 给出,$TPR_{20,10}$ 的测量条件(图 4-3-2B)为机架角度 0°,射野面积 10cm × 10cm,保持源到电离室距离(SCD)100cm 不变,测量并计算水模体中 $20g/cm^2$ 处与 $10g/cm^2$ 深度处的组织模体比 TPR 的比值。$PDD_{20,10}$ 测量条件(图 4-3-2A)为机架角度 0°,射野面积 10cm × 10cm,保持源皮距(SSD)100cm 不变,测量并计算水模体中 $20g/cm^2$ 处与 $10g/cm^2$ 深度处的百分深度剂量 PDD 的比值。

表 4-3-4　$\left(\dfrac{S_w}{S_a}\right)_u$ 值参考表

射线质		校准深度	
$TPR_{20,10}$	$PDD_{20,10}$	$S_{w,air}$	深度 /cm
0.50	0.44	1.135	5
0.53	0.47	1.134	5
0.56	0.49	1.132	5
0.59	0.52	1.130	5
0.62	0.54	1.127	5
0.65	0.56	1.123	5
0.68	0.58	1.119	5
0.70	0.60	1.116	5
0.72	0.61	1.111	10
0.74	0.63	1.105	10
0.76	0.65	1.099	10
0.78	0.66	1.090	10
0.80	0.68	1.080	10
0.82	0.69	1.069	10
0.84	0.71	1.059	10

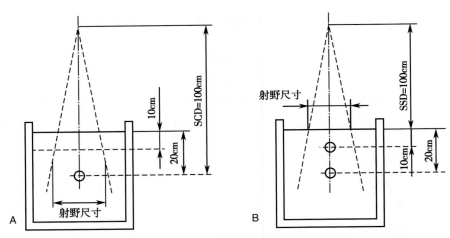

图 4-3-2　确定 X(γ) 射线射线质的测量方法示意

A. $PDD_{20,10}$：源到模体表面距离（SSD）保持不变，测量并计算水模体中 20g/cm² 处与 10g/cm² 深度处的百分深度剂量 PDD 的比值。B. $TPR_{20,10}$：保持源到电离室距离（SCD）100cm 不变，测量并计算水模体中 20g/cm² 处与 10g/cm² 处的组织模体比 TPR 的比值。

　　使用 $TPR_{20,10}$ 作为射线质指标，其最大优势在于该比值对电子污染不敏感。电子污染是由于 X 射线与治疗头组件相互作用造成的机头散射，一些 X 射线光子将它们的一部分能量转移给机头组件上的电子，这部分电子就变成射束中的污染部分而进入水模体中，但是这部分电子很难穿透到 10cm 或者更深的深度，所以不会影响到 $TPR_{20,10}$。使用 $TPR_{20,10}$ 作为射线质指标的另一个优势是由于该值是个比值，所以不需要对电离室插入水模体而造成的扰动变化进行修正。此外，在两个深度进行测量时，探测器的位置始终保持不变，这就可以消除由于探测器运动到不同位置时，到位精度变化而产生的偏差。$TPR_{20,10}$ 可直接测量得到，也可以通过拟合公式由 $PDD_{20,10}$ 或 $PDD(10)$ 推导得到。在 50MV 的范围内，通过下述公式（式 4-3-8 和式 4-3-9）拟合得到的结果与测量结果具有较好的一致性，最大偏差在 1% 以内。

$$TPR_{20,10}=1.266\ 1PDD_{20,10}-0.059\ 5 \qquad\qquad（式 4-3-8）$$
$$TPR_{20,10}=-0.789\ 8+0.329PDD(10)+0.000\ 166PDD(10)^2 \qquad\qquad（式 4-3-9）$$

　　对于不同能量的 X(γ) 射线，电离室室壁厚度约为 0.5mm，不同（室壁）材质的电离室，P_u 值由图 4-3-3 给出。

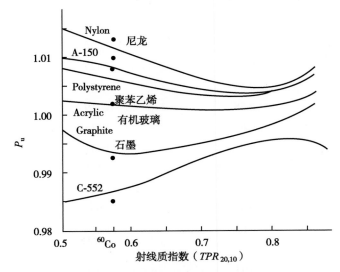

图 4-3-3　不同材料电离室的扰动因子 P_u 随射线质指数的变化曲线

P_{cel} 为电离室中心收集极空气等效不完全的修正因子,具体数值由表 4-3-5 给出。对由石墨、塑料、铝制成的中心收集极,当 X(γ)射线能量 ≤ 25MV 时,P_{cel}=1。

表 4-3-5　铝质收集极的电离室 P_{cel} 值

收集极半径 r/mm	X(γ)射线能量 ≤ 25MV	X(γ)射线能量 > 25MV
0.5	1.000	1.004
1.0	1.000	1.008
1.5	1.000	1.010
2.5	1.000	1.016

放射治疗中,人体组织所接受的电离辐射吸收剂量,一般是通过组织替代水模体中的吸收剂量进行转换。因此对吸收剂量的校准,一般都是在水箱中进行。X(γ)射线吸收剂量测量一般选用圆柱形电离室,电离室中心所收集的电离电荷,是源于它前方的某一点产生的次级电子,有必要定义电离室的有效测量点 P_{eff},以修正电离室气腔内电离辐射的注量梯度变化。如图 4-3-4 所示,有效测量点 P_{eff} 位于电离室空腔几何中心 P 的上方,如以 r 表示电离室的内半径,对于高能 X 射线,其有效测量点 P_{eff} 位于电离室空腔几何中心点 P 的上方 $0.6r$ 的位置。例如内半径 3mm 的圆柱形电离室,其 P_{eff} 的位置为电离室空腔几何中心上方 1.8mm(3mm × 0.6=1.8mm)处。

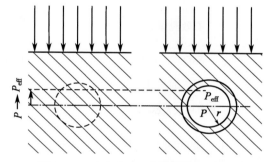

图 4-3-4　确定电离室有效测量点示意
P_{eff} 为电离室的有效测量点;P 为电离室空腔几何中心点;r 为电离室的内半径。

在水模体中测量吸收剂量,需规范测量的参考条件,如为减少水中吸收剂量梯度变化和机头电子污染等影响,一般都将电离室置放在水中一特定的校准深度而不是最大剂量点深度。对于 X(γ)射线,当 $PDD_{20,10} \leqslant 0.6$ 时,校准深度为 5g/cm²;当 $PDD_{20,10} > 0.6$ 时,校准深度为 10g/cm²。

当使用固体模体测量电子束的吸收剂量时,若固体模体的材料为绝缘体,则会产生"电荷累积"(charge storage)效应,原因是耗尽能量的电子被阻止在介质中,从而改变和影响了电离室在继后的照射中所收集的实际的电离电荷。此效应的大小依赖于累积剂量和模体受辐照的时间。消除电荷累积效应最简单的方法,是将固定模体制成多层片形状,每片的厚度一般不超过 2cm。用平行板电离室测量,一般不产生电荷积累效应。

三、基于照射量校准因子(N_x)和空气比释动能校准因子(N_k)的高能电子束吸收剂量修正方法

高能电子束与 X(γ)射线吸收剂量计算公式是相同的,即式 4-3-7 所示。主要区别是电离室有效测量点位置、校准深度和参数获取方法。高能电子束下,不同能量应选用不同类型的电离室,当电子束模体表面平均能量 $\overline{E_0} < 5MeV$ 时,应选用平行板电离室,其有效测量点 P_{eff} 位于电离室内表面的中心位置。当 $\overline{E_0} \geqslant 5MeV$ 时,可以选择平行板电离室或圆柱形电离室,对于圆柱形电离室,其有效测量点 P_{eff} 位于电离室空腔几何中心点 P 的上方 $0.5r$ 的位置。例如内半径 3mm 的电离室,其

P_{eff} 的位置为电离室空腔几何中心上方 1.5mm（3mm×0.5=1.5mm）处。由于在固体水中测量电子束可能会产生较大偏差，建议在水中进行测量。为了减少电子建成区对剂量测量精度的影响，校准深度一般选择最大剂量深度点或更深的位置，具体参考条件详见表4-3-6。

表 4-3-6　基于 N_x 和 N_k 的高能电子束吸收剂量校准参考条件

参数	参考值
模体材料	水
探测器类型	$\overline{E_0}<5\text{MeV}$：平行板电离室 $\overline{E_0}\geqslant5\text{MeV}$：平行板电离室或圆柱形电离室
校准深度	$\overline{E_0}<5\text{MeV}$：最大剂量深度 $5\text{MeV}\leqslant\overline{E_0}<10\text{MeV}$：最大剂量深度或水下 1.0cm* $10\text{MeV}\leqslant\overline{E_0}<20\text{MeV}$：最大剂量深度或水下 2.0cm* $\overline{E_0}\geqslant20\text{MeV}$：最大剂量深度或水下 2.0cm*
有效测量点	圆柱形电离室：空腔几何中心上方 0.5r 平行板电离室：入射窗内表面中心
SSD	100cm
限光筒尺寸	10cm×10cm

注：*. 取其中较大者。

电子束的吸收剂量，即电离室有效测量点处的吸收剂量 D_w 公式详见式 4-3-7。对于高能电子束，$\left(\dfrac{S_w}{S_a}\right)_u$ 值由表 4-3-7 给出。其中射线质通过半峰值剂量深度 R_{50}（百分深度剂量 50% 的位置）表示。模体表面平均能量 $\overline{E_0}$ 可通过 R_{50} 推导（公式详见式 4-3-10）或水箱软件读取，射程 R_p 也可通过水箱软件读取。需要特别指出的是，使用电离室在水箱中测量到的是百分深度电离量（PDI）曲线，需转换成百分深度剂量（PDD）曲线，上述曲线可通过三维水箱软件直接转换得到。

$$\overline{E_0}=0.656+2.059R_{50}+0.022\left(R_{50}\right)^2 \qquad \text{（式 4-3-10）}$$
$$\text{式 } \overline{E_0}=2.33\cdot R_{50}$$

表 4-3-7　不同（模体表面平均）能量电子束在水中不同深度处的水与空气的阻止本领比值 $\left(\dfrac{S_w}{S_a}\right)$

深度 /cm	$\overline{E_0}$/MeV	50	40	30	25	20	18	16	14	12
	R_p/cm	24.6	19.6	14.8	12.3	9.87	8.88	7.89	6.9	5.91
0.0		0.904	0.912	0.926	0.940	0.955	0.961	0.969	0.977	0.986
0.1		0.905	0.913	0.929	0.941	0.955	0.962	0.969	0.978	0.987
0.2		0.906	0.914	0.930	0.942	0.956	0.963	0.970	0.978	0.988
0.3		0.907	0.915	0.931	0.943	0.957	0.964	0.971	0.979	0.989
0.4		0.908	0.916	0.932	0.944	0.958	0.965	0.972	0.980	0.990

深度 / cm	$\overline{E}_0$ / MeV	50	40	30	25	20	18	16	14	12
	R_p/cm	24.6	19.6	14.8	12.3	9.87	8.88	7.89	6.9	5.91
0.5		0.909	0.917	0.933	0.945	0.959	0.966	0.973	0.982	0.991
0.6		0.909	0.918	0.934	0.946	0.960	0.967	0.974	0.983	0.993
0.8		0.911	0.920	0.936	0.948	0.962	0.969	0.976	0.985	0.996
1.0		0.913	0.922	0.938	0.950	0.964	0.971	0.979	0.988	0.999
1.2		0.914	0.924	0.940	0.952	0.966	0.973	0.981	0.991	1.002
1.4		0.916	0.925	0.942	0.954	0.968	0.976	0.984	0.994	1.006
1.6		0.917	0.927	0.944	0.956	0.971	0.978	0.987	0.997	1.010
1.8		0.918	0.929	0.945	0.957	0.973	0.981	0.990	1.001	1.014
2.0		0.920	0.930	0.947	0.959	0.975	0.983	0.993	1.004	1.018
2.5		0.923	0.934	0.952	0.964	0.981	0.990	1.000	1.013	1.030
3.0		0.926	0.938	0.956	0.969	0.987	0.997	1.008	1.023	1.042
3.5		0.929	0.941	0.960	0.974	0.994	1.004	1.017	1.034	1.056
4.0		0.932	0.944	0.964	0.979	1.001	1.012	1.027	1.046	1.071
4.5		0.935	0.948	0.969	0.985	1.008	1.021	1.037	1.059	1.086
5.0		0.936	0.951	0.973	0.990	1.016	1.030	1.049	1.072	1.101
5.5		0.940	0.954	0.978	0.996	1.024	1.040	1.061	1.086	1.113
6.0		0.943	0.958	0.983	1.002	1.033	1.051	1.074	1.100	1.121
7.0		0.948	0.965	0.993	1.017	1.054	1.075	1.099	1.118	1.122
8.0		0.954	0.972	1.005	1.032	1.076	1.098	1.116	1.120	
9.0		0.960	0.981	1.018	1.049	1.098	1.114	1.118		
10.0		0.966	0.990	1.032	1.068	1.112	1.116			
12.0		0.980	1.009	1.062	1.103					
14.0		0.996	1.031	1.095	1.107					
16.0		1.013	1.056	1.103						
18.0		1.031	1.080							
20.0		1.051	1.094							
22.0		1.070								
24.0		1.082								
26.0		1.085								

第四章

基础剂量学

深度/cm	$\overline{E_0}/$MeV	10.0	9.0	8.0	7.0	6.0	5.0	4.0	3.0	2.0	1.0
	R_p/cm	5.02	4.52	4.02	3.52	3.02	2.52	2.02	1.51	1.01	0.505
0.0		0.997	1.003	1.011	1.019	1.029	1.040	1.059	1.078	1.097	1.116
0.1		0.998	1.005	1.012	1.020	1.030	1.042	1.061	1.081	1.101	1.124
0.2		0.999	1.006	1.013	1.022	1.032	1.044	1.064	1.084	1.106	1.131
0.3		1.000	1.007	1.015	1.024	1.034	1.046	1.067	1.089	1.112	1.135
0.4		1.002	1.009	1.017	1.026	1.036	1.050	1.071	1.093	1.117	1.136
0.5		1.003	1.010	1.019	1.028	1.039	1.054	1.076	1.098	1.122	
0.6		1.005	1.012	1.021	1.031	1.043	1.058	1.080	1.103	1.126	
0.8		1.009	1.016	1.026	1.037	1.050	1.067	1.090	1.113	1.133	
1.0		1.013	1.021	1.031	1.043	1.058	1.075	1.099	1.121		
1.2		1.017	1.026	1.037	1.050	1.066	1.085	1.108	1.129		
1.4		1.022	1.032	1.044	1.058	1.075	1.095	1.117	1.133		
1.6		1.027	1.038	1.050	1.066	1.084	1.104	1.124			
1.8		1.032	1.044	1.057	1.074	1.093	1.112	1.130			
2.0		1.038	1.050	1.065	1.082	1.101	1.120	1.133			
2.5		1.053	1.067	1.083	1.102	1.120	1.131				
3.0		1.069	1.084	1.102	1.119	1.129					
3.5		1.085	1.102	1.118	1.128						
4.0		1.101	1.116	1.126							
4.5		1.115	1.125	1.127							
5.0		1.123	1.126								
5.5		1.125									

对于高能电子束,不同内半径电离室的 P_u 值由表 4-3-8 给出。其中,水中校准深度 z 处平均能量 $\overline{E_z}$,用其表面平均能量 $\overline{E_0}$、射程 R_p 进行推导,其关系为(如式 4-3-11 所示):

$$\overline{E_z} = \overline{E_0}(1 - z/R_p) \qquad (式 4\text{-}3\text{-}11)$$

如前述,随模体深度的增加,电子束能量发生变化。在深度 z 处的电子束的平均能量,可近似用其表面平均能量 $\overline{E_0}$ 和射程 R_p 来表示,该式(式 4-3-11)是一近似关系式,仅对较低能量电子束($\overline{E_0} < 10\text{MeV}$),或较高能量电子束在较小深度处成立。

对于高能电子束,不同半径铝收集极的电离室的 P_{cel} 值由表 4-3-9 给出。

表 4-3-8　水中校准深度处,平均能量为 $\overline{E}_z$ 的电子束,电离室内半径为 r 时的 P_u 值

$\overline{E}_z$/MeV	r=1.5mm	r=2.5mm	r=3.15mm	r=3.5mm
4	0.981	0.967	0.959	0.955
6	0.984	0.974	0.969	0.963
8	0.988	0.980	0.974	0.971
10	0.991	0.984	0.980	0.978
12	0.993	0.988	0.989	0.984
15	0.995	0.992	0.990	0.989
20	0.997	0.995	0.994	0.994

表 4-3-9　铝质收集极的电离室 P_{cel} 值

收集极半径 r/mm	电子束
0.5	1.008
1.0	1.015
1.5	1.020
2.5	1.032

四、基于 N_k 校准因子的加速器 X(γ)射线和电子束吸收剂量校准示例

(一)获取照射量校准因子(N_x)或空气比释动能校准因子(N_k)

将电离室、静电计和电缆(整体递交,不能拆分,使用时也需配套使用)送往中国计量科学研究院进行校准,得到 N_x 或 N_k。中国计量科学研究院出具的报告(图 4-3-5)中除包含校准因子外,还包括校准时的静电计设置参数,上述参数在临床使用时也需要与校准条件一致。在本示例中,电离室型号为 PTW30013,N_k 取值为 0.009 06。

(二)加速器输出量测量

设置静电计参数与图 4-3-5 所示参数一致,本底修正后按照校准参考条件进行测量。

以 6MV 的 X 射线为例,其 $PDD_{20,10}$ 值为 0.58,由于 $PDD_{20,10} \leqslant 0.60$,依据表 4-3-3 中的校准深度要求,选择深度 5g/cm²。将电离室置入标准水箱中,SSD 100cm,射野 10cm×10cm,MU100,记录静电计的读数,测量三次取平均值。

静电计读数需经温度气压修正因子(见式 4-1-1)、复合修正因子(见图 4-1-10)修正和极化因子修正,在本示例中,修正后的读数为:87.5。

以 6MeV 电子束为例,通过计算得到 $\overline{E}_0$ 值为 5.4MeV、最大剂量深度为 0.9cm,由于最大剂量深度<1cm,依据表 4-3-6 中的校准深度要求,选择深度 1g/cm²。将电离室置入标准水箱中,SSD 100cm,限光筒尺寸为 10cm×10cm,MU100,记录静电计的读数,测量三次取平均值。

静电计读数需经温度气压修正因子(见公式 4-1-1)、复合修正因子(见图 4-1-10)修正和极化因子修正,在本示例中,修正后的读数为:101.5。

1、校准方法：

替代法，电离室灵敏体积中心与参考值已知的校准点重合，校准点处参考值由 ^{60}Co γ 射线空气比释动能基准确定。

2、校准条件：

射束主轴垂直于校准点所在平面，校准点处辐射野尺寸：φ100mm。

3、校准结果：

校准项目		结果	备注
校准因子 N_k	量程:/	0.00906	电离室编号：TW30013-011425
测量重复性		0.03%	/
辐照后漏电		0.4%	/
示值非线性		-0.01%	/
长期稳定性		无	/

4、结果说明

4.1 校准因子 $N_k = K_0 / M$

其中：K_0—空气比释动能参考值;单位：Gy

M—修正到 20.0℃，101.3kPa 条件下的仪器读数（读数单位：cGy）。

4.2 参数设置： Bias Voltage: -400V

Beam Type: automatic

Background: manual

Compensation: manual

Data Filtering:No Filtering

ADCF: Automatic

Temp/press:manual

程序中电离室参数设置：

$N_{D,w}$=5.407 • 10^7Gy/C

Detector Type: Cylindrical Ionization Chamber

Ion Collection efficiency:1

Polarity effect:1

Quality Conversion Factor K_Q:1±0.011

Beam Type: Photons

Reference condition:

Temperature:293.15K

Air pressure:101.325kPa

以上参数设置，用户不得私自修改，否则校准结果无效。

4.3 校准因子 N_k 的不确定度：1.2%(k=2)

4.4 仅校准 ^{60}Co γ 射线。

----------------------以下空白--------------------

图 4-3-5　中国计量科学研究院出具的报告（包含 N_k 校准因子）

除包含 N_k 校准因子外，还有校准时的静电计设置参数，在使用时上述参数要与校准时保持一致，这点需要特别注意。

（三）吸收剂量计算

根据式 4-3-12 计算修正深度处的剂量：

$$D_w = M_u \cdot N_k \cdot (1-g) \cdot K_{att} \cdot K_m \cdot S_{w,air} \cdot P_u \cdot P_{cel} \quad （式 4-3-12）$$

- D_w：校准深度处的绝对剂量。
- M_u：电离室经温度、气压、本底、极化效应和复合效应等影响量进行修正后的静电计仪表读数，在本示例中，6MV 的 X 射线的读数为 87.5；6MeV 电子束的读数为 101.5。
- N_k：空气比释动能校准因子，在本示例中的取值为 0.009 06。
- g：X 射线辐射产生的次级电子消耗与轫致辐射的能量占其初始能量总和的份额，对于兆伏级 X(γ) 射线和高能电子束，g ≈ 0.003，1–g ≈ 0.997。
- $K_{att} \cdot K_m$：K_m 为电离室材料空气不完全等效的修正因子；K_{att} 为电离室材料（包括平衡帽）对射线吸收和散射的修正因子。查表 4-3-2，以 PTW 30013 电离室为例，$K_{att} \cdot K_m$=0.973。
- $S_{w,air}$：水与空气的阻止本领比值。对于本示例中的 6MV 的 X 射线，$PDD_{20,10}$ 值为 0.580，查表 4-3-4，$S_{w,air}$=1.119；对于本示例中的 6MeV 电子束，通过水箱软件直接读取 PDD 数据中的 R_p 值为 2.950cm，查表 4-3-7，$S_{w,air}$=1.060。
- P_u：扰动修正因子。对于本示例中的 6MV 的 X 射线，查找 PTW 30013 说明书，可知室壁材质为石墨。$PDD_{20,10}$ 值为 0.580，根据公式(式 4-3-8)计算得到 $TPR_{20,10}$=0.675。查图 4-3-3，得到 P_u 为 0.994。对于本示例中的 6MeV 电子束，查找 PTW 30013 说明书，可知电离室内半径为 3.05mm。通过水箱软件直接读取 PDD 数据中的 R_{50} 和 R_p 值，R_{50}=2.250cm，R_p=2.950cm，校准深度 d 为 1g/cm²。根据公式(式 4-3-10)计算得到 $\overline{E}_0$ 值为 5.40MeV，根据公式(式 4-3-11)计算得到深度 1g/cm² 处的 $\overline{E}_z$ 值 3.57MeV，查表 4-3-8 可知 P_u 值为 0.956。
- P_{cel}：为电离室中心收集极空气等效不完全的修正因子，对于本示例中的 6MV 的 X 射线，查表 4-3-5 可知 P_{cel} 值为 1.000；对于本示例中的 6MeV 电子束，查找 PTW 30013 说明书，可知中心电极半径为 0.055cm，查表 4-3-9 可知 P_{cel} 值为 1.008。

把测量和查到的数据代入到公式(式 4-3-12)中，得到校准深度处的绝对剂量值。

（四）计算过程示例

1. 6MV 的 X 射线吸收剂量计算　　在 5g/cm² 深度处，静电计三次读数的平均值为 87.5，N_k=0.009 06。参照公式(式 4-3-12)，计算过程如下：

$$D_w = 87.5 \times 0.009\ 06 \times 0.997 \times 0.973 \times 1.119 \times 0.994 \times 1$$
$$= 0.855\ 3Gy = 85.53cGy$$

2. 6MeV 电子束吸收剂量计算　　在 1g/cm² 深度处，静电计三次读数的平均值为 101.5。N_k=0.009 06。参照公式(式 4-3-12)，计算过程如下：

$$D_w = 101.5 \times 0.009\ 06 \times 0.997 \times 0.973 \times 1.060 \times 0.956 \times 1.008$$
$$= 0.911\ 2Gy = 91.12Gy$$

五、基于水吸收剂量校准因子($N_{D,w}$)的 X(γ)射线吸收剂量校准方法

X(γ) 射线吸收剂量测量一般选用圆柱形电离室，其参考点(reference point)位于电离室空腔几何中心，这一点与 IAEA277 号技术报告中的有效测量点位置(空腔几何中心上方 0.6r)不同。在该方法中，测量 X(γ) 射线吸收剂量时，直接将电离参考点(电离室空腔几何中心)置于待测深度处(图 4-3-6)，完成水中吸收剂量的测量。由于参考点与有效测量点位置不一致所造成的剂量偏差，是通过引入位移修正因子(displacement correction factor，P_{dis})进行修正，它已包含在射线质修正因子 k_{Q,Q_0} 中，测量时不需再考虑有效测量点的距离修正或剂量梯度校正。

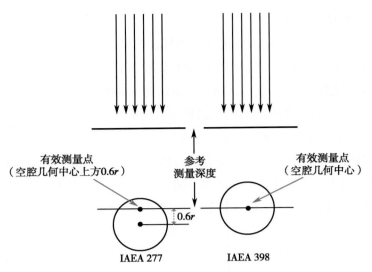

图 4-3-6　圆柱形电离室放置位置示意

IAEA277 号技术报告中的有效测量点为空腔几何中心上方 0.6r，r 为电离室的内半径。

IAEA398 号技术报告的参考点位于空腔几何中心。

在水模体中测量吸收剂量,需规范校准参考条件,如为减少水中吸收剂量梯度变化和机头电子污染等影响,一般都将电离室置放在水中一特定的校准深度(Z_{ref})。当 $TPR_{20}/TPR_{10} \leqslant 0.7$ 时,校准深度为 10g/cm²(或 5g/cm²);当 $TPR_{20}/TPR_{10} > 0.7$ 时,校准深度为 10g/cm²。校准参考条件详见表 4-3-10。

表 4-3-10　基于 $N_{D,w}$ 的 X(γ)射线吸收剂量校准参考条件

参数	参考值
模体材料	水
探测器类型	圆柱形电离室
校准深度 Z_{ref}	$TPR_{20}/TPR_{10} \leqslant 0.7$,深度为 10g/cm²(或 5g/cm²) $TPR_{20}/TPR_{10} > 0.7$,深度为 10g/cm²
电离室参考点	空腔几何中心
参考点放置位置	校准深度 Z_{ref}
SSD	100cm
射野尺寸	10cm × 10cm

按照 JJF 1743—2019 规程,校准高能电离辐射吸收剂量的过程也有三个步骤:

第一步,在基准实验室,将用户电离室置于标准水模体中,使用 ^{60}Co γ 射线辐射场对其进行照射,计算得到水吸收剂量校准因子 $N_{D,w,Q0}$(如式 4-3-13 所示)。

$$N_{D,w,Q0} = D_{w,Q0}/M_{Q0}$$　　　　　　（式 4-3-13）

其中:$D_{w,Q0}$ 为水吸收剂量参考值,单位为 Gy;$N_{dw,Q0}$ 为水吸收剂量修正因子,单位为 Gy/C;M_{Q0} 为校准时电离室静电计的仪表读数;角标 Q_0 表示校准时使用的射线质(例如 ^{60}Co)。

第二步,应用于用户辐射场如医院使用的 ^{60}Co 治疗机或各种类型的加速器的辐射场中时,按照表 4-3-10 介绍的校准参考条件,将经基准实验室校准过的电离室置放在标准水模体中进行测量。

第二步与第一步均是在水模体中测量,两者的区别是辐射场的射线质不同,所以只需要对电离室进行射线质响应修正,就可以将 $N_{dw,Q0}$ 用于其他辐射场(1~50MeV)的吸收剂量计算。具体计算公式如式 4-3-14 所示。

$$D_{w,Q}=M_Q N_{D,w,Q_0} k_{Q,Q_0} \qquad\qquad (式 4-3-14)$$

式 4-3-14 中:

$D_{w,Q}$ 为用户射线质 Q 下的参考深度 z_{ref} 处水吸收剂量。

M_Q 为在电离室的参考点位于参考深度 z_{ref} 处的静电计读数,并按操作要求对温度、气压、本底电流、极化效应和复合效应等影响量进行修正。

N_{D,w,Q_0} 为电离室在参考射线质 Q_0 中水吸收剂量的校准因子,该值由基准实验室给出。

k_{Q,Q_0} 为射线质修正因子,用于修正参考射线质 Q_0 与用户射线质 Q 之间的差异造成的探测器响应变化。对于高能 X(γ)射线,k_{Q,Q_0} 值由表 4-3-11 给出,其中射线质 $TPR_{20,10}$ 可直接测量,也可通过拟合公式由 $PDD_{20,10}$ 或 $PDD(10)$ 推导得到,具体公式详见 4-3-8 和 4-3-9。

表 4-3-11　X(γ)射线射线质修正因子(k_{Q,Q_0})

电离室型号	辐射质 $TPR_{20,10}$														
	0.50	0.53	0.56	0.59	0.62	0.65	0.68	0.70	0.72	0.74	0.76	0.78	0.80	0.82	0.84
PTW 23323	1.003	1.003	1.000	0.999	0.997	0.993	0.990	0.987	0.984	0.980	0.975	0.967	0.960	0.953	0.941
PTW 23331	1.004	1.003	1.000	0.999	0.997	0.993	0.990	0.988	0.985	0.982	0.978	0.971	0.964	0.956	0.945
PTW 23332	1.004	1.003	1.001	0.999	0.997	0.994	0.990	0.988	0.984	0.980	0.976	0.968	0.961	0.954	0.943
PTW 23333	1.004	1.003	1.001	0.999	0.997	0.994	0.990	0.988	0.985	0.981	0.976	0.969	0.963	0.955	0.943
PTW 30001/ 30010	1.004	1.003	1.001	0.999	0.997	0.994	0.990	0.988	0.985	0.981	0.976	0.969	0.962	0.955	0.943
PTW 30002/ 30011	1.006	1.004	1.001	0.999	0.997	0.994	0.992	0.990	0.987	0.984	0.980	0.973	0.967	0.959	0.948
PTW 30004/ 30012	1.006	1.005	1.002	1.000	0.999	0.996	0.994	0.992	0.989	0.986	0.982	0.976	0.969	0.962	0.950
PTW 30006/ 30013	1.002	1.002	1.000	0.999	0.997	0.994	0.990	0.988	0.984	0.980	0.975	0.968	0.960	0.952	0.940
PTW 31002	1.003	1.002	1.000	0.999	0.997	0.994	0.990	0.988	0.984	0.980	0.975	0.968	0.960	0.952	0.940
PTW 31003	1.003	1.002	1.000	0.999	0.997	0.994	0.990	0.988	0.984	0.980	0.975	0.968	0.960	0.952	0.940
PTW 31006	1.004	1.003	1.001	0.999	0.998	0.995	0.992	0.989	0.985	0.980	0.974	0.966	0.959	0.951	0.940
PTW 31014	1.004	1.003	1.001	0.999	0.998	0.995	0.992	0.989	0.985	0.980	0.975	0.967	0.959	0.952	0.941
SNC 100700-0	1.005	1.004	1.001	0.999	0.998	0.995	0.992	0.989	0.986	0.981	0.976	0.969	0.962	0.954	0.943
SNC 100700-1	1.007	1.006	1.003	1.001	0.999	0.997	0.995	0.993	0.990	0.986	0.983	0.976	0.969	0.961	0.951
IBA CC01	1.002	1.002	1.002	1.001	1.000	0.999	0.996	0.994	0.991	0.986	0.981	0.972	0.964	0.956	0.944
IBA CC04	1.001	1.001	1.001	1.000	0.999	0.997	0.995	0.992	0.989	0.984	0.979	0.970	0.962	0.953	0.941
IBA CC08	1.001	1.001	1.001	1.000	0.999	0.997	0.995	0.993	0.989	0.985	0.980	0.972	0.964	0.955	0.943

电离室型号	辐射质 $TPR_{20,10}$														
	0.50	0.53	0.56	0.59	0.62	0.65	0.68	0.70	0.72	0.74	0.76	0.78	0.80	0.82	0.84
IBA CC13	1.001	1.001	1.001	1.000	0.999	0.997	0.995	0.993	0.989	0.985	0.980	0.972	0.964	0.955	0.943
IBA CC25	1.001	1.001	1.001	1.000	0.999	0.997	0.995	0.993	0.989	0.985	0.980	0.972	0.964	0.955	0.943
IBA FC23-C	1.001	1.001	1.001	1.000	0.999	0.997	0.995	0.993	0.990	0.985	0.980	0.972	0.964	0.955	0.943
IBA FC65-P	1.003	1.002	1.001	0.999	0.998	0.995	0.993	0.990	0.986	0.981	0.976	0.973	0.960	0.952	0.940
IBA FC65-G	1.005	1.004	1.002	1.000	0.998	0.997	0.995	0.992	0.989	0.985	0.981	0.973	0.966	0.958	0.947

六、基于水吸收剂量校准因子$(N_{D,w})$的高能电子束吸收剂量校准方法

高能电子束水吸收剂量的测量方法,适用于能量在 3~50MeV 范围内的临床电子束的参考剂量。

对于整个能量范围内的高能电子束都建议使用平行板电离室,当射线质 $R_{50}<4g/cm^2$ $(\overline{E_0}<10MeV)$ 的电子束则必须使用平行板电离室。电离室的参考点应位于入射窗的内表面中心处。对于射线质为 $R_{50} \geq 4g/cm^2(\overline{E_0} \geq 10MeV)$ 的射束,也可以使用圆柱形电离室。对圆柱形电离室,参考点位于电离室空腔几何中心。由于固体水测量电子束会产生较大剂量误差,建议在水中进行测量。不同能量的电子束校准深度(z_{ref})不同,详见如下公式(式 4-3-15):

$$z_{ref}=0.6R_{50}-0.1g/cm^2 \tag{式 4-3-15}$$

当射线质 $R_{50}<4g/cm^2(\overline{E_0} \leq 10MeV)$ 时,该深度接近最大吸收剂量对应的深度 z_{max};当射线质更高时,该深度大于 z_{max}。校准参考条件详见表 4-3-12。

表 4-3-12　基于 $N_{D,w}$ 的高能电子束吸收剂量校准参考条件

参数	参考值
模体材料	水
探测器类型	$R_{50}<4g/cm^2$ $(\overline{E_0}<10MeV)$:平行板电离室 $R_{50} \geq 4g/cm^2$ $(\overline{E_0} \geq 10MeV)$:平行板电离室或圆柱形电离室
校准深度 Z_{ref}	$0.6R_{50}-0.1g/cm^2$
电离室参考点	圆柱形电离室:空腔几何中心 平行板电离室:入射窗内表面中心
参考点放置位置	圆柱形电离室:校准深度 Z_{ref} 下方 $0.5r$ 处 平行板电离室:校准深度 Z_{ref}
SSD	100cm
限光筒尺寸	10cm × 10cm

在水中参考深度 z_{ref} 处、射线质为 Q 的高能电子束情况下,水吸收剂量 $D_{w,Q}$ 公式详见式 4-3-14,对于高能电子束,k_{Q,Q_0} 值由表 4-3-13 给出,其中射线质 R_{50} 通过 PDD 曲线得到。需要再次指出的是,使用电离室在水箱中测量到的是 PDI,需转换成 PDD。

第四章

基础剂量学

表 4-3-13 高能电子束射线修质修正因子 (k_{Q,Q_0})

电离室型号	辐射质 R_{50}/(g·cm^{-2})																
	1.0	1.4	2.0	2.5	3.0	3.5	4.0	4.5	5.0	5.5	6.0	7.0	8.0	10.0	13.0	16.0	20.0
平行板电离室																	
Attix RMI 449	0.953	0.943	0.932	0.925	0.919	0.913	0.908	0.904	0.900	0.896	0.893	0.886	0.881	0.871	0.859	0.849	0.837
Capintec PS-033	—	—	0.921	0.920	0.919	0.918	0.917	0.916	0.915	0.913	0.912	0.908	0.905	0.898	0.887	0.877	0.866
Exradin P11	0.958	0.948	0.937	0.930	0.923	0.918	0.913	0.908	0.904	0.901	0.897	0.891	0.885	0.875	0.863	0.853	0.841
Holt	0.971	0.961	0.950	0.942	0.936	0.931	0.926	0.921	0.917	0.913	0.910	0.903	0.897	0.887	0.875	0.865	0.853
IBA NACP	0.952	0.942	0.931	0.924	0.918	0.912	0.908	0.903	0.899	0.895	0.892	0.886	0.880	0.870	0.858	0.848	0.836
PTW 23343	—	—	0.925	0.920	0.916	0.913	0.910	0.907	0.904	0.901	0.899	0.894	0.889	0.881	0.870	0.860	0.849
PTW 34001	0.965	0.955	0.944	0.937	0.931	0.925	0.920	0.916	0.912	0.908	0.904	0.898	0.892	0.882	0.870	0.860	0.848
圆柱形电离室																	
PTW 30001/30010	—	—	—	—	—	—	0.911	0.909	0.907	0.905	0.904	0.901	0.898	0.893	0.885	0.877	0.868
PTW 30002/30011	—	—	—	—	—	—	0.916	0.914	0.912	0.910	0.909	0.906	0.903	0.897	0.890	0.882	0.873
PTW 30004/30012	—	—	—	—	—	—	0.920	0.918	0.916	0.915	0.913	0.910	0.907	0.902	0.894	0.887	0.877
PTW 30006/30013	—	—	—	—	—	—	0.911	0.909	0.907	0.906	0.904	0.901	0.898	0.893	0.885	0.878	0.868
PTW 31002/31003	—	—	—	—	—	—	0.912	0.910	0.908	0.906	0.905	0.901	0.898	0.893	0.885	0.877	0.867
PTW 31006	—	—	—	—	—	—	0.928	0.924	0.921	0.918	0.915	0.910	0.905	0.896	0.885	0.876	0.865
PTW 31014	—	—	—	—	—	—	0.929	0.925	0.922	0.919	0.916	0.910	0.905	0.897	0.886	0.876	0.865
IBA CC01	—	—	—	—	—	—	0.942	0.938	0.935	0.932	0.929	0.923	0.918	0.909	0.898	0.889	0.878
IBA CC04	—	—	—	—	—	—	0.928	0.925	0.922	0.920	0.918	0.913	0.910	0.902	0.893	0.884	0.874
IBA CC08	—	—	—	—	—	—	0.920	0.918	0.917	0.915	0.913	0.910	0.907	0.902	0.894	0.886	0.877
IBA CC13	—	—	—	—	—	—	0.920	0.918	0.917	0.915	0.913	0.910	0.907	0.902	0.894	0.886	0.877
IBA CC25	—	—	—	—	—	—	0.920	0.918	0.917	0.915	0.913	0.910	0.907	0.902	0.894	0.886	0.877
IBA FC23-C	—	—	—	—	—	—	0.920	0.918	0.916	0.914	0.913	0.910	0.907	0.902	0.894	0.886	0.877
IBA FC65-P	—	—	—	—	—	—	0.914	0.912	0.911	0.909	0.907	0.904	0.902	0.896	0.889	0.881	0.872
IBA FC65-G	—	—	—	—	—	—	0.920	0.918	0.916	0.914	0.913	0.910	0.907	0.902	0.894	0.887	0.877

七、基于 $N_{\mathrm{D,w}}$ 校准因子的加速器 X(γ)射线和电子束吸收剂量校准示例

(一) 水吸收剂量校准因子 $N_{\mathrm{D,w}}$

将电离室、静电计和电缆(整体递交,不能拆分,使用时也需配套使用)送往中国计量科学研究院进行校准,得到 $N_{\mathrm{D,w}}$。中国计量科学研究院出具的报告(图 4-3-7)中除包含校准因子外,还包括校准时的静电计设置参数,上述参数在临床使用时也需要与校准条件一致。在本示例中,电离室型号为 IBA FC65-G,$N_{\mathrm{D,w}}$ 取值为 1.004。

1、校准方法:
　　替代法。
2、校准条件:
　　2.1 电离室参考点与参考值已知的校准点重合,所测电离室置于防水套中,其刻线指向射线束方向,射束主轴垂直于被测电离室长轴。
　　2.2 水模体前窗距 Co-60 放射源为 100cm,辐射野在水模体前表面直径为 10cm,测量点等效水深度 5.0g/cm²。
3、校准结果:

校准项目	结果		备注
$N_{\mathrm{D,w,Co-60}}$	Range Low	−0.997	扩展不确定度:1.7%(k=2)
	Range High	−1.004	
测量重复性	0		
辐照后漏电	0		
示值非线性	0.1%		
长期稳定性	/		

4、结果说明:
　　4.1 校准因子　$N_{\mathrm{D,w,Co-60}} = D_{\mathrm{w,Co-60}}/M$。
　　　　　其中:　$D_{\mathrm{w,Co-60}}$—水吸收剂量参考值;单位:Gy。
　　　　　　　　M—修正到 20℃,101.32kPa 条件下的剂量计读数(读数单位:Gy)。
　　4.2 仪器内部参数设置:校准所用因子 4.824E+7Gy/C;高压+300V。
　　4.3 以上校准结果仅对应剂量仪主机通道 2(CH2)。
以上仪器内部的设置参数用户不得擅自修改,否则校准结果无效。
　　　　　　　　----------------------以下空白--------------------

图 4-3-7　中国计量科学研究院出具的报告(包含 $N_{\mathrm{D,w}}$ 校准因子)
除包含 $N_{\mathrm{D,w}}$ 校准因子外,还有校准时的静电计设置参数,
在使用时上述参数要与校准时保持一致,这点需要特别注意。

（二）加速器输出量测量

设置静电计参数与图 4-3-7 所示参数一致，本底校正后按照校准参考条件进行测量：

以 6MV 的 X 射线为例，其 $PDD_{20,10}$ 值为 0.58，根据公式（式 4-3-8）计算得到 $TPR_{20,10}$ 结果为 0.675。由于 $TPR_{20,10} \leq 0.7$，依据表 4-3-10 中的校准深度要求，选择深度 $5g/cm^2$。将电离室置入标准水箱中，参考点置于校准深度处。SSD 100cm，射野 10cm×10cm，MU100，记录静电计的读数，测量三次取平均值。静电计读数需经温度气压修正因子（见式 4-1-1）、复合修正因子（见图 4-1-10）修正和极化因子修正，在本示例中，修正后的读数为：0.857。

以 12MeV 电子束为例，其 R_{50} 值为 4.57cm，根据公式（式 4-3-10）计算得到 $\overline{E}_0$ 值为 10.65MeV。依据表 4-3-12 中的校准深度要求，选择深度 2.64cm，将电离室置入标准水箱中，参考点置于校准深度下方 0.15cm 处。SSD 100cm，限光筒尺寸为 10cm×10cm，MU100，记录静电计的读数，测量三次取平均值。静电计读数需经温度气压修正因子（见式 4-1-1）、复合修正因子（见图 4-1-10）修正和极化因子修正，在本示例中，修正后的读数为：1.080。

（三）吸收剂量计算

根据公式（式 4-3-14）计算校准深度处的剂量，其中：

$D_{w,Q}$：用户射线质 Q 下的参考深度 z_{ref} 处水吸收剂量。

M_Q：电离室经温度、气压、本底、极化效应和复合效应等影响量进行修正后的静电计仪表读数，在本示例中，6MV 的 X 射线的读数为 0.857；12MeV 电子束的读数为 1.080。

N_{D,w,Q_0}：电离室在参考射线质 Q_0 中水吸收剂量的校准因子，该值由基准实验室给出，在本示例中的取值为 1.004。

k_{Q,Q_0}：射线质修正因子，用于修正参考射线质 Q_0 与用户射线质 Q 之间的差异造成的探测器响应变化。对于 6MV 的 X 射线，其 $PDD_{20,10}$ 值为 0.58，根据公式（式 4-3-8）计算得到 $TPR_{20,10}$ 结果为 0.675。查表 4-3-11，$k_{Q,Q_0}=0.995$；对于 12MeV 电子束，其 R_{50} 值为 4.57cm，查表 4-3-13，$k_{Q,Q_0}=0.918$。

把测量和查到的数据代入到式 4-3-14 中，得到校准深度的绝对剂量值。

（四）计算过程示例

1. 6MV 的 X 射线吸收剂量计算　在 $5g/cm^2$ 深度处，静电计三次读数的平均值为 0.857，$N_{D,w,Q_0}=$ 1.004，$k_{Q,Q_0}=0.995$。计算过程如下：

$$D_w=0.857 \times 1.004 \times 0.995$$
$$=0.856Gy=85.61cGy$$

2. 12MeV 电子束吸收剂量计算　在 $2.64g/cm^2$ 深度处，静电计三次读数的平均值为 1.080，$N_{D,w,Q_0}=$ 1.004，$k_{Q,Q_0}=0.918$。计算过程如下：

$$D_w=1.080 \times 1.004 \times 0.918$$
$$=0.995Gy=99.54cGy$$

八、基于水吸收剂量校准因子（$N_{D,w}$）的质子束吸收剂量校准方法

本质子束吸收剂量校准方法，适用于 50~250MeV 范围内的临床质子束。质子束吸收剂量计算公式与 X(γ) 射线或电子束的计算公式（式 4-3-14）相同，都是基于射线质为 Q_0（例如 ^{60}Co）的参考射束下的水吸收剂量校准因子 N_{D,w,Q_0} 计算得到的，区别主要在于测量射线质和吸收剂量的参考条件不同。

质子束水吸收剂量特性如图 4-3-8 和图 4-3-9 所示，图 4-3-8 为单能 235MeV 质子在水中的百分深度剂量曲线，深度比较浅时曲线中变化平缓，该部分称为"坪区"。随着深度增加，百分深度剂量迅速升高形成尖峰状，该部分称为"布拉格峰"。图 4-3-9 为经过能量直接调节（同步加速器）或调能器调制（回旋加速器）后的质子在水中的百分深度剂量曲线，相对剂量较高的平缓部分称为"扩展布拉格峰（spread out Bragg peak, SOBP）"，SOBP 宽度定义为百分深度剂量为 95% 的两点之间的宽度。Z_{ref} 为校准深度，位于 SOBP 中间位置。R_p 为质子在水中的实际射程，定义为百分深度剂量下降到 10% 处的深度。R_{res} 为剩余射程，对于测量深度 Z 处的 R_{res} 定义为 R_p 与 Z_{ref} 的差值。

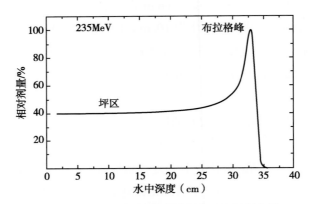

图 4-3-8　235MeV 单能质子百分深度剂量曲线

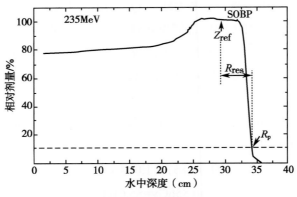

图 4-3-9　经调制的 235MeV 质子百分深度剂量曲线
SOBP，扩展布拉格峰；Z_{ref}，校准深度；R_{res}，剩余射程；R_p，质子在水中的实际射程。

（一）测量仪器

IAEA398 号技术报告推荐使用圆柱形或平行板电离室对质子束进行剂量测量。圆柱形电离室用于剩余射程 $R_{res} \geq 0.5g/cm^2$ 质子束的测量；平行板电离室适用于所有深度的剂量测量，对于剩余射程 $R_{res} < 0.5g/cm^2$ 质子束的测量则必须使用平行板电离室。测量时，直接将圆柱形 / 平行板电离室的参考点置于待测深度处，完成水中吸收剂量的测量。

此外，质子剂量测量时，对所用电离室的尺寸也是有要求的：对于平行板电离室，内直径不超过参考射野尺寸的 1/2。对于圆柱形电离室，其长轴方向的腔内长度不超过参考射野尺寸的 1/2，外直径不超过 SOBP 宽度的 1/2。

基础剂量学

第四章

推荐使用水模体进行测量,模体水平方向(长和宽)的边长至少超过校准深度处射野尺寸 5cm,模体垂直方向(高)的边长要超过校准深度 $5g/cm^2$。

(二)射线质的测量

IAEA398 号技术报告推荐使用 R_{res} 作为质子束的射线质指数,R_{res} 是通过测量百分深度剂量曲线得到的,测量它的参考条件在表 4-3-14 中给出。

表 4-3-14　测量质子束 R_{res}(质子束射线质指数)的参考条件

参数	参考值
模体材料	水
电离室类型	圆柱形或平行板电离室
电离室参考点	圆柱形电离室:空腔几何中心
	平行板电离室:入射窗内表面中心
参考点放置位置	与测量深度一致
SSD	临床治疗距离
模体表面射野尺寸	10cm×10cm 或最大临床射野(对于小野治疗设备)

(三)吸收剂量测量

IAEA398 号技术报告推荐使用圆柱形或平行板电离室对质子束进行吸收剂量校准,圆柱形电离室参考点位于圆柱形电离室的空腔几何中心,平行板电离室参考点位于入射窗的内表面中心处。测量时,直接将圆柱形 / 平行板电离室的参考点置于校准深度 Z_{ref} 处,完成水中吸收剂量校准。具体校准参考条件见表 4-3-15。

表 4-3-15　质子束吸收剂量校准参考条件

参数	参考值
模体材料	水
电离室类型	$R_{res} \geq 0.5g/cm^2$:圆柱形或平行板电离室
	$R_{res} < 0.5g/cm^2$:平行板电离室
校准深度 Z_{ref}	SOBP 中间位置
电离室参考点	圆柱形电离室:空腔几何中心
	平行板电离室:入射窗内表面中心
SSD	临床治疗距离
模体表面射野尺寸	10cm×10cm 或最大临床射野(对于小野治疗设备)

在射线质为 Q 的质子束中,在参考深度 Z_{ref} 处的水中吸收剂量 $D_{w,Q}$ 公式详见式 4-3-14。对于质子束,k_{Q,Q_0} 值由表 4-3-16 给出,其中射线质由参考深度 Z_{ref} 处的 R_{res} 给出,该值可直接测量得到。

表 4-3-16　质子束射线质修正因子（k_{Q,Q_0}）

电离室类型	辐射质 R_{res}/(g·cm^{-2})															
	0.25	0.5	1	1.5	2	2.5	3	3.5	4	4.5	5	7.5	10	15	20	30
圆柱形电离室																
Capintec PR-05P	—	1.046	1.045	1.044	1.044	1.044	1.043	1.043	1.043	1.043	1.043	1.043	1.043	1.043	1.042	1.042
Capintec PR-05	—	1.046	1.045	1.044	1.044	1.044	1.043	1.043	1.043	1.043	1.043	1.043	1.043	1.043	1.042	1.042
Capintec PR-06C/G	—	1.038	1.037	1.036	1.036	1.036	1.036	1.035	1.035	1.035	1.035	1.035	1.035	1.035	1.034	1.034
Exradin A2 Spokas	—	1.057	1.055	1.054	1.054	1.054	1.054	1.054	1.054	1.054	1.054	1.053	1.053	1.053	1.053	1.052
Exradin T2 Spokas	—	1.020	1.018	1.018	1.018	1.017	1.017	1.017	1.017	1.017	1.017	1.017	1.017	1.016	1.016	1.016
Exradin A1 mini Shonka	—	1.045	1.043	1.043	1.042	1.042	1.042	1.042	1.042	1.042	1.042	1.042	1.042	1.041	1.041	1.041
Exradin T1 mini Shonka	—	1.009	1.007	1.007	1.006	1.006	1.006	1.006	1.006	1.006	1.006	1.005	1.005	1.005	1.005	1.004
Exradin A12 Farmer	—	1.043	1.042	1.041	1.041	1.041	1.041	1.040	1.040	1.040	1.040	1.040	1.040	1.040	1.039	1.039
Far West Tech IC-18	—	1.007	1.006	1.005	1.005	1.005	1.004	1.004	1.004	1.004	1.004	1.004	1.004	1.003	1.003	1.003
FZH TK 01	—	1.032	1.031	1.030	1.030	1.030	1.030	1.029	1.029	1.029	1.029	1.029	1.029	1.029	1.028	1.028
Nuclear Assoc 30-750	—	1.037	1.035	1.034	1.034	1.034	1.034	1.034	1.034	1.033	1.033	1.033	1.033	1.033	1.033	1.032
Nuclear Assoc 30-749	—	1.041	1.039	1.039	1.038	1.038	1.038	1.038	1.038	1.038	1.038	1.037	1.037	1.037	1.037	1.036
Nuclear Assoc 30-744	—	1.041	1.039	1.039	1.038	1.038	1.038	1.038	1.038	1.038	1.038	1.037	1.037	1.037	1.037	1.036
Nuclear Assoc 30-716	—	1.041	1.039	1.039	1.038	1.038	1.038	1.038	1.038	1.038	1.038	1.037	1.037	1.037	1.037	1.036
Nuclear Assoc 30-753	—	1.041	1.040	1.039	1.039	1.038	1.038	1.038	1.038	1.038	1.038	1.038	1.038	1.037	1.037	1.037
Nuclear Assoc 30-751	—	1.037	1.036	1.035	1.035	1.035	1.035	1.034	1.034	1.034	1.034	1.034	1.034	1.034	1.033	1.033
Nuclear Assoc 30-752	—	1.044	1.042	1.041	1.041	1.041	1.041	1.041	1.040	1.040	1.040	1.040	1.040	1.040	1.040	1.039
NE 2515	—	1.033	1.032	1.031	1.031	1.031	1.031	1.030	1.030	1.030	1.030	1.030	1.030	1.030	1.029	1.029
NE 2515/3	—	1.043	1.041	1.041	1.040	1.040	1.040	1.040	1.040	1.040	1.040	1.039	1.039	1.039	1.039	1.038
NE 2577	—	1.043	1.041	1.041	1.040	1.040	1.040	1.040	1.040	1.040	1.040	1.039	1.039	1.039	1.039	1.038

电离室类型	辐射质 R_{res}/(g·cm^{-2})															
	0.25	0.5	1	1.5	2	2.5	3	3.5	4	4.5	5	7.5	10	15	20	30
NE 2505	—	1.033	1.032	1.031	1.031	1.031	1.031	1.030	1.030	1.030	1.030	1.030	1.030	1.030	1.029	1.029
NE 2505/A	—	1.021	1.019	1.019	1.018	1.018	1.018	1.018	1.018	1.018	1.018	1.018	1.017	1.017	1.017	1.016
NE 2505/3,3A	—	1.043	1.041	1.041	1.040	1.040	1.040	1.040	1.040	1.040	1.040	1.039	1.039	1.039	1.039	1.038
NE 2505/3,3B	—	1.025	1.023	1.023	1.022	1.022	1.022	1.022	1.022	1.022	1.022	1.021	1.021	1.021	1.021	1.020
NE 2571	—	1.043	1.041	1.041	1.040	1.040	1.040	1.040	1.040	1.040	1.040	1.039	1.039	1.039	1.039	1.038
NE 2581	—	1.020	1.018	1.017	1.017	1.017	1.017	1.017	1.017	1.016	1.016	1.016	1.016	1.016	1.016	1.015
NE 2561/2611	—	1.040	1.038	1.038	1.037	1.037	1.037	1.037	1.037	1.037	1.037	1.037	1.036	1.036	1.036	1.036
PTW 23323	—	1.027	1.025	1.025	1.025	1.024	1.024	1.024	1.024	1.024	1.024	1.024	1.024	1.023	1.023	1.023
PTW 23331	—	1.037	1.035	1.034	1.034	1.034	1.034	1.034	1.033	1.033	1.033	1.033	1.033	1.033	1.033	1.032
PTW 23332	—	1.031	1.029	1.028	1.028	1.028	1.028	1.028	1.027	1.027	1.027	1.027	1.027	1.027	1.027	1.026
PTW 23333	—	1.033	1.031	1.031	1.030	1.030	1.030	1.030	1.030	1.030	1.030	1.030	1.029	1.029	1.029	1.028
PTW 30001/30010	—	1.033	1.031	1.031	1.030	1.030	1.030	1.030	1.030	1.030	1.030	1.030	1.029	1.029	1.029	1.028
PTW 30002/30011	—	1.036	1.035	1.034	1.034	1.034	1.034	1.033	1.033	1.033	1.033	1.033	1.033	1.033	1.032	1.032
PTW 30004/30012	—	1.044	1.042	1.041	1.041	1.041	1.041	1.041	1.041	1.041	1.041	1.040	1.040	1.040	1.040	1.039
PTW 30006/30013	—	1.033	1.032	1.031	1.031	1.031	1.030	1.030	1.030	1.030	1.030	1.030	1.030	1.029	1.029	1.029
PTW 31002 flexible	—	1.032	1.030	1.029	1.029	1.029	1.029	1.029	1.029	1.029	1.029	1.029	1.028	1.028	1.028	1.027
PTW 31003 flexible	—	1.032	1.030	1.029	1.029	1.029	1.029	1.029	1.029	1.029	1.029	1.029	1.028	1.028	1.028	1.027
PTW 31006 PinPoint	—	1.027	1.025	1.025	1.024	1.024	1.024	1.024	1.024	1.024	1.024	1.024	1.023	1.023	1.023	1.022
PTW 31014 PinPoint	—	1.028	1.026	1.025	1.025	1.025	1.025	1.025	1.025	1.025	1.025	1.024	1.024	1.024	1.024	1.023
SNC 100700-0	—	1.033	1.031	1.030	1.030	1.030	1.030	1.030	1.030	1.030	1.030	1.030	1.029	1.029	1.029	1.028
SNC 100700-1	—	1.044	1.042	1.042	1.042	1.041	1.041	1.041	1.041	1.041	1.041	1.041	1.041	1.040	1.040	1.040

电离室类型	辐射质 R_{res}/(g·cm^{-2})															
	0.25	0.5	1	1.5	2	2.5	3	3.5	4	4.5	5	7.5	10	15	20	30
Victoreen Radocon III 550	—	1.031	1.030	1.029	1.029	1.028	1.028	1.028	1.028	1.028	1.028	1.028	1.028	1.027	1.027	1.027
Victoreen Radocon II 555	—	1.014	1.012	1.012	1.011	1.011	1.011	1.011	1.011	1.011	1.011	1.011	1.010	1.010	1.010	1.010
Victoreen 30-348	—	1.023	1.022	1.021	1.021	1.021	1.020	1.020	1.020	1.020	1.020	1.020	1.020	1.020	1.019	1.019
Victoreen 30-351	—	1.026	1.024	1.023	1.023	1.023	1.023	1.023	1.023	1.022	1.022	1.022	1.022	1.022	1.022	1.021
Victoreen 30-349	—	1.030	1.028	1.027	1.027	1.027	1.027	1.027	1.027	1.026	1.026	1.026	1.026	1.026	1.026	1.025
Victoreen 30-361	—	1.023	1.021	1.020	1.020	1.020	1.020	1.020	1.020	1.020	1.020	1.019	1.019	1.019	1.019	1.018
IBA CC01	—	1.042	1.040	1.040	1.040	1.039	1.039	1.039	1.039	1.039	1.039	1.039	1.039	1.038	1.038	1.038
IBA CC04/IC04	—	1.037	1.035	1.035	1.034	1.034	1.034	1.034	1.034	1.034	1.034	1.034	1.033	1.033	1.033	1.032
IBA CC08/IC05/IC06	—	1.041	1.039	1.039	1.039	1.038	1.038	1.038	1.038	1.038	1.038	1.038	1.038	1.037	1.037	1.037
IBA CC13/IC10/IC15	—	1.041	1.039	1.039	1.039	1.038	1.038	1.038	1.038	1.038	1.038	1.038	1.038	1.037	1.037	1.037
IBA CC255	—	1.041	1.040	1.039	1.039	1.038	1.038	1.038	1.038	1.038	1.038	1.038	1.038	1.037	1.037	1.037
IBA FC23-C	—	1.042	1.040	1.039	1.039	1.039	1.039	1.039	1.038	1.038	1.038	1.038	1.038	1.038	1.038	1.037
IBA FC65-P	—	1.037	1.036	1.035	1.035	1.035	1.035	1.034	1.034	1.034	1.034	1.034	1.034	1.034	1.033	1.033
IBA FC65-G	—	1.044	1.042	1.041	1.041	1.041	1.041	1.041	1.041	1.041	1.040	1.040	1.040	1.040	1.040	1.039
平行板电离室																
Attix RMI 449	0.995	0.992	0.990	0.989	0.989	0.989	0.989	0.989	0.989	0.989	0.989	0.988	0.988	0.988	0.988	0.987
Capintec PS-033	1.029	1.026	1.024	1.024	1.023	1.023	1.023	1.023	1.023	1.023	1.023	1.022	1.022	1.022	1.022	1.021
Exradin P11	1.000	0.997	0.995	0.994	0.994	0.994	0.994	0.994	0.994	0.994	0.993	0.993	0.993	0.993	0.993	0.992
Holt	1.014	1.010	1.009	1.008	1.008	1.008	1.008	1.008	1.007	1.007	1.007	1.007	1.007	1.007	1.007	1.006
NACP/Calcam	0.994	0.991	0.989	0.989	0.988	0.988	0.988	0.988	0.988	0.988	0.988	0.987	0.987	0.987	0.987	0.986
Markus	1.009	1.005	1.004	1.003	1.003	1.003	1.003	1.003	1.002	1.002	1.002	1.002	1.002	1.002	1.002	1.001
Roos	1.008	1.004	1.003	1.002	1.002	1.002	1.002	1.002	1.001	1.001	1.001	1.001	1.001	1.001	1.001	1.000

九、小结

为了规范水中吸收剂量的测量,我国先后颁布了 JJG 589—2008 和 JJF 1743—2019 规程。对于高能 X(γ)射线、电子束和质子束的吸收剂量校准,使用 JJF 1743—2019 规程完成水中吸收剂量校准比使用 JJG 589—2008 规程更为方便和准确。使用基于水吸收剂量校准因子的电离室测量吸收剂量时,只需根据所用电离室型号,选取被测射线质的 k_{Q,Q_0} 一个参数即可方便得到水中吸收剂量;而使用基于空气比释动能(或照射量)校准的电离室测量吸收剂量时,不仅需要根据电离室型号选取所用电离室的 k_{att} 和 k_m。还需要根据被测射线质确定水对空气的阻止本领比($S_{w,air}$)、扰动因子(P_u)和中心极修正因子(P_{cel})等参数,才能得到水中吸收剂量,不仅复杂,且由于待确定参数较多,不可避免带来更高的不确定度。无论从量传角度,还是从测量方法与过程看,使用 JJF 1743—2019 规程能进一步减小测量结果的不确定度,对放射治疗中患者所受吸收剂量控制在 ±5% 以内具有积极作用,特别是对目前开展的精确放射治疗具有积极作用。

(李明辉)

第四节　自动扫描水箱

自动扫描水箱(auto-scanning phantom)是放射治疗必备的剂量学仪器,通过计算机软件对探测器的运动速度和运动范围的控制,自动测量射线野在水中的剂量分布,如百分深度剂量(PDD)、离轴比(OAR)、组织模体比(TPR)等,自动计算射线野的半影、对称性、平坦度、最大剂量点深度等参数,并可将结果传送给计划系统进行建模或数据验证。按照探测器可运动的空间维数,分为一维水箱、二维水箱和三维水箱。按照应用场景,可分为用于 X 射线及电子束的常规自动扫描水箱、磁共振兼容水箱和质子束测量水箱等。

一、自动扫描水箱的用途

国家质量监督检验检疫总局的 JJG 589—2008 医用电子加速器辐射源检定规程规定,为保证放射治疗计划准确实施,必须对放疗设备进行严格的质量保证和质量控制。按照国家《放射诊疗管理规定》要求,开展放疗的医院应配备自动扫描水箱。目前,医院放疗部门使用自动扫描水箱,对加速器的 X 射线、电子束以及质子束等进行辐射剂量测量,主要用途有:

1. 新购放疗设备安装后的验收检测。
2. 各种放疗计划系统的数据采集和转换。
3. 定期的放疗质量控制检测。
4. 放疗设备主要部件修理或更换后的检测。

除了医疗机构的大量使用,水箱也是加速器厂商在生产过程中,对加速器各项参数进行调试的必需工具。同时医疗器械检验所、卫生防护监管机构、放疗设备校准机构(如计量院)等也会用到自动扫描水箱系统。

二、自动扫描水箱的结构组成

自动扫描水箱是精密测量仪器,硬件结构组成通常至少包括:水箱体、三维伺服系统(控制探测器运动)、双通道的控制单元、两个单一探测器、控制水箱的计算机、储水库及连接线等,如图 4-4-1 所示。

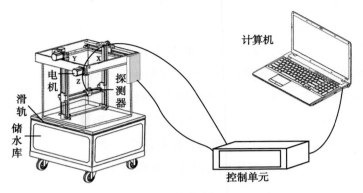

图 4-4-1　水箱结构和硬件连接示意

自动扫描水箱在国外起步较早,伺服定位系统、静电计性能、探测器及支持计划系统数据测量等方面发展得比较成熟。水箱箱体一般为水等效材料(例如 PMMA),深度一般需要 40cm。定位系统的精度可以达到 0.1mm,采用步进或者连续的方式进行扫描。测量相对剂量时,为了减小加速器输出波动的影响,一般有一个参考探测器和一个测量探测器(通常为电离室或半导体),通过测量探测器和参考探测器测量值的相比可以获得一个稳定的相对剂量分布。相应的,采用双通道静电计,量程从几个皮安到上千纳安。

目前临床使用比较多的水箱主要有 IBA 公司的 Blue Phantom2、PTW 的 MP3-M、Standard Imagin 公司的 DoseView 3D、Sun Nuclear 公司的 3D Scanner 三维扫描水箱。自动扫描水箱除个别水箱体外形有较大差异外(大多为长方体结构,Sun Nuclear 的 3D Scanner 水箱体为圆柱体结构,如图 4-4-2 和图 4-4-3 所示),在其他的结构和功能上有很多相似之处,具体的参数对比见表 4-4-1。除了通用水箱,还有只用于某一类设备的专用水箱。

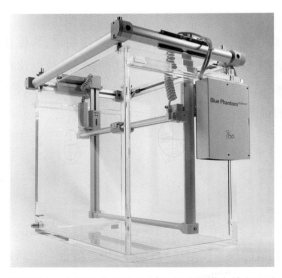

图 4-4-2　水箱体为长方体形的自动扫描水箱(IBA)

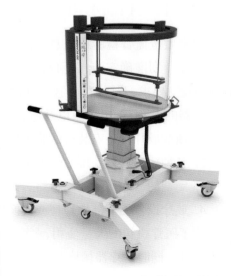

图 4-4-3　水箱体为圆柱形的自动扫描水箱(Sun Nuclear)

表 4-4-1　不同公司的自动扫描水箱参数对比

项目	水箱型号			
	IBA Blue Phantom 2	PTW MP3-M	Standard Imaging DoseView 3D	Sun Nuclear 3D Scanner
运动准确性 /mm	± 0.1	± 0.1	± 0.1	± 0.1
运动重复性 /mm	± 0.1	± 0.1	± 0.1	± 0.1
驱动机制	磁致伸缩	丝杠 / 步进电机	丝杠 / 步进电机	环形驱动器 / 丝杠 / 皮带
扫描范围	480mm × 480mm × 410mm	500mm × 500mm × 408mm	500mm × 500mm × 410mm	500mm（直径）
扫描精度 /mm	0.1	0.1	0.1	0.1
储水库	可定制	有	可定制	可定制
对角线扫描	支持	支持	支持	支持
PC 通信	有线	有线	无线或有线	有线
静电计范围	0.5fA~4μA	5pA~100nA		2pA~50nA 2pC~10mC
静电计分辨率	0.5fA	10fA	10fC	10fA
平台细调范围 /mm	± 15.0	± 10.0	± 12.5	± 10.0
调整平台旋转	是	是	是	不适用
平台升降类型	电动	电动	电动	电动
支持的探测器	电离室 / 半导体	电离室 / 半导体	电离室 / 半导体	电离室 / 半导体
探测器水面检测	是	是	没有	是
水箱调平方式	水箱下方三点、框架 自动调平	水箱下方三点	框架上三点	水箱下自动

三、自动扫描水箱的性能要求和测试方法

准确获取放射治疗机的辐射数据是放射治疗质量保证的重要环节,临床上通常采用三维水箱控制电离室或半导体探测器运动来完成测量。为保证测量数据的准确和临床安全,参考国家食品药品监督管理总局发布的标准(YY/T 1538—2017),自动扫描水箱在验收和间隔较长时间测量前应做相应的检查。

1. 检查定位准确性　在系统正常使用条件下,按照下列方法进行:

(1)在某一轴的测量范围内分别设置探测器运动至包含最小位置到最大位置在内的不少于 5 个位置。

(2)测量探测器每次运动到达的实际位置与设置位置之间的偏差,对每个位置测量次数不小于 5 次。

(3)计算每个位置所测量偏差的平均值,误差应不超过 0.2mm。

(4)对系统其他各轴,重复上述试验,误差应不超过 0.2mm。

2. 检查定位重复性　在系统正常使用条件下,按照以下方法操纵运动组件沿各方向运动至如下规定的位置:

(1) $(0,0,0)$ 至 $(0,0,100mm)$。

(2) $(0,0,0)$ 至 $(0,100mm,0)$。

(3) $(0,0,0)$ 至 $(100mm,0,0)$。

(4) $(0,0,0)$ 至 $(200mm,200mm,100mm)$。

每次完成上述运动并回到初始点后,测量探测器的实际位置,各轴所有测量点的全部 10 次运动的实际位置最大偏差不应 $>0.1mm$。

3. 检查各轴方向的垂直度　行程 $\leq 200mm$ 时,测量出的运行方向轴和各轴参考直线之间的偏移量应 $<0.5mm$;行程 $>200mm$ 时,应 $<1.0mm$。

4. 检查采样点密度　系统的采样点数目不应 <2 个 /mm。

5. 对辐射测量单元的要求　具有参考探测器的系统,配备的测量单元至少应具有两路测量通道,各通道信号应同时测量。

6. 对探测器的要求　测量探测器和参考探测器应经过严格校准,并在有效期内。

四、自动扫描水箱的探测器选择

目前,设备厂家提供的探测器种类较多,不同探测器的测量结果存在一定的差异。这一差异在测量治疗机射野离轴比数据中的剂量梯度大的区域(如半影区)时尤为突出,探测器的空间分辨率对测量结果有显著影响。因此,相对剂量分布 Profile 的扫描测量时,应使用高分辨率探测器。立体定向放射治疗数据建模时,应选用更高分辨率的探测器(例如,直径为 0.8~1mm 的立体定向专用探测器),以实现半影区的精确测量。

百分深度剂量测量时可使用电离室或半导体型探测器。选用半导体探测器时需注意,非屏蔽型半导体探测器具有不需要电离剂量转换的特点,可用于测量电子束中的百分深度剂量,但由于其对辐射束的低能量分量更为敏感,不应将其用于光子束大野中的百分深度剂量测量。

另外,在输出因子的小野测量时,探测器的体积大小对测量结果也有较大影响。当射野 $>4cm \times 4cm$ 时,Farmer 电离室是点剂量测量的金标准。当射野 $\leq 4cm \times 4cm$ 时,尤其是在 FFF 射野中,Farmer 电离室的体积平均效应会使测得的点剂量偏低,这时需要使用小体积(如灵敏体积为 $\approx 10^{-3}cm^3$)的电离室或者分辨率更高的宝石探测器。使用这些探测器时,由于其信号通常较弱,需要增加测量时间以增加信噪比。小体积探测器选择时,要注意考虑其相关的物理问题:信噪比、漏电流、杆效应、能量依赖性以及电流稳定性等,结合实际测量条件(射野大小、分辨率、测量时间等)合理选择,详见本书第七章第四节。

五、自动扫描水箱的使用规程

(一) 使用前的摆位和连接

扫描水箱是高度精密的测量仪器,日常使用中应该有相应的使用规程。使用中应注意的基本问题包括:使用前应检查水箱密封性(例如是否有泄漏、裂纹)、运动部件的稳定性、运动位置的准确性、连接水管状况以及电缆是否损坏或弯折等问题。

1. 水箱对准　根据测量需要,选择水箱的摆放方向,使扫描测量时尽可能少地控制部件运动,减小水面的波动。水箱摆位时，应使水箱的坐标系与计划系统坐标系一致，可避免在后续工作中对数据进行额外的坐标转换。将水箱箱体放到升降平台上(切勿将水箱体放置在加速器治疗床上，因为加水后很容易超过治疗床的负重)，水平移动升降平台以调节水箱底部的标记线位置，使其对准灯光野的十字线，保证水箱中心处于射野中心轴上。调节完毕后锁住升降车的运动轮。

2. 水箱注水　连接水箱和储水库，向水箱中加水，注水到水箱标注的最大注水标记线(距离水箱体上缘约7cm)时停止注水，完毕后将注水管拔出。水箱中加的水最好选择蒸馏水或去离子水，不可直接使用自来水。大多数扫描系统制造商会提供添加到水中的化学物质以保护硬件并防止水变质。如果没有提供的添加剂，可以在扫描之前或水刚变混浊时添加少量的洗衣粉或洗洁精，这些添加剂除了防止水变质外还可以减少水的表面张力，从而使测量探测器的位置设置更加准确。

3. 探测器的固定　测量探测器和参考探测器都必须牢固地安装在厂家提供的固定支架上，以便保证扫描测量的准确性和重复性。应避免使用金属适配器和支架将探测器固定在扫描系统中，因为散射辐射可能会影响数据准确性。使用非原厂提供的新探测器时，应使用新探测器制造商提供的适配器。不要将参考探测器固定用的胶带或捆扎浸入水中，以免固定松动影响数据测量。

参考探测器放置在射野中的适当位置，使其在整个测量过程中不被遮挡同时不影响测量探测器。对于很小的射野，参考探测器可能会遮挡测量探测器，可以将参考探测器固定于测量探测器后方或使用时间积分方法来代替参考探测器。如本节前面所述，应根据射束特征和测量需要来选择测量探测器和参考探测器，这两个探测器可以选择不同的类型。

4. 探测器的方向设置　探测器的方向在射野轮廓和半影测量中起着重要作用，在确定探测器的方向时应考虑腔室尺寸和扫描移动时的方向。相对于射野的中心轴，探测器的长轴可以通过三种可能的方式安装：①垂直中心轴的X方向；②垂直中心轴的Y方向；③平行中心轴的Z方向。探测器的安装方向应使扫描臂在扫描测量时受照的体积最小。

5. 水箱调平及零点确定　水箱调平前，应先使用铅锤检查水箱运动臂上下移动的垂直度，及其与0°机架角时的射线中心轴重合度。从水面至最深处缓慢移动探测器，观察光野十字线(及光野边界)相对于探测器的位置是否有变动，如果有变动，则说明探测器移动方向与射线中心轴方向不重合，应进行调整。

扫描时如果射束的X轴、Y轴与运动方向不平行，测量的射野大小会有误差，楔形野离轴比曲线也会变形。在摆位时，可以用竖直激光灯与水箱对齐、将探测器支撑臂与射野边沿对齐、沿X轴或Y轴移动探测器并检查光野十字线相对于探测器位置的变化等方法检查水箱与射束X轴、Y轴是否对齐。在测量时，可以通过对比中心轴上的离轴比与偏离中心轴一定距离时的离轴比的中心点是否一致来检查水箱与射束X轴、Y轴是否对齐。

设置SSD时，应使用光距尺、激光灯、前指针三种方式中的至少两种确认源皮距，通过调节升降平台的高度，将水箱内水面的SSD参数调节到测量所需位置。然后调节探测器的位置，使其中心刚好将水面分开。当从侧面看探测器在水面的图像时，反射的图像和探测器形成一个完美的圆，如图4-4-4所示，记录该位置为零深度位置。水蒸发可能会导致零深度变化，数量大约为每天1mm或更多。因此应从测量开始定期检查

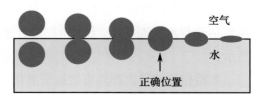

图4-4-4　从水箱侧面观察探测器靠近水面时探测器及其在水中的反射图像

（至少每 6 小时一次），尤其是隔夜后或其他原因间隔了较长时间再次测量时。某些水箱的电机在扫描过程中浸入水中时会排掉水，扫描软件通常会根据位移校正深度的变化，但是对于大型水箱，此类误差较小。

确定好参考位置后，还要正确处理探测器有效测量点偏移，不同探测器有效测量点偏移不同，且偏移量对于光子和电子也并不相同，多数扫描测量软件可以自动对偏移进行修正，少数可能需要手动修正。如果采用软件自动修正，应检查软件中的修正值配置是否正确，还应在测量前采用一定的方法确认软件已经正确完成了修正。

6. 数据线连接　扫描数据的完整性需要高质量的电缆连接，否则检测器信号会受到许多细微因素的影响，可能导致测量数据不准确。探测器的连接一般使用 BNC 或 TNC 接头的同轴电缆，电脑和通用控制单元之间使用网线连接的较多。注意数据线连接后应使通用控制单元远离加速器，否则散射线可能会干扰控制单元的正常工作。如果水箱配备有非原厂配件（电缆、探测器等）或增加了新的配件，在使用前应检查、测试其兼容性，不兼容配件可能导致测量数据不准确甚至对静电计及水箱造成损坏。

（二）水箱测量数据

水箱摆位连接完成后打开软件进行测量参数设置，通常水箱系统控制软件至少具有如下功能：

1. 设置测量系统坐标系。
2. 设置参考探测器和测量探测器的类型。
3. 显示水箱系统的部件连接状态。
4. 具有本底剂量测量和自动扣除的功能。
5. 能够设置扫描参数，如：扫描范围、扫描方式、扫描步长及扫描速度。
6. 具有测量序列的设置功能。
7. 每条测量序列曲线具有自己的标志。
8. 提供曲线图形显示，具有对测量数据结果进行分析和处理的功能。
9. 提供测量数据结果的保存和传输功能。
10. 测量曲线、测量数据和测量参数打印功能。

当前主流水箱系统的测量控制软件自动化水平都比较高，通常只需要在设置好坐标系、探测器类型、测量序列等参数后，水箱控制软件就可以控制探测器逐个序列地进行自动扫描测量数据。

实际测量时水箱扫描臂的高速运动会引起水面的波动，进而对数据采集的准确性造成影响。尤其是当测量低能电子束的 profile 时，探测器所在深度较浅，如果运动过快，则会引起 SSD 及探测器的深度发生变化，具体变化幅度取决于探测器所在位置的水波幅度，如图 4-4-5 所示。另外，对于小野测量时，控制扫描速度可以提高信噪比。

在使用软件测量前必须保证机架角度在 0°，并使用水平仪进行二次确认，当加速器机架角不为 0° 时，会使测量的数据整体发生倾斜，如图 4-4-6 所示。另外，水箱测量剂量前必须保证探测器的横向运动与水平面平行，当水箱扫描臂运动未调平时同样会使测量数据形状发生倾斜，如图 4-4-7 所示。

水箱扫描软件大都具有数据平滑化、数据镜像、归一化、自动计算半高宽和最大值等处理功能。这些功能可以帮助物理师快速得到射野数据，显著提高工作效率，但是一些功能（如数据平滑、镜像）不应过度使用，否则可能影响测量结果的准确性。

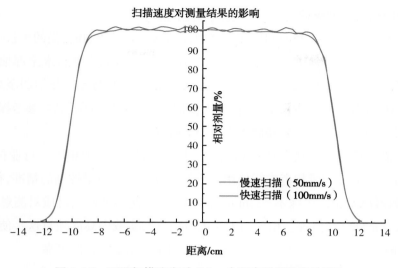

图 4-4-5 不同扫描速度对 6Mev 电子束测量结果的影响

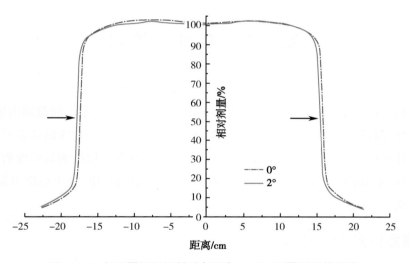

图 4-4-6 加速器机架倾斜对电子束 profile 测量结果的影响

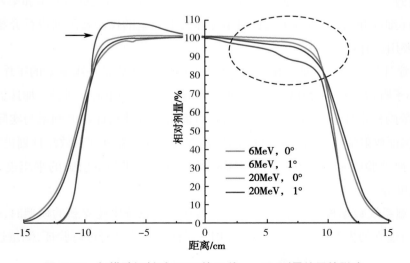

图 4-4-7 扫描臂倾斜对 6MV 的 X 线 profile 测量结果的影响

（三）水箱使用后的整理维护

水箱测量结束后,不要将水长时间留在水箱中,因为矿物质沉积和藻类的生长可能会损坏扫描硬件。应将水从水箱中抽出,在抽水过程中可调节升降台的倾斜,方便将水全部抽出来,抽完之后可用较软的抹布将水箱箱壁和运动导轨上残留的水珠擦拭干净,将导轨托架调至规定位置。在某些情况下,可在扫描硬件上擦上少量机油,再放入保护泡沫。最后将探测器、参考探测器支架、通用控制单元、电缆线、连接水管、升降台和储水库等归类收好。

使用自动扫描水箱进行加速器质控和数据采集时,应按照我国相关的行业标准要求并结合TG142、TG106等相关质控测量规范进行使用。为保证放射治疗质量控制的精准,很多细节需要注意,如测量时探测器离水箱体边缘不<5cm 的散射距离,探测器平衡帽材质对测量的影响,测量前将探测器放入水中充分热交换等。相关的工作人员应该在实践中高度注意这些使用细节,并结合最新研究结果不断完善方法流程,使自动扫描水箱的测量数据更加精准可靠。

（苗俊杰）

第五节　探测器阵列

探测器阵列(detector array)是测量剂量分布的常用仪器,由在一定空间范围内按照特定方式排列的多个小尺寸探测器组成。探测器一般是半导体或微型电离室,每个探测器都可以独立测量、输出剂量数据,经计算机软件处理后获得一定空间范围的剂量分布。根据测量维度的不同,可分为一维、二维和三维探测器阵列。探测器阵列具有测量效率高、使用方便、结果稳定可靠及重复性好等优点,目前在临床上广泛使用。

一、探测器阵列的用途

在放疗剂量分布的测量中,目前常用的仪器有探测器阵列、电子射野影像系统(EPID)、胶片等。广义上,电子射野影像系统和胶片也是探测器阵列,由于本书的第九章第四节和第四章第一节将对两者分别进行详细的介绍,本节将主要针对半导体及电离室的探测器阵列进行介绍。探测器阵列在放疗中的主要用途有:

1. 调强放疗计划的剂量验证　调强放疗计划的设计和实施是一项复杂的工作,尤其在某些特殊情况下(如小子野占比过高、MLC 运动速度过大、靶区严重偏中心)。此外,加速器治疗机的机械精度和输出剂量的稳定性会发生变化,这些因素可能会导致计划计算的剂量与实际值的偏差超出正常范围。为保证放射治疗的精准度和安全性,需要使用探测器阵列对放疗计划进行剂量验证。

2. 放疗加速器验收和日常 QC　使用探测器阵列可快速测量射野的平坦度、对称性、钨门/MLC 的到位精度等。

3. 放疗计划系统数据模型验证　放疗加速器在计划系统中建立新的模型时,模型参数、采集的剂量学数据与建立的模型存在误差,必须使用一系列特殊测试野进行验证,测量过程常用到探测器阵列。

二、探测器阵列的结构组成

探测器阵列一般由探测器、模体、测量信号处理电路、接口电路、控制器、数据采集处理软件、计算机系统、支架及连接线等部分组成。图 4-5-1 为 Sun Nuclear 公司的 SRS MapCheck 系统的各部分结构及连接示意图。

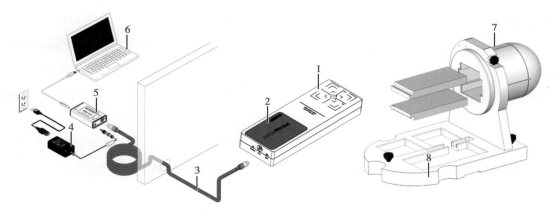

图 4-5-1　Sun Nuclear 公司的 SRS MapCheck 系统各部分结构
1. 探测器；2. 控制器及相关电路；3. 电源及数据连接线；4. 电源；5. 连接转换盒；6. 计算机；7. 模体；8. 支架。

理想的探测器阵列是探测器覆盖整个测量所需的空间、分辨率足够高。但是受制作工艺、生产成本等因素的影响，目前的探测器阵列通常只是分布在一、两个特定的面上，如 Delta4 的探测器分布在一对正交平面上、ArcCheck 的探测器分布在一个圆柱面上、OCTAVIUS 的探测器分布在一个平板上，如图 4-5-2 所示。

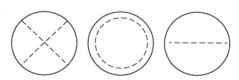

图 4-5-2　不同排列类型的探测器阵列配置示意
正交平板型（左）；圆柱形（中）；平板型（右）。

探测器阵列有用于大野测量的常规探测器阵列和用于小野测量的高分辨率探测器阵列。常规探测器阵列有效测量面积一般为 20cm×20cm~30cm×30cm，空间分辨率一般为 5mm-10mm，能满足常规调强计划的剂量验证需求。目前临床使用比较多的常规探测器阵列主要有 Sun Nuclear 公司的 MapCheck/ArcCheck 系列、PTW 公司的 Seven 29/OCTAVIUS、IBA 公司的 Matrixx 等，这些探测器阵列在结构上有很多相似之处，具体的参数对比见表 4-5-1。

立体定向放射治疗 SRS/SBRT 计划，通常靶区较小，剂量跌落较快，常规的探测器阵列不能满足要求，需要使用高分辨率的探测器阵列。高分辨率探测器阵列有效测量面积一般为 5cm×5cm~10cm×10cm，空间分辨率一般为 2.5mm 左右。多家公司推出了多种类型的高分辨率的探测器阵列，例如 PTW 公司的 OCTAVIUS 1000 SRS、Sun Nuclear 公司的 SRS MapCheck 等。

表 4-5-1　常规探测器阵列基本参数对比

型号	IBA	PTW	Sun Nuclear	Scandidos
	Matrixx	Seven29	MapCheck2	Delta4
探测器类型	电离室（空气）	电离室（空气）	N 型半导体	P 型半导体
探测器尺寸	4.5mm（直径）× 5.0mm（高度）	5.0mm × 5.0mm × 5.0mm	0.8mm × 0.8mm × 0.03mm	1.0mm（直径）× 0.05mm（高度）
探测器体积 /cm³	0.08	0.125	0.000 019	0.000 039
建成区材料	Tecaran ABS	PMMA	PMMA	PMMA/Plastic Water
测量面积	24cm × 24cm	27cm × 27cm	26cm × 32cm	20cm × 20cm
空间分辨率	10mm	7.62mm	7.07mm	中心 5mm、周围 10mm
探测器数量	1 024	729	1 527	1 069
重量 /kg	10	3.2	7.1	24.0
测量物理量	剂量率、吸收剂量	剂量率、吸收剂量	剂量率、吸收剂量	剂量率、吸收剂量

三、探测器阵列所用的探测器

探测器阵列所用的探测器主要有电离室和半导体两种。虽然两者都可以满足常规的临床需求，但在一些具体的性能指标上仍有一定差别。半导体探测器阵列具有重复性好、经放射性老化处理后长期稳定、剂量响应度好、对照射野大小依赖性小等优点。电离室探测器阵列的优点在于经过气压与温度的校正，能够更加准确地测量绝对剂量，测量灵敏度不随累计照射剂量而改变。

半导体探测器的主要成分硅的密度为 2.3g/cm³，远高于空气的密度，半导体探测器的平均电离功是 3.5eV，显著低于空气电离室的 33.97eV，因此半导体探测器的灵敏度显著高于空气电离室。这使得半导体探测器体积可以做得很小，有利于空间分辨率的提高。而电离室的探测器阵列要实现高空间分辨率，需要使用液体电离室，例如 OCTAVIUS 1000 SRS。

通常半导体探测器具有比较明显的能量依赖性。半导体阵列中的每个探测器的能量响应并不完全相同，因此在测量某一能量的射线前应对探测器响应的一致性进行校准，切换射线能量后应重新校准。而电离室的能量依赖性较小，但它存在体积平均效应，尤其在测量小射野时。不同种类的探测器阵列测量射野的离轴比曲线（profile）时，射野边缘存在差异，主要受探测器空间分辨率和电离室体积效应的影响。半导体探测器在测量剂量跌落较快及小体积时有一定的优势。

半导体探测器和电离室探测器在测量剂量时都存在方向性响应差异。在二维探测器阵列测量固定野时，射野角度一般归零垂直照射探测器，方向响应可以忽略。但在测量容积旋转调强或多角度照射野时，阵列探测器的方向响应和结构影响必须考虑。为减小探测器方向响应的影响，用于三维测量的探测器阵列系统都增加了方向感知功能，对测量的剂量进行角度修正。

四、探测器阵列的使用方法及选择

探测器阵列在结构设计和配套模体上存在一定差异，不同的探测器阵列用于放疗计划验证时有不同的使用方法。根据探测器阵列测量剂量的使用方式不同，可分为测量剂量直接对比法和 3D 剂量重建法。

第四章

基础剂量学

(一)测量剂量直接对比法

根据对射野的处理方式不同,阵列直接测量剂量对比又可分为以下三种情况:

1. 实际照射野整体测量(true composite,TC) 实际照射野整体测量方法模拟测量放疗计划的实际执行情况,通过将放疗计划的射野移植到探测器阵列上,患者原计划的 MU、机架角、准直器角、床角、钨门位置、MLC 位置等都保持不变。射野的中心对准阵列的中心,所有射野出束完毕后对比总剂量。该方法适用于几乎所有的放疗计划。

TC 方法的优点是测量包括了机架、准直器、床角和随机架角运动(重力效应)的 MLC 叶片位置的误差以及治疗床的影响。由此产生的剂量分布接近患者的受照剂量,可以直观地评估分析高剂量区和低剂量区的通过情况。TC 方法的缺点是不同计划的治疗中心不同,而探测器阵列的探测器分布固定,有时可能测不到高剂量区的剂量、部分射野的照射剂量不能完全被采样,此时需要通过移动中心位置等方法进行修正。

2. 射野角度归零单独测量(perpendicular field-by-field,PFF) 该方法测量时使所有射野的机架角、床角归零,准直器的角度维持不变。射野中心对准二维探测器的中心,每个照射野出束完毕后,保存为一个单独的文件,与计划系统导出的对应射野的剂量进行对比。该方法适用于多角度照射的固定野调强计划验证,不适用于 VMAT、TOMO 等连续旋转照射的计划。

PFF 方法的优点是可以对每个照射野的剂量分别进行采样分析,可能会发现计划实际执行时的细小误差。它能防止在整体测量中产生的剂量抵消,即一个射野的某些偏低剂量区可能被另一个射野的偏高剂量补偿。相比于整体测量,使用 PFF 方法时剂量和位置上的细小差别可能会在分析结果中表现为显著的差异。该方法可以用来验证计划系统模型、加速器 MLC 质控。由于测量对比的是单个射野,每个射野中离散的剂量误差综合起来的意义有多大目前并不是很明确。

3. 射野角度归零剂量合成(perpendicular composite,PC) PC 方法与上述 PFF 方法类似,只是测量时对所有的归零射野进行叠加,在一个剂量图中分析结果。PC 方法的优点是将所有射野的剂量整合在一个剂量图中,它的缺点是单个射野的误差在整合后可能被掩盖。

(二)3D 剂量重建法

该方法是将探测器阵列测得的剂量反投影到患者 CT 影像上重新计算剂量,这样就可以直接比较重建的剂量分布和 TPS 中原有患者治疗计划的剂量分布,并可以对每个感兴趣区的剂量分布和 DVH 进行比较。该方法还可以根据测量的剂量偏差修正原来计划的剂量分布,以减小计划执行误差。

目前,基于该方法多家公司已经开发出了不同的系统。IBA 的 COMPASS 系统是将 Matrixx 二维电离室矩阵通过加速器机头的适配器安装在治疗机头上,并通过角度传感器记录加速器的实际出束角度。根据各个角度测量得到的剂量通量,计算患者解剖结构中的剂量分布。PTW 的 DVH 4D、Sun Nuclear 的 3DVH、Scandidos 的 Delta4DVH 也都使用类似的方法,将探测器阵列测得的注量分布在患者 CT 图像上进行剂量重建。

(三)探测器阵列的使用方法选择

理想的调强放疗计划验证方法应该能显著识别计划实施与计划剂量之间的差异。TC 方法在建立整体剂量分布和抽离 2D 断面剂量分布上有优势;PFF 方法只提供单个野的信息,用单个野来解释 3D 剂量连续分布上的误差有一定的局限性;PC 方法存在掩盖误差的劣势。TG218 号报告推荐有条件的单位首选 TC 方法,在对具体的误差或问题详细分析时可以考虑使用 PFF 方法,不推荐使用 PC 方法。3D 剂量重建法虽然能给出各个 ROI 的通过率的详细信息、DVH 的对比,但是它严重依赖 TPS 提供的信息,不是完全独立的,临床上可以与上述其他方法配合使用。

　　SRS/SBRT 计划中小射野的比例较高,侧向带电粒子平衡问题不能忽略。Poppe 等提出对剂量分布的测量要考虑采样频率与体积平均效应(灵敏体积),使用 Nyquist 采样定理确定空间分辨率,如图 4-5-3 所示。常规的调强剂量分布的 Nyquist 频率为 0.06~0.1/mm,采样率至少要达到 0.2/mm,即 5mm 的空间分辨率;当射野为 1cm×1cm 的小野时,Nyquist 频率为 0.2/mm,采样率至少要达到 0.4/mm,即 2.5mm 的空间分辨率。因此,SRS/SBRT 计划应使用分辨率较高的探测器阵列(如 SRS MapCheck、OCTAVIUS 1000 SRS)进行上述测量。

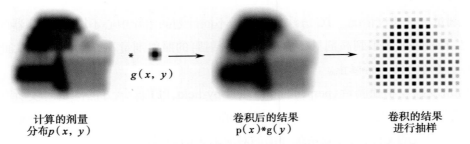

计算的剂量　　　　卷积后的结果　　　　卷积的结果
分布$p(x, y)$　　　　$p(x)*g(y)$　　　　进行抽样

图 4-5-3　使用采样定理和灵敏体积确定探测器阵列的空间分辨率示意

五、探测器阵列用于剂量验证的过程

(一) 探测器阵列 CT 图像的获取

　　在探测器阵列上进行剂量计算前,首先要获得探测器阵列及配套模体的 CT 图像。通常探测器阵列及信号处理电路中会有高密度物质,使用常规千伏级 CT 扫描时可能有伪影,CT 电子密度转换表可能没有涵盖高密度材料,使剂量计算不准确,可以使用 MVCT 进行扫描以消除伪影的影响,如图 4-5-4 所示。

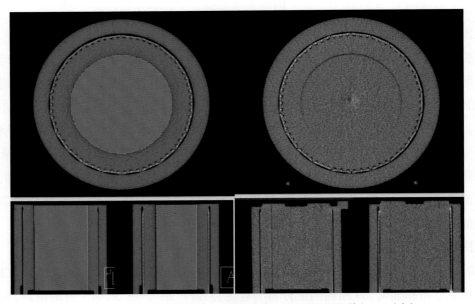

图 4-5-4　ArcCheck 探测器阵列的千伏级 CT(左)和兆伏级 CT(右)

(二) 设计验证计划

　　在调强放疗计划系统中,确定好治疗中心后,将患者的实际治疗计划移植到阵列模体上(角度

归零照射时需要更改机架角、床角),重新计算治疗计划在阵列模体中的剂量分布,然后把治疗计划和剂量通过 DICOM RT 的格式导出到探测器阵列的验证测量系统中。

　　AAPM TG218 号报告推荐计划验证采用 2mm/3% 的标准进行剂量比对,为了保证计划验证精度,应根据具体病例、技术和系统计算能力使用 2~3mm 的剂量计算网格。SRS/SBRT 的验证计划使用更严格的标准时,验证计划要使用更小的剂量计算网格。此外,验证计划设计时,为保证剂量计算的准确性,验证计划剂量计算应使用患者临床治疗计划使用的剂量计算算法,还需要考虑治疗床对剂量计算的影响,如图 4-5-5 所示为根据实际加速器治疗室采用 ROI 密度重置法加入治疗床。

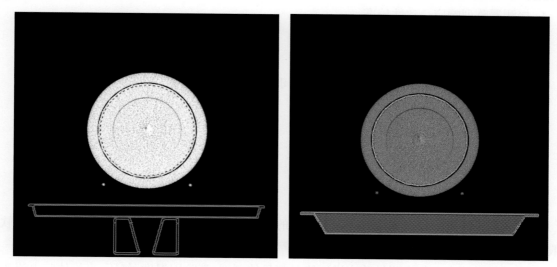

图 4-5-5　ArcCheck 探测器阵列验证计划中添加治疗床示意
QFIX 治疗床(左); 常规碳纤维治疗床(右)。

(三) 探测器阵列的摆位

　　调整治疗床位置,使其在 LAT 方向(左右)居中。将探测器阵列及模体放到治疗床上进行摆位,如果计划系统中考虑了治疗床的影响,摆位时应注意阵列与治疗床的相对位置关系,通常探测器阵列放在治疗床 LAT 方向的中心位置。对准中心后,调节支架旋钮使探测器阵列处于水平位置。最后,使用数据线连接探测器阵列和测量电脑。

(四) 探测器阵列的数据测量

1. 确认各电缆连接正确后通电,打开测量软件。

2. 采集本底剂量。

3. 绝对剂量刻度。

4. 相对灵敏度刻度校准或调入校准文件。

5. 点击开始按钮,开始测量。

6. 加速器射野出束。

7. 点击结束按钮,保存测量文件。

(五) 测量结果分析

　　导入计算的验证剂量分布,设置剂量阈值(一般为 10%),根据选择的标准(如 2mm/3%、3mm/3%)进行 gamma 分析,查看剂量分布和通过率,最后进行结果保存,详见本书第十七章第四节关于计划验证的介绍。

六、探测器阵列的软件功能

不同公司的探测器阵列的软件界面和功能有一定的差别。通常测量分析软件应具备如下功能：

1. 绝对剂量、相对剂量测量及显示。
2. 背景剂量测量修正。
3. 探测器绝对剂量的刻度。
4. 探测器阵列响应一致性校准。
5. Dicom 格式验证计划和验证剂量导入。
6. 测量数据与验证计划数据的对比分析。
7. 按不同应用要求设置 gamma 分析、剂量阈值及归一处理。
8. 绝对剂量和相对剂量对比分析。
9. 测量数据及对比结果的保存与输出。

七、探测器阵列的质量控制

（一）中心探测器的校准

1. 本底剂量测量　每次测量前应在不出束的情况下进行本底剂量测量，实际测量时系统软件一般会自动扣除本底剂量。

2. 绝对剂量刻度　每次测量前应进行绝对剂量的刻度，消除因温度、气压、半导体暗电流改变等因素对测量结果的影响。通常使用零度机架、10cm×10cm 射野、出束 200MU 进行校准。

（二）探测器响应一致性的校准

阵列中各个探测器的响应灵敏度存在差异，需要进行一致性校准。不同型号的探测器阵列校准方法虽有一定差别，但是各家产品的使用说明书中一般都给出了具体的操作方法。通常是使用多个角度的标准照射野，对探测器阵列进行一系列的平移、旋转后测量剂量并记录差异。这些差异被作为校准因子存储起来并应用于每个探测器的原始测量值。推荐差异在 ±0.4% 之间的探测器应占总数的 90% 以上。探测器阵列的相对差异通常比较稳定，一般 6 个月 ~1 年校准一次即可，更换加速器能量时应重新校准。

（三）探测器阵列的方向响应

用于三维测量的探测器阵列（如 ArcCheck、Delta4），厂家在设计时考虑了出束角度的追踪，在软件系统中加入了角度影响的自动修正，使用者一般只需要定期使用标准计划检测即可。但使用平面二维探测器阵列进行三维剂量测量时，如果厂家未给出角度校准因子，必须使用标准照射野在各个方向照射标定各个探测器的方向响应因子。为保证安全，三维剂量测量时推荐使用专用的测量阵列。

（四）探测器阵列重复性和稳定性

选择标准照射野和临床常用的治疗计划，使用探测器阵列多次（3~5 次）进行测量，记录任意两次间的最大通过率误差，根据选择的技术和加速器的性能制定标准（例如 1%），当误差大于此标准时应分析查找原因。当探测器阵列的稳定性通过后，可保留相关测量计划，以后定期（如每月）或验证计划出现异常时重新测量相关计划，以便进行设备质控和故障排查。

（五）探测器阵列的安全维护

探测器阵列是高精密仪器,使用时应轻拿轻放,避免损坏测量阵列和模体。使用完毕后,连接线和阵列模体应统一整理收纳,长时间不用时应放入专用的收纳箱,做好防尘防潮。设备转运时推荐使用具有减震功能的转运车,以减小转运时震动对设备的损害。

某些照射野较长时(如全脑全脊髓计划),射线可能会照射到控制器的电路单元,损害阵列的使用寿命。此时可以通过移动中心或者剂量拼接的方法进行测量。对于非共面计划的验证,如果射线照射不到控制器的电路,推荐使用实际床角进行验证,如果射线照射到了控制器的电路,为了避免设备损坏,应将床角归零按照共面计划进行验证。

探测器阵列是放疗计划质控的重要工具,是现代精准放疗必不可缺的质控仪器,应严格按照我国的相关行业标准要求并结合 TG119、TG120、TG218 等相关验证质控报告进行使用,有条件的单位可以探索开发探测器阵列在患者解剖结构上的剂量重建研究。虽然高效易用的探测器阵列在临床得到了广泛应用,但对于一些特殊情况的剂量验证(如新安装的加速器验收、机器大修后测量),应将探测器阵列与胶片等高分辨的验证工具联合使用,待结果稳定后再单独使用。同时做好探测器阵列本身的质量控制和规范化使用也非常重要,只有保障了自身的准确,才能为调强放疗提供强有力的保障,才能推动调强放疗技术又快又好地向前发展。

（苗俊杰）

参考文献

［1］ GROETZ J-E, OUNOUGHI N, MAVON C, et al. Conception and realization of a parallel-plate free-air ionization chamber for the absolute dosimetry of an ultrasoft X-ray beam [J]. Rev Sci Instrum, 2014, 85 (8): 083304.

［2］ FARMER F T. A sub-standard x-ray dose-meter [J]. Br J Radiol, 1955, 28 (330): 304-306.

［3］ AIRD E G, FARMER F T. The design of a thimble chamber for the Farmer dosemeter [J]. Phys Med Biol, 1972, 17 (2): 169-174.

［4］ MATTSSON L O, JOHANSSON K A, SVENSSON H. Calibration and use of plane-parallel ionization chambers for the determination of absorbed dose in electron beams [J]. Acta Radiol Oncol, 1981, 20 (6): 385-399.

［5］ FAILLA G. The measurement of tissue dose in terms of the same unit for all ionizing radiations [J]. Radiology, 1937, 29 (2): 202-215.

［6］ ZANKOWSKI C E, PODGORSAK E B. Calibration of photon and electron beams with an extrapolation chamber [J]. Med Phys, 1997, 24 (4): 497-503.

［7］ DAE C, JAE-SEUNG L, EUN-HOE G, et al. Comparison of the measured stem leakage correction factor for an ionization chamber in air to the monte carlo simulation [J]. J Korean Phys Society, 2011, 58: 1184.

［8］ BOAG J W, CURRANT J. Current collection and ionic recombination in small cylindrical ionization chambers exposed to pulsed radiation [J]. Br J Radiol, 1980, 53 (629): 471-478.

［9］ BOAG J W. The recombination correction for an ionisation chamber exposed to pulsed radiation in a "swept beam" technique: Ⅰ. Theory [J]. Phys Med Biol, 1982, 27 (2): 201-211.

［10］ ALMOND P R. Use of a Victoreen 500 electrometer to determine ionization chamber collection efficiencies [J]. Med Phys, 1981, 8 (6): 901-904.

［11］ A protocol for the determination of absorbed dose from high-energy photon and electron beams [J]. Med Phys, 1983, 10 (6): 741-771.

［12］ RENAUD J, PALMANS H, SARFEHNIA A, et al. Absorbed dose calorimetry [J]. Phys Med Biol, 2020, 65 (5): 05TR02.

［13］ OSBORNE N S, STIMSON H F, GINNINGS D C, et al. Measurements of heat capacity and heat of vaporization of water in the range 0 ℃ to 100 ℃ [J]. J Res Natl Bur Stand, 1939, 23 (2): 197-259.

[14] SAUL A, WAGNER W. A fundamental equation for water covering the range from the melting line to 1273 K at pressures up to 25 000 MPa [J]. J Phys Chem Ref Data, 1989, 18 (4): 1537-1564.

[15] KRAUSS A. The PTB water calorimeter for the absolute determination of absorbed dose to water in ^{60}Co radiation [J]. Metrologia, 2006, 43 (3): 259-272.

[16] PICARD S, BURNS D T, ROGER P. Determination of the specific heat capacity of a graphite sample using absolute and differential methods [J]. Metrologia, 2007, 44 (5): 294-302.

[17] KLASSEN N V, ROSS C K. Water calorimetry: A correction to the heat defect calculations [J]. J Res Natl Inst Stand Technol, 2002, 107 (2): 171-178.

[18] RENAUD J, SARFEHNIA A, BANCHERI J, et al. Absolute dosimetry of a 1.5 T MR-guided accelerator-based high-energy photon beam in water and solid phantoms using Aerrow [J]. Med Phys, 2020, 47 (3): 1291-1304.

[19] FRICKE H, MORSE S. The chemical action of roentgen rays on dilute ferrosulphate solutions as a measure of dose [J]. Am J Roentgenol Radium Therapy Nucl Med, 1927, 18: 430-432.

[20] SCHREINER L J. Review of Fricke gel dosimeters [J]. J Phys (Conf Series), 2004, 3: 9-21.

[21] ROSS C K, KLASSEN N V, SHORTT K R, et al. A direct comparison of water calorimetry and Fricke dosimetry [J]. Phys Med Biol, 1989, 34 (1): 23-42.

[22] KLASSEN N V, SHORTT K R, SEUNTJENS J, et al. Fricke dosimetry: the difference between G (Fe^{3+}) for ^{60}Co gamma-rays and high-energy X-rays [J]. Phys Med Biol, 1999, 44 (7): 1609-1624.

[23] EYADEH M M, RABAEH K A, ALDWERI F M, et al. Nuclear magnetic resonance analysis of a chemically cross-linked ferrous-methylthymol blue-polyvinyl alcohol radiochromic gel dosimeter [J]. Appl Radiat Isot, 2019, 153: 108812.

[24] DAY M J, STEIN G. Chemical effects of ionizing radiation in some gels [J]. Nature, 1950, 166 (4212): 146-147.

[25] MARYANSKI M J, GORE J C, KENNAN R P, et al. NMR relaxation enhancement in gels polymerized and cross-linked by ionizing radiation: A new approach to 3D dosimetry by MRI [J]. Magn Reson Imaging, 1993, 11 (2): 253-258.

[26] GORE J C, RANADE M, MARYAŇSKI M J, et al. Radiation dose distributions in three dimensions from tomographic optical density scanning of polymer gels: I. Development of an optical scanner [J]. Phys Med Biol, 1996, 41 (12): 2695-2704.

[27] MARYAŇSKI M J, ZASTAVKER Y Z, GORE J C. Radiation dose distributions in three dimensions from tomographic optical density scanning of polymer gels: II. Optical properties of the BANG polymer gel [J]. Phys Med Biol, 1996, 41 (12): 2705-2717.

[28] HILTS M, AUDET C, DUZENLI C, et al. Polymer gel dosimetry using X-ray computed tomography: A feasibility study [J]. Phys Med Biol, 2000, 45 (9): 2559-2571.

[29] MATHER M L, WHITTAKER A K, BALDOCK C. Ultrasound evaluation of polymer gel dosimeters [J]. Phys Med Biol, 2002, 47 (9): 1449-1458.

[30] RINTOUL L, LEPAGE M, BALDOCK C. Radiation dose distribution in polymer gels by Raman spectroscopy [J]. Appl Spectrosc, 2003, 57 (1): 51-57.

[31] BALDOCK C, DE DEENE Y, DORAN S, et al. Polymer gel dosimetry [J]. Phys Med Biol, 2010, 55 (5): R1-R63.

[32] DE DEENE Y, VERGOTE K, CLAEYS C, et al. The fundamental radiation properties of normoxic polymer gel dosimeters: a comparison between a methacrylic acid based gel and acrylamide based gels [J]. Phys Med Biol, 2006, 51 (3): 653-673.

[33] MACDOUGALL N D, PITCHFORD W G, SMITH M A. A systematic review of the precision and accuracy of dose measurements in photon radiotherapy using polymer and Fricke MRI gel dosimetry [J]. Phys Med Biol, 2002, 47 (20): R107-R121.

[34] KRY S F, ALVAREZ P, CYGLER J E, et al. AAPM TG 191: Clinical use of luminescent dosimeters: TLDs and OSLDs [J]. Med Phys, 2020, 47 (2): e19-e51.

[35] CHEN R M S. Theory of thermoluminescence and related phenomena [M]. Singapore, River Edge, NJ: World Scientific, 1997.

[36] CHEN R. Thermally and optically stimulated luminescence: A simulation approach [J]. Applications in Medical

Physics, 2011.

［37］ AKSELROD M S, MCKEEVER S W S. A Radiation dosimetry method using pulsed optically stimulated luminescence [J]. Radiation Protection Dosimetry, 1999, 81 (3): 167-175.

［38］ YUKIHARA E G, MCKEEVER S W. Optically stimulated luminescence (OSL) dosimetry in medicine [J]. Phys Med Biol, 2008, 53 (20): R351-R379.

［39］ ROSENFELD A B, BIASI G, PETASECCA M, et al. Semiconductor dosimetry in modern external-beam radiation therapy [J]. Phys Med Biol, 2020, 65 (16): 16TR01.

［40］ AHMED S, ZHANG G, MOROS E G, et al. Comprehensive evaluation of the high-resolution diode array for SRS dosimetry [J]. J Appl Clin Med Phys, 2019, 20 (10): 13-23.

［41］ ROSENFELD A B. MOSFET dosimetry on modern radiation oncology modalities [J]. Radiat Prot Dosimetry, 2002, 101 (1-4): 393-398.

［42］ RAMANI R, RUSSELL S, O'BRIEN P, et al. Clinical dosimetry using MOSFETs [J]. Int J Radiat Oncol Biol Phys, 1997, 37 (4): 959-964.

［43］ LONSDALE A P. Multistage evaluation and commissioning of a pre-calibrated, single-use OneDosePlus MOSFET system for in vivo dosimetry in a radiotherapy department [J]. Br J Radiol, 2012, 85 (1012): 451-457.

［44］ HARDCASTLE N, CUTAJAR D L, METCALFE P E, et al. In vivo real-time rectal wall dosimetry for prostate radiotherapy [J]. Phys Med Biol, 2010, 55 (13): 3859-3871.

［45］ SECO J, CLASIE B, PARTRIDGE M. Review on the characteristics of radiation detectors for dosimetry and imaging [J]. Phys Med Biol, 2014, 59 (20): R303-R347.

［46］ FIDANZIO A, AZARIO L, MICELI R, et al. PTW-diamond detector: Dose rate and particle type dependence [J]. Med Phys, 2000, 27 (11): 2589-2593.

［47］ DEVIC S, TOMIC N, LEWIS D. Reference radiochromic film dosimetry: Review of technical aspects [J]. Phys Med, 2016, 32 (4): 541-556.

［48］ MICKE A, LEWIS D F, YU X. Multichannel film dosimetry with nonuniformity correction [J]. Med Phys, 2011, 38 (5): 2523-2534.

［49］ DEVIC S, WANG Y Z, TOMIC N, et al. Sensitivity of linear CCD array based film scanners used for film dosimetry [J]. Med Phys, 2006, 33 (11): 3993-3996.

［50］ WHITE D R. Tissue substitutes in experimental radiation physics [J]. Med Phys, 1978, 5 (6): 467-479.

［51］ INTERNATIONAL COMMISSION ON RADIATION UNITS AND MEASUREMENTS. Basic aspects of high energy particle interactions and radiation dosimetry, ICRU Report 28 [R]. Bethesda, MD: International Commission on Radiation Units and Measurements, 1978.

［52］ SCHOENFELD A A, HARDER D, POPPE B, et al. Water equivalent phantom materials for ^{192}Ir brachytherapy [J]. Phys Med Biol, 2015, 60 (24): 9403-9420.

［53］ KHAN F M, GIBBONS J P. The Physics of radiation therapy [M]. 5th ed. Philadelphia: LIPPINCOTT WILLIAMS & WILKINS, 2014.

［54］ BROERSE J J, MIJNHEERB J. Progress in neutron dosimetry for biomedical applications [M]//Orton C. Progress in Medical Radiation Physics. New York: Plenum Press, 1982: 1.

［55］ AAPM. Protocol for neutron beam dosimetry, AAPM Report No. 7 [R]. New York: American Institute of Physics, 1980.

［56］ ROSENBERG I. Radiation oncology physics: a handbook for teachers and students [J]. Br J Cancer, 2008, 98: 1020.

［57］ ALBERTS W G. Response of an albedo neutron dosemeter to ^{252}Cf Neutrons on various phantoms [J]. Radiation Protection Dosimetry, 1988, 22 (3): 183-186.

［58］ VALENTIN J. Basic anatomical and physiological data for use in radiological protection: reference values: ICRP Publication 89: Approved by the Commission in September 2001 [R]. ICRP, 2002, 32 (3-4): 1-277.

［59］ CLEMENT C H. Realistic reference phantoms: An ICRP/ICRU joint effort [J]. Annals of the ICRP, 2009, 39 (2): 3-5.

［60］ COURT L E, SECO J, LU X Q, et al. Use of a realistic breathing lung phantom to evaluate dose delivery errors [J]. Med Phys, 2010, 37 (11): 5850-5857.

［61］ MAYER R, LIACOURAS P, THOMAS A, et al. 3D printer generated thorax phantom with mobile tumor for radiation dosimetry [J]. Rev Sci Instrum, 2015, 86 (7): 074301.

［62］ COLVILL E, KRIEGER M, BOSSHARD P, et al. Anthropomorphic phantom for deformable lung and liver CT and MR imaging for radiotherapy [J]. Phys Med Biol, 2020, 65 (7): 07NT02.

［63］ EHRBAR S, JÖHL A, KÜHNI M, et al. ELPHA: Dynamically deformable liver phantom for real-time motion-adaptive radiotherapy treatments [J]. Med Phys, 2019, 46 (2): 839-850.

［64］ KOSTIUKHINA N, GEORG D, ROLLET S, et al. Advanced Radiation DOSimetry phantom (ARDOS): A versatile breathing phantom for 4D radiation therapy and medical imaging [J]. Phys Med Biol, 2017, 62 (20): 8136-8153.

［65］ MITTAUER K E, HILL P M, BASSETTI M F, et al. Validation of an MR-guided online adaptive radiotherapy (MRgoART) program: Deformation accuracy in a heterogeneous, deformable, anthropomorphic phantom [J]. Radiother Oncol, 2020, 146: 97-109.

［66］ NIEBUHR N I, JOHNEN W, ECHNER G, et al. The ADAM-pelvis phantom: An anthropomorphic, deformable and multimodal phantom for MRgRT [J]. Physics in Medicine and Biology, 2019, 64 (4): 04NT05.

［67］ PERRIN R L, ZAKOVA M, PERONI M, et al. An anthropomorphic breathing phantom of the thorax for testing new motion mitigation techniques for pencil beam scanning proton therapy [J]. Phys Med Biol, 2017, 62 (6): 2486-2504.

［68］ CHANG Y, LAFATA K, SEGARS W P, et al. Development of realistic multi-contrast textured XCAT (MT-XCAT) phantoms using a dual-discriminator conditional-generative adversarial network (D-CGAN) [J]. Phys Med Biol, 2020, 65 (6): 065009.

［69］ SEGARS W P, MAHESH M, BECK T J, et al. Realistic CT simulation using the 4D XCAT phantom [J]. Med Phys, 2008, 35 (8): 3800-3808.

［70］ DUTREIX A, VAN DER SCHUEREN E, DERREUMAUX S, et al. Preliminary results of a quality assurance net: work for radiotherapy centers in Europe [J]. Radiother Oncol, 1993, 29: 97-101.

［71］ ICRU. ICRU Report 33: Radiation quantities and units [R]. Washington: ICRU, 1980.

［72］ ICRP. ICRP Publication 60: 1990 recommadation of the international commission on radiological protection [M]. Oxford, UK: Pergamon Press, 1990.

［73］ BOUTILLON M, PERROCHE RAX A M. Re-evaluation of the W value for electron in dry air [J]. Phys Med Biol, 1987, 32: 213.

［74］ JOHNS H E, CUNNINGHAM J R. The physics of radiology [M]. 4th ed. Springfield, IL, USA: Charles C Thomas Publisher, 1983.

［75］ NE TECHNOLOGY LIMITED. Instruction manual for dose doserate meter type 2620 [M]. Berkshire, England: NE Technology Limited, 1990.

［76］ AIRD E G, FARMER F T. The design of a thimble chamber for the Farmer dosimeter [J]. Phys Med Biol, 1972, 17 (2): 169-174.

［77］ 张红志, 张春利, 陈冰, 等. 电离室杆效应对吸收剂量测量精度的影响 [C]. 第三届全国放射肿瘤学学术会议, 1994: 239.

［78］ IAEA. Absorbed dose determination in photon and electron beams an international code of practice: Technical reports series No. 277 [R]. Vienna: International Atomic Energy Agency, 1987.

［79］ HORTON J L. Handbook of radiation therapy physics [M]. Englewood Cliffs, NJ USA: Prentice Hall INC, 1987.

［80］ BURLIN T E. Cavity chamber theory [M]//Attix F H, Roesch W C. Radiation dosimetry. New York: Academic Press, 1968.

［81］ Central axis depth dose data for use in radiotherapy: A survey of depth doses and related data measured in water or equivalent media [J]. Br J Radiol Suppl, 1983, 17: 1-147.

［82］ MIJNHEER B J, THWAITES D I, WILLIAMS J R. Absolute dose determination [M]//WILLIAMS J R, THWAITES D I. Radiotherapy physics in practics. Oxford: Oxford University Press, 1994.

［83］ IAEA. Absorbed dose determination in photon and electron beams an international code of practice: Technical reports series No. 277 [R]. 2nd ed. Vienna: International Atomic Energy Agency, 1997.

［84］ 国家技术监督局. 光子和高能电子束吸收剂量测定方法. 中华人民共和国国家计量技术规范 JJG1026-91 [M].

北京: 中国计量出版社, 1991.

［85］ Procedures in external radiation therapy dosimetry with electron and photon beams with maximum energies between 1 and 50 MeV: Recommendations by the Nordic Association of Clinical Physics (NACP)[J]. Acta Radiol Oncol, 1980, 19 (1): 55-79.

［86］ HOSPITAL PHYSICISTS ASSOCIATION. Revised code of practice for the dosimetry of 2 to 25 MV X-ray, and of caesium-137 and cobalt-60 gamma ray beams [J]. Phys Med Biol, 1983, 28: 1097-1104.

［87］ A protocol for the determination of absorbed dose from high-energy photon and electron beams [J]. Med Phys, 1983, 10 (6): 741-771.

［88］ ICRU. ICRU Retorp 23: Measurement of absorbed dose in a phantom irradiation by a single of X-or gamma-rays [R]. Bethesda, MD: International Commission on Radiation Units and Measurements, 1973.

［89］ ICRU. ICRU Report 14: Radiation dosimetry X rays and gamma rays with maximum photon energies between 0. 6 and 50 MeV [R]. Washington DC: International Commission on Radiation Units and Measurements, 1969.

［90］ ICRU. ICRU Report 21: Radiation dosimetry electron with initial energies between 1 and 50 MeV [R]. Washington DC: International Commission on Radiation Units and Measurements, 1972.

［91］ 张红志, 胡逸民, 张春利, 等. 高能光子和电子束吸收剂量测定方法的进展: 不同测定规程的比较 [J]. 1994, 03 (3): 192-194.

［92］ WILLIAMS K L. A code of practice for the dosimetry of 2 to 8 MV X-ray and caesium-137 and cobalt-60 gamma-ray beams [J]. Phys Med Biol, 1964, 9: 457-463.

［93］ IAEA. The use of plane parallel ionization chamber in high energy electron and photon beams an international code of practice for dosimetey: Technical reports series No. 381 [R]. Vienna: International Atomic Energy Agency, 1997.

［94］ DOMEN S R. Absorbed dose water calorimeter [J]. Med Phys, 1980, 7 (2): 157-159.

［95］ ROSS C K, KLASSEN N V, SHORTT K R, et al. A direct comparison of water calorimetry and Fricke dosimetry [J]. Phys Med Biol, 1989, 34 (1): 23-42.

［96］ SCHULZ R J, HUQ M S, VENKATARAMANAN N, et al. A comparison of ionization-chamber and water-calorimeter dosimetry for high-energy X rays [J]. Med Phys, 1991, 18 (6): 1229-1233.

［97］ KWA M, KORNELSEN R O. Comparison of ferrous solfate (Fricke) and ionization dosimetry for high energy photon and electron beams [J]. Med Phys, 1990, 17 (4): 602-604.

［98］ RIKNER G. Silicon diodes as detectors in relative dosimetry of photon, electron and proton radiation fields [D]. Uppsala Sweden: Uppsala University, 1983.

［99］ MAYLES W P M, HEISIG S, MAYLES H M O. Treatment verification and in vivo dosimetry [M]//WILLIAMS J R, THWAITES D I. Radiotherapy physics in practice. Oxford: Oxford University Press, 1993: 227-252.

［100］ VAN DAM J, LEUNENS G, DUTREIX A. Correlation between temperature and dose rate dependence of semi-conductor response: influence of accumulated dose [J]. Radiother Oncol, 1990, 19 (4): 345-351.

［101］ 放射诊疗管理规定 (2016 年修正本). 中华人民共和国国家卫生和计划生育委员会令第 8 号, 2016.

［102］ JJG 589—2008: 医用电子加速器辐射源, 2008.

［103］ YY/T 1538-2017: 放射治疗用自动扫描水模体系统性能和试验方法, 2017.

［104］ KLEIN E E, HANLEY J, BAYOUTH J, et al. Task Group 142 report: quality assurance of medical accelerators [J]. Med Phys, 2009, 36 (9): 4197-4212.

［105］ DAS I J, CHENG C W, WATTS R J, et al. Accelerator beam data commissioning equipment and procedures: report of the TG-106 of the Therapy Physics Committee of the AAPM [J]. Med Phys, 2008, 35 (9): 4186-4215.

［106］ INTERNATIONAL ATOMIC ENERGY AGENCY. Implementation of the international code of practice on dosimetry in radiotherapy (TRS 398): Review of testing results: Final report of the coordinated research projects on implementation of the international code of practice TRS 398 at Secondary Standards Dosimetry Laboratories and hospitals [J]. USSR computational mathematics and mathematical physics, 2005, 14 (4): 19-33.

［107］ NCC/T-RT 005-2019: 调强放疗剂量验证实践指南, 2019.

［108］ LOW D A, MORAN J M, DEMPSEY J F, et al. Dosimetry tools and techniques for IMRT [J]. Med Phys, 2011, 38 (3): 1313-1338.

［109］ EZZELL G A, BURMEISTER J W, DOGAN N, et al. IMRT commissioning: multiple institution planning and dosimetry comparisons, a report from AAPM Task Group 119 [J]. Med Phys, 2009, 36 (11): 5359-5373.

［110］ MIFTEN M, OLCH A, MIHAILIDIS D, et al. Tolerance limits and methodologies for IMRT measurement-based verification QA: Recommendations of AAPM Task Group No. 218 [J]. Med Phys, 2018, 45 (4): e53-e83.

［111］ POPPE B, DJOUGUELA A, BLECHSCHMIDT A, et al. Spatial resolution of 2D ionization chamber arrays for IMRT dose verification: Single-detector size and sampling step width [J]. Phys Med Biol, 2007, 52 (10): 2921-2935.

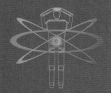

RADIATION
THERAPY
PHYSICS

第五章

高能光子束剂量学

光子具有波粒二象性，既有像声波一样的波动性，又有粒子特性。光子束是目前肿瘤放射治疗使用最多的射线束类型，其与物质相互作用的主要方式有光电效应、康普顿效应和电子对效应。本章主要介绍光子束剂量学知识，包括基础射野剂量学、楔形滤过板、射野适形、表面不规则修正方法、介质不均匀性的影响与修正和无均整器射野剂量学等。由于很难直接在患者上测量，光子束剂量分布主要基于组织等效模体进行测量，这些基本数据可导入剂量计算软件，用于计算实际患者的剂量分布。

第一节 基础射野剂量学

一、深度剂量变化

光子束入射模体或患者后，吸收剂量在射野中心轴上随深度而发生变化。影响变化的因素很多。对于规则射野垂直入射标准模体的简单情况，影响因素有光子束能量、深度、射野大小、离源距离和准直系统结构等。对于其他情况，还会有其他因素介入，包括射野入射方向、形状、模体/患者表面不规则和内部不均匀等。描述深度剂量变化常用的物理量包括百分深度剂量（percentage depth dose，PDD）、组织空气比（tissue-air ratio，TAR）、散射空气比（scatter-air ratio，SAR）、组织模体比（tissue-phantom ratio，TPR）和组织最大剂量比（tissue-maximum ratio，TMR）等。

（一）百分深度剂量

百分深度剂量将各个深度的剂量相对于参考深度的剂量进行归一化，定义为模体内射线束中心轴上任意深度 d 处的吸收剂量 D_d 与参考深度 d_0 处的吸收剂量 D_{d0} 之比。如图 5-1-1 所示，百分深度剂量的计算公式为（如式 5-1-1 所示）：

$$PDD(d) = \frac{D_d}{D_{d0}} \times 100\%$$

（式 5-1-1）

对于深部 X 射线和更低能量 X 射线，参考深度通常选为表面（$d_0=0$）。对于高能量 X 射线，参考深度通常选为吸收剂量峰值处，即最大剂量 D_{max} 处（$d_0=d_m$）。对于给定射野，射线束能量越高，d_m 越大。受表面电子污染影响，最大剂量点的位置也与射野大小相关。对于给定能量的射线束，应根据较小射野（例如 3cm × 3cm）来确定参考深度 d_m，对于其余大小的射野都采用此参考深度而不管实际剂量峰值位置。

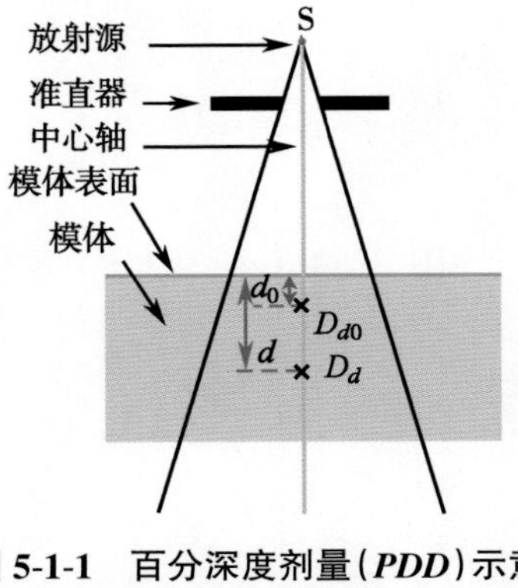

影响 PDD 的因素主要包括光子束能量、深度、射野大小和形状以及源皮距（source to surface distance，SSD）等。

1. PDD 与光子束能量和深度的关系　如图 5-1-2 所示，光子束入射物体后，首先有一个剂量建成效应，即随着深度的增加，吸收剂量逐渐达到峰值。能量越高剂量建成效应越显著，对于低能 X 射线，吸收剂量在表面或非常接近表面时达到最大；而对于高能量光子束，最大剂量点位于更深处。表面至最大剂量点之间

图 5-1-1　百分深度剂量（PDD）示意
S. 照射源；d_0. 参考深度；D_{d0}. d_0 处的吸收剂量；D_d. 任意深度 d 处的吸收剂量。

的区域称为剂量建成区。在最大剂量深度之后，百分深度剂量随光子束能量的增加而增加，随深度的增加而减少。如果不考虑平方反比定律和散射的影响，百分深度剂量随深度的变化近似遵从指数衰减规律。高能量光子束的平均衰减系数较小，具有更强的穿透能力，因此在给定深度处有更高的百分深度剂量。

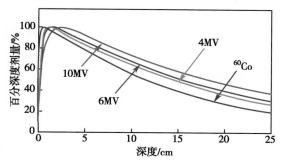

图 5-1-2　不同能量光子束的百分深度剂量（PDD）曲线

射野大小 10cm × 10cm，^{60}Co 源皮距（SSD）=80，其余为 100。

剂量建成效应是高能光子束的一个特点：当高能光子束入射模体时，高速电子从其表面及表面之后喷射出来；这些电子沉积能量直至运动停止；前面两个过程叠加，电子注量和吸收剂量随深度增加而增加，直至达到最大值。然而，光子的能量注量随着深度的增加而不断减小，因此电子的产生也随着深度的增加而减少，由此产生的总效应是，在超过最大剂量点后，吸收剂量开始随深度的增加而减少。高能光子束的剂量建成效应带来皮肤保护效果，是治疗深部肿瘤的一个优势。

2. **PDD 与射野大小和形状的关系**　本章采用几何学射野，其定义为从放射源前表面经准直器，在源皮距（SSD）或源轴距（source to axis distance，SAD）处，垂直于射线束轴平面上的投影。且定义 SSD 是从放射源前表面沿射线束中心轴到模体表面的距离，SAD 是从放射源前表面沿射线束中心轴到等中心的距离。

如果射野足够小，可以假设某点的深度剂量主要是由初级辐射（原辐射）引起的，此时散射光子对深度剂量的贡献可以近似为 0。但随着射野的增大，散射体积增大，散射光子对吸收剂量的贡献增大。同样，在更深处散射剂量的比例也会更大。射野增大会导致 PDD 值增大（图 5-1-3），且与光子束能量有关。由于散射截面（散射概率）随能量的增加而减小，而且高能光子主要向前散射，因此对于高能光子束，PDD 对射野大小的依赖性不如低能光子束明显。

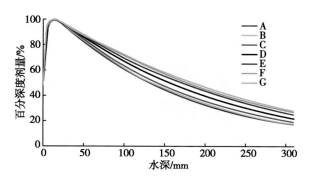

图 5-1-3　不同射野大小的百分深度剂量（PDD）曲线

6MV 的 X 射线，源皮距（SSD）=100cm。A：2cm × 2cm；B：3cm × 3cm；C：5cm × 5cm；

D：10cm × 10cm；E：20cm × 20cm；F：30cm × 30cm；G：40cm × 40cm。

光子束的 *PDD* 数据表通常由正方形射野测量得到,由于在临床实践中大多数常规治疗都需要矩形或不规则形状的射野,因此需要建立一个方法,将不同大小和形状的射野等效于相应的正方形射野。目前可以根据半经验方法来关联正方形、矩形、圆形和不规则形状的射野中心轴的 *PDD* 数据。

根据经验公式,矩形射野等效于有相同面积/周长比(A/P)的正方形射野。对于边长为 a 和 b 的矩形,其面积/周长比为:$A/P=\dfrac{a\times b}{2(a+b)}$,对于边长为 s 的正方形,其面积/周长比为:$A/P=\dfrac{s\times s}{4s}=\dfrac{s}{4}$,两者等效的条件是(如式 5-1-2 所示):

$$\frac{a\times b}{2(a+b)}=\frac{s}{4} \tag{式 5-1-2}$$

例如,一个 8cm×12cm 的矩形射野,它的面积/周长比为 96/40=2.4,其等价于 9.6cm×9.6cm 的正方形射野。

同样是经验公式,半径为 r 的圆形射野等效于具有相同面积的正方形射野,即等效正方形边长满足(如式 5-1-3 所示):

$$s=\sqrt{\pi}\times r \tag{式 5-1-3}$$

3. *PDD* 与源皮距(*SSD*)的关系 点源发出的光子注量遵循距离平方反比定律,如图 5-1-4 所示,设点源 S 处的光子数为 N_0,A 和 B 两个平面处的单位面积光子数 N_a 和 N_b 之比为(如式 5-1-4 所示):

$$N_a:N_b=\frac{N_0}{a^2}:\frac{N_0}{b^2}=b^2:a^2 \tag{式 5-1-4}$$

又根据相似三角形定律(如式 5-1-5 所示):

$$a:b=f_a:f_b \tag{式 5-1-5}$$

由此可以得到(如式 5-1-6 所示):

$$N_a:N_b=f_b^2:f_a^2 \tag{式 5-1-6}$$

式 5-1-4~5-1-6 中,a 和 b 分别为 A 和 B 两个平面的边长,f_a 和 f_b 分别为 A 和 B 两个平面与 S 的距离。

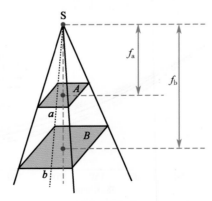

图 5-1-4　距离平方反比定律示意

S 为照射源;a 和 b 分别为 A 和 B 两个平面的边长;
f_a 和 f_b 分别为 A 和 B 两个平面与 S 的距离。

患者放射治疗时采用的 *SSD* 有可能与 *PDD* 实际测量时的 *SSD* 不同,这时需要转换不同 *SSD* 处的 *PDD* 值,最常用的是 Mayneord F 因子,这种近似方法主要依据距离平方反比定律,而没有考虑散射随 *SSD* 的变化。图 5-1-5 显示了两种不同 *SSD* 照射情况,两者具有相同的射野大小($r \times r$)。

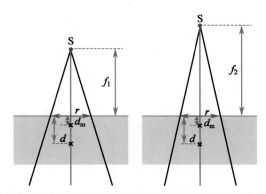

图 5-1-5　源皮距(SSD)对百分深度剂量(PDD)的影响
S 为照射源,r 为射野大小,d_{m} 为最大剂量点深度,
f_1 和 f_2 分别为两种不同的 *SSD* 情况,d 为任意深度。

由于剂量随深度的变化受三种效应控制:平方反比定律、指数衰减和散射影响,当 $SSD=f_1$ 时,深度 d 处的 *PDD* 为(如式 5-1-7 所示):

$$PDD(d,r,f_1)=\left(\frac{f_1+d_{\mathrm{m}}}{f_1+d}\right)^2 \times \mathrm{e}^{-\mu(d-d_{\mathrm{m}})} \times K_{\mathrm{s}} \times 100\% \qquad (式\ 5\text{-}1\text{-}7)$$

式 5-1-7 中,d_{m} 为最大剂量点深度,μ 为原射线的有效线性衰减系数,K_{s} 为描述散射剂量变化的函数。

若忽略 K_{s} 值受 *SSD* 的影响,当 $SSD=f_2$ 时,深度 d 处的 PDD 为(式 5-1-8):

$$PDD(d,r,f_2)=\left(\frac{f_2+d_{\mathrm{m}}}{f_2+d}\right)^2 \times \mathrm{e}^{-\mu(d-d_{\mathrm{m}})} \times K_{\mathrm{s}} \times 100\% \qquad (式\ 5\text{-}1\text{-}8)$$

Mayneord F 因子定义为(如式 5-1-9 所示):

$$F=\frac{PDD(d,r,f_2)}{PDD(d,r,f_1)}=\left(\frac{f_2+d_{\mathrm{m}}}{f_1+d_{\mathrm{m}}}\right)^2 \times \left(\frac{f_1+d}{f_2+d}\right)^2 \qquad (式\ 5\text{-}1\text{-}9)$$

由式 5-1-9 可以看出,对于最大剂量点之后($d>d_{\mathrm{m}}$)的各点,当 $f_2>f_1$ 时,$F>1$,即 *PDD*(相对于参考点 d_{m} 的相对剂量)随 *SSD* 增加而变大。但由于平方反比定律,实际剂量率随 *SSD* 的增加而减小。

需要注意的是,Mayneord F 因子法对于较小射野计算非常准确,但是在能量较低、射野较大、深度较大、*SSD* 变化较大等极端情况下,散射影响就不可忽略,该方法会产生较大的误差。

(二) 组织空气比

等中心(旋转)照射时,*SSD* 会随表面轮廓的形状而变化,而 *PDD* 依赖于 *SSD*,根据 *PDD* 计算剂量必须修正 *SSD* 变化的影响,这导致临床应用非常复杂。此时 *SSD* 虽然变化,但 *SAD* 保持不变,由此提出组织空气比(*TAR*)的概念方便剂量计算。如图 5-1-6 所示,*TAR* 定义为模体中射线束中心轴上某一深度的剂量(D_d)与自由空气中同一空间位置,刚好建立电子平衡的模体中的剂量(D_{fs})之比(如式 5-1-10 所示):

$$TAR(d, r_d) = \frac{D_d}{D_{fs}} \qquad \text{(式 5-1-10)}$$

式 5-1-10 中 r_d 表示投影在深度 d 处的等效正方形射野的边长。

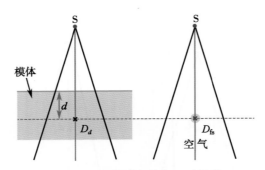

图 5-1-6　组织空气比（TAR）示意

S. 照射源；D_d. 模体中射线束中心轴上某一深度 d 处的剂量；
D_{fs}. 自由空气中同一空间位置刚好建立电子平衡的模体材料中的剂量。

1. **TAR 与 SSD、光子束能量、深度和射野大小的关系**　组织空气比与 SSD 无关，而与光子束能量、深度和射野大小等有关。

TAR 随能量、深度和射野大小的变化规律与 PDD 非常类似。对于兆伏级光子束，TAR 在最大剂量深度（d_m）时达到最大值，在小野不考虑散射贡献的情况下，d_m 后 TAR 随着深度 d 的增加呈近似指数下降（如式 5-1-11 所示）：

$$TAR(d, 0) = e^{-\bar{\mu}(d - d_m)} \qquad \text{(式 5-1-11)}$$

式 5-1-11 中，$\bar{\mu}$ 为射线束的平均衰减系数。

随着射野的增大，剂量的散射比重增大，TAR 随深度的变化更加复杂。高能光子束的散射很小且方向大多朝前，TAR 随深度的变化仍可近似为指数函数，使用有效衰减系数（μ_{eff}）来描述。

由 TAR 引出反向散射因子（backscatter factor，BSF）或峰值散射因子（peak scatter factor，PSF）的概念，即定义为模体中射线束中心轴上参考深度（最大剂量 d_m）处剂量与同一点在自由空气中的剂量之比，数值上等于该参考深度处的组织空气比（TAR）（如式 5-1-12 所示）：

$$BSF = \frac{D_{max}}{D_{fs_{r_{d_m}}}} \qquad \text{(式 5-1-12)}$$

式 5-1-12 中 r_{d_m} 表示最大剂量参考深度 d_m 处的射野大小。

BSF 与 SSD 无关，只取决于光子束能量和射野大小。

2. **TAR 与 PDD 的关系**　TAR 和 PDD 是相互关联的，如图 5-1-7 所示，设 $TAR(d, r_d)$ 是射野大小为 r_d，深度为 d 的点 Q 处的 TAR 值，r 为模体表面的射野大小，f 为 SSD，d_m 为最大剂量参考点 P 的深度，$D_{fs}(P)$ 和 $D_{fs}(Q)$ 分别为自由空气中 P 和 Q 点的剂量，两者遵循距离平方反比定律（如式 5-1-13 所示）：

$$\frac{D_{fs}(Q)}{D_{fs}(P)} = \left(\frac{f + d_m}{f + d}\right)^2 \qquad \text{(式 5-1-13)}$$

而 TAR（式 5-1-14）、BSF（式 5-1-15）和 PDD（式 5-1-16）分别定义为：

$$TAR(d, r_d) = \frac{D_d(Q)}{D_{fs}(Q)} \qquad \text{(式 5-1-14)}$$

$$BSF(r) = \frac{D_{max}}{D_{fs}(P)} \qquad (式5-1-15)$$

$$PDD(d,r,f) = \frac{D_d(Q)}{D_{max}} \qquad (式5-1-16)$$

由式 5-1-13~式 5-1-16 可得式 5-1-17：

$$PDD(d,r,f) = TAR(d,r_d) \times \frac{1}{BSF(r)} \times \frac{D_{fs}(Q)}{D_{fs}(P)} \times 100\% \qquad (式5-1-17)$$

或式 5-1-18

$$PDD(d,r,f) = TAR(d,r_d) \times \frac{1}{BSF(r)} \times \left(\frac{f+d_m}{f+d}\right)^2 \times 100\% \qquad (式5-1-18)$$

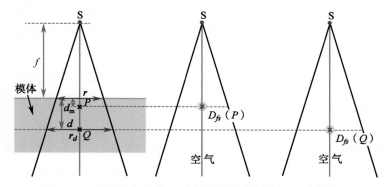

图 5-1-7　组织空气比（*TAR*）与百分深度剂量（*PDD*）的关系
S. 照射源；*d*. 任意深度；*r_d*. 深度 *d* 处的射野大小；*d_m*. 最大剂量参考点 P 的深度；
r. 模体表面的射野大小；*f*. 源皮距；$D_{fs}(P)$ 和 $D_{fs}(Q)$ 分别为自由空气中 *P* 和 *Q* 点的剂量。

3. 利用 *TAR* 转换不同 *SSD* 情况下的 *PDD*　相对于 Mayneord F 因子法，利用 *PDD* 与 *TAR* 之间的相互关系可以更精确地转换不同 *SSD* 情况下的 *PDD*。假设 f_1 是已知 *PDD* 的 *SSD*，f_2 是待转换 *PDD* 的 *SSD*。设 *r* 为表面处的射野大小，*d* 为某点深度。设 r_{d,f_1}、r_{d,f_2} 分别为深度 *d* 处两种 SSD 的射野大小，根据相似三角形定律可得（如式 5-1-19 所示）：

$$\frac{r_{d,f_2}}{r} = \frac{f_2+d}{f_2} \qquad (式5-1-19)$$

由式 5-1-18 可得：

$$PDD(d,r,f_1) = TAR(d,r_{d,f_1}) \times \frac{1}{BSF(r)} \times \left(\frac{f_1+d_m}{f_1+d}\right)^2 \times 100\% \qquad (式5-1-20)$$

$$PDD(d,r,f_2) = TAR(d,r_{d,f_2}) \times \frac{1}{BSF(r)} \times \left(\frac{f_2+d_m}{f_2+d}\right)^2 \times 100\% \qquad (式5-1-21)$$

由式 5-1-19、式 5-1-20 和式 5-1-21 可得：

$$\frac{PDD(d,r,f_1)}{PDD(d,r,f_2)} = \frac{TAR(d,r_{d,f_1})}{TAR(d,r_{d,f_2})} \times \left[\left(\frac{f_1+d}{f_2+d}\right)^2 \times \left(\frac{f_2+d_m}{f_1+d_m}\right)^2\right] \qquad (式5-1-22)$$

对比式 5-1-9 和式 5-1-22 可以发现，中括号内的项目即为 Mayneord F 因子，式 5-1-22 所示方法是通过 *TAR* 的比率修正了 Mayneord F 因子。

（三）散射空气比

作用于患者的光子束包括原射线和散射线。原射线是从放射源射出的原始光子,它在空间或模体中任意一点的粒子注量遵守距离平方反比定律和指数衰减规律;散射线包括机头散射线和模体散射线,其中机头散射线是原射线与准直系统相互作用产生的散射线光子,模体散射线是指原射线、机头散射线以及准直系统的漏射线与模体相互作用后产生的散射线。

散射空气比(SAR)定义为在模体中某一深度的散射剂量与自由空气中空间同一点的剂量之比,用来计算介质中散射剂量。SAR 和 TAR 一样,与 SSD 无关,但依赖于射线束能量、深度和射野大小。模体中某一点的散射剂量等于总剂量减去该点原射线的剂量,SAR 等于相应射野大小的 TAR 与 0×0 射野大小的 TAR 之差(如式 5-1-23 所示):

$$SAR(d, r_d) = TAR(d, r_d) - TAR(d, 0) \tag{式 5-1-23}$$

SAR 主要用于计算任意形状射野的散射,通常 SAR 表做成深度及该深度圆形射野半径的函数。而 SAR 数据来源于矩形或方形射野的 TAR 数据,其等效圆的半径可由式 5-1-3 求得。

（四）组织模体比和组织最大剂量比

介质中某一点的剂量是原射线和散射线的叠加结果。散射剂量来源可以进一步分为准直器散射和模体散射,涉及准直器散射因子(collimator scatter factor, S_c)和模体散射因子(phantom scatter factor, S_p)。

准直器散射因子(S_c)用于描述散射剂量随射野大小的变化,定义为空气中某点在给定射野大小的输出剂量与参考射野(例如 $10cm \times 10cm$)的输出剂量之比。当射野增大时,由准直器产生的散射增大,但原射线基本不变,导致射野输出剂量也随之变大。

模体散射因子(S_p)考虑了模体散射随射野大小的变化,定义为模体中给定射野大小参考点处的输出剂量与有相同准直器开口的参考射野(例如 $10cm \times 10cm$)同一点的输出剂量之比,与固定准直器开口的照射模体体积有关。

总散射因子(total scatter factor, $S_{c,p}$)包括准直器散射和模体散射的影响,定义为在参考深度处,给定射野大小的剂量与参考射野(例如 $10cm \times 10cm$)在同一点和同一深度处的剂量之比,数值上等于准直器散射因子和模体散射因子的乘积:$S_{c,p} = S_c \times S_p$。

如图 5-1-8 所示,组织模体比(TPR)定义为模体中射线束中心轴上某一深度 d 的剂量(D_d)与距源相同距离且位于参考深度(t_0)处的剂量(D_{t0})之比(如式 5-1-24 所示):

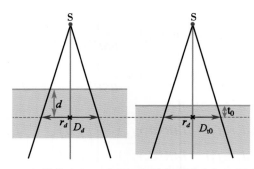

图 5-1-8　组织模体比(TPR)和组织最大剂量比(TMR)定义示意
S. 照射源;d. 任意深度;t_0. 参考深度;D_d. 模体中射线束中心轴上深度 d 处的剂量;D_{t0}. 与距源相同距离且位于参考深度(t_0)处的剂量。

$$TPR(d,r_d) = \frac{D_d}{D_{t_0}} \qquad \text{(式 5-1-24)}$$

相应的散射剂量部分称为散射模体比(scatter phantom ratio,SPR)。

当采用最大剂量深度 $d_{\max}$ 作为参考时,TPR 变为组织最大剂量比(TMR)。TMR 是 TPR 的一种特殊情况,定义为模体中射线束中心轴上某一深度 d 的剂量(D_d)与距源相同距离且位于最大剂量参考深度($d_{\max}$)处的剂量($D_{\max}$)之比(如式 5-1-25 所示):

$$TMR(d,r_d) = \frac{D_d}{D_{\max}} \qquad \text{(式 5-1-25)}$$

影响 TPR 和 TMR 的因素有光子束能量、深度和射野大小等。为避免电子污染的影响,TPR 的参考点应选在最大剂量点或之后。

TPR 和 TMR 与 PDD 的关系分别如式 5-1-26 和式 5-1-27 所示:

$$TPR(d,r_d) = PDD_N(d,r,f) \times \left(\frac{f+d}{f+d_0}\right)^2 \times \frac{S_P(r_{d_0})}{S_P(r_d)} \qquad \text{(式 5-1-26)}$$

$$TMR(d,r_d) = PDD(d,r,f) \times \left(\frac{f+d}{f+t_0}\right)^2 \times \frac{S_P(r_{t_0})}{S_P(r_d)} \qquad \text{(式 5-1-27)}$$

式 5-1-26 和式 5-1-27 中,d 为深度,r 为表面的射野大小,d_0 为参考深度,PDD_N 为归一化的百分深度剂量,t_0 为最大剂量参考深度,f 为源皮距 SSD,$r_d = r \times \frac{f+d}{f}$,$r_{t_0} = r \times \frac{f+t_0}{f}$,$r_{d_0} = r \times \frac{f+d_0}{f}$。

(五)散射模体比和散射最大比

与 SAR 一样,SPR 和 SMR 用于专门计算介质中散射剂量,计算公式为(式 5-1-28):

$$SPR(d,r_d) = TPR(d,r_d) \times \frac{S_P(r_d)}{S_P(r_{d_0})} - TPR(d,0) \qquad \text{(式 5-1-28)}$$

$$SMR(d,r_d) = TMR(d,r_d) \times \frac{S_P(r_d)}{S_P(r_{t_0})} - TMR(d,0) \qquad \text{(式 5-1-29)}$$

二、离轴剂量变化

除中心轴的深度剂量变化外,还需要离轴剂量变化,两者结合才能描述射线束在三维空间中产生的剂量分布。

(一)离轴比

离轴剂量变化用离轴比(off-axis ration,OAR)曲线表示,OAR 曲线亦称剂量轮廓线(dose profile),如图 5-1-9 所示。离轴比定义为射野中任意一点的剂量与同一深度处射野中心轴上的剂量之比。

由 OAR 曲线引出射野平坦度和对称性的定义。平坦度是在标准源皮距或等中心条件下,模体中 10cm 深度处,照射野 80% 范围内,最大或最小剂量与中心轴剂量的偏差百分比,在有均整器的情况下,平坦度应控制 ±3% 以内。对称性是在上述同样几何条件下,以中心轴对称的两点的最大剂量偏差与中心轴剂量的比值,应在 ±3% 以内。

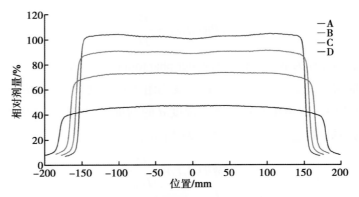

图 5-1-9 射野剂量变化（剂量轮廓线）

A. 1.5cm 深度；B. 5cm 深度；C. 10cm 深度；D. 20cm 深度。
6MV 的 X 射线，源皮距 =100cm，射野大小 30cm×30cm。

（二）等剂量分布

等剂量分布用于直观显示二维平面内或三维空间中的剂量变化。常用的二维平面是沿射野中心轴的纵向平面和垂直射野中心轴的横向平面。将一个平面内剂量相等的相邻点连接起来，就构成了一条等剂量线；将三维空间中剂量相等的相邻点连接起来，就构成了等剂量面。等剂量线／面取高低不同的一组剂量值，就构成等剂量分布。

1. 等剂量分布图 如图 5-1-10 所示，等剂量分布图由一系列等剂量曲线组成，这些曲线通常以相等剂量百分比增量绘制，表示剂量随深度和距离中心轴横向距离的变化。曲线深度剂量归一点为中心轴上最大剂量参考点或在介质中固定距离处。图 5-1-10A 为第一类等剂量图，适用于固定源皮距（SSD）治疗。图 5-1-10B 为第二类等剂量图，等剂量曲线以最大剂量深度之后的某一深度归一，适用于等中心（固定 SAD）治疗。从等剂量分布图可以发现光子束的一些特性：①任何深度的剂量在射线束中心轴处最大，并向光束边缘逐渐减小。为了使更深平面的等剂量曲线平坦，往往使用均整器来调整剂量分布，但会导致较浅平面处呈现中间低两边高的剂量分布。②在射线束边缘附近，剂量随与中心轴距离的增大迅速下降。常用物理半影来描述射线束边缘锐度，数值上为指定深度处，两个等剂量线之间的横向距离（例如，D_{max} 深度处 80% 与 20% 等剂量线之间的横向距离，或者 90% 与 10% 等剂量线之间的横向距离）。③半影区的剂量主要来自射野的侧向散射以及准直系统的漏射和散射。在准直系统区域之外，剂量主要来自介质的横向散射以及机头的漏射。

图 5-1-11 为采用垂直于射线束中心轴的横断面等剂量曲线。

2. 影响等剂量分布的因素 影响光子束等剂量分布的参数主要有：光子束能量、光源大小、准直器系统、射野大小和源皮距 SSD。

（1）光子束能量：如图 5-1-12 所示，较高能量光子束在给定深度处有更高的百分深度剂量。因此，等剂量曲线的深度随光子束能量的增加而增大。

（2）光源大小、SSD 和 SDD 的半影效应：光源大小、SSD 和 SDD 会通过几何半影影响等剂量曲线的形状，SSD 还影响 PDD，从而影响等剂量曲线的深度。射野边缘的剂量跌落是光子束能量、几何半影、横向散射和准直系统的复杂函数。

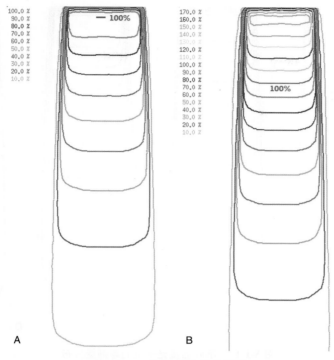

图 5-1-10　等剂量分布图示例

A. 6MV 的 X 射线,*SSD*=100cm,表面射野大小 10cm × 10cm,剂量归一点为中心轴上最大剂量点;B. 6MV 的 X 射线,源轴距 =100cm,*SSD*=90cm,10cm 深度处射野大小 10cm × 10cm,剂量归一点为中心轴上 10cm 深度处。

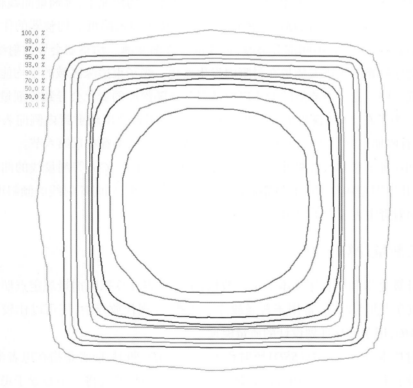

图 5-1-11　射野剂量变化(横断面等剂量曲线)

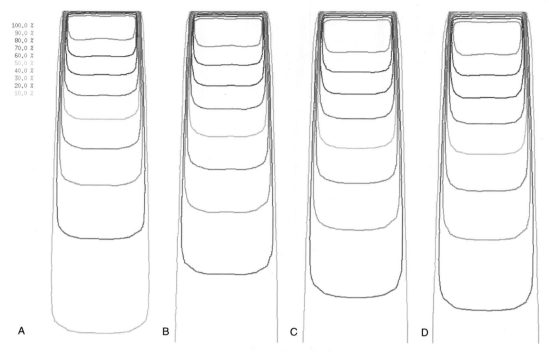

图 5-1-12　不同能量光子束的等剂量分布
A. 6MV；B. 10MV；C. 15MV；D. 18MV。
源皮距 =100，表面射野大小 10cm×10cm，剂量归一点为中心轴上最大剂量点。

（3）均整器对等剂量曲线的形状影响很大，在没有均整器的情况下，等剂量曲线将呈锥形，即沿射线束中心轴方向强度明显增加，横向远离中心轴方向强度迅速降低。均整器的作用是使光子束的强度分布相对均匀平坦，其中间部分最厚，边缘部分逐渐变薄。均整器会导致射线硬化，横截面厚度的变化也会导致光子光谱或能量在射野内发生变化。光子束边缘区域的平均能量要比中心区域的平均能量低一些。光子束能量的变化以及散射分布随深度的变化会导致等剂量曲线的平坦度随深度而变化。为了在 10cm 深度处平坦度达标，在表面附近会出现射野内侧向表面凸起的等剂量曲线。目前，有些加速器支持无均整器治疗模式，具体内容请参看本章第六节。

（4）射野大小：等剂量曲线在较小射野下一般呈钟形。对于 ^{60}Co，等剂量线的曲率随着射野尺寸变大而增大，其原因是随着到中心轴距离的增加，散射线减少，同时原射线的倾斜度也在增加，这种效应在细长的射野中表现尤为突出。

三、手工剂量计算示例

手工剂量计算是指利用临床基本剂量学数据，手工查表计算靶区剂量规定点照射一定剂量时的机器跳数（MU）或照射时间，常用于普通放疗。此外，在现代放疗中，还可以比较手工计算和计划系统计算的 MU，用于治疗计划设计的质量保证。

固定野照射技术分为源皮距（SSD）照射和等中心（SAD）照射，前者是指在患者治疗时，根据指定 SSD 的大小来摆位，然后实施照射；后者是指在患者治疗时，通过将等中心置于患者体内某个固定位置（一般为肿瘤中心）来摆位，然后实施照射。旋转照射技术是固定野照射技术的延伸，在患者治疗时，机器边旋转边实施照射。

（一）源皮距照射

对于源皮距（SSD）照射，机器跳数 MU 的计算公式为：

$$MU = \frac{D}{D_{cal} \times S_c(r_c) \times S_p(r) \times PDD(d,r,f) \times \left(\frac{SCD}{f+t_0}\right)^2} \qquad （式 5\text{-}1\text{-}30）$$

式 5-1-30 中，D 为给予感兴趣点的剂量；D_{cal} 为参考条件参考深度处 1MU 的校准剂量；$S_c(r_c)$ 为准直器射野大小为 r_c 时的准直器散射因子；$S_p(r)$ 为模体表面射野大小为 r 时，参考深度 d_{ref} 处的模体散射因子；SCD 为源到 D_{cal} 校准点的距离；t_0 为最大剂量参考深度。

（二）等中心照射

对于等中心（SAD）照射，机器跳数 MU 的计算公式为：

$$MU = \frac{D}{D_{cal} \times S_c(r_c) \times S_p(r_d) \times TMR(d,r_d) \times \left(\frac{SCD}{SPD}\right)^2} \qquad （式 5\text{-}1\text{-}31）$$

式 5-1-31 中，$S_p(r_d)$ 为深度 d 射野大小为 r_d 时，参考深度 d_{ref} 处的模体散射因子；SPD 为源到给予剂量 D 的感兴趣点的距离；其他参数定义与式 5-1-30 相同。

（三）⁶⁰Co 治疗机照射时间计算

对于 ⁶⁰Co 照射，照射时间 Time 的计算公式为：

$$Time = \frac{D}{DR \times S_c(r_c) \times S_p(r) \times PDD(d,r,f) \times \left(\frac{SCD}{f+t_0}\right)^2} \qquad （式 5\text{-}1\text{-}32）$$

式 5-1-32 中，DR 为参考深度处测得的剂量率，其他参数定义与式 5-1-30 相同。

（门 阔）

第二节 楔形滤过板

一、楔形滤过板作用

在设计传统二维放疗计划或者三维适形放疗计划时，经常在射线束方向上使用楔形滤过板（简称楔形板）对射线过滤，来生成楔形剂量分布（图 5-2-1）。

二、楔形角

楔形板使射野等剂量分布沿楔形板尖的方向倾斜，其倾斜程度用楔形角表示。如图 5-2-2 所示，楔形角是指在模体中某一特定深度，楔形照射野某一条等剂量曲线与 1/2 照射野宽的交点连线（A_1A_2）与射线束中心轴垂直线（B_1B_2）的夹角 α。此外，定义楔形角的深度非常重要，因为散射辐射的存在会导致等剂量曲线倾斜的角度随着深度的增加而减小，不同等剂量曲线并不平行。ICRU 建议使用 10cm 的参考深度。

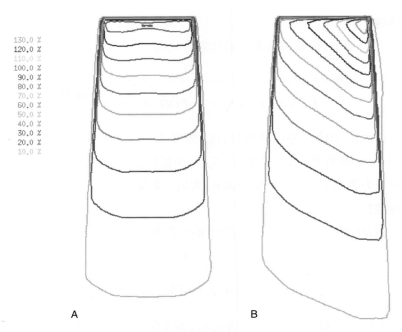

图 5-2-1　开放野和楔形野等剂量分布
A. 开放野；B. 楔形野。

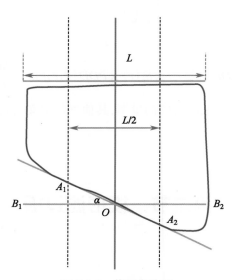

图 5-2-2　楔形角定义
L. 照射野宽度；A_1A_2. 楔形照射野某一条等剂量
曲线与 1/2 照射野宽的交点连线；B_1B_2. 射线束中
心轴垂直线；α. 楔形角，为 A_1A_2 与 B_1B_2 的夹角。

三、楔形板种类

现有加速器配置的楔形板主要包括三类：物理楔形板、通用楔形板（亦称一楔合成）和动态／虚拟楔形板。

（一）物理楔形板

物理楔形板是一种楔形金属块，通常由高密度材料（例如铅或钢）制作而成。如图 5-2-3 所示，它通过物理厚度的变化，使光束的强度随厚度的增加逐渐降低，从而生成近似楔形的等剂量曲线。等剂量曲线向薄端倾斜,倾斜程度取决于楔形板的斜率,常用的角度有 15°、30°、45° 和 60°(图 5-2-4)。

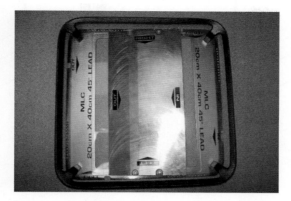

图 5-2-3　物理楔形板示例(**Varian 45°** 物理楔形板)

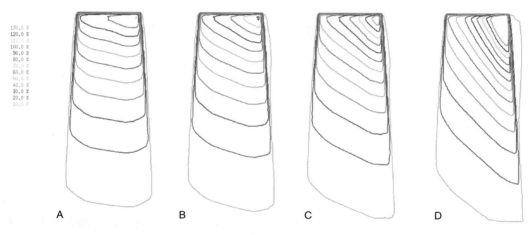

图 5-2-4　不同楔形角的等剂量曲线
A. 15°;B. 30°;C. 45°;D. 60°。

物理楔形板附着在塑料托盘或框架上,需要手动插入加速器治疗部下方的指定槽中,在大多数加速器中距等中心点至少 50cm,但在等中心治疗中,物理楔形板与患者表面的距离因治疗的 *SSD* 不同而不同。楔形板与皮肤表面之间要有足够大的距离,以减少楔形板产生的电子污染,保持兆伏级光子束的皮肤保护效应。

(二) 通用楔形板

通用楔形板(universal wedge)也叫一楔合成楔形板,是使用一个固定楔形角(一般取主楔形角为 60°)按一定的剂量权重和开放野交替照射,由此合成 0° 和主楔形角(60°)之间任意楔形角的剂量分布(图 5-2-5)。通用楔形板一般放置在二级准直器之上,由内部马达自动控制移进和移出。

(三) 动态 / 虚拟楔形板

动态 / 虚拟楔形板(dynamic/virtual wedge)是一种电子滤过器,如图 5-2-6 所示它通过将准直器从照射野的一端移动到另一端,以及剂量率的变化,产生类似物理楔形板的倾斜剂量分布,例如瓦里安的增加型动态楔形板(enhanced dynamic wedge,EDW)和西门子的虚拟楔形板。相对于物理楔形板,通用楔形板和动态楔形板的主要优点是治疗实施可以自动化,省去了烦琐的手动插拔楔形板的操作;缺点是剂量学更复杂性,需要更详尽的 QA 程序以防止发生错误。

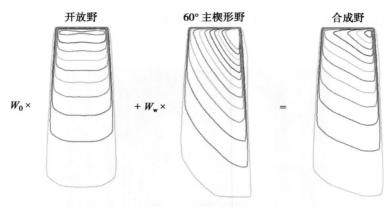

開放野   60° 主楔形野   合成野

$W_0 \times$ $+ W_w \times$ =

图 5-2-5 通用楔形板示例

W_0. 开放野的权重；W_w. 主楔形角的权重。

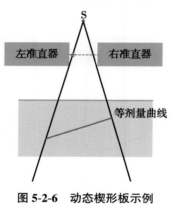

S

左准直器   右准直器

等剂量曲线

图 5-2-6 动态楔形板示例

S. 照射源。

    图 5-2-7 显示了三种不同类型楔形板形成的等剂量曲线,可以看出虽然实现方式不同,但相同楔形角的等剂量曲线差别很小。

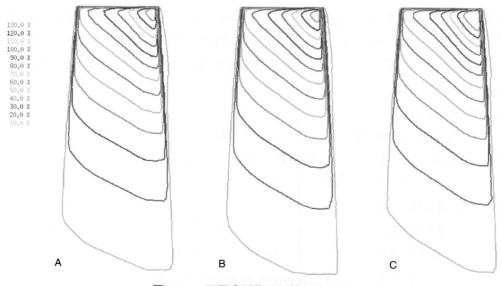

130.0 %
120.0 %
110.0 %
100.0 %
90.0 %
80.0 %
70.0 %
60.0 %
50.0 %
40.0 %
30.0 %
20.0 %
10.0 %

A   B   C

图 5-2-7 不同类型楔形板等剂量曲线

A. 45° 物理楔形板；B. 45° 通用楔形板；C. 45° EDW。

四、楔形因子

相对于开放野，楔形板的存在减少了机器的输出剂量，这种效应用楔形因子来描述，如图 5-2-8 所示，定义为模体内沿射线束中心轴上某一深度 d 处，楔形照射野和开放照射野分别照射时吸收剂量的比值（D_{dw}/D_d）。楔形因子应在模体中最大剂量深度之后的适当深度处（如 d=10cm）测量。

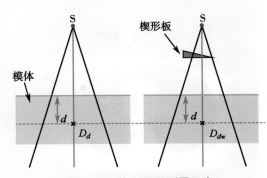

图 5-2-8　楔形因子测量示意

S. 照射源；d. 射线束中心轴上某一深度；D_d. 开放照射野照射时的吸收剂量；D_{dw}. 楔形照射野照射时的吸收剂量。

五、对射线质的影响

楔形板会影响光子束的射线质，对于 $^{60}Co\ \gamma$ 射束，因为光子能谱是两个相距很近的分立的单能，能量分别是 1.17MeV 和 1.33MeV，所以楔形板的存在不会显著改变百分深度剂量分布，而对于连续的谱 X 射线会发生射线硬化现象，从而影响百分深度剂量，对低能射线更明显，而对高能射线影响较小。

尽管楔形板使光子束射线质产生了一些变化，但其影响程度并不足以改变其他剂量计算参数，例如准直器散射因子、模体散射因子等，这些参数可以假定与相应的开放野相同。对于较浅深度（10cm）内，百分深度剂量、组织空气比、组织模体比、最大组织比也可以假定不变。

六、楔形板的应用

楔形板常用于二维传统放疗和三维适形放疗，用于调整靶区内剂量均匀性，主要应用方式有三种：①两楔形野交角照射，如图 5-2-9A 所示，此种情况下两射野楔形板的厚端相邻，用于减少交集处的照射剂量；②组织补充作用，如图 5-2-9B 所示乳腺癌照射，两楔形板的厚端朝向射线方向上穿射组织较少的一端；③两楔形野与一开放野形成三野照射，如图 5-2-9C 所示直肠癌照射，两楔形板的厚端朝向开放野入射方向。更全面的介绍请见第十二章第八节和第十三章第三节。

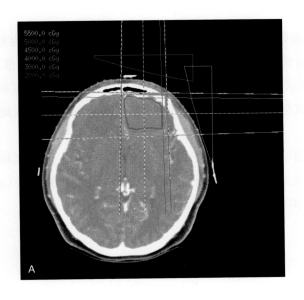

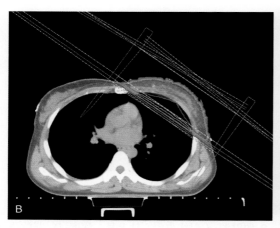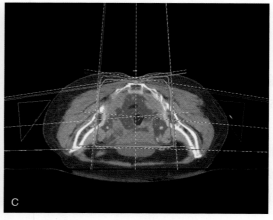

图 5-2-9　楔形板的临床应用

A. 颅脑照射时，两射野楔形板的厚端相邻，用于减少交集处的照射剂量；B. 乳腺癌照射时，两楔形板的厚端朝向射线方向上穿射组织较少的一端；C. 直肠癌照射时，两楔形板的厚端朝向开放野入射方向。

（门　阔）

第三节　射野适形

一、射野适形的定义

在放射治疗中，肿瘤靶区之外正常组织接受的辐射剂量应尽量低，而由准直器形成的矩形野和方野照射范围过大，无法使照射适合肿瘤靶区。射野适形技术能够使得高剂量区剂量分布形状在三维方向上与靶区形状一致，相对于传统普通放疗能够在肿瘤靶区得到高剂量照射的同时，更好地保护周围正常组织，降低不良反应，提高治疗比。

二、射野适形的方式

射野适形通常在规则射野中加入射野挡块（block）形成，这些挡块的主要实现方式包括治疗机厂家提供的标准铅块、用低熔点合金制作的患者个体化定制挡块、多叶准直器（MLC）等。理想情况下，这些挡块边缘的形状应适形于射线束的几何发散，以减少挡块的穿射半影。但对具有较大几何半影的光束没有明显优势，此外还需要花时间根据不同的摆位定制，因此临床通常使用直切块。

（一）挡块厚度

挡块的厚度应该满足一定要求，以充分保护屏蔽区域的正常组织，其取决于射线束的能量和允许透射剂量的阈值。在大多数临床情况下，通常要求挡块能够将原射线（或有效原射线）的剂量减低到 5% 左右，假设 n 是实现此遮挡效果的半值层数，则有：

$$\frac{1}{2^n} < 5\%$$

即：

$$n > \frac{\log 20}{\log 2} = 4.32$$

因此,当铅的厚度>4.32半值层时,原射线的透射率将<5%,因此推荐用于大多数临床情况。同理,若要求透射率<3%,则至少需要5.05个半价层。

表5-3-1给出了不同能量X射线推荐的铅挡块屏蔽厚度,虽然增加挡块的厚度可以进一步减少原射线的透射,但对于屏蔽区域,来自邻近开放野的辐射散射占优势,因此总体的剂量减少并不那么显著。对于浅表和深部X射线,较薄的铅片就能有效屏蔽原射线,挡块可直接放置在皮肤表面。然而,当射线束能量增加到兆伏级范围时,屏蔽所需铅的厚度会大幅增加,此时把铅块固定在患者上方的射野挡块托架中,这个托架也叫作影子盘(shadow tray)。

表5-3-1　铅挡块屏蔽所需的最小厚度(透射率<5%)

射线束能量	铅挡块厚度
1.0mm AlHVL	0.2mm
2.0mm AlHVL	0.3mm
3.0mm AlHVL	0.4mm
1.0mm CuHVL	1.0mm
3.0mm CuHVL	2.0mm
4.0mm CuHVL	2.5mm
^{137}Cs	3.0cm
^{60}Co	5.0cm
4MV	6.0cm
6MV	6.5cm
10MV	7.0cm
25MV	7.0cm

注:HVL.半价层。

(二) 定制挡块

放射治疗中最常用的个体化定制挡块适形系统是由Power等提出的,该系统使用低熔点合金(利波维茨低温可熔合金),这种材料由50.0%铋、26.7%铅、13.3%锡和10.0%镉组成,其在20℃时的密度为$9.4g/cm^3$(约为铅密度的83%),它的主要优点是熔点(70℃)比铅(327℃)低得多,因此可以很容易地铸造成任何形状。而且在室温下它比铅还坚硬。

屏蔽所需合金块的最小厚度可由表5-3-1根据其与铅的密度比计算,例如,铅厚度乘以1.21。对于兆伏级光子束,最常用的厚度为7.5cm,相当于6cm的纯铅。人工制造挡块一般先在模拟X线片、射野胶片或数字重建图像(DRR)上绘制屏蔽区域的射野轮廓;然后使用该图像构建聚苯乙烯泡沫块的发散腔,用于铸造挡块。如果要做遮挡块,比如肺块,用加热的金属丝在聚苯乙烯泡沫中切开空洞,然后用熔化的合金填充。如果要做一个中心区域开放、外围区域封闭的形状,首先内部切割射野开口部分,然后外放准直器射野边界1~2cm切割一个矩形部分,将这样切割的3个泡沫片相对于中心轴对齐,最后将中间部分(对应屏蔽区域)移除并注入熔化的合金。

(三) 多叶准直器(MLC)

如本书第三章第二节所述,用于光子束的多叶准直器(MLC)由大量准直块或叶片组成,这些准直块或叶片相互独立,可以自动驱动,以产生任意形状的照射野。典型的 MLC 系统包括 60~80 对叶片,单个叶片在等中心处的投影宽度不超过 1cm,叶片由钨合金制成(密度 17.0~18.5g/cm³)。不同类型加速器的 MLC 沿射线束方向厚度为 6~7.5cm,原射线的透射率<2%,两侧叶片间的漏射通常<3%,还可以通过钨门和 MLC 的配合走位进一步遮蔽原射线。

MLC 的缺点是产生的物理半影大于准直器钨门或挡块产生的半影;而由于可以自动化控制,MLC 非常适合应用于多个适形射野的情况,可大幅减少时间。

三、不规则射野剂量计算

射野挡块的存在影响了规则射野的剂量分布,主要包括两个方面:改变了规则野 / 有效原射线的剂量分布;改变了模体内散射线的范围和散射条件。

Clarkson 散射积分法是一种计算不规则射野中深度剂量分布的通用方法,但对于常规手工计算并不实用,可以使用面积周长法、Day 氏法等近似方法进行合理准确的计算。

(一)Clarkson 散射积分法

Clarkson 散射积分法的理论基础是深度剂量的散射分量(依赖于射野大小和形状)可以与原射线分量(不依赖于射野大小和形状)分开计算,SAR 被用来计算散射剂量。

如图 5-3-1 所示的不规则射野(斗篷照射野),假设这个射野截面深度为 d,垂直于光束中心轴。设 Q 为射野截面平面内的计算点,从 Q 点引出多个半径将射野划分为基本扇区,每个扇形有各自的半径,可以认为是该半径圆形射野的一部分。例如,我们假设扇形角是 10°,那么某个扇形区(半径为 r)的散射贡献是以 Q 点为圆心、半径为 r 的圆形射野散射贡献的 10/360=1/36。因此,将各个扇区视为自身圆的一部分,计算和汇总各扇区的散射贡献即为不规则射野在 Q 点的散射贡献。其中各个圆形射野的 SMR 是已知的,可以查表得到。

使用圆形射野的 SMR 表,计算扇区的 SMR 值,然后求和即可得到 Q 点不规则场的平均 $\overline{SMR}$(如式 5-3-1 所示):

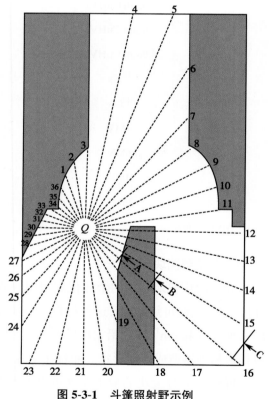

图 5-3-1　斗篷照射野示例
Q 点为剂量计算点,以 10° 为间隔从该点画半径。

$$\overline{SMR}_{Q}(d)=\frac{1}{n}\sum_{i=1}^{n}SMR(d,r_i)\qquad\text{(式 5-3-1)}$$

其中,d 为 Q 点深度,r_i 为各扇形区半径。

对于通过遮蔽区域的扇形区,净 SMR 是从散射贡献减去扇区屏蔽部分,例如图 5-3-1 中,$SMR_{QC}=SMR_{QC}-SMR_{QB}+SMR_{QA}$。

平均 TMR 值可根据下式(式 5-3-2 和式 5-3-3)计算:

$$\overline{TMR_Q}(d) = \left[POAR_Q TMR(d,0) + \overline{SMR_Q}(d) \right] \qquad \text{(式 5-3-2)}$$

$$\overline{S_p} = \frac{1}{n} \sum_{i=1}^{n} S_p(r_i) \qquad \text{(式 5-3-3)}$$

（二）面积周长法

当计算点位于不规则射野未遮挡区中心附近位置时，可根据面积周长比法确定等效方野边长 $r=4A/P$，然后根据方野的方法计算剂量。详见本章第一节内容。

（三）Day 氏法

Day 氏法提供了一种简单的矩形射野计算方法，可使用中心轴数据计算介质内任何点的百分深度剂量，多用于简单挡块射野的剂量计算。如图 5-3-2 所示，为了计算任意点 Q 的剂量，可假设将射野分为 4 个部分，分别计算它们的贡献，Q 点剂量为 4 个射野（大小为 $2a \times 2b$、$2a \times 2c$、$2d \times 2b$、$2d \times 2c$）中心轴剂量之和的 1/4。

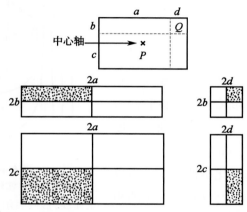

图 5-3-2　Day 氏法计算矩形射野中任意点 Q 的剂量示例
P. 射野中心轴上源皮距 $+d_m$ 深度处；a,b,c,d. 图示相应长度。

假设在自由空气中，中心轴上 $SSD+d_m$ 处 P 点的剂量为 100cGy，其在对应点 Q 上的剂量值为 $K_Q \times 100$，其中 K_Q 是原射线在空气中的离轴比。沿轴至 Q 处深度 d 处的剂量为：

$$\frac{K_Q \times 100}{4} \times \sum_{i=1}^{4}(BSF_i \times PDD_i) \qquad \text{(式 5-3-4)}$$

式 5-3-4 中 BSF_i 和 PDD_i 分别对应 4 个矩形射野（$2a \times 2b$、$2a \times 2c$、$2d \times 2b$、$2d \times 2c$）在深度 d 处的参数。

由于 P 处的 D_{max} 为 $100 \times BSF\left[(a+d) \times (b+c)\right]$，因此穿过点 Q 射线深度 d 处的百分深度剂量相对于 P 处的 D_{max} 为（式 5-3-5）：

$$\frac{K_Q}{4 \times BSF\left[(a+d) \times (b+c)\right]} \times \sum_{i=1}^{4}(BSF_i \times PDD_i) \qquad \text{(式 5-3-5)}$$

（门　阔）

第四节　表面不规则修正方法

基本剂量学数据是在均匀等效水模体、垂直射束入射和平坦表面等标准条件下获得的。然而，在实际治疗过程中，光束可能会相对于表面倾斜入射，而且入射表面可能是弯曲的或不规则的。这时需要适当的修正才能应用标准剂量分布。

表面不规则可以通过手工方法修正，虽然这些方法已经被更精确的解析法所取代，并整合到计划系统软件中，但它们阐明了表面不规则修正的基本原则，并可用于对计划系统计算结果的检查。

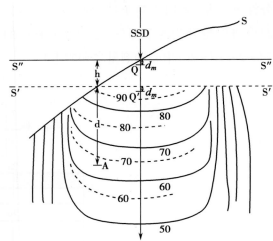

图 5-4-1　表面不规则示例
S. 不规则表面；实线表示以 S'-S' 为平坦表面的等剂量曲线；虚线表示以 S''-S'' 为平坦表面的等剂量曲线；SSD. 源皮距；h. A 点的组织缺损深度；d_m 为参考点的深度；d. A 点距 S'-S' 表面的距离；Q. 最大剂量点。

一、有效源皮距法

如图 5-4-1 所示，射线束入射一个不规则形状的患者轮廓，SSD 沿轮廓线不断变化。假设我们需要计算 A 点的百分深度剂量，A 点的组织缺损深度是 h，参考点的深度是 d_m。在 SSD 很大的情况下，百分深度剂量不会随 SSD 的变化迅速改变。当以 S'-S' 为平坦表面时，放射源源点与 A 点连线上的相对深度剂量分布不变。

假设 DA 是点 A 处的剂量，射线束入射到 S'-S' 处的平面上，则（式 5-4-1）：

$$D_A=D'_{max}$$（式 5-4-1）

其中 PDD' 是点 A 处剂量 D_A 相对于点 Q' 处剂量 D'_{max} 的百分深度剂量。

假设 PDD_{corr} 是点 A 处剂量 D_A 相对于点 Q 处剂量 D_{max} 的真实百分深度剂量，则（式 5-4-2）：

$$D_A=Dcorr_{max}$$（式 5-4-2）

由以上两式（式 5-4-1 和式 5-4-2）可得（式 5-4-3）：

$$PDD_{corr}=PDD'\times\frac{D'_{max}}{D_{max}}$$（式 5-4-3）

根据平方反比定律（式 5-4-4、式 5-4-5），

$$\frac{D'_{max}}{D_{max}}=\left(\frac{SSD+d_m}{SSD+h+d_m}\right)^2$$（式 5-4-4）

可得，

$$PDD_{corr}=PDD'\times\left(\frac{SSD+d_m}{SSD+h+d_m}\right)^2$$（式 5-4-5）

第五章

高能光子束剂量学

因此,有效源皮距法是将等剂量曲线向下平移,使其表面在 S'-S' 处,由此读出 A 处的百分剂量 PDD',并将其乘以平方反比定律因子,得到校正后的百分深度剂量 PDD_{corr}。

上述方法同样适用于在 A 点之上有多余组织而不是组织缺损的情况。在这种情况下,将等剂量线向上移动,此时 h 值为负值。

二、组织空气比 / 组织最大比法

组织空气比 / 组织最大比法的理论基础是组织空气比、组织模体比或组织最大比不依赖于 SSD,而仅是深度和该深度处射野大小的函数。假设在图 5-4-1 中,表面位于 S''-S'',而 S'-S' 和 S''-S'' 之间充满了类似组织的材料,此时 A 点处的百分深度剂量将对应于 $d+h$ 深度。但因为存在组织缺损,A 点处的实际百分深度剂量大于这个 $d+h$ 深度处的值。校正因子可由 d 和 $d+h$ 的组织空气比(TAR)或组织最大比(TMR)计算得到(式 5-4-6):

$$CF = \frac{T(d, r_A)}{T(d+h, r_A)}$$

(式 5-4-6)

其中,T 为 TAR 或 TMR,r_A 为 A 点深度处($SSD+d+h$)的射野投影大小。

因此,如果以 S''-S'' 为入射表面时,A 点处的百分深度剂量为 PDD'',则修正后的二 PDD_{corr} 为:

$$PDD_{corr} = PDD'' \times CF$$

(式 5-4-7)

三、等剂量曲线移动法

上述两种方法适用于个别点剂量的计算,而等剂量曲线移动法可对表面不规则导致的整个等剂量线进行人工校正,其过程如图 5-4-2 所示。在透明纸上画出患者表面轮廓线 S-S,和穿过射野中心轴与患者轮廓线交点的平面线 S'-S'。从直线 S'-S' 开始,画平行于中心轴的垂直网格线,间隔约 1cm,覆盖整个射野宽度。将标准等剂量图放在这张透明纸下面,并将等剂量图的中心线与网格的中心线对齐。在中心轴上标记百分深度剂量。对于每条网格线,将等剂量图向上(组织过剩时)或向下(组织缺损时)滑动 $k \times h$,其中 k 为位移因子,值 <1。然后在给定网格线与移动的等剂量曲线的交点处标记等剂量值。当所有网格线上的等剂量值位置标记完毕后,将具有相同等剂量值的标记点连接起来,绘制新的等剂量曲线。

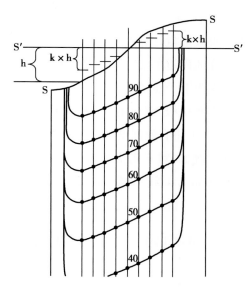

图 5-4-2 等剂量曲线移动法示例
S-S. 患者表面轮廓线;S'-S'. 穿过射野中心轴与患者轮廓线交点的平面线;h. 组织缺损深度;k. 位移因子。

位移因子 k 取决于射线质、射野大小、感兴趣深度和 SSD,表 5-4-1 给出了推荐使用的近似值。

在以上讨论的三种方法中,组织空气比法或组织最大比法的结果最准确,前两种方法已用于某些放疗计划系统算法中。

表 5-4-1　不同能量 X 射线的位移因子 k

射线束（^{60}Co）能量 /MV	位移因子 k
<1	0.8
1~<5	0.7
5~<15	0.6
15~30	0.5
>30	0.4

（门　阔）

第五节　介质不均匀性的影响与修正

一、不均匀性影响的基本特点

标准的等剂量曲线图和百分深度剂量图均基于均匀介质中的测量，但是，在患者体内，射束可能会经过肺、骨骼或空腔等各种不均匀组织。

这些不均匀性组织的存在将导致剂量分布发生变化。不均匀性组织对剂量的影响可分为两部分：①原射线衰减率的变化和散射光子的分布；②次级电子注量的变化。这些作用的相对重要性取决于吸收剂量计算点所在的位置，对于不均匀性介质后方的点，主要受原射线衰减的影响。在不均匀性介质附近的点主要受散射线改变的影响。另一方面，在不均匀性介质内和交界处的剂量主要受到次级电子注量的影响。

对于兆伏级 X（γ）射线，康普顿效应起主导作用，射线在介质中的衰减都取决于介质的电子密度。因此，可用有效深度剂量计算 X（γ）射线在介质中的衰减变化。但是，靠近介质交界处，情况更为复杂。例如，对于兆伏级 X（γ）射线，靠近低密度组织或空腔的边界可能会造成电子失衡。对于低能或深部 X 射线，骨骼吸收影响较大。由于在此能量段光电效应引起次级电子注量的增加，骨组织内或邻近区域，骨吸收剂量可能是相应软组织的几倍。

二、不均匀组织内射线衰减和散射的修正方法

如图 5-5-1 所示，不均匀性介质上方和下方的材料是水等效模体（相对 $\rho_e=1$）。假设此复合模体的横向尺寸为无穷大或远大于射束宽度大小。将在距模体上表面的距离 $d=d_1+d_2+d_3$ 的点 P 处进行剂量计算。下面讨论的各种不均匀修正方法均基于此模体。

（一）组织空气比法（tissue-air ratio method，TARM）

如果把图 5-5-1 整个模体看作水等效模体（相对 $\rho_e=1$），P 点处的剂量可以用组织空气比修正因子修正如式 5-5-1：

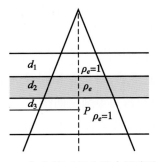

图 5-5-1　包含相对于水的电子密度为 ρ_e 的不均匀性等效水模体示意

P. 剂量计算点；ρ_e. 介质相对于水的电子密度；d_1, d_2, d_3. 分别代表不同介质的厚度。

$$CF = \frac{TAR(d', r_d)}{TAR(d, r_d)} \qquad \text{(式 5-5-1)}$$

其中 d' 是等效水深(即 $d'=d_1+\rho_e d_2+d_3$);d 是模体表面到 P 点的实际深度;r_d 是射野在 P 点处投影的大小。

上述修正方法没有考虑不均匀介质相对于点 P 的位置。换句话说,只要 d 和 d' 保持恒定,修正因子就不会随着 d_3 而改变。

(二) Batho 幂定律 (Batho power law)

Batho 幂定律于 1964 年由 Batho 首次提出,这种剂量修正方法利用了基于密度差的组织空气比(TAR)法作为指数。Batho 幂定律考虑了沿射束路径的不均匀性介质,并且考虑了散射剂量的扰动。如图 5-5-1,Batho 幂定律公式可以表示为如式 5-5-2:

$$CF = \left[\frac{T(d_2+d_3, r_d)}{T(d_3, r_d)} \right]^{\rho_e - 1} \qquad \text{(式 5-5-2)}$$

ρ_e 是不均介质相对于水的电子密度(电子数 $/cm^3$)。

Batho 幂定律修正因子与不均匀性介质相对于测量点 P 的位置有关,而与相对于模体表面的位置无关。该修正因子仅考虑了康普顿效应。Batho 幂定律修正因子并不适用于不均匀性介质内或剂量建成区内的剂量修正。

之后,Sontag 和 Cunningham 改进了 Batho 幂定律修正方法,改进后的修正方法同样可以适用于不均匀性介质内或剂量建成区内的剂量修正。

公式如式 5-5-3 所示:

$$CF = \frac{T(d_3, r_d)^{\rho_3 - \rho_2}}{T(d_2, d_3, r_d)^{1 - \rho_2}} \qquad \text{(式 5-5-3)}$$

其中 ρ_3 是 P 点所在的介质的密度;d_3 是 P 点所在的介质中的深度;ρ_2 是 P 点所在的介质上方介质的密度;(d_2+d_3) 是 P 点上方介质表面到 P 点的深度。

可以看出,如果 P 点位于图 5-5-1 所示位置时,改进后的修正因子的计算公式将与之前 Batho 幂定律修正公式相同。

(三) 等效组织空气比 (E-TAR) 法

在组织空气比法中使用等效水深度可以达到部分修正剂量的目的(修正了原射线剂量),但是由于散射剂量受到剂量计算点 P 前方介质影响,散射剂量并未得到修正。1978 年,Sontag 和 Cunningham 改进了组织空气比(TAR)法以修正散射的剂量,这就是 E-TAR 也被称为散射函数法的原因。等效组织空气比法修正因子(CF)公式如式 5-5-4 所示:

$$CF = \frac{T(d', r')}{T(d, r)} \qquad \text{(式 5-5-4)}$$

d. 剂量计算点深度;r. 射线束半径;d'. 又称为"等效水深",可由式 5-5-5 给出。

$$d' = \sum_i (\Delta d_i) \cdot \rho_i \qquad \text{(式 5-5-5)}$$

其中 Δd_i 是在计算点以上具有不同相对电子密度 ρ_i 的组织的厚度。

r':有效射束半径,$r'=r \cdot \tilde{\rho}$。$\tilde{\rho}$ 是照射体积的加权密度。加权密度 $\tilde{\rho}$ 可以通过计算得出,如式 5-5-6:

$$\tilde{\rho}=\frac{\sum_{i}\sum_{j}\sum_{k}\rho_{ijk}\cdot W_{ijk}}{\sum_{i}\sum_{j}\sum_{k}W_{ijk}}$$

（式 5-5-6）

其中 ρ_{ijk} 是散射单元的相对电子密度（例如，CT 图像中的一个像素），W_{ijk} 代表这些单元的权重因子（例如，该权重因子可用于表示散射剂量点周围 CT 像素对散射剂量的相对贡献）。

权重因子常使用的计算方法是使用康普顿散射截面，并结合照射体积内所有剂量计算点的散射来计算。

（四）等剂量线移动法

由 Greene、Stewart 和 Sundblom 提出的等剂量线移动法可对不均匀介质内的等剂量线图进行手动修正。不均匀介质的存在，导致了不均匀介质后方剂量曲线前移或者后移。其移动特点可以总结为，剂量曲线在经过骨骼时会前移，而经过肺部或空腔会后移。剂量曲线移动距离等于剂量曲线移动因子 N 与不均匀介质厚度的乘积。等剂量曲线移动距离与射野大小无关。表 5-5-1 给出了实验确定的适用于 ^{60}Co 的 γ 射线和 4MV 的 X 射线的等剂量曲线移动因子 N。

表 5-5-1　适用于 ^{60}Co 的 γ 射线和 4MV 的 X 射线的等剂量曲线移动因子 N

不均匀介质	移动因子 N
气腔	−0.6
肺	−0.4
硬骨质	0.5
海绵骨	0.25

（五）常见修正因子总结

总体来说，对于放射治疗实践中遇到的照射条件，以上讨论的方法计算精度均达不到 ±5% 的标准。Tang 等对 TAR、Batho 幂定律法和 E-TAR 修正方法与不均匀模体实测数据进行了比较，结果表明 TAR 方法高估了剂量，Batho 幂定律方法在高能量（≥10MV）照射表现较好，E-TAR 最适合低能 X 线照射（≤6MV）。可以看出，不同修正方法的准确性取决于照射条件（例如，能量、视野大小、不均匀性介质的位置、厚度以及剂量计算点的位置）。

表 5-5-2 展示了各种能量射束照射肺部后的剂量增量。此修正因子基于式 5-5-3 计算，假设 $d_1=6cm$，$d_2=8cm$，$d_3=3cm$，肺的相对 $\rho_e=0.25$，射野大小（FSZ）=10cm × 10cm。

表 5-5-2　不同能量射线的肺组织修正因子

射线能量	修正因子（%/cm 肺）
深部 X 射线	10%
^{60}Co 的 γ 射线	5%
4MV 的 X 射线	4%
10MV 的 X 射线	3%
20MV 的 X 射线	2%

表 5-5-3 给出了根据式 5-5-1 计算的各种能量射线照射骨组织后所降低的剂量。骨组织在 500kV~4MV 能量 X 射线照射时，随着射束能量的增加，骨组织的屏蔽作用逐渐降低。这是骨组织具有较高的电子密度和康普顿效应的主导作用。但是，随着 X 射线能量超过 10MV，由于电子对效应变得显著，因此骨组织屏蔽效应开始增强。

表 5-5-3　1cm 硬骨（电子密度：1.65/cm³）引起骨后方吸收剂量减少示例

射线能量	修正因子 /%
HVL=1mm Cu X 射线	−15
HVL=3mm Cu X 射线	−7
⁶⁰Co 的 γ 射线	−3.5
4MV 的 X 射线	−3
10MV 的 X 射线	−2

注：HVL. 半价层。

　　本书第十二章会讨论基于剂量核，玻尔兹曼方程和蒙特长洛方法的剂量计算方法，那此方法将能更准确地处理不均匀组织引起的剂量变化。

（朱　冀）

第六节　无均整器射野剂量学

　　医用加速器通过轫致辐射的方式产生 X 射线，轫致辐射的初级射线在横截面上具有中央高边沿低的分布特点。由于早期的放射治疗通常使用单野、对穿野或四野箱式照射，为了在照射区得到相对均匀的剂量分布，需要使用平坦的入射线束，所以在加速器机头内引入了一个中央厚边沿薄的山形均整器（flattening filter，FF）来衰减线束中央的射线，使得射线束在一定深度上呈现相对平坦的剂量分布。

　　FF 一般是用高原子系数材料制成的数厘米厚的部件，它会显著改变射线的能谱和散射特性，对射线防护和剂量计算产生不利影响。20 世纪晚期出现的一些新的放疗技术对靶区的剂量均匀性不再有很高的要求（立体定向放射治疗）或者对于射束内的强度分布并不要求均匀（调强放疗），这激发了人们对于无均整器（flattening filter free，FFF）线束的研究兴趣。最早被研制出来的 FFF 加速器是 Scanditronix 公司的 MM50，之后，Helical Tomotherapy 和 Cyberknife 也相继进入了放疗领域。

　　可以用两种不同的方式提供 FFF 射束功能，一种是由 FF 模式切换到 FFF 模式时加速电压保持不变，由于 FFF 模式时均整器的射线质硬化作用消失，所以 FFF 射束的射线质比常规经过均整的射线更软。另一种是在 FFF 射束模式时提高加速管的电压，从而使得 FFF 射束的射线质与 FF 射束的射线质接近。需要注意的是，由于均整器对射线能谱有很大影响，虽然在一定条件下的 FFF 射束 PDD 能调整到与 FF 射束类似，但在其他条件下（射野大小，源皮距等）的差别仍会比较大，所以这种调整与治疗机线束匹配并不是一个概念，实际上，由于能谱和散射特性的差别，FFF 射束与 FF 射束之间的线束匹配基本上是不可行的。

　　去除均整器后，一方面打靶电子束中有很小一部分会穿透靶材料，另一方面，靶本身也会生成一定数量的次级电子，这些电子在没有均整器的时候会直接到达监测电离室，影响加速器的工作，也会穿过监测电离室进入患者体内，增加患者皮肤剂量。此外，在常规治疗机中，均整器还有防止靶打穿（从而电子束会直接照射到患者）的作用，所以在 FFF 射束模式下，就需要在靶材料下加上适当厚度的铜片或钢片,一方面吸收穿射电子,另一方面起到安全作用。

相比于 FF 线束,FFF 射线束在能谱、散射等方面有较大的变化,与常规射束的区别及临床应用特点主要包括如下几个方面。

一、能谱及射野百分深度剂量

均整器会多衰减射束中能量较低的射线,使射线质变硬,在加速电压保持不变的情况下,去掉均整器后,FFF 线束的 *PDD* 会表现出射线质软化的效果(图 5-6-1A)。而能量匹配后的 FFF 射束 *PDD* 与 FF 线束 *PDD* 会比较相似(图 5-6-1B),需要注意的是,能量匹配仅能使参考条件下的 *PDD* 近似。

均整器的射线质硬化效果会使最大剂量点深度(d_{max})增加,而均整器产生的能量较低的散射线却会使 d_{max} 减小,两者综合作用的效果,使得 d_{max} 在有均整器时与没有均整器时变化并不十分明显。但移除均整器后,这两种影响都没有了,又因为散射线受钨门大小的影响更明显,而 FFF 射束散射线明显减少,所以对于 FFF 射束,d_{max} 随射野大小的变化幅度会减小,即线束的最大剂量点深度更稳定。

均整器产生的散射 X 射线和次级电子会增加表面剂量,而同时均整器的硬化效果却会降低表面剂量。去掉均整器后,对于经过射线质匹配的治疗机,FFF 射束的表面剂量在小野时比常规射束稍大,在较大射野时与常规射束相当或者略小,从整体上看,FFF 射束的表面剂量受射野大小的影响会比 FF 线束的更小,即表面剂量更加稳定。对于加速电压相同的 FFF 射束与 FF 射束,由于射线质软化,FFF 射束的表面剂量整体上比 FF 射束略大,不过其受射野大小的影响仍然比 FF 射线更小。

上述 d_{max} 和表面剂量在 FFF 射束时的特性理论上有利于减小临床剂量计算过程中的计算误差,使得 FFF 射束在靠近表面的几厘米内有可能获得更高的剂量计算精度。

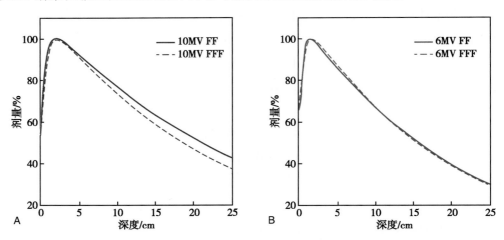

图 5-6-1　FFF 射束与 FF 射束百分深度剂量对比
A. FFF 射束的 *PDD* 表现出射线质软化的效果;B. 能量匹配后的 FFF 射束与 FF 射束的 *PDD* 比较相似。

二、剂量率

由于均整器对射束中心位置的衰减多而对远处的衰减小,所以 FFF 射束的高剂量率特点在中心位置附近最明显,通常中心点剂量率可以达到 FF 射束的 2~4 倍。由于在 SRT 治疗中单个靶点的分次剂量通常在 10~20Gy 之间,使用剂量率为 500MU 的常规射束时,出束时间需要 3~6 分钟,而采用 FFF 射束时,出束时间可以缩短 50% 以上,从而有效改善患者舒适性并提高工作效率。另外,SRT、SBRT 通常使用较小的射野治疗,而小野时 FFF 射束的离轴剂量分布与 FF 射束的很接近,所以 FFF 射束应用于 SRT、SBRT 时具有天然的优势。

SBRT 除了与 SRT 一样面临治疗时间长的问题之外,还面临运动管理的问题,而采用 FFF 射束时,SBRT 出束时间大幅缩短,有可能使得单野的出束时间达到单次屏气可承受的范围,使目前临床上较成熟的呼吸屏气技术可以方便地在 SBRT 技术中应用。此外,对于只有 1~2 个分次的大分割治疗,在不采用呼吸屏气技术时,由于 FFF 射束的剂量率很高,呼吸时相的误差可能会引入高达 10% 的剂量误差,在 FFF 射束的应用中需予以关注。

由于 FFF 射束在远离射束中心处需要用更长的时间来达到相同的剂量,所以当靶区较大时,FFF 射束对出束时间缩短效果会弱一些,另外,调强放射治疗的出束时间受到剂量率、MLC 运动速度、机架运动速度的共同限制,对于单次剂量在 2Gy 左右的常规分割,出束时间受到 MLC 和机架运动时间的限制更多,所以 FFF 射束的高剂量率对出束时间的缩短不如 SRT、SBRT 明显。例如在使用 IMRT 技术的情况下,前列腺和鼻咽部肿瘤 FFF 射束与常规射束的出束时间比的中位数分别为 0.56 和 0.61。而在射野>30cm×30cm 时,FFF 射束的出束时间已经与 FF 射束相当。

对于动态调强技术,由于治疗计划系统在逆向优化中需要综合利用 MLC 叶片、机架角度、射束剂量率的变化来实现不同角度的强度调制效果,而 FFF 射束具有更高的剂量率范围,这为动态调强计划的优化过程提供了更大的自由度,理论上有可能获得质量更好的计划。

三、射野离轴剂量分布

FFF 射束的离轴剂量分布呈现中央高、边沿低的山形分布,由于高能电子束打靶产生的轫致辐射的角分布随着能量的升高呈现"前向分布"的特点(图 5-6-2),所以 FFF 射束这种山形分布的特点在更高能量时表现更显著。而对于较小的射野(<5cm×5cm),FFF 射束与 FF 射束的离轴剂量分布差别很小。

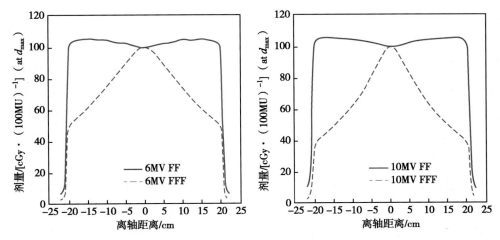

图 5-6-2　FFF 射束与 FF 射束的离轴比

对称性、平坦度、射野大小和半影是描述 FF 射束离轴剂量分布的特性参数,由于 FFF 射束中间高、边沿低,上述参数中只有对称性仍然适用于 FFF 射束特性的描述,其他三个则无法直接使用。

目前,业内仍没有适用于 FFF 射束的相应参数。

　　无论对于 FF 射束还是 FFF 射束,对称性都是一个重要的临床指标,所以这一参数应该还会在 FFF 射束中使用。相应于平坦度参数描述 FF 射束的平整程度,目前的加速器厂家一般采用 80% 离轴位置处的剂量率与射野内最大剂量率的比值作为 FFF 射束中心凸起程度的参数,用于射束验收和常规质量保证。这一参数随加速器的射野大小、能量、深度不同而变化,所以它只限于各加速器厂家用于定义特定 FFF 射束的 QA 指标(各主要厂家的典型参数可从文献查到),不能像 IEC 对称性、平坦度、半影等参数一样作为通用的射野描述参数。

　　虽然对称性指标仍然适用于 FFF 射束,但这一指标在 FF 射束和 FFF 射束中的表现却有很大的不同。对于 FF 射束,对称性问题通常源于偏转控制系统的漂移,并由此导致电子束打靶位置的轻微移动,使出射 X 射线的束流中心偏离均整器中心,于是离轴剂量曲线表现出一端偏高、另一端偏低的“倾斜”状。但是对于 FFF 射束来说,束流打靶位置移动导致的 X 射线的束流中心偏移将直接表现为 FFF 射束中心的移动,从而离轴比曲线的中心也会相应地出现偏移(图 5-6-3)。所以对于 FFF 射束来说,在 QA 过程中要注意鉴别摆位误差导致的射束中心的相对位移与系统性的束流中心偏移导致的“对称性”误差。

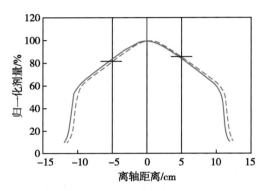

图 5-6-3　FFF 射束偏转电压发生漂移时的离轴比变化

　　在 FFF 射束中,机头散射的减少,理论上会降低射野半影。由于 FF 射束的半影定义方式对于 FFF 射束并不适用,所以 FFF 射束与 FF 射束的半影差别的具体数值并未有定论。有研究者将相同标称能量的 FFF 射束和 FF 射束同时归一到射野边沿处离轴比梯度最大的位置,以在 FFF 射束上得到与常规射束类似的半影数据,由此方法得到的半影比常规射束的半影略小(约 1mm)。也有研究者建议先测量最大野(可以沿 X 轴、Y 轴或对角线测量)的离轴比,然后对于特定的射野,将测量离轴比除以最大野离轴比,即可得到与 FF 射束类似的曲线,用此曲线计算得到的射野大小和半影的数值与用 FF 模式时得到的数值非常接近,与第一种方法相比,第二种方法的一个明显优点是它摆脱了 FFF 射束对于 FF 射束的依赖,可以应用于仅提供 FFF 射束的治疗机。

　　由于 FFF 射束中取消了均整器,从而消除了均整器的射线质硬化作用,所以射线质的离轴变化程度明显降低,测量结果显示,6MV 和 10MV 的线束,在 10° 射线发散角范围内,FFF 线束半价层厚度的变化比 FF 线束减小 1/2 以上,理论上这会有利于剂量计算,使用 FFF 射线有可能得到比 FF 射束更高的剂量计算准确性。由于 FFF 射束离轴射线质的变化很小,有研究者建议可以在剂量计算中忽略其对剂量计算的影响。

四、散射线的影响

在常规射束中,散射线主要来自均整器和初级准直器,均整器散射线在整个光子注量中的占比可达 3%~10%,这一效果相当于在焦点之外存在另一个射线源,即所谓焦外散射。焦外散射一方面使得治疗机输出量随射野大小发生明显变化。另一方面,由于焦外散射分布在一个较大的空间内,治疗机头内的 X 和 Y 钨门距离散射源不同,所以它们在相同的钨门大小时,X 钨门和 Y 钨门遮挡的散射线的量不同,即呈现出所谓的钨门交换效应。对于 FFF 线束,散射线的贡献大幅降低,使得治疗机输出剂量随射野大小而变化的幅度明显降低(图 5-6-4)。研究人员测量了瓦里安加速器6MV 和 18MV 线束在 FFF 模式时输出因子的变化分别为 1% 和 3%,而常规模式时分别为 7% 和8%,所以 FFF 射束输出因子随射野大小的变化更加稳定,这可以进一步降低临床剂量计算误差。另外,在没有均整器的情况下,准直器的钨门交换效应几乎消失,这也有利于进一步减小临床剂量计算误差。

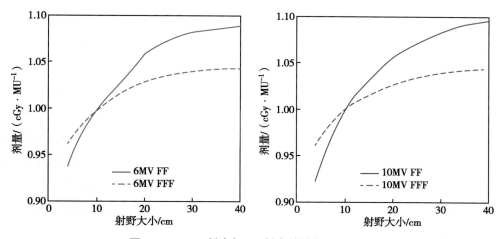

图 5-6-4　FFF 射束与 FF 射束的输出因子对比

对于模体散射,因为它只受射线质、照射范围及射野形状的影响,FFF 射线的射线质随离轴位置的变化更小,所以模体散射因子也更稳定,这也有利于减小剂量计算误差。

由于离轴射线质变化小、焦外散射小,FFF 射束的 MV 影像的射野影像系统将可以有更高的对比度,同时较低的散射线也使多个治疗机的线束匹配工作变得更加简单,线束匹配的结果应该会更加令人满意。

五、FFF 射束的其他相关问题

(一)剂量校准

虽然可以在一定条件下使 FFF 射束的 *PDD* 与 FF 射束实现很好的匹配,但两者的能谱和剂量均匀性仍然有明显差别。目前的剂量校准规程都是针对 FF 射束建立的,需要对其进行分析,以确认能否适用于 FFF 线束。对于在空气中校准电离室的剂量校准规程来说,蒙特卡洛方法模拟的结果表明,在没有均整器的情况下,利用 10cm 处的 *PDD* 计算射束的碰撞阻止本领比的最大误差低于 0.4%,对于在水中校准电离室的剂量校准规程来说,采用 TPR_{20}/TPR_{10} 计算 K_Q 可能将参数高估0.5%。而用初级剂量标准的量热法对医科达 Versa HD 加速器进行测量的结果显示,FFF 射束与

FF 射束的 K_Q 因子差别<0.19%，这一结果表明基于水的剂量校准规程不需要进行修正即可适用于 FFF 射束的剂量标定。

除了上述因素外，FFF 射束剂量刻度中还需要注意两个问题，其一是 FFF 射束的高剂量率可能引起电离室复合效应的明显增强；其二是由于 FFF 线束离轴剂量变化明显，如果电离室体积较大，则需要对体积效应进行修正。

（二）临床计划设计

FF 射束的存在有其历史原因，但实际上，SRS、SBRT 等技术由于靶区小、单次剂量高、靶区内剂量均匀性要求不高，所以使用 FFF 射束治疗时很有优势，对于 SRS、SBRT 技术来说，由于靶区直径通常<5cm，而在此范围内的 FFF 射束离轴剂量分布与 FF 射束并无明显区别，所以不论是应用模式还是临床计划质量，FFF 射束与 FF 射束都基本相同。由于 SRS、SBRT 技术对于束流的调制度低且单次剂量高，所以 FFF 射束的高剂量率优势可以有效缩短治疗出束时间。

FFF 射束应用于 IMRT 的研究最早开始于 2004 年，中国医学科学院肿瘤医院傅卫华团队的研究成果表明，对于采用 MLC 或补偿器实现的 IMRT 计划，采用 FFF 射束均能减少治疗出束时间，且这一效果随着分次剂量提高变得更加明显。后续对于不同治疗部位的计划比较研究也证实了采用 FFF 射束与采用 FF 射束时的 IMRT 和 VMAT 计划质量基本接近，但采用 FFF 射束可以明显缩短治疗出束时间，同时出束时间缩短的效果随着靶区体积的增大而减弱，原因在于 FFF 射束在远离射束中心的地方剂量率更低，所以在靶区较大时，FFF 射束需要较长的出束时间才能使靶区边沿处的剂量达到处方要求。

X 射线中的电子线污染和射线质离轴变化是影响 TPS 剂量计算准确性的两个重要因素，FFF 射束去除均整器的同时也消除了均整器对射线质的硬化效应，减弱了 FFF 射线的射线质离轴变化，消除了来自均整器的次级电子，电子线污染大幅减少，这简化了在 TPS 中的治疗机建模工作，也使得 TPS 中对 FFF 射线束的剂量计算过程得到简化，有可能进一步提高剂量计算准确性。

（三）野外剂量

FFF 射束散射线和漏射线的减小会直接导致野外剂量的降低，从而有助于提高患者的长期生存质量，降低辐射致癌的概率，这在儿童肿瘤的治疗中具有重要意义。在瓦里安 TrueBeam 加速器上的测量结果显示，对于 6MV 射线，FFF 时的野外剂量大约只相当于常规射束的 64%。但另一方面 FFF 射束的射线质变软后，模体散射会增加，从而有可能增加邻近射野边沿处的野外剂量，模体模拟的结果显示采用 VMAT 治疗幼儿脑部肿瘤时，6MV 的 FFF 射束相比于 FF 射束，可以将睾丸剂量降低 21%~42%，但个别病例的腮腺剂量会有明显增加。

（四）中子剂量

对于高能 X 射线，初级准直器、X 射线靶、均整器、钨门、MLC、偏转磁体及机头内的防护材料都可能会产生中子。中子的生物学效应比 X 射线更高，不仅会增加患者正常组织剂量，还会激活治疗室内的空气和其他设施，从而增加工作人员剂量。由于各个厂家的设备机头设计的不同，中子的产生情况会有明显差别。FFF 射束不使用均整器，理论上中子剂量比常规射束要小，蒙特卡洛方法模拟及实验测量的结果显示，18MV 时 FFF 射束的每机器跳数中子剂量比 FF 线束减少约 20%，考虑到 FFF 射束每机器跳数的剂量要明显高于 FF 射束，所以在相同的靶区剂量时中子剂量的降低会更多，用 18MV 射束设计的前列腺患者的动态 IMRT 计划，中子剂量降低近 70%。

另一方面，能量低于 10MV 时，整体上中子的产生都比较少，所以总体上 FFF 射束在中子剂量方面的优势在临床中并不显著，此外，对于是否在 IMRT 和 VMAT 中采用高于 10~15MV 的射线，目前仍存在争论。

均整器的目的是在一定的深度得到相对平坦的离轴剂量分布，但它同时也带来了剂量率降低、散射线和漏射线增加、剂量建模和计算复杂化等问题。FFF 射束相对于 FF 射束在剂量率、散射线剂量、射线质均匀性等方面具有比较明显的优势，并且随着调强放疗技术成为临床使用的主流技术，临床经验已经证实使用 FFF 射束的调强计划不仅靶区剂量与 FF 射束相当，而且还有可能得到更低的正常组织受照剂量，均整器在治疗机中存在的必要性可能需要重新评估。

（符贵山）

参考文献

[1] KHAN F M, GIBBONS J P. Khan's the physics of radiation therapy [M]. Philadelphia: Lippincott Williams & Wilkins, 2014.

[2] METCALFE P, KRON T, HOBAN P. The physics of radiotherapy X-rays and electrons [M]. MADISON WI: Medical Physics Publ, 2012.

[3] BATHO H F. Lung corrections in cobalt 60 beam therapy [J]. J Can Assoc Radiol, 1964, 15: 79-83.

[4] YOUNG M E, GAYLORD J D. Experimental tests of corrections for tissue inhomogeneities in radiotherapy [J]. Br J Radiol, 1970, 43 (509): 349-355.

[5] SONTAG M R, CUNNINGHAM J R. Corrections to absorbed dose calculations for tissue inhomogeneities [J]. Med Phys, 1977, 4 (5): 431-436.

[6] SONTAG M R, CUNNINGHAM J R. The equivalent tissue-air ratio method for making absorbed dose calculations in a heterogeneous medium [J]. Radiology, 1978, 129 (3): 787-794.

[7] GREENE D, STEWART J G. Isodose curves in non-uniform phantoms [J]. British J Radiol, 1965, 38 (449): 378.

[8] SUNDBOM L. Dose planning for irradiation of thorax with ^{60}Co in fixed-beam teletherapy [J]. Acta Radiol Ther Phys Biol, 1965, 3 (5): 342-352.

[9] TANG W L, KHAN F M, GERBI B J, et al. Validity of lung correction algorithms [J]. Med Phys, 1986, 13 (5): 683-686.

[10] HAAS L L, SANDBERG G H. Modification of the depth dose curves of various radiations by interposed bone [J]. Br J Radiol, 1957, 30 (349): 19-26.

[11] SPIERS F W. Dosage in irradiated soft tissue and bone [J]. British J Radiol, 2014, 24 (283): 365-370.

[12] DAS I J, KAHN F M. Backscatter dose perturbation at high atomic number interfaces in megavoltage photon beams [J]. Med Phys, 1989, 16 (3): 367-375.

[13] DAS I J. Study of dose perturbation at bone-tissue interfaces in megavoltage photon beam therapy [D]. Minnesota, US: University of Minnesota, 1988.

[14] LEUNG P M, SEAMAN B, ROBINSON P. Low-density inhomogeneity corrections for 22 MV X-ray therapy [J]. Radiology, 1970, 94 (2): 449-451.

[15] MCDONALD C S. Method for calculating dose when lung tissue lies in the treatment field [J]. Med Phys, 1976, 3 (4): 210-216.

[16] KORNELSEN R O, YOUNG M E. Changes in the dose-profile of a 10 MV X-ray beam within and beyond low density material [J]. Med Phys, 1982, 9 (1): 114-116.

[17] EPP E R, LOUGHEED M N, MCKAY J W. Ionization build-up in upper respiratory air passages during teletherapy with cobalt 60 radiation [J]. Br J Radiol, 1958, 31 (367): 361-367.

[18] EPP E R, BOYER A L, DOPPKE K P. Underdosing of lesions resulting from lack of electronic equilibrium in upper respiratory air cavities irradiated by 10 MV X-ray beams [J]. Int J Radiat Oncol Biol Phys, 1977, 2 (7-8): 613-619.

[19] KARLSSON M, NYSTROM H, SVENSSON H. Photon beam characteristics on the MM50 racetrack microtron

and a new approach for beam quality determination [J]. Med Phys, 1993, 20: 143-149.

[20] ONG C L, DAHELE M, SLOTMAN B J, et al. Dosimetric impact of the interplay effect during stereotactic lung radiation therapy delivery using flattening filter-free beams and volumetric modulated arc therapy [J]. Int J Radiat Oncol Biol Phys, 2013, 86 (4): 743-748.

[21] MA C, CHEN M, LONG T, et al. Flattening filter free in intensity-modulated radiotherapy (IMRT): Theoretical modeling with delivery efficiency analysis [J]. Med Phys, 2019, 46 (1): 34-44.

[22] FOGLIATA A, FLECKENSTEIN J, SCHNEIDER F, et al. Flattening filter free beams from TrueBeam and Versa HD units: Evaluation of the parameters for quality assurance [J]. Med Phys, 2016, 43 (1): 205.

[23] FOGLIATA A, GARCIA R, KNOOS T, et al. Definition of parameters for quality assurance of flattening filter free (FFF) photon beams in radiation therapy [J]. Med Phys, 2012, 39 (10): 6455-6464.

[24] KRAGL G, AF WETTERSTEDT S, KNÄUSL B, et al. Dosimetric characteristics of 6 and 10 MV unflattened photon beams [J]. Radiother Oncol, 2009, 93 (1): 141-146.

[25] PÖNISCH F, TITT U, VASSILIEV O N, et al. Properties of unflattened photon beams shaped by a multileaf collimator [J]. Med Phys, 2006, 33 (6): 1738-1746.

[26] GEORG D, KRAGL G, SA W, et al. Photon beam quality variations of a flattening filter free linear accelerator [J]. Med Phys, 2010, 37 (1): 49-53.

[27] ZHU X R, KANG Y, GILLIN M T. Measurements of in-air output ratios for a linear accelerator with and without the flattening filter [J]. Med Phys, 2006, 33 (10): 3723-3733.

[28] AHNESJÖ A. Analytic modeling of photon scatter from flattening filters in photon therapy beams [J]. Med Phys, 1994, 21 (8): 1227-1235.

[29] XIONG G, ROGERS D W. Relationship between %dd (10) x and stopping-power ratios for flattening filter free accelerators: a Monte Carlo study [J]. Med Phys, 2008, 35 (5): 2104-2109.

[30] DE PREZ L, DE POOTER J, JANSEN B, et al. Comparison of k (Q) factors measured with a water calorimeter in flattening filter free (FFF) and conventional flattening filter (cFF) photon beams [J]. Phys Med Biol, 2018, 63 (4): 045023.

[31] FU W, DAI J, HU Y, et al. Delivery time comparison for intensity-modulated radiation therapy with/without flattening filter: A planning study [J]. Phys Med Biol, 2004, 49: 1535-1547.

[32] BUDGELL G, BROWN K, CASHMORE J, et al. IPEM topical report 1: Guidance on implementing flattening filter free (FFF) radiotherapy [J]. Phys Med Biol, 2016, 61 (23): 8360-8394.

[33] FU G, LI M, SONG Y, et al. A dosimetric evaluation of flattening filter-free volumetric modulated arc therapy in nasopharyngeal carcinoma [J]. J Med Phys, 2014, 39 (3): 150-155.

[34] BEIERHOLM A R, NYGAARD D E, JUHL E L, et al. Evaluating out-of-field doses during radiotherapy of paediatric brain tumours using lead shielding and flattening-filter free beams [J]. Phys Med, 2019, 60: 1-6.

[35] MONTGOMERY L, EVANS M, LIANG L, et al. The effect of the flattening filter on photoneutron production at 10MV in the Varian TrueBeam linear accelerator [J]. Med Phys, 2018, 45 (10): 4711-4719.

[36] MESBAHI A. A Monte Carlo study on neutron and electron contamination of an unflattened 18-MV photon beam [J]. Appl Radiat Isot, 2009, 67 (1): 55-60.

高能光子束剂量学

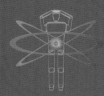

RADIATION
THERAPY
PHYSICS

第六章

高能电子束剂量学

高能电子束是外照射放疗常用的辐射束之一,其使用频率仅次于 X(γ)射线束。与 X(γ)射线束相比,高能电子束射程有限,可以有效地避免照射靶区后方正常组织,常用于浅表肿瘤的治疗。本章第一节介绍电子束基础射野剂量学;第二节介绍电子束照射野的适形;第三节介绍表面不规则的影响与修正;第四节介绍介质不均匀性的影响与修正。

第一节 电子束基础射野剂量学

一、中心轴百分深度剂量

(一) 基本特性

图 6-1-1 示出电子束中心轴深度剂量曲线的基本特性及有关参数。高能电子束的百分深度剂量分布,可分为四个区。

1. 剂量建成区 从表面到百分深度剂量最大处之间的区域。一般表面剂量 D_s 在 75%~80% 以上,随着深度的增加,百分深度剂量很快达到最大 D_m,R_{100} 是 D_m 所在的深度。

2. 高剂量坪区 电子束的有效治疗区域。由有效治疗深度 R_t(例如 R_{90},90% 治疗剂量的深度)确定。对于宽束的电子束,R_t 约为电子束能量(MeV)的 $1/4$~$1/3$。

3. 剂量跌落区 剂量快速下降的区域。常用剂量梯度 G 度量,记为 $G=R_p/(R_p-R_q)$,该值一般在 2.0~2.5 之间。其中,R_q 和 R_p,分别为经过百分深度剂量曲线上剂量跌落最陡点的切线与 D_m 和 D_X(电子束中 X 射线剂量)水平线交点的深度。

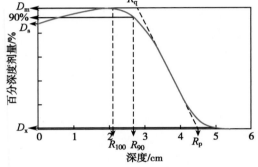

图 6-1-1 电子束中心轴百分深度剂量曲线

R_q 和 R_p. 分别为经过百分深度剂量曲线上剂量跌落最陡点的切线与 D_m(最大剂量)和 D_X(电子束中 X 射线剂量)水平线交点的深度;R_{90} 和 R_{100}. 90% 和 D_m 剂量深度;D_s. 表面剂量;D_X. X 射线污染。

4. X 射线污染区 百分深度剂量分布曲线后部一长长的"拖尾"区域。对采用散射箔系统的医用直线加速器,X 射线污染水平,6~12MeV 电子束,约为 0.5%~2.0%;12~20MeV 电子束,约为 2.0%~5.0%。

高能电子束在模体表面的平均能量是表示电子束穿射介质的能力和确定模体中不同深度处电子束平均能量的一个重要参数,约为 $2.33\text{MeV} \cdot \text{cm}^{-1} \times R_{50}$,$R_{50}$ 是 50% 剂量深度。表 6-1-1 表示出电子束深度剂量特征参数与模体表面的平均能量的关系,在加速器验收测试阶段应测量每个电子束的这些参数。

表 6-1-1 深度剂量特征参数与模体表面的平均能量的关系

标称能量 /MeV	R_{90}/cm	R_{80}/cm	R_{50}/cm	R_p/cm	表面平均能量 /MeV	表面剂量 /%
6	1.7	1.8	2.2	2.9	5.6	81
8	2.4	2.6	3.0	4.0	7.2	83
10	3.1	3.3	3.9	4.8	9.2	86

标称能量 /MeV	R_{90}/cm	R_{80}/cm	R_{50}/cm	R_p/cm	表面平均能量 /MeV	表面剂量 /%
12	3.7	4.1	4.8	6.0	11.3	90
15	4.7	5.2	6.1	7.5	14.0	92
18	5.5	5.9	7.3	9.1	17.4	96

注：R_p. 电子束射程；R_{90}. 90% 剂量深度；R_{80}. 80% 剂量深度；R_{50}. 50% 剂量深度。

（二）能量对电子束百分深度剂量的影响

从图 6-1-2 可以看出，不同能量电子束百分深度剂量分布差异很大。具体表现是：随着射线能量的增加，表面剂量增加。当电子束能量从 6MeV 增至 15MeV 时，表面剂量从约为 80% 增加至约为 90%；高剂量坪区变宽；剂量梯度减小；X 射线污染增加；电子束的临床剂量学优点逐渐消失。

图 6-1-3 示出电子束表面剂量随电子束能量增加的原理，对于相同入射的电子注量（cm^{-2}），低能电子束的剂量跌落要比高能电子束的更陡。

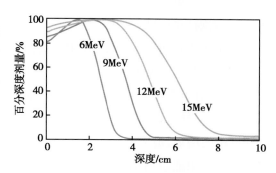

图 6-1-2　不同能量电子束的
百分深度剂量曲线

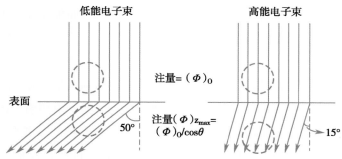

图 6-1-3　电子束表面剂量随电子束能量增加原理图
θ 是电子束被散射的角度，例如低能和高能的分别为 50° 和 15°；
$(\Phi)_0$ 和 $(\Phi)_{z_{max}}$ 分别是电子束入射表面和最大剂量处的注量。

（三）照射野对百分深度剂量的影响

图 6-1-4 示出中国医学科学院肿瘤医院 Mobetron 1000 加速器 12MeV 电子束百分深度剂量随照射野大小变化的情况。照射野较小时，中心轴百分深度剂量随深度增加而迅速减少，这是因为相当数量的电子被散射出照射野。当照射野增大时，百分深度剂量不再随照射野的增加而变化，此时是由于较浅部位中心轴上电子的散射损失被照射野边缘的散射电子补偿了。照射野对不同能量电子束百分深度剂量的影响不同，使用公式 6-1-1 可计算百分深度剂量不随照射野增大而改变（横向电子平衡能够建立时）

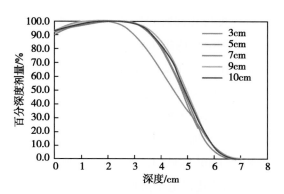

图 6-1-4　电子束百分深度剂量随
照射野大小的变化

所需要的最小照射野半径。

建立横向电子平衡的最小照射野半径：

$$R_{eq} \approx 0.88 \sqrt{E_{p,0}} \tag{式 6-1-1}$$

其中，R_{eq} 是照射野半径（厘米），$E_{p,0}$ 是模体表面的最大可几能量（MeV）。

$E_{p,0} = C_1 + C_2 R_p + C_3 R_p^2$，$C_1 = 0.22MeV$，$C_2 = 1.98MeV \cdot cm^{-1}$ 和 $C_3 = 0.002\ 5MeV \cdot cm^{-2}$。例如，12MeV 电子束能够建立横向电子平衡的最小照射野直径是 6.2cm。临床实践中将照射野尺寸小于 R_{eq} 的照射野称为窄束，大于和等于的称为宽束。因此，如前所述，窄束的百分深度剂量依赖于射野的大小，而宽束则与照射野大小无关。

（四）源皮距对百分深度剂量的影响

使用高能电子束照射时，限光筒的理想摆放位置是紧贴患者皮肤表面或仅留 5cm 左右的空隙。然而，对于全身皮肤照射或者大野照射这些特殊的照射技术，因患者体表的弯曲使摆位条件受到限制，从而导致源皮距的变化。当源皮距不同时，百分深度剂量的一些主要参数的变化规律：随着源皮距的增加，最大剂量深度变深，表面剂量降低，X 射线污染略有增加，剂量梯度变陡。这些表现随着电子束能量增加而变化显著。因此，临床应用中，应保持源皮距不变。当有特殊要求时，需要具体测量百分深度剂量有关参数。

二、离轴剂量变化

中心轴百分深度剂量反映了射线束中心轴的深度剂量变化，如果要描述射线束在三维空间中产生的剂量分布，还需要结合离轴剂量变化。

（一）离轴比

如本书第五章第一节所述，离轴比（OAR）曲线用于描述离轴剂量变化，平坦度、对称性及半影用于定量评价离轴比曲线。由于高能电子束中存在低能电子，电子束照射野的平坦度会随着深度显著变化。因此，电子束照射野的剂量学特征，可以用垂直于中心轴的参考平面内剂量分布的平坦度、对称性和半影来描述。如下所述，目前国内外对这三个指标的要求不统一，我们在工作中应以国标为依据，其他仅作参考。

国标对电子束照射野均整度的要求如下：对于短边 ≥5cm 的照射野，在标准测试深度（d_m）处，两主轴上 90% 等剂量线与几何野投影边的距离 ≤10mm，两个对角线上 90% 等剂量线与几何野投影边的距离 ≤20mm；对于短边 ≥5cm 的照射野，在基准深度（90% 剂量深度）处，两个主轴上 80% 等剂量线与几何野投影边的距离 ≤15mm；对于短边 ≥10cm 的照射野，在标准测试深度（d_m）处，90% 等剂量线内推 1cm 区域内任一点的吸收剂量（面积 ≤1cm² 区域内的平均值）与中心轴处吸收剂量之比 ≤ ±3%；0.5mm 深度处，照射野内任一点的吸收剂量（面积 ≤1cm² 区域内的平均值）与中心轴上最大吸收剂量之比 ≤109%。

国标对电子束照射野对称性的要求如下：对于 ≥5cm×5cm 照射野，在经过标准测试深度（d_m）垂直于中心轴的平面内，90% 等剂量线内推 1cm 的区域内，对称于中心轴的任意两点的吸收剂量（面积 ≤1cm² 区域内的平均值）之比（大比小）≤105%。

ICRU 建议电子束照射野的平坦度和对称性用均匀性指数表示，即 $V_{90/50}$，其数值等于参考平面内 90% 与 50% 等剂量线所包括的面积之比，对 100cm² 以上的照射野，此比值应 >0.70。即沿照射野边和对角线方向上,90% 与 50% 等剂量线的边长之比 $L_{90}/L_{50} \geqslant 0.85$,同时必须避免在该平面内出现剂量"热点"(超过中心剂量 3%),它所包括面积的直径应 <2cm。

AAPM 推荐使用大于最大剂量深度的 95% 等剂量深度处,垂直于中心轴的平面作为参考平面,$\geqslant 10cm \times 10cm$ 照射野在该平面内,几何野边缘内收 2cm 后,区域内的剂量相对于中心轴的剂量变化不应超过 ±5%(最好在 ±3% 以内)。照射野对称性比较的是相对于中心轴对称的两个点的剂量,AAPM 建议参考平面内 X 轴方向截面剂量分布(profile)上,相对于中心轴对称的两点剂量差应 <2%。

IEC 推荐使用最大剂量深度处垂直于中心轴的平面作为参考平面,该平面内 90% 等剂量线范围内的最大剂量不应超过中心轴剂量的 1.05 倍,以及 90% 等剂量线与照射野几何边缘的距离沿 X 轴和 Y 轴方向应 ≤10mm,在对角线方向上应 ≤20mm。X 轴方向截面剂量分布上,相对于中心轴对称的两点剂量差应 ≤3%。

电子束的物理半影 $P_{80/20}$ 由特定平面内 80% 与 20% 等剂量曲线之间的距离确定。一般条件下,当限光筒到表面距离在 5cm 以内,能量低于 10MeV 的电子束,半影约为 10~12mm;能量为 10~20MeV 的电子束,半影约为 8~10mm。

电子束通常用外置限束装置(例如限光筒)限束,临床使用时需要将限束装置尽可能地贴近患者皮肤,以获得平坦的剂量分布。图 6-1-5 说明可通过使用限束装置增加电子束的散射进而获得较好的平坦度。因此,仅使用 X 射线的准直器限束会增大半影。图 6-1-5 中曲线 1 和 2 的半影分别是 35mm 和 5mm。此外,在进行电子束治疗时往往为了防止碰撞而需要增加限束装置和患者之间的距离,曲线 3 表明增大两者之间距离后电子束的半影增大到了 14mm。这是因为电子束从加速器机头出射后有较大的角分布。

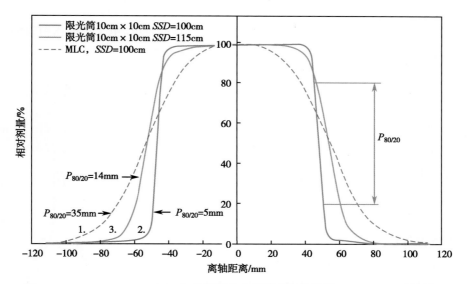

图 6-1-5 Varian Clinac 2300 加速器模体表面最大概然能量 $E_{p,o}$=9MeV 电子束,在垂直于照射野中心轴 15mm 深度处的剂量曲线

曲线 1. 不使用限光筒的剂量曲线;曲线 2. 使用标准限光筒与患者体表距离 5cm 的剂量曲线;曲线 3. 使用标准限光筒与患者体表距离 15cm 的剂量曲线;$P_{80/20}$. 半影;SSD. 源皮距。

(二)等剂量分布

不同加速器的等剂量分布存在显著差异,这主要是因为不同加速器的束流准直系统(散射箔、监测电离室、准直器和限光筒)不同。图 6-1-6 示出,中国医学科学院肿瘤医院 Synergy 加速器 6MeV

和 15MeV 电子束（10cm × 10cm 和 25cm × 25cm）的等剂量分布，其显著特点为：随深度的增加，低值等剂量线向外侧扩张，高值等剂量线向内侧收缩。此外，当照射野增大时，90% 等剂量线的底部形状，由弧形逐渐变得平直。

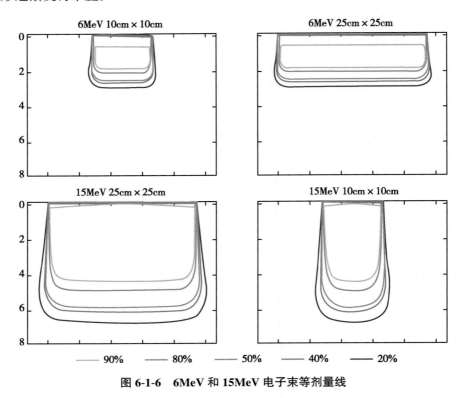

图 6-1-6　6MeV 和 15MeV 电子束等剂量线

限光筒的下端面与患者皮肤之间的距离，患者体表的弯曲程度，电子束的入射方向等也会影响电子束等剂量线的形状。因此，在临床使用时，要给予充分注意。

三、电子束的"虚源"及有效源皮距

加速器 X 射线束的源位置是电子打靶的位置，而电子束的源并没有明确的位置。这是因为电子束并非是由加速器机头中的一个真实存在的放射源辐射产生的，而是一个窄束电子经加速管加速后，再经偏转穿过出射窗、散射箔、监测电离室、限束系统等扩展成一个宽电子束。入射电子束的最大可几方向反向投影后的交点位置就是源的位置，此位置 / 点称为电子束的"虚源"（virtual source）。图 6-1-7 示出"虚源"位置。

对于同一能量的电子束，不同大小照射野的虚源位置不同。测量结果表明，根据虚源到患者皮肤的距离，按平方反比修正的方法仅在较大照射野条件下成立。对于较小的照射野，该方法修正结果会低于实际值。这是由于当照射野较小时，对于较低能量的电子束，虚源皮距按平方反比定律修正的方法无法考虑电子束侧向散射平衡缺失。

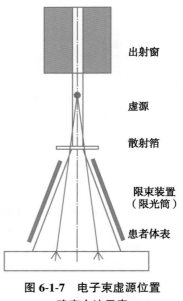

图 6-1-7　电子束虚源位置
确定方法示意

在平方反比修正方法中，电子束虚源到患者皮肤距离的改变对输出剂量的影响，使用电子束有

效源皮距的概念能够消除。测量电子束有效源皮距(f)的方法是,将电离室放置于水模体中照射野中心轴上最大剂量点深度 d_m。首先在电子束限光筒接触水表面时,测得电离室读数 I_0,然后数次改变限光筒与水表面之间的空气间隙 g,至约 20cm,测量相对于不同空气间隙 g 的读数 I_g。如果电子束的输出剂量率随源皮距的变化遵循平方反比定律,则有(式 6-1-2):

$$\frac{I_0}{I_g} = \left(\frac{f+d_\mathrm{m}+g}{f+d_\mathrm{m}}\right)^2 \qquad (式\ 6\text{-}1\text{-}2)$$

或(式 6-1-3)

$$\sqrt{\frac{I_0}{I_g}} = \frac{g}{f+d_\mathrm{m}} + 1 \qquad (式\ 6\text{-}1\text{-}3)$$

如图 6-1-8 所示,$\sqrt{\dfrac{I_0}{I_g}}$ 相对于 g 可作线性拟合,则有效源皮距 f 等于(式 6-1-4):

$$f = \frac{1}{直线斜率} - d_\mathrm{m} \qquad (式\ 6\text{-}1\text{-}4)$$

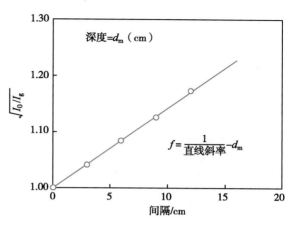

图 6-1-8　确定电子束有效源皮距 f 的示意

I_0 和 I_g 分别是限光筒紧贴模体表面和距离模体表面 g(cm)时位于最大剂量深度 d_m 处电离室的读数。

电子束有效源皮距随能量和照射野变化而变化,特别是在照射野较小和能量较低时这种变化更显著。这是由于不同能量和照射野条件下,电子束的散射不同。在实践中,需要制作有效源皮距随着照射野大小和能量变化的表格以满足临床需求。

四、电子束的输出剂量

高能电子束由于具有一定的射程、易于散射等特性,加上限束装置的影响,电子束输出剂量随照射野变化的规律较 X(γ)射线(照射野输出剂量率随照射野的增大而呈单调增加)复杂。对每一个电子束的限光筒,都对应一个 X 射线治疗准直器特定的位置。如果改变了准直器位置的设定,即使电子束限光筒不变,电子束的输出剂量也会有较大的变化,特别是对低能电子束。

现代医用直线加速器中,电子束治疗模式下,X 射线准直器均跟随照射野,即随电子限光筒的插入,自动选定相应的 X 射线治疗准直器的位置,以获得最好的电子束射野的平坦度、对称性,并使对射野输出剂量的影响减小。

电子束输出剂量会随照射野大小变化,这是由于当测量点和照射野边缘距离小于电子侧向散射距离时,侧向散射平衡未建立,随着照射野的增大,模体散射显著增加;在侧向散射平衡建立后,模体散射不再增加,电子束输出剂量不再变化。当照射野小于达到散射平衡的距离时,剂量快速下降。小野的输出量较大野的输出量变化显著。建立侧向散射平衡的距离可由公式(式 6-1-1)计算。

限光筒与患者皮肤表面的空气间隙变化是影响电子束输出剂量的另一因素。如前所述,用于平方反比定律修正的电子束有效源皮距,与电子束的能量和限光筒的大小有关。即相同的空气间隙,所引起的输出剂量的改变,因能量和限光筒的不同而有所不同。空气间隙对电子束输出剂量的影响,低能量、小照射野时较大,高能量、大照射野时较小。

(马　攀)

第二节　电子束照射野的适形

电子束治疗时，一般用挡铅改变标准照射野为不规则照射野，以适合靶区形状，保护周围的正常组织或重要器官。挡铅可直接放在皮肤上，或者固定在限光筒的末端。对于低能电子（<10MeV），<5mm 厚的铅就能实现适当的遮挡（例如，穿射剂量率不超过 5%），此时铅可以制成适合表面轮廓的挡铅，直接放置在皮肤表面；对于更高能量的电子，需要更厚的铅遮挡，此时铅不易改变形状，且重量大会导致患者不适，因而需要固定在限光筒的末端。测量结果表明，挡铅放置在皮肤上与固定在限光筒末端相比，穿射无显著差异。

一、穿射曲线与挡铅厚度

由于穿射剂量的最大剂量点接近患者体表，因此测量深度不应超过 5mm。一般使用平行板电离室，在固体模体内测量。另外，应在宽束条件下测量，以适应临床使用的所有照射野。在射野内遮挡时，因需要最小的遮挡厚度，应在特定的照射野和深度情况下，使用计划的能量实施电子束特殊测量。

图 6-2-1 示出电子束随着铅厚度的增加迅速衰减，即铅厚度的微小变化，会导致电子束剂量的很大变化。在大照射野情况下，1~2mm 微小的变化，都可能无法保护正常组织。如果挡铅厚度过薄，在屏蔽层正后方的剂量甚至可能增加。一般情况下，挡铅厚度应略大于所需要的最小铅厚度。在射野内遮挡时，如照射眼睑部位的肿瘤，使用挡铅保护晶体，因挡铅过厚使用起来不方便，而会选择接近临界值的挡铅厚度。

完全阻止穿射电子所需挡铅的厚度与入射电子束最大可几能量有关，最小的挡铅厚度（以 mm 为单位）应是电子束能量（以 MeV 为单位）数值的 1/2。从安全角度考虑，可将挡铅厚度再增加 1mm。由于铅的熔点比较高（327℃），制作较困难，一般只作为射野标准挡铅使用。使用低熔点铅（low melting-point alloy lead，LML）可以在约 70℃时，制作患者个性化的挡铅。

表 6-2-1 示出 6~20MeV 电子束穿射 5% 时所需要的 LML 的厚度。使用 LML 制作的挡铅比纯铅制作的挡铅厚约 20%。

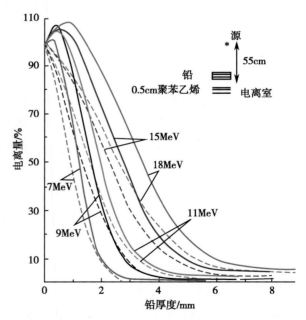

图 6-2-1　不同能量电子束在铅介质中的衰减曲线
曲线在 0.5cm 深的聚苯乙烯模体中用平行板电离室测量而得。照射野分别为 10.5cm×10.5cm（实线）和 6.3cm×6.3cm（虚线）。

表 6-2-1　不同能量电子束穿射 5% 时所需要的低熔点铅（LML）的厚度

电子束能量 /MeV	低熔点铅厚度 /mm
6	2.3
9	4.4
12	8.5
16	18.0
20	25.0

二、挡铅对剂量的影响

电子束标准照射野被遮挡一部分形成挡铅野后，剂量率和剂量分布会发生变化。变化的大小取决于遮挡的程度、挡铅的厚度和电子束的能量。当一个照射野被遮挡成一个较小的挡铅野后，在最大剂量深度处的输出因子会减小。如果挡铅野比实现侧向散射平衡所需的最小照射野还小，挡铅野的剂量将减小（如图 6-2-2 所示）。剂量的减少也与测量深度有关。因此，照射野形状以复杂的方式影响着输出因子和深度剂量分布。

作为最保守的测量方法，对于临床上使用的任何不规则形状的挡铅野，都需要测量剂量（如输出因子、深度剂量和等剂量分布）。然而，因为大多数照射野是不规则的，临床实践中这种测量方法不具可行性。ICRU 建议直径大于 R_p 的照射野，深度剂量受照射野大小的影响可以忽略不计。因此，对于不规则形状照射野中的给定感兴趣点，当其与照射野边缘之间距离大于 $R_p/2$ 时，能够近似实现侧向散射平衡。例如，10cm × 10cm 的 12MeV 电子束（$R_p ≈ 6cm$）被遮挡为 6cm × 6cm 的照射野时，深度剂量分布不会显著变化。

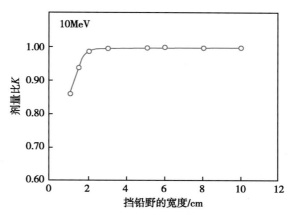

图 6-2-2　模体挡铅野中心轴 D_m 处剂量的变化曲线
$K =$ 挡铅野中心轴 D_m 处剂量 /
标准野中心轴 D_m 处点剂量。

三、电子束的内遮挡

在使用电子束治疗唇、颊黏膜和眼睑肿瘤时，内遮挡有助于保护靶区外的正常组织。使用挡铅可以将剂量降低到可接受的范围。然而，铅对电子束反向散射使界面处的剂量增加 30%~70%（在 1~20MeV）。电子束反向散射的强弱用电子反向散射因子 EBF（electron back scatter factor, EBF）表示，定义为组织 - 遮挡界面处的剂量与均匀组织中同一位置剂量之比。电子束入射到组织 - 铅界面时，相对于均匀模体中剂量增加量与界面处电子平均能量的关系，由实验数据拟合而得（式 6-2-1）：

$$EBF = 1 + 0.735\exp(-0.05\overline{E}_z) \qquad （式 6-2-1）$$

其中，$\overline{E}_z$ 是界面处电子平均能量。

不同能量电子束内遮挡引起的反向散射因子与遮挡材料有效原子序数相关。反向散射因子随遮挡介质的有效原子序数的增大而增大，随界面处电子平均能量的增大而减小。

临床上为削弱这一效应的影响，作内遮挡时，可在铅挡与组织之间加入一定厚度的低原子序数材料,如有机玻璃。此类型材料本身产生的反向散射低,同时可以吸收铅挡所产生的反向散射。由图 6-2-3 中的数据,可以计算吸收反向散射电子所需的低原子序数吸收体的厚度。对于入射到挡铅上具有一定能量的电子,在确定了聚苯乙烯厚度之后,可通过除以其相对电子密度转换为吸收体厚度。考虑反向散射电子的射程,用于界面间填塞的低原子序数材料的质量厚度为 2g/cm^2 左右。

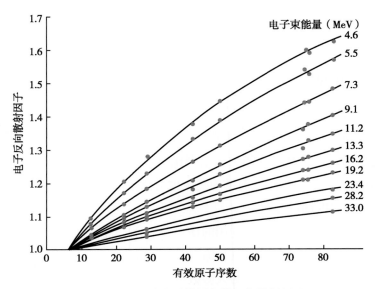

图 6-2-3　电子束内遮挡引起的反向散射因子随遮挡材料有效原子序数的变化曲线

当使用电子束治疗颊黏膜肿瘤时,使用 9MeV 照射野从面颊外部照射。假设面颊厚度(包括病变)为 2cm,需要计算:①屏蔽面颊以外口腔结构所需的铅厚度;②反向散射电子的多少;③吸收反向散射电子需要的敷贴器(bolus)或铝的厚度。计算方法如下。

1. 假设电子束最可几能量等于平均能量。入射电子束能量为 9MeV,R_p=4.5cm,在铅 - 黏膜界面(2cm 深度处)的能量 $=9 \times (1-2/4.5)=5.0$MeV,挡铅厚度 $\approx 5.0/2=2.5$mm。

2. 对于 5MeV 电子束铅(有效原子序数 82)的反向散射电子比例约为 56%(图 6-2-4)。

3. 使用约 10mm 的聚苯乙烯可以将反向散射强度的穿射率降低为 10%(图 6-2-4)。假设使用聚苯乙烯制作敷贴器(bolus),聚苯乙烯和铝的密度分别为 1 和 2.7g/cm^3,则聚苯乙烯敷贴器(bolus)的厚度 $\approx$1cm,铝的厚度 $\approx$4mm。

因此,1cm 聚苯乙烯或 4mm 铝可以用来吸收 90% 的反向散射电子。考虑到口腔屏蔽的可用空间,可以调整材料厚度或入射电子能量,以得到可接受的靶区剂量和铅的穿透剂量。

为了保护晶体,需要遮挡眼部的方法同上。如果空间允许,可以使用 2mm 厚的铝插入挡铅和眼皮之间吸收反向散射电子。由于低原子序数材料用于吸收反向散射电子的时候需要较大的厚度,遮挡眼部时由于空间有限而无法使用。此时可使用牙科丙烯酸薄膜覆盖挡铅表面,用以吸收低能电子。图 6-2-5 是用于遮挡眼部的眼罩,其内层材料(白色)为高原子序数材料金属钨。在电子束能量高达 9MeV 时,眼罩也能够为眼部提供充分保护。眼罩外层材料(蓝色)为低原子序数材料丙烯酸,以减少电子反向散射到可接受的水平。眼罩尺寸 20~25mm 不等,使用前需采用有效的灭菌方式进行灭菌。

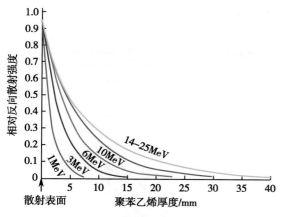

图 6-2-4　不同能量的电子束内铅挡产生的反向散射
电子在聚苯乙烯中的衰减曲线

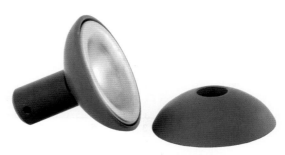

图 6-2-5　用于遮挡眼部的眼罩

（马　攀）

第三节　表面不规则的影响与修正

对于相对平坦且均匀的软组织薄层肿瘤,使用适当的电子束等剂量图可以得到剂量分布。然而,在多数情况下,电子束靶区的表面很少是平坦、规则的。在治疗计划系统出现之前,使用经验性的校正因子可以校正空气间隙、电子束的斜入射和组织不均匀性。尽管在现代治疗计划系统的帮助下,已经不需要手动计算剂量分布,但下面仍将讨论上述修正方法,用以解释电子治疗计划中涉及的基本原则。此外,手动方法还可用于检查治疗计划系统算法和剂量分布。

一、表面不规则的影响

在电子束治疗中,经常出现治疗限光筒末端与皮肤表面不平行的问题。此时,限光筒末端与皮肤表面之间的空气间隙,以及斜入射导致表面不规则,进而对剂量分布产生影响。

如图 6-3-1 所示,斜入射对 12MeV 电子束百分深度剂量的影响:①增加最大剂量深度处的侧向散射;②使最大剂量深度向表面移动;③穿透能力(80% 剂量深度的变化)减弱。

如图 6-3-2 所示,可利用"笔形束"(pencil beam)概念解释电子束斜入射时,对侧向散射的影响。当平行入射的宽束电子(可以理解为由许多相邻的笔形束组成)入射到患者体表时,表浅区域的各点会接受相邻笔形束较多的侧向散射;而随着深度的增加,深部区域只接受了较少的侧向散射,造成了电子束剂量在表浅部位的增加和较深部位的减少。

此外,斜入射还增加了电子束限光筒末端与患者皮肤表面的空气间隙,由平方反比定律引起的射线束的扩散效应(beam divergence),使所有深度的剂量都将减小。因此,电子束的侧向散射效应和线束的扩散效应的双重作用,导致斜入射对百分深度剂量造成影响。

由于散射,不规则表面下方的介质中会产生局部的热点和冷点。如图 6-3-3 所示,不规则的凸起将电子向外散射,而不规则的凹陷则向内散射电子。

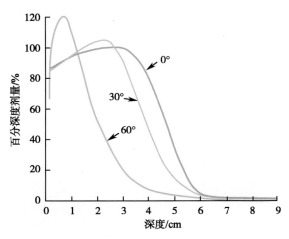

图 6-3-1　电子束斜入射对百分深度
剂量的影响

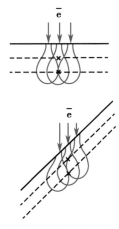

图 6-3-2　笔形束方向因电子束斜
入射改变后对剂量的影响示意

对于平行束,随着斜入射角度的增
加这种效应会增加较浅区域的剂
量,减少较深区域的剂量。

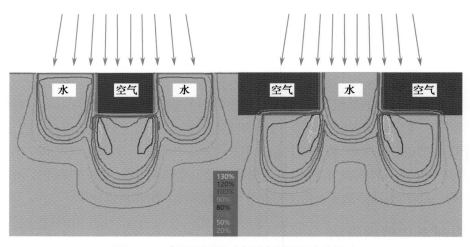

图 6-3-3　表面不规则对电子束剂量分布的影响

二、表面不规则的修正算法

对较大的空气间隙,应利用电子束有效源皮距对剂量分布进行平方反比定律修正;而斜入射对电子束侧向散射的影响,可以引入修正因子修正。图 6-3-4 示出当电子束垂直入射在斜面上时,斜入射角为 θ(入射点切线与射野中心轴的交角),增加的标准 $SSD(f)$ 与外轮廓之间的空气间隙为 g。假设在平面体模上垂直入射时,深度 d 处的剂量为 $D_0(f,d)$,则斜入射时深度 d 处点 X 的剂量(式 6-3-1):

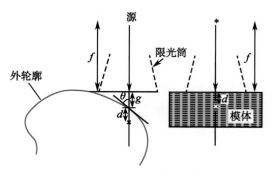

图 6-3-4　电子束斜入射的校正参数示意

$f.$ 标准源皮距;$\theta.$ 入射点切线与射野中心轴的
交角;$g.$ 空气间隙;$d.$ 点 X 的深度。

$$D(f+g,d)=D_0(f,d)\left(\frac{f+d}{f+g+d}\right)^2 \times OF(\theta,d) \qquad （式 6-3-1）$$

其中,$OF(\theta,d)$为斜入射校正因子,等于射线束垂直入射与斜入射的剂量比值。

当斜入射角接近45°或更高时,斜入射校正因子变化显著。例如,9MeV电子束以60°倾角斜入射时,在d_{max}处的OF值为1.18,d_{max}和80%等剂量深度分别移动了约0.5cm和约1.5cm。当倾斜表面导致明显的空气间隙存在时,上述剂量变化还会受到平方反比定律效应的影响。利用电子束的笔形束模型,可以对电子束斜入射进行较为精确的校正。

三、敷贴器(Bolus)

电子束敷贴器的作用:①补偿人体不规则的外轮廓;②减弱电子束的穿透能力;③提高皮肤剂量。浅表器官(如眼睛、皮肤等)和不规则器官表面会用到一些特殊的材料或方法来进行放疗组织补偿。临床使用的敷贴器材料密度与人体组织器官的密度接近,可模拟人体组织与射线的相互作用。

根据敷贴器使用部位不同,大致可分为两类。一类适用于外轮廓起伏变化不大的部位或器官,例如乳腺,材料有硅胶和聚苯乙烯,相对柔软的材料特性使之能很好地贴合到人体表面,通常制作成规则的片状;另一类适用于外轮廓起伏变化较大的部位或器官,例如会阴、耳朵,材料有温热塑板(高分子聚酯)、石蜡和凡士林液体,高分子聚酯和石蜡可经过加热软化后,制作成任意形状和厚度,凡士林液体需要装在袋子中,通过液体的流动制作成不规则形状。

近年来,随着3D打印技术的快速发展,通过3D建模和打印技术可制作出高度贴合人体表面的个性化敷贴器,在一些表面凹凸变化较大的器官的放疗中取得了良好的临床效果。图6-3-5示出3D打印敷贴器的临床应用流程:①扫描患者体表图像;②在计划系统中设计贴合患者体表的敷贴器;③3D打印敷贴器;④在患者模拟定位图像上(带有敷贴器)设计计划;⑤实施治疗。

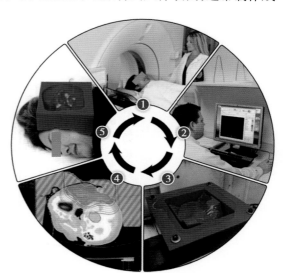

图 6-3-5　3D 打印敷贴器应用流程

（马　攀）

第四节　介质不均匀性的影响与修正

电子束放射治疗中,不均匀组织(如骨、肺和气腔)对剂量分布有显著的影响。通常采用等效厚度系数(coefficient of equivalent thickness,CET)的方法校正。假设不均匀组织的厚度为Z,它对电子束吸收的等效水厚度为$Z \times CET$,其中CET由不均匀性组织对水的相对电子密度求得。计算不均匀性组织(厚度为Z)后某一点(深度为d)的剂量时,等效深度的计算公式如式6-4-1所示:

$$d_{eff} = d - Z(1-CET) \qquad (式 6-4-1)$$

计算得到等效深度后，使用平方反比定律 $\left(\dfrac{f+d}{f+d_{\text{eff}}}\right)^2$（$f$ 为有效源皮距）校正。

一、骨

人体致密骨（如上颌骨）和疏松骨（如胸骨）的 CET 值分别为 1.65 和 1.1。上颌骨后方剂量的测量数据表明 CET 方法与测量结果吻合得很好。而对于疏松骨而言，其电子密度与水相差不大，因此可认为是 1。

二、肺

测量结果表明肺组织的 CET 值平均为 0.5，并随肺组织深度的变化而变化。图 6-4-1 示出电子束在水／软木（模拟胸壁和肺组织）模体中百分深度剂量变化的曲线。由于低密度软木塞的散射减少，交界面附近的剂量减少。达到一定深度后，随着射线束穿透的增加量弥补了散射的减少量，相对于参考曲线（在水中剂量）软木塞中的剂量开始增加。

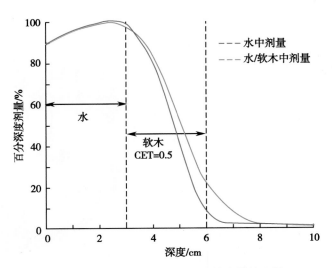

图 6-4-1　12MeV 电子束在水／软木模体中的
百分深度剂量曲线

三、小体积不均匀介质

当小体积的不均匀介质出现在照射野内时，剂量分布的情况要复杂很多。如图 6-4-2 所示，电子束平行穿过高密度介质铅时，因高密度铅增加了电子束的散射角，使得铅后面的电子注量减少，剂量降低；而两侧的电子注量增多，剂量增高。

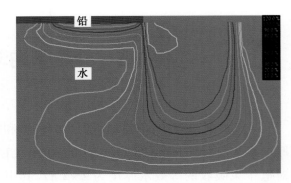

图 6-4-2　小体积高密度介质边缘处电子束剂量分布图

（马　攀）

参考文献

［1］ PODGORSAK E B, KAINZ K. Radiation oncology physics: A handbook for teachers and students [J]. Med Phys, 2006, 33: 1920.

［2］ KHAN F M. Clinical electron beam dosimetry [M]//KERIAKES J G, ELSON H R, BORN C G. Radiation Oncology Physics. AAPM Monograph No15. New York: American Institute of Physics, 1986.

［3］ KHAN F M, HIGGINS P D. Field equivalence for clinical electron beams [J]. Phys Med Biol, 2001, 46 (1): N9-N14.

［4］ 中华人民共和国食品药品监督管理总局. 医用电子加速器性能和试验方法 [M]. 北京: 中国标准出版社, 2016.

［5］ ICRU. Radiation dosimetry: Electron beams with energies between 1 and 50 MeV: Report No. 35 [R]. Washington, DC: ICRU, 1984.

［6］ KHAN F M, DOPPKE K P, HOGSTROM K R, et al. Clinical electron-beam dosimetry: report of AAPM Radiation Therapy Committee Task Group No. 25 [J]. Med Phys, 1991, 18 (1): 73-109.

［7］ ICRU. Prescribing, recording, and reporting electron beam therapy: Report No. 71 [R]. Washington, DC: ICRU, 2004.

［8］ SCHRÖDER-BABO P. Determination of the virtual electron source of a betatron [J]. Acta Radiol Suppl, 1983, 364: 7-10.

［9］ JAMSHIDI A, KUCHNIR F T, REFT C S. Determination of the source position for the electron beams from a high-energy linear accelerator [J]. Med Phys, 1986, 13 (6): 942-948.

［10］ KHAN F M, SEWCHAND W, LEVITT S H. Effect of air space and depth dose in electron beam therapy [J]. Radiology, 1978, 126 (1): 249-251.

［11］ BIGGS P J, BOYER A L, DOPPKE K P. Electron dosimetry of irregular fields on the Clinac 18 [J]. Int J Radiat Oncol Biol Phys, 1979, 5 (3): 433-440.

［12］ KHAN F M, MOORE V C, LEVITT S H. Field shaping in electron beam therapy [J]. Br J Radiol, 1976, 49 (586): 883-886.

［13］ KHAN F M, WERNER B L, DEIBEL F C JR. Lead shielding for electrons [J]. Med Phys, 1981, 8 (5): 712-713.

［14］ PURDY J A, CHOI M C, FELDMAN A. Lipowitz metal shielding thickness for dose reduction of 6-20 MeV electrons [J]. Med Phys, 1980, 7 (3): 251-253.

［15］ CHOI M C, PURDY J A, GERBI B, et al. Variation in output factor caused by secondary blocking for 7-16 MeV electron beams [J]. Med Phys, 1979, 6 (2): 137-139.

［16］ ICRU. Radiation dosimetry: Electrons with initial energies between 1 and 50 MeV: Report No. 21 [R]. Washington, DC: ICRU, 1972.

［17］ KLEVENHAGEN S C, LAMBERT G D, ARBABI A. Backscattering in electron beam therapy for energies between 3 and 35 MeV [J]. Phys Med Biol, 1982, 27 (3): 363-373.

［18］ EKSTRAND K E, DIXON R L. The problem of obliquely incident beams in electron-beam treatment planning [J]. Med Phys, 1982, 9 (2): 276-278.

［19］ MCKENZIE A L. Air-gap correction in electron treatment planning [J]. Phys Med Biol, 1979, 24 (3): 628-635.

［20］ ALMOND P R, WRIGHT A E, BOONE M L. High-energy electron dose perturbations in regions of tissue heterogeneity. II: Physical models of tissue heterogeneities [J]. Radiology, 1967, 88 (6): 1146-1153.

［21］ LAUGHLIN J S. High energy electron treatment planning for inhomogeneities [J]. Br J Radiol, 1965, 38: 143-147.

［22］ LAUGHLIN J S, LUNDY A, PHILLIPS R, et al. Electron-beam treatment planning in inhomogeneous tissue [J]. Radiology, 1965, 85 (3): 524-531.

［23］ ALMOND P R. Radiation physics of electron beams//TAPLEY N. Clinical applications of the electron beam [M]. NewYork: John Wiley & Sons, 1976.

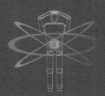

RADIATION
THERAPY
PHYSICS

第七章
立体定向放疗技术

第一节 立体定向放疗技术概论

一、立体定向放射治疗概念

在立体定向放疗的实践中,常用的概念有立体定向放射治疗(stereotactic radiotherapy,SRT)、立体定向放射外科(stereotactic radiosurgery,SRS)、体部立体定向放射治疗(stereotactic body radiation therapy,SBRT)和立体定向消融放射治疗(stereotactic ablative radiotherapy,SART)。国家癌症中心发布的《基于电子直线加速器的肿瘤立体定向放射治疗物理实践指南》中对这些概念分别给出了定义:

1. SRT 是指采用立体定向框架或者图像引导系统摆位,对小靶区实施少分次数、大分割剂量的精确放射治疗。

2. SRS 是 SRT 的一种特殊情况,是指采用立体定向框架或者图像引导系统摆位,对颅内小体积靶区实施单次大剂量的精确放射治疗,达到与外科手术类似的效果。

3. SBRT 特指针对体部(颅外靶区)实施的立体定向放射治疗,又称 SABR。

4. SABR 是 SRT 的别名,它突出了 SRT 对肿瘤实施消融治疗的特点。

上述定义中有 4 个明确的组成部分:

1. "立体定向" 表示靶区是根据固定的三维空间坐标系来进行定位的。

2. "少分次数" 为单次或少数分次,通常不超过 5 次。

3. "大剂量" 表示靶区所受剂量远大于常规分割剂量,一般不<5Gy,生物等效剂量高。

4. "精确" 表示对治疗精度要求高,不仅要求治疗机的机械精度高,还要求对靶区定位准确,需要有完善的质量控制流程。

需指出的是,最初的立体定向放射治疗的靶区定位均是基于有创的立体定向框架系统,而现代的立体定向放射治疗的靶区定位多是采用无创无框架的图像引导系统。

二、发展历程

"立体定向(stereotaxy)"一词是由 Horsley V 和 Clarke RH 在 20 世纪初最早提出,其具体含义是通过一组与固定的外部参照系相关的独特坐标来对空间中的特定点进行三维定位。Clarke 预见到,与开颅手术相比,立体定向技术在中枢神经系统异常方面的使用将具有更大的优势。

受 Horsley V 和 Clarke RH 的启发,不少医生致力于制造立体定向装置,Ernest A.Spiegel 和 Henry T.Wycis 等于 1947 年左右开发了第一个足够精确可以用于人体的立体定向装置。瑞典神经外科医生 Lars Leksell 于 1951 年左右在他们的基础上,开发了一套与前人设计思路完全不同的装置,使用了圆弧聚焦的立体定向模式,同年他首次提出立体定向放射外科的概念,用来描述将电离辐射传送到中枢神经系统内精确位置的这一过程。

Leksell 和物理学家 Börje Larsson 研究了各种类型的射线聚焦设备,最终他们选择了能产生高能γ射线的钴 60(^{60}Co),于 1968 年研制成功第一台γ刀,并投入使用。20 世纪 80 年代开始,Lutz

和 Winston 在直线加速器上采用等中心非共面多弧旋转来实现 X 射线 SRS 治疗,称为 X 刀。直线加速器因为其价格及防护上的优势而更具有通用性,X 刀的出现使神经外科医生、医学物理师和放疗医生之间更加密切合作,也使得这一技术更广泛地应用于患者。之后,立体定向放射外科与传统的分次放射治疗相结合,产生了分次立体定向放射治疗,基于立体定向框架的定位摆位系统也开始逐步从有创向无创转化。

颅内 SRS/SRT 的成功启发研究者尝试在体部建立类似的技术。Lax 等 1991 年开始 SBRT,每次治疗前 1 小时内用 CT 验证位置,1994 年研发了第一个适合体部解剖特点的框架。这个框架后来发展成为医科达公司的体部框架。1995 年 Hamilton 等采用刚性固定方式开展脊椎转移肿瘤的治疗。体部框架的使用能更准确地定位,但呼吸运动、心跳、肠道运动等内脏的运动问题影响到治疗的准确。中国医学科学院肿瘤医院胡逸民和戴建荣等率先提出了预埋标记物重定位的方法,在肿瘤内或附近预埋金珠作为标记物,每次治疗前拍摄正侧位胶片确定金珠位置来确定肿瘤位置,移床纠正摆位误差,从而保证治疗中肿瘤位置的准确性。这一方法为之后发展无框架 SRT/SBRT 奠定了基础。之后的一个主要的进展是使用千伏级 X 射线立体透视成像系统和锥形束计算机断层扫描(CBCT)系统开展 SBRT。到现在,开展 SBRT 必须有图像引导已成为同行共识。

三、SRT 辐射类型

SRT 按照所使用的辐射类型可分为三类:γ 射线、X 射线和带电粒子,下面分别简单介绍。

(一) γ 射线

使用 γ 射线的立体定向放射治疗设备俗称伽马刀,从 Leksell 在 20 世纪 60 年代末发明伽马刀以来,在过去的近 60 年里,瑞典医科达公司研制了几代伽马刀,其基本原理均是采用大约 200 个的 ^{60}Co 源,安装在中央主体内,产生准直 γ 射线束,静态聚焦于焦点处,形成边缘剂量快速下降的剂量分布。

20 世纪 90 年代中期,我国研发成功旋转聚焦伽马刀,仅使用 30 个 ^{60}Co 源螺旋排列于纬度在 14°~43° 间的半球面上,通过旋转源体来实现射线束的聚焦照射,得到相似的边缘剂量快速下降的剂量分布。

(二) X 射线

使用 X 射线的 SRT 设备俗称 X 刀,它们多数是基于 C 形臂直线加速器。现代的一些直线加速器是专为 SRT 治疗设计,如 Elekta Versa HD 和 Varian True Beam STx/Edge 等。相比于通用类型直线加速器,它们会配备半影更小的圆锥形准直器或微型多叶准直器、图像引导设备和六自由度床,有更高的剂量率,且具有更严格的机械精度。不过,通用的直线加速器若能满足等中心精度要求,在配置了图像引导设备后也可用于 SRT。

X 刀的具体实施方式目前可分为四类:多个共面 / 非共面 VMAT 弧、多个共面 / 非共面调强野、多个非共面适形弧 / 野和多个非共面锥形准直器弧。为了避免碰撞,机架旋转治疗过程中,治疗床固定不动,但目前有新型直线加速器,机架和治疗床可以根据治疗计划自动同时旋转,实现最优的机架和治疗床的角度搭配。

除了 C 形臂的直线加速器外,还有安装于机械臂上的小型直线加速器,如赛博刀(Cyberknife)。无论是在靶区定位方面还是在射野照射实施方面,安装于机械臂上的微型直线加速器为基于直线加速器的 SRT 治疗提供了一种全新的方法。它不再采用等中心概念,布野更灵活,具有更大的射束入射空间,同时可用图像引导对靶区进行实时追踪。

(三) 带电粒子

目前已用于 SRT 治疗的带电粒子有质子和碳离子,它们主要产生于回旋加速器或同步加速器。当这些加速器实现了立体定向放疗的基本过程,包括精确的剂量建模、图像引导和质量保证,就可以使用其代替光子进行立体定向放疗。

在质子和碳离子束的 SRT 中,小野的剂量测量和治疗深度是治疗不确定性的重要来源。患者治疗时固定装置的选择需要特别关注,一方面需要考虑其可重复性,另一方面还需要考虑其是否对射束角度造成影响,尤其是在选择了基于框架的固定装置时。

四、剂量学特点和安全性考虑

立体定向放射治疗的主要剂量学特点是分次数少、单次剂量大、靶区内允许高剂量且靶区外剂量快速跌落。在短时间内给予的高剂量与通过传统分割模式提供的相同总剂量相比,具有更强的生物效应,但这种剂量强化也会大大增加正常组织发生毒副反应的风险。因为立体定向放射治疗提供的辐射剂量基本上是消融剂量,所以接受高剂量照射的正常组织体积必须最小化。这种情况只能通过处方剂量对靶区高度适形及周边陡峭的剂量梯度才能做到。为了实现上述目标,立体定向放射治疗中通常允许高剂量在靶区内累积以使靶区外剂量衰减变陡,射野允许只外扩很小的边界或没有边界,甚至可能使用"负边界",尤其是颅内 SRS 的情况。

相比于颅内肿瘤,除了不动的脊柱和棘突旁肿瘤之外,其余大部分颅外肿瘤都存在与呼吸运动相关的一些运动,若要用 SBRT 精准地对其进行治疗,主要的难点在于如何管理此类运动。如今,周期性的呼吸运动位移已经可以进行量化,可在模拟定位 / 计划设计的环节使用相应的设备和程序进行管理,并在治疗时使用与之前流程一致的方法。有关呼吸运动控制的具体描述可见第十一章第五节。

由于立体定向放疗的剂量学特点,整个治疗流程中所需要用到的设备必须满足最严格的技术要求,以确保安全和有效的治疗。美国放射学会(ACR)、美国放射治疗及肿瘤学会(ASTRO)和美国医学物理学家协会(AAPM)等国外学术组织发布了立体定向放射治疗相关的物理实践指南,并根据技术进展实时更新,中国国家癌症中心亦发布了相应的指南,确定了可开展立体定向放疗的设备所必须具备的性能及参数,规范了患者整个治疗过程中涉及的诸多步骤,包括患者固定、运动评估(必要时还包括运动管理)、计算机断层扫描(CT)图像采集、各种四维图像的分析和处理、计划图像与相关诊断图像集的融合、靶区勾画、剂量确定、患者特定的质量保证测试、患者在治疗床上的摆位、图像引导摆位信息的获取、各种运动管理技术或设备的选用以及患者的稳定性和耐受性等。过程中的每一步都可能出现设备错误、配准错误、计算错误和人员操作错误等。对于可能出现的纯技术错误来源,必须对整个治疗系统的各个组件进行仔细地初始调试并定期维护检查。此外,强烈建议治疗之前,在工作流程的端到端测试中模拟患者治疗方案,以确保整个流程中的众多小错误不会累积为临床相关的大错误,继而导致靶区未能按照计划得到适当的照射。人为错误的可能性永远不可能完全消除,减少出错概率的方法包括使用检查清单,以及发展一种安全文化,在这种文化中,同事之间的交流是自由且无偏见的,大家共同的目标是对患者进行高质量的关注和治疗。

五、应用价值

SRS 最初是为治疗脑部良性病变而开发的,如动静脉畸形(AVM)、脑膜瘤和听神经瘤。它还有很大一部分病例是功能性疾病,如三叉神经痛、身体其他部位的顽固性疼痛或垂体肿瘤。Leksell 于 1983 年描述了在 Karolinska 研究所接受 SRS 治疗的第一批 762 个病例,最常见的三种诊断是脑动静脉畸形(AVM)、库欣病和听神经瘤。如今,它的用途已经扩展到治疗许多恶性肿瘤,如胶质瘤和脑转移瘤。而分次的 SRT 通常用于治疗恶性肿瘤,特别是那些靠近脑干和视神经等关键结构的肿瘤。SBRT 则主要应用于脊柱、肺、肝、胰、肾、前列腺等肿瘤,Iyengar 于 2012 年研究发现,使用 SBRT 治疗早期非小细胞肺癌可显著改善局部控制和总生存率。

由于在立体定向摆位、成像和放射生物学方面的创新,立体定向放射治疗如今非常精确、无创,耐受性好,而且有效。自发明以来的近 70 年里,立体定向放射治疗已经成为多种疾病的主流治疗方法。但需要注意的是,应用过程中应仔细选择适当的患者,并且最好是在多学科团队(包括放疗医生、神经外科医生、物理师、技师以及护理人员)合作的背景下开展该技术。通过对技术的适当应用和对正常组织剂量耐受性的特别关注,立体定向放射治疗已在大多数患者中取得了临床上有价值的结果,严重毒性风险很低。

(徐英杰)

第二节　γ 射线立体定向放疗设备

γ 射线立体定向放疗设备将多个 ^{60}Co 源安装在一个定向装置中,使所有射线束汇聚到一点。这个汇聚点称为焦点。患者治疗时采用立体定向摆位技术或图像引导技术将靶区移至焦点,就可实现精准治疗。商用的 γ 射线立体定向放疗设备包括伽马刀和 GammaPod 等。按治疗时放射源是否固定不动,又可将伽马刀分为固定式伽马刀和旋转式伽马刀。^{60}Co 源的半衰期为 5.272 年,如图 7-2-1 所示,其衰变产生的 γ 射线有 1.173MeV 和 1.332MeV 两种能量,加权平均能量为 1.25MeV。

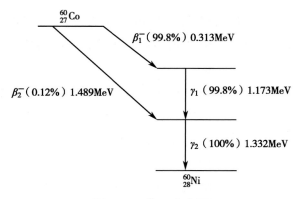

图 7-2-1　^{60}Co 衰变图

一、固定式伽马刀

固定式伽马刀以 1967 年 Leksell 教授发明的伽马刀（gamma knife）为代表，经过多年的发展，其已成为立体定向放疗最常用的设备之一。早期的 Elekta 公司的 Model U 或 A 伽马刀采用 201 个 ^{60}Co 源的半球形设计。这样的设计使得 ^{60}Co 的安装和拆卸不方便。为了方便源的安装和拆卸，源的分布采用了圆锥形设计，并用在之后的 Model B、C 和 4C 机型中。伽马刀放射外科手术通常需要使用不同束直径的单个或多个焦点/等中心来照射靶区。焦点的数目随着靶区的大小、形状和位置而发生变化。每一个焦点都有三维立体定向坐标用来确定其在三维空间的位置。当使用多个焦点时，其立体定向坐标需要分别设置。1999 年推出了 Model C 伽马刀，该机型在计划过程中引入了自动化技术，其采用了亚毫米级精度的自动定位系统来确定每个坐标点。该技术节省了多焦点计划治疗的时间，同时提高了准确性和安全性。2005 年，第四代伽马刀 Model 4C 发布，其改进了工作流程并提供了完整的成像能力，还在 GammaPlan 计划系统中加入了图像融合的功能，并可以将图像导出到 CD-ROM。该型号的自动定位系统速度更快，减少了治疗时间。

2006 年，医科达公司推出了 Leksell Gamma Knife Perfexion，如图 7-2-2 所示。其基本结构主要包括 ^{60}Co 放射源、准直器、屏蔽体、治疗床、立体定位框架以及其他辅助系统组成。这是自 1988 年 Model B 以来，伽马刀放射源的几何分布首次改变，其采用了 192 个 ^{60}Co 源的锥形设计。这和之前的半球形设计不同，使得不同源到焦点的距离不同（374~433mm）。和之前的设计相比，大多数放射源更加靠近焦点，使得采用同样源的情况下剂量率有所提高。根据束流的

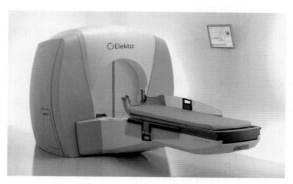

图 7-2-2　医科达公司 Leksell Gamma Knife Perfexion 伽马刀

反平方定律，离焦点更远的源其对等中心处的剂量贡献越小，这需要在计划过程中建立更加复杂的模型来重建剂量分布。Leksell Gamma Knife Perfexion 的初级准直器和次级准直器被一个单独的、更大的 12cm 厚的钨准直器阵列替代。准直器阵列被分为 8 个独立可变的扇区，每一个包含 24 个放射源和 72 个准直器（每个放射源配三种尺寸的准直器）。和之前的型号相比，Perfexion 的照射范围增加了 3 倍，最大为 160mm（x 方向）×180mm（y 方向），z 方向的长度受焦点到准直器内表面的距离限制最大为 260mm。治疗室内表面有一层 1mm 厚的铝薄层用于碰撞保护。当铝层受到外部压力时，放射源立即回到初始位置，从而保证在患者移动过程中的安全。此外，它还可以防止杂质等进入准直器，方便清理。

Perfexion 型号的准直器尺寸和之前型号相比有所改变，4mm 和 8mm 准直器保留，之前的 14mm 和 18mm 准直器被 16mm 准直器替代。束直径可以自动改变到设定值，由辐射室后部的伺服电机驱动，不需要手动操作。放射源有 5 个可能的位置：4mm、8mm、16mm、扇区关闭以及零位（Home）。虽然扇区关闭和零位时束流都是被屏蔽的，但在扇区关闭状态，放射源离准直器更近，只需要不到 1 秒就能提供所需束流。这个功能在某一个扇区被关闭时、患者在不同立体定向坐标之间移动时或者患者移入或移出辐射室的时候使用。因此，治疗床不再需要像 Model C/4C 一样移动到散焦位置，这大大减少了患者的额外照射。

对于患者定位系统，Perfexion 最大的改进是取消了准直头盔，而采用治疗床作为患者定位系统（PPS），将患者送到指定的立体定向坐标点。PPS 的最大移动速度为 10mm/s，与之前的自动定位系统（APS）相比明显增加。患者通过标准 Leksell 头架固定在 PPS 上。矢状面头的角度，所谓的伽马角度，可以是 70°、90° 或者 110°。伽马角度是唯一需要手动设置的治疗参数。在治疗床/PPS 进入之前，屏蔽门在左右方向水平移动，而不是过去的垂直方向。PPS 代替了过去的 APS 作为焦点定位的方式，其重复性好于 0.05mm。等中心的机械精度在 (100,100,100) 坐标范围内好于 0.4mm，在整个坐标范围内好于 0.5mm。

2015 年，医科达公司推出了最新一代伽马刀产品 Leksell Gamma Knife Icon，其主要结构同 Perfexion 基本一致，如图 7-2-3 所示。其主要升级在于：①提供了面罩定位系统；②增加了 CBCT 图像引导；③采用了高分辨率的位移管理系统（HDMM）。Icon 既可以采用有框架的定位，也可以采用无框架的定位，其可以根据患者和治疗需要进行选择。同时，Icon 支持单次或者分次治疗，在治疗前或者治疗时可以对患者位置进行验证。HDMM 系统可以在治疗过程中获取患者的位置，精度可以达到 0.15mm。如果患者位置超出了预设的范围，则束流自动停止。

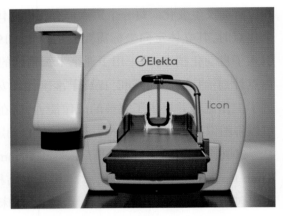

图 7-2-3　医科达公司 Leksell Gamma Knife Icon 伽马刀

Icon 支持自动剂量校正和在线剂量评估。由于伽马刀是采用 192 个非共面束，因此有可能移动一部分或者全部束流来补偿患者的小幅度移动，从而进行自动剂量校正。在线剂量评估是治疗前的最后一步，可以在每次治疗前把即将用于治疗计划的实际剂量分布同原本设计的计划相对比。从而可以根据需要，对计划进行调整。此外，Icon 还对工作流程进行了优化，提高了治疗效率，如图 7-2-4 所示为主要的三种工作流程。

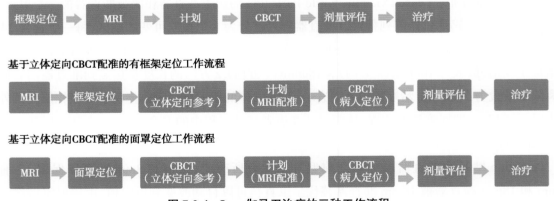

图 7-2-4　Icon 伽马刀治疗的三种工作流程

二、旋转式伽马刀

旋转式伽马刀采用旋转聚焦，在治疗过程中源体和准直体同步旋转，主要代表有国产的 OUR、MASEP 以及美国的 GammaART-6000™ 等。1993 年，宋世鹏等提出了一种旋转锥面聚焦式伽马辐射单元。根据该概念,1995 年,世界上第一台旋转式头部伽马刀(OUR)研制成功(图 7-2-5)。OUR 主要由放射外科系统、立体定位系统、治疗计划系统以及控制系统组成。放射外科系统包含放射源装置、驱动装置和屏蔽装置。OUR 旋转伽马刀采用 30 个初始活度为 200Ci(3.7×10^{12}Bq)或以上的 ^{60}Co 源,在半球形壳体上纬度 14°~43° 之间按螺旋排列 6 组,在经度上每组间隔 60°,纬度上每个源间隔 1°。射线经过准直器孔指向球心,源体和准直体同步旋转,形成 30 个射线束锥面,每个锥面互不重叠,最终在球心处聚焦,即旋转聚焦。初始对水的吸收剂量率为 3Gy/min 或以上。如图 7-2-6 所示,放射源固定在源体上,并作为一个整体和次级准直体以 1~4r/min 的速度围绕患者身体的长轴方向旋转。在中心处,放射源焦点的精度可以达到 0.3mm。该系统有 4 套直径不同的准直器,分别为 4、8、14 和 18mm。

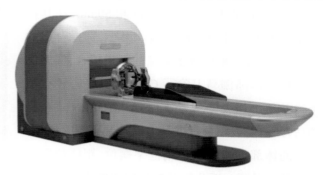

图 7-2-5　OUR-XGD 型头部伽马刀

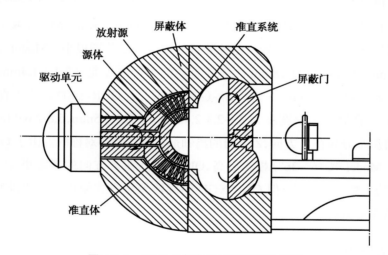

图 7-2-6　OUR 头部伽马刀装置结构示意

放射源放置在总重量约 21t 重的屏蔽体中,电动的治疗床与屏蔽体连接。患者在治疗床上采用俯卧位或者仰卧位,并采用头先进的方式在屏蔽门打开后进入。在患者进入之前,放射源开始旋转。当达到预定的治疗位置时,次级屏蔽打开,治疗开始。这种设计使患者受到的泄露辐射和 Leksell Gamma Knife 相比要少。OUR 的皮肤剂量率是焦点剂量率的 0.1%。每一个放射源都采用双层不锈钢密封,被钨准直器围绕。放射源到焦点的距离是 366mm,准直器末端到焦点的距离是 170mm。束的直径在治疗周期初始时可以自动选择。在非治疗周期,放射源和次级准直器的钨屏蔽准直,从而屏蔽射束。

OUR 的立体定位坐标系统和 Leksell Model G 的布局类似,采用了 Talaraich-Olivier-Bertrand 坐标系统。X 轴是横向的,朝向患者的左侧为正;Y 轴是前后方向,以患者的前方为正;Z 轴是头脚方向,以脚方向为正。该立体定向框架可以获取立体定向 CT、MR 以及血管造影图像。

奥沃公司于 1998 年推出了世界上第一台体部伽马刀 OUR-QGD(图 7-2-7)。体部伽马刀要达到治疗躯体肿瘤的目的,伽马射线汇聚的焦点必须在放射装置外部。因此其放射源装置采用的是球冠壳体,而不能像头部伽马刀那样为半球壳体。其次,此类体部伽马刀要能顺利实现放射治疗,放射源装置必须开口向下。体部伽马刀和头部伽马刀类似,采用 30 个 ^{60}Co 源,初装时总活度约 8 500Ci,经准直的 30 束伽马射线旋转聚焦于伽马刀的治疗焦点,形成伽马刀绕 Y 轴的旋转辐射场。初装源焦点剂量率>3Gy/min,靶点位置总的精度误差<2.5mm,能满足躯干部肿瘤分次大剂量精确放疗的需要。三组不同孔径准直器在 Y 轴上的 FWHM 分别为 10mm、30mm 和 50mm,在其他轴面上更大。计划时根据病灶大小,选择合适的准直器,通过单靶点或多靶点的剂量拟合,实施优化治疗。体部伽马刀除了 OUR-XGD 外,还有国产的 SGS-1 超级伽马刀、KLF-A 型 OPEN 式全身伽马刀、圣爱数控全身伽马刀以及月亮神等机型。早期的体部伽马刀均采用框架摆位,靶区位置精准度没有保证。近几年开始采用图像引导技术摆位,这个问题终于得以解决。

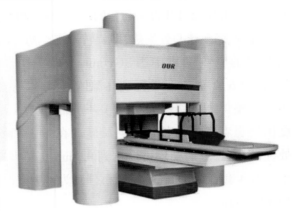

图 7-2-7　OUR-OGD 型体部伽马刀

　　田源等人采用蒙特卡罗拟合对固定式伽马刀(Leksell Gamma Knife Model 4C)和旋转式伽马刀(OUR-XGD)的剂量学特性进行了比较。两种装置的输出因子差别很小。Model 4C 所有源分别对应于直径 4mm、8mm、14mm 以及 18mm 次级准直器的半影宽度是 2.2-1.3-1.4mm,3.5-1.6-1.7mm,5.8-2.2-2.4mm 以及 7.2-2.6-3.0mm〔XY-(+Z)-(−Z)格式〕,而 OUR-XGD 对应于直径 5mm、10mm、15mm 以及 20mm 准直器的半影宽度为 3.1-2.3-2.4mm,4.0-2.4-2.5mm,5.8-2.6-3.0mm 以及 7.2-3.0-3.6mm。由于所有源都分布在 Z 方向,Z 方向的离轴剂量曲线是非对称的。由于 OUR-XGD 的源的纬度(14°~43°)和 Model 4C(6°~36°)相比更高,OUR-XGD 在 Z 方向的半影更宽。尽管 Model 4C 来自单一源通道的半影宽度更小,但 OUR-XGD 的旋转聚焦方式使得当次级准直器直径>10mm 时,在 X-Y 平面的半影宽度更小。

三、GammaPod

　　GammaPod 由美国马里兰大学 Cedric X.Yu 等人发明,是一台专用于乳腺立体定向放疗的装置。对于颅内立体定向放疗,射线可以用于治疗的立体角通常>2π;而对于乳腺 SBRT,传统的伽马刀不能用,常规直线加速器能用于治疗的角度则十分有限。此外,由于乳腺组织比较松散,其不能像颅内肿瘤那样可以固定在立体定向坐标系统中,因此定位的精度比较差。相对于目前已有的技术,GammaPod 主要有几点优势:①采用了真空辅助乳腺定位装置,提高了定位的精度和可重复性,此外,患者是在俯卧位治疗,因此减少了呼吸运动的影响,使得 PTV 的外扩边界可以减小到 0.3cm 左右;②该装置采用了 36 个非共面 ^{60}Co 源,在治疗的过程中旋转形成 36 个非共面弧,可以产生类似于伽马刀的剂量分布;③该系统可以在靶区内得到不同的剂量梯度(类似于调强放疗)。

　　如图 7-2-8 所示,GammaPod 的辐射装置主要由屏蔽门、屏蔽体、放射源支撑体、准直器以及患者支撑系统组成。所有的放射源都装载在半球形的放射源支撑体中,距离等中心 38cm。放射源在 2π 空间被分为 6 组,每 60° 一组。对于每一组放射源,呈螺旋排列,在经度方向上均匀分布,每 10° 一个放射源;在纬度方向上,可以在 18°~53° 范围内每间隔 1° 放置一个放射源。这样的源排列保证了每一个放射源在旋转的过程中都拥有唯一的经度和纬度坐标。^{60}Co 总的放射源活度大约在 4 000~5 000Ci，可以在中心位于焦点处半径 7cm 的乳腺模体内达到 5Gy/min 的剂量率。

如图 7-2-9 所示，放射源先由位于源外壳出射方向的初级准直器准直，然后再经过半球形的次级准直器。准直器由一系列和放射源相同排列的圆孔组成。通过改变放射源支撑体和准直器的位置关系，可以得到三种准直模式（两种打开，一种关闭）。GammaPod 支持两种准直器尺寸：1.5cm 和 2.5cm。和颅内立体定向放疗不同，由于肿瘤通常较大，因此乳腺 SBRT 通常会选择较大的准直器尺寸，同时也可以满足对肿瘤周边组织进行照射的需求。为了解决乳腺定位的问题，GammaPod 采用了一种两层的乳腺杯设计，并采用俯卧位进行治疗。

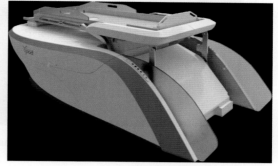

图 7-2-8　乳腺立体定向和术后放疗装置 GammaPod

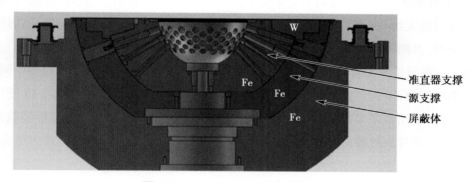

图 7-2-9　GammaPod 准直系统示意

如图 7-2-10 所示，乳腺杯外杯由固体塑料组成并与真空系统连接形成负压。当患者在俯卧位时，被治疗的乳腺被固定在乳腺杯内杯。乳腺杯内杯上有很多小孔，这使得乳腺杯抽真空时，乳腺组织可以填满乳腺杯内层。乳腺杯的内杯和外杯由硅树脂法兰固定，并紧贴在患者胸壁上，从而限制乳腺的移动。通过这样的特殊设计，GammaPod 的摆位精度可以达到 $0.2 \pm 0.1(\sigma)\,cm$，因此，PTV 的外扩边界可以减少到 0.3cm。此外，外杯还设计了螺旋状的立体定向定位结构，其采用与 CT 和 MR 都兼容的标记材料。这个结构包含了一根螺旋状的中空塑料管，如图 7-2-10 所示缠绕在外杯表面。塑料管内部有时还会填充 MR 成像增强材料或者铜丝，通过这样的设计，建立起了乳腺定位装置和患者解剖结构共享的坐标系。这种乳腺定位方式的另一个优势是将乳腺组织往身体外拉，如图 7-2-11 所示，这样使得在左侧乳腺癌治疗过程中靶区和肋骨、肺以及心脏的距离更远，从而得到更好的保护。GammaPod 有一套专用的计划系统，其基本功能包括导入和处理影像数据、自动配准立体定向坐标系、自动探测乳腺以及身体外轮廓、靶区和正常组织勾画以及为靶区设定处方剂量和危及器官限量等。

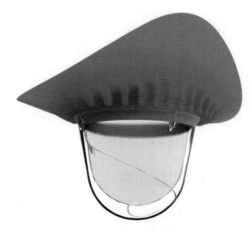

图 7-2-10　乳腺杯

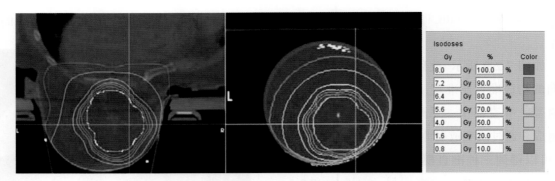

图 7-2-11　GammaPod 治疗乳腺癌的剂量分布

四、放射源寿命延长

采用放射源的放疗设备,当使用一段时间以后,放射源活度不断衰减。当放射源活度衰减到一定程度时,其不再能满足治疗所需的剂量率要求,这时候则需要更换旧源、使用新源。一般来说,外照射所用的放射源大约在一个半衰期以后就需要更换。由于旧源仍然具有一半的放射性活度,需要进行回收处理,否则将会对环境造成危害,且放射源的回收处理也需要一定的成本。为此,戴建荣等人提出了一种延长外照射放射源使用寿命的方法。其基本原理是在外照射设备中同时使用不同放射阶段的放射源,以达到提高源的利用效率、降低回收成本的目的。如图 7-2-12 所示,对于单源系统,在源容器中预留多个放射源的放置空间。在旧源衰减到一定程度时,直接装载新源,而不回收旧源,从而达到对放射源的高效利用,延长放射源的使用寿命。以此类推,该方法也适用于多源系统。

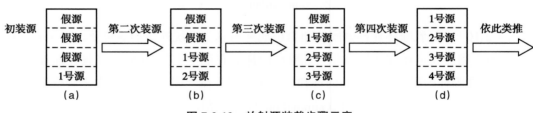

图 7-2-12　放射源装载步骤示意

（徐　源）

第三节　X 射线立体定向放疗设备

除了 γ 射线,X 射线也可以用于开展立体定向放疗。常用 X 射线立体定向放疗装置主要有常规加速器、CyberKnife、ZAP-X 等。

一、常规加速器

常规 C 形臂加速器通常采用两级准直器系统得到方形照射野,为了开展立体定向放疗,通常需要在常规加速器上增加第三级准直器,使用锥形准直器(俗称锥形筒)来得到圆形的照射野。由于锥形筒离患者体表更近,因此可以更好地准直和减少半影,从而产生更快速的剂量跌落。锥形筒内径尺寸通常为 5~40mm,可以根据靶区的大小和形状进行选择,如图 7-3-1 所示为不同内径尺寸的锥形筒,其一般由钨合金或者铅制成,厚度通常为 5~10cm。对于基于常规加速器的 SRS/SRT,通常采用多个弧进行治疗,通过调整每个弧的权重,可以得到球形或者椭球形的剂量分布。对于体积较小以及形状向外凸起的单个靶区,常可以采用单个等中心进行治疗;而对于体积较大、靶区形状偏离球形或者椭球形以及多靶区的情况,则需要采用多个中心进行治疗。

多叶准直器(MLC)是由多对可以移动的叶片组成,在常规加速器中被用于产生不同的射野形状。

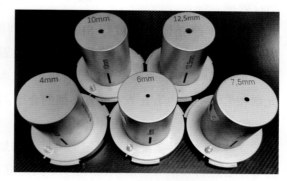

图 7-3-1 不同尺寸的锥形筒

但对于常规加速器来说,其在等中心处的叶片宽度一般为 5~10mm,这样的叶片宽度通常不适合用于治疗体积较小的靶区,不能满足立体定向放疗的精度要求。因此,建议使用小型或微型 MLC(mMLC),即 MLC 在等中心处的叶片宽度在 2~5mm,使射野形状更适合靶区投影形状,最终使剂量分布更适合靶区形状。通常,mMLC 有 20~80 对叶片,最大射野尺寸在 8~20cm,远大于锥形筒的尺寸。因此,既可以用于颅内 SRT,也可以用于颅外 SBRT 治疗。如瓦里安公司的 Edge 放射外科系统,其 mMLC 中心叶片宽度为 2.5mm,共 60 对叶片,最大照射范围为 22cm×40cm,直接安装在二级准直器下方作为三级准直器。

(一)立体定向定位

常规加速器在开展立体定向放疗时其定位方式与常规放疗有所不同,主要可以分为有框架定位和无框架定位两种。对于有框架定位,患者是通过侵入式的头架进行定位,并通过在定位过程中获得的外部坐标系来得到内部解剖结构的位置。有框定位的关键是需要保证框架与颅骨之间的位置关系不发生变化,任何框架的滑动或者变形都会带来定位误差,从而影响治疗。常用的 SRS/SRT 框架有 Leksell、Riechert-Mundinger、Todd-Wells 以及 Brwon-Robert-Wells(BRW)等。以 BRW 框架为例,定位框架包含 9 个标记杆,在横断面影像上显示为虚线。最外侧两根杆和诊断杆的中心的距离是确定的,这使得轴向平面相对于框架的方向可以被精确确定,因此所获得的图像上所有点都具有唯一的坐标。然后,通过转换矩阵,可以将二维图像转换为三维坐标。最后,定位框架可以通过适配器与影像设备的诊断床或者加速器的治疗床连接,将患者位置固定。

无框定位是采用非侵入式的框架和面罩系统来进行定位,可以用于分次 SRT 治疗。为了提高定位精度,无框定位通常采用图像引导技术来减少立体定向放疗工作流程中可能带来的误差。无框立体定向定位主要有红外相机引导、牙托式定位、植入标记物以及面罩定位等。这里介绍 Brainlab 公司基于 ExacTrac 的无框架立体定向系统。ExacTrac 系统由两个用于患者定位和追踪的红外相机、两个安装在地面上的千伏级能量 X 射线管和两个顶置式的非晶硅平板探测器组成。这样的设计使得探测器在任意角度都不会与机架发生碰撞。两个 X 射线管的射束轴线在加速器等中心处与治疗束交叉。该系统将红外成像系统和 X 射线成像系统整合在一起,在治疗前和治疗中可以采用红外线和 / 或 X 射线为患者摆位、校位。如图 7-3-2 所示为基于 ExacTrac 的无框架立体定向放疗定位系统,患者的定位由非侵入式的热塑面罩替代。通过图 7-3-2 所示的碳纤维结构以及6 个红外反射标记点建立起立体定向坐标系,来代替传统的侵入式头架,从而可以减少对患者的皮肤损伤以及用于分次治疗。基于标记点的位置,和参考图像信息比较,该系统可以自动移动治疗床将治疗计划等中心和加速器等中心匹配,从而提高治疗效率。

对于体部立体定向放疗 SBRT,如前列腺、肺癌、转移瘤等,还需要考虑器官运动对靶区位置和剂量分布的影响,要采取适当的运动管理措施,本书第九章和第十一章的第五节对此有详细的介绍。

(二) 加速器等中心精度

立体定向放疗需要将立体定向坐标系和加速器的等中心进行校准。一般来说,对于不同的准直器、机架角以及床位置,加速器等中心需要在 1mm 半径,甚至 0.5mm 半径的球体以内。

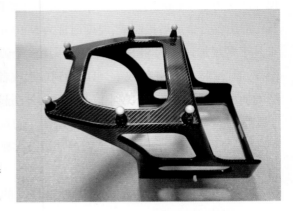

图 7-3-2　**Brainlab 无框定位阵列**

(三) 总体精度

治疗的精度对于 SRT 十分重要,对于不同的治疗装置,其机械精度不同。一般来说,Gamma Knife 的机械精度可以达到 0.3mm,基于加速器的专用立体定向放疗装置可以达到 0.5~1.0mm,Cyberknife 和 Tomotherapy 为 0.5~1.0mm,而对于基于加速器的非专用立体定向放疗装置其机械精度大约为 1.0mm。为了评估 SRT 装置的总体精度,还需要考虑:①成像的不确定性以及使用图像融合时的不确定性;②剂量计算的不确定性;③靶区运动和摆位误差。表 7-3-1 总结了 SRT 装置上估计的不同来源误差水平。通常,图像分辨率和图像采集过程中的空间变化是 SRT 装置误差的重要来源。例如,立体定向框架引起的梯度场和磁化率的不规则可能导致 MR 图像的空间误差。因此,在 SRT 装置治疗前,需要对几何精度进行测量。这可以使用有可成像靶区的头部模体进行测量。测试所用的模体和靶区需要和成像设备兼容,满足这样要求的模体一般包含立方体、球体、锥形体以及圆柱体等测试部件。这些部件顶端的中心点可以在 CT 和 MR 图像上分辨出来,并在计划系统软件上重建 BRW 坐标系。通过比较坐标系和模体上的点可以得到几何精度。

表 7-3-1　SRT 装置估计的误差来源

误差来源	标准差大小 /mm
成像(分辨率和位移)	0.5~1.5
机械校准和摆位误差	0.3~1.0
组织 / 靶区运动	0.5~1.0
计划设计	0.5~1.0
总体	1.3~2.2

二、CyberKnife

Cyberknife 是 Accuray 公司推出的安装在机械臂上的电子直线加速器(图 7-3-3),可以用于开展颅内或颅外立体定向放疗。该加速器采用了 X 波段(9.3GHz)的微波产生 6MV 的 X 射线,由于其微波的频率较高、波长较短,因此其加速管长度比常规加速器采用的 S 波段(约 3GHz)加速管长度要短。这样紧凑的结构使得该加速管可以被更方便地安装在可移动的机械臂上,该加速器的重量大约 120kg。

CyberKnife 的图像引导系统由两个安装在顶部的 X 射线管和两个安装在地面上的探测器组成。通过图像引导系统,CyberKnife 可以连续自动地追踪肿瘤的精确位置、监测肿瘤或患者的运动,并及时进行校准。靶区的定位通过实时获取的图像与参考计划图像的骨性结构进行对比。基于图像引导系统,CyberKnife 立体定向放疗采用无框定位。在无框架的情况下,基于智能机器人技术,CyberKnife 的治疗精度可以达到亚毫米级别。机械臂有 6 个自由度,使得加速器射线可以任意地调节出射方向。机器人手臂可以在距离靶区 60~100cm 的范围内使直线加速器的位置精度达到 ±0.5mm。在治疗过程中,机械臂要避免与患者、床以及成像系统的碰撞,同时还要避免束流直接照射成像系统。

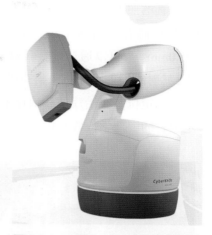

图 7-3-3　CyberKnife 放射外科系统

CyberKnife 的束流可移动、不受等中心的限制以及自动校准的能力,使得 CyberKnife 可以对不规则的靶区产生高度适形的剂量分布,同时可以进行分次 SRT 治疗以及治疗一些无法用常规方式进行定位的颅外靶区。这些都可以通过 CyberKnife 专用的计划系统实现。另外,一般来说,CyberKnife 的治疗时间相对于伽马刀和常规加速器要长。

CyberKnife 提供了 12 个不同直径可以替换的圆形准直器,在 SSD 80cm 处,这些准直器产生的束流直径为 5~60mm。为了提高治疗效率,Accuray 还设计了一种准直器直径可以自动变化的 IRIS™ 准直器,这种准直器在需要不同准直器尺寸进行治疗的时候可以减少准直器更换所需的时间。2015 年,Accuray 推出了采用 MLC(InCise™)的 Cyberknife 系统。和采用圆形准直器或者 IRIS™ 可变准直器相比,采用 MLC 可以使得加速器从某一射束方向采用更少的子野和跳数并形成不规则形状的射野。InCise™ MLC 由宽度为 2.5mm 的 41 对钨叶片组成,形成的最大射野范围为 10cm×12cm。和 IRIS™ 准直器相比,在治疗体积较大的或者形状复杂的肿瘤时,采用 MLC 可以提高治疗效率,并得到和采用 IRIS™ 准直器相近的计划质量。例如,对于前列腺 SBRT,采用 MLC 可以减少 42% 的跳数和 36% 的治疗时间。

三、ZAP-X

ZAP-X 是近年由 ZAP 公司新推出的一款独立的、自屏蔽的放射外科系统,其主要用于良性或恶性的颅内或者椎体病变的立体定向外科手术。如图 7-3-4 所示,其采用一台 S 波段的直线加速器产生 3MV X 射线,最高剂量率 1 500MU/min。该装置类似一台大型的陀螺仪,加速器安装在平衡环上,可以围绕等中心旋转。这样设计的好处是加速器产生的射线可以在接近 2π 立体定向角范围内旋转变化,从而适合用于立体定向放疗。准确的治疗束定位依赖于沿两个轴旋转的加速器、治疗床的精确移动以及 X 射线图像引导系统。加速器的主要部件如微波功率源、波导系统、束流控制器件等都安装在一个旋转球形治疗室中。球形治疗室除了提供这些部件的支撑定位以外,其还被设计为自屏蔽系统。可移动的治疗床延伸到球形治疗室以外,在治疗的过程中其被额外的辐射屏蔽系统所包围。床的屏蔽由可旋转的铁壳和气动门完成。这样的自屏蔽设计使得系统外的空间在该装置正常临床负荷条件下运行时可以满足辐射防护安全标准。

ZAP-X 配备有独特的束流准直系统,使得准直器尺寸可以快速变化,从而减少准直器切换过程中对患者的照射。如图 7-3-5 所示,该准直器是由钨材料制成的转盘,其旋转轴垂直于束流的中心轴。准直器有不同的尺寸可供选择:4.0mm、5.0mm、7.5mm、10.0mm、12.5mm、15.0mm、20.0mm以及 25.0mm 等,可以通过旋转转盘在治疗的过程中自动切换。这样的设计使得在准直器切换的过程中,其射线漏射不超过入射束的 0.01%。ZAP-X 通过可旋转的千伏级的平板成像系统来对患者进行精确定位。在治疗前和治疗中,非共轴的 X 射线图像、患者 CT 以及图像之间的配准关系用来决定患者的解剖学位置和机器等中心的关系。

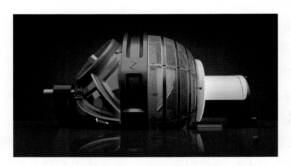

图 7-3-4　独立自屏蔽放射外科系统 ZAP-X

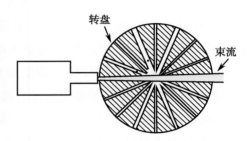

图 7-3-5　ZAP-X 准直器示意

（徐　源）

第四节　小野剂量学

对于参考条件下的剂量测量方法,国内已发布了多个测量规程和规范,如 JJG 589—2008《中华人民共和国国家计量检定规程》,该规程适用于电离室照射量校准因子(N_X)和比释动能校准因子(N_k)下的 X 射线和电子束的吸收剂量测量;JJF 1743—2019《中华人民共和国国家计量技术规范》则适用于电离室水吸收剂量校准因子($N_\mathrm{D,W}$)下的 X 射线和电子束的吸收剂量测量。由于上述校准因子均可溯源到标准剂量实验室,对于参考条件下的标准射野(如 10cm × 10cm)剂量测量,只要依照常规测量方法就能得到较为准确可靠的测量结果。对于这种情况,本书第四章第三节已有详细介绍。

然而,随着放疗技术的进步,SRT、IMRT 和 VMAT 技术正逐步取代传统放疗技术,成为主流放疗技术。与常规放疗以大野(broad field)照射为主不同,SRT 全部使用小野(small field),IMRT 和VMAT 的射野可能会包含大量的小面积的子野或控制点,小野剂量的准确与否很大程度上会影响到整个放疗剂量的准确性。由于小野的剂量学特性与大野有很大不同,如果仍使用过去的常规测量方法测量小野,测量结果有可能会产生较大偏差。

针对上述问题,AAPM 于 2017 年联合 IAEA 发布了 TRS 483 号报告《外照射静态小野剂量学》,于 2021 年发布了 TG178 号报告《伽马立体定向放射外科在校准、剂量测量和质量保证方面的实践建议》,这两个报告就小野剂量学的理论和实践进行了论述,包括小野特性、探测器选择、测量方法、偏差修正等方面的内容。本节下面的内容主要参考这两个报告撰写。

一、小野定义

如果照射野具有如下特征之一,这个射野就可认定为小野:①射野中心轴上侧向电子失衡;②射野中心轴上辐射源被准直器部分遮挡;③射野尺寸与探测器尺寸相当或者更小。

(一) 射野中心轴上侧向电子失衡

当 X 射线束对模体(例如水模体)进行照射时,在垂直于射野中心轴的平面位置,任意一小体积元的吸收剂量主要来自前向(沿射线入射方向)和侧向(体积元的两侧)的次级电子进入体积元内所沉积的能量,与此同时,这一小体积元所产生的比释动能来自体积元内所产生次级电子的动能。进入体积元次级电子包括沿射野入射方向的前向电子和从侧向入射的侧向散射电子,对于大野(例如 10cm×10cm)来说,射野中侧向电子成分比较多,对于射野平坦区内的体积元,所沉积的能量和离开体积元的次级电子所携带的能量近似相等(图 7-4-1A),处于侧向电子平衡状态,各体积元的比释动能和吸收剂量基本相等,所以射野内的离轴比曲线近似呈平坦分布(图 7-4-2A)。而对于小野,由于射野尺寸减小造成侧向电子的贡献减少。次级电子进入体积元所沉积的能量小于离开体积元的次级电子所携带的能量(图 7-4-1B),处于侧向电子失衡状态。而且体积元越接近射野边缘,边缘一侧所贡献的侧向次级电子能量会越少,这种失衡状态就会越严重,所以射野内的离轴比曲线呈近似高斯分布(图 7-4-2B)。

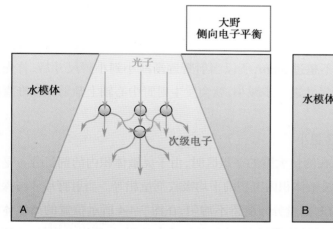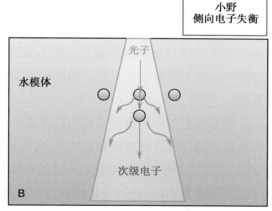

图 7-4-1　侧向电子平衡与侧向电子失衡示意

A. 在射野中心轴位置,大野体积元所沉积的次级电子和离开体积元的次级电子能量基本相同,处于侧向电子平衡状态;B. 小野体积元所沉积的次级电子少于离开体积元的次级电子能量,处于侧向电子失衡状态。

(二) 射野中心轴上辐射源被准直器部分遮挡

加速器的辐射源实际不是点源,是具有一定尺寸的。如图 7-4-3 所示,在大野的情况下,准直器间的距离比较远,辐射源不会被遮挡,辐射源发出的所有原射线均可以投照到射野中心轴,假设把眼睛放在射野中心轴的位置,向上看辐射源,可以观察到完整的辐射源,此时辐射野两侧的半影区不重叠,离轴比曲线半高宽(full width at half maximum,FWHM)和射野几何宽度相等。在小野的情况下,准直器间的距离较近,当距离足够小时就会遮挡部分辐射源,辐射源发出的原射线由于部分被遮挡,无法全部投照到射野中心轴。假设把眼睛放在射野中心轴的位置,向上看辐射源,只能观察部分辐射源,此时辐射野两侧的半影区发生重叠,*FWHM* 大于射野几何宽度。

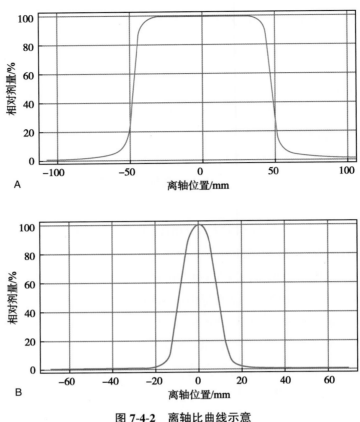

图 7-4-2 离轴比曲线示意
A. 大野射野内的离轴比曲线近似呈平坦分布；
B. 小野射野内的离轴比曲线呈高斯分布

由于现代加速器的辐射源直径一般不超过 5mm，所以当射野逐渐减小到小野尺寸后，首先会发生射野中心轴上侧向电子失衡，当射野尺寸进一步减小，就会发生射野中心轴上辐射源被准直器部分遮挡。

(三) 射野尺寸与探测器尺寸相当或者更小

各类探测器均有灵敏体积和参考点，在测量大野的平坦区时，由于灵敏体积内的剂量分布是近似均匀的，探测器参考点的剂量读数与其灵敏体积内沉积的平均吸收剂量相等。当射野尺寸与探测器尺寸相当或者更小时，此时灵敏体积内的剂量分布变得不均匀，在图 7-4-4 所示位置的灵敏体积平均吸收剂量会小于参考点剂量。探测器灵敏体积越大，这种差异就会越明显，所以在测量小野时，通常会选择灵敏体积较小的探测器来减小测量误差。体积平均效应修正因子定义为在水模参考点位置，在不插入探测器的前提条件下，参考点位置的吸收剂量和(探测器)灵敏体积范围内的(此时探测器并不在水模中)平均吸收剂量之比。除了体积平均效应外，由于探测器材料和模体材料的密度和原子序数有差别，当探测器插入模体内部时，会造成注量扰动和能谱扰动。对于电离室，其灵敏体积内介质为空气，物理密度远小于测量介质(水)的密度，当次级电子注入灵敏体积内时，沉积于灵敏体积内的次级电子数量会减少，形成注量扰动，造成测量结果偏低。对于固态探测器，例如半导体探测器，其灵敏体积内介质为硅，物理密度显著大于水的密度，次级电子注入灵敏体积内时，沉积于灵敏体积内的次级电子数量会增加，产生注量扰动，造成在测量小野时探测器读数偏高。此外，由于探测器的原子序数和水也不一样，还会造成灵敏体积内沉积的次级电子能谱发生变化，形成能谱扰动。

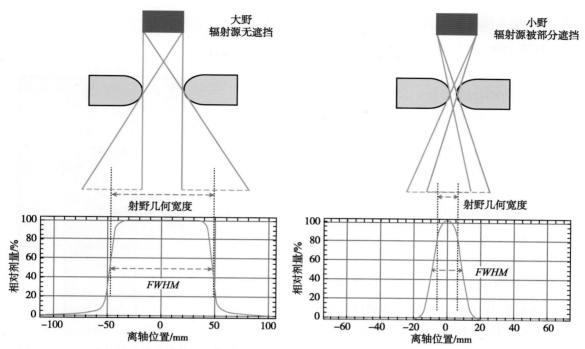

图7-4-3　辐射源被准直器遮挡对半高宽（*FWHM*）的影响示意

在大野的情况下，辐射源不会被遮挡，*FWHM*和射野几何宽度相等；

在小野的情况下，准直器间会遮挡部分辐射源，*FWHM*大于射野几何宽度。

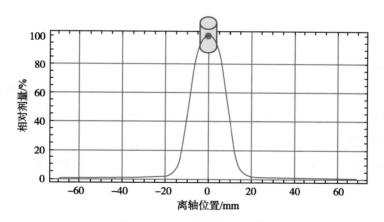

图7-4-4　体积平均效应示意

当射野尺寸与探测器尺寸相当或者更小时，此时灵敏体积内的剂量分布变得不均匀。当探测器位于射野中心轴时，灵敏体积（蓝色区域）内的平均吸收剂量小于有效测量点剂量，导致测量结果偏小。

二、小野尺寸计算

　　小野尺寸与射束能量和探测器尺寸有关，首先要确定的参数是侧向电子平衡射程（r_{LCPE}），其次需要确认的参数为探测器长轴方向的长度（d）。将探测器置于射野中心轴，随着射野减小，当探测器灵敏体积的边缘到射野边缘的距离小于侧向电子平衡射程时，探测器内的剂量分布就会变得不均匀，此时的射野就可以认为是小野（图7-4-5），所以小野尺寸$< 2 \cdot r_{LCPE} + d$。

　　r_{LCPE}定义为射野中心轴上比释动能和吸收剂量相等时所需要的最小（圆形）射野半径（式7-4-1，

式 7-4-2)。射束能量越高,半径越大;能量越低,半径越小。

当使用 $TPR_{20,10}(10)$:

$$r_{LCPE} = 8.369 \cdot TPR_{20,10}(10) - 4.382 \qquad \text{(式 7-4-1)}$$

当使用 $PDD(10)$:

$$r_{LCPE} = 77.97 \times 10^{-3} \cdot PDD(10) - 4.112 \qquad \text{(式 7-4-2)}$$

其中 $TPR_{20,10}$ 为 10cm × 10cm 射野下的 $TPR_{20,10}$,$PDD(10)$ 为 10cm × 10cm 射野下,SSD 100cm,10cm 深度处的百分深度剂量,r_{LCPE} 单位为 cm。

$$\text{小野尺寸} < 2 \cdot r_{LCPE} + d \qquad \text{(式 7-4-3)}$$

式 7-4-3 中 r_{LCPE} 为侧向电子平衡射程,d 为探测器灵敏体积的长轴直径。

举例说明:假设光子束的射线质 $TPR_{20,10}(10) = 0.677$,由式 7-4-1 得出 $r_{LCPE} = 12.8$mm。IBACC08 电离室的空腔长度 $l = 4$mm,直径 $d = 6$mm,室壁厚度 $t_{wall} = 0.4$mm。电离室纵轴方向的长度为 $d_1 = l + t_{wall} = 4.4$mm;电离室横轴方向的长度为 $d_r = d + 2t_{wall} = 6.8$mm。由于 $d_r > d_l$,电离室的长轴为横轴方向,使用公式(式 7-4-3)得出射野的大小在水深为 10cm 时的小野尺寸 = 2 × 12.8 + 6.8 = 32.5mm。当射野尺寸 < 32.5mm 时为小野。

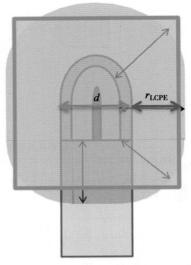

图 7-4-5 小野尺寸定义

当探测器灵敏体积的边缘到射野边缘的距离小于侧向电子平衡射程时,此时的射野就可以认为是小野。d. 探测器长轴方向的长度;r_{LCPE}. 侧向带电粒子平衡射程。

三、小野剂量测量流程

(一)加速器质控

在进行小野测量之前,需要对加速器进行严格质控。质控内容应至少包括钨门和 MLC 到位准确度、准直器和机架旋转同心度、机架和准直器角度指示准确度、光野与辐射野一致性等。

(二)探测器的选择

灵敏体积为 0.3~0.6cm³ 的指型电离室不适合测量小野,它们的灵敏体积太大,会有很严重的体积平均效应。

灵敏体积为 0.01~0.3cm³ 的小型电离室适合测量的小野的下限为 2cm × 2cm,电离室对光子有较好的能量响应和方向响应特性,对低能光子和高能光子的响应较为一致(不同能量光子所产生的次级电子的能谱变化很小,所以其空气与水的阻挡本领之比变化较小)。

灵敏体积为 0.002~0.01cm³ 的微型电离室的体积平均效应较小,可用于测量更小的射野。但是这类电离室的灵敏度很低,很容易受到漏电流的影响,尤其是在低剂量区。对于微型电离室测量,建议使用至少两个电离室进行相互验证。

半导体探测器的灵敏体积非常小,一般在 $10^{-4} \sim 10^{-3}$cm³,体积平均效应可以忽略,由于材料和内部结构等方面的原因,半导体对照射角度具有依赖性,不同角度下的响应变化幅度可以达到 3%。基于上述原因,半导体探测器只可以垂直放置(杆方向与射束中心轴平行)。虽然半导体测量光子时会有能量依赖,对低能光子会有过响应的问题,但是这一点对于小野测量的影响很小,这是因为小野内散射线的成分较少,低能光子的散射贡献非常小。半导体探测器分为有屏蔽型和无屏蔽型,有屏蔽型半导体是在半导体外层加装钨壳用于吸收低能散射线,但是当高能光子照到这个钨壳会产生额外的次级电子,引起严重的注量扰动。所以无屏蔽型比有屏蔽型半导体探测器更适合小野的剂量。由于半导体探测器的剩余寿命和灵敏度会随着累计吸收剂量而发生变化,为此,建议定期检测漏电流和噪声的变化,以确认其响应的稳定性。

宝石探测器与半导体探测器均属于固体探测器的范畴,和半导体探测器相比,宝石探测器最大的优势在于对光子有较好的能量响应,无论高能还是低能光子,它相对于水的碰撞阻挡本领之比和质能吸收系数都保持相对恒定,此外宝石探测器还具有较好的方向响应。宝石探测器的缺点是对剂量率有一定的依赖性,在使用之前需要进行预照射来减轻这种影响。

辐射显色胶片的最大优势是有着极高的空间分辨率,不存在体积平均效应,具有很好的组织等效性。缺点是胶片的吸收剂量范围有限,并且对能量和方向都有依赖性,由于它对低能光子会有过响应的问题,会造成测量低剂量区时结果偏高,它不溶于水,在水中测量时,需要专门的适配器进行固定。精确控制受照射胶片的处理过程和读出程序是精确测量的关键,胶片的噪声比较大,在测量时,可以通过给予更高的机器跳数来进一步提高信噪比。在读出过程中需要对胶片空间响应的非均匀型、方向性和扫描仪的响应进行修正。胶片上的信号在照射之后的几小时内才能完全固化和稳定,因此,每次从照射到扫描胶片的时间间隔都应该是一致的。

必须再次强调的是,小野测量中没有理想的探测器,应该使用 2 种或 3 种不同类型的探测器进行重复测量,以冗余的方式提供更高的置信区间和保证不出现重大的剂量误差。

(三) 探测器摆放要求

不同类型探测器对摆放要求各不相同,具体要求详见表 7-4-1。电离室的方向依赖性很小,电离室杆方向以平行或垂直于射野中心轴方向放置,垂直放置的优势是容易找到探测器的中心位置,在水中通过观察探测器在水中倒影形状的变化,就可以实现精准摆放。而且很多修正因子,例如射野输出修正因子等都是在电离室杆垂直射野中心轴放置的情况下得到的,所以电离室测量通常情况都是垂直放置为主。

表 7-4-1　不同类型探测器的摆放方向要求

探测器类型	离轴比曲线	射野输出因子	绝对剂量
电离室	平行或垂直	垂直	垂直
半导体探测器	平行	平行	—
宝石探测器	平行	平行	—
辐射显色胶片	垂直	垂直	—

一些为测量小野而专门设计的微型电离室,由于其体积非常小,收集的信号强度很弱,电离室杆和电缆受到的照射所产生的噪声电流会影响测量结果。为使这一效应最小化,应将电离室杆方向以平行于射野中心轴方向的方式摆放来确保照射范围保持一致,同时注意电缆的位置,要求使其随电离室而移动的长度能够降至最小。

半导体探测器比电离室有更高的信号和更高的空间分辨率,主要用于相对剂量测量。半导体探测器的方向依赖性很大,这是因为半导体的 PN 结两侧的材质不一样,如果半导体杆方向以垂直射野中心轴的方向放置,会导致在扫描到射野两侧边界时,照射到的材质顺序发生变化,会导致离轴比曲线两侧半影位置形状不一致,所以对于半导体探测器,测量时要求半导体杆方向必须与射野中心轴平行。

(四)探测器原点位置修正

如果机架或水箱发生倾斜,就有可能导致射野中心轴和水箱 Z 轴不重合,当使用探测器测量某一深度射野中心轴的剂量时,由于小野的离轴比曲线呈高斯分布,探测器位置偏离射野中心轴会造成较大的剂量偏差(图 7-4-6);当射野逐渐减小到辐射源被准直器部分遮挡时,射野中心轴的输出剂量会急剧下降(图 7-4-7),准直器 1mm 偏移就可以造成高达 5% 的剂量偏差。

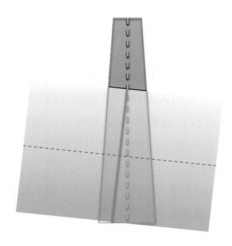

图 7-4-6 机架或者水箱发生倾斜示意
图中黄色虚线为射野中心轴,蓝色实线为水箱 Z 轴,当两者不重合时,深度越深,位置的偏差越大。

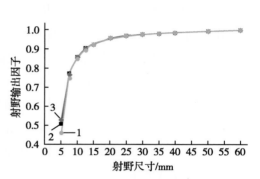

图 7-4-7 射野输出因子示意
由于原射线被遮挡,射野中心轴的输出剂量会随射野减小而急剧下降。

准确测量小野剂量的关键是找到射野中心轴的位置,并将探测器的原点放到射野中心轴上。对于二维或三维水箱,可以通过扫描所需测量深度的离轴比曲线,将射野两侧50% 离轴比曲线位置连线的中心确定为射野中心轴位置。需要说明的是,水箱扫描时要以较慢的速度行进,并且配以适当的步长(步长应在 0.1mm 量级)。考虑到射野的微小偏差就会造成射野中心轴的输出剂量显著变化,建议测量不同射野尺寸时,都需要重新进行原点位置修正和记录该射野的 *FWHM*。另一点需要注意的是,为了确认射野中心轴和水箱 Z 轴重合情况,可以测量不同深度的射野中心位置,通过分析这一位置的变化,从而判断射野中心轴和水箱 Z 轴的角度偏差。

对不具有扫描功能的水箱或固体水模体,不能通过扫描的方式确定射野中心轴的位置,这时使用 EPID 是一种有效的方法。水箱或固体水经常规摆位后,使用 EPID 进行正侧位曝光,观察射野中心和探测器中心的位置关系。如果存在摆位误差,通过移动治疗床来进行位置修正,位置修正后需再次拍摄 EPID 核验位置。如果 EPID 的图像无法清晰地显示电离室的影像,则将电离室更换为一个外形一致的有机玻璃模体,该模体在有效测量点位置嵌有一个金属小球(直径 3mm 左右)。通过识别小球的位置来确认水箱或固体水模体的摆位准确性,当它处于允许的误差范围内,将小球模体重新更换为电离室并完成测量。

(五)水箱测量要求

选择扫描速度和步长时,应做以下考虑:①将水面的扰动减至最小(使用治疗室内摄像机检查);②野内使用最慢的扫描速度;③选择合适步长,通常在 0.1mm 的量级。

当测量百分深度剂量曲线或离轴比曲线时,需要同时用到测量探测器(field detector)和参考探测器(reference detector)。对于小野而言,常规参考探测器会对射野内的剂量产生明显影响,一般情况下不建议按照常规方法摆放参考探测器。最简单的办法是将参考探测器固定在水箱底板上,安装位置建议选择在野内对角线位置。这样摆放的好处在于不影响射野探测器读数的前提下,还可以得到稳定的参考探测器读数。另一个方法是只使用射野探测器,移除参考探测器,使用步进逐点扫描进行测量。这种方法要求加速器剂量率必须非常稳定,此外每个点的驻留时间至少停留 1 秒。如果射野探测器的信噪比不够(测量到的曲线抖动明显),则需进一步增加驻留时间或提升剂量率。

(六)射野输出修正因子

目前常用的探测器包括电离室、半导体探测器、宝石探测器等,这几类探测器在测量小野输出因子时都会产生偏差,其偏差程度主要受到下列因素的影响:①体积平均效应;②灵敏体积内介质与测量介质(水)不等效造成的注量和能谱扰动;③中心极和室壁材料与测量介质不等效造成的扰动;④探测器的能量响应。针对这一问题,IAEA 483 号技术报告中提供了部分探测器对应的射野输出修正因子 $K_{Q_{clin},Q_{msr}}^{f_{clin},f_{msr}}$,用于修正射野输出因子的偏差(式 7-4-4)。

$$K_{Q_{clin},Q_{msr}}^{f_{clin},f_{msr}} = \left(\frac{D_{w,Q_{clin}}^{f_{clin}}}{D_{w,Q_{msr}}^{f_{msr}}}\right) \Big/ \left(\frac{M_{Q_{clin}}^{f_{clin}}}{M_{Q_{msr}}^{f_{msr}}}\right) = \left(\frac{D_{w,Q_{clin}}^{f_{clin}}}{M_{Q_{clin}}^{f_{clin}}}\right) \Big/ \left(\frac{D_{w,Q_{msr}}^{f_{msr}}}{M_{Q_{msr}}^{f_{msr}}}\right) \qquad (式 7-4-4)$$

其中 f_{clin} 为临床射野;f_{msr} 为设备特定参考射野(常规加速器的特定参考射野面积为 10cm×10cm,TOMO 为 5cm×10cm,CyberKnife 为 6cm 圆形野);Q_{clin} 为临床射野下的射线质;Q_{msr} 为参考野下的射线质;$M_{Q_{clin}}^{f_{clin}}$ 为不同面积临床射野的剂量仪测量读数;$D_{w,Q_{clin}}^{f_{clin}}$ 为临床射野的吸收剂量;$M_{Q_{msr}}^{f_{msr}}$ 为参考射野的测量读数;$D_{w,Q_{msr}}^{f_{msr}}$ 参考射野的吸收剂量;$K_{Q_{clin},Q_{msr}}^{f_{clin},f_{msr}}$ 为不同面积临床射野对应的射野输出修正因子(表 7-4-2~表 7-4-5)。

射野输出修正因子获取方式主要有两种:①实验法:根据已知的参考探测器射野输出修正因子,通过剂量传递的形式,测量得到目标探测器的射野输出修正因子;②蒙特卡罗拟合方法:通过蒙特卡罗拟合小野对探测器在体积平均效应、扰动效应、探测器能响等方面的影响,计算得到探测器射野输出修正因子。

(七)模体内射野输出因子的测量与修正

测量参考条件:对于 TOMO 和常规加速器,测量深度为 10g/cm²;对于 CyberKnife,测量深度则为 1.5g/cm²。不同类型加速器的参考射野也各不相同,常规加速器参考射野(f_{msr})为 10cm×10cm,TOMO 为 10cm×5cm,CyberKnife 则为直径 6cm 的圆形射野。

等效方野的计算:对于矩形小野,等效方野的边长通过公式(式 7-4-5)计算,对于圆形野,等效方野的边长使用公式(式 7-4-6)计算:

$$S_{clin} = \sqrt{AB} \qquad (式 7-4-5)$$

$$S_{clin} = r\sqrt{\pi} = 1.77r \qquad (式 7-4-6)$$

其中,A 和 B 为矩形小野的 FWHM 长和宽,当 A/B 不在 0.7~1.4 之内时,上述公式(式 7-4-5 和式 7-4-6)无法使用;r 为圆形野的 FWHM 半径。

表 7-4-2 **CyberKnife** 射野输出修正因子表

探测器型号	圆形射野直径 /cm											
	5.0	4.0	3.5	3.0	2.5	2.0	1.5	1.2	1.0	0.8	0.6	0.5
电离室												
Exradin A14SL micro Shonka slimline	1.000	1.000	1.000	1.000	1.001	1.002	1.010	1.026	1.047	—	—	—
Exradin A16 micro	1.000	1.000	1.000	1.000	1.001	1.003	1.007	1.014	1.021	1.032	1.050	—
IBA/Wellhöfer CC01	1.000	1.001	1.001	1.001	1.001	1.002	1.003	1.005	1.009	1.016	1.031	1.043
IBA/Wellhöfer CC04	1.000	1.000	1.000	1.000	1.001	1.002	1.009	1.020	1.035	—	—	—
IBA/Wellhöfer CC13/IC10/IC15	1.000	1.000	1.000	1.001	1.003	1.009	1.027	—	—	—	—	—
PTW 31002 Flexible	1.000	1.001	1.002	1.004	1.009	1.022	—	—	—	—	—	—
PTW 31010 Semiflex	1.000	1.000	1.000	1.001	1.003	1.008	1.022	1.043	—	—	—	—
PTW 31014 PinPoint	1.000	1.000	1.001	1.002	1.004	1.008	1.019	1.032	1.044	—	—	—
PTW 31016 PinPoint 3D	1.000	1.000	1.000	1.001	1.002	1.004	1.011	1.021	1.031	1.046	—	—
固态探测器												
IBA PFD3G shielded diode	1.000	0.999	0.998	0.996	0.993	0.989	0.983	0.978	0.974	0.969	0.963	0.959
IBA EFD3G unshielded diode	1.001	1.001	1.001	1.001	1.001	1.000	0.997	0.994	0.991	0.987	0.981	0.978
IBA SFD unshielded diode（stereotactic）	1.001	1.002	1.003	1.003	1.004	1.003	1.000	0.996	0.991	0.983	0.972	0.965
PTW 60008 shielded diode	1.000	1.000	0.999	0.998	0.996	0.991	0.981	0.972	0.962	0.951	—	—
PTW 60012 unshielded diode	1.001	1.001	1.002	1.001	1.001	0.999	0.994	0.989	0.984	0.977	0.968	0.962
PTW 60016 shielded diode	1.000	0.999	0.998	0.996	0.993	0.987	0.978	0.969	0.962	0.953	—	—
PTW 60017 unshielded diode	1.000	1.001	1.001	1.000	0.999	0.997	0.992	0.987	0.981	0.975	0.966	0.960
PTW 60018 unshielded diode（stereotactic）	1.000	1.001	1.000	1.000	0.998	0.995	0.990	0.984	0.979	0.973	0.965	0.961
PTW 60003 natural diamond	1.000	1.000	1.000	1.000	1.000	1.000	1.001	1.003	1.009	1.023	1.037	
PTW 60019 CVD diamond	1.000	1.000	1.000	0.999	0.999	0.998	0.995	0.991	0.988	0.984	0.978	0.975
PTW 31018 liquid ion chamber	1.000	0.999	0.999	0.999	0.998	0.998	0.998	0.998	0.999	1.002	1.010	1.019
Sun Nuclear EDGE Detector	1.000	1.000	1.000	0.999	0.998	0.995	0.989	0.982	0.975	0.966	0.954	—
Standard Imaging W1 plastic scintillator	1.000	1.000	1.000	1.000	1.000	1.000	1.000	1.000	1.000	1.000	1.000	1.000

注：参考射野的直径为 6cm，参考深度为 1.5cm。

表 7-4-3　TOMO 射野输出修正因子表

探测器型号	等效方野尺寸 /cm												
	5.0	4.0	3.5	3.0	2.5	2.0	1.5	1.2	1.0	0.8	0.6	0.5	0.4
电离室													
Exradin A14SL micro Shonka slimline	1.000	1.000	1.000	1.000	1.000	1.002	1.010	1.027	—	—	—	—	—
Exradin A16 micro	1.000	1.000	1.000	1.000	1.001	1.003	1.008	1.017	1.027	1.043	—	—	—
IBA/Wellhöfer CC01	1.002	1.003	1.004	1.005	1.005	1.006	1.007	1.010	1.014	1.024	1.044	—	—
IBA/Wellhöfer CC04	1.000	1.000	1.000	1.000	1.000	1.002	1.009	1.022	1.041	—	—	—	—
IBA/Wellhöfer CC13/IC10/IC15	1.000	1.000	1.000	1.001	1.002	1.009	1.030	—	—	—	—	—	—
PTW 31002 Flexible	1.000	1.001	1.001	1.004	1.009	1.023	—	—	—	—	—	—	—
PTW 31010 Semiflex	1.000	1.000	1.000	1.001	1.002	1.008	1.025	—	—	—	—	—	—
PTW 31014 PinPoint	1.000	1.000	1.001	1.002	1.004	1.009	1.023	1.041	—	—	—	—	—
PTW 31016 PinPoint 3D	1.000	1.000	1.000	1.001	1.001	1.004	1.013	1.025	1.039	—	—	—	—
固态探测器													
IBA PFD3G shielded diode	0.999	0.998	0.997	0.995	0.992	0.986	0.976	0.968	0.961	0.952	—	—	—
IBA EFD3G unshielded diode	1.005	1.007	1.008	1.009	1.009	1.009	1.006	1.002	0.997	0.991	0.982	0.976	0.969
IBA SFD unshielded diode（stereotactic）	1.009	1.013	1.015	1.017	1.018	1.019	1.017	1.012	1.006	0.995	0.978	0.966	0.951
PTW 60008 shielded diode	1.000	1.000	0.999	0.998	0.995	0.990	0.977	0.962	—	—	—	—	—
PTW 60012 unshielded diode	1.005	1.008	1.009	1.010	1.010	1.008	1.003	0.996	0.988	0.978	0.963	0.953	—
PTW 60016 shielded diode	1.000	0.999	0.998	0.995	0.991	0.984	0.970	0.956	—	—	—	—	—
PTW 60017 unshielded diode	1.004	1.005	1.006	1.006	1.006	1.003	0.997	0.989	0.981	0.971	0.956	—	—
PTW 60018 unshielded diode（stereotactic）	1.004	1.005	1.005	1.005	1.004	1.001	0.993	0.985	0.977	0.968	0.955	—	—
PTW 60003 natural diamond	1.000	1.000	1.000	1.000	1.000	1.000	1.000	1.001	1.003	1.009	1.026	1.045	—
PTW 60019 CVD diamond	1.000	1.000	1.000	1.000	0.999	0.997	0.993	0.989	0.984	0.977	0.968	0.962	0.955
PTW 31018 liquid ion chamber	0.997	0.995	0.994	0.994	0.993	0.992	0.991	0.991	0.992	0.994	1.003	1.015	1.038
Sun Nuclear EDGE Detector	1.000	1.000	1.000	0.999	0.998	0.994	0.986	0.976	0.966	0.951	—	—	—
Standard Imaging W1 plastic scintillator	1.000	1.000	1.000	1.000	1.000	1.000	1.000	1.000	1.000	1.000	1.000	1.000	1.000

注：参考射野的尺寸为 5cm × 10cm，参考深度为 10cm。

表 7-4-4　常规加速器 6MV 的 FF/FFF 射野输出修正因子表

探测器型号	等效方野尺寸 /cm												
	8.0	6.0	4.0	3.0	2.5	2.0	1.5	1.2	1.0	0.8	0.6	0.5	0.4
电离室													
Exradin A14SL micro Shonka slimline	1.000	1.000	1.000	1.000	1.000	1.002	1.010	1.027	—	—	—	—	—
Exradin A16 micro	1.000	1.000	1.000	1.000	1.001	1.003	1.008	1.017	1.027	1.043	—	—	—
IBA/Wellhöfer CC01	1.002	1.004	1.007	1.008	1.008	1.009	1.011	1.013	1.018	1.027	1.047	—	—
IBA/Wellhöfer CC04	1.000	1.000	1.000	1.000	1.000	1.002	1.009	1.022	1.041	—	—	—	—
IBA/Wellhöfer CC13/ IC10/IC15	1.000	1.000	1.000	1.001	1.002	1.009	1.030	—	—	—	—	—	—
PTW 31002 Flexible	1.000	1.000	1.001	1.004	1.009	1.023							
PTW 31010 Semiflex	1.000	1.000	1.000	1.001	1.002	1.008	1.025	—	—	—	—	—	—
PTW 31014 PinPoint	1.000	1.000	1.000	1.002	1.004	1.009	1.023	1.041	—	—	—	—	—
PTW 31016 PinPoint 3D	1.000	1.000	1.000	1.001	1.001	1.004	1.013	1.025	1.039	—	—	—	—
固态探测器													
IBA PFD3G shielded diode	1.000	1.000	0.998	0.995	0.992	0.986	0.976	0.968	0.961	0.952	—	—	—
IBA EFD3G unshielded diode	1.005	1.009	1.014	1.016	1.016	1.015	1.012	1.008	1.004	0.998	0.988	0.983	0.976
IBA SFD unshielded diode（stereotactic）	1.008	1.017	1.025	1.029	1.031	1.032	1.030	1.025	1.018	1.007	0.990	0.978	0.963
PTW 60008 shielded diode	1.000	1.000	1.000	0.998	0.995	0.990	0.977	0.962	—	—	—	—	—
PTW 60012 unshielded diode	1.005	1.010	1.015	1.017	1.017	1.016	1.010	1.003	0.996	0.985	0.970	0.960	—
PTW 60016 shielded diode	1.000	1.000	0.999	0.995	0.991	0.984	0.970	0.956	—	—	—	—	—
PTW 60017 unshielded diode	1.004	1.007	1.010	1.011	1.011	1.008	1.002	0.994	0.986	0.976	0.961	0.952	—
PTW 60018 unshielded diode（stereotactic）	1.004	1.007	1.010	1.011	1.009	1.006	0.998	0.990	0.983	0.973	0.960	0.952	—
PTW 60003 natural diamond	1.000	1.000	1.000	1.000	1.000	1.000	1.000	1.001	1.003	1.009	1.026	1.045	—
PTW 60019 CVD diamond	1.000	1.000	1.000	1.000	0.999	0.997	0.993	0.989	0.984	0.977	0.968	0.962	0.955
PTW 31018 liquid ion chamber	0.997	0.994	0.991	0.989	0.988	0.988	0.987	0.987	0.987	0.990	0.999	1.011	1.033
Sun Nuclear EDGE Detector	1.000	1.000	1.000	0.999	0.998	0.994	0.986	0.976	0.966	0.951	—	—	—
Standard Imaging W1 plastic scintillator	1.000	1.000	1.000	1.000	1.000	1.000	1.000	1.000	1.000	1.000	1.000	1.000	1.000

注：参考射野的尺寸为 10cm × 10cm，参考深度为 10cm。

表 7-4-5　常规加速器 10MV FF/FFF 射野输出修正因子表

探测器型号	等效方野尺寸 /cm												
	8.0	6.0	4.0	3.0	2.5	2.0	1.5	1.2	1.0	0.8	0.6	0.5	0.4
电离室													
Exradin A14SL micro Shonka slimline	1.000	1.000	1.000	1.000	1.000	1.002	1.010	1.027	—	—	—	—	—
Exradin A16 micro	1.000	1.000	1.000	1.000	1.001	1.003	1.008	1.017	1.027	1.043	—	—	—
IBA/Wellhöfer CC01	1.001	1.003	1.004	1.005	1.005	1.006	1.007	1.009	1.014	1.023	1.043	—	—
IBA/Wellhöfer CC04	1.000	1.000	1.000	1.000	1.000	1.002	1.009	1.022	1.041	—	—	—	—
IBA/Wellhöfer CC13/IC10/IC15	1.000	1.000	1.000	1.001	1.002	1.009	1.030	—	—	—	—	—	—
PTW 31002 Flexible	1.000	1.000	1.001	1.004	1.009	1.023	—	—	—	—	—	—	—
PTW 31010 Semiflex	1.000	1.000	1.000	1.001	1.002	1.008	1.025	—	—	—	—	—	—
PTW 31014 PinPoint	1.000	1.000	1.000	1.002	1.004	1.009	1.023	1.041	—	—	—	—	—
PTW 31016 PinPoint 3D	1.000	1.000	1.000	1.001	1.001	1.004	1.013	1.025	1.039	—	—	—	—
固态探测器													
IBA PFD3G shielded diode	1.000	1.000	0.998	0.995	0.992	0.986	0.976	0.968	0.961	0.952	—	—	—
IBA EFD3G unshielded diode	1.003	1.005	1.008	1.009	1.009	1.008	1.005	1.000	0.996	0.989	0.980	0.974	0.967
IBA SFD unshielded diode（stereotactic）	1.005	1.010	1.015	1.018	1.018	1.018	1.015	1.010	1.003	0.992	0.974	0.962	—
PTW 60008 shielded diode	1.000	1.000	1.000	0.998	0.995	0.990	0.977	0.962	—	—	—	—	—
PTW 60012 unshielded diode	1.003	1.006	1.009	1.010	1.010	1.008	1.002	0.994	0.986	0.976	0.960	0.951	—
PTW 60016 shielded diode	1.000	1.000	0.999	0.995	0.991	0.984	0.970	0.956	—	—	—	—	—
PTW 60017 unshielded diode	1.002	1.004	1.006	1.006	1.005	1.003	0.996	0.988	0.980	0.969	0.954	—	—
PTW 60018 unshielded diode（stereotactic）	1.002	1.004	1.006	1.006	1.004	1.000	0.992	0.984	0.976	0.966	0.953	—	—
PTW 60003 natural diamond	1.000	1.000	1.000	1.000	1.000	1.000	1.000	1.001	1.003	1.009	1.026	1.045	—
PTW 60019 CVD diamond	1.000	1.000	1.000	1.000	0.999	0.997	0.993	0.989	0.984	0.977	0.968	0.962	0.955
PTW 31018 liquid ion chamber	0.998	0.996	0.994	0.994	0.993	0.993	0.992	0.992	0.993	0.995	1.005	1.017	1.039
Sun Nuclear EDGE Detector	1.000	1.000	1.000	0.999	0.998	0.994	0.986	0.976	0.966	0.951	—	—	—
Standard Imaging W1 plastic scintillator	1.000	1.000	1.000	1.000	1.000	1.000	1.000	1.000	1.000	1.000	1.000	1.000	1.000

注：参考射野的尺寸为 10cm×10cm，参考深度为 10cm。

射野输出因子修正：由于射野尺寸变化会造成探测器响应发生改变，需要使用射野输出修正因子进行修正（式 7-4-7）。

$$\Omega_{Q_{\text{clin}}, Q_{\text{msr}}}^{f_{\text{clin}}, f_{\text{msr}}} = \frac{M_{Q_{\text{clin}}}^{f_{\text{clin}}}}{M_{Q_{\text{msr}}}^{f_{\text{msr}}}} \cdot K_{Q_{\text{clin}}, Q_{\text{msr}}}^{f_{\text{clin}}, f_{\text{msr}}} \qquad \text{（式 7-4-7）}$$

其中，$\Omega_{Q_{\text{clin}}, Q_{\text{msr}}}^{f_{\text{clin}}, f_{\text{msr}}}$ 为经过修正的射野输出因子；$M_{Q_{\text{clin}}}^{f_{\text{clin}}}$ 为临床射野的读数；$M_{Q_{\text{msr}}}^{f_{\text{msr}}}$ 为参考射野的读数；$K_{Q_{\text{clin}}, Q_{\text{msr}}}^{f_{\text{clin}}, f_{\text{msr}}}$ 为射野输出修正因子。

四、小结

对于小野，应具有如下特征之一：①射野中心轴上侧向电子失衡；②射野中心轴上辐射源被准直器部分遮挡屏蔽；③探测器尺寸与射野相当或者更大。由于上述原因，射野内的离轴比曲线呈高斯分布；射野的半影区发生重叠，在等中心位置准直器的几何尺寸与 FWHM 发生偏离；随着射野尺寸减小，原射线被遮挡屏蔽，导致输出剂量急剧下降，机头散射和模体散射减少，射线质逐渐变硬。

由于体积平均效应、探测器介质与测量介质不等效造成的扰动，探测器在测量小野剂量时都会产生偏差，稍许的操作偏差就有可能造成显著的剂量误差，对小野进行测量时需执行更加严格的质控和操作规程；对同一个测量参数，应该使用 2 种或 3 种不同类型的探测器进行重复测量，以冗余的方式提供更高的置信区间和保证不出现重大的剂量误差；对测得的射野输出因子，应使用射野输出修正因子进行修正。

（李明辉）

参考文献

［1］ BLOMGREN H, LAX I, NÄSLUND I, et al. Stereotactic high dose fraction radiation therapy of extracranial tumors using an accelerator: Clinical experience of the first thirty-one patients [J]. Acta Oncol, 1995, 34 (6): 861-870.

［2］ HU YM, DAI JR, HU B. The precision and accuracy analysis of target position in X-ray stereotactic radiotherapy for extracranial lesions [C]. Taejon, Korea: International Symposium of stereotactic radiosurgery (SRS/SRT), 1997.

［3］ LAX I, BLOMGREN H, NÄSLUND I, et al. Stereotactic radiotherapy of malignancies in the abdomen: Methodological aspects [J]. Acta Oncol, 1994, 33 (6): 677-683.

［4］ LAX I, BLOMGREN H, LARSON D, et al. Extracranial stereotactic radiosurgery of localized targets [J]. J Radiosurg, 1998, 1: 135-148.

［5］ CLARKE R H, HORSLEY V. The classic: On a method of investigating the deep ganglia and tracts of the central nervous system (cerebellum). Br Med J 1906: 1799-1800 [J]. Clin Orthop Relat Res, 2007, 463: 3-6.

［6］ GILL S S, THOMAS D G, WARRINGTON A P, et al. Relocatable frame for stereotactic external beam radiotherapy [J]. Int J Radiat Oncol Biol Phys, 1991, 20 (3): 599-603.

［7］ HORSLEY VCR. The structure and functions of the cerebellum investigated by a new method [J]. Brain, 1908, 31: 45-124.

［8］ JAFFRAY D A, SIEWERDSEN J H. Cone-beam computed tomography with a flat-panel imager: Initial performance characterization [J]. Med Phys, 2000, 27 (6): 1311-1323.

［9］ LEKSELL L. Stereotactic radiosurgery [J]. J Neurol Neurosurg Psychiatry, 1983, 46 (9): 797-803.

［10］ LEKSELL L. The stereotaxic method and radiosurgery of the brain [J]. Acta Chir Scand, 1951, 102 (4): 316-319.

［11］ LUTZ W, WINSTON KR, MALEKI N. A system for stereotactic radiosurgery with a linear accelerator [J]. Int J

Radiat Oncol Biol Phys, 1988, 14: 373-381.

［12］ MARKS L B, JACKSON M, XIE L, et al. The challenge of maximizing safety in radiation oncology [J]. Pract Radiat Oncol, 2011, 1 (1): 2-14.

［13］ RÉGIS J, TAMURA M, GUILLOT C, et al. Radiosurgery with the world's first fully robotized Leksell Gamma Knife PerfeXion in clinical use: a 200-patient prospective, randomized, controlled comparison with the Gamma Knife 4C [J]. Neurosurgery, 2009, 64: 346-355.

［14］ RÉGIS J, TULEASCA C, RESSEGUIER N, et al. Long-term safety and efficacy of Gamma Knife surgery in classical trigeminal neuralgia: A 497-patient historical cohort study [J]. J Neurosurg, 2016, 124 (4): 1079-1087.

［15］ SCHWADE J G, HOUDEK P V, LANDY H J, et al. Small-field stereotactic external-beam radiation therapy of intracranial lesions: Fractionated treatment with a fixed-halo immobilization device [J]. Radiology, 1990, 176 (2): 563-565.

［16］ SIEWERDSEN J H, JAFFRAY D A. Optimization of X-ray imaging geometry (with specific application to flat-panel cone-beam computed tomography)[J]. Med Phys, 2000, 27 (8): 1903-1914.

［17］ MARTIN A G, THOMAS S J, HARDEN S V, et al. Evaluating competing and emerging technologies for stereotactic body radiotherapy and other advanced radiotherapy techniques [J]. Clin Oncol (R Coll Radiol), 2015, 27 (5): 251-259.

［18］ SPIEGEL E A, WYCIS H T, MARKS M, et al. Stereotaxic apparatus for operations on the human brain [J]. Science, 1947, 106 (2754): 349-350.

［19］ STIELER F, WENZ F, ABO-MADYAN Y, et al. Adaptive fractionated stereotactic Gamma Knife radiotherapy of meningioma using integrated stereotactic cone-beam-CT and adaptive re-planning (a-gkFSRT)[J]. Strahlenther Onkol, 2016, 192 (11): 815-819.

［20］ TULEASCA C, LEROY H A, RéGIS J, et al. Gamma Knife radiosurgery for cervical spine lesions: expanding the indications in the new era of Icon [J]. Acta Neurochir (Wien), 2016, 158 (11): 2235-2236.

［21］ WINSTON K R, LUTZ W. Linear accelerator as a neurosurgical tool for stereotactic radiosurgery [J]. Neurosurgery, 1988, 22 (3): 454-464.

［22］ ZEVERINO M, JACCARD M, PATIN D, et al. Commissioning of the Leksell Gamma Knife (R) Icon [J]. Med Phys, 2017, 44: 355-363.

［23］ LEHRER E J, PRABHU A V, SINDHU K K, et al. Proton and heavy particle intracranial radiosurgery [J]. Biomedicines, 2021, 9 (1): 31.

［24］ IYENGAR P, TIMMERMAN R D. Stereotactic ablative radiotherapy for non-small cell lung cancer: Rationale and outcomes [J]. J Natl Compr Canc Netw, 2012, 10 (12): 1514-1520.

［25］ LINDQUIST C, PADDICK I. The Leksell Gamma Knife Perfexion and comparisons with its predecessors [J]. Neurosurgery, 2008, 62 (Suppl 2): 721-732.

［26］ BHATNAGAR J P, NOVOTNY J, NIRANJAN A, et al. First year experience with newly developed Leksell Gamma Knife Perfexion [J]. J Med Phys, 2009, 34 (3): 141-148.

［27］ LEKSELL L, LINDQUIST C, ADLER J R, et al. A new fixation device for the Leksell stereotaxic system: Technical note [J]. J Neurosurg, 1987, 66 (4): 626-629.

［28］ ALDAHLAWI I, PRASAD D, PODGORSAK M B. Evaluation of stability of stereotactic space defined by cone-beam CT for the Leksell Gamma Knife Icon [J]. J Appl Clin Med Phys, 2017, 18 (3): 67-72.

［29］ GOETSCH S J, MURPHY B D, SCHMIDT R, et al. Physics of rotating gamma systems for stereotactic radiosurgery [J]. Int J Radiat Oncol Biol Phys, 1999, 43 (3): 689-696.

［30］ 王晖, 罗静. 旋转式伽马射线立体定向治疗系统 [J]. 中华医疗器械杂志, 1998, 22 (5): 272-274.

［31］ 刘雁, 马颖颖, 韩俊庆. 伽马射线立体定向全身治疗设备研制 [D]. 成都: 四川大学, 2006.

［32］ 夏廷毅. 全身伽马刀的现状及进展 [C]. 北京: 第二届全国肿瘤靶向治疗技术大会暨首届立体定向放射治疗技术学术研讨会, 2005: 8-10.

［33］ YU C X, SHAO X, ZHANG J, et al. GammaPod: A new device dedicated for stereotactic radiotherapy of breast cancer [J]. Med Phys, 2013, 40 (5): 051703.

［34］ BECKER S, SABOURI P, NIU Y, et al. Commissioning and acceptance guide for the GammaPod [J]. Phys Med

Biol, 2019, 64: 205021.

［35］戴建荣, 徐英杰. 一种延长外照射放射源使用寿命的方法及外照射医疗设备: CN102961825A [P]. 2017-06-30.

［36］MA L, WANG L, TSENG C L, et al. Emerging technologies in stereotactic body radiotherapy [J]. Chin Clin Oncol, 2017, 6 (Suppl 2): S12.

［37］HARTGERINK D, SWINNEN A, ROBERGE D, et al. LINAC based stereotactic radiosurgery for multiple brain metastases: Guidance for clinical implementation [J]. Acta Oncol, 2019, 58 (9): 1275-1282.

［38］LEYBOVICH L B, SETHI A, DOGAN N, et al. An immobilization and localization technique for SRT and IMRT of intracranial tumors [J]. J Appl Clin Med Phys, 2002, 3 (4): 317-322.

［39］HALVORSEN P H, CIRINO E, DAS I J, et al. AAPM-RSS medical physics practice guideline 9. a. for SRS-SBRT [J]. J Appl Clin Med Phys, 2017, 18 (5): 10-21.

［40］WURM R E, ERBEL S, SCHWENKERT I, et al. Novalis frameless image-guided noninvasive radiosurgery: initial experience [J]. Neurosurgery, 2008, 62 (5 Suppl): A11-A17.

［41］QUINN A M. CyberKnife: a robotic radiosurgery system [J]. Clin J Oncol Nurs, 2002, 6 (3): 149, 156.

［42］CHENG W, ADLER J R. An overview of CyberKnife radiosurgery [J]. Chin J Clin Oncol, 2006, 3: 229-243.

［43］FAHIMIAN B, SOLTYS S, XING L, et al. Evaluation of MLC-based robotic radiotherapy [J]. Med Phys, 2013, 40: 344.

［44］KATHRIARACHCHI V, SHANG C, EVANS G, et al. Dosimetric and radiobiological comparison of CyberKnife M6 ™ InCise multileaf collimator over IRIS ™ variable collimator in prostate stereotactic body radiation therapy [J]. J Med Phys, 2016, 41 (2): 135-143.

［45］WEIDLICH G A, BODDULURI M, ACHKIRE Y, et al. Characterization of a novel 3 megavolt linear accelerator for dedicated intracranial stereotactic radiosurgery [J]. Cureus, 2019, 11 (3): e4275.

［46］ADLER J R, SCHWEIKARD A, ACHKIRE Y, et al. Treatment planning for self-shielded radiosurgery [J]. Cureus, 2017, 9 (9): e1663.

［47］WEIDLICH G A, SCHNEIDER M B, ADLER J R. Characterization of a novel revolving radiation collimator [J]. Cureus, 2018, 10 (2): e2146.

［48］INTERNATIONAL ATOMIC ENERGY AGENCY. Absorbed dose determination in external beam radiotherapy: an international code of practice for dosimetry based on standards of absorbed dose to water, Technical Reports Series No. 398 [R]. Vienna: IAEA, 2000.

［49］PALMANS H, ANDREO P, HUQ M S, et al. Dosimetry of small static fields used in external photon beam radio-therapy: Summary of TRS-483, the IAEA-AAPM international Code of Practice for reference and relative dose determination [J]. Med Phys, 2018, 45 (11): e1123-e1145.

［50］BERLAND V A. Determination of the absorbed dose of photon (1-50 MeV) and electron beams (5-50 MeV) in external radiation therapy: National Code of Practice RD-50-691-89 (STANDARTOV, I., Ed.)[R] Moscow: Izdatel-stvo Standartov, 1990.

［51］LILLICRAP S C, OWEN B, WILLIAMS J R, et al. Code of Practice for high-energy photon therapy dosimetry based on the NPL absorbed dose calibration service [J]. Phys Med Biol, 1990, 35: 1355-1360.

［52］DEUTSCHES INSTITUT FÜR NORMUNG. Dosismessverfahren nach der sondenmethode für photonen-und elektronenstrahlung, Teil 2: Ionisationsdosimetrie [S]. Berlin: Deutsche Norm DIN 6800-2, 1997.

［53］NETHERLANDS COMMISSION ON RADIATION DOSIMETRY. Code of Practice for the absorbed dose deter-mination in high energy photon and electron beams: Rep. NCS-18 [S]. Delft: NSC, 2008.

［54］MCEWEN M, DEWERD L, IBBOTT G, et al. Addendum to the AAPM's TG-51 protocol for clinical reference dosimetry of high-energy photon beams [J]. Med Phys, 2014, 41 (4): 041501.

［55］ALFONSO R, ANDREO P, CAPOTE R, et al. A new formalism for reference dosimetry of small and nonstandard fields [J]. Med Phys, 2008, 35: 5179-5186.

［56］INTERNATIONAL COMMISSION ON RADIOLOGICAL PROTECTION. Preventing accidental exposures from new external beam radiation therapy technologies [M]. Amsterdam: Pergamom Press, Elsevier, 2009.

［57］JOINT COMMITTEE FOR GUIDES IN METROLOGY. Evaluation of measurement data: guide to the expression of uncertainty in measurement (GUM)[R]. JCGM, 2008.

［58］ANDREO P, BURNS D T, SALVAT F. On the uncertainties of photon mass energy-absorption coefficients and their ratios for radiation dosimetry [J]. Phys Med Biol, 2012, 57 (8): 2117-2136.

［59］INSTITUTE OF PHYSICS AND ENGINEERING IN MEDICINE. Small field MV photon dosimetry, IPEM Rep [R]. New York: IPEM, 2010.

［60］ATTIX F H. Introduction to radiological physics and radiation dosimetry [M]. New York: John Wiley & Sons, 1986.

［61］PAPACONSTADOPOULOS P. On the detector response and the reconstruction of the source intensity distribution in small photon fields [D]. Montreal, Canada: McGill Univ, 2016.

［62］WUERFEL J. Dose measurements in small fields [J]. Med Phys Int, 2013, 1: 81-90.

［63］INTERNATIONAL ELECTROTECHNICAL COMMISSION. Medical electrical equipment: glossary of defined terms, IEC TR 60788 [R]. Geneva: IEC, 2004.

［64］DE VLAMYNCK K, PALMANS H, VERHAEGEN F, et al. Dose measurements compared with Monte Carlo simulations of narrow 6 MV multileaf collimator shaped photon beams [J]. Med Phys, 1999, 26 (9): 1874-1882.

［65］DAS I J, DING G X, AHNESJÖ A. Small fields: Nonequilibrium radiation dosimetry [J]. Med Phys, 2008, 35 (1): 206-215.

［66］CRANMER-SARGISON G, CHARLES P H, TRAPP J V, et al. A methodological approach to reporting corrected small field relative outputs [J]. Radiother Oncol, 2013, 109: 350-355.

［67］EKLUND K, AHNESJÖ A. Fast modelling of spectra and stopping-power ratios using differentiated fluence pencil kernels [J]. Phys Med Biol, 2008, 53 (16): 4231-4247.

［68］SÁNCHEZ-DOBLADO F, ANDREO P, CAPOTE R, et al. Ionization chamber dosimetry of small photon fields: A Monte Carlo study on stopping-power ratios for radiosurgery and IMRT beams [J]. Phys Med Biol, 2003, 48 (14): 2081-2099.

［69］EKLUND K, AHNESJÖ A. Modeling silicon diode dose response factors for small photon fields [J]. Phys Med Biol, 2010, 55 (24): 7411-7423.

［70］SAUER O A, WILBERT J. Measurement of output factors for small photon beams [J]. Med Phys, 2007, 34: 1983-1988.

［71］SJÖSTRÖM D, BJELKENGREN U, OTTOSSON W, et al. A beam-matching concept for medical linear accelerators [J]. Acta Oncol, 2009, 48 (2): 192-200.

［72］CHANG Z, WU Q, ADAMSON J, et al. Commissioning and dosimetric characteristics of TrueBeam system: Composite data of three TrueBeam machines [J]. Med Phys, 2012, 39: 6981-7018.

［73］THOMAS S D, MACKENZIE M, ROGERS D W, et al. A Monte Carlo derived TG-51 equivalent calibration for helical tomotherapy [J]. Med Phys, 2005, 32 (5): 1346-1353.

［74］LANGEN K M, PAPANIKOLAOU N, BALOG J, et al. QA for helical tomotherapy: Report of the AAPM Task Group 148 [J]. Med Phys, 2010, 37: 4817-4853.

［75］ZEVERINO M, AGOSTINELLI S, PUPILLO F, et al. Determination of the correction factors for different ionization chambers used for the calibration of the helical tomotherapy static beam [J]. Radiother Oncol, 2011, 100 (3): 424-428.

［76］SHARMA S C, OTT J T, WILLIAMS J, et al. Commissioning and acceptance testing of a CyberKnife linear accelerator [J]. J Appl Clin Med Phys, 2007, 8: 119-125.

［77］SAUER O A. Determination of the quality index (Q) for photon beams at arbitrary field sizes [J]. Med Phys, 2009, 36: 4168-4172.

［78］ANDREO P. On the beam quality specification of high-energy photons for radiotherapy dosimetry [J]. Med Phys, 2000, 27: 434-440.

［79］PETTI P L, RIVARD M J, ALVAREZ P E, et al. Recommendations on the practice of calibration, dosimetry, and quality assurance for gamma stereotactic radiosurgery: Report of AAPM Task Group 178 [J]. Med Phys, 2021, 48 (7): e733-e770.

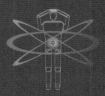

RADIATION
THERAPY
PHYSICS

第八章
调强放疗技术

第一节 概　论

调强放射治疗（intensity-modulated radiotherapy，IMRT）技术出现之前，传统的外照射治疗通常使用强度分布均匀的射线束，在遇到倾斜或不规则的入射体表时，会在射野内加上楔形板或补偿器，以改变射线束强度分布，在体内得到均匀的合成剂量。楔形板或补偿器可以算是简单的调强装置，它们改变射线强度分布的过程是一种调强过程。现代调强适形放疗远比这种调强过程更复杂，一般使用计算机控制的调强装置，如多叶准直器（multileaf collimators，MLC），从选定方向照射强度分布经过调制的射线束，最终得到优化的合成剂量。

一、调强放疗技术发展历程

IMRT 技术并不是一项单一的技术发明，而是在多种技术发展的基础上形成的一项技术。20世纪后半叶，放射治疗技术、影像技术和计算机科学技术的进步极大地改变了传统的放射治疗，导致治疗实施方式和治疗效果的显著改进，最终促成了 IMRT 技术的诞生。

20 世纪 80 年代 X 射线计算机断层扫描（CT）和 90 年代磁共振成像（MRI）的逐步推广，相对于原先使用的 X 射线平片技术是一个巨大进步，这些三维影像技术使得对病变的位置和范围进行更可靠的评估成为可能。随着影像技术和治疗计划设计技术的共同进步，设计更贴近靶区形状的精准照射野成为可能。

治疗装置方面，多叶准直器（MLC）被设计用来代替铅块或低熔点铅做成的挡块，极大地简化了制作适合靶区形状的射野挡块的过程，使得在一个治疗分次中能使用多个形状复杂的射野。直线加速器相继配备了电子成像系统（EPID），用于验证患者摆位，从而提高计划和治疗实施之间的一致性。这些技术创新使肿瘤的治疗更为精准，可以允许更高的肿瘤剂量，增加局部肿瘤控制，并减少周围正常组织的吸收剂量。

在治疗技术和影像技术发展的同时，研究者（Anders Brahme，1984）提出了 IMRT 的概念，因为他们在研究放射治疗计划优化算法时发现一个给定方向的优化射线束强度分布通常是非均匀的。从多个角度入射的一组调强射线束，可以在靶区内产生与传统放射治疗相似的均匀剂量分布，而高剂量区与靶区的适形度大幅提升，特别是对于凹形或其他复杂形状的靶区，从而保护附近的正常组织。此外，IMRT 可以比较容易地在靶区不同区域形成不同照射剂量（称为同步加量技术）。

优化射线束强度分布是在有了高性能计算机和迭代进行的逆向优化算法后才变得可行。1988 年 Anders Brahme 教授阐述了如何将逆向优化方法用到治疗线束的优化中。"逆向"是指逆向求解问题的数学技术，从期望的最终结果开始，反向建立实现期望结果的最佳途径。逆向治疗计划设计从描述优化目标开始，例如对肿瘤内期望剂量分布的描述，以及对正常组织保护的描述。逆向计划优化用循环迭代的过程确定射线束形状和强度分布，以实现最佳或可接受的剂量分布。对肿瘤和正常组织优化目标的描述包括靶区的最小吸收剂量、危及器官的最大吸收剂量、肿瘤和危及器官的剂量-体积限制，以及表示每个目标相对重要性的权重因子。

二、调强实现方式

IMRT 的实现方式主要有表 8-1-1 列出的几种。补偿器是早期用来实现 IMRT 的一种工具,它可以调制射线束,形成用优化方法确定的强度分布。用补偿器得到的射线强度分布能很好地满足临床需求,可惜制作、使用补偿器的效率太低。

表 8-1-1　IMRT 实现方式

调强类型	调强方法	常见优化方法
补偿器	射线束滤过装置,形成优化的用于患者个体的强度分布	优化射线束单元
静态 MLC(step and shoot)	每个角度都是一组子野序列的叠加照射	直接子野优化
动态 MLC("滑窗")	叶片以不同的速度通过照射野	优化射线束单元
旋转调强放疗(IMAT)	叶片运动与机架旋转同步进行,需要多个治疗弧	直接子野优化
容积旋转调强放疗(VMAT)	叶片运动、机架旋转和剂量率变化同步进行	直接子野优化
步进断层放疗	机架绕患者旋转的同时治疗床固定不动,射线束用二元准直器调制	优化射线束单元
螺旋断层放疗	机架旋转和治疗床运动同步进行,射线束用二元准直器调制	优化射线束单元
独立准直器调强	与 MLC 调强类似的静态或动态调强	强度矩阵转化成子野或直接子野优化

注:MLC 为多叶准直器。

MLC 虽然最初设计用于替代挡块,但现在已成为实现 IMRT 的重要装置,MLC 调制强度有两种方式,一是通过使用多个静态子野叠加(称为静态 MLC、SMLC 或 "step-and-shoot" IMRT)来实现 IMRT,可在野内形成数个离散的照射强度;二是通过让叶片以不同的速率(称为动态 MLC、DMLC 或 "滑窗" IMRT)穿过射线束来调制射线强度。在 SMLC-IMRT 中,MLC 被分为几个不同的状态,每个状态定义同一角度的一个子野(segment)。在 DMLC-IMRT 中,叶片位置和时间的相对关系决定了射线束强度分布。

调强放疗与旋转照射相结合产生了两种治疗方式,分别是锥形束旋转放疗和扇形束断层放疗。锥形束旋转放疗包括旋转调强放疗(intensity-modulated arc therapy,IMAT)和容积旋转调强(volumetric-modulated arc therapy,VMAT)两种技术。IMAT 是一种在机架旋转的同时 MLC 叶片位置动态变化而剂量率保持不变的治疗方式。为了实现强度调节,IMAT 需要多个旋转弧的叠加。在IMAT 基础上,研究者发现即使只进行一次旋转,在机架旋转期间控制剂量率的变化,也可以实现射线束的强度调制,这就是 VMAT 技术。

扇形束断层放疗是在一个和 CT 类似的扇形射线束旋转照射的同时,用一个二元多叶准直器调制射线强度的治疗技术。二元多叶准直器是一个具有多个叶片,专门用于扇形束断层调强的装置。之所以称之为二元准直器是因为叶片在扇形射线束照射时只有打开和关闭两个位置,并且两个位置之间可以快速切换,叶片处于打开位置的时间长度决定了射线束照射的强度。在步进断层放疗中,扇形射线束围绕患者旋转时治疗床固定不动,治疗床移动和射线束照射交替进行。在螺旋断层放疗中,扇形射线束旋转和治疗床移动同步进行,因此放射源相对患者身体螺旋运动。

独立准直器(IC)调强可以看作简化到仅有两对互相垂直叶片的 MLC 调强。和 MLC 调强类似,独立准直器调强也可以有静态和动态两种模式。戴建荣等研究了 IC 调强的可行性,并建立了根据计划系统输出的目标强度矩阵确定可执行的准直器运动的算法。他们和其他一些学者的研究表明 IC 调强是可行的,但由于 IC 调强的效率低于 MLC 调强,加之 MLC 逐渐成为加速器标配的准直器,目前 IC 调强的实际使用极少。

三、调强放疗技术的临床应用

调强放疗技术可用在所有外照射技术适用的放射治疗中。与包括三维适形放疗在内的传统外照射技术相比,大多数情况下调强放疗的剂量分布更好,尤其在靶区为凹形且有正常器官位于凹陷处的情况下(脊柱周围肿瘤和精囊受累前列腺癌就是两个需要凹形剂量分布的治疗实例),或者在肿瘤不同区域需要不同治疗剂量的同步加量放疗中,调强放疗远胜于传统放疗。

应用调强放疗技术带来多大的临床获益,是人们普遍关心的一个问题,也有很多研究者进行了研究。Donovan 等在采用前瞻性随机方式进行的乳腺癌放疗随访研究中统计发现,与 IMRT 组相比,常规治疗组患者的美容效果明显较差。Jabbari 等使用病例匹配对照方法研究了头颈部癌症,结果显示 IMRT 的患者在治疗 6 个月后口干和生活质量(QOL)指标有所改善,但常规放疗的患者没有改善。对于头颈部肿瘤,最有说服力的回顾性研究来自颅底附近的肿瘤,如鼻咽癌和鼻窦癌,与传统技术相比,IMRT 可以提高治疗效果,局部控制率更高,并发症发生率更低。对于前列腺癌,来自纽约纪念斯隆-凯特林癌症中心的研究报告了 772 名使用 IMRT 的患者,其靶区最小剂量超过 81Gy(大约比常规放疗的治疗剂量高 20%)。在这项研究中,只有 4.5% 的患者出现 2 级直肠毒性(中度腹泻、直肠黏液过多或间歇性出血),没有人出现 3 级或更高的毒性。

一般来说 IMRT 比常规放疗占用更多的时间和资源。由于剂量梯度更陡,IMRT 技术要求比常规放疗更准确地勾画肿瘤和正常组织。未勾画的正常组织容易受到不必要的照射,因此 IMRT 通常要勾画更多的正常组织。循环迭代的 IMRT 计划优化过程比 3D-CRT 计划花费更多时间。IMRT 实施时间也更长,但是与不使用 MLC 的 3D-CRT 相比,整体治疗时间可能更短,因为不需要手动替换挡块。IMRT 技术要求制定更严格的机器质量保证(QA)来检查 IMRT 实施系统的性能。例如,对于 IMRT,MLC 叶片位置的容许误差必须小于在 3D-CRT 中做射线遮挡时的误差。由于没有简单方法检查 IMRT 计划的剂量计算,因此需要建立针对患者个体的剂量验证程序。然而,IMRT 并不总是更加复杂。例如,在传统的乳腺癌改良根治术后放疗中,必须经常使用光子束和电子束相衔接的方法,以防止衔接处出现剂量热点或冷点。这大大增加了治疗的复杂性和实施难度,而且光子/电子束衔接处并不总是产生均匀的剂量分布。相比之下,IMRT 可以在靶区内产生均匀的剂量分布,并且在不使用电子束的情况下保护好重要器官。

(崔伟杰)

第二节　固定野调强放疗技术

调强放疗的几种实现方式在上一节中已有简单介绍,对于直线加速器,计算机控制的 MLC 是目前最常用的调强装置。直线加速器用 MLC 实现的调强放疗可以分为固定野调强和容积旋转调强,本节和下一节将分别介绍这两种调强方式。在固定野调强中,患者用多个角度不同的射野照射,每个射野有一个需要照射的强度分布,根据强度分布每个射野被细分为一个子野序列,每个子野用均匀的束流强度照射。根据射线照射时 MLC 叶片是否运动,固定野调强又可分为 MLC 静态调强和 MLC 动态调强两种方式。

一、多叶准直器静态调强

静态调强在执行时,根据强度分布创建的子野序列,在不需要操作员干预的情况下按顺序一次一个地执行。当叶片移动以创建下一个子野时,加速器暂停出束。所有子野照射剂量的累加即为治疗计划系统创建的剂量分布。这种调强传输方法也被称为"步进 - 发射"(step and shoot)或"停止 - 发射"(stop and shoot)。在调强技术发展的初期阶段,很多研究者对如何把强度分布转换成子野序列的问题进行了研究,形成了比较成熟的分子野算法。

Bortfeld 用叶片收缩(leaf close-in)和叶片扫描(leaf-sweep)两种方式,建立了从射线束强度到 MLC 子野序列的转换,具体步骤如下:①将计划系统输出的二维强度分布,沿叶片方向转换成如图 8-2-1A 所示的一维连续强度分布。②选择适当的强度间隔,对连续分布的强度进行强度分级($I = \sum_{i=1}^{M} \Delta I_i$)。强度分级的大小决定了剂量精确度。③根据强度分级将一维连续强度分布变成阶梯式强度分布。④求出每个阶梯强度分级与一维连续强度分布的交点,交点位置即为叶片坐标。如果交点处强度分布的梯度为正,则为左侧叶片的坐标,如果强度分布的梯度为负,则为右侧叶片的坐标。两侧叶片的坐标序列记为 $x_L(j)$ 和 $x_R(j)$($j=1,\cdots\cdots,N$,N 为叶片坐标总数)。叶片收缩方式,如图 8-2-1B 所示,左右叶片的坐标序列分别按强度级数顺序排列,即第 1 个强度级对应的坐标排在第一,依次往后。如果一个强度级对应多个叶片坐标,可以按照坐标值的大小从小到大(或从大到小)排列叶片坐标。叶片扫描方法,不根据强度级数序号,而是按照交点坐标 x 的大小排序配对。例如,首先从左叶片坐标 $x_L(j)$ 中找出最小的一个坐标 x_{Lmin} 与右叶片坐标 $x_R(j)$ 中的最小的一个坐标 x_{Rmin} 配对,……,直到左叶片最大坐标 x_{Lmax} 与右叶片最大坐标 x_{Rmax} 配对,如图 8-2-1C 所示。从图 8-2-1B、C 可以看出,两个方法的结果都是一样的。⑤各对叶片的坐标配对后,多对叶片坐标的联合,形成一个完整子野。

上述分子野算法给出的子野序列的总照射强度是最小的,但它的缺点是通常子野数较多,导致执行效率低下。Xia 和 Verhey 开发了一个效率更高的以 2 的指数为照射强度的分子野算法,例如强度级为 1~7 的射野可以用强度为 4、2、1 的子野合成。采用 2 的指数为照射强度进行分割的依据是最大强度值的 1/2 往往接近强度分布的平均值,可以最大限度减少平均强度,同时也减少分割的子野个数。方法的细节如下,分为两部分,第一部分确定最大强度 L,计算 L 的 2 的对数,并取整到最接近的整数(如式 8-2-1 所示):

$$m = \text{Int} \left[\log_2(L) \right]$$

(式 8-2-1)

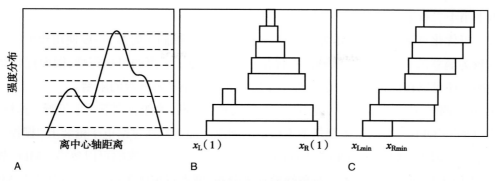

图 8-2-1 MLC 静态调强（Bortfeld）原理图

A. 选择强度分级，把连续强度分布转变成阶梯式强度分布，强度级与连续强度分布的交点即为叶片坐标；B. 按照强度级的顺序配对叶片坐标［如第一个强度级对应的坐标 $x_L(1)$ 和 $x_R(1)$ 配对］，形成叶片执行序列；C. 按照坐标大小配对叶片坐标（如左侧叶片坐标最小值 x_{Lmin} 和右侧叶片最小值 x_{Rmin} 配对），形成叶片执行序列。

第 k 个子野的强度 d_k 都是 2 的指数：

$$2^{m-1}, 2^{m-2}, \cdots\cdots, (2^0 = 1)$$

第二部分是确定强度值 d_k 对应的二维遮挡矩阵 $M_k(i,j)$，确定的规则是如果在位置 (i,j) 处照射强度值大于 $d_1, d_2, \cdots\cdots, d_k$ 之和，则 $M_k(i,j)$ 取值 1；反之，如果照射强度值小于 $d_1, d_2, \cdots\cdots, d_k$ 之和，则 $M_k(i,j)$ 取值 0。遮挡矩阵的不同取值表示相应位置是否用 MLC 叶片遮挡。需要注意的是，不能保证每个遮挡矩阵 $M_k(i,j)$ 都能由 MLC 叶片一次遮挡实现，这是因为 MLC 的物理特性决定一对相对叶片之间只能全部照射，不能一部分遮挡、一部分照射。因此一些遮挡矩阵只能拆分成一些子遮挡矩阵，分别由 MLC 叶片遮挡实现。最终，这个算法把二维的射线束矩阵 $D(i,j)$ 分解成 N 个强度为 d_k 的子野 $M_k(i,j)$，并且满足式 8-2-2：

$$D_k(i,j) = \sum_{k=1}^{N} d_k M_k(i,j) \tag{式 8-2-2}$$

Que 对 Xia 的算法进行了比较研究，结果表明大多数情况下 Xia 的算法产生的子野序列包含的子野数要比其他算法少，但不能保证对任何强度矩阵 Xia 的算法得到的子野数都最少。在上面这些算法基础上，Dai 提出了分子野数更少的一种算法。这种算法先提出了一个评价强度矩阵复杂度的方法，即用原有算法对强度矩阵分割得到的子野数越少，则复杂度越小。在确定一个子野的形状和强度时，对所有可能的情况都进行搜索比较，从中选择的子野应使剩余的强度矩阵复杂度最小。

上述几种子野分割算法都适用于两步优化法：第一步优化射线束强度分布，第二步把优化的射线束强度转化成可执行的 MLC 子野序列。在这些算法的基础上，一些研究者开始思考是否可以直接优化出 MLC 子野，将两步并为一步。Kolmonen 和 Tervo 首先提出了直接优化子野的算法，但未引起放疗界重视。随后由 Yu 等重新提出并发展完善这一算法，形成直接子野优化算法（direct aperture optimization）。这种算法的输入参数仅包括：①射野方向；②射线束能量；③每个射野包含的子野数。每个子野的初始形状是靶区在射野方向观上的投影形状。该算法在迭代循环中，需要优化的变量包括：①各个子野的叶片位置；②每个子野的权重。对于一个选定的优化变量，算法根据高斯分布随机生成新的变量值。对新的变量值，首先判断是否可执行（即不会发生叶片碰撞等问题）。如果可执行，再用新变量值计算目标函数值。如果目标函数值变小，则接受新变量值；如果目标函数值变大，则根据模拟退火算法的接受规则决定是否接受新变量值。对这类算法更详细的介绍可见本书第十二章第九节。

直接子野优化算法把子野数作为输入参数，可以很容易控制子野数，一般使用较少的子野数就可以得到较为满意的调强计划。该算法在优化过程中考虑了子野的可执行性，因而优化结果都是直接可用的。还可以在优化过程中引入最小子野面积和最小子野跳数的限制。

MLC 静态调强，由于每个子野照射结束后，射线必须关断，才能转到下一个子野。这样，因加速器的射线"ON""OFF"动作，带来剂量率不稳定的问题。加速器通过给电子枪装上"栅控"，能使剂量率保持稳定。因子野间射线"OFF"占据的时间很短，它对剂量的影响可以忽略。MLC 静态调强技术，非常类似于物理补偿器技术。对单峰型强度分布，前者肯定优于后者，而且几乎与 MLC 动态调强技术等同。而对具有多峰型强度分布，前者的效率虽由于射线的不断"ON""OFF"动作有所减低，但因不需要模室制作射野补偿器，以及摆位时不需要手工替换补偿器，还是远优于物理补偿器。

二、多叶准直器动态调强

在这种技术中，一个叶片对的两个相对叶片扫过射野，每一个叶片的速度、两个叶片间的开口宽度都是相对时间的函数。与 MLC 静态调强不同，叶片运动的同时，加速器也在出束照射。叶片对之间一个位置保持打开的时间（驻留时间）决定了射线束照射的强度。这个方法称为动态 MLC 调强（DMLC），又称为"滑窗"（sliding window）调强。

在动态调强技术中，由电机驱动的叶片能够以超过 2cm/s 的速度移动。这种运动是在计算机的控制下进行的，并且由计算机精确地监测叶片的位置。确定叶片速度随时间变化的函数的算法已由数位研究者独立解决，虽然他们的出发点略有不同，但都得到一个相似的最优化算法，在最大叶片速度和最小执行时间限制下确定如何实现计划的照射强度。动态调强的基本原理如图 8-2-2 所示。

一对叶片定义一个一维强度分布，其中引导叶片 2 以速度 $V_2(x)$ 移动，跟随叶片 1 以速度 $V_1(x)$ 移动。假

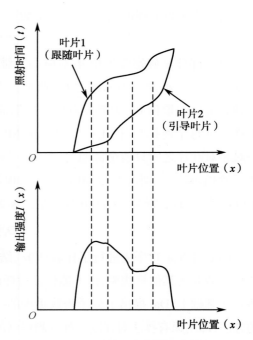

图 8-2-2 MLC 动态调强原理图
左右两个叶片的到达时间之差
决定了输出强度。

设射线束输出是恒定的，忽略叶片透射、半影或散射，那么，输出剂量（累积机器跳数）与受照时间成正比。剖面强度 $I(x)$ 作为位置 x 的函数由两个叶片到达 x 的时间 $t_1(x)$ 和 $t_2(x)$ 决定，也就是说，

$$I(x) = t_1(x) - t_2(x) \qquad \text{（式 8-2-3）}$$

对上式（式 8-2-3）两边相对 x 作微分（式 8-2-4）：

$$\frac{dI(x)}{dx} = \frac{dt_1(x)}{dx} - \frac{dt_2(x)}{dx} \qquad \text{（式 8-2-4）}$$

也就是

$$\frac{dI(x)}{dx} = \frac{1}{V_1(x)} - \frac{1}{V_2(x)} \qquad \text{（式 8-2-5）}$$

为了使总治疗时间最小化,最优的解决方案是以最大允许速度 V_{max} 移动两片叶片中较快的叶片,并用较慢的叶片调节强度。如果剖面 $dI(x)/dx$ 的梯度为零,则根据等式(式 8-2-5),两个速度相等,应设置为 V_{max}。如果梯度为正,则叶片 2 的速度高于叶片 1,因此设置为 V_{max};如果梯度为负,则叶片 1 的速度设置为 V_{max}。一旦将较快叶片的速度设置为 V_{max},则可以从等式(式 8-2-5)中唯一确定较慢叶片的速度,即,

当 $\dfrac{dI(x)}{dx} \geqslant 0$ 时,

$$V_2(x) = V_{max}, \quad V_1(x) = \frac{V_{max}}{1 + V_{max}(dI(x)/dx)} \qquad \text{(式 8-2-6)}$$

当 $\dfrac{dI(x)}{dx} < 0$ 时,

$$V_1(x) = V_{max}, \quad V_2(x) = \frac{V_{max}}{1 - V_{max}(dI(x)/dx)} \qquad \text{(式 8-2-7)}$$

从上面两式(式 8-2-6 和式 8-2-7)中可以看出,在任何时候,$V_1(x)$ 和 $V_2(x)$ 中较大的一个等于 V_{max},较小的一个不管 $dI(x)/dx$ 的正负,都可以表示成式 8-2-8:

$$V(x) = \frac{V_{max}}{1 + V|dI(x)/dx|} \qquad \text{(式 8-2-8)}$$

设射野的宽度为 W,在此宽度内分成 N 个区段,两个叶片的运动时间 T_1 和 T_2 的和可以表示成式 8-2-9:

$$T_1 + T_2 = \int_0^w \left(\frac{dx}{V_1(x)} + \frac{dx}{V_2(x)} \right) = \int_0^w \left(\frac{1}{V_{max}} + \frac{1 + V_{max}|dI(x)/dx|}{V_{max}} \right) dx = \int_0^w \left(\frac{2}{V_{max}} + \left| \frac{dI(x)}{dx} \right| \right) dx \qquad \text{(式 8-2-9)}$$

$$T_1 + T_2 = \frac{2W}{V_{max}} + \sum_{i=1}^{N} |\Delta I(x_i)| \qquad \text{(式 8-2-10)}$$

上式(式 8-2-10)中时间由两部分组成,第一项为两个叶片以最大速度穿过整个射野所需要的时间,第二项为得到预定的强度分布,叶片调强所需要的时间,其中正向强度变化由跟随叶片调节,时间包含在 T_1 里,负向强度变化由引导叶片调节,时间包含在 T_2 里。

从图 8-2-2 中可以看出,在射野照射的起点和终点处,强度为 0,两个叶片的到达时间相同,所以两个叶片从起点到终点的时间 T_1 和 T_2 相等,即下式(式 8-2-11)成立。

$$T_1 = T_2 = \frac{W}{V_{max}} + \frac{1}{2} \sum_{i=1}^{N} |\Delta I(x_i)| \qquad \text{(式 8-2-11)}$$

（崔伟杰）

第三节　容积旋转调强放疗技术

旋转放疗是采用了与传统固定野调强放疗几乎一样的设备,但形式却很不同的一种治疗技术,主要特点是在机架旋转的同时射线束不断照射。具有调强能力的旋转放疗主要有两种技术,分别是旋转调强放疗(intensity-modulated arc therapy,IMAT)和容积旋转调强放疗(volumetric-modulated arc therapy，VMAT）。IMAT一次治疗需要旋转多次，没有在临床广泛应用。VMAT通常使用1~2个治疗弧，通过MLC叶片的运动、机架转速的变化、剂量率的变化得到需要的剂量分布。由于VMAT技术执行时间较短，在临床应用中备受关注。

一、旋转调强放疗（IMAT）

Yu等早在20世纪90年代就建立了旋转调强放疗技术（IMAT），这种技术在治疗过程中治疗机机架绕患者做多次等中心旋转，机架旋转的同时MLC形状动态变化。IMAT技术虽然在形式上和固定野调强（step and shoot）不同，但在计划设计过程中都包含一个相似步骤，需要把某个照射角度优化得到的二维连续强度分布转换成有若干强度级的离散强度分布，再转化成均匀照射的子野。IMAT技术在执行过程中，当机架旋转到某个角度时，MLC形成该角度的一个子野的形状，机架旋转一个角度间隔（比如5°）到下一个角度时，MLC通过叶片位置移动形成下一个角度的子野。每个治疗弧只能照射一个角度的多个子野中的一个，需要多个照射弧才能实现照射多个子野。计划的复杂程度决定了每个角度的强度级以及弧的数目。通常一个计划需要3~5个治疗弧，治疗的复杂程度和传统固定野调强放疗相当。

IMAT计划的产生过程如下所述：由治疗计划系统产生的某一机架角照射方向的强度分布，划分成N个强度级的离散分布，级数N根据强度分布的复杂程度确定。图8-3-1A显示了一个3个强度级的一维强度分布，仅作示例。一维强度分布对应一对MLC叶片的子野序列，N个强度级的强度分布可由N个子野叠加而成。射野内其他叶片也有各自的子野序列，所有叶片的子野联合形成一个完整子野，共形成N个子野，每个子野内的强度分布是均匀的。N个子野的照射需要N次机架旋转，每一次旋转，只完成一个子野的照射。因为旋转中，一般每5°改变子野的形状和大小，必须对相邻的子野进行优化组合，使相邻子野间射野变化不要太大，以减少叶片的运动时间。一般来说，对于有N个强度级的强度分布，可供选择的子野序列有$(N!)^2$种。如图8-3-1A所示的3个强度级的强度分布，可以有36种子野序列组合方式，图8-3-1B~D显示了其中的三种子野序列。从所有这些子野序列中，可用计算机程序选择出最佳子野序列，形成最终的照射方案。

由于各个照射方向的强度分布可能有不同数目的强度分级，旋转数N应取最为复杂的强度分布的分级数，对其他强度分布按此分级数进行细分。

IMAT技术建立之后，一些研究者在几家医院进行了应用尝试。Yu在马里兰大学用IMAT技术治疗了50例患者，由于没有逆向优化IMAT计划的方法，他们采用正向方法确定MLC子野形状。De Gersem、Wong等对正向计划设计方法进行了改进，提高了计划设计的效率和计划质量。IMAT技术最终没有广泛应用，一个重要原因是缺乏逆向计划设计系统。

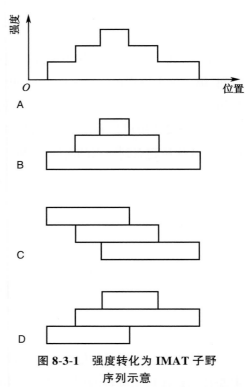

图8-3-1　强度转化为IMAT子野序列示意

B、C、D. 显示了三种不同的子野转换方式，其叠加效果都形成A图所示的强度分布，除这三种方式外还有其他子野转换方式。

二、容积旋转调强放疗（VMAT）

（一）VMAT 技术基本原理

由于 IMAT 技术需要数个旋转治疗弧实现一次调强治疗,该技术的实施效率仅与传统固定野调强技术相当。结合 Tomo 的研究和应用,研究者开始思考仅仅一次旋转,是否能完成旋转调强放疗。Tang 在一项研究中阐述了如何将旋转多次的 IMAT 技术转换成一次旋转的治疗技术。图 8-3-2 是这一技术的示意图和部分结果。研究者先优化了 36 个照射方向的强度分布和子野序列,根据优化结果创建了 5 个治疗弧的 IMAT 计划。为了把 5 个弧压缩成一个,研究者将每个照射方向的 5 个子野分散到相邻的角度上,如图 8-3-2A、B 所示。图 8-3-2C、D 比较了两个计划在改变前后的剂量分布,可见两者几乎一样。该研究及其他一些类似研究得出了这样一个结论,在一个照射角度优化得到的射野形状和照射强度,如果在偏离一些角度的位置照射,可以得到相近的剂量分布。这一结论使得从多次旋转调强技术向单次旋转调强技术的过渡变得易于理解。Tang 的研究还提出了一个观点,计划质量可能与子野形状的变化总数相关。单个弧的旋转治疗如果包含与固定野调强相当的子野形状变化数,两者的计划质量也会相当。

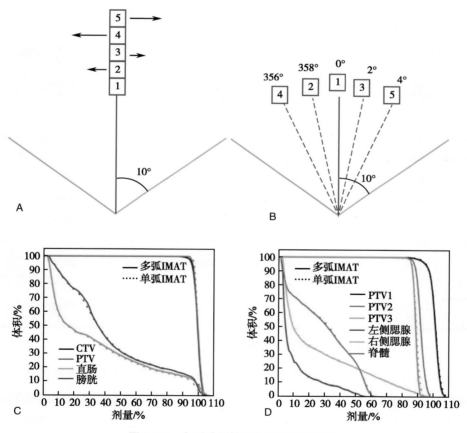

图 8-3-2　多弧计划转化为单弧计划示意

A、B. 把 5 个治疗弧的旋转调强放疗（IMAT）计划转变成一个治疗弧的方法示意图;
C、D. 用两个例子比较了 5 个弧和单个弧的治疗计划,可见两种计划十分接近。

在前人研究的基础上,2008 年 Otto 通过治疗过程中允许剂量率和机架转速动态变化实现了只有一个弧的旋转治疗技术,并且用一种渐进优化算法作为这一技术的优化算法。Otto 将这一技术称之为容积旋转调强放疗（volumetric-modulated arc therapy，VMAT）。与 Otto 的算法不同，Bzdusek 建立了另一种优化算法，这些算法的详细介绍可见本书第十二章第十节。根据 Otto 的理论，Varian 推出了具有旋转调强放疗功能的产品，并称之为 RapidArc。医科达公司推出的产品名称为 VMAT，这一名称同时也被普遍用作旋转调强放疗技术的专业名称。在 RapidArc 和 VMAT 分别被推出后，旋转调强放疗技术开始在临床大规模应用。

（二）VMAT 计划在加速器上的执行

动态执行的 VMAT 计划在计划系统中实际是一个由很多个静态子野组成的计划。每个子野表示在一个固定角度用固定的射野形状照射一定的机器跳数。计划系统中静态的子野需通过控制点转化成可供加速器执行的动态计划。图 8-3-3 就是用一种简单的转换方式转换得到的控制点示意图。第一个控制点累积机器跳数为 0，其余参数包括射野形状、机架角度和准直器角度等都与第一个子野的参数相同。第二个控制点累积机器跳数为第一个子野的照射机器跳数，其余参数和第二个子野的参数相同。所以，计划系统优化得到的第一个静态子野在加速器实际执行时是从第一个控制点到第二个控制点动态变化的过程。类似的，第二个静态子野是第二个控制点到第三个控制点的动态变化过程。以此类推，直到最后一个控制点。每两个相邻的控制点定义了一个动态的执行片段，计划系统中相应子野的一些参数（比如叶片位置、机架角度等）只在这个片段出现一瞬。不同的计划系统在处理子野和控制点之间转换时会略有差别，比如子野的相关参数可能设为动态执行片段的中间状态。

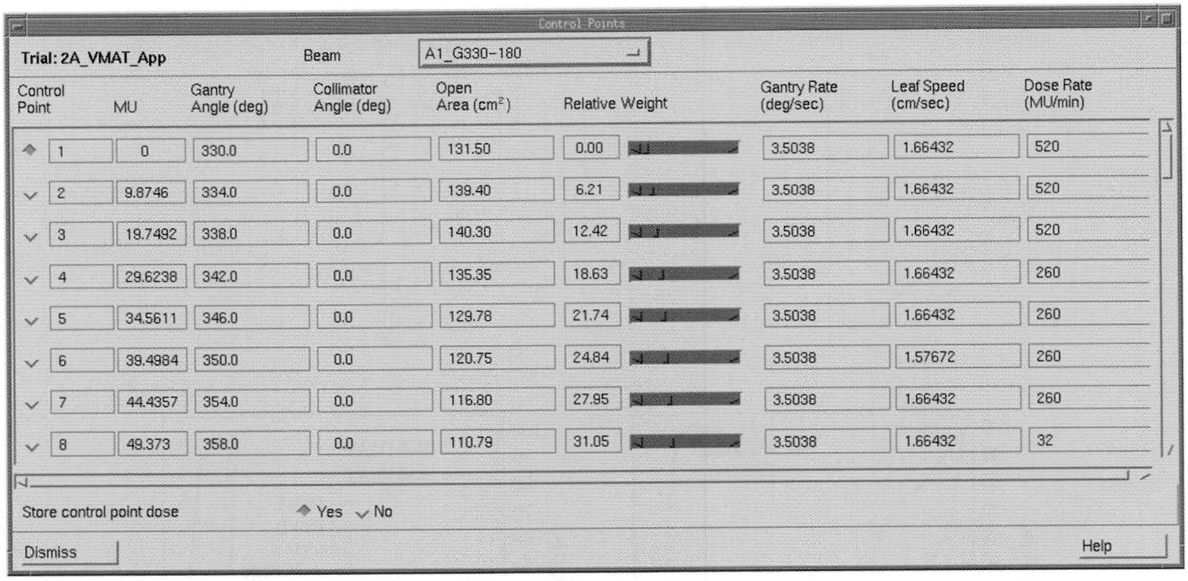

图 8-3-3　容积旋转调强放疗（VMAT）计划的控制点

计划系统优化得到的由多个静态子野组成的 VMAT 计划，其子野权重或机器跳数是随机架角度变化的函数。在加速器执行计划时，机器跳数随角度的变化通过剂量率变化或机架旋转速度的变化实现。当需要照射的机器跳数太大，超过加速器能达到的最大剂量率时，可以降低机架转速和 MLC 叶片运动速度。图 8-3-3 所示计划系统列出的控制点虽然也给出了机架旋转速度或剂量率，但在实际执行时，加速器控制系统可能会适当调整剂量率和机架转速，使最终执行效果与计划系统一致。加速器的一些性能参数对 VMAT 计划的执行有很大影响，比如最大剂量率、MLC 叶片最大速度等。目前，部分加速器最大剂量率已达到每分钟 1 400MU，医科达公司推出的 Agility MLC 叶片速度可达到 6.5cm/s，这些进步对提高 VMAT 计划质量和执行效率有很大帮助。

（三）VMAT 技术的临床应用特点

VMAT 技术自推出之后开始逐步替代原有的固定野调强技术。多项研究结果表明，与固定野调强放疗相比，VMAT 技术显著提高了治疗效率，主要表现为机器跳数和治疗时间大幅减少。关于治疗计划的剂量学比较，研究者一般认为 VMAT 计划优于或不差于固定野调强计划。根据这些剂量学比较，接受 VMAT 治疗的患者在不良反应方面应不差于接受固定野调强治疗的患者，一些临床研究的结果也证实了这一结论。在一项直肠癌术前同步放化疗的研究中，研究者统计了 IMRT 组和 VMAT 组患者白细胞下降、腹泻、放射性皮炎等不良反应的发生率，发现两组数据没有显著差异。在肿瘤治愈率方面，目前发表的研究结果较少，有待进一步研究。

缩短治疗时间是 VMAT 技术的显著优势，也是 VMAT 技术受临床关注的主要原因。VMAT 技术的具体执行时间跟不同单位的 VMAT 计划规范有关，比如使用 1 个还是 2 个旋转弧，以及弧的旋转角度等。以前列腺癌放疗为例，治疗时间可以从 7 野固定野调强所需的 9.5 分钟左右降到单个旋转弧 VMAT 计划所需的 1.4 分钟左右。治疗时间缩短还带来了其他一些优势，比如降低了器官运动对治疗的影响，提高了患者舒适度等。

（崔伟杰）

第四节　螺旋断层放疗

螺旋断层放疗（Tomotherapy）是一种独特的调强放疗技术，它将 CT 断层扫描的理念引入到肿瘤放疗设备，千伏级的诊断 X 射线辐射源被替换为兆伏级 X 射线，从而实现计算机断层成像技术与调强放疗技术的有机融合。断层放疗设备采用扇形束射野，通过快速运动的二元多叶准直器调节射线强度，机架绕患者纵轴旋转照射完成一个切片的治疗，结合治疗床移动可实现远远超过切片长度的治疗。根据治疗床移动的方式，断层放疗可分为步进式（serial）和螺旋式（helical）两种方式。

20 世纪晚期由 NOMOS 公司开发的 Peacock ™治疗系统是步进式断层放疗首个进入临床应用的商业产品，它将二元多叶准直器 MIMiC 悬挂到传统的 C 形臂加速器上实现扇形束的强度调节。机架每旋转一圈完成一个切片的治疗。机架旋转时治疗床保持不动，完成一个切片的治疗后，治疗床步进到下一个位置实施下一个切片的治疗。由于相邻切片之间射野没有重叠，这需要床的步进控制非常准确，否则在衔接处会出现严重的热点和 / 或冷点。如果要求治疗实施时衔接处的剂量误差在 5% 以内，治疗床的步进精度应优于 0.2mm。为此，NOMOS 公司设计了一个高精度的步进控制装置 CRANE 安装到加速器的治疗床上，以保证治疗的准确性。步进式断层放疗存在的另一个问题是治疗效率偏低。虽然断层放疗采用旋转调强照射，单个切片的照射很快就能完成，但当靶区纵向长度超过扇形束射野的宽度时，需要多个切片的照射才能覆盖靶区，同时两个弧之间需要额外的时间移动治疗床，降低了治疗的效率。通常，1 个弧的照射时间大约是 2 分钟，相邻弧之间的移床大约需要 1 分钟。对于 14cm 长度的靶区，如果采用 2cm 的射野宽度，治疗需要 20 分钟左右。步进式断层放疗是首个将调强技术应用于临床治疗的放疗技术，是 20 世纪 90 年代开展调强放疗最常用的技术。但射野衔接和治疗效率的问题，特别是对射野衔接处剂量准确性的顾虑，限制了步进式断层放疗的应用。

随着螺旋断层扫描技术的发展,Mackie 于 1993 年提出将螺旋照射技术与扇形束调强射野相结合,实现螺旋断层调强放疗。螺旋照射时,机架旋转一圈治疗床前进的距离小于射野纵向宽度,相邻野之间在纵轴方向有一定的重叠长度,靶区内的每个体素受到多个相邻野的叠加照射,大大减少了射野衔接处可能出现的冷热点,并且连续的螺旋照射模糊化了因衔接造成的剂量波动,剂量分布更为均匀。与螺旋 CT 一样,螺旋断层照射时,治疗床随机架旋转同步缓慢前进,带动患者平缓穿过射野平面,整个出束过程没有中断,提高了断层治疗的效率。传统 C 形臂加速器无法实现这种连续旋转治疗的方式,因此螺旋断层照射需要重新设计加速器结构,采用与螺旋 CT 类似的滑环机架。这项技术由 TomoTherapy 公司开发,其原型机于 2001 年在威斯康辛大学开发完成,并于一年后治疗第一例患者。目前,商用的机型有 TomoTherapy Hi-Art、TomoTherapy HD 和 Radixact 等,总体结构及螺旋照射的实现方式都是一样的。螺旋断层放疗被公认为当代最先进的放疗技术之一,已广泛应用于临床治疗。

一、螺旋断层放疗加速器的结构

螺旋断层放疗加速器采用了与螺旋 CT 扫描机相似的结构,以 Tomo Therapy Hi-Ant 为例,其结构示意图如图 8-4-1 所示。它将标称能量为 6MV 的小型电子直线加速器集成到环形机架中。机架孔径为 85cm,与大孔径模拟定位 CT 相近(80~85cm)。源到机架等中心的距离为 85cm。在源的对侧,距源 132cm 处集成了一排第 3 代 CT 扫描机的探测器阵列,用于采集 MVCT 影像数据。机架上安装了 12.7cm 厚的铅合金射线阻挡装置,治疗时随机架一起旋转,一直保持在主射束的对侧,机房防护要求比 C 形臂加速器更低。

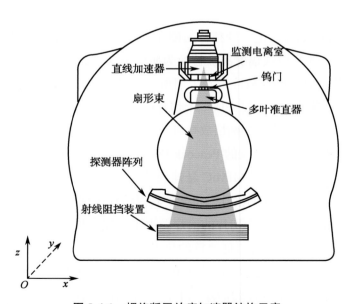

图 8-4-1 螺旋断层放疗加速器结构示意

由于主要用于调强放疗,螺旋断层放疗加速器取消了射野均整器,可以通过强度调制实现均匀或不均匀的剂量分布。取消均整器有如下优势:①大大增加了射野中心附近的剂量输出,中心轴处的剂量率达到 800cGy/min,比射野边缘附近剂量率高了近 1 倍,可以节省患者治疗时间;②射线能谱更稳定;③产生的散射线更少。

采用扇形束射野照射,照射野由钨门和二元多叶准直器共同确定(图 8-4-2)。射线束在纵向(y方向)由前、后钨门将射野宽度限制在 5cm 内。原则上,射野纵向宽度可以通过调整钨门相对间距实现 5cm 内任意宽度,但目前只有 5.0、2.5 和 1.0cm 三种射野宽度的对称野可以用于临床治疗。治疗时,钨门位置保持不变,即射野纵向宽度保持不变。

射线强度的调节由二元多叶准直器实现。MLC 每个叶片在等中心处的标称宽度为 6.25mm,总共 64 个叶片沿 x 方向排列。当所有叶片打开时,射野横向宽度为 40cm。叶片分为前、后两组,奇数叶片和偶数叶片分别安装于等中心前侧(-y 方向)和后侧(+y 方向)。叶片沿 y 方向运动,相邻叶片互插。所谓"二元"是指 MLC 叶片只有打开和关闭两种状态,照射的剂量由叶片打开的时长决定。叶片运动由压缩空气驱动,可以实现迅速开关(打开或关闭一次在 20 毫秒以内),实现对扇形束射野的强度调制。采用二元多叶准直器时,射野模型并不需要考虑

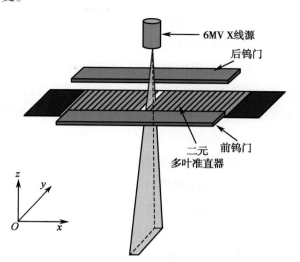

图 8-4-2　螺旋断层放疗加速器准直系统示意

叶片端面的形状设计,因为只有在切换射野形状时,叶片端面才会处于照射野中,而这个时间相当短。相邻叶片的侧面采用凹凸槽结构,以减少叶片间的漏射线。叶片厚度达 10cm,由含钨 95% 的合金制成,穿射线强度不到原来强度的 0.5%。同时,y 方向钨门厚度达 13cm,保证机头漏射线处于较低水平(通常在 0.5% 以内)。

受益于治疗床的连续进动,螺旋断层放疗的纵向最大治疗长度达到 135cm,因此治疗范围可以覆盖横向直径 40cm、纵向长度 135cm 内的靶区,是目前单次摆位治疗范围最大的放疗技术,在治疗靶区体积较大或靶区分布范围较广的病例具有优势,比如大体积的胸腹部肿瘤、全中枢神经系统照射、全脊髓照射或远处多发病灶治疗。

二、螺旋断层照射技术

螺旋断层放疗加速器在治疗期间,环形机架 360° 持续旋转,同时治疗床面朝机架方向缓慢连续移动,带动患者穿过旋转的射束平面。如图 8-4-3 所示,从患者的视角看,射线源围绕患者沿螺旋路径运动,产生了一个螺旋状的照射通量。

机架旋转 1 圈为 12~60 秒。不同治疗计划依据治疗部位、处方剂量和设置的射野参数得到不同的机架旋转速度,但同一治疗计划在治疗过程中机架的旋转速度始终是恒定的。为便于优化剂

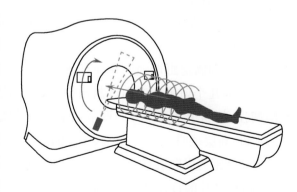

图 8-4-3　螺旋断层照射示意

量分布,将每一圈的照射分为 51 个入射方向,每个方向称为 1 个投影。每个投影的照射时长为机架旋转周期的 1/51。比如当治疗计划确定的机架旋转周期为 20 秒时,则可推算出单个投影时长为 392 毫秒。根据机架周期的时长范围,可知单个投影时长总是在 235~1 176 毫秒范围内。

在单个投影中,每个叶片开关不超过一次。两个投影之间,所有的叶片都处于关闭状态。各叶片的照射时长独立控制,每个叶片从关闭状态到打开照射再回到关闭状态形成 1 个子束(beamlet)。

子束是螺旋断层照射束流调制的最小单元,每个子束在等中心处 x 方向的宽度为 0.625mm(即 MLC 单个叶片的宽度),y 方向的宽度则由计划设计时确定的射野宽度决定。叶片照射时长与投影时长的比值与该入射角度子束所需照射的强度成正比。为了使叶片有充足的时间打开和关闭,叶片开关的时刻总是尽量靠近投影中点。假设单个叶片照射时长为 t,则叶片在投影中点前 $t/2$ 时刻打开叶片,过投影中点后 $t/2$ 时刻关闭叶片。由于叶片打开时长不能超过投影的时长,因此当叶片在整个投影照射过程中始终打开时,该子束的出束强度最大。对于一个螺旋断层放疗计划,在其所有弧的所有子束中,叶片打开时长最长的子束决定了该计划投影的时长及治疗时机架旋转的速度。

扇形束的螺旋断层照射技术,配合迅速开关的二元气动多叶准直器实现了对射线强大的调制能力。螺旋照射技术使得照射野内的单个体素可以被旋转的扇形束重叠照射多次(与计划设计时设定的螺距有关),每旋转一圈有 51 个投影,因此单个体素在一次治疗中可以受到上百个子束的照射。比如,当螺距为 0.287 时,1 个切片可以得到 3.48 圈扇形束的重叠照射,单个体素大概可以接受 $3.48 \times 51 \approx 177$ 个子束的强度调制。通过快速开关的 MLC 叶片,每个子束流可以实现 0~100% 之间的连续强度调制。单次治疗通常采用上万个子束来生成高度适形的剂量分布,横断面的调制能力强于其他调强放疗设备,是目前治疗复杂靶区最理想的调强技术。

三、固定野断层照射技术

如果将螺旋断层照射加速器的机架固定在一个角度,治疗床仍保持前进运动,结合二元气动多叶准直器的快速调制,可实现固定野断层照射,又称为断层径照调强技术(Tomo Direct)。

断层径照调强采用 2~12 个不同的射野角度实施照射(图 8-4-4)。患者摆位完成后,加速器机架和治疗床自动运动到治疗起始位置执行第一个射野的照射,机架角度保持不变,治疗床匀速前进;执行完一个照射野后,机架自动旋转到下一个位置,同时治疗床自动回退到下一个野的起始治疗位置,继续治疗下一个照射野,直到所有射野按顺序执行完毕。

与传统的固定野调强一样,断层径照调强只能在固定的几个射野方向内调制强度,相比螺旋断层调强,削弱了从多个方向调节剂量分布的能

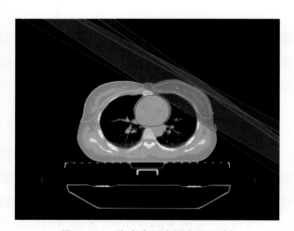

图 8-4-4　乳腺癌固定野断层照射

力。不过,断层径照不受机架旋转速度的限制,可以设置更小的螺距值来适当提高纵向的调强能力,通常设置螺距为纵向射野宽度的 1/10,即治疗床每前进射野宽度的 1/10 距离设置 1 个投影。切换投影时,MLC 叶片的打开时长可以调整一次。即便如此,其参与强度调制的投影数量和子束数量还是比螺旋断层调强要少得多。如前所述,采用螺距为 0.287 的螺旋断层调强,单个体素参与强度调制的子束的数量可以达到 177 个,而对于 5 个照射野的断层径照调强计划,子束的数量一般在 50 个以内。加上射野方向的限制,断层径照调强计划的靶区适形度和均匀性通常不如螺旋断层调强。

断层径照调强的治疗效率与采用的射野数量关系密切,通常射野数量越多,治疗时间越长。治疗过程包括射野切换和照射均由计算机自动控制,不需要人工干预。计算机自动优化射野执行顺序,首先确定角度间隔最大的两个相邻野,然后以顺时针方向从该间隔后的第一个射野开始治疗,

以减少切换射野的机架空转时间。未出束时,治疗床的移动速度最高可达 10cm/s,因此切换射野时,治疗床回位需要的时间基本可以忽略。

与螺旋断层调强相比,断层径照调强更适合治疗比较简单的肿瘤,主要用于乳腺癌的断层放疗,在食管癌、肺癌和全中枢放疗上也有相关应用。螺旋断层调强采用 360° 不间断照射,治疗乳腺癌时,需要采用遮挡技术,以减少对肺的低剂量照射,射线利用率低,治疗时间长;而断层径照调强可以将射线集中在避开肺组织的切线方向上照射,射线利用率大大提高,对肺的保护也更好。断层径照调强技术提高了断层治疗的应用能力和效率,对于只有断层放疗设备的单位,部分肿瘤可以采用断层径照调强治疗,提高设备使用效率,缩短治疗时间。

四、断层放疗技术的新进展

1. 动态断层照射技术

凭借二元多叶准直器和旋转照射,螺旋断层调强在横断面可获得比其他调强放疗设备更优的剂量分布。但在纵轴方向,由于叶片只有打开和关闭两个状态,子束的纵向宽度与钨门宽度相同,导致纵向的强度调制能力受到钨门宽度的限制。钨门宽度越小,则纵向空间分辨率越高,正常组织的保护越好。但采用小的钨门宽度会导致更多的射线被钨门遮挡,射线利用率低,治疗时间变长。临床需要在剂量分布和治疗效率之间进行平衡。总的来说,在注量高梯度区(比如靶区上下界)钨门宽度应足够窄以提高空间分辨率,而在注量平坦区宜采用宽的钨门来提高治疗效率。因此,这就要求治疗过程中钨门可以运动,纵向射野宽度随注量梯度要求动态变化。

如果在注量低梯度区允许动态调整治疗床速度,以更快的床速治疗,则可以进一步节省治疗时间。钨门和床运动的策略根据注量的纵向离轴比优化得到。纵向的强度调制不只依赖于叶片打开时长的变化,还可以同时动态调整纵向射野宽度和床速来实现,降低了对 MLC 强度调制的要求。采用较小的 MLC 调制因子,意味着射线的利用率更高,治疗效率也就更高。

断层调强治疗时钨门宽度和床速一般保持不变,如果在治疗过程中钨门宽度和床速可以动态变化,则可实现动态断层照射。

目前,TomoEdge 动态钨门技术已经可以商用。钨门在治疗过程中的运动范围由计划设计时预设的纵向最大射野宽度确定。当预设最大宽度为 5.0cm 时,钨门只能在等中心 –2.5cm 和 +2.5cm 之间运动。前钨门(front jaw)和后钨门(back jaw)间距至少保持在 1.0cm,即射野宽度最小为 1.0cm。治疗床保持匀速运动。在靶区上界进入照射野前,前钨门处于最外侧位置(当预设最大宽度为 5.0cm 时,为 –2.5cm),后钨门距前钨门 1.0cm。当靶区进入照射野后,前钨门保持不动,后钨门采用滑窗方式随着靶区前端的移动逐步打开(保持与靶区前端 3.5mm 间距),直到射野宽度达到预设的最大射野宽度。在靶区中段,射野宽度保持不变,直到靶区下界进入照射野。当靶区下界进入照射野后,后钨门保持不动,前钨门随着靶区下界的移动逐步关闭至最小射野宽度。TomoEdge 只在靶区上、下界附近采用动态钨门照射,治疗时治疗床保持匀速运动,可以看做是一种简化的动态断层照射技术。

TomoEdge 可有效减小纵向射野半影,在靶区的上界和下界外大约只有 1.0cm 宽度的正常组织会被卷入照射野内,从而大幅减少对靶区边缘正常组织的照射。如果以半高宽来衡量纵向治疗长度,按固定钨门模式进行治疗时,对于长度为 6.0cm 的靶区,纵向射野宽度为 2.5cm 和 5.0cm 时,其实际治疗长度已分别达到靶区长度的 1.5 倍和 2 倍以上。采用动态钨门技术后,无论最大射野宽度是 2.5cm 还是 5.0cm,靶区头尾两端的半影已经减小到与采用射野宽度 1.0cm 一致的水平。

无论对于头颈部还是肺部、腹部的肿瘤，动态钨门技术对正常组织的保护均有明显帮助。如图8-4-5所示，鼻咽癌采用动态钨门治疗，脑组织受照范围明显减小。部分简单的肿瘤，则可以尝试采用更宽的钨门来治疗，比如用5.0cm动态钨门调强替代2.5cm的固定钨门、2.5cm动态钨门替代1.0cm固定钨门，在正常组织受量变化不大的情况下提高治疗效率。

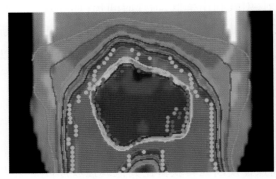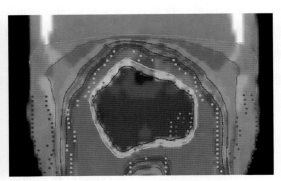

图8-4-5　鼻咽癌固定钨门（左）和TomoEdge动态钨门（右）螺旋断层调强计划剂量分布比较

2. 千伏级螺旋CT引导技术

Mackie于1993年发表的最早关于螺旋断层放疗加速器的论文中就提出在滑环机架上安装一套千伏级X线成像设备用于获取患者治疗前的CT图像以验证摆位的设计。该设备由千伏级X射线源和平板探测器组成，安装在与治疗射线束正交的位置上。kVCT采用与MVCT相同的螺旋方式扫描，即成像设备绕患者做连续旋转扫描的同时，治疗床同步进床，从而得到螺旋CT图像，扫描长度可达135cm。虽然kVCT的图像质量优于MVCT，但由于成本考虑，早期的商用机型，如Hi-Art和HD，只采用MVCT单一图像引导，直到近期发布的Radixact机型才将kVCT成像系统集成到滑环机架中，实现kV和MV双源图像引导。

与MVCT相比，千伏级螺旋CT具有如下优势：①kVCT具有与诊断级CT接近的图像质量，图像噪声和低对比度分辨率明显优于MVCT，其中噪声降低了约2倍，对比度指标提高了3~4倍，杯状伪影也明显减轻；②kVCT扫描速度最高可达1.7cm/s，扫描时间比MVCT可减少约4~8倍；③MVCT受限于加速器准直器开口尺寸，FOV仅为39cm，导致身体较宽部位，如肩部等成像缺失，而kVCT通过偏移准直器和探测器位置使最大FOV达到50cm，达到诊断CT的扫描视野。

噪声和对比度是采用CT图像引导开展自适应放疗中影响解剖结构勾画最主要的两个指标。千伏级螺旋CT引导采集的kVCT图像解剖结构边界清晰，与定位CT图像的变形配准、靶区和危及器官的勾画均能自动完成，极大地提高了螺旋断层自适应放疗的效率，使在线自适应放疗成为可能。此外，根据患者的kVCT图像和MV探测器测的出射线可重建患者的每日实际受照剂量，根据肿瘤和正常组织实际受量与计划剂量的偏差及时修正治疗计划，从而实现剂量引导放疗（DGRT）。

3. 同步追踪放疗技术

由于螺旋断层放疗在出束过程中，机架和治疗床均处于连续运动状态，无法随时暂停和恢复出束，因此传统的运动管理方法，比如屏气、呼吸门控等方法均难以实现。最近，Accuray公司在Radixact千伏级X线成像系统的基础上进一步实现了同步跟踪放疗技术（Synchrony），能够实时监测和补偿器官运动。该技术与射波刀（CyberKnife）的同步跟踪放疗技术类似，采用混合定位成像实现肿瘤的实时监测。Radixact和射波刀均采用kV成像设备探测体内靶区或植入金标的几何位置,同时采用红外探测器监测患者体表标记的运动,并建立体表标记与体内靶区呼吸运动的相关模型,但两者在系统结构上有所不同:①射波刀使用 kV 级斜正交成像设备,成像角度固定,而 Radixact 的 kV X 射线源和平板探测器安装在滑环机架上,可随机架旋转在任意角度成像,治疗过程中可随时增加或改变成像角度,追踪时易于避开骨质结构;②射波刀采用双源斜正交成像,单次曝光即可计算靶区或金标的位置偏移,而 Radixact 则需要在两个机架角度分别采集一幅 2D 图像才能得到三维坐标;③射波刀通过机械臂调整治疗源位置、准直器和入射角度对靶区进行追踪照射,但 Radixact 只能通过调整钨门和多叶准直器实现追踪照射。

Radixact 的同步跟踪放疗技术通常用于监测和补偿呼吸运动,在治疗过程中可实时更新呼吸运动模型,通过模型提前预测肿瘤位置,使系统的整体延迟降低至 10 毫秒以内。同步跟踪放疗技术也可用于治疗无规律运动的肿瘤,如前列腺肿瘤,机架每旋转一周,kV 成像设备在不同角度采集 2~6 幅 2D 图像,以监测金标位置的变化;需要注意的是由于无法使用红外探测器和运动模型提前预测肿瘤位置,以及采集图像后系统进行分析处理还需要约 1.5 秒左右的时间,因此治疗时需注意系统延迟的影响。

同步跟踪放疗技术实时监测靶区或金标的质心随器官运动的位置偏移,通过动态钨门和快速开关的多叶准直器实现跟踪照射,有效解决了因器官运动导致的剂量模糊效应(blurring effect)和相互影响效应(interplay effect)。虽然跟踪放疗过程中并未考虑由于患者解剖结构形变或组织密度非均匀导致的运动剂量变形效应,但对于螺旋断层放疗 360° 照射的剂量累加,剂量变形效应的影响基本可以忽略。

(胡志辉)

参考文献

［1］BERNIER J, HALL E J, GIACCIA A. Radiation oncology: A century of achievements [J]. Nat Rev Cancer, 2004, 4 (9): 737-747.

［2］HODAPP N. The ICRU Report 83: Prescribing, recording and reporting photon-beam intensity-modulated radiation therapy (IMRT)[J]. Strahlenther Onkol, 2012, 188 (1): 97-99.

［3］BRAHME A. Design principles and clinical possibilities with a new generation of radiation therapy equipment: A review [J]. Acta Oncol, 1987, 26 (6): 403-412.

［4］BRAHME A. Optimization of stationary and moving beam radiation therapy techniques [J]. Radiother Oncol, 1988, 12 (2): 129-140.

［5］BRAHME A, ROOS J E, LAX I. Solution of an integral equation encountered in rotation therapy [J]. Phys Med Biol, 1982, 27 (10): 1221-1229.

［6］CORMACK A M. A problem in rotation therapy with X rays [J]. Int J Radiat Oncol Biol Phys, 1987, 13 (4): 623-630.

［7］Intensity-modulated radiotherapy: Current status and issues of interest [J]. Int J Radiat Oncol Biol Phys, 2001, 51 (4): 880-914.

［8］BRAHME A, AGREN A K. Optimal dose distribution for eradication of heterogeneous tumours [J]. Acta Oncol, 1987, 26 (5): 377-385.

［9］MACKIE T R, HOLMES T, SWERDLOFF S, et al. Tomotherapy: A new concept for the delivery of dynamic conformal radiotherapy [J]. Med Phys, 1993, 20 (6): 1709-1719.

［10］WEEKS K J, ARORA V R, LEOPOLD K A, et al. Clinical use of a concomitant boost technique using a gypsum compensator [J]. Int J Radiat Oncol Biol Phys, 1994, 30 (3): 693-698.

［11］ DJORDJEVICH A, BONHAM D J, HUSSEIN E M, et al. Optimal design of radiation compensators [J]. Med Phys, 1990, 17 (3): 397-404.

［12］ JIANG S B, AYYANGAR K M. On compensator design for photon beam intensity-modulated conformal therapy [J]. Med Phys, 1998, 25 (5): 668-675.

［13］ RENNER W D, O'CONNOR T P, BERMUDEZ N M, et al. An algorithm for design of beam compensators [J]. Int J Radiat Oncol Biol Phys, 1989, 17 (1): 227-234.

［14］ YODA K, AOKI Y. A multiportal compensator system for IMRT delivery [J]. Med Phys, 2003, 30 (5): 880-886.

［15］ BORTFELD T R, KAHLER D L, WALDRON T J, et al. X-ray field compensation with multileaf collimators [J]. Int J Radiat Oncol Biol Phys, 1994, 28 (3): 723-730.

［16］ SIOCHI R A. Minimizing static intensity modulation delivery time using an intensity solid paradigm [J]. Int J Radiat Oncol Biol Phys, 1999, 43 (3): 671-680.

［17］ CONVERY D J, ROSENBLOOM M E. The generation of intensity-modulated fields for conformal radiotherapy by dynamic collimation [J]. Phys Med Biol, 1992, 37 (6): 1359-1374.

［18］ DIRKX M L, HEIJMEN B J, VAN SANTVOORT J P. Leaf trajectory calculation for dynamic multileaf collimation to realize optimized fluence profiles [J]. Phys Med Biol, 1998, 43 (5): 1171-1184.

［19］ YU C X. Intensity-modulated arc therapy with dynamic multileaf collimation: An alternative to tomotherapy [J]. Phys Med Biol, 1995, 40 (9): 1435-1449.

［20］ OTTO K. Volumetric modulated arc therapy: IMRT in a single gantry arc [J]. Med Phys, 2008, 35 (1): 310-317.

［21］ CAROL M P. A system for planning and rotational delivery of intensity-modulated fields [J]. Int J Imaging Syst Technol, 1995, 6: 56-61.

［22］ MACKIE T R. History of tomotherapy [J]. Phys Med Biol, 2006, 51 (13): R427-R453.

［23］ WEBB S. Conformal intensity-modulated radiotherapy (IMRT) delivered by robotic linac: testing IMRT to the limit？ [J]. Phys Med Biol, 1999, 44 (7): 1639-1654.

［24］ WEBB S. Conformal intensity-modulated radiotherapy (IMRT) delivered by robotic linac: conformality versus efficiency of dose delivery [J]. Phys Med Biol, 2000, 45 (7): 1715-1730.

［25］ DAI JR, HU YM. Intensity-modulation radiotherapy using independent collimators: An algorithm study [J]. Med Phys, 1999, 26 (12): 2562-2570.

［26］ 戴建荣, 胡逸民. 独立准直在适形放疗中的应用 [J]. 发明专利公报, 1998, 14 (15): 15.

［27］ 戴建荣. 利用独立准直器开展调强放疗算法研究 [J]. 中国医疗器械杂志, 1999, 23 (6): 316.

［28］ ZHANG Y, HU Y, MA L, et al. Dynamic delivery of IMRT using an independent collimator: A model study [J]. Phys Med Biol, 2009, 54 (8): 2527-2539.

［29］ WEBB S. Intensity-modulated radiation therapy using only jaws and a mask [J]. Phys Med Biol, 2002, 47 (2): 257-275.

［30］ WEBB S. Intensity-modulated radiation therapy using only jaws and a mask: Ⅱ. A simplified concept of relocatable single-bixel attenuators [J]. Phys Med Biol, 2002, 47 (11): 1869-1879.

［31］ KIM Y, VERHEY L J, XIA P. A feasibility study of using conventional jaws to deliver IMRT plans in the treatment of prostate cancer [J]. Phys Med Biol, 2007, 52 (8): 2147-2156.

［32］ DONOVAN E, BLEAKLEY N, DENHOLM E, et al. Randomised trial of standard 2D radiotherapy (RT) versus intensity modulated radiotherapy (IMRT) in patients prescribed breast radiotherapy [J]. Radiother Oncol, 2007, 82 (3): 254-264.

［33］ JABBARI S, KIM H M, FENG M, et al. Matched case-control study of quality of life and xerostomia after intensity-modulated radiotherapy or standard radiotherapy for head-and-neck cancer: initial report [J]. Int J Radiat Oncol Biol Phys, 2005, 63 (3): 725-731.

［34］ CLAUS F, BOTERBERG T, OST P, et al. Short term toxicity profile for 32 sinonasal cancer patients treated with IMRT: Can we avoid dry eye syndrome？ [J]. Radiother Oncol, 2002, 64 (2): 205-208.

［35］ 易俊林, 高黎, 徐国镇, 等. 147 例鼻咽癌调强放疗结果分析 [J]. 中华放射肿瘤学杂志, 2008, 17 (5): 329-334.

［36］ ZELEFSKY M J, FUKS Z, HUNT M, et al. High-dose intensity modulated radiation therapy for prostate cancer: Early toxicity and biochemical outcome in 772 patients [J]. Int J Radiat Oncol Biol Phys, 2002, 53 (5): 1111-1116.

［37］ Intensity-modulated radiotherapy: Current status and issues of interest [J]. Int J Radiat Oncol Biol Phys, 2001, 51 (4): 880-914.

［38］ EZZELL G A, GALVIN J M, LOW D, et al. Guidance document on delivery, treatment planning, and clinical implementation of IMRT: Report of the IMRT Subcommittee of the AAPM Radiation Therapy Committee [J]. Med Phys, 2003, 30 (8): 2089-2115.

［39］ BORTFELD T R, KAHLER D L, WALDRON T J, et al. X-ray field compensation with multileaf collimators [J]. Int J Radiat Oncol Biol Phys, 1994, 28 (3): 723-730.

［40］ XIA P, VERHEY L J. Multileaf collimator leaf sequencing algorithm for intensity modulated beams with multiple static segments [J]. Med Phys, 1998, 25 (8): 1424-1434.

［41］ QUE W. Comparison of algorithms for multileaf collimator field segmentation [J]. Med Phys, 1999, 26 (11): 2390-2396.

［42］ GALVIN J M, CHEN X G, SMITH R M. Combining multileaf fields to modulate fluence distributions [J]. Int J Radiat Oncol Biol Phys, 1993, 27 (3): 697-705.

［43］ SIOCHI R A. Minimizing static intensity modulation delivery time using an intensity solid paradigm [J]. Int J Radiat Oncol Biol Phys, 1999, 43 (3): 671-680.

［44］ DAI J, ZHU Y. Minimizing the number of segments in a delivery sequence for intensity-modulated radiation therapy with a multileaf collimator [J]. Med Phys, 2001, 28 (10): 2113-2120.

［45］ KOLMONEN P, TERVO J, JAATINEN K, et al. Direct computation of the 'step and shoot' IMRT plan [C]// SCHLEGEL W, BORTFELD T. The use of computers in radiation therapy. Heidelberg: Springer, 2000: 35-36.

［46］ SHEPARD D M, EARL M A, LI X A, et al. Direct aperture optimization: a turnkey solution for step-and-shoot IMRT [J]. Med Phys, 2002, 29 (6): 1007-1018.

［47］ STEIN J, BORTFELD T, DÖRSCHEL B, et al. Dynamic X-ray compensation for conformal radiotherapy by means of multi-leaf collimation [J]. Radiother Oncol, 1994, 32 (2): 163-173.

［48］ SVENSSON R, KÄLLMAN P, BRAHME A. An analytical solution for the dynamic control of multileaf collimators [J]. Phys Med Biol, 1994, 39 (1): 37-61.

［49］ YU C X. Intensity-modulated arc therapy with dynamic multileaf collimation: an alternative to tomotherapy [J]. Phys Med Biol, 1995, 40 (9): 1435-1449.

［50］ YU C X, TANG G. Intensity-modulated arc therapy: Principles, technologies and clinical implementation [J]. Phys Med Biol, 2011, 56 (5): R31-R54.

［51］ TANG G, EARL M A, LUAN S, et al. Converting multiple-arc intensity-modulated arc therapy into a single arc for efficient delivery [J]. Int J Rad Oncol Biol Phys, 2007, 69: S673.

［52］ OTTO K. Volumetric modulated arc therapy: IMRT in a single gantry arc [J]. Med Phys, 2008, 35 (1): 310-317.

［53］ BZDUSEK K, FRIBERGER H, ERIKSSON K, et al. Development and evaluation of an efficient approach to volumetric arc therapy planning [J]. Med Phys, 2009, 36 (6): 2328-2339.

［54］ BEDFORD J L. Treatment planning for volumetric modulated arc therapy [J]. Med Phys, 2009, 36 (11): 5128-5138.

［55］ CHEN J, CUI W, FU Q, et al. Influence of maximum MLC leaf speed on the quality of volumetric modulated arc therapy plans [J]. J Appl Clin Med Phys, 2020, 21 (11): 37-47.

［56］ COZZI L, LOHR F, FOGLIATA A, et al. Critical appraisal of the role of volumetric modulated arc therapy in the radiation therapy management of breast cancer [J]. Radiat Oncol, 2017, 12 (1): 200.

［57］ MATUSZAK M M, YAN D, GRILLS I, et al. Clinical applications of volumetric modulated arc therapy [J]. Int J Radiat Oncol Biol Phys, 2010, 77 (2): 608-616.

［58］ CHIAVASSA S, BESSIERES I, EDOUARD M, et al. Complexity metrics for IMRT and VMAT plans: A review of current literature and applications [J]. Br J Radiol, 2019, 92 (1102): 20190270.

［59］ 任骅, 金晶, 肖琴, 等. 直肠癌术前 IMRT 同期化疗与 VMAT 同期化疗的急性不良反应比较 [J]. 中华放射肿瘤学杂志, 2014, 23 (3): 205-209.

［60］ FONTENOT J D, KING M L, JOHNSON S A, et al. Single-arc volumetric-modulated arc therapy can provide dose distributions equivalent to fixed-beam intensity-modulated radiation therapy for prostatic irradiation with seminal vesicle and/or lymph node involvement [J]. Br J Radiol, 2012, 85 (1011): 231-236.

[61] MACKIE T R, HOLMES T, SWERDLOFF S, et al. Tomotherapy: A new concept for the delivery of dynamic conformal radiotherapy [J]. Med Phys, 1993, 20 (6): 1709-1719.

[62] CAROL M P. Integrated 3-D conformal multivane intensity modulation delivery system for radiotherapy [C]. Manchester, UK: 11th International Conference on the Use of Computers in Radiation Therapy, 1994: 172-173.

[63] LOW D A, MUTIC S, DEMPSEY J F, et al. Abutment region dosimetry for serial tomotherapy [J]. Int J Radiat Oncol Biol Phys, 1999, 45 (1): 193-203.

[64] CAROL M, GRANT 3RD W H, BLEIER A R, et al. The field-matching problem as it applies to the peacock three dimensional conformal system for intensity modulation [J]. Int J Radiat Oncol Biol Phys, 1996, 34 (1): 183-187.

[65] MACKIE T R, BALOG J, RUCHALA K, et al. Tomotherapy [J]. Sem Radiat Onc, 1999, 9: 108-117.

[66] MACKIE T R. History of tomotherapy [J]. Phys Med Biol, 2006, 51 (13): R427-R453.

[67] WELSH J S, PATEL R R, RITTER M A, et al. Helical tomotherapy: An innovative technology and approach to radiation therapy [J]. Technol Cancer Res Treat, 2002, 1 (4): 311-316.

[68] FENWICK J D, TOMÉ W A, SOISSON E T, et al. Tomotherapy and other innovative IMRT delivery systems [J]. Semin Radiat Oncol, 2006, 16 (4): 199-208.

[69] BORTFELD T, WEBB S. Single-Arc IMRT？ [J]. Phys Med Biol, 2009, 54 (1): N9-N20.

[70] HUI S K, KAPATOES J, FOWLER J, et al. Feasibility study of helical tomotherapy for total body or total marrow irradiation [J]. Med Phys, 2005, 32 (10): 3214-3224.

[71] KODAIRA T, TOMITA N, TACHIBANA H, et al. Aichi cancer center initial experience of intensity modulated radiation therapy for nasopharyngeal cancer using helical tomotherapy [J]. Int J Radiat Oncol Biol Phys, 2009, 73 (4): 1129-1134.

[72] BAUMAN G, YARTSEV S, FISHER B, et al. Simultaneous infield boost with helical tomotherapy for patients with 1 to 3 brain metastases [J]. Am J Clin Oncol, 2007, 30 (1): 38-44.

[73] LANGEN K M, BUCHHOLZ D J, BURCH D R, et al. Investigation of accelerated partial breast patient alignment and treatment with helical tomotherapy unit [J]. Int J Radiat Oncol Biol Phys, 2008, 70 (4): 1272-1280.

[74] MCINTOSH A, READ P W, KHANDELWAL S R, et al. Evaluation of coplanar partial left breast irradiation using tomotherapy-based topotherapy [J]. Int J Radiat Oncol Biol Phys, 2008, 71 (2): 603-610.

[75] CHEN Y, CHEN Q, CHEN M, et al. Dynamic tomotherapy delivery [J]. Med Phys, 2011, 38 (6): 3013-3024.

[76] KATAYAMA S, HAEFNER M F, MOHR A, et al. Accelerated tomotherapy delivery with TomoEdge technique [J]. J Appl Clin Med Phys, 2015, 16 (2): 4964.

[77] RONG Y, CHEN Y, SHANG L, et al. Helical tomotherapy with dynamic running-start-stop delivery compared to conventional tomotherapy delivery [J]. Med Phys, 2014, 41 (5): 051709.

[78] KRAUSE S, BECK S, SCHUBERT K, et al. Accelerated large volume irradiation with dynamic Jaw/Dynamic Couch Helical Tomotherapy [J]. Radiat Oncol, 2012, 7: 191.

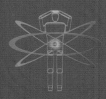

RADIATION
THERAPY
PHYSICS

第九章
图像引导放疗技术

第一节　摆位误差和器官运动

一、摆位误差和器官运动特点

3D CRT 和 IMRT 技术的建立使形成适合靶区形状的剂量分布成为可能,其后建立的 TOMO 和 VMAT 技术更使剂量适形达到剂量绘画或剂量雕刻(dose painting/sculpture)的程度。这些治疗技术解决了静止、刚性靶区的剂量适形问题,可以在保证周围危及器官受照剂量不变,甚至减少的情况下,有效提高肿瘤靶区的剂量。但实际情况是,在患者分次治疗的过程中,身体治疗部位的位置和形状可能发生变化,位于体内的靶区形状,以及它与周围危及器官的位置关系也可能发生变化。

由于上述治疗技术使得剂量高度适形靶区,同时周边剂量梯度比较陡,它们的剂量分布比 2D 技术的剂量分布更易受到治疗部位(包括靶区和危及器官)位置和形状变化的影响。这种影响在采用 SRT/SBRT 技术治疗小靶区时最为显著,原因是当采用 SRT/SBRT 技术时,靶区周边的剂量梯度会显著大于上述治疗技术治疗大靶区时的剂量梯度。因此了解治疗部位位置和形状变化的特点具有重要意义。根据引起变化的原因,可将这些变化划分为治疗摆位误差、分次间(interfraction)的器官运动和分次内(intrafraction)的器官运动三类。了解这三类变化主要靠影像技术测量。测量摆位误差和分次间运动可以用静态的 EPID、CT、CBCT、MR 和超声等成像技术。了解分次内运动需要采用动态成像技术,如 EPID 的透视成像技术、CT、CBCT、MR 和超声的四维成像技术。通过长期大量的测量工作,放疗界对摆位误差和器官运动特点有了深入的了解,下面分别予以简单介绍。

(一)治疗摆位误差

患者治疗时的摆位,其目的在于重复模拟定位时的体位,并加以固定,以期达到重复计划设计时确定的靶区、危及器官和射野的空间位置关系,保证射线束对准靶区照射。但实际情况是,尽管采用体表参考标记和各种辅助摆位装置,并严格按照操作规程摆位,摆位误差仍可能有数毫米,甚至更大。

大量文献报道了人体各部位摆位误差的测量结果。作为例子,表 9-1-1 列出了中国医学科学院肿瘤医院用 CBCT 成像技术的测量结果。从中可知,头颈部摆位误差较小,胸、腹部摆位误差较大。头颈部最大摆位误差是(LR:1.8mm,SI:3.1mm,AP:1.7mm),而胸部最大摆位误差是(LR:11.5mm,SI:17.3mm,AP:12.7mm),腹部最大摆位误差是(LR:12.4mm,SI:10.8mm,AP:13.9mm)。

表 9-1-1　人体不同治疗部位摆位误差测量结果

部位	平移误差 /mm(平均值 ± 标准差)			旋转误差 /°(平均值 ± 标准差)		
	前后(AP)	左右(LR)	头脚(SI)	前后(AP)	左右(LR)	头脚(SI)
头颈部	1.1 ± 1.4	1.3 ± 1.5	1.3 ± 1.7	0.68 ± 0.69	1.05 ± 0.77	1.05 ± 0.77
胸部	2.5 ± 3.1	2.0 ± 2.7	3.4 ± 4.4	0.78 ± 1.08	1.06 ± 1.45	0.85 ± 1.23
腹部	2.7 ± 3.4	2.3 ± 3.0	3.7 ± 4.5	0.98 ± 1.24	1.22 ± 1.56	1.05 ± 1.44

摆位误差的一个主要来源是人体的结构特点,人体大部分(包括皮肤、脂肪和肌肉等)是软组织,具有弹性,可变形;只有小部分是刚性的骨组织,骨组织均是位于皮下,处于皮内不同深度位置,在头部和四肢浅,而且多;在体部深,而且少。这种复杂的结构允许人体表面的每个局部都有一定的相对独立运动的能力,因此严格讲体表标记对准了,只说明标记所处的局部皮肤位置重复到模拟定位时的位置,而皮下的脂肪、肌肉,更深处的正常组织结构和靶区位置则可能重复不准。胸腹部肿瘤患者摆位误差大于头颈部肿瘤的摆位误差,原因正是胸腹部皮肤标记更容易挪位,挪位范围更大。除了体表标记挪位,摆位所依据的光距尺和激光灯约有 1mm 的定位误差。另外,治疗床和模拟定位床的差别、体表标记线的宽度和清晰程度等因素均会影响摆位的准确度。最后,技术员操作不当还会引入误差。

(二) 分次间器官运动

除了摆位误差,在不同分次治疗时,肿瘤靶区还可能相对周围的正常组织发生位置移动和形状变化,这类变化就是分次间运动。人体一些器官会发生分次间运动。常见的分次间运动有以下 4 种:①呼吸运动的基线(baseline)在不同分次可能发生变化;②消化系统和泌尿系统器官的充盈程度显著影响靶区位置,例如,膀胱充盈程度会改变前列腺癌靶区的位置;③随着疗程的进行,患者很可能消瘦、体重减轻,这会进行性地改变靶区和体表标记的相对位置;④随着疗程的进行,肿瘤可能逐渐缩小、变形,靶区和危及器官的相对位置关系发生变化,计划设计时没有卷入照射野的危及器官可能卷入。

由于患者摆位误差和分次间运动都是发生在不同分次之间,并且往往能采用同一种成像技术同时测量两者,只是测量的对象和采用的参照物不同。在测量摆位误差时测量对象是肿瘤周围的位置相对固定的正常组织结构(例如头部的颅骨、胸部的胸廓和椎体、腹部的骨盆),采用的参照物是机器坐标系。而在测量分次间运动时测量对象是肿瘤靶区,采用的参照物是肿瘤靶周围的相对固定的正常组织结构。如果直接测量肿瘤靶区在机器坐标系中的位置变化和形变,则两者合二为一,统称为分次间误差。

例如,Palombarini 等对 18 例前列腺癌患者的 641 次 CBCT 图像进行分析,先以骨盆为参考自动对计划 CT 和 CBCT 进行配准,得到摆位误差,再以前列腺为参考手动对计划 CT 和 CBCT 进行配准,得到分次间误差(包含摆位与器官运动),分次间误差减去摆位误差得到器官运动导致的分次间误差,左右头脚前后方向分别为 (-1.0 ± 1.2) mm, (-1.0 ± 2.1) mm, (2.7 ± 2.8) mm。

(三) 分次内器官运动

虽然一个分次的治疗时间并不长,一般只有数十分钟或者十几分钟,甚至几分钟,但是这段时间内,少数人体器官仍然会发生位置变化,这就是分次内运动。常见的分次内运动有以下四种:①呼吸运动会影响胸部器官(肺、乳腺等)和上腹部器官(肝、胃、胰腺、肾等)的位置和形状,会使它们按照呼吸的频率做周期性的运动;②心脏跳动也有类似呼吸的作用,只是影响的范围更小,程度更轻;③胃肠蠕动和血管跳动等生理运动会带动紧邻靶区;④由于精神紧张、体力不支等原因,患者身体发生不自主的运动。

分次内运动的测量需要用到动态测量技术。可供选择的动态测量技术有电影模式的二维成像技术(如 X 射线透视、超声和 MR),磁场阵列监测技术,四维成像技术(如 CT、超声和 MR)。这些技术成熟度不同,应用范围和成像效果也不同。X 射线透视技术成熟度最广,但成像有剂量,肿瘤靶区往往看不见,需要预埋金标记。四维 MR 应用范围最广,成像效果也较好,但目前成熟度最低。文献报道了肺、食管、乳腺、肝、胃、前列腺、胰腺和宫颈等多个器官的肿瘤运动测量情况。例如,使用江苏瑞尔公司的立体透视成像系统监测肺癌患者的肿瘤运动,图 9-1-1 显示系统测到的四名患者的呼吸运动轨迹。第一名患者呼吸运动轨迹很稳定,运动幅度和周期在较长时间内基本保持不变,这是绝大多数患者在绝大部分时间的正常表现。其余三名患者的呼吸运动轨迹不稳定,运动幅度和周期均随时间有不规则的变化。这些轨道是呼吸困难的患者或呼吸正常的患者在情绪紧张时和 / 或剧烈运动后的表现。

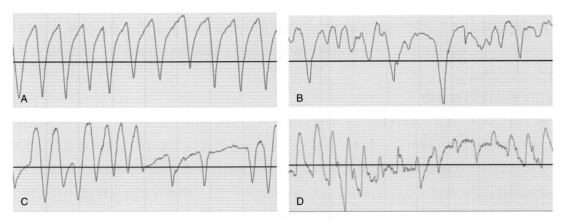

图 9-1-1   四名肺癌患者的肿瘤运动轨迹

二、摆位误差和器官运动对剂量分布的影响

Bortfeld 等将摆位误差和器官运动对剂量分布的影响归纳为三种效应。首先,摆位误差和器官运动会导致剂量分布变模糊,产生类似于照相时手没抓稳的效果,这种情况称为模糊效应(blurring effect)。其次,由于人体外形不规则,内部不均匀,摆位误差和器官运动会导致剂量分布变形,这种情况称为变形效应(deformation effect)。最后,对于分次内器官运动,如果射线照射过程中,射野形状发生动态变化,例如动态楔形板和 MLC 调强技术,射野形状变化和器官运动会造成互动效应(interplay effect)。物理剂量分布的改变可能导致生物效应剂量的改变,根据线性二次模型中生物效应剂量与物理剂量的非线性关系,即使总分次的累积剂量不变,各个分次物理剂量的偏差对生物效应剂量也有很大影响。

评价摆位误差和器官运动对剂量分布影响的方法可以分为实验测量法和模拟计算法两类。实验测量法的基本步骤是:①将某个模体放置于运动模拟平台上,模体内放置探测器(如胶片、电离室阵列、二极管阵列或者胶体);②让运动模拟平台处于静止状态和被模拟的特定器官的运动状态下,分别测量剂量分布;③通过对比两个状态的剂量分布,评价器官运动引起的剂量变化。模拟计算法的一般步骤是:①计算得到静止状态时患者体内的剂量分布;②将患者一次治疗的时间分为若干段,计算得到在每个时间段中,治疗部位的位置甚至图像,和射野实际照射部分的参数(如射野形状和照射跳数);③计算得到每个时间内射野在治疗部位实际照射的剂量分布;④根据不同时间段治疗部位的位置或图像的配准关系,将不同时间段的剂量分布变换到同一个时间段,然后累加,获得整个照射过程的实际照射剂量分布;⑤对比实际照射剂量分布和计划剂量分布,评价器官运动引起的剂量变化。

对比两类方法,实验测量法的优点是准确、直观;缺点是很难模拟变形运动,很难测量三维剂量分布。模拟计算法的优点是正好能克服实验测量法的缺点,可以模拟变形或不变形运动,能计算三维剂量分布;缺点是计算准确度如何,还是要靠实验测量法验证。因此,两类方法很大程度上是互补,而非互斥关系。

(一) 模糊效应

放疗过程中,运动造成剂量分布的模糊效应,分次治疗的摆位误差和分次内的运动产生的模糊效应都是相同的。由于运动的影响,对于分次间的运动,几个分次的合成剂量会发生模糊效应;对于分次内的运动,该分次的剂量分布会发生模糊效应。

模糊效应主要影响靶区边缘高梯度区的剂量分布,而对靶区内部的剂量分布影响很小。它使靶区边缘的高梯度区的剂量梯度变得平缓,半影加宽,靶区平均剂量比计划的剂量减小,正常组织的照射剂量却有可能升高。实际治疗时,单个分次照射得到的剂量分布会因分次内器官运动的影响变得模糊,在多个分次治疗后,累积的剂量分布会因为分次间器官运动变得更加模糊,靶区边缘剂量下降和周边正常组织受照剂量上升的情况都会变得更严重。

根据 Bortfeld 的理论分析,靶区运动造成剂量分布的模糊程度,依赖于运动的幅度和特征,也依赖于靶区静态剂量分布梯度。靶区的剂量分布是趋向于高斯分布的,靶区剂量的期望值与照射技术无关,但是实际的剂量分布总会与期望值有一定的差别,而这种差别的大小,即高斯分布的标准误差的大小,却是和照射技术相关的。实验表明,各种调强实现方式中,应用补偿器的调强适形放疗剂量模糊效应最小。

(二) 互动效应

放疗过程中,射野形状发生了变化,这种运动变化与患者或器官的运动能够发生互动效应。互动效应存在于应用多叶准直器的 IMRT、TOMO 和 VMAT 这些调强照射技术,也存在于动态/虚拟楔形板射野的照射过程中。肿瘤运动方向与 MLC 叶片运动方向的夹角不同,所引起的互动效应的机制也不同,当两者运动方向夹角为 0° 时,互动效应与肿瘤和相应的叶片对的相互关系有关;当两者夹角为 90° 时,互动效应与肿瘤和与其相互作用的相邻叶片的末端位置有关。当肿瘤和叶片运动速度相近时,互动效应达到最大值;YU 等和 Pemler 等研究了应用多叶准直器(MLC)的调强适形放疗(IMRT)和动态楔形板(EDW)技术中的互动效应,假定多叶准直器叶片和钨门与器官或靶区沿同一方向运动,也得到了相同的结论,并且多叶准直器叶片间距的增加能够降低互动效应对剂量分布的影响;但是两者运动方向垂直时,上述结论不成立。

Yu 等最先研究了应用 MLC 进行调强适形放疗的互动效应,发现临床条件下,射野内剂量分布可能比期望值高 100%。剂量分布的变化幅度依赖于靶区运动幅度和射线扫描速度的相对关系,以及扫描射线束的宽度和器官运动幅度。George 等在放疗计划中考虑了呼吸运动的影响,发现计划靶区内的剂量分布不均匀性随着呼吸运动的增加而增加。由于互动效应的存在,计划得到的剂量分布与期望值有很大差别,这种不一致随着运动幅度的增加而越发明显。互动效应并不影响运动器官中体元的剂量分布的期望值,但是它能造成剂量分布的变化,在典型的分次放疗中,应用多叶准直器调强适形放疗的剂量标准误差在期望值的 1% 以内,但是在笔形束扫描照射中,标准误差能够达到期望值的 10%,但连续 3 次的照射,总的剂量误差能够减小到 1.4%。Lambert 等研究了应用质子做笔形束调强放疗的互动效应,发现不同的扫描方式对剂量分布有显著的影响。在极端情况下,所有靶区体积剂量均超出了推荐限值,最小剂量只达到了处方剂量的 34%。Pemler 等研究了应用动态楔形板放疗中的互动效应,考察了各种条件下互动效应对剂量分布的影响,包括楔形板角度、呼吸频率及不对称性、运动幅度、射线能量以及剂量率等。当呼吸幅度为 3cm,周期 6 秒时,互动效应引起的 10°、30° 和 60° 楔形板的射野剂量偏差分别为 2.5%、7% 和 16%。

多个分次的累积剂量是趋向于正态分布的。单个分次的剂量分布与期望值有很大的差别,单个射野的剂量分布可能与计划值相差 30%,5 个射野合成剂量与计划值最多相差 18%,分次数越多,各点的剂量离平均剂量的期望值的偏离越小,大约 5 个分次就能看到射野内剂量的正态分布。应用蒙特卡罗法计算得到在调强放射治疗进行 30 分次之后剂量分布的标准误差(SD)在 1%~2%,所以互动效应对多分次累积剂量分布的影响很小,多射野照射和更多的分次能够减低相互影响效应对剂量分布的影响。在照射次数多,并且射线照射和器官运动没有时间上的相关性的情况下,互动效应可以忽略。但是在少分次的立体定向放疗时互动效应不能忽略;采用运动管理技术时,射线照射和器官运动有了相关性,互动效应会变得复杂。

(三) 剂量变形

前面的研究是基于这样一种假设,即由于器官的运动,射野内某一体元以一定的概率接受了照射剂量,但是运动本身并没有造成某一时刻剂量分布形状的变化。但是,由于靶区或者人体组织密度是非均匀的,运动造成剂量分布形状发生变化。Engelsman 等发现,在肺癌病例中,剂量变形效应造成靶区剂量分布 5% 的误差,但是这个误差造成生物效应的变化<0.5%。Beckham 等也发现,包含有骨和肺的不均匀模体中,运动造成的剂量误差最大值为 5%。可以推断,当多个射野和多个分次进行剂量累加之后,这种效应造成的影响将变得更小。所以,在临床情况下,剂量变形效应的影响可以忽略不计。Bortfeld 也进行了相关的研究,认为在光子外照射条件下,剂量变形效应造成的影响较小,但是用质子扫描方法,剂量变形效应可能会变得很显著。

除了组织不均匀性会造成剂量变形效应,器官运动也会造成剂量变形效应。某个方向的运动会造成剂量分布沿该方向变化,而在偏离运动方向的方向上剂量分布的变化会随偏离角增大而逐渐变小,直至与运动方向垂直的方向几乎不变。结果是不同方向的变化幅度不同,最终不仅会造成剂量模糊效应,也会造成剂量变形效应。变形的复杂程度会随运动的复杂程度的增加而增加。图 9-1-2 显示了呼吸运动引起的剂量模糊效应和剂量变形效应。由于头脚方向运动方向比左右方向幅度大,对比小图 B 和 A,可以看出头脚方向的剂量模糊效应比左右方向更明显;在呼吸运动幅度和周期保持不变的前提下,如果再增加迟滞现象(即头脚方向和左右方向呼吸运动的初始相位不同),对比小图 C 和 B,可以看到剂量分布又发生了新的变化。

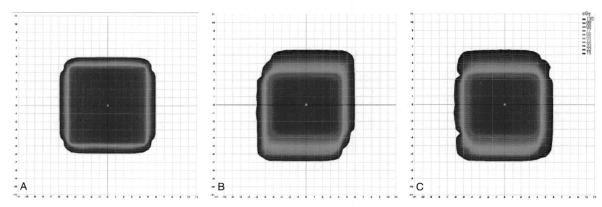

图 9-1-2　呼吸运动引起的剂量模糊效应和剂量变形效应
A. 10×10cm 射野垂直照射 MapCheck 阵列模体形成的剂量分布;B. 模体模拟无迟滞现象的呼吸运动,运动幅度头脚方向,左右方向,运动周期,n 值;C. 模体模拟有迟滞现象的呼吸运动,运动幅度头脚方向 3.0cm,左右方向 1.5cm,运动周期 4 秒,n 值取 2,两个方向相位差是 π/4。呼吸运动参数的解释详见第十一章第五节。

（四）器官运动对生物效应剂量的影响

如上所述，分次间靶区的移位和变形一直存在，模糊效应和相互影响效应等因素使得各个分次剂量不再相等，在极端情况下，由于相互影响效应的存在，某体元只在一个分次得到足够的剂量而其他分次几乎不受到直接照射。即使总的累积剂量不变，运动造成分次间剂量的变化也能造成生物效应剂量的变化。Zavgorodni 应用等效常量剂量（equivalent constant dose，ECD）来表示放疗的生物效应，与等效均匀剂量相似，等效常量剂量表示与特定标准误差分布的分次剂量造成同样的细胞存活率的剂量，可由如下公式（式 9-1-1）表示：

$$ECD = \sqrt{\left(D_{mean} + \frac{n}{2}\frac{\alpha}{\beta}\right)^2 + (n\sigma_d)^2} - \frac{n}{2}\frac{\alpha}{\beta} \qquad (式 9-1-1)$$

其中，D_{mean} 代表平均剂量，n 为分次数，σ_d 为各分次剂量分布的标准误差。

分次间运动导致的剂量变化造成靶区剂量半影的加宽。他发现，当总的剂量一定的情况下，较少分次数的生物效应剂量更高。由于肿瘤组织比正常组织的 α/β 值大，分次间运动造成肿瘤组织的生物效应剂量的变化比正常组织要小。当对 α/β 为 10 的肿瘤组织进行 6 个分次，总剂量为 21.7Gy 的治疗时，相当于 37 分次，照射 74Gy 的生物效应剂量。

应用线性二次方程（LQ 方程）来考察生物效应剂量的分布，由于生物效应剂量与物理剂量的非线性关系，使得很小的物理剂量分布误差对等效生物剂量有很大影响。Yan 等探讨了运动造成的生物效应剂量的变化与物理剂量变化的关系，得到了如下公式（式 9-1-2）：

$$\Delta BED = \left(1 + \frac{2 \times d_p(v, x_0)}{\alpha/\beta}\right) \cdot \Delta D(v) + \frac{1}{\alpha/\beta} \cdot \sum_{t=1}^{n}\left[\Delta d_t(v)\right]^2 \qquad (式 9-1-2)$$

其中，$d_p(v, x_0)$ 是计划系统计算的体元 v 的分次剂量；$\Delta D(v)$ 是各分次累积剂量与计划值的差值，$\Delta d_t(v)$ 是单个分次实际值与计算值的差值。

上式（式 9-1-2）表明，疗程的生物效应剂量变化与疗程累积剂量的差值成正比，与单个分次剂量的差值平方成正比。Yan 等观察了具有相似的器官运动模式的一组患者，发现即使当累积剂量与计算值相差很小，生物效应剂量也可能相差很大，ΔBED 分布在很宽的范围。正常组织的生物效应剂量对剂量梯度最为敏感；其次，分次数不同，生物效应剂量也会不同；α/β 值对生物效应剂量的影响不大，器官的变形对生物效应剂量分布的影响很小。

综上所述，摆位误差和器官运动会以剂量模糊效应、剂量相互影响效应和剂量变形效应的形式影响患者实际获得的物理剂量分布，而且以更复杂的形式影响患者实际获得的生物效应剂量分布。

（戴建荣）

第二节　图像引导放疗技术概论

一、开展 IGRT 技术的必要性

针对上述的器官运动和摆位误差，目前最常用的处理方法是临床靶区（CTV）外放一定的边界（margin）、形成计划靶区（PTV），边界的宽度足以保证在有靶区运动和摆位误差的情况下，靶区

不会漏照。这种处理方法简单易行,但却是非常消极的,因为它是以更大范围的周围正常组织,尤其是危及器官的受照为代价的。如果采用调强放疗技术,这种处理方法还会引入一个新的问题,使用了大量小面积子野(控制点),造成射线照射和靶区运动的互动效应。例如,乳腺癌调强切线野照射,为了形成类似楔形野的强度分布,MLC 采用滑窗技术,从切线野外缘往内缘运动,如果乳腺此时随呼吸运动也从外往内运动,则乳腺靶区实际受照剂量都将高于计划剂量,相反则低于计划剂量。

更积极的处理办法就是采用图像引导放疗(image-guided radiotherapy,IGRT)技术。IGRT 技术可以探测摆位误差和 / 或靶区运动,并提供适当的纠正措施。对于摆位误差和分次间的靶区移位(以下合称摆位误差),可采用在线校位或自适应放射治疗(adaptive radiotherapy,ART)技术;对于同一分次中的靶区运动,可采用运动控制技术、四维放疗技术、门控技术或实时跟踪技术。

IGRT 技术是继 CRT 技术和 IMRT 技术之后,又一革命性的技术。从字面理解,IGRT 是指使用图像来引导放疗。如果这样理解,CRT 和 IMRT,甚至传统的二维放疗技术(2D),都可以称为 IGRT,因为它们三者在计划阶段和 / 或实施阶段都用到图像来定义靶区和危及器官。CRT 和 IMRT 在定位阶段会采集三维 CT 图像和 / 或其他模式三维图像,在计划阶段用这些图像定义靶区和危及器官,在治疗阶段至少会用到射野图像。2D 放疗在定位阶段会采集 2D 透视图像或横断面轮廓图,然后用透视图像定义射野,用轮廓图设计计划。

显然从字面理解,IGRT 过于广泛,完全没有区分度,因此行业中用得多的是狭义上的 IGRT,即在治疗室内安装成像设备引导治疗(in-room image guidance,同室图像引导),甚至是在治疗机上集成成像设备引导治疗(on-board image guidance,在机图像引导)。同室图像引导设备只在 IGRT 的早期比较多见,目前已被在机图像引导设备取代。对于狭义的 IGRT 技术,可以进一步将它定义为:IGRT 技术是在分次摆位时或治疗中采集图像和 / 或其他信号,利用这些图像和 / 或信号,引导此次治疗和 / 或后续分次治疗。采集的图像可以是二维 X 射线透视图像或三维重建图像,或有时间标记的四维图像;也可以是其他模式图像。其他信号可以是体表红外线反射装置反射的红外线,或埋在患者体内的电磁波转发装置发出的电磁波等。引导的方式可以是校正患者摆位,或调整治疗计划,或引导射线束照射。

上述定义表明,IGRT 技术最根本的作用是保证治疗位置精准,它可以和各种照射技术结合应用。比如说,与 CRT 结合形成 IG-CRT,与 IMRT 结合形成 IG-IMRT。从理论上讲 IGRT 也可以与 2D 技术结合,但就临床实际意义而言,应优先考虑用 CRT 或 IMRT 技术代替 2D。

IGRT 的国内外应用实践表明,IGRT 的临床获益至少包括:①对患者摆位误差的情况有更多的了解;②揭示各种摆位辅助装置的真实摆位效果;③对治疗过程中肿瘤的变化有更多了解(如肿瘤消退和因消退引起的与正常组织的相对位置变化);④对体内器官的运动和变化有更多的了解(如呼吸运动、胃肠蠕动、肺不张的变化);⑤缩小 CTV 至 PTV 的外放边界;⑥管理器官运动;⑦累积疗程中实际照射剂量,用于评价疗效。

二、IGRT 技术的发展历程和分类

位置准确和剂量准确,尤其是位置准确是放疗成功的关键,在放疗过程中如何保证位置准确一直是放疗界很关心的问题。早在 1958 年加拿大 Margaret 皇子医院在 ^{60}Co 机上安装了一套 X 射线成像装置,实现了射野成像。其后其他研究组也尝试开发成像装置。但那些成像装置往往安装困

难,成像质量不高,操作不方便。加之,当时放疗的靶区定位技术和射线照射技术也不发达,放疗界对治疗位置的精准度要求不高。各个研究组的工作都没有商业化。这种状况直至 20 世纪 80 年代电子射野成像装置的出现才发生改变。因此 EPID 成像技术被视为最早的 IGRT 技术。EPID 的应用激励放疗同行进一步研发兆伏级锥形束成像技术。但由于图像质量差,研究成果迟迟没有进入临床应用。Jaffary 等于 2002 年研制成功千伏级 X 射线锥形束成像系统(CBCT)。该系统可以很方便地在患者治疗位置采集较清晰的三维容积图像,可以很清楚地观察到肿瘤靶区和周围正常组织各自的解剖形态和相互之间的空间位置关系,这一重要成果标志着放疗进入 IGRT 时代。

除了 EPID 和 CBCT,这些年还建立了其他原理和功能的 IGRT 技术。我们可以按是否使用电离辐射成像把所有 IGRT 技术分为电离辐射成像和非电离辐射成像两大类。电离辐射成像还可以分为平面成像和容积成像两类,每一类可以进一步按能量划分为千伏级 X 射线成像和兆伏级 X 射线成像两个子类。非电离辐射成像可以分为超声、磁共振和体表光学等成像技术。

获取图像,与既往图像配准,就可以发现变化;针对变化,就可以采取干预措施。常见的干预措施有修正摆位误差、自适应计划、门控治疗和实时追踪治疗。自适应计划可以是在调整 CTV 至 PTV 的外放边界基础上进行,也可以是在重新定义靶区或危及器官的基础上进行。前者是较简单的 ART,也是最早实现的 ART。后者是更有临床价值,还在发展完善的 ART。采取干预措施的时间点可能是离线、在线和实时三类。离线(offline)是指将当前分次以及更早分次获得的摆位误差和 / 或器官运动数据用于后续分次的治疗。与离线不同,在线(online)是指根据当前分次获得的摆位误差和 / 或器官运动数据采取干预措施,然后才开始患者的治疗。实时(realtime)是指患者治疗实施当中,连续或频繁采集患者图像,实时采集干预措施。

这些技术的基本特点见表 9-2-1,它们的详细情况在本章后续各节分别予以介绍。

表 9-2-1　不同 IGRT 技术的基本特点

技术名称	成像原理	采集图像类型				离线引导策略		在线引导策略		实时引导策略	
		2D	体表	3D	4D	校位	修改计划(ART)	校位	修改计划(ART)	门控	射线束追踪
射野图像引导(EPID)	兆伏级 X 射线透视	√	×	×	×	√	√	√	×	√	√
X 射线立体透视成像技术	千伏级 X 射线透视	√	×	×	×	√	√	√	×	√	√
锥形束 CT 引导(CBCT)	锥形 X 射线束旋转透视成像,重建	√	×	√	×	√	√	√	√	×	×
扇形束 CT 引导(FBCT)	扇形 X 射线束旋转透视成像,重建	×	×	√	√	√	√	√	√	×	×
光学体表引导放疗技术	自然光或激光扫描,体表立体表面成像	×	√	×	×	×	×	√	√	√	√

技术名称	成像原理	采集图像类型				离线引导策略		在线引导策略		实时引导策略	
		2D	体表	3D[a]	4D[a]	校位	修改计划（ART）	校位	修改计划（ART）	门控	射线束追踪
超声引导	超声回波成像	√	×	√	√	×	×	√	√	√	√
MR 引导技术	磁共振成像	√	×	√	√	√	√	√	√	√	√

（戴建荣）

第三节 图像配准方法

放射治疗实践涉及大量不同模态的图像数据，不同模态的图像提供了患者的不同信息，这些不同信息需要通过图像配准得到信息更为全面的融合图像。图像配准是指通过寻找最优空间变换，使两套来自不同或相同成像设备的图像严格匹配，图像上的对应点达到空间位置和解剖结构上的完全一致。本节重点介绍图像配准技术，配准的误差来源、评估及验证。

一、概述

图像配准旨在建立两套图像对应点之间的空间变换关系。配准过程包括如下几步：①输入两套待配准图像（浮动图像和参考图像）；②对浮动图像进行变换；③根据度量标准定义目标函数；④使用优化程序优化目标函数，使之满足预先设定的精度要求。图 9-3-1 为具体的流程图。图像配准在放疗中应用广泛，主要包括图像分割、自适应放疗计划、图像引导放疗和疗效评价。

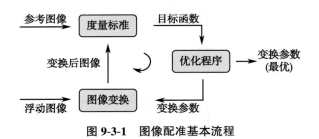

图 9-3-1 图像配准基本流程

二、图像配准技术

根据 Maintz 和 Viergever 的总结，配准由 9 个标准定义，包括维度、度量标准、变换性质、变换作用域、交互性、优化程序、所涉及的模态、对象及部位。下面将分别进行介绍。为了规范化将在文中使用下列命名：A 代表浮动图像，B 代表参考图像，T 代表变换，A' 代表 A 应用变换 T 的结果（即产生一个和 B 相匹配的图像）。

(一) 维度

放射治疗中的图像可以是二维或三维的。为了一般化和全面化,图像被假定为三维的,但同样的原则也适用于二维图像的配准。二维图像的配准只需要用到更少的参数来反映二维方向的平移和一维方向的旋转。由于数据固有的局限性,在实际应用中,二维图像的配准一般限于刚性配准。

(二) 度量标准

配准中必须设置一个度量标准来量化图像对齐的程度。使用优化技术,不断迭代变换参数直到这个度量标准最小或最大化,即反映了两套图像的最佳对齐。目前使用的大多数配准方法可分为基于几何和基于灰度两大类。基于几何的度量标准利用从图像数据中提取的特征,如解剖学或人造标记、器官边界,而基于灰度的度量标准则直接利用图像像素数据。

最常使用的基于几何的度量标准包括点匹配和面匹配。点匹配中,用 A 和 B 中对应点的坐标对来定义度量标准。这些点可以是解剖学标记、植入或外部放置的标记。配准度量标准 R 定义为对应点之间距离差的平方和,其中 N 是点的总数。

$$R = \sum (p_{A'} - p_B)^2 / N \qquad (式 9\text{-}3\text{-}1)$$

公式(式 9-3-1),是对匹配的点的总数 N 求和,总和除以 N 是归一化度量标准。要计算刚性变换的旋转和平移,最少需要三对点。对于仿射变换,最少需要四对非共面点。

面匹配不需要特定点的一一对应,而是使从两套图像中提取的相应表面最大化地重叠,如脑、颅骨表面或骨盆。B 的表面被表示为二元体积或多边形表面,A 的表面被表示为从表面取样的一组点集。配准度量标准 R 代表了两个数据集的匹配程度,即 A 中的点到 B 表面最小距离的平方和,其中 N 为 A 中的点的总数。公式如式 9-3-2 所示。

$$R = \sum \mathrm{dist}(p_{A'}, S_B)^2 / N \qquad (式 9\text{-}3\text{-}2)$$

其中,$\mathrm{dist}(p_{A'}, S_B)$ 计算点 $p_{A'}$ 到面 S_B 的最小距离。公式(式 9-3-2),是对 A 中的点的总数 N 求和,总和除以 N 是归一化度量标准。

作为一种面匹配技术,Chamfer 匹配在统计上类似于相关,但为了提高计算速度对它进行了简化。在 Chamfer 匹配中,每个图像中相应的区域被分割出来(自动或手动,自动方法常使用阈值分割技术),然后将其简化为具有 0 和 1 值的图像用来显示分割区域的边缘,最后通过优化技术最小化两个分割表面之间的距离。

基于灰度的度量标准也被称为相似性测度,因为它们决定了 B 和经过变换的 A(A')之间相关像素值分布的相似度。临床上常用的相似性测度包括:差的平方和、互相关系数和互信息。

差的平方和(sum of squared differences, SSD)计算 A 和 B 之间平均灰度差的平方和,其中 N 是计算像素的数量。

$$SSD = \sum (I_{A'} - I_B)^2 / N \qquad (式 9\text{-}3\text{-}3)$$

公式(式 9-3-3)是对评估的像素数量求和,总和除以 N 是归一化度量标准。

这个度量标准计算简单,而且对本质上具有相同灰度的相关解剖结构非常有效,如序列或四维 CT 数据。

互相关(cross-correlation, C)度量标准衡量图像信号的相似性。基于互相关的配准不是最小化两套图像之间的灰度差,而是最大化灰度乘积,如公式(式 9-3-4)所示。这种度量标准的局限性在于它对像素值的变化很敏感(一套图像的灰度值增加,互相关增加)。

$$C = \sum_{\vec{x}} B(\vec{x}) \cdot T[A(\vec{x})] \qquad (式 9\text{-}3\text{-}4)$$

为了克服这些局限,可以使用标准化的互相关度量标准即互相关系数(cross-correlation coefficient,CC),如公式(式 9-3-5)所示。互相关系数假设每套图像中的灰度值之间存在线性关系,因此该度量标准可以处理图像中对比度和亮度的差异。

$$CC = \frac{\sum_{\vec{x}}\left[A(\vec{x}) - \overline{A}\right]\left\{T\left[B(\vec{x})\right] - \overline{B}\right\}}{\sqrt{\sum_{\vec{x}}\left[A(\vec{x}) - \overline{A}\right]^2 \sum_{\vec{x}}\left\{T\left[B(\vec{x})\right] - \overline{B}\right\}^2}} \qquad (式\ 9\text{-}3\text{-}5)$$

对于不同模态的图像而言,相关解剖结构的像素灰度本质上是不同的,因此基于灰度差或灰度乘积的度量标准并不合适。对于这些情况,基于灰度统计的度量标准较为合理,因为其使用时并不依赖于绝对灰度值。其中一种度量标准被称为互信息(mutual information,MI),它试图将出现概率相同的像素点对齐。公式(式 9-3-6)是对 A' 和 B 中的灰度级求和,其中 $p(I_{A'})$ 和 $p(I_B)$ 分别是灰度 $I_{A'}$ 和 I_B 的概率分布函数,$p(I_{A'}, I_B)$ 是联合概率分布函数。

$$MI(I_{A'}, I_B) = \sum_B \sum_A p(I_{A'}, I_B)\ \log_2\left[p(I_{A'}, I_B)/p(I_{A'})p(I_B)\right] \qquad (式\ 9\text{-}3\text{-}6)$$

实际应用中,对于单模态图像配准可以使用差的平方和或归一化互相关作为相似性测度,而在多模态图像配准中则可以使用互相关系数,或者更宽松的基于某种统计关系的互信息作为相似性测度。由于不同图像的性质不同,临床应用时需根据实际的配准任务选择合适的相似性测度。

(三) 变换性质

图像配准的基本任务是寻找变换 T,将变换 T 应用于浮动图像(A)使之与参考图像(B)相一致。一般来说,这种变换可以写成:

$$X_B = T(X_A, \{\beta\}) \qquad (式\ 9\text{-}3\text{-}7)$$

其中,X_A 是浮动图像 A 中的点的坐标,X_B 是同一解剖点在参考图像 B 中的坐标,$\{\beta\}$ 是变换的参数集。图像配准过程的输出就是特定图像对的变换参数 $\{\beta\}$。

取决于公式(9-3-7)中 T 的形式,而 T 的形式又取决于解剖部位、临床应用和涉及的图像模态。变换 T 可以很简单,以刚体为例,刚性变换由 3 个平移和 3 个旋转参数组成。其可以扩大到用 12 个参数来表示仿射变换(加上缩放、剪切和平面反射)。形变配准的变换 T 可以空间上各异,其中自由度的数目可以是浮动图像中像素数目的 3 倍(每个像素拥有唯一的位移矢量)。通常,这些空间各异的矢量场受到一个正则化函数的约束,以确保它们代表的是解剖和生理上接近实际的变换。正则化函数用来限制不符合实际情况的运动,并产生一个平滑的变形场(例如将骨划分为一个区域,并限制在这个区域内的形变程度)。常用的图像配准变换方法列于表 9-3-1,可分为基于几何变换和基于物理模型两大类。

理想情况下变换 T 是可逆的,但在复杂情况下,如组织仅在一套图像中存在或者变换本身不好(例如,将 A 映射到 B 和将 B 映射到 A 显著不同)时就不一定可逆了。临床应用时必须考虑配准的目的,以此来决定变换的方向。

(四) 变换作用域

配准图像变换的区域分为全局和局部。在全局配准中,目标函数的参数涉及图像的所有区域。而对于局部配准,则在整个作用域中选择所需的控制点,目标函数的参数为局部有效的参数,多用于形变较为复杂的人体组织结构以及非线性变换。

表 9-3-1　常用的变换方法

变换	变换的最大维度	描述
几何变换		
刚性	6	允许 3 个方向的平移和 3 个轴的旋转
仿射	12	除了平移和旋转,允许均匀缩放和剪切(平行线仍保持平行)
自由形式	$3N$	局部的,基于像素的形变,通常由一个平滑参数调节
基于全局样条函数的方法(例如,薄板样条函数)	$3N$	使用约束全局的基函数控制点定义的参数网格来调节形变(形变是全局的)
基于局部样条函数的方法(例如,B 样条函数)	$3N$	使用具有局部影响的基函数控制点定义的加权网格来调节形变(形变是局部的)
物理模型		
黏性 / 弹性 / 光流(例如,demons)	$3N$	空间上各异的像素位移,由形变介质的矢量场和灰度梯度所决定(形变是局部的)
有限元方法(FEM)	$3N$	空间上各异的像素位移,由组织的生物力学特性所决定(形变是局部的)

注:N. 图像的像素个数。

(五) 交互性

配准可以是交互式的,半自动的,或者完全自动化的。图像配准经过多年的实践基本上可分为完全手动或者手动干预。手动干预即当两套图像有显著(如几厘米)的位移时,用户可以提供初始配准;当用户认为系统没有找到最佳解决方案时,可以调整图像配准的输出。值得注意的是,自动配准后的手动调整应限于刚性配准。不建议对一个形变矢量场直接、任意地进行手动调整,因为它可能导致并不明显的错误结果,相反迭代细化或者有规则地调整可能有助于获得更符合实际而准确的结果。

(六) 优化程序

图像配准过程本质上是一个多参数最优化问题。首先根据具体的配准问题确定度量标准,然后根据度量标准定义适当的目标函数,最后通过对目标函数的最优化搜索得到配准参数。

最优化过程可分为两类:①参数可直接计算的最优化;②参数通过优化搜索的最优化。第一类参数的计算有明确的解析表达式,最后往往归结为一个线性方程组的求解。第二类参数无法显式表示,只能通过对目标函数在其定义域上进行优化搜索得到。理想情况下,目标函数应该是一个连续、光滑的凸函数,这样就可以利用经典的优化算法求解。目前主要的优化算法有梯度下降法、Powell 算法、下山单纯形法、遗传算法和模拟退火法等。

(七) 所涉及的模态

图像配准可能涉及不同的成像模态。放疗可能用到的图像模态包括 CT、PET、SPECT、MR、US、CBCT 和 MVCT 等。配准可以在同一模态的两套图像之间或在不同模态的两套图像之间进行,即单模或多模图像配准。

(八) 对象及部位

图像配准可以在同一对象的不同图像之间进行,也可在不同对象的不同图像之间进行,或者在单个患者图像和图谱之间进行。放射治疗中最常见的是对同一对象的不同图像进行配准。不同对象的不同图像之间的配准有助于描述疾病或疾病在群体中的变化。单个患者图像和图谱之间的配准可用于图像分割。根据需要配准可在各个部位进行。

（九）限制和挑战

由于软组织易形变的特性，将图像配准限制为简单的刚性变换通常会遇到不确定性，然而目前大多数放疗单位在治疗计划和实施方面仍局限于刚性配准。在这种情况下，用户应当对刚性和形变配准进行权衡，例如考虑形变配准以减小重要配准区域的不确定性，同时也必须兼顾放疗过程中的不确定性，尽量减少形变配准可能带来的不确定因素。

形变配准仍然存在一些限制和挑战。无论选择何种算法，形变配准都是不确定的和过度约束的，此外所有的算法使用一个模型来描述形变是有局限性的。例如许多形变配准算法假定矢量场是平滑的，那么当矢量场存在奇点时就会导致配准误差（例如一个张开的嘴对准另一个闭合的嘴，一套带有阴道施源器的图像对准另一套没有阴道施源器的图像，或者一套有某个结构的图像对准另一套没有这个结构的图像）。此外，形变配准中大量的自由度可能会导致一些算法的形变矢量场出现歧义，比如低对比度区域的配准容易产生误差。

三、配准的误差来源

图像配准的误差主要来源于两方面：一是数据获取；二是配准过程。数据获取的误差来源包括成像范围、扫描参数以及个体化的图像质量。配准过程的误差来源包括输入、配准算法和输出。

（一）来源于数据获取的误差

当两套图像的成像范围相差较大时，可能导致没有足够的体积用于配准和准确性评估。通常这种差异表现在患者的头脚方向，即一套图像短于另一套图像，但对 MR 扫描而言差异可以表现在各个方向，尤其是非轴平面采集图像时。扫描参数会影响体素完整性（采样与重采样效应）与尺寸（分辨率）。在 MR 扫描中体素完整性可能会受影响，例如使用矩形体素对倾斜组织成像时需要对体素进行调整和重采样来匹配 CT 轴位的图像。PET 图像的空间分辨率一般低于 CT 或 MR 图像，这会导致明显的图像尺寸变化和重采样效应，进而影响重建体素的价值。此外，当图像含有噪声或质量较差（如刻意限制扫描剂量，或者引入一些混杂因素如扫描过程中的运动）时也会引起误差。

（二）来源于配准过程的误差

图像的不确定性，即配准的输入会引起误差。伪影是图像不确定性的常见来源，由解剖结构（如牙科充填材料或支架）和人体运动（如呼吸、肠蠕动和心跳）引起，这些伪影造成解剖结构失真进而导致误差。此外由采集造成的伪影（如 MR 失真、影像设备未校准）也能引起误差。除了伪影其他图像信息同样可以引起误差，如两套图像解剖结构变化较大（对治疗反应大或体重减轻）。对于变化较大的组织，特别是缺少信息的区域（如特征改变或对比度差异明显）则更容易引起误差。配准算法也可能是误差来源，例如使用不合理的优化程序易使结果陷入局部而非全局最优解。特征选取及轮廓勾画的不确定性也可能造成误差。此外，配准输出时对配准结果进行错误的插补和对配准区域进行不合理的外推都能引起误差，进而影响随后的过程如轮廓勾画、剂量叠加和影像引导。

四、配准精度的评估

评估是确认某特定配准的精度可用于预期用途的过程，主要包括定性和定量评估。

（一）定性评估

在配准过程中由于时间和资源的限制，定量评估并不一定能实现。因此在常规的临床实践中，应进行配准的定性评估以确保结果可接受。图 9-3-2 描述常用的定性评估工具。

分屏显示、浮动窗口和棋盘图显示（图 9-3-2A）是临床最常用的定性可视化工具，尤其在高对比度结构中，它们的识别效果非常明显。图像叠加显示（图 9-3-2B）利用相反颜色和匹配窗宽窗位的形式对参考图像和形变后的图像进行叠加。红色和青绿色分别表示参考图像和形变后的图像，重叠显示的窗宽窗位和参考图像一致，完全匹配的结构则显示灰色。此种方式对多模态配准评估十分有效。差异图（图 9-3-2C）由两套配准图像对应像素点的灰度值相减而得，适合单模态配准（如 CT 图像与 CT 图像，MR 图像与 MR 图像）的评估。轮廓映射显示（图 9-3-2D）为一套图像上的解剖轮廓经过变换映射到另一套图像上，通过观察轮廓与第二套图像的解剖学相关性来评估配准结果。

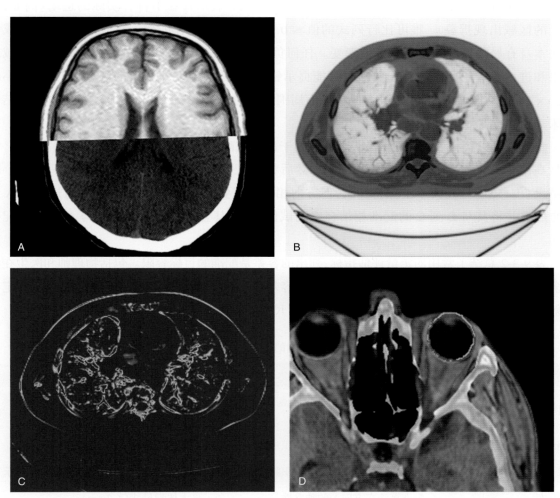

图 9-3-2　常用的定性评估工具

A. 颅脑 MR 和 CT 的棋盘图；B. 两肺部 CT 的图像叠加显示（灰色代表完全匹配）；C. 两肺部 CT 的差异图（蓝色代表匹配较好，彩色代表差异较大）；D. MR 和 CT 叠加显示后的眼球靶区轮廓（绿色代表 CT 图像上描述的原始轮廓，蓝色代表配准后映射到 CT 图像上的轮廓）。

（二）定量评估

解剖点匹配是一种简单而直接的量化特定位置配准精度的方式。该方式事先在 A 和 B 上确定对应解剖点的标记,然后计算变换后的图像(A')上相应点和 B 上定义的点之间的距离,即目标配准误差(target registration error,TRE)。点数量越多对整体配准的评估越有效,但实际中往往难以准确而充分地定义对应点,尤其是多模态数据。不过研究表明标记点选择的不确定性通常小于体素的大小。此外对涉及变形的情况而言,评估对于远离定义点的区域无效。

解剖结构或特征(如 A 上的轮廓映射到 B 上)既可以定性比对,也可以定量评估。Dice 相似性系数(Dice similarity coefficient,DSC)是常用的两个轮廓定量比较的指标,其定义为两个轮廓重叠体积的 2 倍除以两个轮廓的体积之和。轮廓接近一致则 DSC 值接近 1,轮廓完全不重叠则 DSC 值为 0。值得注意的是,DSC 值的计算与解剖结构的体积有关,因此非常大或非常小的结构可能会得到不符合预期的值(也被称作轮廓不确定性)。

数学函数较少用于配准的定量评估,通常由于它们的解释不够明确。形变配准之后可根据形变结果计算雅可比行列式(Jacobian determinant),其反映了局部像素体积的变化。值>1 表示体积膨胀,0 和 1 之间表示体积收缩,1 表示没有变化,≤0 表示存在不符合实际的运动(例如,图像上的区域出现折叠)。雅可比行列式的值≤0 表明可能对患者进行了错误的物理建模,或者算法本身有局限导致无法处理复杂形变。任何负值提示配准有错误,应当仔细评估这些区域对结果和进一步应用的影响。非负值也可能提示错误,尤其在值变化较大的区域(例如一个小的 2mm×2mm 的区域内出现值为 10 的体素而周围体素的值为 1)。因此不论何种结果都应当结合临床实际进行评估。

此外还可以执行一致性的定量评估,有助于证实该配准是一个稳定而易于理解的系统。它包括在两个方向上执行配准(A 配准到 B,然后将 B 配准到 A)以确保配准是反向一致的。配准结果(位移)应当在大小上保持一致,但方向相反。当要配准多套图像时,可以通过执行 A 到 B 的配准并将其与 B 到 C 的配准相结合来测试传递性,其合并的配准结果应与 A 到 C 的配准相同。

表 9-3-2 总结了常用的定量评估指标,列出的容差是配准的目标容限。包括物理师和医生在内的多学科小组应当评估是否根据临床方案调整容差(考虑到患者靶区边界的不确定性)。立体定向放射外科手术的容差为 1mm,对应于较小的体素尺寸。

表 9-3-2　常用的定量评估指标

指标	评价度量	容差
目标配准误差(TRE)	基于两套图像上对应植入点或解剖点的度量	最大体素尺寸(2~3mm)
Dice 相似性系数(DSC)	两套图像上两个轮廓的体积重叠	在结构的轮廓不确定性之内(0.8~0.9)
雅可比行列式	由形变配准导致的像素体积膨胀或收缩	无负值,偏离 1 的情况需符合临床实际
一致性	配准算法在方向上的独立性	最大体素尺寸(2~3mm)

五、模体验证

验证指的是对整个过程和工具组的评估,以确保准确的图像配准可以在相对一致的预期用途(例如,轮廓勾画和图像引导)上执行。可使用模体来完成验证过程。模体可分为物理模体(有形的实体,可使用各种仪器成像)和虚拟模体(数字化)。

对于物理模体,图像内明确的标记点(例如,植入的人造标记)可以被精确地消除(用周围体素的平均强度值代替高对比体素值),以减少算法局限于配准高对比度区域所造成的误差。物理模体的好处是它可用于测试整个图像配准过程,包括图像采集(可能造成的失真和噪声)、数据传输、导入以及最后的图像配准步骤。该过程即代表患者成像和图像配准的实际过程。

虚拟模体是在软件中通过创建或修改患者图像而成,因此它仅支持测试图像配准步骤。在许多情况下,我们期望获得已知准确平移和/或旋转的模体图像,而在虚拟模体中引入确切的平移和/或旋转则非常简单而且精确。此外对于数字化的模体还可以增加复杂度,例如通过引入噪声来模拟图像之间的真实变化。

物理模体和虚拟模体都有各自的优势,对于图像配准软件和流程的测试非常有用。此外模体还可分为刚性和(可)形变性,用于评估各自的配准算法。对于刚性配准,可以使用物理模体(成像,调整一个已知位移,再成像)或者虚拟模体(产生已知位移的图像)。对于形变配准,也可以使用物理模体(内有明确的点)或者虚拟模体(产生已知形变场的图像)。

(谢 欣)

第四节 电子射野影像系统

电子射野影像系统(electronic portal imaging device,EPID)属于射野影像系统的一种,它采用电子影像板在射线出射方向获取图像。EPID 最早用于替代胶片、解决患者摆位验证与修正问题,其发展经历了基于摄像机(camera-mirror-lens-based,CMLS)、基于扫描矩阵电离室(scanning matrix ionization chamber EPID,SMIC)、基于有源矩阵或平板成像仪(active matrix,flat-panel imager,AMFPI)作为探测器的三个阶段,目前 AMFPI 为发展与应用主流。因现代 EPID 具有分辨率高、高效便捷等优点,其应用已由最初的位置验证扩展到放疗设备质控、患者剂量验证等方面。本节将介绍 EPID 的技术发展历程、成像原理及图像质量指标、临床应用、未来展望等内容。

一、EPID 类型

文献报道最早的 EPID 系统在 1958 年面世,分别用于实时监测 200kV 的 X 射线治疗及 2MV 的 X 射线治疗。Benner 等于 1962 年对前期 EPID 结构做了重要修改——在荧光屏前加一额外金属板,这一重要改进至今仍在使用。初期 EPID 以摄像机作为探测设备,20 世纪 80 年代后期,以电离室矩阵作为探测器的 EPID 概念被提出,并于 20 世纪 90 年代初开始商用。与此同时,基于有源矩阵、平板成像设备的 EPID 系统开始发展,并于 2000 年开始商用,此类型 EPID 目前仍为主流。

(一) 基于摄像机 EPID(camera based EPID)

此系统使用 X 射线转换器,转换器主要由 1~1.5mm 厚的金属板、硫氧化钆 X 射线荧光屏($Gd_2O_2S:Tb$)构成。该转换器通过反射镜面及透镜与摄像机进行光学耦合,获取影像信息。此类型 EPID 最大特点是探测面积大、所需曝光量少,同时构造简单,实用性强。缺点主要有体积过大,对荧光屏转化所得光子收集率极低,约为 0.1%~0.01%,图像质量较差。

（二）基于电离室矩阵 EPID（matrix ion chamber EPID）

此系统使用液体电离室作为探测器，电离室分为上下两层、垂直排列，电离室电极板上方覆盖着一层约 1mm 厚的塑料铁磁板（plastoferrite plate）用于将入射 X 射线转换为高能电子。每个电离室都外接高压控制系统，同时连接放大器及静电计用于对输出信号放大和读取，数据读取由控制电路逐个执行，每个所需时间约 20 毫秒，整幅图像所需时间约为 5.5 秒，快速低分辨率模式下可在 1.5 秒内完成读取。此系统优点是结构紧凑、图像不存在几何失真。缺点是数据的逐点读取方式使得射线利用率非常低。数据读取期间剂量率的波动会造成数据失真，应待加速器射束稳定后开始数据采集。此外，电路、电离室暗电流会产生杂散信号，需从最终数据内清除，这要求对测得数据修正且定期校准 EPID 系统。

（三）有源探测矩阵平板成像 EPID（AMFPI EPID）

AMFPI EPID 于 1987 年由美国密西根大学医学中心 Antonuk 等提出，于 2000 年首次商用。根据探测器是否直接吸收金属板转化的电子，AMFPI 分为直接和间接作用两种。当前临床中最常见的非晶硅（amorphous silicon，aSi）EPID 多采用间接探测模式。它主要由 X 射线转换器（金属板、荧光屏）、刻蚀在薄（约 1mm）玻璃基底上的光探测器（aSi 光电二极管及控制电路）、用于接收和处理产生的信号的电子采集系统构成（图 9-4-1A），入射 X 射线经转化后，以电荷形式存储在光电二极管内（图 9-4-1B）。二极管按照行列形式排列构成探测器矩阵，每个二极管为一个像素，它们均通过各自外接三极管连接高压偏置、门控、数据读取电路（图 9-4-1B，图 9-4-2）。数据读取时，门控电路依次控制某一行二极管数据读取电路联通，该行数据输出到各自对应的放大器中，经放大后存储到缓存器中。待所有行数据输出一遍，进行修正处理后得到一帧影像，该过程所需时间一般在 110 毫秒 ~2 秒。与前代 EPID 相比，aSi EPID 具有以下优势。

1. 探测器分辨率更高（<0.5mm），探测面积更大（约 40cm×40cm），影像采集速度更快。医科达 iViewGT™ 能以 420ms/帧的速度采集影像，其探测板尺寸达 41cm×41cm（1 024×1 024 像素）。瓦里安 aS1000 探测器有效探测大小为 40cm×30cm（1 024×768 像素），影像采集速度最快为 110ms/帧。

2. 机械、剂量响应精度更高，且稳定性强。探测板可沿纵向和横向运动，使得可探测范围更大。

3. 影像显示具有更宽的动态范围，且探测器量子检测效率更高。

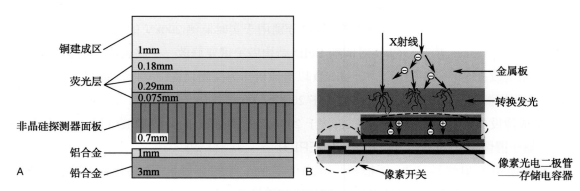

图 9-4-1 电子射野影像系统（EPID）结构及原理示意
A. 瓦里安 aS1200 EPID 结构几何模型；B. 光子与非晶硅（aSi）EPID 作用过程。

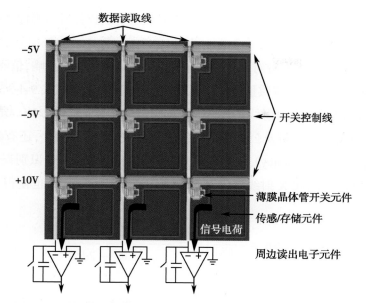

图 9-4-2　非晶硅电子射野影像系统（aSi EPID）探测板像素结构示意

二、EPID 图像质量指标

EPID 成像基于 X 射线穿透物质到达探测器后，探测器测得的穿射线强度不同，从而形成明暗不同的图像，实现对物质的分辨。评估图像质量的主要指标有对比度、信噪比、密度分辨率、空间分辨率等，其他指标还有扫描时间、探测及显示矩阵大小等。

（一）对比度

对比度是描述一种物质与周边物质在影像上亮度差别程度的物理量（图 9-4-3），其定义见式 9-4-1：C 为对比度，ϕ_{p_1}、ϕ_{p_2}、ϕ_s 分别为到达探测器的主射线、穿射线、背景线强度。对比度越大，物质间分别越明显。式 9-4-1 经转化后可写成式 9-4-2 形式，其中 Δ 为物体与背景间的衰减程度差别，其值为 $L_x(\mu_x - \mu)$，L_x 为射线方向上物体厚度，μ、μ_x 分别为物体周边物质及物体本身对 X 射线衰减系数，SF 为 X 射线穿过物体后到达探测器的散射线。

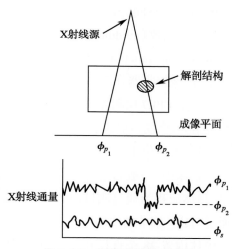

图 9-4-3　影像成像原理示意

ϕ_{p_1}、ϕ_{p_2}、ϕ_s 分别为到达探测器的主射线、穿射线、背景线强度。

$$C = \frac{\text{信号}}{\text{平均信号}} = \frac{\phi_{p_2} - \phi_{p_1}}{(\phi_{p_2} + \phi_{p_1} + 2\phi_s)/2} \qquad (\text{式 } 9\text{-}4\text{-}1)$$

$$C = \frac{2(1 - e^{-\Delta})}{[1 + e^{-\Delta} + (2SF)/(1 - SF)]} \qquad (\text{式 } 9\text{-}4\text{-}2)$$

由上述公式（式 9-4-1 和式 9-4-2）知对比度与物质间衰减系数差异成正比，与散射线强度成反比。低能 X 射线与物质相互作用时光电效应占主要部分，光电效应散射截面与物质原子序数 3 次方成正比（$S \propto Z^3$）、与能量 3 次方成反比（$S \propto 1/E^3$），因此随着能量增加图像对比度变差。当射线能量继续升高（软组织约 20keV，骨约 50keV），康普顿散射占据主要，此时散射截面与物质电子密度成正比($S \propto \rho_e$),而不同组织间电子密度差异较小,使得兆伏级射线成像所得影像对比度差。

(二) 信噪比

对比度仅反映物质及射线本身对影像的影响,未考虑探测系统的影响,信噪比(signal to noise ratio,SNR)是对成像系统获取影像质量起最终影响的物理量,其定义见式 9-4-3,也可写为式 9-4-4。公式中 A 是探测器面积,ϕ 是入射射线注量,η 是探测效率,T 是穿射线影响。影响 SNR 的因素除物质对射线阻止本领及射线能量及公式 9-4-3、公式 9-4-4 中所列因素外,还有量子噪声(quantum noise)、量子效率(quantum efficiency)、能量吸收噪声、X 射线散射、人眼识别误差。与胶片相比,EPID 影像窗宽窗位可调,因此 X 射线散射对 SNR 影响较对比度大,这也使得 EPID SNR 能有更多调节空间。

$$SNR = \frac{\text{图像信号}}{\text{噪声}} = \frac{\phi_{p_2} - \phi_{p_1}}{\sqrt{(\phi_{p_2} + \phi_{p_1} + 2\phi_s)/2}} \qquad (式 9-4-3)$$

$$SNR = \sqrt{A\phi_i T\eta} \, \frac{2(1-e^{-\Delta})}{\sqrt{1+e^{-\Delta}+1-SF}} \qquad (式 9-4-4)$$

(三) 密度分辨率和空间分辨率

密度分辨率(contrast resolution)是反映系统区分不同组织密度能力的物理量,又称为低对比度分辨率。对比度、信噪比是影响密度分辨率的重要因素,影像存储位数、人眼识别程度等也是其影响因素。空间分辨率(spatial resolution)是度量系统能够分辨出物体最小尺寸的物理量。常用调制传递函数(modulation transfer function,MTF)评估系统空间分辨率,MTF 由系统的点扩散函数(point spread function,PSF)傅里叶变换得到,PSF 由系统对点状物体的响应测得,其依赖于放射源大小、影像接收器分辨率、影像放大系数。一般医用直线加速器放射源半高宽约为 1mm,基于摄像机和电离室 EPID 探测器线扩展函数(line spread function)半高宽分别为 0.8~1.0mm、1.5~2.0mm。放大系数增大,会使得射线源尺寸对空间分辨率负影响程度增加,同时使得探测器分辨率的负影响程度降低,当放大率位于 1.3~2.0 间时对空间分辨率影响最佳,常规 EPID 放大系数均位于上述范围。

临床中,一般通过对比 - 细节分析法(contrast-detail analysis)评估系统密度分辨率和空间分辨率,具体流程为通过测量内置多个密度及对比度渐变插件的模体,得出能识别插件个数情况,而后通过对比 - 细节曲线确定出对比度值。临床使用最普遍的模体是 Shalev 设计的"Las Vegas"模体,该模体内置 28 个直径 0.5~15mm、深度 0.5~4.8mm 的圆孔,圆孔按照 6 列 5 行排列,其中同行圆孔具有相同半径、同列具有相同深度,其影像显示出对应 EPID 系统的对比 - 细节曲线,圆孔半径越小对应细节值越大,深度越浅对应对比度越小。

三、EPID 的临床应用

EPID 最初设计用于验证患者摆位及靶区和器官运动监控,因其集成于加速器机架,且随着其影像采集速度、图像质量、剂量响应稳定性等性能日益提升,使得当前关于 EPID 应用的研究涵盖患者位置验证、剂量验证、放疗设备质控、自适应放疗及呼吸门控放疗等多个方面。EPID 获取影像时有不同的模式,不同类型的 EPID 有各自的特点,不同方面的应用对特性的要求又各不相同,临床应用前应当考察所使用 EPID 与预期应用方向是否匹配并提前予以规划,考虑到目前临床大都采用 AMFPI EPID,本节主要对此类型 EPID 应用情况予以说明。

（一）影像获取模式

aSi EPID 信息读取大都是按照探测器矩阵逐行读取，读取某一行时，其他行保持测量状态，被读取行探测器无法测量。按照 EPID 信息读取与加速器射束脉冲间关系，读取模式可分为同步（synchronized）和异步（unsynchronized），前者仅在射束脉冲间读取数据，一般用于连续获取影像；后者以固定时间间隔或剂量间隔采集信息，多用于剂量测量。无论是同步还是异步，当所有行探测器数据读取一遍时，得到一帧影像。根据最终对每帧影像的处理方式，影像获取模式可分为平均（average）、累积（integrate）、连续［continuous，又称电影（cine）］三种模式。

1. 平均模式　系统设定每读取若干帧或每照射若干机器跳数后，对所得各帧影像求平均，将平均影像作为输出影像。平均模式一般用于位置验证，多用于获取静态影像。累积模式与连续模式一般也会取几（一般2~5）帧平均以提升图像质量。

2. 累积模式　累积模式属于异步获取方式，此模式最终仅输出 1 幅影像。EPID 在使用该模式获取影像时，无论剂量率如何变化，系统会通过调整帧速率使得每帧影像所测得剂量相同，此模式适用于剂量应用。根据 EPID 型号不同，其名称和具体计算方式不同。

医科达 iViewGT 累积模式名为多重曝光（multiple exposure），最终影像由曝光中各帧影像直接叠加得到（式9-4-5）。

$$S_{\sum}(x,y) = \sum_{i=1}^{n} s_i(x,y) \tag{式 9-4-5}$$

一般情况下 iViewGT 不记录每帧的像素值，直接记录各帧的平均值，最终影像值由平均值与 n 相乘得到。

瓦里安累积模式分为多重获取（multiple image acquisition）和连续帧平均（continuous frame averaging）两种。前者在曝光过程中获取多幅影像，每幅均由固定帧数影像平均得到。此种模式下，影像由处理器传至数据库需一定时间，使得影像获取有延迟效应，此延迟最长可达 2 秒，因此不能使用此模式测量以>3cm/s 的速度运动的多叶准直器。后一种模式仅得到 1 幅由多帧依次获取影像平均所得的图像，最终所得影像 I(x,y) 由式 9-4-6 算得，式中 N 为总帧数，$I_j(x,y)$ 为第 j 帧影像。

$$I(x,y) = \frac{1}{N} \sum_{j=1}^{N} I_j(x,y) \tag{式 9-4-6}$$

3. 连续模式　连续模式是在射线照射过程中 EPID 实时获取一列图像，属于同步获取图像模式。用户预先设置构成每幅影像的帧数 n，曝光时相邻 n 帧影像叠加成一幅图像，曝光结束后获得一列图像。当 n 选 1 时，瓦里安 EPID 每秒能获取 10 幅图像。此模式的实时成像功能，使其能够捕捉到动态剂量随时间变化的信息，也能使其在动态调强放疗中实现对 MLC 位置的实时追踪（图9-4-4），因此该模式在 MLC 质控和患者剂量验证及重建方面有着广泛的应用。连续模式影像获取过程中存储数据大，容易出现内存溢出、帧数采集不全等问题，应予以关注。

（二）患者摆位修正及射野验证

位置验证是 EPID 最初的基本功能，它用于验证和纠正计划执行阶段患者摆位和射野几何误差。前者会造成患者靶区和危及器官位置相对射野偏移，后者主要为准直器角度、射野大小不准，挡块等放置错误。此技术属于图像引导放疗的一种，一般通过比较射野与参考影像实现，参考影像常选计划系统（treatment planning system，TPS）数字重建影像（digitally reconstructed radiograph，DRR）、患者三维模型（CT 影像等）、模拟机影像或其他射野影像，其过程可分为影像获取、影像处理、影像配准。

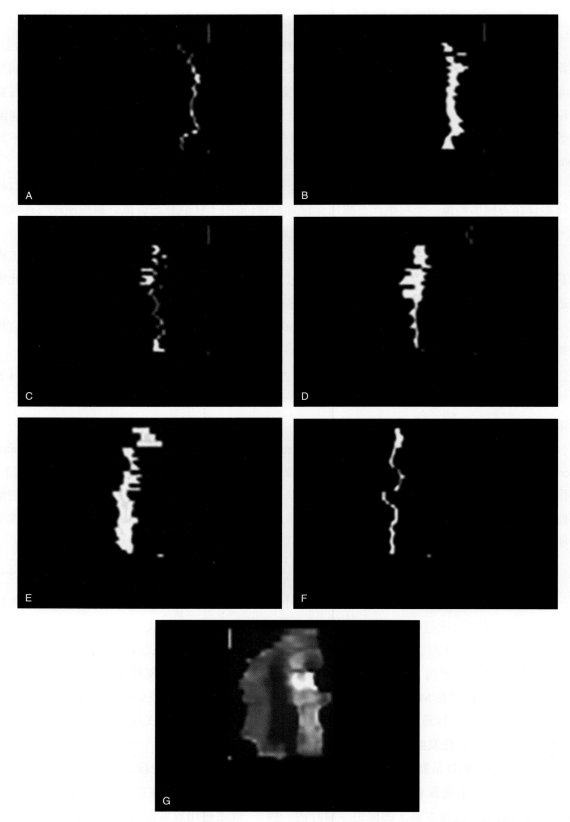

图 9-4-4　连续模式采集头颈部调强适形放疗（IMRT）计划多叶准直器（MLC）实时位置

1. 影像获取　在 EPID 用于摆位修正或射野验证时,其图像获取模式一般为帧平均或累加,临床中商用 EPID 以此为基础预设的获取射野影像的方式一般有以下几种:

①单曝光（single exposure）：在治疗前通过固定时间段或照射量获取单幅影像，此影像一般由曝光时间段内多帧影像平均或累加所得，曝光量一般为几个机器跳数。②验证影像（verification image）：单幅影像，由曝光时间内多帧影像平均值或求合得到，此模式曝光量较单曝光模式多。③双曝光：先获取射野影像，而后获取一大于射野的开野（open field）影像，将两幅影像叠加获得双曝光影像。曝光影像可由多帧影像平均值或求和得到，EPID 影像后处理软件能从双曝光影像中提取射野边缘，用于比对验证。④电影模式：曝光过程中 EPID 连续获取影像，临床中可以以在线荧光透视或所有帧影像叠加得到最终影像的方式使用。

2. 影像处理　为便于后续使用，常对 EPID 所获取影像进行增强处理。常用的处理技术有窗宽窗位（window and level）、直方图均衡化（histogram equalization）、高通滤波等。窗宽窗位用于决定将哪些像素值显示在屏幕且将不同的显示强度与这些像素值相匹配。直方图均衡化是将影像像素值通过非线性变化，近似均匀地在可显示灰度范围内予以展示，其中基于全局或局部的自适应直方图均衡化（adaptive histogram equalization，AHE）应用最广。AHE 的缺点是其非线性映射会使得影像中解剖结构及射野边缘扭曲，且有过度放大图像中相同区域的噪声的问题。高通滤波一般是通过对影像卷积实现，所选择滤波卷积核有拉普拉斯算子、索贝尔算子等，高通滤波后能增强图像中细节显示，但同时带来的副作用是使得图像噪声增大。

3. 影像配准　影像配准是在待比较的两套影像间建立坐标映射关系、量化患者位移的过程，此过程可分为两步：首先确定出射野影像中射野边缘并与参考影像中射野边缘匹配，得到射野尺寸、形状偏差；第二步量化出任何存在的解剖结构形变及旋转误差。

关于边缘探测的方法很多，主要有阈值法、边缘增强过滤、阈值与边缘增强联合应用等。阈值法为最简单的边缘探测方法，通过将图像中所有像素值作频率直方图，会发现有两组峰值（图 9-4-5），较低峰值代表射野外像素，较高峰值为射野内像素。通过在两峰值间寻找合适阈值，即可实现边缘识别。边缘增强是使用边缘增强过滤器处理影像并使用响应最强的像素作为边缘阈值。边缘识别完成后，射野与参考影像中射野边缘尺寸及形变偏差即可求得。

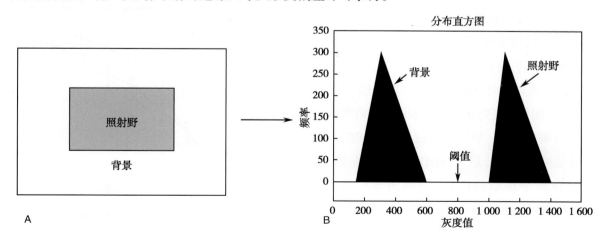

图 9-4-5　边缘识别算法之阈值法示意

对解剖结构比对分析需将射野影像与参考影像中解剖结构再次匹配，实现此匹配的方法有基于标记（landmark-based）、基于对比度（contrast-based）、交叉关联（cross-correlation）等。

4. 临床应用　临床中使用 EPID 进行患者摆位修正及射野验证有在线（on-line）、离线（off-line）修正两种模式。在线修正模式是在患者治疗前获取并分析射野影像，对存在误差予以修正，而后进行治疗。离线修正模式多在治疗结束后获取并评估射野影像,也用于整个疗程摆位评估,以获取某台设备、某种病种一段时间内摆位的系统误差,从而制定策略避免此类误差。

在线模式能修正当次治疗中的系统及随机误差。早期研究主要依赖于手动配准和修正,所需额外时间较长,精准度低。随着计算机辅助分析的应用,误差发现及修正精度均得到大幅提升,且所需占用时间也减少至可接受范围。

离线模式可分为简单离线修正、监控、统计决策模型。简单离线修正作用与射野胶片相同,但较胶片更便捷、图像质量更好。监控模式用于监控患者摆位、靶区或危机器官在治疗过程中或分次间的变化情况,当偏差大于设定允许限时,加速器停止出束。统计决策模型可在小幅增加耗费时间的前提下,实现对复杂治疗技术的验证。常用的统计模型建立策略有两种:一是使用 EPID 对治疗部位相同的大量患者进行测量,统计得出该机构、该部位患者摆位的系统误差,以此作为靶区生成计划靶区的外放值。因不同患者多次摆位位置偏差平均值不一致,使得该策略所得外放间距对部分病例过大、部分过小。二是在第一种策略基础上对所有患者一天内的摆位情况使用 EPID 测量,并统计分析得出个体化的外放间距。

(三)剂量测量

随着 EPID 性能的不断提升,特别是 aSi EPID 的发展,其在剂量测量方面的应用优势明显,被越来越多的研究者寄予厚望。

1. aSi EPID 剂量特性　EPID 用于剂量验证时,需考察其响应线性、测量重复性(reproducibility)、死时间、能量依赖性、实时剂量读取等性能,还需考察其特有参数:像素响应非均匀性、重影和滞后效应(ghosting and lag)、射野大小依赖性、建成效应、光散或眩光(optical scatter or glare)、机架角度依赖性、散射伪影等。

(1)像素响应非均匀性修正:此修正分两步,第一步,未照射 EPID 时获取一幅称为暗野(dark field)的影像作为像素偏移修正图,此影像由电子线路噪声引起的暗电流产生,具有温度、时间依赖性,每次测量时由系统自动收集生成。第二步,修正各像素响应灵敏度差异,用近似均匀的射线照射 EPID 整个区域获取泛野影像(flood field)。EPID 完成影像采集后,会自动从原始信号中减去暗野,而后将所得各像素值对泛野中对应位置处像素值做商,得到最终图像。泛野也可由像素敏感矩阵替代。

(2)响应线性:早期研究证实 aSi EPID 具有线性剂量响应特征,后来 McDermott 等发现 Elekta EPID 在较少跳数(MU)时响应为非线性。在前 5MU 时 EPID 响应值较 1 000MU 曝光时响应值偏低 3%~5%。造成此现象的原因是 aSi 二极管存在陷阱俘获电荷作用,这是所有 aSi EPID 共有的特性(图 9-4-6)。EPID 在用于剂量测量时一般采用累积、连续或电影模式获取信号,因此上述效应影响不大,但当待测量子野跳数过少时,需对此影响给予考虑。

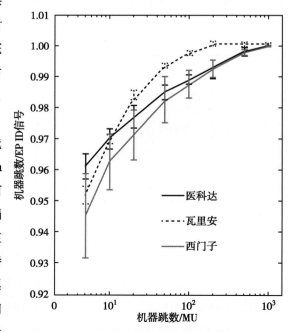

图 9-4-6　不同品牌非晶硅电子射野影像系统
(aSi EPID)剂量响应曲线

（3）剂量响应重复性：重复性分为瞬时和长期两种，所有品牌 aSi EPID 重复性表现类似，在采用探测板中心区域测量时，两种重复性分别为 0.5%、1%。对 Elekta、Varian 不同类型的 aSi EPID 研究发现，对相同曝光，不同型号、同一型号不同设备、同一设备不同测量时间所得剂量响应会有较大差别。因此，应对 EPID 剂量响应给予校准并定期质控，目前主流 aSi EPID 每年校准一次即可满足要求。

（4）重影和滞后效应：两种效应主要由 aSi 二极管中缺陷能带对电子的捕获引起的。重影属于增益效应（gain effect），因捕获电子改变了二极管内及表层电场分布，使得二极管灵敏度发生改变，对紧接着测量的影像产生影响，此现象一般持续数分钟。重影严重程度对照射时间、每帧所需曝光量有依赖性，与总曝光量、剂量率无关。滞后属于抵消效应（offset effect），电子被陷阱捕获使得当前帧信号读取时，二极管测得电荷不能完全传输到数据读取电路，而在下一帧影像读取时这些被捕获电子又被读取。此效应影响的是探测器电容量，一般持续 30 秒左右。滞后效应依赖因素有曝光时间间隔及两幅曝光影像曝光量之比，当两幅影像曝光间隔最小、曝光量之比最大时，滞后效应高达9%。可通过拉长两次测量间时间间隔、调整校准方式等方法减小重影和滞后效应（图 9-4-7）。

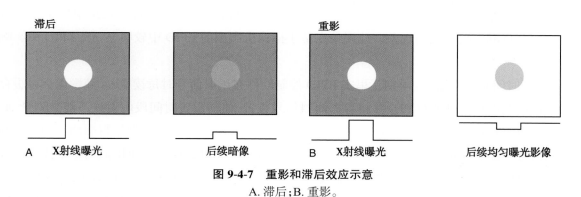

图 9-4-7　重影和滞后效应示意
A. 滞后；B. 重影。

（5）能量依赖性：当 X 射线能量低于 1MeV 时，EPID 中电子 - 光子转化层物质，传统 EPID 多使用荧光粉，一般由掺杂稀土发光粒子的硫化锌（ZnS）或碘化钠（NaI）构成；aSi EPID 多使用铅掺杂硫氧化钆（$Gd_2O_2S:Tb$）构成的闪烁体，作用截面大幅升高，使其对 X 射线剂量响应过于敏感。在 EPID 表面增加额外铜板过滤低能射线，可减小过响应影响。在由 EPID 响应计算调强剂量分布时，各子野 MLC 穿射线中低能线已被过滤，使得过响应现象被消除，此时不宜使用 EPID 对开野的响应模拟 MLC 穿射野，应对此予以关注。

（6）射野大小依赖性：EPID 剂量响应对射野大小的依赖性与电离室在水中测得的依赖性不一致，造成此现象的原因是复杂的：对于低能 X 射线（6MV），荧光板的存在增大了 EPID 对射野大小的依赖，EPID 支撑臂的反散射线也起到了相同的作用。对于高能射线（18MV），EPID 对射野大小依赖性的变化主要是由于缺乏足够的建成厚度。

（7）建成效应：aSi EPID 自身设置有建成厚度（金属板），但对于高能 X 射线，此厚度不足以衰减掉入射线中散射线，此时需增加建成厚度，选择合适的建成材料（铜或固体水）也至关重要。而对于6MV 射线，是否额外增加建成对 EPID 剂量响应影响很小，且选择不同建成材料对结果影响的差别也很小。额外建成的增加对穿射剂量的作用较非穿射剂量大，这是因为射线穿过模体或人体后会产生大量低能散射线，额外建成能大大降低此部分散射线造成的过响应。

（8）机架角度依赖：EPID 在不同机架角度时因重力影响会产生位置偏差，不同型号 EPID、不同维度上机架角度依赖差异较大。将其用于不同用途时,机架角度依赖性影响不同:一般使用 EPID 进行 MLC 质控时,在不同机架角需对 EPID 的位置偏差做修正。Pejman 等利用两个固定在机头和一个固定在治疗床上的铅点测量旋转过程中机架、EPID 探测板偏移,发现机架旋转方向、EPID 探测板距机头距离对其角度依赖性影响不超过 0.3mm,且 EPID 角度依赖性在 15 个月内偏差不超过 0.2mm。J.Köhn 等从六维方向考察了 iViewGT 探测板角度依赖性,发现最大旋转(rotation)、垂头(nodding)、源探测器距离误差分别为 0.3°、2.4°、10mm,且测得机架角度固定状态下偏差较连续旋转模式下大。所有研究均显示探测板在前后(in-plane)方向对机架角度依赖更明显。

(9)背散影响:瓦里安 aSi EPID 探测板由含金属支撑臂支撑(R 或 E 形臂),由此产生的非均匀背散射线会影响到图像质量及剂量响应。目前消除此影响的方案有:利用射野尺寸依赖性对中心轴剂量的影响模拟背散射线;使用蒙特卡罗模拟获取 EPID 剂量核而后予以修正;开发出用于 a-Si EPID 剂量预测的能量注量卷积核、结合像素离臂灵敏度矩阵消除背散线影响;最简单的方法是使用屏蔽材料放置于探测板与支撑臂之间使背散影响趋向均匀。背散问题在探测板下方无支撑臂的 EPID 中不存在。

(10)光散或眩光效应:光散或眩光是 X 射线经荧光板转化为光子后,在光路中发生多次散射,使得 EPID 响应模糊化的现象。此现象在基于摄像机类型的 EPID 中较明显,aSi EPID 中影响轻微。

(11)死时间和内存溢出:早期瓦里安 EPID 控制软件在读取信号时每读取 64 帧影像会将缓存内数据传输至中央处理器(CPU)并将各探测器信号重置,使得重置时间段内射线不能被测量,此时间段即为死时间(约 0.28 秒)。后续版本为消除此影响取消了重置操作,但使得探测器测得一帧影像的信号累积时间增加 1 倍,容易发生内存溢出。对此类型 EPID 建议使用低剂量率或拉长源到探测器距离测量。对于动态调强特别是 VMAT 以及无均整射线(flattening filter free,FFF)放疗技术,大量剂量会在短时间内投照在某一区域,使得死时间和内存溢出问题显得尤为重要,应予以重视。

(12)实时剂量读取:数据快速采集与读取是 aSi EPID 的重要特性,这使其能够获取时间高分辨率影像,从而能建立剂量 - 机架角度、剂量 -MLC 位置等关系,这些关系在 VMAT 系统质控验收、在线剂量验证、MLC/ 钨门位置及机架角度实时追踪、加速器日志分析等质控及剂量验证中有着广泛用途。McCurdy 等评估了瓦里安 EPID 累积与连续两种影像获取模式,发现两种模式一致性非常好,在使用 10 帧 /s 的影像获取速度时,实时测量 IMRT、VMAT 结果与电离室结果均一致。

2. 灰度剂量转换方式 主要有两种方式将 EPID 测得灰度值转化为剂量:一是建立灰度值 - 剂量间校准关系;二是模拟预测灰度值对应剂量。前者通过使用电离室、胶片等工具在水或模体中测量剂量,建立起灰度值 - 剂量转换模型。此方法优点是可直接使用常规剂量工具测试验证模型准确性,且简单易行,所需计算时间短。缺点是 EPID 工作在建模测量范围外时,模型准确性需予以验证,且模型在不同系统间的鲁棒性差。第二种方法使用蒙特卡罗或经验模型模拟各像素响应情况,由响应值推算出投照注量,从而计算出患者或探测器内沉积剂量。模拟能够准确进行的前提是详细了解 EPID 构造。此方法优点是所预测模型可通过 EPID 实测予以验证;缺点是在用于患者剂量验证时,患者受照剂量误差很难直接从预测与实测 EPID 响应差异中找到原因。

3. 剂量测量方法 Van Elmpt 等将由 EPID 测得信号计算剂量的方式分为刻度法与模拟法(见上段),EPID 用于临床剂量验证时上述两种方法均可使用。根据 EPID 测量时射线是否穿射物体可将 EPID 剂量测量分为非穿射（non-transmission，简称 non-transit）和穿射（transmission，简称 transit）两种。非穿射测量时，剂量重建基于患者 CT 的称为虚拟人体（virtual patient）测量，基于模体的称为虚拟模体（virtual phantom）测量。若射线穿过 EPID 后射向模体/人体，称为非穿射模体/在体测量。穿射测量时穿射物体为人体的称为在体（in vivo）剂量测量，为模体的称为模体（in phantom）剂量测量（图 9-4-8）。上述所有测量均可选择重建某一点、某一层面剂量，也可重建整体三维剂量，可实时在线，也可离线重建。

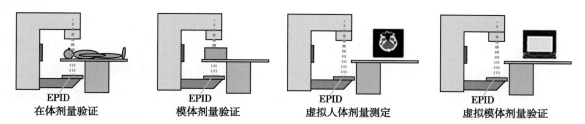

图 9-4-8　常见电子射野影像系统（EPID）剂量验证方式示意

（1）非穿射剂量测量：非穿射剂量测量所得影像可用于与患者无关的、加速器几何或剂量参数质控中，应用较多的有射野平坦度、对称性、加速器输出量、光射野一致性检测等，这将在后续内容中说明，此部分主要说明非穿射剂量测量在二维（2D）、三维（3D）验证方面的应用。

1）二维剂量验证：通过验证二维注量或剂量分布，评估加速器射束投照准确性，常选比较平面有探测器所在层面或虚拟人体/模体内某一层面。通过 TPS 导出或第三方系统计算出上述层面通量或剂量，与由 EPID 影像计算出的上述层面注量或剂量相比较，实现验证功能。

在使用卷积/叠加算法预测 EPID 影像、将 EPID 灰度值转换为水中剂量时，射线硬化应考虑在 EPID 剂量核中，同时相较于倾斜剂量核，推荐使用平行剂量核。若全面考虑影响因素，由 EPID 像素转化所得剂量与 EDR2、MapCheck 等常规剂量测量仪器测得结果高度一致。SunNuclear 的 EPIDose 分四步将 EPID 测得影像转化为水中等效剂量：第一步，根据剂量重建层面距源与探测器距离比例将 EPID 测得影像反投影至剂量重建平面；第二步，对 EPID 进行射野大小依赖性修正，首先对每个 MLC 构成的子野，修正 EPID 输出因子与水中电离室测得输出因子间差别，而后修正 EPID 开野及 MLC 遮挡野响应差异；第三步，通过点扩散核将上述修正过的响应影像转换为相对剂量；最后一步，将每个像素的相对剂量转换为水中绝对剂量并与 TPS 计算的面剂量对比。此系统中 EPID 采用累积模式测量数据。

GLAaS 算法能将 EPID 影像转换为水中剂量，此算法将 IMRT 看作由 N 个固定子野构成，而后根据每个子野的等窗宽射野（equivalent window width Field，ewwF）应用不同的修正因子将该子野引起的 EPID 响应转换为水中剂量。修正因子是 ewwF 及所选层面所在等效水深的函数，它同时考虑了 EPID 对开野和 MLC 穿射野响应差异，由实验测得，以查找表的形式给出。

建立模型预测 EPID 响应并与 EPID 测得的非穿射影像比较的研究也很多，瓦里安 PortDosimetry 为基于此方法产品的典型代表：该系统由计划信息提取计划投照通量矩阵，而后将该矩阵与三重高斯核 RF_{PI}（triple-gaussian kernel）卷积得出 EPID 预期响应，再使用准直器散射因子 CSF_{XY} 修正所得响应，最后将所得响应单位转化为 CU 得到最终预期响应（式 9-4-7）。使用伽马分析比较预期响应与 EPID 使用累积模式实测响应，实现计划验证。CU 为 PortDosimetry 自有单位，一般使用 10cm×10cm 射野、100MU 照射 EPID，将此时响应定义为 100CU。CSF_{XY} 无法直接测得,可由测得的输出因子 OF_{XY} 和计算所得模体散射因子 PSF_{XY} 计算得到,PSF_{XY} 由开野中心轴处射野通量 F_{XY} 与 RF_{PI} 卷积求得(式 9-4-8)。RF_{PI} 为距离笔形束距离 r 的函数(式 9-4-9),PortDosimetry 预测模型拟合时,不断迭代调节 RF_{PI} 中高斯参数,使得式 9-4-7 所得预测剂量影像与 EPID 实测影像差别最小。

$$PD(x,y,SDD) = \left[F(x,y,SDD).OAR(SDD) \times RF_{PI} \right] CSF_{XY} \frac{1}{MUfactor} \tag{式 9-4-7}$$

$$CSF_{XY} = \frac{OF_{XY}}{PSF_{XY}} = \frac{OF_{XY}}{(F_{XY}RF_{PI})_{CAX}} \tag{式 9-4-8}$$

$$RF_{PI} = \sum_{i=1}^{3} w_i e^{-\left(\frac{i}{k_i}\right)^2} \quad \left(\sum_{i=1}^{3} w_i = 1 \right) \tag{式 9-4-9}$$

2)三维剂量验证:由 EPID 测得穿射空气(in-air)射野影像可得到加速器投照的二维注量,利用此注量使用合适剂量算法即可基于测量结果实现三维剂量重建,实现 3D 剂量验证。此方面研究主要有:Ansbacher 等利用 EPID 测量 IMRT 投照子野,而后利用衰减及模体散射因子修正,在虚拟圆柱体上实现了基于虚拟模体三维剂量重建的 IMRT 验证。Van Elmpt 等基于蒙特卡罗方法,使用由 EPID 影像提取的注量作为输入,基于模体和患者 CT 重建出了三维剂量,在均质及非均质模体测试中显示,重建结果与电离室、胶片测量结果偏差<3%。Van Zijtveld 等利用 EPID 测得的射野影像调整计划射野注量,基于患者治疗前扫描所得锥形束 CT(cone beam CT,CBCT)实现了 3D 剂量重建。Adamson 等修改并执行治疗计划,使计划执行过程中 MLC 最内侧两叶片保持开放状态,治疗床上固定自制模体用于测量两开放叶片投射线以计算各射野影像获取时的机架角比重,使用 EPID 电影模式获取治疗中影像。由计划信息获取每幅影像开始与结束时 MLC 位置及该段时间内投照剂量,使用 PortDosimetry(PD)预测出上述角度范围内 EPID 响应情况,最终对 PD 预期及实测数据比对,实现 VMAT 计划三维剂量验证。

非穿射治疗前三维剂量验证最大的优势是投照与计划剂量差别能够在 CT 上直观显现,可验证 IMRT、VMAT 投照中各控制点间 MU 是否准确投照、MLC 是否按计划运动。缺点是不能反映患者摆位、治疗中设备状态波动、患者器官运动等造成的剂量差别。

(2)穿射剂量测量:穿射剂量测量方式克服了非穿射验证中无法考察患者摆位误差的缺陷,若在患者治疗中使用穿射验证,还能考察患者器官运动、加速器波动等因素的影响,此时的测量称为在体剂量测量(in vivo dosimetry,IVD)。穿射剂量测量可分为点、面、体剂量测量。

1)点剂量测量:最早被应用于替代电离室执行在体剂量测量,产生此需求的原因是电离室测量在体剂量时一般放置在患者体表射线入射处或出射处或两点均放置,而放置和调节电离室耗时耗力,且入射处电离室平衡帽对投照剂量会造成干扰。使用 EPID 测量探测器所在位置剂量,反投影计算出目标点剂量效果良好。

2)二维剂量测量:测量平面可以选在探测器层面或者患者/模体内某一层面,相关研究和产品已有很多。McCurdy 等发展出了穿射剂量两步预测算法,此算法首先由 EPID 测得的穿射剂量计算出影像层面通量,由蒙特卡罗模拟计算出射束在模体中衰减和散射的散射核;第二步使用叠加/卷积算法与蒙特卡罗模拟所得 EPID 剂量核计算出 EPID 剂量响应。Jame 等利用蒙特卡罗模拟建立射野影像散射模型,使用 EPID 测得穿射影像计算出探测器层面入射线分布,准确性达 97%。还有研究者由 EPID 响应所得通量、使用 TPS 计算 EPID 层面的穿射剂量并与预期剂量比对实现验证。结果显示,无论基于均质还是非均质模体,使用 2%/3mm 或 3%/2.5mm 剂量差别/距离一致性准则比较重建与计划剂量，所得通过率均在 90% 以上。

此外，利用治疗中 EPID 测得影像重建穿射剂量，与预测或分次间测量结果对比，可实现剂量投照的在线监控。Fuangrod 等从计划文件中计算出各时刻 EPID 预测影像并将此作为参考影像，与治疗时 EPID 获取影像逐帧比较，能在 0.1 秒内发现误差，实时验证剂量投照准确性，Christos 等将此应用到了立体定向放疗在体剂量质控。PerfRACTION 系统（SunNuclear 公司）使用第一次治疗时 EPID 所获取影像作为基准，以后每次治疗中 EPID 测得影像均与基准影像比对，判断患者每次治疗摆位及最终接收剂量准确性，SOFTDISO 系统（Best Medical Italy 公司）具有类似功能，其可应用于 VMAT、肺癌立体定向 / 呼吸门控治疗中。

为了能够实现在体二维剂量验证，需由 EPID 响应计算出患者体内剂量。基于 EPID 治疗前或治疗中测得穿射影像预测患者或模体内某一层面等效水中剂量分布的反投影算法已被开发，该算法分为两步：首先通过对 EPID 像素值与该位置处剂量相关联、建立起剂量响应关系；第二步确定出 EPID 内、患者或模体内射线衰减、散射因子及其他用于反投影算法的参数，由 EPID 各像素点处剂量计算出模体或患者体内剂量。该算法基于 aSi EPID 重建结果与胶片结果一致。

3) 三维剂量测量：利用放置于模体或患者后方的 EPID 测量某射野穿射线，使用三维剂量重建模型，可重建此射野在模体或患者体内投照的三维剂量，而后对所有射野重建剂量并叠加，可实现三维剂量测量。穿射三维剂量测量一般分三步：一是评估患者或模体散射对 EPID 成像的影响，将散射贡献从 EPID 测得信号中去除获得探测器层面原射线注量；二是使用包含电子密度、摆位等情况的患者或模体三维模型，将探测器层面原射线注量反投影至模型上方，作为原射线入射注量；三是开发剂量计算算法，以上述入射原射线注量为输入，计算出模体或人体中三维剂量分布。此类算法在盆腔区域的重建结果与 TPS 计算结果差别<2%。使用上述方法，也可基于模体或人体的兆伏级锥形束 CT（megavolt cone beam CT，MV-CBCT）重建三维剂量，若使用患者治疗前采集的 MV-CBCT 进行患者体内三维剂量重建，可使重建结果包含患者摆位误差的影响。

荷兰癌症研究所 Antoni van Leeuwenhoek（NKI-AVL）基于他们开发的二维剂量重建反投影算法进行扩展，实现了模体内垂直射线的任意平面剂量重建。其基本思想是首先使用电离室校准 EPID，而后使用经验模型修正 EPID 响应，去除 EPID 内部及模体散射线影响，得到 EPID 层面坐标为 (i,j) 的点所得原射线剂量 Pr_{ij}^{EPID}。由穿射测量及模体上轮廓到重建平面距离得出射线衰减因子 $AC_{ij}(d_{\mathrm{reconst}})$，使用平方反比及上述因子修正由原射线剂量反投影得出重建层面原射线剂量 $Pr_{ij}(d_{\mathrm{reconst}})$（式 9-4-10）。使用基于水模体所得散射核修正模体对重建层面剂量影响得出重建面对应点处散射剂量 $SC_{ij}(d_{\mathrm{reconst}})$，EPID 层面坐标 (i,j) 的点在重建层面对应点重建剂量 $D_{ij}(d_{\mathrm{reconst}})$ 为上述原射线剂量与散射剂量相加之后的和（式 9-4-11）。式 9-4-10 中 d_{reconst}、d_{EPID} 分别为射线源到重建层面、EPID 层面的距离。$SC_{ij}(d_{\mathrm{reconst}})$ 影响因素可分为厚度、尺寸两部分，可由重建点主剂量 $Pr_{ij}(d_{\mathrm{reconst}})$、参考条件下测得的散射线原射线之比 SPR^{ref}、主穿射 $T_{ij}^{\mathrm{primary}}$ 及重建层面散射核 K_{ij}^{mid} 计算得到（式 9-4-12）。NKI-AVL 医院基于此算法开发了实时自动在体剂量验证系统并取得了良好的临床应用。

$$Pr_{ij}(d_{\mathrm{reconst}}) = Pr_{ij}^{\mathrm{EPID}} \cdot \left(\frac{d_{\mathrm{reconst}}}{d_{\mathrm{EPID}}}\right)^{-2} \cdot AC_{ij}(d_{\mathrm{reconst}}) \qquad \text{(式 9-4-10)}$$

$$D_{ij}(d_{\mathrm{reconst}}) = Pr_{ij}(d_{\mathrm{reconst}}) + SC_{ij}(d_{\mathrm{reconst}}) \qquad \text{(式 9-4-11)}$$

$$Sc_{ij}(d_{\text{reconst}}) = \{Pr_{ij}(d_{\text{reconst}}) \cdot SPR^{\text{ref}}[T_{ij}^{\text{primary}}]\} \otimes K_{ij}^{\text{mid}} \qquad \text{（式 9-4-12）}$$

此外，McDermott 等使用 EPID 分别测得非穿射和穿射影像，由此求得穿射线并基于患者 CBCT 重建出三维剂量。他们使用该算法在直肠癌病例中测试，分别利用三维 γ 标准和剂量体积直方图（dose-volume histograms，DVH）评估重建与计划剂量差异，发现两者高度一致。McNutt 等使用迭代卷积 / 叠加算法调整 EPID 层面原射线注量，直至 EPID 对该注量响应与实测一致，将上述所得注量反投影至剂量重建层面并与剂量沉积核卷积，实现剂量重建。Kapatoes 等基于断层治疗系统的 EPID 建立了三维剂量重建算法，并基于模体进行了测试。

除上述算法外，几种商用产品已面世：Mathresolutions 公司 DC（Dosimetry Check）软件能使用笔形束算法基于患者或模体 CT、CBCT 进行三维剂量重建，可选重建模式有治疗前使用 EPID 直接测量影像（非穿射模式）和治疗中测量（穿射模式），EPID 采用电影模式采集数据。医科达 iViewDose 是另一款基于 EPID 的商用在体验证系统，可基于患者计划 CT 或 CBCT 实现三维剂量重建。

（3）EPID 剂量测量发展展望：过去几十年 EPID 技术发展的动力一直是获取质量更好的影像，近些年，EPID 剂量测量引起越来越多的重视，特别是复杂放疗技术对在体剂量测量的需求，使 EPID 在 SBRT、VMAT 剂量验证中的应用日益增多，且被用于分次间重建剂量，对治疗中器官运动及设备波动、治疗间患者摆位误差等引起的剂量偏差进行监控，并间接监控引起上述剂量偏差的参数误差（表 9-4-1）。

表 9-4-1 利用 EPID 剂量测量功能可探测的放疗参数

潜在误差	治疗前验证				治疗验证			
	二维／三维无模体	二维模体后	二维模体中	三维模体中	二维患者前	二维患者后	二维患者体内	三维患者体内
设备								
楔形板是否存在及方向	是 [a]	是 [a]	是 [a]	是 [a]	是 [b]	是 [b]	是 [b]	是 [b]
子野	是 [a]	是 [a]	是 [a]	是 [a]	是 [b]	是 [b]	是 [b]	是 [b]
MLC 位置／速度	是 [a]	是 [a]	是 [a]	是 [a]	是 [b]	是 [b]	是 [b]	是 [b]
叶片序列	是 [a]	是 [a]	是 [a]	是 [a]	是 [b]	是 [b]	是 [b]	是 [b]
准直器角度	是 [a]	是 [a]	是 [a]	是 [a]	是 [b]	是 [b]	是 [b]	是 [b]
射野平坦度对称性	是 [a]	是 [a]	是 [a]	是 [a]	是 [b]	是 [b]	是 [b]	是 [b]
加速器输出量	否	否	否	否	是	是	是	是
机架角度	否	可能	可能	可能	否	可能	可能	可能
计划								
叶片穿射	是	是	是	是	是	是	是	是
陡峭的剂量梯度	是	是	是	是	是	是	是	是
TPS 模型中 MLC 参数	是	是	是	是	是	是	是	是
患者计划投照错误	是 [c]	是 [c]	是 [c]	是 [c]	是	是	是	是
基于模体或患者计算剂量	否	否	是	是	否	否	是	是

潜在误差	治疗前验证				治疗验证			
	二维／三维无模体	二维模体后	二维模体中	三维模体中	二维患者前	二维患者后	二维患者体内	三维患者体内
患者								
治疗床手臂阻碍计划投照	否	否	否	否	否	是	是	是
体位固定装置阻碍计划投照	否	否	否	否	否	是	是	是
患者解剖结构变动	否	否	否	否	否	是	是	是
患者解剖结构运动	否	否	否	否	否	是	是	是
治疗患者选择错误	否	否	否	否	否	是	是	是
ROI 区域剂量过高或不足	否	否	否	否	否	否	单个平面	是
治疗中患者体内剂量分布	否	否	否	否	否	否	单个平面	是

注：a. 系统误差；b. 系统或随机误差；c. 验证与治疗所用计划是否相同；MLC. multileaf collimator，多叶准直器；TPS. treatment planning system，治疗计划系统；ROI. region of interest，感兴趣区域。

(四) EPID 在质控方面的应用

EPID 在质控方面的应用主要有 MLC 校准与追踪、动态钨门跟踪、机架角度测试、加速器质控、标记点跟踪等，此外经过研究人员改进，在特殊放疗技术如后装治疗、全身照射技术上也得到了应用。

1. MLC 及钨门测量　EPID 空间分辨率高、测量速度快、集成于加速器机架等特点使其非常适合检测射野几何形状的改变，因此很早就有 EPID 测量钨门的报道，当 MLC 运用于放疗后，EPID 也被立即用于 MLC 位置测量和跟踪。

用于 MLC 测量时，MLC 按照设定位置运动，同时按相同时间间隔触发 EPID 获取一列影像并由边缘识别算法识别出各幅影像中 MLC 位置，与预测位置比较，判断各时刻 MLC 到位准确性。Chang 等分别使用柯达 XV 胶片和 aS500 EPID 对动态 MLC 进行了质控分析，结果显示 EPID 测得动态调强狭缝野质量可与胶片媲美（图 9-4-9），且前者分析所得狭缝宽度更准确，但波动更大。因 EPID 采集速度的限制，在测量动态 MLC 时，若 MLC 速度过快，所采集影像中 MLC 边缘会扭曲模糊。此外，采集速率一定时，EPID 测量动态 MLC 误差一般与其运动速度成正比。

EPID 在 MLC 校准方面也有应用。由于叶片位置测量精度有限，MLC 校准时可能会引入系统误差，因此单个叶片位置由校准时所引入系统误差及该叶片控制系统准确度（随机误差）共同决定。而系统误差的引入有两种方法，第一种是中心叶片方式（center leaf method）：每列叶片，选取第 20（或 80 等）片在 −5~5cm 范围内使用 EPID 测量其实际值，线性拟合出该叶片实际位置（true position）与设定位置（prescribed position）间关系（式 9-4-13），得到拟合参数 a、b。对于该列中其他叶片，在 +5cm（或 +7.5cm）处测量得到实测值与设定值偏差，此偏差作为相对于第 20 片叶片的偏移（offset），使用 a、b、offset 及该叶片设定值即可得到该叶片预测值（式 9-4-14）。第二种方法针对每个叶片均在 −5~15cm 范围内使用 EPID 测量实际位置，分别线性拟合得出各叶片拟合参数 a(i)、 b(i),最后各叶片由给定位置计算出各自预测位置(式9-4-15)。临床中医科达采用AutoCal软件基于第一种方法使用EPID进行MLC校准。

$$\text{True}_{\text{position(leaf20)}} = a \times \text{Prescribed}_{\text{position(leaf20)}} + b \qquad (式9-4-13)$$

$$\text{Predicted}_{\text{position(leaf i)}} = a \times \text{Prescribed}_{\text{position(leaf i)}} + b + \text{offsed(leaf i)} \qquad (式9-4-14)$$

$$\text{Predicted}_{\text{position(leaf i)}} = a(\text{leaf i}) \times \text{Prescribed}_{\text{position(leaf i)}} + b(\text{leaf i}) \qquad (式9-4-15)$$

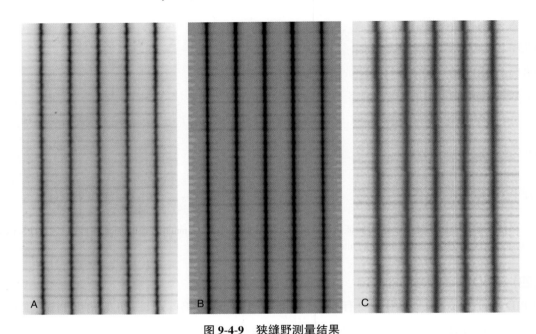

图9-4-9　狭缝野测量结果
A. 未加建成胶片测量结果；B. aS500电子射野影像系统(EPID)测量结果；C. 有建成胶片测量结果。

EPID在IMRT、VMAT技术验收、质控方面得到了广泛应用。使用累积模式采集影像,分析静态调强放疗中MLC表现,使用影像模式分析动态调强或VAMT放疗中叶片状态。常用测试例有静/动态狭缝野、动态滑窗野、狭缝滑窗等,上述测试例可分别在不同机架角度、不同MLC运动速度或不同机架旋转速度下执行,以起到不同评估目的。此外,Fuangrod等从实时采集的影像中识别出各MLC位置并与计划文件得出的该时刻各叶片预期位置比较,实现对动态MLC的实时跟踪与监控。Rostampour等则利用模型研究了四维放疗中使用EPID实时追踪反馈MLC位置,使MLC形成的射野能够跟随靶区运动的可行性。

钨门虽不像MLC一样用于射线调制,但在某些特殊病变放疗中,如乳腺胸壁和锁骨上接野照射,其到位精度对放疗准确投照影响巨大。Clews等对钨门形成的半野使用EPID测量并分析了钨门的位置,分析精度可至0.14mm。他们还在小机头角度旋转180°前后使用EPID分别获取单侧钨门在零位处形成的半野并将两幅影像叠加,发现零位处剂量(junction dose)与两侧钨门交叠或错开距离成线性,使用胶片测得上述关系同样呈线性,且胶片测得零位处剂量等于EPID测得剂量除以1.4(图9-4-10)。钨门跟随在IMRT及VMAT中的应用使得跟踪钨门位置意义重大,Fuangrod等在7.5帧/s的速度下以电影模式采集治疗中影像,而后通过EPID散射线减除、直方图聚类、阈值选取和判断、准直器角度调整、钨门位置确定5个步骤实现了对钨门位置的跟踪。

2. 加速器晨检　除MLC和钨门外,加速器光射野一致性、机架角度准确性、射线输出量稳定性、射野平坦度对称性、射野大小、治疗床角、加速器中心与CBCT影像系统中心(MV-KV)一致性、射线源能谱等也能够使用 EPID 快速准确地测量,因此基于 EPID 可对加速器进行更详细的晨检。

光射野一致性传统使用胶片测量,但基于非晶硅 EPID 在多台加速器、多档能量测试结果均表明,EPID 对光射野一致性测得结果可靠性与胶片相近。小机头旋转轴与射野中心轴一致性检测也可基于 EPID 实现。

VMAT 治疗中机架角度监控是个重要问题:Adamson 等利用固定在治疗床上的自制模体及修改后的计划,利用 EPID 电影模式获取影像,实现了治疗前对 VMAT 计划机架角度执行准确度的质控。Rowshanfarzad P 等利用 EPID 累积模式在

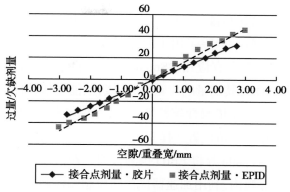

图 9-4-10　胶片及电子射野影像系统(EPID)测得钨门交接处剂量与钨门叠加或错开距离间关系

分立角度处获取影像、利用电影模式在机架整个旋转范围内获取影像,实现了对强度调制弧度治疗(intensity-modulated arc therapy,IMAT)中机架角度的测量,他们同时使用电影模式分析了机架旋转过程各个角度处 EPID 探测板及机架的下垂(sag)情况。

输出量、平坦度、对称性的测量基于 EPID 的剂量学特性进行。针对电子线:可先将 EPID 测得影像转化为剂量,得出输出量和二维剂量分布,而后利用平坦度、对称性定义式计算出两者数值。也可直接利用在固定条件下、在较大范围内 EPID 响应值与曝光 MU 成正比的关系,直接基于曝光值评估射线输出量稳定性及平坦度对称性。光子束上述参数测量与电子线类似。射野、半影测量基于图像对比度实施。基于 EPID 测得电子线射野大小与基于剂量系统测得结果偏差 <1mm。测得治疗床旋转角度与加速器日志记录结果差别 <0.08°,与胶片测得星形野结果差别 <0.2mm。EPID 也可以方便地用于 Winston-Lutz 测试,寻找加速等中心:Szweda 等对使用不同模体、不同 EPID 的 Winston-Lutz 测试做了分析,发现各测试均满足临床要求。使用 EPID 同时测量上述全部或部分参数,用于加速器每日状态检测的晨检工具已多有报道,加速器厂家瓦里安、医科达也各自推出了自身基于 EPID 的快速晨检解决方案。

3. 靶区追踪　治疗过程中追踪靶区运动、保证四维放疗准确投照也是 EPID 可发挥作用的方面,一般使用肿瘤内金属标记点表示肿瘤位置。Keal 等使用内置三金属标记点的运动模体模拟呼吸运动,利用 EPID 以 0.1s/帧的速度采集并分析金标点位置,能够在 10~30 毫秒内从影像中识别出金标点位置,从而证实了基于 EPID 的金标点追踪在四维放疗中是可行的。Mao 等同时利用 EPID 及 KV 探测器平板于治疗中获取影像,通过使用计划 CT 预定义好标记点搜索区域,实现金标点快速定位。模体测试该算法在 MV、KV 影像均能实现 100% 探测,人体影像测试显示使用普通工作站时,该算法几乎能实时(约 10 帧/s)在 1 024×768 的影像中探测到给定的 5 个标记点。Park 等在 SBRT 治疗中,通过测量穿射患者的射线,利用基于高斯函数拉普拉斯变换开发的图像识别与探测算法,实现对标记点探测并重建出标记点三维坐标,整个过程全部自动完成。EPID 探测肿瘤位置最大的问题是兆伏级影像中图像对比度差,虽然上述报道使用各种方法给予了提升,但还不够。

4. 其他质控应用　Juste 等将 EPID 应用于射线能谱分析,他们使用不同厚度的固体水作为衰减材料衰减医科达加速器投照的大小 10cm×10cm、投照量 100MU 的 6MV X 射线,同时使用

EPID 测量,结合蒙特卡罗模拟得到的 EPID 对不同能量射线的响应矩阵,实现了对加速器投照射线能谱的展开和分析。Chojnowski 等使用 EPID 测量 MLC、钨门在不同位置及不同小机头角度处曝光形成的射野,分析了射线系统射束焦点与小机头旋转轴的一致性。除了用于加速器本身质控,EPID 在其他设备质控中也有应用。Smith 等研究了使用 [192]Ir 后装源照射 EPID 时其剂量响应重复性、线性、能量依赖性、建成效应、入射角度依赖性等特性,而后实现了利用 EPID 验证后装治疗源驻留位置、时间及投照剂量计算与验证(图 9-4-11)。Dipasquale 等将 EPID 探测板固定在治疗室墙壁上一可滑动导轨内,利用加速器操作间控制端控制其曝光并获取影像,实现了对全身照射(total body irradiation,TBI)患者肺部挡铅位置放置准确性的实时、准确验证,使验证时间由传统使用胶片方法所需的约 214 秒降低到了约 20 秒,且精度得到了提升(图 9-4-12)。

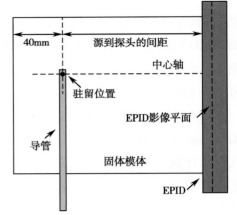

图 9-4-11　电子射野影像系统(EPID)用于测量后装源驻留位置示意

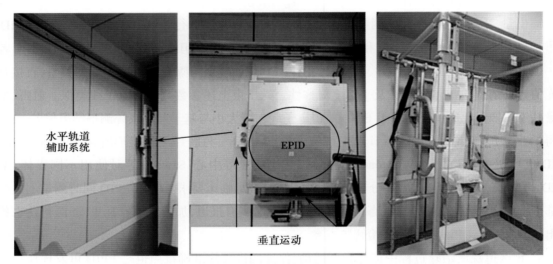

图 9-4-12　用于全身照射肺部挡铅位置探测验证的可移动电子射野影像系统(EPID)

四、EPID 应用展望

当前 EPID 无论在成像质量还是剂量测量方面都有了长足发展,其应用也达到了前所未有的广度。未来 EPID 在剂量学方面仍有很大提升空间,目前比较有前途的一种是基于直接作用探测(direct detections)的 AMFPI EPID,此种 EPID 不存在荧光层,因此量子探测效率更高、低能射线依赖性问题得到规避、水等效性更好。目前该类型 EPID 仅在诊断成像中应用,针对放疗的产品尚在研究中,相信未来该型 EPID 能作为水等效剂量仪用于穿射线剂量测量。此外,当前 aSi EPID 的缺陷如延迟-重影效应、饱和效应等也是未来需改进的地方,其机械精度也能进一步提高。另外,得益于 EPID 探测性能的提升及图像重建算法的发展,EPID 用于兆伏级 CBCT 成像近年来又重新引起了重视,其成像、治疗同源性使得图像引导更为准确且质控更为简单,螺旋断层治疗中 MV-CBCT 图像引导治疗的临床应用取得了巨大成功,瓦里安 Edge 加速器也配备了基于 EPID 的

2.5MV 的 CBCT 成像系统，相信未来此方面会取得更广泛的应用。设备应用方面，近年随着磁共振加速器和质子放疗设备的发展，EPID 在这些设备中的应用值得期待。EPID 在特殊技术方面的应用也是值得期待的，因其兼具成像和剂量测量双重功能，可以预见使用胶片完成的诸多测量，未来大都有希望使用 EPID 替代。最后，随着人工智能的兴起，未来基于 EPID 的智能测量和处理方案也会越来越多。

（马阳光）

第五节　锥形束 CT 成像技术

一、锥形束 CT 技术引言

锥形束 CT（cone beam CT，CBCT）基本原理是 X 射线球管发出锥形束，围绕投照体做 180°~360° 的环形透视成像，从而得到投照体各角度的投影图像，这些投影图像经计算机重建后获得患者 3D 断层图像。CBCT（图 9-5-1 右）与传统的诊断 CT（图 9-5-1 左）不同，从成像结构看，CBCT 球管发出的 X 射线束，经限束后呈锥形束，诊断 CT 球管发出的 X 射线束，经限束后呈扇形束；相对应的，CBCT 使用二维平板探测器接收投影信号，诊断 CT 则使用的是探测器阵列接收投影信号。CBCT 的锥形束扫描方式只需机架单次旋转 200°~360° 即可获取所需的全部投影数据，在扫描过程中不需要移动治疗床。而诊断 CT 的扇形束扫描方式，机架每次旋转只能获取患者的少数几层图像，在扫描过程中需要不断地移动治疗床，才能获得所需范围的全部投影数据。虽然 CBCT 只扫 200°~360° 就可以获取所需的全部投影数据，和扇形束 CT 相比，能够显著提高 X 射线的利用率，但是过大的射野会造成在投照体内产生大量的散射线，这些散射线被探测板接收后所产生的噪声信号会使图像质量下降。

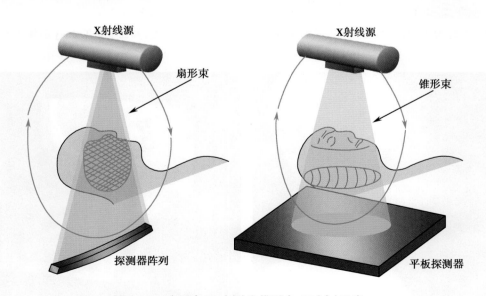

图 9-5-1　扇形束 CT（左）和锥形束 CT（右）示意

1992年,Dr.John Wong团队在美国William Beaumont医院研究在加速器平台上搭载千伏级X射线透视成像设备的可行性。1995年,该团队将研究重点放在了CBCT成像装置的开发上。1999年,成功实现了在飞利浦SL-20加速器上搭载CBCT原型机。经过不断完善,2003年瑞典医科达(Elekta Oncology Systems,Sweden)公司发布了搭载CBCT成像装置(商业名称:XVI,X-ray volume imaging,X射线容积成像系统)的Synergy型加速器(图9-5-2左),率先实现了CBCT系统的商业化。翌年,美国瓦里安(Varian Medical Systems,USA)公司发布了搭载CBCT成像装置(商业名称:OBI,On-Board Imaging System,机载成像系统)的Trilogy型加速器(图9-5-2右)。至此,IGRT技术开始从二维透视成像时代向三维断层成像时代迈进。

与二维透视基本上只能看到骨性结构不同(图9-5-3左),CBCT图像提供了丰富的断层解剖信息(图9-5-3右),除了能够观察骨性结构外,还可以观察到软组织结构的变化。由于很多肿瘤都是软组织肿瘤,这些肿瘤与骨性结构的位置关系并不固定,在进行摆位修正时,能够观察到软组织并使用灰度配准变得至关重要。尤其是对于IMRT/SBRT的患者,这类患者的剂量分布都是高度适合靶区,剂量跌落梯度快,摆位稍有偏差就有可能会造成靶区和重要器官剂量发生显著变化。除此之外,CBCT图像可以观察靶区和危及器官在疗程中的变化,为自适应放疗计划提供了可能。

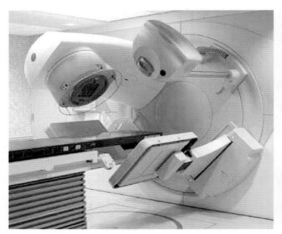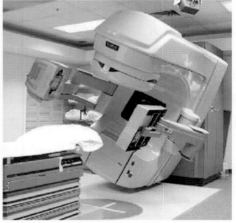

图9-5-2 搭载锥形束CT成像装置的医科达Synergy型加速器(左)和瓦里安Trilogy型加速器(右)

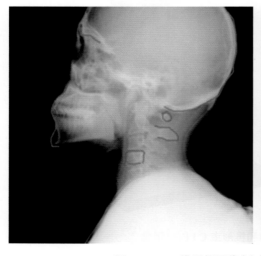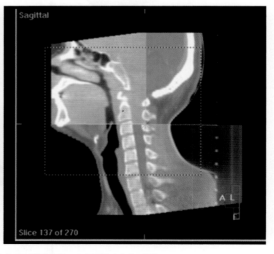

图9-5-3 二维透视图像(左)与三维断层CT图像(右)对比

二、CBCT 系统构成

(一) CBCT 系统硬件

目前已商业化的机载 CBCT 系统主要有两款，分别为医科达公司的 XVI 系统和瓦里安公司的 OBI 系统。机载 CBCT 系统硬件包括千伏级 X 射线源和千伏探测板，分别安装于加速器机架两侧，与治疗头成 90° 夹角 (图 9-5-4)。

千伏级 X 射线源的球管电压范围为 30~150kV，医科达加速器的球管散热方式为风冷，瓦里安加速器的球管散热方式为油冷。球管内为双焦点设计：在球管阴极装有 2 根长度不同的灯丝，长的灯丝单位时间内能够发射更多的电子，打到靶上的焦斑尺寸也会更大，称为大焦点；短的灯丝则相对发射的电子较少，打到靶上的焦斑尺寸也会减小，称为小焦点。大焦点的直径在 1mm 左右，小焦点的直径在 0.5mm 左右。大焦点用于承受更高

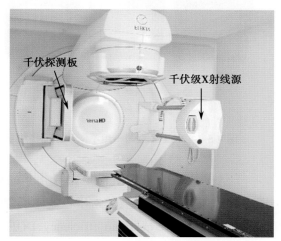

图 9-5-4 机载锥形束 CT 系统硬件
包括千伏级 X 射线源和千伏探测板，分别安装于加速器机架两侧，与治疗头成 90° 夹角。

曝光电流，用于提高图像的软组织分辨率；小焦点则用于低曝光电流，实现更佳的空间分辨率。球管发出的 X 射线首先通过准直器来调整射野大小和位置，用于实现不同的成像范围。随后穿过滤过器来调整不同位置的射线强度，用于减少患者皮肤剂量和去除截断伪影。OBI 系统的准直器是由两组可移动式钨门组成 (类似于加速器治疗头的钨门结构)，通过计算机可以直接设置不同的钨门位置 (图 9-5-5)；滤过器则包括全领结式 (full fan) 和半领结式 (half fan) 滤过器 (图 9-5-6)，根据选择的准直器尺寸，以手动的方式进行相应更换；XVI 准直器是由一组不同尺寸的挡块组成 (图 9-5-7)，根据需要的成像范围，以手动方式更换不同尺寸的准直器。滤过器 (图 9-5-8) 包括空滤过器 (F0) 和领结式滤过器 (F1)，根据选择的准直器尺寸，以手动的方式进行相应更换。

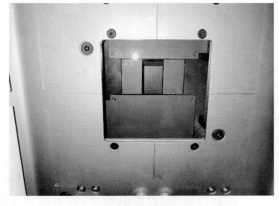

图 9-5-5 OBI 系统两组可移动式钨门

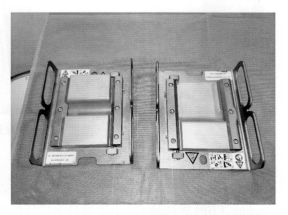

图 9-5-6 OBI 系统全领结式和半领结式滤过器

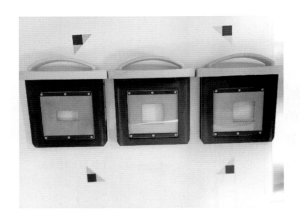

图 9-5-7 XVI 准直器一组不同尺寸的挡块

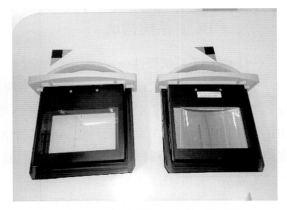

图 9-5-8 XVI 系统 F0 和 F1 滤过器

千伏探测板的基本结构是在氢化非晶硅(aSi:H)薄膜晶体管面板上覆盖一层闪烁体材料(图 9-5-9)。这种结构具有非常出色的光耦合性能(将光子转换为电信号和信号读取能力),其量子检出效率(detective quantum efficiency,DQE)可以达到 60%。这种特性带来的最大好处在于适当的射线强度就可以得到信噪比较高的图像,从而在保持患者接受较低的成像剂量的同时获取临床可以接受的图像。OBI 系统所使用的千伏探测板在闪烁体上方,还额外覆盖有一层反散射网格,用于进一步降低散射线对图像质量的影响。该探测板的分辨率为 2 048×1 356 像素,物理尺寸 39.73cm×29.80cm,16 位灰阶。在进行 CBCT 成像时,探测板将 2×2 正方形像素分组在一起,分辨率降为 1 024×768(每个像素尺寸为 0.038cm×0.038cm),图像采集速率可调,最大速率为 15fps。XVI 系统该探测板的分辨率为 1 024×1 024 像素,物理尺寸为 41cm×41cm,16 位灰阶,图像采集速率固定,数值为 5.5fps。在实际机架旋转成像过程中,探测板和 X 射线源由于受到重力和离心力的影响会发生扭曲和抖动,造成图像质量下降和产生伪影。OBI 系统通过机械臂在成像过程中实时反向运动进行补偿,XVI 系统则通过重建算法校正来修正上述问题带来的影响。

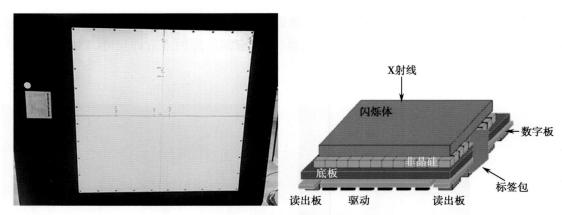

图 9-5-9 千伏级探测板结构示意

(二) CBCT 重建算法

对于常规扇形束 CT,沿着轴向逐层扫描后,经过重建得到体积数据。滤波反投影(filtered back projection,FBP)算法是 CT 中使用最为广泛的重建算法,在此过程中,投影的数据(即不同角度的衰减值)与滤波内核进行卷积,然后使用傅里叶变换反投影即可得到断层图像。

对于锥形束 CT,将各机架角度的二维投影数据重建后可以直接得到体积数据。FDK

（Feldkamp，Davis and Kress）算法则是 CBCT 中使用最为广泛的重建算法，FDK 算法是 FBP 算法的一种扩展，其基本原理为对测得的锥形束投影进行预加权、滤波并沿着射束方向进行反投影重建。

对投影数据首先做预加权处理，这是因为锥形束可以简单理解成若干个扇形束的集合，除了射野中心轴所在的扇形束平面，其他扇形束平面均与射野中心轴所在平面存在倾角，这种倾角会导致射束到物体表面的距离增加而产生额外的衰减，所以需要通过预加权的方式进行补偿。预加权因子在几何上可以通过计算射束平面与射野中心轴平面的夹角(ξ)余弦值（图 9-5-10）得到，具体公式（式 9-5-1）如下：

$$\frac{D}{\sqrt{D^2 + s^2 + v^2}} \tag{式 9-5-1}$$

其中，D 为源到旋转中心的距离，(s,v) 为探测器的坐标位置。

对投影数据进行滤波，这是为了去除散射、暗电流等信号对图像的影响，如果 $p(s,v,\beta)$ 是 β 角的投影数据，则对该数据进行预加权和滤波可以表示为（式 9-5-2）：

$$\widetilde{p}(s,v,\beta) = \left(\left(\frac{D}{D^2 + s^2 + v^2} \right) \cdot p(s,v,\beta) \right) * h(s) \tag{式 9-5-2}$$

其中，$\dfrac{D}{\sqrt{D^2 + s^2 + v^2}}$ 为预加权因子，$h(s)$ 为滤波函数。

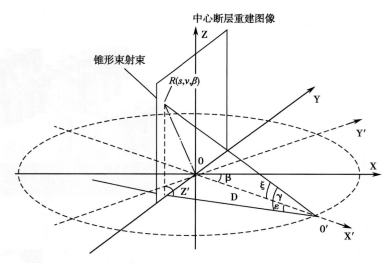

图 9-5-10　锥形束 CT 重建几何坐标系

最后，将经过预加权和滤波的投影数据进行反投影，从而得到坐标系 (x,y,z) 内各像素点的 CT 值 $f(x,y,z)$。具体公式（式 9-5-3）：

$$f(x,y,z) = \int_0^{2\pi} \frac{1}{U(x,y,\beta)^2} \cdot \left(\left(\frac{D}{D^2 + s^2 + v^2} \right) \cdot p(s,v,\beta) \right) * h(s)\, d\beta \tag{式 9-5-3}$$

其中，$U(x,y,\beta) = D + x \cdot \sin\beta - y \cdot \cos\beta$

尽管 FDK 算法很容易理解且易于实现，但是 CBCT 这种沿圆形轨道旋转 360° 或 180° 获取投影数据的方式并不足以进行精确 CT 重建。此外，由于 CBCT 在扫描过程中，是每隔一定角度采集一帧图像，这种离散数据采样而不是连续数据采样的方式，在使用拉东变换（Radon transform）时会造成远离中心平面的图像进行线积分的结果发生偏差。所以，CBCT 的图像质量在中心层面是最好的，离中心层面越远，图像质量越差。针对上述问题，迭代重建算法是一种有效的解决办法。具体的实现方法包括加权最小二乘法、参数优化法和基于 GPU 的紧密帧正则化法。由于这类迭代算法具有很高的运算量,随着软硬件技术的快速发展,目前已有数款基于迭代重建算法的商业 CBCT 技术面世。考虑到 FDK 算法的运算量小和小锥角下伪影小的优点,目前 FDK 算法仍然是 CBCT 重建使用的最广泛算法。

(三) 4D CBCT 成像原理

4D CBCT 成像技术是在现有 3D CBCT 成像技术的基础上引入时间维度。与 4D CT 成像需要获取患者的呼吸曲线类似,4D CBCT 也一样需要获取呼吸曲线。其获取方式(图 9-5-11)为从各角度的投影图像中,提取患者膈顶位置信息,用于生成患者的呼吸曲线。通过判断每幅投影图像中膈顶位置在呼吸曲线所对应的位置,将其拆分到所属时相中。由于呼吸运动不是匀速的,有些时相停留时间长(比如呼气末和吸气末),有些时相则停留时间短,所以最后拆分的投影图像数量分布并不均匀,其数量和所属时相的驻留时间呈正相关。最后利用重建算法对各相位下的投影数据进行三维图像重建,构建一组由多个时相(一般为 10 个时相)组成的 3D CBCT 序列,此外还会生成带有时间加权的平均时相(mean)CBCT。

4D CBCT 在成像时,机架转速会比 3D CBCT 慢得多,成像时间一般在 5~7 分钟,投影图像帧数在 2 000 帧左右,虽然总帧数远大于常规 3D CBCT 的 600 帧图像,但是 4D CBCT 一般是由 10 个时相的 3D CBCT 组成,分配到每个 3D CBCT 的投影图像平均下来只有 200 帧左右,对于某些驻留时间短的时相,投影帧数会更少。这种情况下,使用传统的重建算法对数据进行重建时,图像质量会显著下降(尤其噪声会显著升高),并且会产生严重条状伪影。基于压缩感知的 4D CBCT 重建技术能够较好改善上述问题,通过将之前采集的所有投影图像作为先验图像,使用压缩感知算法对 4D CBCT 进行重建,提高了重建图像质量。

三、CBCT 的临床应用

对于 IMRT/SRT 等能够实现高度适合靶区剂量分布的放疗技术,摆位稍有偏差就有可能造成靶区和重要器官剂量发生显著变化,这种情况下就需要能够精确定位靶区和危及器官的图像引导放疗技术。CBCT 是一种非常有效的摆位误差修正手段,它能够让技师直接观察到患者治疗前靶区实际位置以及与危及器官的相对位置关系,通过移动治

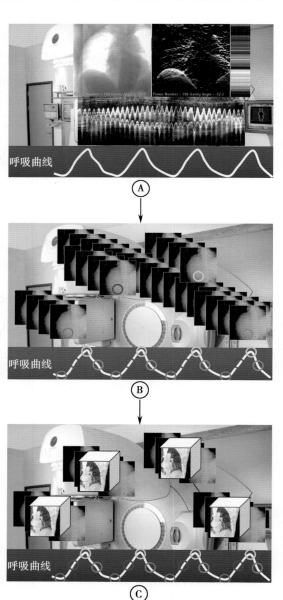

图 9-5-11 四维锥形束 CT 获取呼吸曲线示意
A. 4D CBCT 从各角度的投影图像中提取患者膈顶位置信息,用于生成患者的呼吸曲线;B. 通过判断每幅投影图像中膈顶位置在呼吸曲线所对应的位置,将其拆分到所属时相中;C. 对各相位下的投影数据进行三维图像重建,构建一组由多个时相组成的 3D CBCT 序列。

疗床等方式实现摆位误差修正。随着大尺寸千伏探测板的商业应用以及计算机硬件高速发展带来的 CBCT 重建速度不断提升,CBCT 已成为一种常用的精准三维摆位误差修正技术。由于 CBCT 可以直接观察到肿瘤的三维位置信息,确保肿瘤在治疗时能够位于 PTV 的范围内。CBCT 的使用还可以显著减少摆位时间,减少 CTV 到 PTV 的外扩边界,从而可以进一步提高靶区剂量或降低周围重要器官毒性。

CBCT 可用于各部位的摆位误差检测并能够得到较为准确的摆位误差结果。例如使用 CBCT 对前列腺模体进行摆位误差修正的研究结果显示其残留误差<1mm,说明该技术具有较高的准确性。在实际的临床应用中,为减少膀胱的受量,在治疗之前膀胱需要充盈到一定程度。由于每次治疗时,膀胱的充盈程度都不一样,因此肿瘤位置发生变化。而 CBCT 技术可以准确识别肿瘤位置,从而确保在治疗时肿瘤能够位于 PTV 范围内。需要特别注意的是,不同技师观察同一例患者的 CBCT 摆位误差结果时,不同结果之间的偏差可以达到 2mm。对使用 CBCT 进行摆位误差修正的单位,加速器技师需得到充分的诊断影像知识培训,从而减少人为误差带来的影响。

当 CBCT 用于体部扫描时,人体的呼吸运动会导致在扫描过程中体内器官的位置不断变化,这对单次扫描需要长达 2 分钟的 CBCT 来说是极具挑战性的。尤其是对胸部或腹部肿瘤进行成像时,呼吸运动会引起明显的运动伪影,导致图像部分模糊。当肿瘤密度显著大于附近正常组织密度时(例如肺部的肿瘤),CBCT 上显示的是肿瘤运动范围内的重叠图像,肿瘤信息可以完整地保留下来,这一问题造成的影响较小。当肿瘤密度和附近正常组织密度相比差异较小或更低时,会造成肿瘤和附近正常组织图像发生交叠,交叠位置的肿瘤图像会被正常组织覆盖,导致肿瘤位置辨认困难。针对上述问题,可以根据患者的实际情况,选择合适的扫描模式来减小影响。比如,①使用快速扫描模式:将机架转速从 180°/min 提高到 360°/min,使用机架旋转 180° 成像(扫描电压和 mAS 保持不变)来提高扫描速度。研究表明,快速扫描模式与常规模式具有接近的图像质量和一致的配准结果,而且拥有更快的扫描速度、更低的扫描剂量。②深呼吸屏气扫描:通过患者自主闭气的模式来消除肿瘤位移,深呼吸屏气扫描需要配合深呼吸屏气治疗,从而保证扫描时和治疗时肿瘤位置的一致性。③4D CBCT 扫描:4D CBCT 除了可以提供肿瘤的形态信息外,还可以提供肿瘤的运动轨迹,从而确保肿瘤的整个运动范围都在处方剂量区内。

当 CBCT 用于头颈部扫描时,由于头颈部的体积远小于体部,此外头颈部肿瘤和骨性结构的位置关系比较固定,只需要看清骨性结构就可以得到较为准确的配准结果,所以一般使用低电压(例如 100kV)和低 mAS(例如 100mAS/ 帧)进行扫描就可以得到临床较为满意的图像。

四、CBCT 成像剂量

CBCT 虽然可以为患者提供高精度的摆位信息,但与此同时也会使患者接受了额外的剂量。目前,大部分治疗计划系统在设计放疗计划时并未考虑 CBCT 成像剂量。表 9-5-1 总结了 XVI 和 OBI 系统在模体上的成像剂量的相关研究。这些研究均使用 OBI 和 XVI 系统默认的头部和体部扫描预设对仿真人模体进行 CBCT 成像,评价不同器官的有效剂量。Kan 等人比较了 CBCT 和扇形束 CT 在默认扫描条件下的成像剂量,结果显示与扇形束 CT 相比,CBCT 的成像剂量会更高。即使是不同厂家的 CBCT,成像剂量也不一致,Hyer 等人在自制仿真人模体上比较了 OBI 系统和 XVI 系统的成像剂量,研究结果显示 OBI 系统具有出众的图像质量(使用头部扫描预设,高对比度分辨率可以达到 8lp/cm;使用胸腹扫描预设,低对比度分辨率可以达到 4mm),但是付出的代价是

OBI 系统比 XVI 系统的成像剂量更高。OBI 系统的头部有效剂量为 0.12mSv，腹部为 4.34mSv；而 XVI 系统对应扫描条件下的有效剂量分别为 0.04mSv 和 3.73mSv。

表 9-5-1　OBI 和 XVI 系统的成像剂量研究

研究	作者（年份）	模体测量	患者测量	测量设备	剂量计算	剂量测量 /cGy	结论
OBI	Ning 等人（2007 年）	Rando 模体	7 例前列腺病例	TLDs	—	模体：10~11（左髋关节）6~7（右髋关节）患者：3~6（前后），4（左侧）；2.6（右侧）	对骨盆方案进行了研究，发现左侧剂量比右侧剂量高 40%
	Song 等人（2008 年）	均匀丙烯酸模体	—	0.6cc 电离室	加权 CTDI	8.5 ± 0.12（头部）；4.1 ± 0.09（体部）	平均剂量为 1.1~8.3cGy，全颌结滤过器模式测量的剂量最高
	Kan 等人（2008 年）	女性仿真人模体	—	TLDs	—	3.8~5.9（头部平均），其中：甲状腺（11.1）、皮肤（6.7）、晶状体（6.2）；3.8~6.2（体部）	CBCT 成像使继发性癌症风险增加 2%~4%
	Ding 等人（2008 年）	RSVP 头部和腹部模体	3 例	微型电离室（0.13cc）	蒙特卡罗模拟	模体：7.92（头部）；4.33（体部）	CBCT 成像剂量不容忽视
	Kim 等人（2008 年）	头部模体体部模体	—	TLDs	加权 CTDI	9.74 ± 0.52（头部）；2.53 ± 0.06（体部）	CBCT 剂量水平可增加继发性癌症的风险
	Ding 等人（2009 年）	—	8 例成人；3 例儿童	—	蒙特卡罗模拟	成人：5（脑）；18（颈椎）；3（前列腺）；7（股骨头）儿童：6（体部）；23（颈椎）；7（前列腺）；17（股骨头）	全颌结滤过器模式的剂量比半颌结滤过器模式少 10%~20%
	Palm 等人（2010 年）	Alderson 模体 CTDI 模体	—	TLDs；电离室阵列	—	模体：4.65~5.12（头部）；3.05~3.18（体部）CTDI：2.14（TLD）；1.90（CTDP）	Varian OBI v1.4 版本的成像剂量明显低于 OBI v1.3 版本
XVI	Islam 等人（2006 年）	水模体	—	0.6cc 电离室	—	23~29（头部）18~23（体部）	使用低电压和减少扫描范围能够减少患者剂量
	Amer 等人（2007 年）	Rando 模体 CTDI 模体	9 例	TLDs；0.125cc 电离室	—	3（头部）；15（胸部）；35（腹部）	发展低剂量 CBCT 技术来减少成像剂量
	Downes 等人（2009 年）	塑料模体	3 例	电离室	蒙特卡罗模拟	50（头部）；20~25（体部）	骨的剂量是软组织的 2~3 倍

　　CBCT 的成像剂量需要引起足够的重视，常规剂量分割的患者分次数一般在 25~33 次，如果每次都做 CBCT 成像，其累计剂量足以导致继发癌症风险的显著增加，在一些情况下甚至会导致受

照危及器官超过其耐受剂量限值。例如睾丸,30次的成像会导致其接受1Gy的额外剂量。所以在CBCT的临床使用过程中,需要考虑成像剂量的影响,选择合适的扫描方案是减少患者成像剂量的最有效办法之一。

五、CBCT 使用过程中需要考虑的事项

(一) 选择合适的曝光条件

个别单位,为了图省事,不管是扫描头颈部、胸部还是腹部,都使用同一个曝光条件,这样做很不可取。例如 XVI 系统的头颈部的曝光条件是电压 100kV,mAS 为 100mAS(10mA、10mS),而腹部的曝光条件是电压 120kV,mAS 为 1 600mAS(40mA、40mS)。如果简单地认为 mAS 和成像剂量呈线性关系,那么假如用腹部曝光条件去扫描头颈,患者所接受的剂量是正常值的 16 倍,这么大的 mAS 值已经完全超出了头部成像所需要的数值,较高的 mAS 值反而会对图像质量产生负面影响。图像引导放疗会造成那些原本已经接受高剂量照射的患者接受额外的放射剂量,而这些剂量本身对于患者没有任何益处。选择合适的扫描预设对于减少患者扫描剂量和提高图像质量至关重要,针对患者不同部位,应该选择对应的扫描条件,从而保证在获取清晰的 CBCT 图像的同时,不会增加不必要的剂量。

(二) 选择合适的成像范围

CBCT 扫描时,有不同的成像范围可供选择。成像范围越小,散射越少,图像质量也就越佳,患者的低剂量范围也会相应缩小。此外,使用小 FOV 时还可以选择机架旋转 180° 成像来减少扫描时间。在实际临床应用中,可以根据患者的扫描部位,来选择合适的 FOV。根据肿瘤在头脚方向的长度,来选择合适的扫描长度。

(三) 选择合适的 CBCT 扫描频率

CBCT 的成像剂量需要得到使用单位的足够重视,常规剂量分割的患者如果每次都做 CBCT 成像,其累计剂量除了会造成继发癌症风险的显著增加外,在一些情况下甚至会导致受照危及器官超过其耐受剂量限值。中国医学科学院肿瘤医院的经验是:对于常规剂量分割的患者,治疗的前 5 次,每次扫描 CBCT,根据这 5 次 CBCT 的系统摆位误差情况,重新调整患者的等中心标记,然后每周扫描一次。对于一些特殊情况的患者,例如危及器官和靶区位置很近,有超量的风险,则根据实际情况调整;对于大分割的患者,则每次都进行 CBCT 扫描。

六、质量控制

CBCT 质量控制包括月检和年检,主要包括三个方面:①CBCT 中心和加速器射野等中心一致性;②CBCT 图像质量;③CBCT 成像剂量。具体质控方法如下:

(一) CBCT 图像校位准确性

1. 检测目的　在模拟患者发生摆位误差的情况下,评价使用 CBCT 进行校位的准确度。

2. 检测方法

(1)将具有 X 射线束下可见标记模体的 CT 图像上传至计划系统,生成参考 CT 图像和计划等中心数据,导入 CBCT 系统。

(2)机架和准直器旋转至 0°。

(3)依据模体外部标记,使用激光灯对模体进行摆位,然后人为移动特定距离模拟发生摆位误差(图 9-5-12A)。

（4）使用基准成像条件拍摄 CBCT 图像（图 9-5-12B），并与参考图像配准，评价测量结果与实际结果的偏差，其数值应满足性能要求。

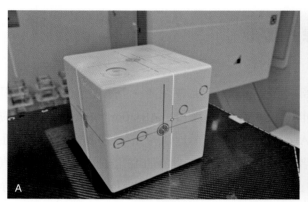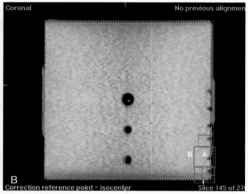

图 9-5-12　CBCT 图像校位准确性检测示意
A. 模体摆放示意；B. CBCT 与参考 CT 图像配准示意。

3. 性能要求　≤1mm。

4. 检测频度　日检。

（二）kV CBCT 图像中心与 MV 辐射野中心一致性（月检）

1. 检测目的　评价千伏级 CBCT 图像中心与加速器兆伏级辐射野中心位置的一致程度。

2. 检测方法

（1）机架和准直器旋转至 0°，SAD=100cm。

（2）将含有小金属球的模体（一般直径在 2mm 内，图 9-5-13A）置于治疗床上，依据模体外部标记，使用激光灯对模体进行摆位。

（3）分别在机架角度（0°、90°、180° 和 270°）、准直器角度（0°、90°），基准条件拍摄兆伏级透视图像（图 9-5-13B），测量射野中心与小球中心的距离偏差 d1。

（4）基于基准条件拍摄 CBCT 图像（图 9-5-13C），测量 CBCT 图像中心与小球中心的距离偏差 d2。

（5）按如下公式计算：CBCT 图像中心与治疗中心一致性 =d2−d1，其数值应满足性能要求。

3. 性能要求　≤0.5mm。

4. 检测频度　月检。

（三）CBCT 图像几何形变

1. 检测目的　评价 CBCT 图像的几何形变程度。

2. 检测方法

（1）机架和准直器旋转至 0°。

（2）将 CBCT 图像质量检测模体（图 9-5-14A）置于加速器治疗床上，依据模体外部标记，使用加速器光野十字和激光灯对模体进行摆位。

（3）基于基准条件对模体进行 CBCT 扫描。

（4）在横断面图像中，找到几何形变测量模块层面（图 9-5-14B），分别测量垂直和水平两对插件圆心间的距离，在矢状面图像，找到几何形变测量模块层面（图 9-5-14C），测量位于边缘位置的刻度线距离，评价测量结果与实际值的偏差，其数值应满足性能要求。

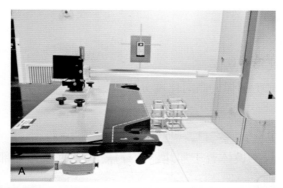

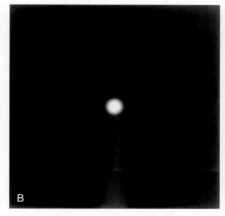
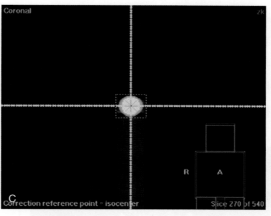

图 9-5-13　千伏级锥形束 CT 图像中心与兆伏级辐射野中心一致性检测示意
A. 小金属球模体；B. 兆伏级透视图像；C. 锥形束 CT 融合图像。

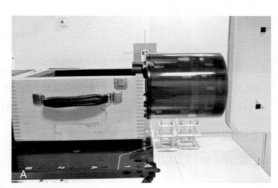

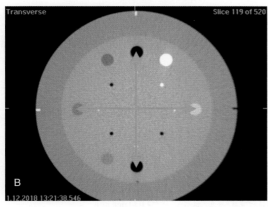
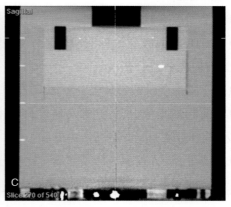

图 9-5-14　锥形束 CT 图像几何形变检测示意
A. CBCT 图像质量检测模体；B. CBCT 横断面几何形变测量模块层面；
C. CBCT 矢状面几何形变测量模块层面。

3. 性能要求 ≤1mm。

4. 检测频度 月检。

(四) CBCT 图像高对比度分辨率

1. 检测目的 评价 CBCT 图像的高对比度分辨率。

2. 检测方法

(1)机架和准直器旋转至 0°。

(2)将 CBCT 图像质量检测模体置于加速器治疗床上,依据模体外部标记,使用加速器光野十字和激光灯对模体进行摆位。

(3)基于基准条件对模体进行 CBCT 扫描。

(4)在横断面图像,找到高对比度分辨率测量模块层面(图 9-5-15A),观察能清晰分辨的线对数量(图 9-5-15B),其数值应与基准值一致。

3. 性能要求 与基准值一致。

4. 检测频度 月检。

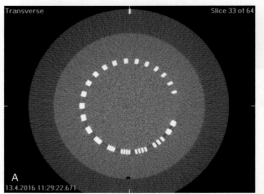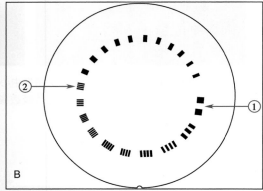

图 9-5-15 锥形束 CT 图像高对比度分辨率检测示意
A. CBCT 高对比度分辨率测量模块层面;B. 观察线对数量示意图。

(五) CBCT 图像低对比度分辨率

1. 检测目的 评价 CBCT 图像的低对比度分辨率程度。

2. 检测方法

(1)机架和准直器旋转至 0°。

(2)将 CBCT 图像质量检测模体置于加速器治疗床上,依据模体外部标记,使用加速器光野十字和激光灯对模体进行摆位。

(3)基于基准条件对模体进行 CBCT 扫描。

(4)在横断面图像中,找到低对比度分辨率测量模块层面(图 9-5-16A),读取装有聚苯乙烯和低密度聚乙烯(LDPE)插件(图 9-5-16B)$0.16cm^2$ 区域像素的平均值和标准差。

(5)按如下公式(式 9-5-4)计算低对比度分辨率,其数值应与基准值一致。

$$低对比识别度 = \cfrac{6.5}{\left\{\cfrac{平均值_{聚苯乙烯} - 平均值_{LDPE}}{\cfrac{标准差_{聚苯乙烯} + 标准差_{LDPE}}{2}}\right\}} \qquad (式\ 9\text{-}5\text{-}4)$$

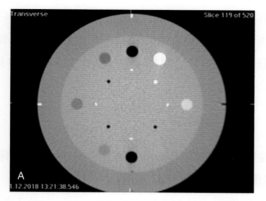

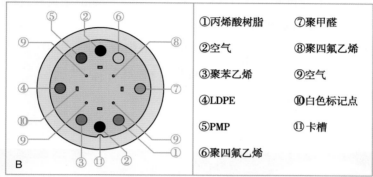

①丙烯酸树脂	⑦聚甲醛
②空气	⑧聚四氟乙烯
③聚苯乙烯	⑨空气
④LDPE	⑩白色标记点
⑤PMP	⑪卡槽
⑥聚四氟乙烯	

图 9-5-16 锥形束 CT 图像低对比度分辨率检测示意

A. CBCT 低对比度分辨率测量模块层面。B. 插件材质说明：①丙烯酸树脂；②空气；③聚苯乙烯；④低密度聚乙烯（LDPE）；⑤多聚甲基乙烯（PMP）；⑥聚四氟乙烯；⑦聚甲醛；⑧聚四氟乙烯；⑨空气；⑩白色标记点；⑪卡槽。

3. 性能要求　与基准值一致。

4. 检测频度　月检。

（六）CBCT 图像像素值稳定性

1. 检测目的　评价 CBCT 图像像素值的稳定程度。

2. 检测方法

(1) 机架和准直器旋转至 0°。

(2) 将 CBCT 图像质量检测模体置于加速器治疗床上，依据模体外部标记，使用加速器光野十字和激光灯对模体进行摆位。

(3) 基于基准条件对模体进行 CBCT 扫描。

(4) 在横断面图像中，找到像素值测量模块层面（图 9-5-16A），检测各插件（图 9-5-16B）0.16cm^{2}区域的像素平均值，其数值应与基准值一致。

3. 性能要求　与基准值一致。

4. 检测频度　月检。

（七）CBCT 图像均匀性和噪声

1. 检测目的　评价 CBCT 图像的均匀性和噪声。

2. 检测方法

(1) 机架和准直器旋转至 0°。

(2) 将 CBCT 图像质量检测模体置于加速器治疗床上，依据模体外部标记，使用加速器光野十字和激光灯对模体进行摆位。

（3）基于基准条件对模体进行 CBCT 扫描。

（4）在横断面图像中，找到均匀性测量模块层面（图 9-5-17A），读取图像中心和边缘任意 5 点位置的 1cm^2 像素平均值（图 9-5-17B），使用如下公式（式 9-5-5）计算均匀度，其数值应与基准值一致；

$$均匀度 = \frac{平均值_{最大} - 平均值_{最小}}{平均值_{最大} + 平均值_{最小}}$$ （式 9-5-5）

（5）在横断面图像中，读取 7 个插件（图 9-5-16A）内 0.16cm^2 区域像素的平均值和标准差以及插件周围背景 0.16cm^2 区域像素的平均值和标准差。

（6）噪声的程度可以由对比度噪声比（CNR，contrast-to-noise ratio）来反映，按如下公式（式 9-5-6）计算各插件的 CNR，其数值应与基准值一致。

$$CNR = \frac{|平均值_{插件} - 平均值_{背景}|}{\sqrt{标准差^2_{插件} + 标准差^2_{背景}}}$$ （式 9-5-6）

3. 性能要求　与基准值一致。

4. 检测频度　月检。

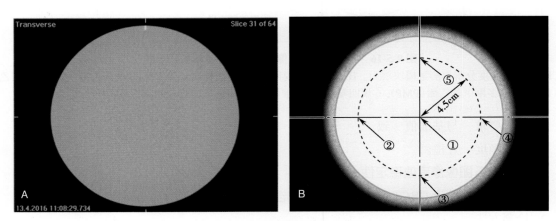

图 9-5-17　CBCT 图像均匀性检测示意
A. CBCT 均匀度测量模块层面；B. 选点位置示意。

（八）CBCT 成像剂量

1. 检测目的　评价使加速器机载 kV 设备进行 CBCT 成像的剂量。

2. 检测方法

（1）机架和准直器旋转至 0°。

（2）将 CTDI 检测模体置于加速器治疗床上（图 9-5-18A、B），利用加速器光野十字和激光灯摆位。

（3）将电离室依次置于 A、B、C、D、O 测量孔内（图 9-5-18C），基于基准条件对模体进行 CBCT 成像，每个位置测量三次求平均值。

（4）按如下公式计算 CBCT 成像剂量：$CBCTDI_w = \frac{1}{3}D_0 + \frac{1}{6}(D_A + D_B + D_C + D_D)$，与基准值进行比较，其数值应满足性能要求。

3. 性能要求　≤3%。

4. 检测频度　年检。

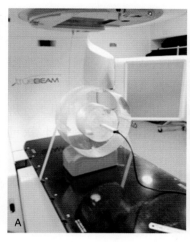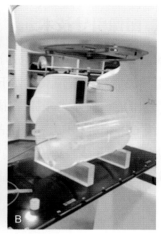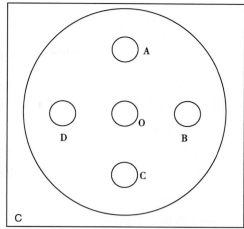

图 9-5-18　CBCT 成像剂量检测示意
A. 头部 CTDI 检测模体；B. 体部 CTDI 检测模体；C. 测量孔位置示意。

七、小结

与二维透视相比，CBCT 可以提供 6 个自由度的摆位误差数据，而二维透视图像最多可以提供 5 个自由度的数据；CBCT 图像可以提供清晰的断层解剖结构信息，通过观察靶区的三维位置来进行配准，得到的摆位误差数据更为准确和可靠；CBCT 图像可以观察疗程中肿瘤和危及器官的形态变化，及时修改靶区和实施二程计划；4D CBCT 还可以提供靶区的运动轨迹，确认靶区运动范围。这些优势使得 CBCT 代替二维图像引导技术，成为主流的摆位误差修正技术。

尽管 CBCT 具有众多优势，但是成像剂量对患者造成的影响需要引起重视。多项 CBCT 的研究揭示了过高成像剂量引起继发癌症的风险，对于那些已经达到耐受剂量限值的危及器官甚至会有超量的风险。除此之外，由于千伏级 X 射线对人体主要的作用是光电效应，传递到骨骼的剂量非常高，在此能量范围内，随着原子序数的增加，光电效应也随之增加。输送至骨髓的剂量进一步增加可能导致严重的骨髓抑制。不同的扫描预设，成像剂量差别极大，要严格根据扫描部位选择对应的扫描方案。此外，设置合适的扫描方案能够进一步减少患者成像剂量，它们包括限制扫描次数、降低扫描条件以及减小成像体积。CBCT 质量控制包括月检和年检，质控范围涵盖 CBCT 中心和加速器射野等中心一致性、CBCT 图像质量和 CBCT 成像剂量检测，按时完成各项质控是保证 CBCT 设备可以正常工作的前提条件。

（李明辉）

第六节　扇形束 CT 成像技术

扇形束 CT 拥有优秀的图像质量和可靠的 CT 值——相对电子密度关系，用作图像引导不仅可以评估和校正患者摆位的不确定性，发现内部器官的运动和变形，还可用于评估患者实际受照剂量，并为发展先进的自适应放疗铺平道路。根据采用的射线源，可分为千伏级和兆伏级扇形束 CT 图像引导技术。

一、千伏级扇形束 CT(kVCT)图像引导技术

将诊断千伏级的扇形束 CT 机安装到治疗室用于引导患者放疗摆位,或许是最先开展三维图像引导放疗所采用的技术。采用 kVCT 引导患者放疗摆位具有如下优点:①可获得患者三维解剖结构信息,易于与计划 CT 图像配准;②采用螺旋扫描方式,图像扫描范围大;③优秀的软组织分辨率,优于兆伏级扇形束 CT、千伏级或兆伏级 CBCT 等;④患者摆位的 CT 图像可用于剂量计算,可结合变形算法评估患者实际受照剂量,开展离线或在线自适应放疗。

文献中已报道的 kVCT 图像引导的实现方式主要有室内 CT 机图像引导技术、滑轨 CT 成像技术及 CT- 加速器一体化图像引导技术。

(一)室内 CT 机图像引导技术

第一个将治疗机和传统 CT 机集成为临床可用的图像引导放疗系统是由日本 Uematsu 等人开发的,用以引导颅内和肺部转移瘤的非侵入、无框架立体定向放疗。该系统由直线加速器、传统的 CT 扫描机和可移动床面组成。加速器和 CT 机安装在治疗床头脚两侧,共用治疗床和床面。加速器的机架旋转轴与 CT 机共轴。将患者在加速器一侧根据激光灯摆位后,可旋转治疗床面将患者移至 CT 机一侧,通过计算机控制床面移动扫描 CT 图像(图 9-6-1)。纪念斯隆 - 凯特琳癌症中心(Memorial Sloan-Kettering Cancer Center)将 CT 机的机架和扫描床一同安装到治疗室内,但与加速器只共用可移动床面,实现方式上更为简单,不过需要占用更多的治疗室空间。室内 CT 机通过可移动床面实现了 CT 图像与治疗等中心的位置对准,但由于患者扫描和治疗时不在同一位置,图像引导摆位的精度受治疗床面旋转及移动精度的影响较大。另外,图像引导摆位时需要治疗技师多次进入治疗室内旋转床面,效率较低。

(二)滑轨 CT 成像技术

为了减少患者移动和摆位误差,更常用的方法是扫描时治疗床保持不动,CT 机架沿滑轨移动穿过患者获得 CT 图像。该技术的显著特点是 CT 机架被安装在轨道上,可移动,故称作滑轨 CT 成像技术(CT-on-rails)。

有多个商用放疗系统采用滑轨 CT 成像技术进行图像引导,比如瓦里安的 ExaCT Targeting 系统,将改进后的 GE 诊断 CT 集成到瓦里安双能加速器治疗室内;以及西门子公司的 PRIMATOM 系统,由 1 台西门子 PRIMUS 直线加速器和 1 台 SOMATOM 诊断 CT 组成(图 9-6-2)。CT 机架的结构和传统 CT 相同,比如 ExaCT 系统的机架孔径为 70cm,机架最大转速为 1r/s,可采用 16 排快速扫描,螺旋扫描最大速度为 3.0cm/s,而定位相扫描时可达 7.5cm/s。CT 机架安装在两条以上的轨道上,保证机架滑动的稳定性。比如 ExaCT 系统采用三条轨道,外侧的两条轨道保持机架水平,中间轨道负责引导机架沿扫描方向移动。

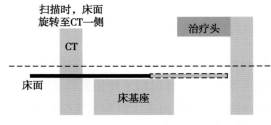

图 9-6-1　室内 CT 机图像引导系统示意

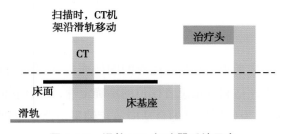

图 9-6-2　滑轨 CT- 加速器系统示意

通常 CT 机架安装在离加速器较近的地方,和加速器使用同一个治疗床。准备扫描时,治疗床旋转 180° 或 90° 至成像位置,和 CT 机架移动路径对齐。扫描时,患者保持治疗体位。扫描完成后,治疗床旋转回治疗位置,治疗中心与加速器机架的等中心对齐。这个过程中,通常治疗床只做旋转运动,所以无论治疗床还是患者都没有相对等中心发生平移。CT 图像的坐标需要校准,将加速器等中心位置处的点旋转 180° 后映射为 CT 图像 "0.0" 层的中心位置,该位置可以看作是等中心位置的镜像。

由于 CT 成像不在治疗的同一侧进行,保证图像指示的等中心位置与加速器等中心一致,在开展滑轨 CT 图像引导技术时非常重要。虽然镜像等中心位置已根据等中心位置旋转后对应的点校准,但由于床面下垂和倾斜,两者可能会出现偏差。在实际应用中,可仿照患者定位采用在患者体表粘贴可显像标记的方法传递等中心信息。扫描前,根据加速器激光灯将标记贴到患者体表或摆位辅助装置上,作为等中心参考位置。如果治疗床旋转到 CT 机架一侧后,床面的下垂或倾斜发生变化,标记会随着患者一起移动,从而消除床面变化带来的影响,有效提高摆位精度。

图像扫描范围与 CT 机架可移动的范围有关。如 ExaCT 系统,CT 机架朝加速器方向穿过镜像等中心的最大距离为 20cm。如果扫描长度不够,则需要朝 CT 机架方向移动治疗床,增加头脚方向的扫描范围。为了防止 CT 机架与治疗床面发生碰撞,床面在左右方向需位于机架中心位置。对于偏中心治疗,需要将治疗床左右置中或升降床面后扫描。扫描完成后,再根据治疗床的数字指示将床恢复原位。

扫描完成后,将摆位图像传输到工作站与定位 CT 图像配准。扇形束 kVCT 扫描得到的图像清晰,质量优于 CBCT,利于图像配准。配准方法可参考两组 CT 图像之间的自动配准方法,比如根据标记点或勾画的感兴趣结构配准或根据感兴趣区内灰度信息配准。治疗技师也可视觉观察两组图像之间的重合度手动调整位移。根据计算得到的摆位误差修正治疗床位置。由于仍需要进入治疗室旋转治疗床面,整个摆位和图像引导过程占用的治疗时长较长,大概在 10 分钟内,包括 4 分钟的图像采集、重建时间和 1~3 分钟的配准时间。

滑轨 CT 图像系统的日常质控包括 CT 机架和治疗床的运动精度、CT 和加速器等中心一致性、图像质量等。CT 机架的运动精度用一个含有等间距十字叉丝的模体测试,根据扫描得到的叉丝间距与实际值的偏差确定 CT 机架的运动精度。治疗床需要在治疗系统和成像系统之间移动是目前所有图像引导技术独有的特征,对治疗床运动相关的质控需要特别关注。治疗床的运动精度,包括平移和旋转运动,可参考加速器的日常质控的方法测试。CT 和加速器等中心一致性测试可采用一个有机玻璃小球,将其放置到加速器等中心位置,治疗床旋转 180° 后,扫描图像,检查小球是否位于图像中心。如果采用在患者体表贴标记点配准的方法,则需要保证激光灯指示的准确性。几何畸变和图像质量的检测包括低对比度、均匀性、高对比空间分辨率、CT 值准确性和伪影,可以参考常规定位 CT 的日常质控方法测试。图像引导整个流程的准确性需要用模体做端到端测试。

(三) CT- 加速器一体化图像引导技术

上海联影医疗科技有限公司于 2018 年推出的 CT- 加速器一体化治疗机 uRT-linac 506c 开创性地将扇形束千伏级 CT 和加速器集成到同一个环形滚筒机架,采用同轴共床技术实现 kVCT 图像引导。该加速器治疗头和 CT 成像组件安装在机架两侧,CT 扫描和加速器治疗共用治疗床(图 9-6-3)。图像引导时,计算机可控制床面在机架中央的孔径中进出,自动将患者移至扫描位置或从扫描位置退回治疗位置。该技术实现了 CT 和加速器的进一步融合,提高了 kVCT 图像引导的效率和精度,支持三维 / 四维 CT 图像引导放疗、在线自适应放疗、从 CT 模拟到治疗的一站式放疗等先进功能,对开展诊断级图像引导下的高精准放疗有重要意义。

CT- 加速器一体化治疗机的高集成度,使得在有限的治疗室空间内可以实现比室内 CT 机及滑轨 CT 更长的扫描长度。扫描范围上,uRT-linac 506c 在标准治疗床上的扫描长度达到了近 1m,FOV 为 50cm,扩展 FOV 可达到 70cm。大范围的扫描可以更好地满足较长靶区或者较胖患者的图像引导需求。图像质量上,CT 软件算法集成联影 KARL 3D 等降噪和其他相关去伪影技术,使用线

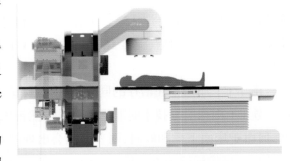

**图 9-6-3　CT- 加速器一体化治疗机示意
（此图片由联影公司提供）**

对模体所能观测到的图像空间分辨率达到 16lp/cm;低对比度分辨率可达到 2mm/0.3%（成像剂量 40mGy 时）,比 kV-CBCT 能够更清晰地呈现解剖结构边界和软组织信息（图 9-6-4）。在成像剂量方面,uRT-linac 506c 提供了多组扫描协议用于不同的使用场景。如用于模拟定位、自适应放疗计划或进行疗效确认等工作,可以使用传统的诊断扫描协议,以获得最好的图像质量。而日常进行图像引导时,可选择低剂量扫描协议,扫描剂量可以低至 3~5mGy;虽然成像剂量低于 kV-CBCT,但仍能获得与之相比更好的图像质量。

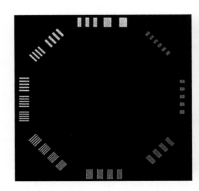 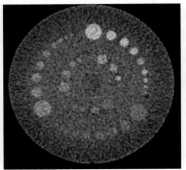 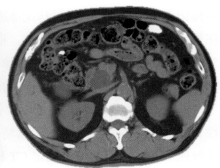

图 9-6-4　uRT-linac 506c 的 CT 空间分辨率、低对比分辨率及腹部图像

在图像引导效率上,CT- 加速器一体化治疗机扫描 CT 图像时不需要进入治疗室内旋转治疗床面,图像扫描过程更加自动化。患者在加速器等中心完成摆位后,治疗技师选择 CT 扫描协议和范围,计算机控制机架和治疗床自动运动到扫描的初始位置,治疗床穿过机架进入 CT 扫描范围对指定部位进行扫描,扫描完成后治疗床自动返回至治疗摆位位置。与计划 CT 图像配准后,加速器可根据配准结果自动移床至修正位置并开展后续放疗。通过对用户交互操作、机械运动、图像重建及修正等方面的优化,比如到达扫描初始位置的过程中采用机架、治疗床多轴联动的方式减少机械运动的时间,及提升 CT 扫描速度和重建速度等,仅需约 1.5 分钟就能实现图像引导过程。CT- 加速器一体化治疗机的推出使得 kVCT 引导摆位的效率可以媲美 CBCT,甚至优于CBCT。

与室内 CT 机相比,CT- 加速器一体化治疗机可以实现更高的图像引导精度。由于 kVCT 成像

组件和加速器治疗头集成到一个环形滚筒机架,CT与加速器机架的旋转中心轴同轴,使得CT成像中心与加速器等中心的对准精度更高,且两者距离更为接近,受治疗床运动精度的影响更小。为了保证CT图像引导的精度,uRT-linac 506c加速器的治疗床做了如下特殊设计:①采用碳纤维床面,提高刚性和承载,减小因机械运动产生的形变和位移差。②治疗床设计了基座和床面两组移动滑轨,将单一长距离移动减少为两组较短的移动距离,缩短了力臂,减小了治疗床的下沉量。③图像引导时通过软硬件校正治疗床下沉量(图9-6-5),在机架下方稳定处安装高精度激光测距仪(测距精度<0.2mm),每次患者摆位完成并启动CT图像扫描时,系统通过激光测距仪测量出加速器等中心位置处治疗床面的高度;成像时系统通过采集的CT图像分析出治疗床面在扫描位置处的高度;系统根据两者的高度差计算出治疗床从加速器等中心运动至成像中心的下沉量,并对图像进行垂向校正。为保证垂向校正的可靠性,加速器还内置了一套治疗床下沉量的冗余对比数据。通过上述设计,CT-加速器一体化治疗机的图像引导精度通常能够<0.5mm,满足高精度图像引导的需求。

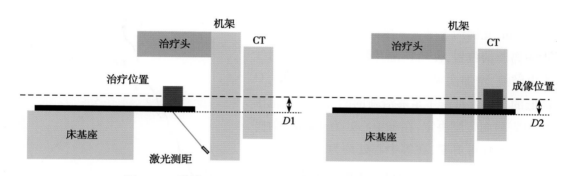

图9-6-5 联影 uRT-linac 506c CT 图像引导系统垂向校正示意
D1. 治疗时床面与加速器等中心的距离;D2. 扫描CT图像时床面与CT成像中心的距离。

需要注意的是,与常规的原位图像引导方式(例如同源的MV-CBCT及治疗束正交的kV-CBCT)不同,这种非原位的图像引导在不同治疗床负载(对应不同体重患者)及伸长量(对应不同摆位床值)情况下治疗床的下沉量不同。在临床使用前,可通过测量不同配重及床板伸长量下治疗床从加速器等中心运动至成像中心的下沉量,建立等效负载下沉关系数据表。每次图像引导得到的治疗床垂向校正值将与系统内置数据进行对比,如果超过允许的容差,则表明图像引导过程可能存在问题。CT图像引导系统的日常QA应至少验证两种不同情况下(不同负载、摆位床值的组合)的图像引导精度。

另外,治疗床纵向运动精度直接影响成像位置的准确性,日常QA需测量治疗床运动精度。可以采用CT模拟定位的相关质控模体进行测试,该模体包括3个中心带有空心十字线的模块,相邻两个模块之间的距离为(125±0.1)mm(图9-6-6)。在测试过程中将模体沿Y轴方向放置在治疗床上,并且使得第一个模块的中心与激光灯对准。准备开始扫描时,治疗床自动运动至CT扫描初始位置,此时第一个模块中心自动对准CT扫描平面,记录此时的Y轴床值。扫描整个模体并使用最小层厚(0.6mm)重建。对重建出的

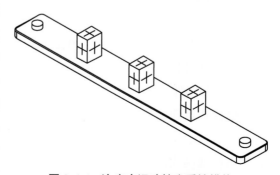

图9-6-6 治疗床运动精度质控模体

图像进行相关测量,图像中第一个模块中心的层位置应与前面记录的 Y 轴床值相符合,同时相邻两个模块中心的距离应与标称值相符(偏差在 1mm 以内)。

二、兆伏级扇形束 CT 成像技术

螺旋断层放疗系统实现了扇形束 CT 成像技术与治疗机的完美集成,将安装在滑环机架上的治疗用直线加速器作为成像源,通过准直器限束为扇形束,采用螺旋扫描方式得到患者的三维断层图像。由于采用兆伏级扇形束成像,故称该成像技术为 MVCT 成像技术。

TomoTherapy Hi-Art 治疗机是第一款机载 MVCT 图像系统的设备。加速器被固定在环形机架上,机架在旋转时几乎没有下垂,不需要做垂度修正,有利于保证图像几何位置的准确性。在成像模式,电子束打靶的能量被降低到 3.5MeV,以提高软组织的对比度。图像数据由安装在源对侧的 CT 探测器阵列采集。探测器阵列是一个单排的弧形探测器,总共包含 640 个平行板电离室通道,其中 520 个位于中间的通道用于图像采集(图 9-6-7)。各通道沿横向排列,由薄钨片分隔开。每个电离室横向宽度,即探测器横向分辨率为 1.18mm,纵向长度约 2.5cm,充满约 5 个大气压的氙气。探测器聚焦位置稍偏离源的位置,使得钨隔片能拦截部分 X 射线进行光电转换,增加次级电子的数量提高探测效率,只需要极低的剂量就可产生足够清晰的图像。成像范围 FOV 由射野横向宽度决定,在等中心处为 40cm。射野纵向宽度比治疗束更窄,在等中心处约为 4mm。由于采用的是兆伏级 X 射线成像,进一步减小射野纵向宽度对提高空间分辨率帮助不大。

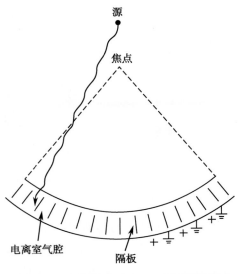

MVCT 采用兆伏级射线成像,增加了康普顿散射和电子对相互作用,对原子序数依赖性较小。而诊断 CT 使用千伏级 X 射线,主要为光电效应,原子序数的依赖性较大。因此,与诊断 CT 图像相比,MVCT 图像的噪声水平较高,低对比度分辨率较差。但是,尽管图

图 9-6-7 兆伏级 CT(MVCT)探测器阵列结构示意

像质量较差,这些较低剂量的 MVCT 图像仍可提供足够的对比度来验证治疗时患者的位置。肌肉和脂肪的分界清晰,骨组织、乳腺组织、前列腺、肾脏和膀胱均能轻易分辨。此外,MVCT 图像不太容易受到由高原子序数物体(例如手术夹、髋关节植入物或牙科填充物)引起的成像伪影的影响。对于体内有金属植入物的患者或含有金属物质的模体,MVCT 扫描可获得更好的图像质量(图 9-6-8)。

Hi-Art 有三种扫描螺距(1.0、2.0、3.0)可供选择,分别对应精细(fine)、普通(normal)和粗糙(coarse)三种扫描模式,机架每旋转一圈治疗床进床距离分别为 12、8 和 4mm。每旋转一圈约生成 800 个投影,图像重建采用半扫描重建技术,即每扫描半圈重建一层图像,因此精细、普通和粗糙三种扫描模式重建图像的层厚分别为 6、4 和 2mm。大部分肿瘤采用 4mm 层厚扫描。如果靶区纵向长度较长,比如全中枢放疗则可以采用粗糙扫描模式,节省扫描时间。而如果靶区体积较小,则需要采用精细模式扫描,提高纵向分辨率。

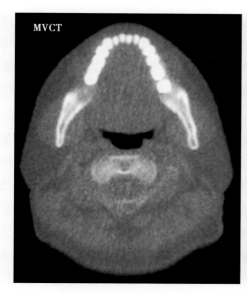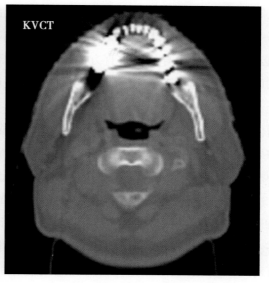

图 9-6-8　兆伏级 CT(MVCT)和千伏级 CT(kVCT)高密度物质成像伪影对比

采集图像时,机架转速固定在每圈 10 秒,扫描一个层面耗时 5 秒。扫描时间取决于扫描长度和采用的螺距。扫描长度越长,采用的螺距越小,则扫描的时间越长。对于一个 18cm 长的模体,如果采用普通扫描模式,则至少需要采集 45 层图像,扫描时长约 225 秒。如果采用精细扫描,则耗时将增加 1 倍。图像扫描和重建同时进行,扫描完成后很快就可以进行图像配准,但扫描和重建的总时长通常比 CBCT 要长得多。验证患者摆位时,扫描长度通常应覆盖整个靶区,以及一些可以帮助确定靶区位置的解剖结构。对于全中枢治疗,扫描时长将达到 500 秒。

Hi-Art 的治疗工作站提供了自动和手动的图像配准工具。提供的自动配准技术包括骨性标记配准、骨和软组织数据配准、全图像的灰度配准。自动配准通常要比手动配准快得多,手动配准可以在自动配准结果的基础上进行。用于计划设计的 kVCT 图像的尺寸和用于摆位引导的 MVCT 图像通常不同。kVCT 的 FOV 是不确定的,每个患者扫描用的 FOV 不相同,图像在导入 Hi-Art 的计划系统时采样会被降为 256×256 矩阵,而 MVCT 图像的 FOV 固定为 40cm,图像尺寸为 512×512 矩阵,分辨率为 0.78mm/ 像素。自动配准时,系统采用最近邻方法将图像插值。理论上,对于模体 MVCT 到 kVCT 图像配准,可以期望达到 1/2 体素尺寸的配准精度。kVCT 和 MVCT 两者中体素尺寸较大者会成为限制配准精度的因素。在纵轴方向上,MVCT 的体素大小与扫描螺距有关,纵向配准精度随扫描层厚的增加而降低。

Hi-Art 只支持刚性配准,无法考虑由患者体型变化、肿瘤体积变化、器官充盈、呼吸运动等引起的图像形变。如果形变过大,则需要重新扫描定位图像,调整治疗计划。刚性配准可以在横向(lateral)、纵向(longitudinal)、垂直(vertical)三个平移方向和翻滚(roll)、俯仰(pitch)、偏转(yaw)三个旋转方向调整位移或角度来对齐两组图像。当任何一个方向旋转误差>3° 时,需要重新摆位。平移方向上的误差,可以远程控制治疗床自动修正误差。对于翻滚角的偏差,系统可调整照射起始角度来修正旋转偏差。俯仰和偏转角度偏差只能通过移动患者校正。因此,在临床使用中,在俯仰角和偏转角误差不大的情况下,通常只在平移和翻滚方向上配准,通过这些方向的校正来补偿俯仰角和偏转角方向上的误差。

由于机架内没有激光灯,所以无法在等中心处摆位。Hi-Art 在机架孔径外距等中心 70cm 处定为虚拟等中心。患者在虚拟等中心附近摆位,由于治疗床存在下垂,当把患者从虚拟等中心移动到机架等中心准备治疗时,床面位置会下垂(视患者体重,通常在5mm以内)。因此,患者第一次做治疗时,必须采用图像引导修正垂直方向治疗床下垂带来的误差,并记录床位为基准值。后续治疗,治疗床可自动上升到前次校正后的高度,但工作人员仍须通过图像或标记点等检查患者摆位是否准确。

图像引导频率取决于摆位的可靠性。对于胸腹部肿瘤,摆位误差较大,建议每次做MVCT扫描。如果为大分割放疗或其他对摆位精度要求较高的放疗,也需要每次做MVCT扫描。而对于头颈部肿瘤,固定较好,通常在前5次放疗每次治疗前做MVCT扫描修正摆位误差,以后可以选择每周1~2次或者每次都做。根据前5次MVCT扫描的配准结果,计算系统误差,调整摆位参考标记。调整方法如下:①调取治疗计划,使激光灯移动到计划初始位置;②患者摆位,使参考标记与激光灯对齐;③根据计算得到的系统误差,通过摆位控制面板修正移床;④调整参考标记位置,使其与激光灯对齐;⑤扫描MVCT,确认摆位及参考标记的调整是否准确。调整参考标记后,应相应更新床位参数的基准值。

由于康普顿散射在X射线能量的兆伏电压范围内占优势,因此MVCT的CT值相对于被成像材料的电子密度是线性的,MVCT图像可以用于剂量计算。如果把治疗计划移植到MVCT上计算剂量,比较与计划剂量分布的偏差则可以评估患者解剖变化引起的剂量偏差。根据偏差大小决定是否调整治疗计划,开展自适应放射治疗。如果将患者治疗时CT探测器阵列采集到的出射信号反向投影到治疗前摆位扫描的MVCT图像上,则可以计算当次治疗患者的实际受量,评估治疗实施的准确性。

扇形束MVCT图像系统的周期性检测包括配准精度和准确性、几何畸变、图像质量、成像剂量等。

螺旋断层放疗采用同源双束结构,成像和治疗射线由同一X射线源产生,并且两者享有相同的准直系统,所以扇形束MVCT成像系统与治疗系统在坐标一致性上具有固有的鲁棒性。然而,图像获取、重建和配准过程使用的硬件和软件可能会在MVCT图像引导过程中引入几何误差。因此,需要使用模体端到端测试检测图像配准和治疗实施的整个流程。开展MVCT图像引导的首要目的是保证摆位的准确性,使用模体测试图像配准精度和准确性是MVCT-QA的重要项目。嵌入高对比度材料的模体更易于配准,可以用于测试理想条件下的配准精度和准确性。配准精度测试模拟临床图像引导摆位的流程:①在CT模拟定位机上采集定位图像,传输到计划系统设计治疗计划;②根据激光灯摆位模体,可人为摆偏一定距离,垂直方向上还需考虑治疗床沉降的影响,可将模体移动到机架等中心处调整治疗床高度,消除床面沉降带来的误差;③扫描MVCT,与计划图像配准,比较配准结果与已知偏差是否一致,两者的偏差应在1mm内。配准后,遥控床移动自动修正摆位误差,检查模体是否和激光灯对齐,可再次扫描MVCT,检测摆位误差修正的准确性。图9-6-9是将模体在3个平移方向各摆偏2cm后配准结果的截图。

几何畸变和图像质量的检测项目与千伏级扇形束CT相同。通常使用圆柱形模体测量,内嵌高对比度和多种不同密度插件(图9-6-10)。总体来说,使用CT作为图像引导设备,成像几何畸变都很小,几何精度一般在1mm以内。MVCT图像中心区域的空间分辨率主要取决于电子束打靶的焦点尺寸和探测器的分辨率,在边缘区域由于投影数减少,分辨率会稍低一些。MVCT的焦点尺寸大约为1mm,探测器横向分辨率约1.2mm,因此MVCT图像的空间分辨率为1.2~1.6mm,高对比度物体的分辨率与扇形束kVCT相当。MVCT在低对比度分辨率方面不如kVCT,可以分辨与背景

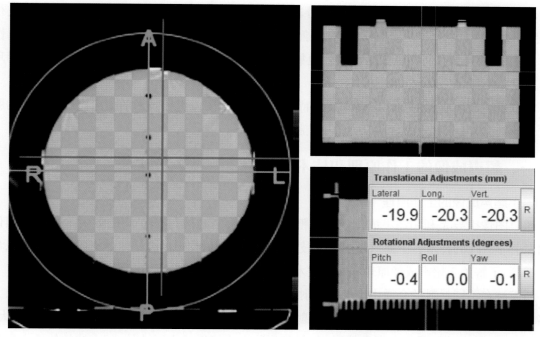

图9-6-9 兆伏级CT(MVCT)配准测试

的密度差异为2%、直径为13mm的物体。低对比度分辨率与图像的噪声和均匀性有关,如果噪声或均匀性发生变化,低对比度分辨率通常也会随之改变。均匀性还会影响剂量计算的准确性,如果临床中需要使用MVCT图像计算剂量,需要保证模体边缘区域和中心区域感兴趣区的CT值差异在25HU之内。CT值准确性也会给剂量计算的准确性带来影响,校准曲线在水密度附近20HU的偏差或在肺密度、骨密度附近50~80HU的偏差引起的剂量偏差一般小于2%。在周期性检测中,水等效材料的CT值与基准值的变化应不超过30HU,肺和骨密度的材料与基准值偏差不超过50HU。MVCT扫描对患者的剂量贡献取决于扫描层厚和患者的体厚,使用普通扫描模式通常在1~3cGy范围内。在周期性检测中,可以使用A1SL电离室测量模体内的成像剂量。由于射束处于兆伏电压范围内,并且以螺旋方式获取图像,因此成像剂量相当均匀,电离室在模体内的测量位置并不是很重要。但是,作为一致性测试建议在相同的位置测量。

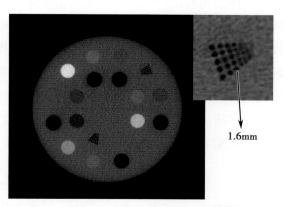

图9-6-10 兆伏级CT(MVCT)图像质量检测

（胡志辉）

第七节 超声图像引导技术

超声(ultrasound,US)成像技术具有无电离辐射和软组织分辨率高的特点,能提供从二维到四维的成像功能,非常适合监测软组织器官分次间和分次内运动。该技术不仅能对解剖结构进行定位,还可以提供生物学和功能信息,具有改善靶区定义、预测肿瘤治疗反应和量化正常组织毒性的潜力。总之,超声成像可以低成本且有效地集成到放疗工作流程中,对模拟定位和治疗实施等环节作出贡献。

本节概述超声成像的工作原理和技术特点;描述超声图像引导技术的临床应用和适用的肿瘤部位;介绍超声图像引导放射治疗的质量控制。

一、超声成像的工作原理和技术特点

(一) 超声成像的工作原理

超声图像引导是利用超声成像设备对靶区及周围解剖结构扫描超声图像,并利用超声图像进行图像引导放疗的技术。下面对超声成像技术的基础原理做简单的介绍。感兴趣的读者可以参考相关书籍,了解关于超声成像原理和成像技术的更多细节。

超声波在不同材料的介质中会经历反射、折射、衍射和散射。当超声波入射到比自身波长大很多倍的两种介质交界面时会发生反射和折射,反射与两介质间的声阻抗差有关,声阻抗差越大,反射越强,而折射会导致图像失真和伪影;如果障碍物大小接近或小于波长,超声波的传播方向将发生偏离,在绕过物体后又以原来的方向传播,此时反射回波很少,这种现象称为衍射,因此超声波波长越短图像分辨率越高;当遇到远小于其波长的粒子时,大部分超声波继续向前传播,小部分超声波发生散射,散射会导致能量的衰减。超声波在人体中传播时,当遇到具有声阻抗差的组织间界面时会发生反射,其反射波信号被探头接收后,重建生成超声图像。探测到的反射波振幅用于生成像素的灰度,回波时间用于确定像素的位置。

人体结构对超声而言是一个复杂的介质,各种组织与器官有其特定的声学属性。如表 9-7-1 所示,肺的衰减系数(40dB/cm)高于骨(3~10dB/cm),而骨的衰减系数高于软组织(1.4~1.7dB/cm)。骨 - 软组织界面反射率为 0.66,空气 - 软组织界面的反射率几乎为 1,因此,超声扫描时通常在接触表面上涂一层耦合凝胶,以防止超声探头与患者皮肤间的空气交界面处发生不必要的反射。另外,由于软组织、水和脂肪中的超声波传播速度非常接近,超声设备无法识别其组织类型,因此在根据回波时间计算组织深度时通常采用单一速度,目前用于重建人体组织超声图像的声速(speed of sound,SOS)被设定为 1 540m/s。

表 9-7-1　不同人体组织的声学属性

人体组织	平均声速 /(m·s^{-1})	声阻抗 /(kg·m^{-2}·s)	衰减系数 ^{a}/(dB·cm^{-1})	反射率 ^{b}
空气	333	0.000 4	10	0.999 5
肺	650	0.26	40	—
软组织	1 540	1.33~1.74	1.4~1.7	0
水	1 480	1.48	0.002	0.05
脂肪	1 450	1.33	0.60	0.10
骨	2 070~5 350	3.75~7.38	3~10	0.66

注:^{a}.1MHz 时的衰减系数;^{b}. 不同组织与软组织交界面的反射率。

超声探头的核心部件是超声换能器,由压电晶体制成,可同时用于超声波的发射与接收。根据波束控制方式,超声探头可以分为线阵探头、凸阵探头、相控阵探头以及腔内探头,常用的探头发射频率为2~12MHz。其中,对浅表器官(如乳腺、头颈部)成像,采用的是高频(5~12MHz)线阵探头;对腹盆腔深部肿瘤,采用的是低频(2~8MHz)凸阵探头。在放射治疗领域最常用的超声显像模式是"B模式",即亮度模式,采用灰度调制方式显示深度方向的回波幅度,生成二维(2D)断层图,之后再重建为三维(3D)超声图像。

超声波在人体中的散射、反射与吸收,都会导致其能量的衰减。因此,回波信号强度随深度的增加而降低,这限制了其最大可视深度。超声波的衰减与频率成正比,因此低频探头适用于深部成像,高频探头适用于浅表成像。但是,较低的频率(较长的波长)会导致空间分辨率的降低。因此,超声成像需要在穿透深度和空间分辨率之间作权衡。另外,为了产生均匀亮度的图像,一般利用放大器对深度衰减进行增益补偿,由于深度是通过回波时间计算出来的,所以被称为时间增益补偿(time gain compensation,TGC)。

(二)超声成像的技术特点

超声成像系统具备软组织分辨率高、无电离辐射、操作简单方便和成本低廉等优势,使其可以更有效地集成到放疗工作流程中,尤其在靶区分次内运动的实时监测方面,具有独特的临床价值。但是超声成像自身也有一些局限性,了解其技术特点,将更有助于超声图像引导技术的临床应用。

1. 操作者依赖性 在放疗临床实践中,操作者需要将超声探头紧贴患者皮肤表面进行扫描,从而获取超声图像。不同操作人员之间、不同分次之间,探头与皮肤表面的压力往往存在差异,这使得超声成像具有操作者依赖性,并且这种依赖性可能导致所获取超声图像质量的变化,从而影响其定位和实时监测的能力。对此,有研究开发了机器人探头,以减少这方面的差异。例如,Schlosser等人证实了机器人探头进行超声成像的可行性,操作者利用遥控系统控制探头的俯仰和压力,可以在放疗实施过程中持续获取高质量的超声图像,并保证可靠的机器人机械操作性能。之后的研究又在兼容性、连续的压力感知和控制、超声探头的定位等方面不断改进。

另外,操作者在超声图像的阅读能力上也存在差异,尤其对于初级超声操作者,这种差异更加明显,因此培训和技能认证很重要。除了为操作者提供培训之外,对硬件设备进行改进可以进一步地降低操作者之间的差异性。比如,固定在床板上的自动扫描探头,就可以降低手动扫描的差异性,并且可以通过先验数据,重现探头预设的位置和压力,最大限度地减少操作者依赖性。

2. 组织异质性 超声成像系统根据超声回波的飞行时间,以及超声回波在人体组织中的声速(SOS),计算得出所扫描组织的深度。为方便起见,超声成像系统假定人体组织中的超声速度恒定为1 540m/s。然而,不同的组织具有不同的声速,这种组织异质性带来的差异被称为SOS效应,会造成解剖结构定位的系统误差以及图像的几何失真。因此,进行超声图像采集和配准时,考虑SOS效应,并对其进行校正是非常重要的。

二、超声图像引导技术的临床应用和适用的肿瘤部位

(一)超声图像引导的商用系统

临床上用于超声图像引导放射治疗的商用系统主要有四个:BAT系统、SonArray系统、Clarity系统和Clarity Autoscan系统,如表9-7-2所示。其中,BAT系统和SonArray系统将治疗前获取的超声图像与模拟定位阶段获取的参考CT图像进行配准,称为模态间配准;而Clarity系统和Clarity

Autoscan 系统除了上述的模态间配准外,还可以将治疗前获取的超声图像与模拟定位阶段获取的参考超声图像进行配准,这称为模态内配准。下面分别对这四种系统进行介绍。

表 9-7-2　商用超声图像引导系统的特征

商用超声图像引导系统	扫描方式	成像类型	应用场景
BAT 系统	TAUS	2D	分次间
SonArray 系统	TAUS	3D	分次间
Clarity 系统	TAUS	3D	分次间
Clarity Autoscan 系统	TPUS	4D	分次间和分次内

注:TAUS. transabdominal ultrasound,经腹超声扫描;TPUS. transperineal ultrasound,经会阴超声扫描。

1. BAT 系统　最早用于图像引导的超声系统是 BAT 系统,该系统可以通过两种方式定位超声探头的位置:一种是带有位置感应的铰接式机械臂,方便在 CT 模拟定位机房和治疗机房之间移动;另一种是全方位摄像机系统,用于定位带有发光二极管的超声探头。BAT 系统采用 2D 成像方式,治疗前获取横断面和矢状面两幅超声图像,再与参考 CT 图像进行配准。

2. SonArray 系统　SonArray 系统(Varian 公司,美国)利用光学追踪系统定位超声探头。安装于治疗室内的两个电荷耦合器件(CCD)摄像机,可以通过追踪超声探头上固定的 4 个红外发光二极管来确定探头的位置。治疗师扫描获取一系列超声 2D 图像,系统根据 2D 图像重建 3D 图像,然后与参考 CT 图像配准。

以上两种超声系统均为模态间配准,即将超声图像与参考 CT 图像进行配准。已有研究表明,CT 图像中观察到的前列腺体积大于超声图像,这可能由 CT 图像的软组织边界分辨能力不佳,以及超声成像的 SOS 效应所致。Molloy 等人发现,CT 图像与超声图像比较,前列腺轮廓的平均差异在左右方向为 9mm,在腹背方向为 3mm。Cury 等人的研究表明,CT 与超声两种成像方式的模态间配准误差,在头脚方向的平均值高达(6.0 ± 5.1)mm,而超声模态内配准则在所有方向上均没有显著性差异。因此,建议在模拟定位阶段就获取参考超声图像,并在图像引导过程中使用模态内配准,以最大限度地减少模态间成像差异导致的配准误差。

3. Clarity 系统　Clarity 系统(Elekta 公司,瑞典)利用模态内图像配准代替了 BAT 和 SonArray 系统的模态间配准,是通过在定位 CT 扫描之前或之后直接获取参考超声图像实现的。Clarity 系统在模拟定位机房和加速器治疗机房的参考坐标系中,分别重建 3D 超声图像,以确定解剖结构的位移值。

以上三种超声系统均为经腹超声扫描(TAUS)系统,具有共同的局限性:

(1)超声探头对患者皮肤表面施加的压力会导致解剖结构不同程度的变形和位移,具体取决于肿瘤靶区的性质和深度。由于治疗前施加的压力在治疗过程中并不存在,系统摆位误差是在所难免的。

(2)主观配准 US-CT 图像的质量和一致性在很大程度上取决于操作者的经验和培训水平。

(3)超声探头可能位于辐射束路径中,以及操作人员需要手动扫描以进行 3D 图像重建。因此,TAUS 成像系统不太适合进行分次内靶区运动的监测。

4. Clarity Autoscan 系统　第一个能进行分次内实时成像的超声引导系统是 Clarity Autoscan

系统(Elekta 公司,瑞典),如图 9-7-1 所示。Clarity Autoscan 建立在原有 Clarity 系统的基础上,将 2D 超声探头替换为一个机械扫描式的 3D/4D 超声探头,并增加了经会阴超声扫描(TPUS)成像的硬件固定装置。治疗师使用固定装置将超声探头锁定到预设的参考位置上,放疗过程中探头自动扫描,得到肿瘤靶区的实时动态 3D 超声图像,通过红外摄像机确定超声图像的空间位置,并将其匹配到加速器治疗机房的坐标系上。此外,经会阴探头的位置使所有硬件系统脱离了直线加速器辐射束的照射范围,避免了超声图像引导系统对放射治疗过程的干扰。因此,该系统非常适用于肿瘤靶区的分次内实时运动监测。

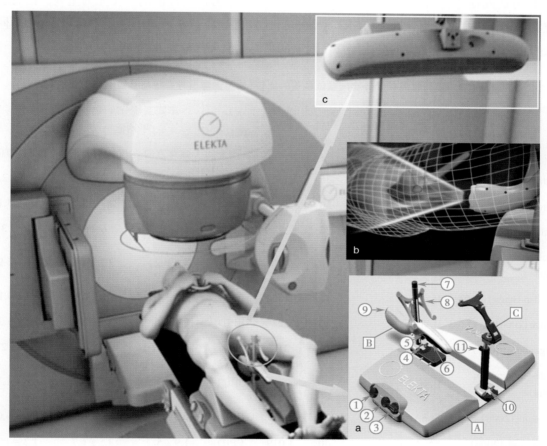

图 9-7-1　Clarity Autoscan 系统示意

a. 治疗前将 Autoscan 探头固定于患者的会阴部;b. 放疗过程中探头自动扫描,得到肿瘤靶区的实时动态 3D 超声图像;c. 通过红外摄像机确定探头的空间位置,从而确定超声图像的空间位置,并将其匹配到加速器治疗机房的坐标系上。

(二) 超声图像引导技术在放疗临床中的应用

对于外照射放疗,在模拟定位阶段,超声系统可以引导肿瘤靶区参考标记物(fiducial markers,FMs)的植入,以及辅助确定肿瘤靶区的轮廓;在治疗实施阶段,超声系统可以提供肿瘤靶区的位置信息,用于图像引导放射治疗(image-guided radiation therapy,IGRT)的分次间摆位误差校正和分次内实时运动监测;超声系统分子成像和功能成像,可用于生物靶体积定义、治疗反应评价和预后随访。

1. 模拟定位阶段的应用　部分肿瘤患者需要植入参考标记物,如金属标记物、电磁感应器或手术夹等,以作为肿瘤靶区的替代物进行靶区位置监测。植入过程通常在经直肠超声(transrectal

ultrasound,TRUS)引导下进行,该过程创伤小、风险低,具有较高的精确度。

在获取参考 CT 图像之前或之后,行参考超声图像扫描,通过与 CT 图像配准,有助于精确地勾画软组织肿瘤靶区。外照射放疗中超声成像主要用于前列腺癌、乳腺癌以及妇科肿瘤的靶区勾画。尤其是前列腺轮廓的识别,因为该器官位于膀胱下方,当膀胱充盈时,膀胱内液体的低回声可形成易于识别的膀胱 - 前列腺边界。而且,当使用 TRUS 或 TPUS 系统时,还可以准确分辨精囊的轮廓。

2. 治疗实施阶段的应用

(1)分次间摆位:为保证治疗的准确性与重复性,每个分次治疗前的摆位尤为重要。已有多个研究将超声图像引导系统与其他 IGRT 系统进行比较,如表 9-7-3 所示。从表中可以看出,不同系统之间,腹背、头脚及左右方向分次间摆位误差的平均差值大部分在 0~3mm 的范围内。

表 9-7-3　前列腺癌放疗分次间摆位误差的比较(超声图像引导系统与其他 IGRT 系统)

作者(年份)	超声图像引导系统	患者数	扫描数	其他IGRT系统	不同系统分次间摆位误差的差值:(平均值 ± 标准差)/mm		
					腹背方向	头脚方向	左右方向
Lattanzi(2000)	BAT	35	69	CT	−0.09 ± 2.8	−0.03 ± 2.3	−0.16 ± 2.4
Langen(2003)	BAT	10	92	EPID	0.2 ± 3.7	2.7 ± 3.9	1.6 ± 3.1
Little(2003)	BAT	35	237	EPID	−1.3 ± 5.7	−1.6 ± 6.4	0.89 ± 3.3
Trichter and Ennis(2003)	BAT	10	1 728	EPID	4.3 ± 5.1	3.2 ± 7.3	3.0 ± 5.9
Van den Heuvel(2003)	BAT	15	156	EPID	−1.7 ± 4.7	−1.8 ± 6.0	−0.4 ± 4.1
Serago(2006)	BAT	20	322	EPID	−1.4 ± 4.8	1.5 ± 5.7	−0.4 ± 3.3
Feigenberg(2007)	BAT	15	218	CT	−0.62 ± 2.16	−0.32 ± 2.36	−0.20 ± 2.14
Boda-Heggemann(2008)	BAT	8	54	CBCT	−1.7 ± 3.5	0.9 ± 3.3	0.6 ± 1.7
Peignaux(2006)	SonArray	20	780	EPID	0.5 ± 5.0	−2.1 ± 4.5	0.4 ± 4.0
Scarbrough(2006)	SonArray	40	1 019	EPID	−1.9 ± 5.7	3.5 ± 6.7	1.2 ± 4.7
van der Meer(2013)	Clarity	8	244	EPID	−2.3 ± 3.6	0.6 ± 4.9	2.5 ± 4.0
Fargier-Voiron(2015)	Clarity	25	284	CBCT	2.8 ± 4.1	−0.9 ± 4.2	0.5 ± 3.3
Li(2015)	Clarity	6	78	CBCT	0.0 ± 3.0	−1.9 ± 2.3	−0.2 ± 2.7
Fargier-Voiron(2016)	Clarity Autoscan	12	357	CT	2.8 ± 3	−0.3 ± 2.5	−0.1 ± 2.5
Li(2017)	Clarity Autoscan	7	177	CBCT	0.3 ± 1.7	0.2 ± 2.0	0.0 ± 1.7
Trivedi(2017)	Clarity Autoscan	17	30	CBCT	−0.06 ± 2.86	−0.49 ± 3.49	0.63 ± 3.27

关于超声图像引导系统能否替代电子射野影像系统(electronic portal image device,EPID)等其他 IGRT 系统,存在相互矛盾的结论。Li 等人认为,在前列腺放疗工作流程中使用 TAUS 进行图像引导是可行的,并且可替代锥形束 CT(cone beam CT,CBCT);而 Fargier-Voiron 等人得出结论,如果不增加 PTV 外扩边界,TAUS 成像不能代替 CBCT。与 TAUS 相比,研究者们认为 TPUS 在定位

准确性和可行性上更为可靠,更有可能替代其他 IGRT 技术。总之,关于超声图像引导技术与其他 IGRT 技术的比较,文献中存在不同意见,需要进行更多的临床研究。

(2)分次内监测:治疗过程中监测肿瘤靶区的位置和形状可以提高剂量实施的准确性。超声具有较好的软组织分辨率,且无电离辐射,可以在扫描过程中实时成像,是靶区分次内监测的良好选择。目前唯一商用的可开展超声分次内运动监测的系统是 Clarity Autoscan 系统。

一项使用男性盆腔模体对 Clarity Autoscan 系统的准确性和精度进行评估的研究表明,模体运动与超声追踪之间存在(223 ± 45.2)毫秒的系统延迟,平均位移误差在头脚方向为 0.45mm,左右方向为 0.23mm,其时间精度和位移精度在治疗条件下是可以接受的;Sihono 等人记录了沿不同方向前列腺分次内位移的系统误差、随机误差以及不同阈值条件下的位移持续时间占分次治疗时间的百分比;Baker 和 Behrens 报道了位移>2mm 的治疗分次数占总分次数的百分比;Ballhausen 等的回顾性研究,证明了前列腺的分次内运动可以建模为依赖于分次治疗时间的"随机漫游"模型,在治疗期间,前列腺趋向远离治疗中心漂移,并且随治疗时间的延长而增加。这些发现表明,较短的治疗实施时间可以使患者受益,因此可以通过使用 VMAT 或 RapidArc 等技术尽量减少分次治疗时间。

治疗实施过程中靶区的分次内平移、旋转或形变,将对剂量分布产生负面影响,除实时监测外,还需制定必要的在线干预策略。将门控或动态多叶准直器追踪集成到实时超声和加速器照射控制系统,已显示出改善肿瘤靶区剂量分布的潜力。Clarity Autoscan 系统采用门控策略,在治疗前设置好干预阈值,如 3mm/5s,具体为:若前列腺位移值>3mm,但持续时间<5 秒,等待位移值恢复到 3mm 之内,继续治疗;若位移值>3mm 且持续时间 ≥ 5 秒,则对患者进行重新摆位。

3. 潜在的临床应用　CT 图像并不能识别生物靶区(biological target volume,BTV),因为 BTV 的定义还需要细胞增殖等信息。超声功能和分子成像有助于改善 BTV 的定义,还可以监测肿瘤治疗反应、量化正常组织毒性以及开展三维剂量测量。常见的超声功能和分子成像包括:背散射光谱法成像、多普勒超声成像、动态对比增强超声成像、分子靶向微泡超声成像、超声弹性成像和光声成像。

(1)定义靶区:弹性成像、动态对比增强成像和分子靶向微泡成像都可以提高超声对组织内病灶的识别能力。例如,对于术后放疗的乳腺癌患者,使用超声应变弹性成像不仅能够对血清肿可视化,还能将其与乳腺纤维腺体组织区分开,有利于提高瘤床勾画的准确性。

(2)肿瘤治疗反应评价:超声分子与功能成像可以监测肿瘤治疗反应,包括以下五个方面的研究:①细胞死亡的测量:超声背散射光谱法可以在体外和小型动物模型中监测辐射诱导的凋亡,并得到了组织病理学验证。②肿瘤血管的测量:能量多普勒超声和动态对比增强超声可以量化肿瘤对放疗的反应。Hwang 等人报告了动态对比增强超声的峰值强度与微血管密度呈强相关性,Czarnota 等人报告了无论单独或联合放疗,经超声微泡治疗的肿瘤中能量多普勒超声的血管指数均下降。③肿瘤氧合的测量:多普勒超声、动态对比增强超声特征可以作为缺氧标志物,光声成像技术也可以对放疗前后血氧饱和度的变化进行测量。④肿瘤硬度的测量:应变弹性超声成像可以检测肿瘤的硬度,在放疗实施过程中,肿瘤的硬度会不断下降,但临床证据有限。⑤分子生物标志物的测量:靶向微泡可以量化肿瘤放疗反应,如早期血管变化的超声分子成像。

(3)正常组织毒性评估:超声分子与功能成像可以量化正常组织的毒性反应。比如,头颈部放疗中,唾液腺的异质性、低回声以及头颈部皮肤硬度的变化;乳腺放疗中,正常乳房皮肤厚度和心脏的心肌应变率等均可以通过测量超声特征的变化进行量化。

(4)三维剂量测量:准确、经济、高效且个体化的 3D 剂量验证工具是 IMRT 和 VMAT 所必需的,如果可以对体内剂量进行直接测量,就可以对治疗实施中的剂量分布进行实时监测。目前文献报道的基于超声的 3D 剂量验证方法,包括以下三种:①凝胶剂量测量法:Fricke 凝胶剂量计和聚合物凝胶剂量计在暴露于电离辐射后,其聚合物凝胶的超声特性会发生改变。利用高空间分辨率的超声系统对凝胶剂量计进行成像,可以重建出辐照剂量分布。②直接剂量感应法:小体积单元中瞬间的能量沉积会导致局部温度升高,继而产生相应的局部瞬态压力升高,这些压力会以声波的形式从能量沉积点释放出去,因此,可以通过超声的光声成像来重建体内剂量分布。③声速剂量测量法:在非脂肪组织中声速与温度呈正相关,利用超声背散射方法可以重建声速,从而重建出辐射束剂量分布。

(三)超声图像引导技术适用的肿瘤部位

当前,超声图像引导技术可用于前列腺癌、乳腺癌和妇科肿瘤,每个肿瘤部位的超声图像引导都有其独特的临床应用价值。

1. 前列腺癌　大分割放射治疗已逐渐成为前列腺癌放疗的新模式,然而,已知前列腺靶区每日以随机方式移动多达几毫米甚至几厘米,因此非常有必要对治疗期间的前列腺及邻近危及器官进行准确定位和运动监测。

前列腺的位置特别有利于应用超声成像。一种是 TAUS 系统:利用膀胱的声学窗口对前列腺成像(图 9-7-2A),因此 TAUS 需要适度充盈的膀胱。TAUS 的探头位置距前列腺较远,可能会影响图像质量,尤其是肥胖患者,脂肪组织会衰减超声波,增加图像伪影,目前主要用于前列腺的分次间监测。另一种是 TPUS 系统:TPUS 不是利用膀胱的声学窗口获取前列腺图像(图 9-7-2B),因此不需要对膀胱充盈程度作严格要求,但半充盈状态的膀胱仍然是有益的,因为它可以在前列腺远端产生良好的成像对比度。此外,由于前列腺和会阴之间的距离较短,可以获得良好的图像质量。加之探头的摆放位置不会干扰辐射束,TPUS 成像还适用于前列腺的分次内监测。

Clarity Autoscan 系统可以有效地集成到放疗工作流程中:在模拟定位阶段依次进行 CT 扫描和超声扫描。完成定位后,进行靶区勾画、计划设计和审核,由物理师将 CT 图像、靶区和危及器官结构、治疗计划等数据传送到 AFC(automated fusion and contouring)工作站。随后将超声图像自动配准到 CT 图像,并确定前列腺的参考靶区(reference positioning volume,RPV)。在治疗实施之前,扫描并重建 3D 超声图像,与模拟定位阶段获取的参考超声图像进行比较,可以获取所需治疗床的位移值,用于纠正前列腺分次间摆位误差。在治疗实施期间,使用自动扫描探头行实时前列腺 3D 体积成像,并将其配准到前列腺参考靶区 RPV,用于分次内靶区运动监测。一旦前列腺运动超过设置的干预阈值,治疗师可以中断治疗并对患者进行重新摆位。

2. 乳腺癌　超声、CT 和 MRI 是目前可用于识别乳腺癌保乳术后瘤床(手术腔)区域的技术,由于周围组织中血清肿的清晰度较差,因此很难在 CT 图像中准确勾画这个区域。与 CT 图像不同,超声具有良好的软组织分辨率,能够将血清肿腔与周围组织区分开,有助于准确地勾画瘤床区域。每日治疗前,用超声探头沿一个方向在手术瘢痕附近扫描,直至找到肿块切除术腔,然后将其与超声参考靶区 RPV 进行比较,根据结果进行位移。研究表明,致密的乳房实质、较小的血清肿体积和较小的乳房体积都会降低 CT 中血清肿的可见度,导致 CT 图像对真实瘤床体积的高估,而超声成像则不受这些因素的影响。

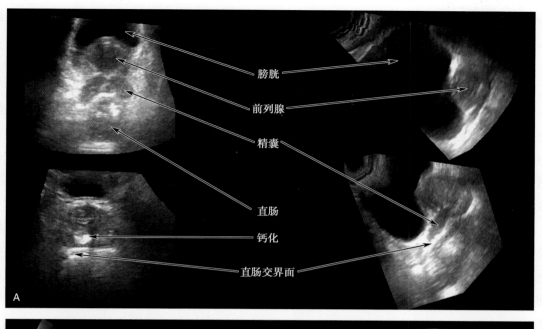

膀胱

前列腺

精囊

直肠

钙化

直肠交界面

A

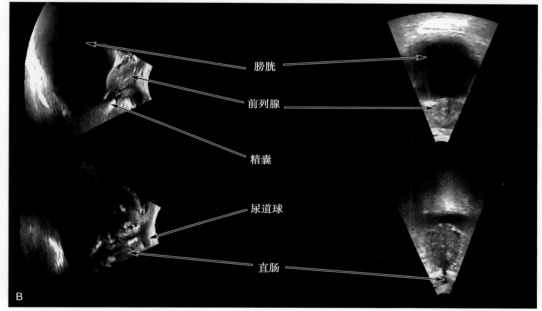

膀胱

前列腺

精囊

尿道球

直肠

B

图 9-7-2 前列腺癌超声系统成像效果
A. 经腹超声成像；B. 经会阴超声成像。

3. 妇科肿瘤　与其他肿瘤部位相比，妇科肿瘤（子宫内膜癌或宫颈癌）的临床靶区（CTV）定义更为复杂。因为 CTV 由多种结构组成，其相对移动以及在放射治疗过程中的形变，使得定义精确的 PTV 外扩边界充满挑战。另外，邻近的正常组织每天会随机性移动，为了保证每日摆位的重复性，在获取定位 CT 和放射治疗前应嘱咐患者排空直肠并充盈膀胱。超声成像的目的是可视化阴道（子宫切除术患者）或子宫和子宫颈的运动，以了解膀胱充盈量和直肠运动的变化，并相应地调整器官运动的外扩边界，以避免危及器官受到不必要的照射。

4. 其他肿瘤部位　除了前列腺癌的分次内运动监测与乳腺癌、妇科肿瘤的分次间监测之外，超声成像系统还可以用于肝脏、胆囊、胰腺、膀胱和肾脏等腹部盆腔恶性肿瘤。这些部位的图像引导流程与前列腺癌没有明显差别，但需要注意的是，由于超声成像系统的视野有限，可能只能观察到部分感兴趣的解剖结构,因此难以确定完整的靶区边界。此外,超声图像引导技术为非电离性质的无创性图像引导,可以降低继发性癌症的风险,可能对儿童肿瘤患者特别有益。

三、超声图像引导放射治疗的质量控制

超声图像引导技术的定位精度和图像质量等系统性能指标需要做定期检测,并制定相应的质量控制策略。现已有相关的专业性指导文件 AAPM TG154 号报告,该报告着重强调了培训的重要性,并推荐了一套完整且实用的质控规程,包括检测项目、频率和检测要求,以及保证空间精度和图像质量的建议。如表 9-7-4 所示,此质控规程将有助于确保定位精度和图像质量的一致性,并减少模拟定位和治疗过程中的系统误差。

培训分为厂家的初级培训和临床科室的持续性培训。厂家提供的初级培训通常包括厂家推荐的设备验收标准和质量控制规程,应涵盖系统硬件和软件操作的知识,以便操作者对超声图像引导系统的各方面流程都有基本了解。此后,临床科室团队应定期组织专题会议,以评估和改进超声系统的实施质量,并做好培训和使用经验记录,以逐渐提升超声图像引导系统的图像扫描质量和定位精度。

表 9-7-4　超声图像引导外照射放疗的质控规程

检测项目	频率	检测要求
功能性检测		
超声成像系统的调节深度功能	每日	功能是否正常
超声成像系统的调节亮度功能	每日	功能是否正常
超声成像系统的调节增益补偿功能	每日	功能是否正常
红外定位系统的红外摄像机	每日	功能是否正常
红外定位系统的反光片和反光球	每日	观察反光面是否有污点
超声质控模体的形态结构稳定性	每月	检查是否有明显的沉降或变形,<1mm
坐标系的一致性检测		
定位机房的激光灯校准	每周	<1mm
治疗机房的激光灯校准	每周	<1mm
超声系统与定位机房的坐标系一致性	每周	<2mm
超声系统与治疗机房的坐标系一致性	每日	<2mm
图像质量的稳定性检测		
空间分辨率	每 6 个月	与基准值比较
低对比度分辨率	每 6 个月	与基准值比较
灵敏度	每 6 个月	与基准值比较
硬件退化	每 6 个月	是否出现条纹或伪影
端到端测试	每年或软件升级后	是否可以正常应用于临床,且精度满足上述要求

四、总结与展望

超声图像引导系统可以有效地整合到放疗工作流程中,除了常规用于肿瘤靶区的分次间位置验证和分次内运动监测之外,超声分子和功能成像还可以用于改善 BTV 的定义、监测肿瘤放疗反应以及量化正常组织毒性。此外,超声成像还具有个体化 3D 剂量验证的应用潜力,有望向生物引导放射治疗(biology-guided radiotherapy,BGRT)和剂量引导放射治疗(dose-guided radiotherapy,DGRT)这些更高的目标靠近。

尽管目前超声系统主要应用于前列腺癌的分次间校正和分次内监测,且存在操作者依赖性、组织异质性等局限,但通过培训、系统改进、定期质控等措施可以将其不确定性降到最低。为了充分挖掘这项强大技术的全部潜力,就需要开展更多的研究项目,以实现用户差异性的减少和系统可用性的提高,使得超声图像引导技术成为对患者和医学专家更具吸引力的一种选择。

(致谢:感谢北京大学第一医院高研物理师在本节资料整理、格式编辑、文本校对等方面做出的贡献。)

(赵 波)

第八节　光学体表引导放射治疗技术

光学体表引导放疗(surface guided radiotherapy,SGRT)作为一种无创无辐射的新兴技术,利用光学三维表面成像原理获取患者体表图像,并进行分析评估,能提高放射治疗的准确性和安全性。光学体表成像技术,在放射治疗过程中能够实时对患者(尤其是儿童患者)进行持续的局部定位,已广泛应用于颅内、头颈、胸腹部、乳腺和四肢。该技术不但可以验证患者初始摆位位置,减少摆位误差,而且在治疗过程中可以动态监测患者位移,同时在病患呼吸运动管理方面也得到了很好的应用。光学体表图像包含丰富的患者外轮廓信息,相对于传统流程可以更准确地评估患者体位,实现高精确度的摆位;通过与加速器接口连接,还可设定阈值实现自动开关射束的门控治疗,提高运动靶区的治疗精确度。下面从光学体表引导放疗的工作原理、使用范围、临床治疗流程方面做介绍。

一、工作原理

光学体表引导技术从成像原理上大致分为主动双目立体视觉成像、单目结构光成像及时间飞行法成像三类。

(一) 主动双目立体视觉成像

主动双目立体视觉成像主要通过对空间物体从不同角度进行拍摄,根据物体在不同图像平面坐标系中对应匹配以及摄像机之间的空间标定关系,基于三角变换原理对空间物体进行三维重构。当一对照相机以固定的空间几何位置观看共同的场景时,可以重建 3D 场景信息。该过程通常有三个步骤:①识别第一幅图像中的空间不变或已知特征(特征提取);②在第二幅图像中定位相应的特征(特征对应);③使用由摄像机的已知位置和它们各自投影到公共视图体积的交点形成的三角关系来计算三维坐标。AlignRT 光学体表成像系统(VisionRT,伦敦,英国)使用主动双目立体视觉的技术,能够监测在初始摆位的分次间误差以及治疗过程中的分次内位置移动,可达到亚毫米精度。通过刚性配准方法将生成的 3D 体表图像与 CT 重建的参考体表图像进行匹配,从而计算出平移与旋转的实时位置六维误差信息,以协助摆位和监控。

系统由以下硬件组成:一个计算机工作站、三个 3D 摄像机单元、电缆和一个摄像机校准板。三个摄像机单元分别安装在加速器治疗床两侧及床尾,其相互之间位置关系如图 9-8-1 所示。每个摄像机单元包含一个投射灯、两个图像传感器、一个状态指示灯、一个用于校准和三维图像显示的白色 LED 灯,如图 9-8-2 所示。

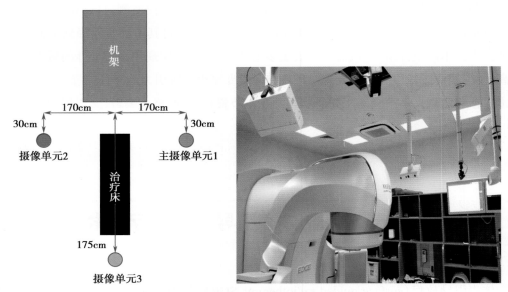

图 9-8-1 三个摄像机单元空间相对位置示意

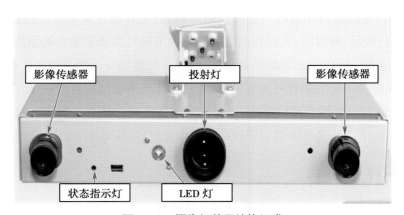

图 9-8-2 摄像机单元结构组成

该系统由投射灯将伪随机光学斑点图案投影到患者皮肤上,见图 9-8-3,投射到患者表面的光属于红色可见光谱,相较于其他波长的光,选择了红光有几个原因:①根据国际照明委员会(CIE)的定义,红光的接收感知比其他波长低,因此被认为是较为舒适的;②皮肤对于红光的吸收量较少,例如白皙皮肤对红光的反射率为 95%,高反射率反映了更好的光学效率;③根据 BS EN 62371—2008 标准,红光属于光生物学安全豁免级别。

图像传感器与患者表面上的几何节点形成三角图像关系,经立体匹配和三角剖分处理后,每个摄像机单元重建体表图像,最终三个摄像机单元形成的图像经过体表合成技术(surface merging technique）产生三维立体体表图像，见图9-8-4。在等中心周围采集图像的最大体积为LAT方向65cm，LNG方向100cm，VRT方向35cm。针对不同肤色和体表色调的完整范围进行精确的体表重建，提供可调变的曝光设置，根据不同的治疗部位和技术可提供临床合适的体表分辨率和帧频。例如，针对脑部立体定向放射治疗（SRT）提供分辨率最高、最精准的体表追踪。

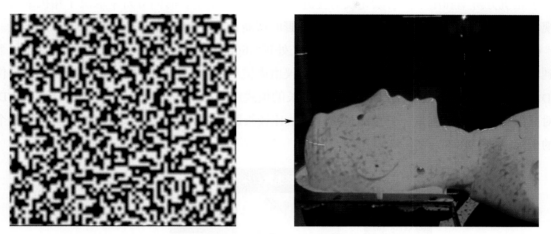

图9-8-3 投射到人体表面的伪随机斑

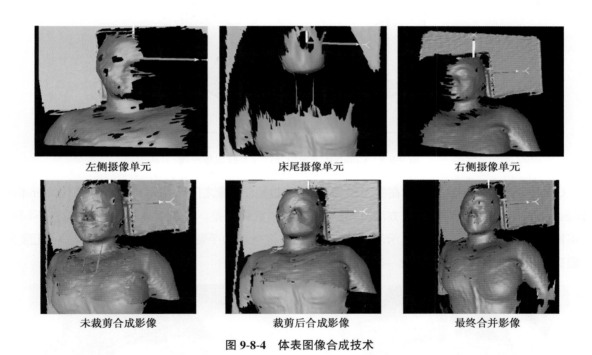

左侧摄像单元　　　　　　床尾摄像单元　　　　　　右侧摄像单元

未裁剪合成影像　　　　　裁剪后合成影像　　　　　最终合并影像

图9-8-4 体表图像合成技术

（二）单目结构光成像

单目结构光成像通过将立体视觉中一个摄像机替换成光源发生器（比如投影仪）实现。光源向被测物体投影按照一定规则和模式编码的图像，形成主动式三维形态测量。通过对拍摄到的投影图像进行解码可以建立相机平面和投影平面中点的对应关系，利用已标定好的相机和投影仪光学内、外部参数，即可求出图像中所有点的深度信息。单个摄像机的系统通常将特征添加到场景中，作为3D确定的几何数据源。C-RAD系统（C-RAD，乌普萨拉，瑞典）采用激光在采集的图像中提供几何特征。镜子和检流计可以用来把激光线投射到一个伪光栅模式的视场中。步进式电流计允许扫描激光线以已知的角度和时间投射。相对于激光具有已知几何形状的照相机获取视场的图像,其中单个水平线投射穿过该图像经特征识别后简化为在图像的每一列中搜索最亮的像素。然后,激光线相对参考平面中的位移可以与照相机和激光投影仪的已知几何形状相比较,以计算反射表面距离参考平面的高度,该过程相机采集帧速率与检流计的步进同步。这种系统的空间分辨率取决于相机分辨率和用于投射激光线的检流计/反射镜的精度。时间分辨率取决于相机采集速率和视场长度,更高的时间分辨率可以通过在视野的截断长度(FOV)上步进来获得。

Catalyst 光学引导治疗系统由一个数字光处理(digital light processing,DLP)投影仪和一个校准到相同坐标系的 CCD 相机组成,DLP 投影仪由微镜组成的高速开关 DLP 芯片组成。投影仪通过 DLP 进行三维表面测量,DLP 是在多个波长的模式序列中,将光投射到患者表面,单色 CCD 相机对反射光进行连续测量。三角测量重建算法比较投影和捕获的图像,以识别捕获图像上每个像素的坐标,见图 9-8-5。

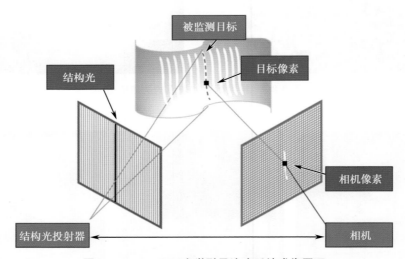

图 9-8-5　Catalyst 光学引导治疗系统成像原理

Catalyst 光学引导治疗系统在参考图像和实际捕获的图像之间采用基于最近点迭代(iterative closest point,ICP)的非刚性配准方法,计算平移误差和旋转误差。在患者体表的投影,位置不同颜色不同,如图 9-8-6 所示,黄色表示当前姿态偏低,需将患者的手臂上抬;红色则表示偏高;无颜色投影则表示当时姿势与参考轮廓一致。

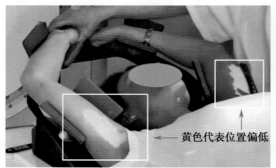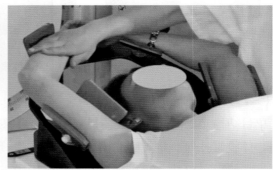

图 9-8-6　体表投影颜色表征位置差异示意

(三) 时间飞行法成像

时间飞行法成像是通过红外发射器发射调制过的光脉冲,通过物体反射后用接收器接收反射回来的光脉冲,并根据光脉冲的往返时间计算与物体之间的距离的成像技术。在实际应用中,通常调制成脉冲波(一般为正弦波),当遇到障碍物发生漫反射,再通过特制的 CMOS 传感器接收反射的正弦波,通过发生的相位偏移可以计算物体到相机的距离。

IDENTIFY(Varian Medical Systems)系统主要利用时间飞行法成像,主要包括三个子系统:①基于手掌扫描的生物识别患者身份验证和使用射频识别(radio-frequency identification,RFID)的辅助装置验证系统;②基于时间飞行法(time of flight,TOF)测量的摆位装置验证以及病患初始位置验证系统;③验证等中心三维实时位置的光学体表成像系统。

等中心处光学成像系统是通过使用安装在天花板上的立体摄像机和随机模型投影仪来完成的。随机模型投影仪将静态随机模型投射到患者的表面上,每个投影仪单元包含两个立体摄像机,用于捕获反射的照明场景并计算三维点云。软件同时获取两个摄像头的图像。图像数据被传输到计算机上,计算机上有两张显卡用于计算和处理。在这两幅相机图像中,基于三角剖分的方法搜索对应的点,并计算出三维点云,来自多个摄像机的三维数据被合并到一个三维点云中。对测得的三维点云进行处理,生成曲面网格表面图像。每个相机的 FOV 约为 50cm×50cm×50cm,时间分辨率高达 10Hz。

IDENTIFY 系统将时间飞行法测得的患者体表图像与模拟定位获得的从头到脚的图像进行验证。采用点云比较算法计算参考图像和实际表面图像之间的前后(Z 方向)偏差,并创建一个热图,该热图用于对表面进行着色,然后使用增强现实技术将曲面呈现到实时视频图像上,增强现实技术使用蓝色和红色的配色方案来显示参考图像中当前患者位置的平移和旋转偏移,蓝色表示偏低,红色表示偏高。等中心处光学成像系统将立体视觉法测量的实际表面图像与参考表面图像进行比较,使用最近点迭代(ICP)的刚性算法计算平移及旋转误差,对其中三个摄像机重叠点进行加权处理并使用非线性刚性优化算法寻找最优匹配。

二、使用范围

光学表面引导放疗技术利用光学表面成像来降低从模拟定位到治疗实施过程中位置的不确定性,从而保证靶区照射的精准,降低靶区周边正常组织的剂量。SGRT 主要实现以下三个功能:①降低分次间位置的不确定性;②监测患者治疗中的分次内运动;③使用门控或屏气技术来实现与呼吸相关的治疗。

(一)与呼吸相关的 CT 模拟定位

1. 回顾式 CT 扫描　在获取的体表轮廓上,可指定虚拟门控点,不需要在患者体表放置附件,光学体表监测系统可快速实时获取患者的呼吸曲线。回顾式四维 CT 常用于肺、肝等部位 SBRT 大分割治疗的靶区运动范围勾画,光学体表监测系统采集的呼吸曲线可与 CT 扫描同步,完成扫描后,结合获取的呼吸曲线对原始数据分割进行四维重建。光学体表监测系统还可提供音视频训练,根据患者呼吸特征进行指导,保证扫描过程中呼吸规律且稳定。

2. 前瞻式 CT 扫描　前瞻式 CT 扫描可分为深吸气屏气和呼气末屏气状态下扫描两种。深吸气屏气技术(deep inspiration breath hold,DIBH)可有效扩大患者胸腔容积,对于乳腺癌等放疗患者,DIBH 可有效降低心肺剂量。使用光学表面系统进行定位时,可指定患者个性化的门控窗设定,在确保吸气量前提下,同时维持较高的舒适度和可重复性。患者可佩戴视频训练眼镜,通过眼镜实时反馈吸气幅度和门控窗的位置,主动维持准确稳定的屏气状态,见图 9-8-7。在 DIBH 状态下扫描患者,获得高质量 DIBH CT。

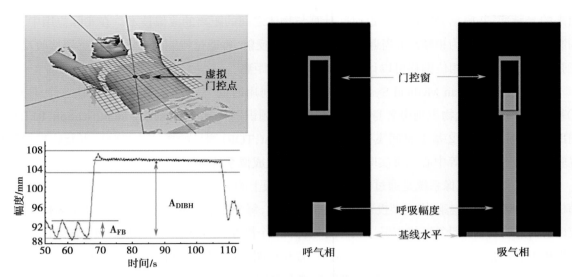

图 9-8-7　呼吸曲线采集及视觉反馈显示

左侧为呼吸曲线采集,其中 A_{FB} 为自由呼吸幅度,A_{DIBH} 为深吸气屏气幅度;右侧为视觉反馈显示。

(二)头颈部肿瘤放疗

放射治疗中,良好的体位固定能够提高摆位的高重复性以及治疗的准确性。在头颈部肿瘤放疗定位中,面罩固定是放疗中重要的流程之一,然而部分患者面罩固定时会出现不同程度的焦虑,这些焦虑状态明显影响患者的位置的准确性以及放疗的依从性。面罩固定使得病患头部、颈部以及胸上部无法移动,既往研究发现面罩固定的过程是放疗中最令人不快的步骤。到目前为止,少有的探讨面罩焦虑的研究指出:根据患者本人以及治疗师分别报道的焦虑有 16%~24%,同时这种面罩焦虑影响了 11% 的放疗 CT 定位过程以及 24% 的放疗首次治疗过程。研究中患者提出了实用的策略可以帮助其缓解紧张得到心理安慰,比如使用部分开放式面罩使得呼吸更通畅,视野更加开阔;药物干预;与放疗专家(医生、治疗师、护士)沟通;音乐疗法以及自我暗示。另外,面罩使用会带来皮肤表面剂量偏高。

开放式面罩固定结合光学体表监测技术,可在面罩固定前及固定后调整患者体位,纠正平移和旋转误差,并在治疗中动态实时监测位移变化。Zhao Bo 等对 20 例开放式面罩固定接受调强放疗的头颈部肿瘤患者光学体表系统辅助摆位后,使用 CBCT 图像验证,误差纠正后采集新的体表参考图像实现治疗中监控,治疗结束根据患者自我评分对舒适度做出评价。结果显示,三个方向 VRT、LNG、LAT 方向平移误差以及 ROT、PITCH、ROLL 旋转误差平均值分别为(-0.51 ± 2.42)mm、(-0.49 ± 3.30)mm、(0.23 ± 2.58)mm、-0.15° ± 1.01°、-0.02° ± 1.19° 和 0.06° ± 1.08°,平均治疗时间为(21.6 ± 8.4)分钟,患者舒适度较高。

在头颈部肿瘤放射治疗中,治疗分次内受到呼吸运动、吞咽动作的影响也给治疗带来很多的不确定性。Gurney Champion 等使用磁共振成像对头颈部肿瘤放疗分次内三维运动进行了评估,发现喉癌放疗中吞咽动作幅度最大。在治疗的初期(前 5 次)发生频率更高。Zhao Bo 等在喉癌立体定向放疗中颈部开放 8cm × 5cm 的区域使用光学体表监测系统监测分次内运动并实现门控治疗,研究发现吞咽频率:(6.5 ± 5.2)次 / 次;单次吞咽时间:3.9 ± 2.5s/(次·次⁻¹);吞咽振幅:高于基线(5.8 ± 3.8)mm,主要为头脚方向;出束占空比:95.0% ± 7.0%,同时发现治疗初期吞咽频繁,治疗前对患者宣教和治疗中使用光学体表监测系统实现门控治疗可提高治疗精度。

（三）颅脑立体定向放射外科治疗

传统的 SRT 需要一个立体定向框架，该框架为肿瘤的定位和照射提供了参考坐标系统，一个成像系统来定位靶区和周围的重要器官。这种有创的框架系统提高了治疗部位准确性的同时，也带来了患者的极度不适以及感染的风险。

在过去的 10 年，基于无框架的开放式面罩的光学表面成像已被确立为在颅内 SRT 期间监测患者的一种安全技术。其主要优点是在整个治疗过程中，可以根据需要持续实时使用非电离成像。TG-142 号报告建议，所有系统包括直线加速器、图像验证、治疗床的综合精度应<2mm，SRS治疗的综合精度应<1mm。多项研究表明，SGRT 系统实现 SRT 是安全、准确、高效的，见表 9-8-1。Pham 等对 163 例颅内转移瘤行 SRT 患者使用开放式面罩固定，在治疗前使用 AlignRT 光学体表监测系统辅助摆位，在治疗中持续监控，平移误差超过 1~2mm/旋转误差超过 1° 自动停止出束，结果显示中位治疗时间（出束开始到出束结束）为 15 分钟，治疗后 6 个月和 12 个月局部控制率分别为 90% 和 79%。与传统 SRT 比较，无框架开放式面罩结合光学引导的 SRT 在保证疗效的同时使得病患更加舒适，治疗更加快速。

表 9-8-1　光学引导颅内放射外科治疗三维精度示例

研究者	设备	对象	零度床角三维不确定性 /mm	非共面角度三维不确定性 /mm
Mancosu P	AlignRT	模体	0.6 ± 0.3	0.4
Swinnen	Catalyst	7 名志愿者	0.1	0.5
Li G	AlignRT	25 例患者	1.5 ± 0.7	0.6 ± 0.3
E.L.C	AlignRT	63 例患者	0.01 ± 0.19（左右） −0.05 ± 0.34（上下） 0.04 ± 0.14（前后）	−0.02 ± 0.4（左右） −0.66 ± 0.52（上下） −0.11 ± 0.15（前后）

光学体表监测系统将捕获的现场实际图像与机械模型结合，在旋转调强以及 4π 空间的非共面照射碰撞中可能会做出更准确的预测。Cardan 等采用深度相机对治疗场景扫描，创建了各对象的多边形网格模型，应用快速多边形干涉算法，并在机架端设置了 6cm 的缓冲区，对碰撞进行预测，结果显示平均光学扫描时间为（5.40 ± 2.88）秒，对所有患者的平均原始准确性和阴性预测率（NPR）分别为 97.3% ± 2.4% 和 96.9% ± 2.2%。在未来更多的研究中，随着模型的不断改进、算法的不断优化，光学体表监测系统用于实际碰撞预测可能成为更快捷更安全的选择。

（四）体部立体定向放疗

AAPM TG101 报告建议在 SBRT 过程中需全程监控病患位置以及采用合适的技术减少呼吸运动造成的偏差。关于 SBRT 的质量与安全，北美放疗协会发布的白皮书同时建议 SBRT 中采取必要的监测技术减少呼吸运动带来的分次内误差。多项研究表明，光学体表引导 SBRT 在初始摆位以及分次内监控是可行的。Heinzerling 等对 71 例胸腹部恶性肿瘤行 SBRT 患者，在初始摆位采用 kV/kV 成像和 SGRT 的交替方案，然后进行锥形束计算机断层扫描（CBCT），记录每种方法初始摆位后的六维误差信息，以评估分次间摆位误差。在治疗过程中，使用 AlignRT 持续监测，任何方向误差>2mm 且持续时间>2 秒，停止出束，重复进行 CBCT，与 SGRT 的误差进行比较。结果显示使用 SGRT 引导初始摆位后 CBCT 误差，各方向平移误差<5mm，旋转误差<0.5°。另外，25 例患者共检测到 34 个分次的 SGRT 误差超出阈值，随后的 CBCT 显示 73.5% 的误差超过 2mm。SGRT 与

CBCT 误差数据比较,两者无显著性差异。另外一项针对脊柱肿瘤及腹膜后淋巴结转移的 SBRT 研究,应用 SGRT 引导,阈值控制在 3mm/0.5° 以内,超出阈值停止治疗并行 CBCT 验证,治疗结束再次 CBCT 验证,结果显示在超出阈值情况下,CBCT 验证误差均超过 3mm/0.5°,同时在 SGRT 保证下,治疗后 CBCT 误差(99.7%)在阈值范围内。

(五) 乳腺癌放射治疗

1. 全乳及部分乳腺照射   保乳术后放疗已成为早期乳腺癌患者标准的治疗模式,采用必要图像验证手段减少分次间、分次内误差以及动态分析分次间乳腺形变显得尤为重要。千伏级正交成像基于界标(又称骨性标记)可纠正分次间误差,对乳腺软组织识别不够,锥形束 CT 有着较好的软组织分辨率,但扫描时间较长,同时上述两种图像验证手段都有辐射。研究表明,乳腺癌患者随着在治疗床上时间增加,分次内误差会明显变大,同时放射治疗的次数增加,乳腺形状体积均会变化。

光学体表监测作为无辐射的技术,在靶区靠近体表的乳腺癌放疗中,有着明显的优势,可持续监测乳腺位置,减小分次间和分次内误差。Kugele 等对 63 例全乳照射以及 76 例部分乳腺照射患者,分为体表标记线摆位(laser-based setup,LBS)和光学摆位(surface-based setup,SBS)两组,通过与千伏级正交成像比较,显示两组间有显著差异,SBS 组误差明显小于 LBS 组,误差在 4mm 以内占比分别为全乳照射 SBS *vs.* LBS:95% *vs.* 84%,部分乳腺照射 SBS *vs.* LBS:70% *vs.* 54%。Shah 等也进行了一项研究,将整个乳腺患者的光学表面辅助摆位与皮肤标记和激光摆位进行比较,采用 EPID 成像作为"金标准"。研究发现,EPID 成像所得误差与光学表面成像误差超过 3mm 的比例仅为 14%,这 14% 中的 37% 发生在治疗的前 5 天。皮肤标记和激光摆位与光学表面成像摆位进行比较,发现前者导致腹背方向更大的差异,有可能导致心脏和肺的过量照射。Reitz 等对 104 例乳腺癌术后放疗的 2 028 个分次内使用光学体表监测分次内误差,分次内最大偏差为 1.93mm ± 1.14mm (平均值 ± 标准差),95% 置信区间为 0.48~4.65mm,中位数偏差为 1.63mm(仅在照射时间内)。LAT 和 LNG 方向的变化非常相似(0.18mm ± 1.06mm *vs.* 0.17mm ± 1.32mm),VRT 方向的平均偏差为 0.68mm ± 1.53mm。平均总治疗时间为(154 ± 53)秒,平均出束时间仅为(55 ± 16)秒。

与体表标记线相比较,光学体表监测系统可实时监测体表上万个几何节点的位置,包含更丰富的信息,在某些部位肿瘤放疗中,使得后者取代前者成为可能。澳大利亚阿弗雷德放射治疗中心(Alfred Health Radiation Oncology,AHRO)在 2017 年所有加速器中均安装使用了光学体表监测系统,并在无体表标记线的放疗中开展了大量长期的研究工作。其中在自由呼吸状态下保乳术后全乳放疗中,前瞻入组 45 例患者,分为体表标记组、体表标记 +SGRT 组、单纯 SGRT 组,每组 15 例,三种不同技术摆位后使用正交图像作为标准进行了比较,三组总体偏差结果见表 9-8-2,结果表明采用单纯光学体表摆位在保乳术后全乳照射是准确可靠的。

表 9-8-2   三种摆位技术三维总体偏差及 95% 置信区间

项目	三维总体偏差 /mm	95% 置信区间 /mm	*P* 值
体表标记	3.8	3.3~4.4	0.029
体表标记 +SGRT	2.8	2.2~3.4	0.029
单纯 SGRT	2.7	2.3~3.2	0.011

注:SGRT. surface guided radiation therapy,光学体表引导放疗。

2. 左侧乳腺癌深吸气屏气放疗　左侧乳腺癌放射治疗因左侧乳腺毗邻心脏,在提高局部控制率和远期生存率的同时也增加了心脏辐射损伤,甚至影响长期生存。左侧乳腺癌患者的心脏剂量与其受照体积密切相关,深吸气屏气技术(deep inspiration breath-hold,DIBH)可以明显增加心脏与需要照射靶区之间的距离,从而有效降低心脏接受的照射剂量。光学表面监测系统获取的表面图像与体表外轮廓生成的图像相比较,可得出六维平移误差及旋转误差,无辐射的三维光学体表监测系统可对深吸气屏气技术患者进行治疗前辅助摆位和治疗中实时持续监测,如超过阈值便停止出束,是一种简便、易于在临床中开展的图像监测手段。David P 等每日使用光学引导摆位,每周一次 EPID 验证,并设定阈值为 5mm,对 20 例患者门控治疗得到 LAT、LNG、VRT 三个方向初始误差分别为 0.3mm、1.2mm、2mm,平均三维矢量位移为 7.8mm,系统误差和随机误差均<4mm。Tanja Alderliesten 等对 20 例术后全乳放疗患者应用光学引导结合 CBCT 验证深吸气屏气治疗,在 LAT、LNG、VRT 三个方向上平移误差的系统误差<0.17cm,随机误差<0.15cm,两套系统的相关系数三个方向分别为 0.70、0.90、0.82,95% 置信区间分别为 –0.34~0.48cm,–0.42~0.39cm,–0.52~0.23cm。

(六)儿童肿瘤放疗

儿童肿瘤患者与成年人比较,放疗过程中不容易配合,美国洛杉矶儿童医院(Children's Hospital Los Angeles,CHLA)放疗中心调查显示约有 1/3 儿童患者需要麻醉辅助才能完成治疗。儿童肿瘤患者治疗过程中容易移动,而有辐射的图像验证也会带来更大的损伤。光学体表引导放疗将实时获取的体表图像与 CT 模拟定位参考图像比对,得到六维误差数据,使得位置在千伏级正交成像或 CBCT 验证前得到纠正,减少了摆位时间和有辐射的图像验证次数。使用光学体表引导技术,对于多节段脊柱肿瘤及脊柱旁肿瘤,能够减少因患儿扭转发生的形变误差。

标记等中心和治疗区域的体表划线对于儿童肿瘤放疗也是很大的挑战。由于儿童天性的频繁剧烈玩耍、出汗,加上洗澡,所以体表标记线更容易模糊或丢失,造成更多的校位以及更多的图像辐照。治疗阶段的体表标记线会给儿童肿瘤患者带来巨大的心理压力及创伤,对于女童更严重。CHLA 放疗中心在 3 年的时间内对 300 例儿童肿瘤患者的超过 5 000 个分次的放疗中,使用计划床值预设及光学体表引导辅助摆位后行千伏级图像验证,并持续更新床值,结果表明儿童患者放疗体表标记并不是必需的,光学体表辅助结合图像引导就使得治疗准确性得到了很好保证。

(七)四肢肿瘤放疗

三维适形放疗和调强放疗为软组织肉瘤术前或术后的常规治疗手段。四肢软组织肉瘤放疗体位固定常用真空袋、热塑模具、订制钉鞋等固定,因关节灵活靶区易扭转,同时肌肉容易发生形变,采取图像验证减少系统误差和随机误差是极其必要的。为躲避照射,健侧肢体需远离患侧,千伏级图像验证很容易发生碰撞。

多项研究表明,光学体表引导放疗技术可在治疗前调整患者位置并在治疗中持续监测肢体位移变化。Gierga 等对 16 例软组织肉瘤患者 236 分次放疗中,使用光学体表监测位置变化,发现分次内三维位置偏差平均为 2.1mm,系统和随机误差均在 1.3mm 以内。使用 CT 重建体表图像作为参考,分次间三维位置偏差平均为 9.5mm,使用第一次治疗采集的体表图像作为参考,分次间三维位置偏差平均为 7.6mm,每日图像验证采用光学体表引导减少摆位误差是可行的。另外一项研究,利用治疗前和治疗后 CBCT 以及实时 SGRT 监测,评估下肢软组织肉瘤患者的平移和旋转误差,采用 3mm 阈值。结果发现使用 CBCT 引导分次内系统误差为 0.2~0.6mm,随机误差为 1.3~1.6mm,

使用 SGRT 引导分次内系统误差为 0.3~0.6mm,随机误差为 0.5~0.6mm。

三、临床治疗流程

(一)患者信息导入及设置

物理师将患者信息、治疗计划及组织结构导入光学体表系统,治疗师根据靶区位置选择治疗部位,创建患者治疗树,设置感兴趣区、扫描区域、治疗门控阈值等,检查导入治疗中心是否准确、外轮廓是否完整,检查与加速器门控接口是否连接成功。

(二)首次治疗

患者第一次进入治疗室,准备任一治疗射野,体表标记结合激光灯摆位,根据光学体表提示信息调整患者体位,使用自动挪床功能挪床到理想位置。使用千伏级正交成像或 CBCT 验证患者摆位误差,修正误差后在摄像头未被遮挡角度采集新的参考图像。治疗中使用光学体表系统持续监控患者位置,如超出阈值自动或手动停止出束,再次图像验证位置准确后继续治疗。

(三)后续治疗

根据治疗前几次图像验证信息,判断系统误差和随机误差是否在允许范围内,选择恰当的体表参考图像指导后续摆位及监控。结合光学体表引导和 CBCT,持续监测肿瘤位置、体积及形状变化。临床治疗流程见图 9-8-8。

当今图像引导放疗时代,大部分时间会在确定误差前提下,进入治疗室调整患者体位或治疗室外移床实现误差修正,而呼吸运动产生误差的实时修正,临床实践中很难实现。光学体表监测系统可无辐射地实现动态实时监测,如何快速准确追踪肿瘤,在临床治疗的实际应用中存在以下问题:①外部体表信息表征内部肿瘤位置的能力需要考究,靠近体表的乳腺肿瘤以及表面信息相对稳定的头颈部肿瘤可能会更加适合,而位于深部且表面信息不够丰富的肺、肝脏及其他腹部盆腔肿瘤,其体表信息的表征能力值得怀疑;②位移变化时间模型需不断优化,实时追踪的时间延迟及快速纠正误差能力尚待考察,从光学表面图像获取、与参考图像匹配到模型建立、实际追踪,中间计算环节众多,对硬件的质控以及软件计算能力提出了更高要求。

光学体表引导放疗作为新兴的技术,在开展临床治疗及科学研究工作前必须进行严格的设备质量保证,端到端的流程测试及失败模型的风险评估。当今光学引导放疗应用到了诸多领域,在患者接受更加安全准确、高效舒适的治疗方面发挥了重要作用并展现了巨大潜力。

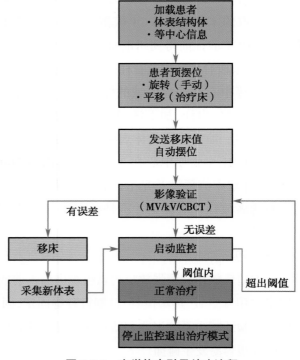

图 9-8-8 光学体表引导放疗流程
MV. 兆伏级;kV. 千伏级;CBCT. 锥形束计算机断层扫描。

(李谭谭)

第九节　磁共振引导放疗技术

一、引言

　　磁共振引导放疗技术（MR-guided radiotherapy，MRgRT）是最新的图像引导放疗技术。这种技术基于磁共振扫描仪和放射治疗机集成一体的 MRgRT 设备，可以在患者每次治疗过程中采集磁共振图像，利用这些图像引导此次和/或后续治疗。

　　与基于 X 射线的图像引导技术相比（图 9-9-1），MRgRT 技术至少具有 4 个优势。一是磁共振图像具有更高的软组织对比度，从而更加容易区分肿瘤靶区和周围正常组织。当 MRgRT 的三维成像功能用于摆位误差修正时，能够有效提高摆位准确度和可靠性；当该功能用于在线自适应放疗时，可以更加准确地识别靶区和危及器官位置和边界，提高解剖结构的勾画准确度。二是 MRgRT 的实时断层面成像和（实时）三维成像（研发中）功能可用于治疗中靶区位置实时监控和运动管理，这一功能对于胸腹部等容易受分次内运动影响的部位尤其有用。三是 MRgRT 的功能成像能够在细胞或分子水平识别机体内病灶及周边危及器官的情况，为精准个体化治疗提供依据，并能够对疗效做出科学预测。四是磁共振成像没有电离辐射剂量，成像次数不受累积成像剂量的限制。本节将介绍 MRgRT 设备、磁场对剂量场的影响和 MRgRT 技术临床应用等内容。

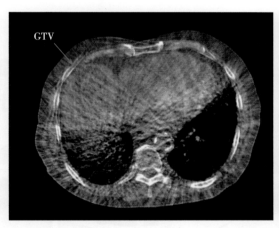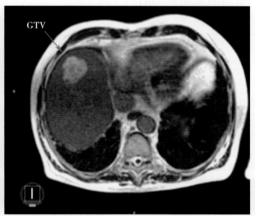

图 9-9-1　磁共振图像（右）与锥形束 CT 图像（左）对比
相较下磁共振图像有更好的软组织对比度。GTV 为实体肿瘤区。

二、MRgRT 设备

（一）研制 MRgRT 设备要解决的技术问题

　　研制 MRgRT 设备不是简单地将 MR 扫描仪和放疗加速器安装到一个机架，其中有许多棘手的技术问题要解决。下面介绍要解决的 5 个主要技术问题。

　　1. 磁共振成像设备所产生的磁场对加速器束流系统的干扰。直线加速器束流系统的工作方式是枪灯丝产生电子，在加速管中加速，然后引出打靶产生 X 射线或直接发射电子束。在没有外加磁场时,电子在加速管中是沿直线前进的。如果存在磁场,电子受到洛伦兹力的作用而发生偏转,导致大量电子打到加速管管壁而造成束流系统的损坏。

针对这一问题,Unity 型加速器配有屏蔽线圈,该装置安装于磁体外表面,用于产生反向磁场来抵消磁场对加速器的干扰。屏蔽线圈所产生的反向磁场范围是以等中心为原点,内(直)径 3.2m、外(直)径 3.8m 的环形区域(图 9-9-2),在这个范围内的磁场强度 $<10 \times 10^{-4}$T,能够满足束流系统的工作要求。

2. 加速器产生的射频信号对磁共振成像系统的干扰。磁共振成像系统是通过发射和采集患者身上的微弱射频信号进行成像的,而加速器工作时会产生大量的射频信号,如果这些信号不屏蔽,将会严重影响磁共振的成像质量。

针对上述问题,在 Unity 型加速器中配有冷却槽(cryostat),该装置(图 9-9-3A)的功能除用于承载

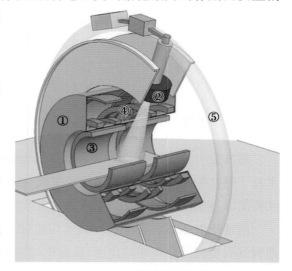

图 9-9-2　Unity 型磁共振加速器示意

深绿色①为 1.5T 磁共振系统;红色②加速器治疗头安于环绕磁共振系统的轨道上;黄色③为梯度线圈;橙色④为超导线圈;浅蓝色⑤环形区域为低磁场区域。

液氦和浸泡在液氦中的超导线圈外,由于冷却槽的材质是金属铝,它还作为法拉第笼的一部分。除此之外,磁共振设备配有完整的法拉第笼(图 9-9-3B),可将加速器及外围相关电子设备隔离在外部,从而阻隔加速器的射频干扰。

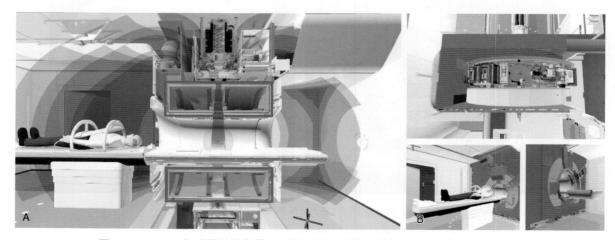

图 9-9-3　Unity 加速器的冷却槽(A 图红框部分)和法拉第笼(B 图棕色区域)示意

3. 磁共振成像几何失真和 B0 场均匀性校准与诊断科的要求不同。磁共振图像用于放疗时,其几何准确度非常重要。由于几何形变和运动伪影会影响磁共振图像质量,为了保证 MRgRT 设备的几何准确度,在设备制造和验收时必须对 B0 场的灵敏度和稳定性进行全面评估和更高要求的校准。

由于 B0 场不均匀性会随场强大小而变化,与场强更高的磁共振成像系统(例如 Unity 的 1.5T 系统)相比,MRIdian 的 0.35T 系统的 B0 场会相对更均匀。而高场强的磁共振成像系统需

要更为先进的技术来实现匀场,例如实时匀场(real time shimming)技术。Tijssen 等人对 Unity 型加速器的几何失真进行了评估,Ginn 等人对 MRIdian 系统做了类似评价,结论是两者的最大几何失真结果接近(不同于 CT 各位置的几何失真程度基本一致,MRgRT 系统离磁场中心越远,失真越严重)。

4. 磁共振图像的快速采集和重建。与过去使用透视或表面光学成像进行门控治疗相比,MRgRT 设备具有更好的实时运动管理潜力,特别是在软组织肿瘤中。但是,由于其技术的复杂性,该技术目前尚未完全成熟,与传统的放射治疗门控系统一样,MRgRT 设备从采集运动变化信息到实时调整计划都存在延时的问题。早在 2007 年就有报道使用电影成像(cine imaging)模式来评估腹部的肿瘤运动的可行性。当使用磁共振来采集软组织肿瘤的运动图像时,在单个或多个平面中使用 2D 电影成像模式来获取靶区运动图像也具有挑战性。如果使用高时间分辨率的成像序列(例如平衡式稳态自由进动序列 B-SSFP),它的软组织分辨率难以满足要求。与之相反,如果希望改进软组织分辨率,可以使用快速扰相梯度回波序列,但是会牺牲一定的时间分辨率。

另一个要考虑的问题是在现有计算能力的基础上,重建上述图像需要花费多少时间。如何将重建时间控制在可接受范围,这就需要在信号和时间分辨率之间进行折中。目前的解决方案包括:使用实时 2D 磁共振成像来代替 3D 实时成像,但这样会造成欠采样成像。此外还有人提出通过并行采集技术来提升扫描的速度,并行采集技术是利用对 K 空间有规律的欠采样成像结合线圈的敏感度信息实现扫描速度的提升。并行采集技术能够在不降低空间分辨率的情况下以较少的信噪比损失成倍地提升扫描的速度。

5. 辅助摆位装置和射频线圈。考虑到 MRgRT 一般采用大分割治疗,这种情况下,患者的摆位重复性和准确性就变得很重要。将磁共振引入放射治疗流程后,必须使用磁场兼容的专用体位辅助摆位固定装置,要评估这类装置对患者体位的固定能力,确保患者摆位重复性不会受到影响。此外,还要考虑使用这类装置不能影响射频线圈的正常使用,要允许线圈以足够靠近患者的方式放置,以便产生足够的信号来获得高质量的图像。如果射频线圈与患者直接接触,对于容易受到呼吸运动或膀胱充盈影响的腹部或骨盆,磁共振线圈可能会改变器官的形状和位置,这就需要通过自适应计划来克服这一问题造成的影响。

(二)已有商业化设备介绍

目前已有两种 MRgRT 设备投入临床应用。第一种在临床应用的 MRgRT 设备是 MRIdian 型磁共振钴 60 机(图 9-9-4),该设备使用 0.35T 磁共振成像装置和 3 个钴 60 源。患者于 2014 年开始在华盛顿大学医学院接受在线自适应治疗和门控治疗,随后在北美、欧洲和亚洲等地安装了多台同型设备。该设备的后续版本(于 2018 年发布)用 6MV FFF 直线加速器取代了钴源,以增加光子束穿透能力,减少半影尺寸和表面剂量。截至 2020 年 9 月,位于华盛顿大学医学院和 Barnes-Jewish 医院的 Siteman 癌症中心(Siteman 癌症中心是由 20 所癌症中心组成的,华盛顿大学医学院和 Barnes-Jewish 医院是其中的两家单位)使用 MRIdian 设备已治疗超过 1 300 例患者。

第二种是由乌特勒支大学、瑞典医科达公司和荷兰飞利浦公司合作,于 2017 年成功研发的 Unity 型磁共振加速器(图 9-9-5)。该设备将一台具有 1.5T 磁场强度的磁共振成像装置和一台 7MV FFF 直线加速器整合在一起。乌特勒支大学于 2017 年首次将该设备投入临床治疗,截至 2021 年 8 月,全世界已有 40 余家中心使用了 Unity 设备,中国已有 5 家医院安装了 Unity 设备。

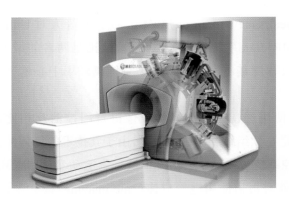

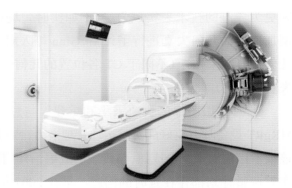

图 9-9-4　MRIdian 型磁共振钴 60 机

图 9-9-5　乌特勒支大学、瑞典医科达公司和荷兰飞利浦公司联合研发的 Unity 型磁共振加速器

（三）在研设备介绍

除上述两种商业化设备外，至少还有两种处于研发阶段的设备。一种是澳大利亚悉尼大学 Paul Keall 教授组织研发的磁场强度为 1T 的原型机（图 9-9-6），该原型机采用 4MV 和 6MV 直线加速器搭配开放式磁铁。由于该设备的机架固定，这样设计的优点是不需要庞大的旋转机架、结构简单以及减少机械运动产生的射频信号对磁共振成像装置的影响。缺点是需要通过旋转患者来达到多角度照射的目的，这样做有可能造成患者眩晕和不适，旋转患者到不同角度时内部器官的位置和形状也会发生变化。另一种是由加拿大阿尔伯塔大学 Gino Fallone 教授团队研发的 MagnetTx Aurora 设备（图 9-9-7），该设备集成了 6MV 直线加速器和 0.5T 磁共振成像装置。该设备的平行磁铁安装于机架上，在治疗时会随着机架旋转而一同转动，这样设计的益处是磁力线方向可以始终与束流方向平行，从而消除电子回转效应（ERE）对剂量造成的影响。

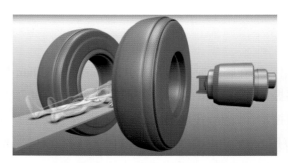

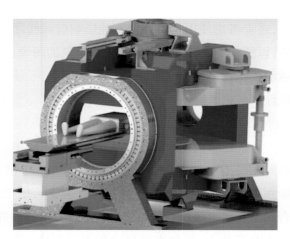

图 9-9-6　澳大利亚悉尼大学正在研发的磁场强度为 1T 的原型机示意

图 9-9-7　阿尔伯塔大学研发的 MagnetTx Aurora 型 MRgRT 加速器示意

三、磁场对剂量场的影响

对于 Unity 或 MRIdian 型磁共振加速器，这类设备的磁感线方向与射束方向垂直（图 9-9-8），在治疗孔内的磁感线方向沿着 Y 轴，方向是由 G 到 T。X 射线与物质作用产生的次级电子在磁场中受到洛伦兹力的作用而发生旋转，根据左手定则，可以推断出次级电子旋转所在平面是 XZ 平面，旋转方向为逆时针（图9-9-9）。这种现象称为电子回旋效应（electron return effect，ERE）。ERE使得次级电子的剂量沉积位置发生改变，这是磁共振加速器与常规加速器剂量学特点不同的根本原因。

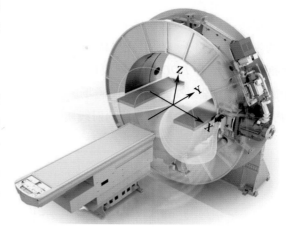

图9-9-8　医科达1.5T Unity型磁共振加速器的磁感线分布示意

（一）均匀水模体中的剂量分布

使用X射线照射密度均匀的水模体，不同磁场强度下的5cm深度处离轴比曲线如图9-9-10所示，由于洛伦兹力的影响，模体内的次级电子在XZ平面逆时针旋转。X轴方向的离轴比曲线向X轴两侧移动，造成X方向对称性及两侧半影宽度发生变化。而次级电子在平行于磁场方向上的运动不受洛伦兹力影响，所以Y轴的离轴比曲线则基本不受到影响。从蒙特卡罗模拟结果来看，1.5T强度下，1cm×1cm射野X轴方向的离轴比曲线中心向X方向两侧偏移能够达到3mm（图9-9-10）。李明辉等人的实测结果显示，10cm×10cm射野下，深度10cm处的X方向离轴比曲线中心位置往X方向两侧偏移1.47mm，对称性为101.33%，两侧半影宽度分别为6.86mm和7.14mm；Y方向离轴比曲线中心位置偏移0.3mm，对称性为100.85%，两侧半影宽度分别为5.92mm和5.95mm。需要特别注意的是，在使用三维水箱进行剂量测量前，通常会使用探测器测量X轴和Y轴的离轴比曲线，将离轴比曲线的中心作为原点，这一方法在测量磁共振加速器时并不完全适用，需要考虑X方向的离轴比曲线中心位置偏移并加以修正。

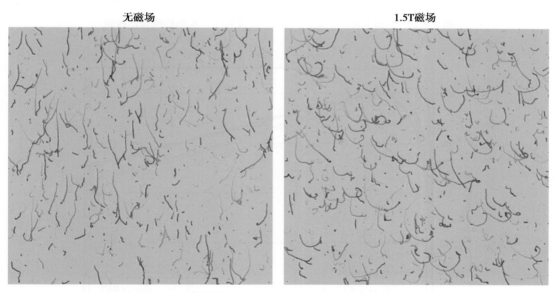

无磁场　　　　　　　　　　　　　　1.5T磁场

图9-9-9　不同磁场环境下，次级电子在水模体内轨迹变化示意
红色曲线为负电子轨迹；蓝色曲线为正电子轨迹。

不同磁场强度下的百分深度剂量曲线如图9-9-11所示，由于洛伦兹力的影响，机头散射减小和次级电子射程变短。随着磁场强度的增高，最大剂量点深度逐渐变浅，从蒙特卡罗模拟结果来看，5T强度下，建成区距离（与无磁场相比）缩短了约1cm。李明辉等人的实测结果表明，1.5T强度下，

$10\text{cm} \times 10\text{cm}$ 射野下的表面剂量为 40.78%，最大剂量点深度为 12.98mm，深度 10cm 处的 PDD 值为 69.46%。X 射线与机头相互作用所产生的次级电子进入空气中，受洛伦兹力的作用，运动轨迹发生偏转，这样运动到模体表面的电子数减少，进而电子污染的剂量贡献会急剧减少，不同射野尺寸的表面剂量趋于一致。在模体内，次级电子受到洛伦兹力而发生旋转，导致其射程变短，造成最大剂量点深度和 PDD 曲线向模体表面方向移动。临床用 $PDD_{20,10}$ 或 $TPR_{20,10}$ 来表示射线质。对于磁共振加速器，$PDD_{20,10}$ 会受磁场影响而发生变化，但 $TPR_{20,10}$ 对磁场的影响不敏感，仍然可以用 $TPR_{20,10}$ 来表示磁共振加速器的射线质。

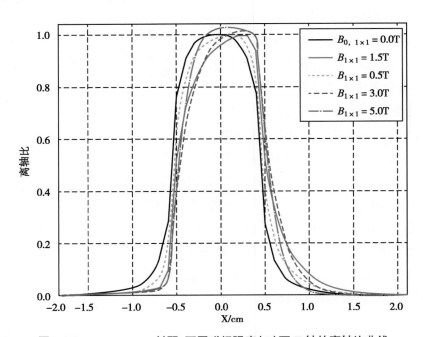

图 9-9-10　$1\text{cm} \times 1\text{cm}$ 射野，不同磁场强度（B）下 X 轴的离轴比曲线

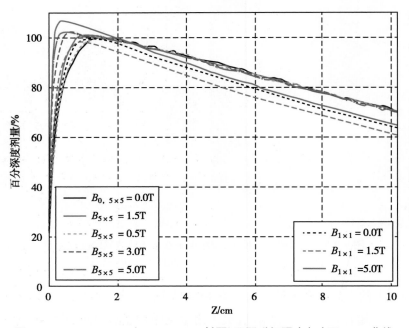

图 9-9-11　$5\text{cm} \times 5\text{cm}$ 和 $1\text{cm} \times 1\text{cm}$ 射野，不同磁场强度（B）下 PDD 曲线

（二）非均匀模体中的剂量分布

ERE 除了可以造成上述均匀介质中 *PDD* 和离轴比曲线发生变化,对于非均匀介质(图 9-9-12),尤其是在不同密度的交界面位置剂量改变将更为显著。次级电子从高密度介质(水)进入到低密度介质(空气)时,由于空气的碰撞阻挡本领很低,所以很大一部分次级电子在 ERE 的作用下,会重新回转到高密度介质中。在 1.5T 磁场强度下,次级电子从水穿入空气中时,在水的出射面位置剂量升高(与无磁场相比)达到了 36.9%。剂量升高的程度与磁场强度是直接相关的,对于 0.5T 和 0.35T 的磁场,在水的出射面位置剂量分别提高 31.2% 和 17.7%。当次级电子从低密度介质(空气)穿入高密度介质(水)时,在水中的剂量分布变化类似于上文提到的 X 射线(穿过空气后)照射均匀水模体的剂量分布(图 9-9-13)。

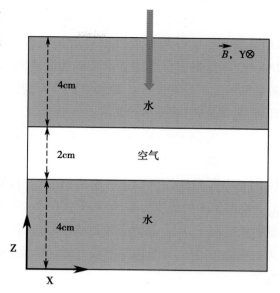

图 9-9-12 磁场(**B**)下 X 射线照射 10cm 厚的非均匀水模体示意

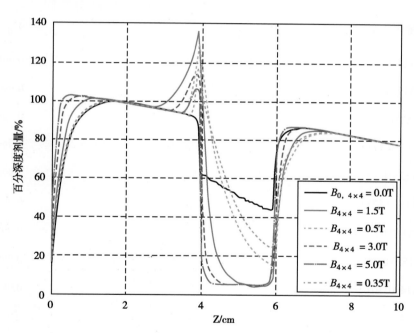

图 9-9-13 4cm × 4cm 射野,不同磁场强度(*B*)下射线照射非均匀模体的百分深度剂量(*PDD*)曲线

（三）磁场下绝对剂量测量与修正

由于次级电子受磁场中洛伦兹力作用而发生偏转,造成电离室的测量结果发生偏差,因此需要使用磁场修正因子 k_B 对测量结果进行修正。此外,使用固体水进行测量时,如果电离室周围有空气间隙,会对剂量测量结果造成严重影响,即使 0.2mm 的非对称空气间隙也会给电离室测量结果带来约 1.6% 的误差。所以,在使用固体水进行剂量测量时,需使用耦合剂或水对空隙进行填充,以减少上述问题带来的影响。在条件允许的情况下,推荐在水箱中进行测量。

对磁共振加速器进行绝对剂量校准时,将磁场兼容的专用电离室插入水箱中(图9-9-14),按照IAEA 398号报告规程进行绝对剂量校准。虽然IAEA 398号报告只适用于没有磁场的情况,在有磁场的情况下只需引入 k_B 磁场修正因子(表9-9-1)即可,具体公式(式9-9-1)如下:

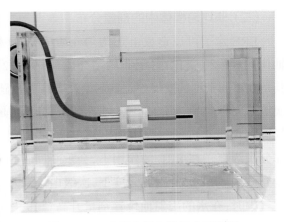

$$D_{w,Q,B} = M_Q \cdot N_{D,w,Q_0} \cdot k_{Q,Q_0} \cdot k_B \qquad (式9-9-1)$$

其中 $D_{w,Q,B}$ 为吸收剂量,M_Q 为经复合效应、极化效应和温度气压修正后电离室的读数,N_{D,w,Q_0} 为电离室对射线质为 Q_0 的光子束在水中吸收剂量的校准因子,k_{Q,Q_0} 是光子束射线质修正因子。k_B

图9-9-14 电离室插入靴形水箱进行绝对剂量校准示意

为磁场修正因子,该数值除了和电离室型号及磁场强度相关外,还与电离室长轴和磁场方向的夹角有关。

表9-9-1 不同品牌型号电离室在1.5T磁场强度下的磁场修正因子 k_B 值

电离室 (灵敏体积/cm³)	k_B(1.5T 磁场强度下)	
	‖ch	‖ph
A12(0.65)	0.998 3	0.994 0
A19(0.62)	1.000 7	0.996 4
A2(0.54)	0.998 9	0.995 2
T2(0.54)	1.000 4	0.999 9
A12S(0.25)	0.998 4	0.996 2
A18(0.125)	0.998 1	0.997 1
A1(0.057)	0.996 2	0.998 3
A1SL(0.057)	0.996 6	0.998 3
A14*(0.016)	0.971 8	0.982 7
T14*(0.016)	0.969 6	0.983 7
A14SL*(0.016)	0.972 5	0.982 3
A16*(0.016)	0.960 0	0.983 0
30010ʷ(0.6)	0.987 2	0.993 2
30011ʷ(0.6)	0.992 0	1.000 9
30012ʷ(0.6)	0.987 0	0.993 8
30013(0.6)	0.988 1	0.993 7
31006(0.015)	0.986 7	0.995 3

电离室 （灵敏体积 /cm³）	k_B（1.5T 磁场强度下）	
	‖$_{ch}$	‖$_{ph}$
31010（0.125）	0.993 3	0.990 5
31016（0.016）	0.996 3	0.999 2
31014（0.015）	0.995 1	0.999 2
FC65-G（0.65）	0.991 7	0.991 4
FC65-P（0.65）	0.991 7	0.990 1
FC23-C（0.23）	0.998 0	0.997 2
CC25（0.25）	0.998 7	0.996 8
CC13（0.13）	0.999 0	0.996 9
CC08（0.08）	0.997 5	0.997 3
CC04（0.04）	0.997 1	0.999 8
CC01（0.01）	0.980 5	0.988 9
NE2581^w（0.6）	0.999 3	1.001 1
NE2571^w（0.6）	0.988 8	0.992 2
NE2561^w（0.325）	0.996 3	0.987 5
PR06C/G^w（0.65）	0.998 6	0.997 3

注：k_B 值通过蒙特卡罗模拟得到；‖$_{ch}$. 磁感线方向与射野中心轴垂直，与电离室长轴方向平行；‖$_{ph}$. 磁感线方向与射野中心轴平行，与电离室长轴方向垂直；*：电离室中心极材质为 SPC 电极（钢制电极的外层镀有银包铜粉）；^{w}：电离室外部覆盖 1mm 厚的 PMMA（有机玻璃）防水层。

四、MRgRT 技术的临床应用

（一）磁场对患者剂量的影响

由于 ERE，次级电子穿过人体从皮肤出射到空气后，会重新返回到皮肤，导致皮肤剂量增加（图 9-9-15）。此外，在空气中的部分次级电子由于旋转，会被抛射到野外区域，形成电子流效应（electron stream effect，ESE），造成射野外区域的剂量升高。Marcel 等人研究了一例接受1.5TMRgRT 的乳腺癌患者切线野 IMRT 计划（PTV40.05Gy/15f）。与无磁场计划相比，皮肤的最大剂量接近，但 V35 增加了 61.44%（有磁场 40.2%，无磁场 24.9%）。患者下颌位置由于受到 ESE 的影响（图 9-9-16），平均剂量达到 2.3Gy。在使用 1cm Bolus 后剂量降到了 0.05Gy。夏文龙等人研究了 1.5T 磁场对头颈部肿瘤患者九野均分 IMRT 计划的影响。与无磁场计划相比，经过重优化的有磁场计划皮肤平均剂量升高 1.30Gy（升高幅度约 7%），最大剂量升高 1.68Gy（升高幅度约 3%）。而体内含有气腔的结构，如喉或气管，有无磁场对剂量基本无影响。

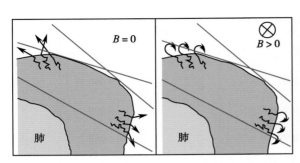

图 9-9-15　有磁场（B）情况下次级电子穿过人体从皮肤出射到空气后，重新返回到组织表面示意

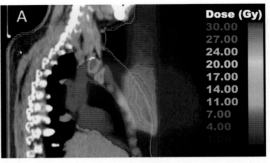

图 9-9-16　有磁场的情况下空气中的部分次级电子由于旋转被抛射到野外区域，造成下颌剂量升高示意

上述研究表明，ERE 会升高皮肤剂量，但随着射野数量的增加以及在计划系统中对优化参数的调整，该效应可以降到临床能够接受的范围。对于 ESE，可以通过在野外放置 1cm 厚度的 Bolus 进行消除。

（二）在线自适应放疗

MRgRT 在线自适应放疗技术能够有效修正靶区位置和 / 或形状变化造成的不利剂量影响。其基本流程为治疗前采集患者预先设定的 MRI 序列，根据摆位误差和靶区形态变化选择不同的自适应放疗计划策略，设计在线放疗计划并实施治疗。MRgRT 在线自适应放疗具体流程详见第十三章第七节。

EI-Bared 等人在对接受 MRgRT 的局部晚期或交界性胰腺癌患者进行回顾性分析后发现，由于磁共振设备能够在每次治疗前提供清晰的靶区范围和边界，在确保周边危及器官剂量不显著上升的前提下，对这部分靶区给予更高的剂量。当生物有效剂量>70Gy 时，患者的总生存期会显著延长，Henke 等人在一项 I 期临床试验的研究结果中表明，对于中心性肺癌和腹部难切除的寡转移癌，使用基于 MRgRT 自适应放疗计划，可以更好地对重要器官予以保护，治疗变得更加安全。另一项研究分析了口咽癌患者接受 MRgRT 后的放疗不良反应，与常规放疗相比，6 个月后吞咽困难、喂养管持续存在和甲状腺功能减退的风险分别降低了 11%、4% 和 5%。

（三）治疗中靶区位置实时监控和运动管理

调强放疗技术能够做到剂量雕刻，而患者内部器官存在分次内靶区运动，造成实际受照剂量发生剂量模糊。针对上述问题，提高靶区照射的准确性就变得至关重要，MRgRT 设备可以在不植入标记物的情况下，实时提供靶区所在位置的正交断层磁共振图像，获取治疗中靶区的形态和位置信息，用于实现门控或靶区实时追踪治疗。上述技术的使用可以减小 CTV 到 PTV 的外扩距离，并降低分次内靶区运动对剂量的影响。

Paganelli 等人报道了在 30 名患者中使用快速动态磁共振成像（fast dynamic MRI）跟踪肝脏运动的可行性。研究人员使用尺度不变特征变换算法（scale invariant feature transform，SIFT），从电影模式的 MRI（cine-MRI）图像中提取空间分布特征，用于生成肝脏运动轨迹。和使用外部标记（如红外标记）或内部标记（如金点）生成的运动轨迹相比，使用电影模式 MRI 生成的运动轨迹的定位准确度要高得多。当允许偏差阈值设为 1mm 时，50% 以上的患者（17/30）使用电影模式 MRI 进行肝脏位置跟踪后，其靶区定位准确度显著提高。Mazur 等人在磁场强度为 0.35T 的 MRIdian 型磁共振钴 60 设备上成功实现了基于 SIFT 算法的电影模式 MRI 图像空间分布特征提取，鉴于 0.35T MRI 图像的信噪比比较低，研究人员通过 SIFT 描述符来标记和追踪特征点，并进一步利用可变形金字塔技术（deformable spatial pyramid techniques）来匹配电影模式 MRI 图像不同帧之间所对应的特征点。通过回顾性分析 19 名在 MRIdian 型磁共振钴 60 设备上接受电影模式 MRI 成像的患者数据发现,使用 SIFT 技术对 MRI 图像的特征点进行识别和追踪,平均误差<1 个像素。此外,使用肝胆部位专用的造影剂(例如钆塞酸二钠)能够显著提高肿瘤对比度,从而更加容易识别。威斯康辛大学对肝癌 SBRT 患者使用钆塞酸盐造影剂,用于提高门控治疗对靶区的识别能力。当患者静脉注射钆塞酸盐后,肿瘤与其周边正常组织相比会显得更暗,医生在最大吸气屏气(maximum-inspiratory breath-hold)图像上定义靶区运动边界。在治疗过程中,当靶区体积超出运动边界 5% 时停止出束,待靶区回到边界内后继续出束。

上述研究表明,目前对于治疗中靶区位置实时监控和运动管理最准确的办法就是使用机载磁共振成像系统进行门控治疗。MRIdian 系统可提供 8 帧 /s 的单层图像成像速度,Unity 系统为 5 帧 /s。即使在低场强的情况下,通过合适的图像处理方法或使用造影剂来提高对比度,仍可以实现精确的肿瘤位置识别和跟踪。图 9-9-17 显示了 MRIdian 系统用于跟踪肝脏病变的电影 MRI 图像。

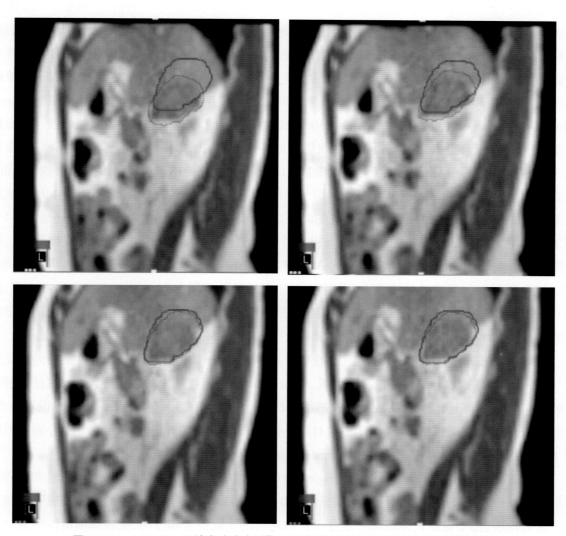

图 9-9-17   MRIdian 系统在治疗中对靶区所在层面进行实时断层磁共振成像示意
其中红色粗线为靶区运动边界,红色细线为靶区实际位置,当靶区体积超出运动边界 5% 时停止出束,
待靶区回到边界内后继续出束。

MRgRT 一般使用大分割照射模式,在维持或降低治疗毒性前提下,进一步提高肿瘤控制率和缩短疗程。在一项胸腹部寡转移癌接受立体定向消融(SART)治疗的剂量学研究中,与只使用 CBCT 进行摆位修正相比,使用基于 MRgRT 门控和自适应放疗后,能够在靶区剂量提升的同时,进一步降低周边危及器官的剂量。此外,磁共振图像的高软组织分辨率提升了 PTV 和 OAR 勾画轮廓的可靠性。一项使用基于 MRgRT 门控技术进行部分乳腺照射的研究表明,在没有对 PTV 进行外扩的情况下(直接对 CTV 进行照射),计划剂量与患者实际接受剂量的差异不到 1%。另一项研究定量评估了使用基于 MRgRT 靶区实时追踪治疗对危及器官保护的改善程度。对于上腹部肿瘤,肾、小肠和十二指肠的毒性将减少 25%~79%。

(四)功能成像

除了解剖成像,高场强(1.5T 以上)的 MRgRT 能够实现功能成像,可以在细胞或分子水平识别机体内病灶及周边危及器官的情况,为精准个体化治疗提供依据,对肿瘤的放疗疗效做出科学评估和预测。

研究表明肿瘤中的乏氧细胞更具侵袭性,更容易发生转移,而且会对放疗产生抗拒。如果能够识别靶区细胞中处于乏氧期的区域,并对这些区域给予更高的剂量,从而减少周边危及器官剂量,这对降低正常器官并发症概率会有积极意义。磁共振成像检测肿瘤乏氧区具有空间分辨率高和不需要注射放射性核素药物等优点。主要的成像技术包括动态对比增强磁共振、血氧水平依赖磁共振、电子顺磁共振成像、超极化磁共振成像和氧气增强磁共振等。其中动态对比增强(dynamic contrast-enhanced,DCE)磁共振成像是运用快速成像序列连续采集静脉注射造影剂的前、中、后期图像,显示造影剂从进入靶区或正常组织血管到最终被清除的图像信息,用于获得血液流速、血容量、平均通过时间或达到峰值时间等灌注信息。DCE 磁共振成像不仅能反映肿瘤血管数量,同时还能评价肿瘤微血管渗透性和血流分布,用于评估肿瘤生长和侵袭能力。此外,DCE-MR 还能显示出组织的含氧状态,进而指导放疗剂量的调整。Van 等人的研究证实,对于前列腺癌患者,结合 DCE-MR 定义加量区并进行照射,可以在提高肿瘤控制率同时降低危及器官的并发症概率。氧增强磁共振成像(oxygen enhanced MRI,OE-MRI)是一种新兴的成像技术,通过分析患者分别吸入空气和氧气时的纵向弛豫率变化,量化体内肿瘤氧气的空间分布。Ahmed 等人研究表明,使用 OE-MRI 来识别肿瘤内乏氧区域,通过实施自适应放疗计划对该部分区域给予更高的剂量是可行的。

肿瘤组织的微环境与正常组织相比存在显著差异,由于肿瘤生长代谢旺盛,新生血管难以支持氧气的大量消耗,造成肿瘤微环境存在低氧、低 pH 和高间质流体压力的理化特点。通过使用肿瘤微环境响应型磁共振造影剂,实现对肿瘤的特异性成像,提高对微小肿瘤和靶区边缘的识别能力。李源培等人使用双向磁共振调谐纳米平台对微小肿瘤进行检测,实现了 $0.8mm^3$ 的超微小肿瘤检测和 11.6 的超高肿瘤/正常组织信号比(tumor to nontumor ratio,TNR)。

弥散加权成像(diffusion-weighted imaging,DWI)作为放疗反应的预测因子在原发性和转移性肝病、肺癌、头颈癌、前列腺癌等癌症中已研究 10 余年。DWI 是利用水分子的扩散在磁共振图像中产生对比度,用于显示人体组织中水分子扩散运动的受限程度和方向,反映周围组织微观结构变化。表观弥散系数(apparent diffusion coefficients,ADC)则可以获得有关水流动性变化的定量信息。在肿瘤治疗中,分子和细胞的变化先于体积变化,随着时间的推移,ADC 的增加意味着细胞膜完整性的丧失或细胞液的增加,这可能与细胞坏死或凋亡相关。此外 ADC 值还可用于预测周边危及器官的毒性反应,通过及时修改计划或减少分次来避免严重放疗不良反应的发生。

(五) 现有 MRgRT 技术的一些不足

MRgRT 设备目前均不支持 VMAT 技术,使用的仍是固定角度的 IMRT 技术。为了实现和 VMAT 近似的剂量分布,通常会选择更多的射野角度。这种多射野照射方式,能够为在线自适应放疗计划提供更多的自由度,使得在线计划和离线计划的质量更加趋于一致。此外,多射野角度还可以改善 ERE 造成的皮肤剂量升高问题。受磁场均匀性要求的限制,MRgRT 设备的最大射野尺寸比常规加速器小,MRIdian 的最大射野尺寸为 27.4cm × 24.1cm,Unity 为 57.4cm × 22cm,有可能会限制其临床适应范围。MRgRT 设备的机架通常都是"环"式设计,由于无法转床而不具备非共面治疗能力。

和常规加速器相比,由于 Unity 型磁共振加速器的环形机架是套在磁体外部,其源轴距(SAD)比常规加速器大得多,达到 143.5cm。在等中心位置的 MLC 叶片投影宽度更宽、半影更大,而且准直器无法旋转和存在 ERE 等问题,导致计划质量并不会因为使用了磁共振加速器而得到改善。由于高场强磁场的影响以及相对复杂的法拉第笼结构,室内安装激光灯较为困难。这种情况下要求对患者或质控设备的摆位更加细心,以保证其重复性和准确性。

MRIdian 使用的是 0.35T 低场强磁共振,低场强的磁共振图像的信噪比比较低,且无法实现功能成像。优点是更容易和加速器整合,ERE 较小。

五、小结

虽然 MRgRT 的发展还面临着许多挑战,无论是成像技术,还是治疗技术都有较大的改善空间,但是 MRgRT 技术发展前景广阔,它融合了在线成像、实时运动管理、自适应放射治疗和功能成像,使放疗真正进入了一个"看着治"的新时代。

(李明辉)

第十节　自适应放疗技术

一、自适应放疗概念

放射治疗的常规模式是患者在整个疗程中使用同一个放疗计划进行治疗。少数患者可能在疗程中修改计划。然而如前所述,在放射治疗过程中(不论是分次间还是分次内),存在多种误差来源,比如分次间的摆位误差、分次内的器官运动、治疗过程中肿瘤的退缩或进展、危及器官(organ at risk,OAR)的充盈状态变化、组织器官对放射治疗的反应变化等。这些误差势必会造成每个分次治疗时患者实际受照剂量与计划受照剂量存在较大差异。早期的图像引导技术(如正交 EPID 技术)使得我们可以在治疗前获取患者的解剖信息,并与计划图像进行配准,从而可以简单地通过治疗床的移动修正当次治疗的摆位误差。但对于图像引导技术发现的体内组织器官位置和形态学的改变,如沿用原始计划,即使通过移动治疗床来修正摆位误差,或者采用靶区运动管理策略抑制体内器官在分次治疗内的运动,仍不足以修正上述误差对患者当次治疗实际受量的影响。随着影像技术和计算机技术的进一步发展,图像引导技术所获取的图像质量更高,成像速度更快,成像剂量更低,为临床提供了更加丰富的患者当前的解剖(和功能)信息。基于这些信息,临床可以通过离线或在线的方式修改后续或当前治疗中治疗靶区和危及器官的勾画范围、处方剂量和分割模式等,并重新优化后续治疗计划,使得剂量分布更适合患者当前的解剖(和功能)状态,从而补偿治疗过程中体内组织器官位置和形态的改变,更好地保证靶区不漏照,危及器官少受照。这类技术就是自适应放射治疗(adaptive radiation therapy, ART)技术。这类技术起源于 Yan Di 教授 1997 年提出的自适应放疗概念,其核心思想是在放疗实践中明确采用反馈控制策略。经过 20 多年的发展,现在的自适应放疗技术已较为成熟。

简而言之,ART 在治疗过程中不是维持初始计划不变,而是在治疗过程中通过图像引导技术积极获取患者当前的图像信息,并据此制订新的治疗计划,用于当次或后续分次治疗,从而为患者提供高度个性化的放射治疗,提高治疗精度。

二、自适应放疗技术的发展历程

在自适应放疗概念提出之前,为了保证治疗过程中的摆位误差不会造成治疗靶区的漏照,通常在初始计划中将临床靶区(clinical target volume, CTV)或重要危及器官外放一个均匀或非均匀的边界形成计划靶区(planning target volume, PTV)或计划危及器官(planning organ at risk volume, PRV),并将其用于放疗计划的优化设计和评估。即使 CTV 或重要危及器官在治疗过程中发生形态变化,只要变化范围没有超过相应的 PTV 或 PRV 范围,仍能保证 CTV 和 OAR 的实际受量分别满足处方剂量和剂量限值的要求。这个边界是由患者群体的摆位误差分布统计得到,其大小通常设定为系统误差标准差的 2 倍再加上随机误差标准差的 0.7 倍,并在整个治疗过程中保持不变。这种处理方法一方面增大了正常组织的受照体积,同时也没有根据不同患者间治疗靶区和 OAR 的形变差异进行当次治疗计划的个体化优化。对于一个特定的患者,如果其摆位误差的离散程度或当次治疗摆位误差较小时,该边界对于此患者就过大,从而丧失进一步提高治疗靶区剂量的机会。反之,如果该患者摆位误差的离散程度或当次治疗摆位误差较大时,该边界对于此患者又过小,治疗靶区剂量可能会发生较大偏离,相邻的正常组织会受到过量照射。

除了摆位误差,患者在放射治疗过程中治疗靶区和危及器官的运动也是造成其解剖形态改变的主要原因。Yan 等提出了一种针对前列腺癌的离线自适应放疗策略。他们借助放射治疗患者前 4 个分次的 CT 图像,分析了不同分次间临床靶区运动情况,并定义了一个个体化的包含整个临床靶区运动范围的区域,将其作为后续治疗的计划靶区设计计划,从而将治疗靶区运动带来的剂量不确定性降低至处方剂量的 2% 以下。

此外,他们还利用生物力学模型量化放射治疗过程中患者体内治疗靶区和危及器官的运动。通过使用带有边界条件的有限元方法,计算放射治疗前几个分次前或后患者 CT 图像和计划 CT 图像上各感兴趣区内体素的位移,统计其分布。再加上每个分次治疗时监测到的摆位误差,就可以将当次治疗各体素的实际受量映射到计划 CT 上进行累加。后续治疗的计划将以此累加剂量为基准进行离线再修改和优化,为剂量引导的自适应放射治疗奠定了基础。

如果在每次治疗前或后均采集患者的 CT 图像用于自适应放疗,这将给患者带来不可忽视的额外剂量。因而在临床实践中,只能在放射治疗过程中少数(如前几次)几个分次前或后采集 CT 图像用于分析患者体内治疗靶区和危及器官的运动分布情况。使用这种方法预测后续分次治疗靶区和危及器官的运动,或者累加各感兴趣区的剂量仍不够准确。随着成像技术的发展,出现了以超声、MR 为代表的非放射性图像引导技术。借助这些新技术,我们可以在每个分次前或后采集患者的解剖图像,甚至在每个分次治疗过程中监测感兴趣区的运动情况。医科达开发的 Clarity 超声引导系统可以在每次治疗前提供更加清晰的软组织图像,并根据当次治疗时子宫治疗靶区和周围正常组织的形态,调整治疗计划,实现自适应放疗。世界首台磁共振引导放射治疗系统 ViewRay 于 2012 年在美国华盛顿大学医学院开始安装调试,并于 2014 年完成首例临床患者的治疗。2017 年,由医科达和飞利浦联合研发的世界首台高场(1.5T)磁共振加速器 Unity 在荷兰乌特勒支医学中心正式开始治疗临床患者。

如果将特定患者的生物学变化纳入自适应放疗,能够进一步提高治疗靶区勾画的准确性和观察者间的重复性。与其他解剖图像相比,^{18}F-FDG PET 图像用于局部晚期肺癌纵隔浸润范围的确定具有更高的特异性(85%)和灵敏度(90%),并且能确定肺不张内的肿瘤体积。研究表明,对于放疗过程中 FDG PET 图像上治疗靶区的 SUV_{max} 持续>5.3 的患者,一年生存率很低。基于这个结果,Kong 等开展了一项使用 PET 图像评估治疗靶区的疗效,并进行自适应放疗的研究。对 42 例不能手术或不能切除的 Ⅱ~Ⅲ 期 NSCLC 患者,借助治疗过程中的 PET 图像定义对放疗不敏感的残存肿瘤并进行推量。Ⅱ 期临床试验结果证明,患者的 2 年生存率从 34% 提高至 52%。然而使用量化 SUV 值来定义治疗靶区体积或评估治疗效果,仍存在不确定性。使用以 SUV_{max} 归一的阈值可能会低估治疗靶区的体积。由于呼吸运动会导致 PET 图像失真,因而在成像过程中需考虑呼吸运动的影响,提高图像质量。还可以采用类似 4DCT 定义内靶区的方法,定义一个内生物治疗靶区(internal biological target volume, IBTV)以反映该生物靶区在呼吸周期中的运动。此外,患者的体内组织器官生物学变化信息,还可以用于自适应放疗的治疗效果和危及器官不良反应的发生风险评估。SPECT 肺通气功能成像和肺灌注功能成像是临床评价肺功能的重要工具。对 56 例 Ⅰ~Ⅲ 期 NSCLC 患者的前瞻性研究表明,当剂量<45Gy 时,放射治疗能改善患者肺局部的通气和灌注功能。当剂量>45Gy 时,患者肺功能持续恶化。这提示在累积剂量达到 45Gy 前,需借助肺功能图像评估肺功能变化,并通过自适应技术降低正常功能的肺组织的剂量,从而降低肺组织的损伤和放射性肺炎的发生率。由于治疗过程中重复采集 SPECT 肺通气功能成像和肺灌注功能成像不仅花费巨大,而且会给患者带来不可忽视的剂量,因此该方法在临床上可行性不高。为克服这种不足,已有研究利用患者治疗过程中常规采集的 4DCT 或 4DCBCT 生成肺通气功能图像,并取得了积极成果,基于 4DCT 的肺通气功能图像与 SPECT 肺通气功能图像的 Dice 相似系数已超过 0.7。基于 4DCT 的肺通气功能图像与 SPECT 肺通气功能图像在放射治疗中的应用也逐步从指导初始计划设计发展到指导自适应放疗计划设计。

三、自适应放疗技术的分类

按照自适应修改治疗计划的时间点,自适应放疗技术可以分为:离线自适应放疗技术(在分次治疗间修改治疗计划);在线自适应放疗技术(在当次治疗前修改治疗计划);实时自适应放疗技术(在当次治疗过程中实时修改治疗计划)。不同技术都有其各自的优缺点,其选择取决于临床目标、可用资源(工具和技术)和治疗时间。在线自适应放疗和离线自适应放疗的流程如图 9-10-1 所示。

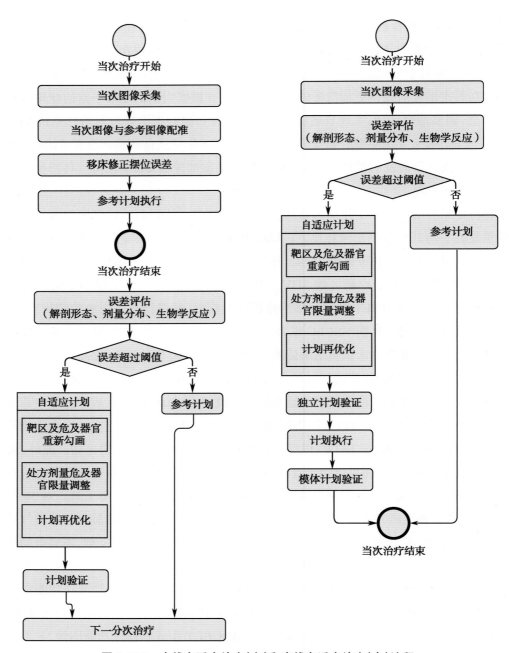

图 9-10-1　在线自适应放疗(左)和离线自适应放疗(右)流程

(一) 离线自适应放疗技术

　　离线自适应放疗技术是指当次治疗结束后,根据患者在下次治疗前的最新图像信息,评估治疗误差并进行自适应计划修改,用于后续分次的治疗。该技术的优点是,其流程非常近似于常规放射治疗;对专用软硬件设备的要求低,可以使用常规的计划系统用于自适应计划的修改;自适应计划时间较为充裕(多为小时级或天级)。由于目前临床还没有集成治疗系统和功能影像系统的放射治疗设备,因而无法在线获取患者当次的功能影像数据,基于功能影像的自适应放疗技术一般都离线进行。然而,当患者的解剖形态的改变非常频繁,患者当次治疗或当次治疗与下次治疗间采集的图像并不能很好地代表下次治疗时患者的解剖形态,离线自适应放疗技术可能无法迅速响应此类变化,不仅无法补偿这些误差,甚至可能诱发新的更大的治疗误差。

（二）在线自适应放疗技术

在线自适应放疗技术是在当次治疗前的短时间内采集患者的图像信息,并据此评估治疗误差并进行自适应计划修改,用于当次治疗。在当次在线自适应放疗整个过程(图像采集、误差评估、计划再优化、质量控制及自适应计划执行)中,患者需始终保持治疗体位不变。因此,在线自适应放疗技术通常需借助高度集成的专用软硬件设备,提高全过程的效率。在线自适应放疗技术的优势是图像采集与自适应治疗间的时间间隔较短(多为分钟级),所采集的图像能较好地反映分次内变化较小的治疗误差(肺部基线的漂移、肿瘤反应等),从而通过自适应计划进行有效补偿。即使如此,仍需注意一些显著的分次内解剖结构的变化仍可能在此时间间隔内发生,如膀胱的充盈和胃内食物的排空。此外,由于在当次在线自适应放疗整个过程患者需始终保持治疗体位不变,使得无法对自适应计划进行模体验证,因此在线自适应计划的质量控制需采用其他方式(如独立剂量验算)。

然而,对于分次内大幅度、快速或不可预测的解剖形态的变化,目前的在线自适应放疗技术仍无法有效修正。此时需结合运动管理策略(如门控技术、强制浅呼吸技术等)减小图像采集结束后、自适应计划优化和执行过程中分次内解剖形态的变化。

（三）实时自适应放疗技术

实时自适应放疗技术是在当次治疗过程中,通过影像技术实时监测患者体内解剖形态或体外标记物的变化,并对治疗计划实时进行自适应修改以修正这些变化。从理论上讲,实时自适应放疗技术是最为精准的修正治疗误差的放疗技术。然而,实时自适应放疗技术要求三维成像、差异评估、计划再优化、质量保证和计划执行都在很短的时间(秒或亚秒级)内完成,这对治疗设备的集成度以及整个流程的自动化程度提出了非常高的要求。

四、自适应放疗技术涉及的关键技术

自适应放疗是一项复杂的技术。本质上,它至少涉及四项关键技术:三维成像、差异评估、计划再优化和质量保证。

自适应放疗技术首先需要获取患者当次的解剖形态和/或生物学信息。虽然患者某些解剖形态的变化(如体重减轻或体表肿瘤体积减小等)可以直接通过视觉观察获取,但患者体内解剖形态和/或生物学信息只能通过三维成像技术获取。目前临床上经常使用的三维成像技术和设备包括:CT 或 MRI 模拟机、CBCT、MRI 加速器、超声、PET-CT 等。不同的三维成像技术有各自的优缺点和适用范围,需根据不同的临床目的合理选择。

目前 CBCT 已成为现代常规加速器的标准配置,可以在每次治疗前快速检测体内解剖形态的变化。理论上既可用于离线自适应放疗,也可用于在线自适应放疗。但 CBCT 图像对比度较差,软组织对比度不高。此外,CBCT 图像噪声较多,缺乏 HU 值与电子密度的准确转换,基于 CBCT 图像重建和累积剂量分布较为困难。最后,CBCT 成像剂量较高,如果每次治疗前都行 CBCT 扫描,患者额外受量将不可忽视。因而 CBCT 在自适应放疗中的应用受到了限制,目前多用于检测周围正常组织与治疗靶区对比较高的肿瘤(如肺癌)的在线摆位误差修正和在线自适应放疗。目前,磁共振引导的自适应放疗技术和设备已应用于临床。虽然相比于诊断级磁共振设备,目前用于自适应放疗的磁共振设备场强较低(0.35T 或 1.5T),但仍能提供具有较高软组织分辨率的图像,有助于快速准确识别治疗靶区和危及器官的形态变化,特别适用于腹部或盆腔部位的成像。同时其成像速度快,配合屏气技术可以在一个屏气周期内获得大视野的磁共振图像,能有效地减轻呼吸运动造成的图像模糊,更有利于准确判断解剖形态的变化。随着 MRI 引导的放疗技术的发展,功能性 MRI 还能提供治疗靶区和危及器官的生物学信息,有助于对放疗不敏感的治疗靶区的推量以及正常组织毒性的评估和预测,从而指导自适应计划的优化。此外,磁共振三维成像技术不会对患者产生额外的剂量,患者每次治疗前后甚至治疗过程中都可以用其监控患者解剖形态和生物学反应的变化。由于这些优点,磁共振引导的自适应放疗技术是目前研究的热点。然而,磁共振引导的自适应放疗技术也存在很多难点。首先磁共振成像所需的磁场会对加速器机头产生干扰,加速器部件的运动也会影响静磁场的稳定性从而影响图像质量,同室 MRI 成像设备与加速器的整合非常困难。其次,磁场的存在使得次级电子产生电子回旋效应,因而磁共振引导加速器的剂量学特征与常规加速器有较大差别,不仅会增加患者的表面剂量,而且还对质控设备和方法提出了新的要求。最后,MR 图像没有提供电子密度信息,无法直接用于剂量计算和计划优化。这是 MR 引导自适应放疗面临的最大难题。近年已有很多研究者使用图集或深度学习的方法基于 MR 图像生成可靠的电子密度分布,MR 引导自适应放疗已从离线模式转换为在线模式。除了 CT、CBCT 和 MR 引导的自适应放疗设备,Reflexion 公司研发的 PET 引导的自适应放疗设备 XI 已获得 FDA 注册。

临床医生和物理师将基于采集得到的三维图像评估患者当次治疗误差(解剖形态、剂量分布或生物效应),并根据误差评价结果决定是否进行治疗计划的自适应修改。误差评估根据不同的评价目标,评估方法也不同。对患者当次治疗时与参考计划间的解剖形态误差,可以简单地使用手动图像配准进行视觉评估;更为准确的方法是评估患者累积剂量分布或生物学反应与预期值的误差。此时需要将初始治疗计划在当次影像上计算剂量分布。因此,误差评估需要使用包括图像配准(刚性和弹性)、治疗靶区和危及器官勾画和剂量计算等多种工具。对于离线自适应放疗,误差评价在两个分次间完成即可,时间相对充裕,流程也与传统放疗基本一致。但对于在线自适应放疗,误差评估需在数分钟内完成,此时需要使用复杂的软件自动分析,且需提前安排相关人员(临床医生和物理师)准备完成各自的工作。

当评估结果显示治疗误差大于特定阈值时,需要对参考计划进行修改。此时需要借助具备计划优化和剂量计算能力的计划系统,根据患者最新的解剖形态、处方剂量和危及器官限值优化生成自适应计划。对于离线自适应计划,常规的计划系统一般都能满足自适应放疗技术的要求。但对于在线自适应放疗技术,通常使用高度集成的专用计划系统。比如将自适应计划系统集成在治疗设备中,减少数据在不同系统中传输的时间,从而尽可能地缩短自适应计划的时间,提高患者的舒适度和耐受性。

最后,需要对整个自适应放疗流程,特别是自适应计划进行高效可靠的质量保证,保证自适应放疗的安全和准确。对于离线自适应放疗,仍可以使用模体测量的方法对自适应计划进行计划验证;但对于在线自适应放疗,由于患者在治疗过程中始终躺在治疗床上,无法使用模体进行计划验证,通常在自适应计划实施前使用独立剂量验算来保证自适应计划的安全性和准确性。另一种质量保证的方法是在当次治疗完成后查看加速器治疗日志文件,分析加速器各参数(MLC 位置、机架角度、准直器角度、执行跳数等)实际值与计划预期值间的差异。当治疗计划系统和治疗设备已经过全面调试,对于在线自适应计划来说,计划执行的不准确并不是最重要的安全问题。相反,作为自适应放疗的基础——当次治疗采集的图像质量、治疗靶区和危及器官重新勾画的准确性、电子密度映射的准确性以及由此带来的自适应计划剂量计算的准确性才是自适应放疗安全性和可靠性最需要关注的问题。

（田　源）

第十一节　实时追踪放疗技术

目前,放射治疗计划仍以放疗前的定位 CT 这一瞬时图像为基础进行计划优化、剂量计算和计划评估。然而患者在接受放射治疗过程中,不可避免地伴随着各种自主或不自主的生理运动,比如呼吸运动、心脏搏动、胃肠道蠕动、膀胱充盈等。这些运动必然会引起治疗靶区和危及器官相对定位 CT 发生位置和形态上的变化。以呼吸运动为例,运动个体差异大,运动的幅度、周期和相位因人而异,难以使用相同的模式来统一描述;其次,这种运动的重复性差,每一个周期都会发生幅度、周期和相位的变化,难以使用固定的模式来描述患者整个治疗过程中的运动情况;再者,这种运动具有各向异性,尤以头脚方向运动幅度最大;最后,呼吸运动与靶区运动的相关性较弱。研究表明,肺内不同部位的肿瘤随呼吸运动的方式也不尽相同,且部分患者存在明显的弛豫现象。这些都使得基于呼吸运动定量预测治疗靶区的运动变得非常困难。

这些复杂的生理运动不仅会在定位 CT 上造成运动伪影(图 9-11-1A),模糊治疗靶区和周围正常组织的边界(图 9-11-1B),给靶区勾画带来困难。同时,基于瞬时图像提供的电子密度信息进行计划优化和剂量计算以及计划评估,不可避免地会造成剂量计算与计划评估的不确定性(图 9-11-2)。当这些变化在分次内幅度较大、速度较快或不可预测时,传统的离线或在线自适应放疗技术也无法准确进行修正。如果在治疗过程中未考虑此运动,则此几何误差必然会造成治疗靶区和危及器官的实际受量偏离计划设计值(图 9-11-3),造成治疗靶区漏照和危及器官超量,从而降低治疗靶区的局部控制,增大肿瘤复发和转移的风险,同时增加正常组织的急性和远期不良反应。

为降低由呼吸运动引起的治疗靶区和危及器官的运动对剂量分布的影响,AAPM76 号报告总结了如下五种运动管理方法:①motion encompassing method(运动包含);②breath hold method(屏气);③forced shallow breath method(强制浅呼吸);④respiratory gating method(呼吸门控);⑤real-time tracking method(实时追踪)。本书第十一章第五节将介绍前 4 种方法,本节专门介绍实时追踪方法。

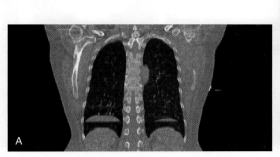
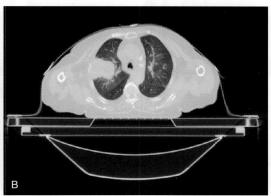

图 9-11-1　呼吸运动造成的运动伪影(A)及治疗靶区和正常组织边界的模糊(B)

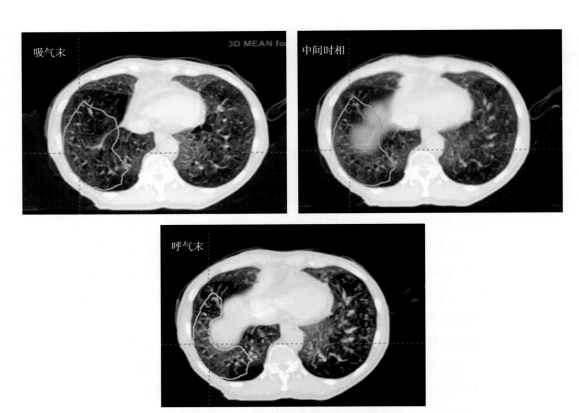

图 9-11-2　瞬时 CT 图像用于肺体积勾画及计划评估的不准确性

图中实线为同一计划在不同时相 CT 图像上计算得到的 20Gy 剂量线。

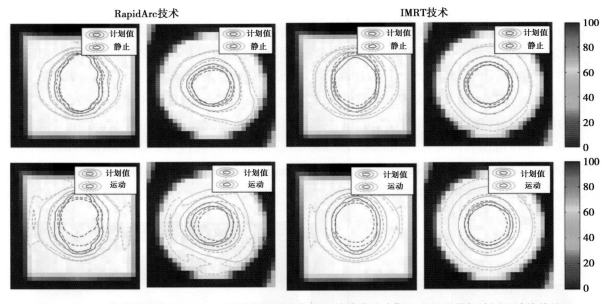

图 9-11-3　三维胶体剂量计 Presage 测量得到的由靶区运动造成治疗靶区实际受量与计划设计值的差异

相对前四种方法，实时追踪方法由于具有如下优势，因而在临床和研究中最受关注：①能实时跟踪治疗靶区的运动，不需要外放内边界，能更好地保护危及器官；②患者不需要屏气或受外力压迫，耐受性好；③在整个运动周期内都可出束治疗，出束占比（实际临床治疗时出束照射时间在患者总治疗时间中所占百分比）大，治疗效率高。

实时追踪技术的实施首先需要使用肿瘤实时成像技术,确定肿瘤的实时位置和形态,再通过追踪治疗技术在考虑反应时间和系统延迟后,实时调整治疗计划(如射野形状、治疗床位或偏转磁场等),使得射野始终对准肿瘤照射。本章主要介绍实时追踪技术所需的肿瘤实时监测和追踪治疗技术。

一、肿瘤实时监测方法

由于需要实时监测患者体内解剖形态或体外标记物的变化,理想的肿瘤实时监测技术应包含如下特点。

1. 能进行容积成像,获取三维位置和形态信息。

2. 具有较高的空间分辨率,便于识别肿瘤和正常组织。

3. 具有较高的时间分辨率,能以较小的等待时间快速获取图像信息,减少系统反应时间引起的误差。

4. 具有较高的图像保真度,尽量避免图像变形失真和伪影。

5. 可使用配准算法(如变形配准算法)自动准确地进行图像配准,从而将感兴趣轮廓或剂量信息从参考图像映射到目标图像上。

6. 不会对治疗系统产生物理或电磁干扰。

7. 非侵入性,无创,不需要体内植入标记。

8. 对患者无额外辐射剂量。

9. 能提供电子密度分布信息,可用于计划优化和剂量计算。

10. 成像系统与治疗系统高度集成,摆位方便快捷,不会大幅增加治疗时间。

11. 运营成本低。

目前还没有满足上述全部要求的肿瘤实时监测方法,但已有一些满足上述部分要求的肿瘤监测系统正在临床使用或正在开发过程中。后文将逐一进行介绍。

(一)直接定位法

1. X射线定位成像

(1)X射线交角立体定位成像:立体定位成像是指在两个不同方向上采集靶区的X射线图像。如果肿瘤靶区是静止不动的,治疗靶区的三维空间坐标就是前后两条投影直线的交点;而在治疗过程中肿瘤靶区常处于运动状态,所以可用两条投影直线之间最小距离处中点近似作为治疗靶区的位置。该方法使用简单,定位精度较高。然而,在大多数情况下,X射线图像中治疗靶区与周围正常组织对比不高,在某些方向上治疗靶区被周围高密度结构遮挡,轮廓无法清晰显示,难以快速自动识别。这限制了X射线交角立体定位成像在实时定位成像中的应用。通常会在治疗靶区内部植入高密度的人工标记来提高治疗靶区的对比度和识别率。

在早期临床实践中,通常利用常规加速器标配的电子射野影像装置(electronic portal imaging device,EPID)在不同机架角度采集的兆伏级X射线图像来进行治疗靶区的X射线交角立体定位成像。考虑到机架从一个成像角度旋转到另一个成像角度需要时间,该方法只是近似实时,因而定位精度受到影响。

随着技术的发展,出现了更多的双源X射线交角立体定位成像装置,如加速器自身配备的兆伏级治疗束和千伏级成像束,江苏瑞尔医疗科技有限公司的iSCOUT图像引导放疗定位系统以及

Brainlab 公司千伏级双源交角成像装置 ExacTrac（Brainlab AG，费尔德基兴，德国）和 Accuray 公司的 Xsight 肺部肿瘤追踪系统。这些装置能同时从两个方向对体内治疗靶区进行成像，因而能以较高的频率连续监测体内治疗靶区的运动，实时确定其位置。

当使用治疗束进行治疗靶区或植入标记的实时成像时，还需要尽量提高 EPID 图像上治疗靶区或植入标记的可见性，避免其被准直器遮挡。赵波等定义了植入标记可见性的概念来量化植入标记的可见性，并分别针对 step-and-shoot 和 sliding window 调强放疗技术提出了新的子野序列算法。新算法在不增加计划执行时间的前提下显著提高了植入标记的可见性，这为基于 MLC 的追踪治疗技术的研究提供了理论基础。

（2）基于运动模型的单方向定位成像：X 射线交角立体定位成像虽然能达到较好的精度，但却会显著增加患者的额外受量。为克服上述不足，Berbeco 等基于 α 分布图法利用治疗前靶区运动数据建立三维运动模型，尝试在治疗过程中使用单方向 X 射线图像精确定位治疗靶区的三维位置。结果表明，当靶区运动规律性不高时，单方向射野图像中二维坐标信息仍不足以精确地实时定位靶区。Poulsen 等在其研究中假设治疗靶区的运动位置符合三维高斯分布，利用治疗前治疗靶区运动信息建立其运动概率密度分布，由此可在治疗过程中计算得到治疗靶区位置在投影直线上的一维概率密度分布，并以其期望值来估计治疗靶区的实时位置。此外，Poulsen 等还利用到治疗时刻为止的二维运动数据通过最大似然估计法得到三维概率分布，其中心位置根据实际得到的数据来确定。Li 等提出一种基于贝叶斯理论的最大拟然估计方法。与之前方法的不同在于这里的概率分布并不局限于任何特定的形状而只根据实际得到的二维图像数据来建立，因此能更加准确描述治疗靶区的运动特征并实现更加精确的三维定位。郑超等比较了上述四种单方向实时定位算法在前列腺癌放射治疗中的定位精度，发现贝叶斯概率密度分布法由于不限定运动概率模型形态，同时能够在定位过程中不断更新模型，对不规则的前列腺运动更为合适，定位精度更高。

2. 非 X 射线定位成像　非 X 射线定位成像是指利用电磁场信号、体表光学成像、超声和磁共振技术等方法实时监测体内治疗靶区的位置和形态。非 X 射线定位成像技术完全不使用 X 射线，因而对患者无额外剂量照射。

（1）电磁定位成像：电磁定位成像技术是将无线或有线的信号应答器植入肿瘤内部或肿瘤边缘。在定位过程中，磁场发生源线圈会产生一个振荡磁场，在信号应答器内引起共振感应信号。当磁场发生源施加的振荡场关闭后，信号应答器将继续提供不断衰减的谐振信号，该信号会引起场信号接收器的线圈阵列中电流的变化。采集和分析电流信号就能确定应答器相对于场信号接收器内线圈阵列的位置。再加上场信号接收器内线圈阵列相对于加速器等中心的位置修正，即可得到体内信号应答器相对加速器等中心的位置。场信号接收器内线圈阵列相对于加速器等中心的位置可以是已知且固定不动的，也可以是通过其他的设备确定的。如 Calypso 系统（图 9-11-4）就是使用红外光学跟踪系统来确定线圈阵列相对加速器等中心的位置。由于每个信号应答器具有不同的谐振频率，因而可以同时使用多个信号应答器对体内多个治疗靶区位置进行测量。Calypso 系统的采样频率为 10~25Hz，定位精度可以达到亚毫米级。

（2）超声定位成像：超声是用于描述频率大于人类听力上限的声压的术语。尽管听力上限因人而异，但在健康的年轻人中约为 20kHz

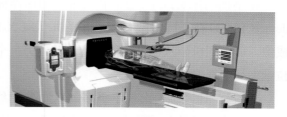

图 9-11-4　Calypso 电磁定位成像系统

（20 000Hz）。因此通常将频率高于20kHz声压定义为超声。像可听见的声波一样，超声波通过压缩和恢复介质在介质中传播。当超声波从一种介质传递到另一种介质时，两种材料的声阻抗决定了哪些部分的声波要被反射，哪些部分的声波能够透射。声阻抗是材料密度与材料中超声速度的乘积。在两种具有不同声阻抗的介质的界面处，部分初始声波被反射，称为回波。分析回波可以揭示反射界面的深度、形状和大小。在医学成像中，使用的超声波的频率通常>1MHz，由换能器将电脉冲转换产生。它还可以测量人体结构反射的回波并转换为电脉冲。转换后的电脉冲由计算机转换为可见图像。尽管超声在软组织和体液中传播良好，但它很容易被空气和骨头干扰。因此，超声成像仅适用于部分组织和器官，例如心脏、骨盆、颈部和四肢。

超声定位成像技术几乎具备理想的肿瘤实时监测技术所需的所有特点，比如具有良好的软组织分辨率，与治疗系统兼容不会产生干扰，价格便宜等。随着超声技术的进步，超声图像的分辨率、图像质量和采集频率大幅提高，超声定位成像技术在放射治疗中的应用得到了巨大的发展。其中最有代表性的是Resonant Medical（Montreal，魁北克，加拿大）开发的Clarity系统。在临床使用中，超声探头可实时监测治疗靶区的位置，而超声探头相对加速器等中心的位置可与电磁定位成像技术一样，由治疗室天花板或墙面上的光学探头来确定，因而可以实时获取体内治疗靶区相对加速器等中心的位置信息。

Hsu等使用基于相关系数的散斑跟踪算法来定位靶区运动，能得到亚毫米级的定位精度。他们进一步研究了靶区运动速度和方向对定位精度的影响，发现当某些方向上运动速度过大时定位精度较差，主要原因是空间采样频率下降造成的散斑去相关效应。Bell等使用二维阵列探头则很好地解决了这个问题。

（3）磁共振成像：和超声定位成像技术一样，MRI几乎也具备理想的肿瘤实时监测技术所需的所有特点。目前已有多种将磁共振成像设备集成于治疗系统实现在线MRI定位的设备，如Elekta的Unity磁共振加速器和ViewRay的MRIdian磁共振加速器。Unity可在治疗过程中使用BFFE序列实时采集患者3个等中心平面的二维MRI图像，用于监测治疗过程中治疗靶区的位置，采集频率达到5帧/s。Cervino等提出了基于二维MRI图像的两种无标记靶区实时定位算法：神经网络预测算法和模板匹配算法，奠定了磁共振定位成像技术用于追踪放疗的基础。三维磁共振成像能提供更丰富的解剖信息，但由于成像时间较长，目前尚不能满足治疗靶区实时监测的要求，仍在研究中。

（二）间接定位法

如果能建立体内治疗靶区运动位置与体外信号（如腹压、体表轮廓等）的相关关系，在治疗过程中就可通过观测体外信号来实时预测靶区位置。这种方法不需要植入标记，且不用X射线成像，不会增加患者的额外剂量。根据所监测的体外信号的不同，间接定位法可以分为体表运动监测和肺活量测量两类。

1. 体表运动监测　　体表运动监测可以通过监测患者体表放置的标记或直接监测患者整个体表轮廓来实现。Varian的实时位置管理系统（realtime position management，RPM）（图9-11-5）就是通过监测患者体表剑突下2cm处放置的红外标记来预测体内治疗靶区的位置。通过对治疗靶区和体外标记运动数据的分析，有研究发现不同位置的体外标记与体内治疗靶区运动的线性相关性不同。Yan等建立了多个体外标记物的复合运动信号与植入标记的线性关系，发现当体外标记的数量增加时，复合运动信号与体内靶区运动的相关性更好。McClelland等在对肺癌患者的研究中，在线性相关模型中加入时相和植入标记运动速率等变量来解释了体内靶区运动相对体外标记运动滞后的现象。

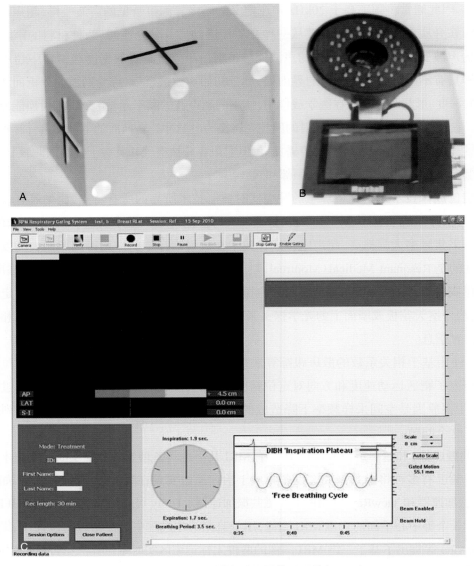

图 9-11-5 Varian 的实时位置管理系统（RPM）
A. 红外标记；B. 红外相机；C. 运动曲线。

　　除了体表标记外，还可以将腹压带测量得到的腹部压力作为体表运动的监测信号，并将其与体内靶区运动相关联。Li 等将 ANZAI 腹带压力传感器（图 9-11-6）绑在患者腹部实时探测来自腹部的压力，并与体内靶区运动建立相关模型，与RPM 系统的预测结果进行比较，显示两者具有良好的相关性。

　　体表轮廓变化同样可以用于监测靶区运动，VisionRT 公司的 AlignRT 系统利用可见光来扫描患者体表并使用摄像机记录体表信息，以此建立体表的三维模型，进而可以监测患者体表轮廓的

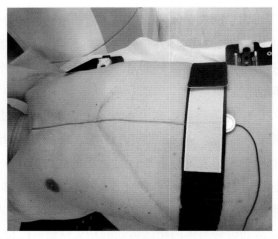

图 9-11-6 ANZAI 腹带压力传感器

变化并与体内靶区运动相关联。

2. 肺活量测量 肺活量变化可用于呼吸运动模型的建立和预测患者胸腹部肿瘤运动。Hoisak等将患者体内治疗靶区的运动分别与用 RPM 系统监测到的患者腹部体表标记的运动和用肺活量计实时记录的患者肺活量变化建立线性相关模型,结果显示肺活量的变化与靶区运动具有更高的相关性。Low 等在对患者进行四维 CT 扫描的同时,记录患者的肺活量,提出了呼吸运动的五维模型。实验结果表明该模型能很好地解释呼吸运动的滞后现象,精确地描述呼吸运动周期。

需要注意的是,虽然间接定位法用于靶区实时定位能避免或减少患者所受成像剂量,但由于体内治疗靶区的运动与体表标记、轮廓的运动或肺活量的变化之间常存在相位差,且相位差通常不断发生变化,因此给治疗靶区的定位带来不确定性;另一方面,因为体内治疗靶区运动是不规律的,运动基线经常漂移,运动周期及幅度也会发生变化,导致治疗前建立的相关预测模型不再适用,有必要在治疗时通过直接定位来验证并更新相关预测模型。

(三) 混合定位成像

混合定位成像是指在治疗过程中使用间接定位连续监测体内治疗靶区运动的同时,间断使用直接定位成像技术来验证间接定位法预测的结果并更新间接预测法的预测模型。这种技术结合了直接定位成像技术和间接定位成像技术的优势,既能降低间接定位法的不确定性,又能减少患者成像剂量。

Accuray 公司的射波刀(CyberKnife)同步跟踪系统和 Brainlab 公司的 ExacTrac 系统都是根据混合定位原理开发的肿瘤实时监测系统。以 CyberKnife 同步跟踪系统为例:治疗前使用千伏级斜交成像设备在多个离散时刻探测体内治疗靶区或植入标记的三维位置,同时红外探测器也实时记录体外标记的运动,并建立体外标记与体内治疗靶区运动的相关模型;治疗时通过红外探测器实时探测体外标记的运动,并根据建立的模型关系来预测体内治疗靶区的实时位置。控制系统调整机械臂驱动治疗源移动到相应位置,对治疗靶区进行追踪照射。同时千伏级斜交成像设备每隔一定时间就会对体内治疗靶区或植入标记重新成像来验证模型预测结果的准确性,并按照先进先出的原则,不断使用新的千伏级 X 射线图像替换模型中最早的图像,不断更新模型。如果预测模型连续出现较大定位误差或体外标记的运动幅度超过模型范围,系统将会暂停并要求重新建立模型。

(四) 核医学成像

SPECT 和 PET 技术同样可用于体内肿瘤的实时监测。Navotek Medical 公司(约克尼穆,以色列)已开发出基于核医学成像原理的肿瘤实时检测系统 RealEye。该系统将封装了 100μCi 铱 192 的铂铱合金粒子在磁共振的引导下使用 23 号插值针插入患者体内治疗靶区中。使用固定在直线加速器治疗头上的平板探测器持续监测放射性标记物发出的信号,从而对体内治疗靶区进行快速精确的实时定位。

RefleXion Medical 公司正在研究使用来自患者的正电子湮灭信号来提供体内治疗靶区实时的位置信息。其产品 X1 将 PET-CT 和直线加速器整合在一套系统中。患者治疗前注射放射性药物(如 ^{18}F-FDG),在治疗过程中 PET 探测器持续监测患者体内的放射性分布,并自动识别肿瘤及其位置。相比于常规成像技术所提供解剖信息,PET 图像所提供的功能信息能更好地帮助临床医生准确确定治疗靶区或进行疗效评估,因而该技术也逐渐引起临床和科研的关注。

二、追踪治疗技术

当使用上述方法获取体内治疗靶区的实时位置后,还需实时调整治疗束与体内治疗靶区的相对位置来实现追踪治疗。常见的调整方式有:①调整治疗床;②调整 MLC 的位置;③通过机械臂或万向节调整治疗头;④对于带电粒子(如质子和重离子)治疗,可通过调整偏转磁场调整束流。其中,后三种技术通过调整治疗束流的方向和形状来进行追踪治疗,对体内治疗靶区的位置和运动无影响。而第一种技术在获取体内靶区的位置偏移后,通过调整治疗床来修正此位置偏移,势必会影响体内靶区的位置和后续运动。无论是何种调整方式,都需要考虑系统的反应时间以及此段时间内体内治疗靶区的运动,从而确保射野对准治疗靶区。

一个理想的追踪治疗技术应具备如下特点:

1. 能集成所有的图像信息,包括治疗前和实时的 CT、CBCT、千伏级和兆伏级 X 线二维图像及体表成像。

2. 能对患者进行个体化的追踪治疗。

3. 较低的系统延迟　系统应能对所监测到的治疗靶区的位置偏移进行快速响应,避免过长的反应时间所引起的治疗误差。

4. 可以对所有治疗参数(包括 MLC、治疗床、机架角、准直器角、能量、剂量率等)进行实时优化,不断更新治疗计划,并能累积之前已治疗的剂量。

5. 经过实时优化更新的计划能被治疗系统高精度地稳定执行。

目前还没有满足上述全部特点的追踪治疗系统。但仍有一些实时追踪治疗系统正在临床使用或正在研发之中。下面就对这些有代表性的追踪治疗系统进行介绍。

(一) 机器臂

Accuray 公司的 CyberKnife 治疗系统是目前唯一一个商用的追踪治疗系统。它配有两套 X 射线交角成像装置和一套体表监测相机。采用混合定位成像法实时监测体内靶区的位置。一套 X 波段的加速器安装在一个 Kuka 机器臂上。所监测到的位置偏差可通过将机器臂驱动加速器做 6 个自由度的运动来进行补偿。

(二) 动态治疗床

常规加速器的治疗床一般具有 4 个自由度(3 个平移和一个旋转),一些高端加速器还配有 6 个自由度(3 个平移和 3 个旋转)的治疗床面(如 HexaPOD)。从理论上讲,可以通过治疗床位置的实时调整补偿监测得到的体内治疗靶区的位置偏移,保证治疗束流对准治疗靶区。

(三) 动态 MLC

动态 MLC 是当今加速器的标准配置,用于形成所需的射野形状。它同样可以用来追踪治疗。当监测得到体内治疗靶区的位置偏移后,可以通过调整 MLC 的位置来保证治疗束流对准体内治疗靶区。由于每个 MLC 叶片都是独立控制的,因而能更好地补偿体内治疗靶区的旋转和变形。多种基于动态 MLC 的追踪治疗技术仍在研究当中。

(四) 万向节

三菱重工生产的 Vero 加速器是世界上唯一使用万向节进行追踪治疗的放疗设备(图 9-11-7)。它将加速器治疗头通过一个万向节固定在滑环机架上。当监测得到体内治疗靶区的位置偏移后,万向节的驱动电机将驱动万向节及其治疗头进行相应的旋转,使得治疗束流对准体内治疗靶区。

研究表明,该系统动态追踪精度可以达到亚毫米水平。

(五)粒子束

对于质子或重离子放疗,其束流本身就是依靠偏转磁场来控制方向。因而当监测得到体内治疗靶区的位置偏移后,可以通过调整偏转磁场来控制束流对准体内治疗靶区。与其他追踪技术相比,这种追踪治疗技术不涉及任何机械运动,因而反应时间非常迅速。研究表明,这种追踪治疗系统的延迟时间约为 80 毫秒。即使如此高的响应速度,但系统延迟造成的位置误差相对于离子束的直径和 Bragg 峰宽来说,可能仍需要重视。另外,当治疗靶区沿束流轴向运动时,需要快速调整束流的能量并相应调整偏转磁场,才能达到满意的追踪效果和靶区覆盖。

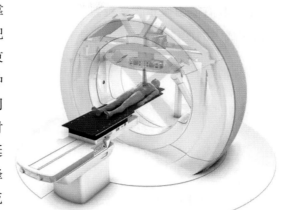

图 9-11-7　Vero 的万向节追踪治疗系统

三、肿瘤实时监测技术与追踪治疗技术的集成

实时追踪放疗技术的核心是将肿瘤实时监测技术和追踪治疗技术形成一个快速准确的反馈环。这个反馈环需要接受肿瘤实时监测系统提供的体内治疗靶区的解剖信息(位置和形态),判断该信息的准确性,然后将治疗靶区正确的解剖信息传递给追踪治疗系统。追踪治疗系统应根据接受的治疗靶区解剖信息快速完成射野参数的计算更新,并将新的射野参数传递给治疗设备迅速完成射野参数的调整,出束治疗。

如前所述,虽然目前已有很多的肿瘤实时监测技术用于临床,但能与追踪治疗技术很好地结合,真正用于临床实现实时追踪放疗的还很少。究其原因,主要在于以下几方面

1. 缺乏理想的肿瘤实时监测技术。目前使用的肿瘤实时监测技术或多或少存在这样或那样的问题。在直接定位法中,X 射线定位成像技术虽然定位精度高,但体内靶区易被遮挡,难以快速自动识别,且对患者产生不容忽略的额外剂量;电磁定位成像需要治疗前在体内植入信号应答器,属于有创治疗,且费用较为高昂;超声定位成像易被空气和骨头干扰,仅适用于心脏、骨盆、颈部和四肢等部分组织和器官;磁共振定位成像由于三维成像时间较长,目前只能实现二维实时监测。而对于间接定位法,只能预测体内治疗靶区的位置变化而无法反映体内治疗靶区的形态变化。并且由于体内靶区运动与体表运动相关性差,存在相位差和基线漂移等问题,因而不论是体表标记监测、体表压力监测还是体表轮廓监测以及肺活量监测,所预测的体内治疗靶区位置信息都难以精确。核医学定位成像需要在治疗前在体内植入放射性标记或注射放射性药物,因而也会对患者产生额外剂量,至少不适合常规分割患者使用。同时核医学图像的空间分辨率和成像速度也不甚理想。目前,Elekta 的 Unity 加速器已提供基于密度映射的磁共振图像生成伪 CT 的方法,如果能突破三维快速磁共振成像技术,那么磁共振定位成像技术有望成为理想的肿瘤实时监测技术。

2. 缺乏快速准确的治疗靶区识别技术。理想的实时追踪放疗技术不仅能监测体内治疗靶区位置的变化,还能监测其形态的变化,并据此做出正确的实时反馈。从三维的肿瘤实时监测图像上快速准确地自动识别治疗靶区也是实时追踪放疗技术开展的基础。目前已有研究使用深度学习和人工智能神经网络技术自动勾画治疗靶区,在某些病种中取得了长足的进步。

实时追踪放疗是放射治疗未来主流的发展方向。它不仅能给患者提供更加精确的个体化治疗,而且有望提高患者的治疗效率。虽然实时追踪放疗系统非常复杂,但如果采用了合理的工作流程,由于其有能力修正靶区位置和形态的偏移,降低摆位要求,因此能减少目前临床患者治疗过程中占比最大的摆位时间。

(田 源)

第十二节 锥形束 CT 能谱成像技术

锥形束 CT(CBCT)可以获得患者治疗体位的容积图像,用于患者在线校位和剂量计算,已应用于图像引导放射治疗(IGRT)和自适应放疗(ART)中。然而,由 X 射线散射和射线硬化等伪影造成的图像不均匀性,会降低软组织分辨率。此外,由于 CBCT 伪影限制了剂量计算的准确性,采用基于 CBCT 的自适应放疗来解决患者解剖变化面临很大的挑战。鉴于 CBCT 的广泛应用,人们正在研究通过减少散射和射线硬化来提高其图像质量,并尝试量化肿瘤变化。能谱成像(energy spectral imaging)是其中一种方法,可以实现定量成像并增强软组织可视化,近些年在放射诊断和放射治疗中引起关注。预计不久的将来,CBCT 能谱成像技术将常规用于图像引导放疗,本节介绍 CBCT 能谱成像的基础知识。

一、CBCT 能谱成像物理学原理

CT 机采用的 X 射线属于千伏级,其最大能量与施加的管电压相当,其平均能量与它的能量成正比。典型的 X 射线光谱如图 9-12-1 所示,光谱曲线的形状随着所施加的管电压变化而变化,在临床上常使用的管电压在 70~140kV 之间。对于这些值,X 射线光谱的能量在 30~140keV 之间的范围内,80kV 管电压生成的 X 射线光谱的平均能量约 52keV,而 140kV 管电压生成的 X 射线光谱的平均能量约为 69keV。

光子与物质的主要相互作用包括:光电效应、康普顿散射、电子对效应,三者发生的概率取决于光子的能量和作用物质的原子序数。在诊断级 X 射线能量范围内,X 射线与人体原子和分子相互作用的主要方式是光电效应和康普顿散射。其中,发生光电效应时,线性衰减系数与物质有效原子序数的 4~4.8 次方成正比;发生康普顿散射时,线性衰减系数与物质有效原子序数成正比。

特定能量 X 射线光谱的衰减系数 μ 可以分解为两个部分:光电效应和康普顿散射,使用单能 X 射线光谱时,两个不同的感兴趣区域可以具有相同的衰减特性,即使它们的化学组成和材料密度不同。如图 9-12-2 所示,随着能量的变化,光电效应和康普顿散射的相对贡献也随之变化,导致不同物质在不同能量衰减的差异也发生变化,因而使用两种不同能量的 X 射线光谱(平均能量为 E_1 和 E_2)进行双能 CT 扫描,可以帮助区分组织的不同物质成分。

大部分能谱成像技术采用多光谱的 X 射线源,而且需要能够提供至少两个不同能量。增大高、低能量差对成像是有益的,但低于 70kV 的 X 射线产生的光子大多会被人体吸收,而且典型的诊断 X 射线成像系统的最高能量为 140kV,因此双能成像的高、低能一般在 70~140kV 之间选择。

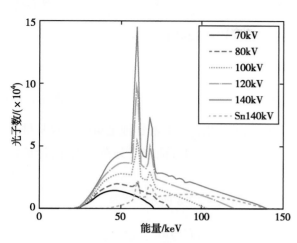

图 9-12-1　CT 常用的典型 X 射线光谱

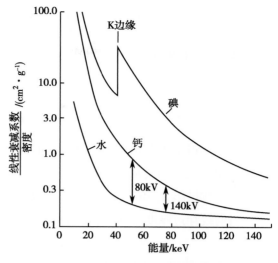

图 9-12-2　不同物质的衰减系数随能量的变化

二、CBCT 能谱成像算法

(一) 基于投影图像的能谱成像算法

任何物质的线性衰减系数都可以表示为两种基材料线性衰减系数的线性函数,如式 9-12-1 所示:

$$\mu(E) = b_1\mu_1(E) + b_2\mu_2(E) \qquad (式\ 9\text{-}12\text{-}1)$$

其中,$\mu(E)$ 是任意一种物质的线性衰减系数,$\mu_1(E)$ 和 $\mu_2(E)$ 为两种基材料的线性衰减系数,b_1 和 b_2 为基材料系数。

由此可得到被测物质的有效原子序数 Z_{eff} 和电子密度 ρ_e (式 9-12-2、式 9-12-3):

$$\rho_e = b_1\rho_{e1} + b_2\rho_{e2} \qquad (式\ 9\text{-}12\text{-}2)$$

$$Z_{\text{eff}} = \left(\frac{b_1\rho_{e1}Z_1^n + b_2\rho_{e2}Z_2^n}{b_1\rho_{e1} + b_2\rho_{e2}}\right)^{1/n} \qquad (式\ 9\text{-}12\text{-}3)$$

其中,Z_1、Z_2、ρ_{e1} 和 ρ_{e2} 分别为两种基材料的有效原子序数和电子密度。

X 球管产生的能谱为连续谱,射线穿过物体后的衰减可用式 9-12-4 表示:

$$\ln\frac{I}{I_0} = \ln\int_0^{E_m} S(E)\ exp\left(-\int_l \mu(E,x,y)\,dl\right)dE \qquad (式\ 9\text{-}12\text{-}4)$$

其中,I_0 为入射强度,I 为出射强度,E_m 为射线最大能量,l 为射线穿过的路径。

将基材料模型式 9-12-1 代入式 9-12-4,可以得到基于基材料系数的表达式(式 9-12-5):

$$\ln\frac{I}{I_0} = \ln\int_0^{E_m} S(E)\ exp\left(-\int_l[\mu_1(E)b_1(x,y) + \mu_2(E)b_2(x,y)]\,dl\right)dE \qquad (式\ 9\text{-}12\text{-}5)$$

能谱成像技术的关键是重建出基材料系数 b 的三维分布,高、低能扫描得到的是灰度投影图像,需要根据原始投影数据求解出基材料系数 b,进而根据相关物理知识,可以生成临床需要的各种能谱和功能图像。

能谱 CT 在两个能量的衰减为(式 9-12-6):

$$\ln\frac{I_L}{I_0} = \ln\int_0^{E_{mL}} S_1(E)\ exp(-B_1\mu_1(E) - B_2\mu_2(E))\,dE$$

$$\ln \frac{I_H}{I_0} = \ln \int_0^{E_{mH}} S_2(E) exp(-B_1\mu_1(E) - B_2\mu_2(E))dE \qquad (式\ 9\text{-}12\text{-}6)$$

其中 B_1 和 B_2 为基材料系数,b_1、b_2 沿穿射路径的投影值(式 9-12-7):

$$B_1 = \int_l b_1(x,y)dl$$

$$B_2 = \int_l b_2(x,y)dl \qquad (式\ 9\text{-}12\text{-}7)$$

如果获得了每个角度下的基材料的投影值 B_1 和 B_2,就可以根据 CT 重建理论重建得到基材料系数 b_1 和 b_2 的分布,从而根据基材料模型计算出物体的原子序数和特征密度分布。因此,计算投影分解系数投影 B_1 和 B_2 是双能 CT 预处理重建算法的关键。

当射线穿过厚度为 d_1 和 d_2 的两种基材料后,衰减情况如式 9-12-8 所示:

$$\ln \frac{I_L}{I_0} = \ln \int_0^{E_{mL}} S_1(E) exp(-d_1\mu_1(E) - d_2\mu_2(E))dE$$

$$\ln \frac{I_H}{I_0} = \ln \int_0^{E_{mH}} S_2(E) exp(-d_1\mu_1(E) - d_2\mu_2(E))dE \qquad (式\ 9\text{-}12\text{-}8)$$

对比式 9-12-7 和式 9-12-8,如果测量到的投影数据(射线衰减程度)相同,则基材料厚度组合 (d_1,d_2) 在数值上和基材料系数的投影值 (B_1,B_2) 是一一对应的。求解出 (d_1,d_2) 即可得到 (B_1,B_2),常用的求解方法包括解析法和查找表法两种。

(二)实施能谱成像技术的步骤

第一步,选择并制作基材料模体。一般选择两种密度差别较大的物质,制作多个长方体或梯状模体,厚度保持统一。例如选择铝和石墨 / 有机玻璃作为基材料,将铝制成 1mm 等厚的长方体或落差为 1mm 的梯状,而将石墨 / 有机玻璃制作成 10mm 等厚的长方体。

第二步,采集基材料在不同厚度组合下的双能(高、低两个能量)投影图像,得到双能投影衰减值 (H,L) 与基材料厚度组合 (d_1,d_2) 的对应关系。

第三步,获取被测物体的双能投影图像,利用解析法和查找表法求解基材料的等效厚度。此时需要使用与第二步扫描基材料相同的扫描参数,对被测物体进行高低能扫描,得到相应的双能投影衰减值。两次扫描要求被测物体的位置、方向不变,以保证高、低能扫描的投影图像和能够较好地配准。

求解基材料厚度组合 (d_1,d_2) 的解析法公式如下:

$$d_1 = x_1L + x_2H + x_3L^2 + x_4LH + x_5H^2 + x_6L^3 + x_7L^2H + x_8LH^2 + x_9H^3$$

$$d_2 = y_1L + y_2H + y_3L^2 + y_4LH + y_5H^2 + y_6L^3 + y_7L^2H + y_8LH^2 + y_9H^3 \qquad (式\ 9\text{-}12\text{-}9)$$

其中 H 和 L 分别为高、低能 X 射线衰减值,利用已知基材料厚度和 X 射线强度的数据(第二步获得的数据),可以通过拟合过程确定参数 x_i 和 y_i($i=1\sim9$)。之后,可将式 9-12-9 函数应用于双能采集投影数据,求出基材料的等效厚度。

求解基材料厚度组合 (d_1,d_2) 的查找表法如下。

利用第二步采集的数据建立"双能投影衰减值 (H,L) 与基材料厚度组合 (d_1,d_2) 对应关系的查找表",在获取被测物体的双能投影后,根据双能投影衰减值 (H,L) 查找表中查找对应的基材料厚度对 (d_1,d_2),或者找到近似的基材料厚度对 (d_1',d_2'),通过线性插值得到 (d_1,d_2),即基材料系数投影图像 (B_1,B_2)。

第四步,根据 CBCT 重建方法,由基材料系数投影图像(B_1, B_2)重建基材料系数(b_1, b_2)的三维图像。

第五步,由计算重建基材料系数(b_1, b_2)图像,推导其他所需图像,例如:特征密度图像、有效原子序数图像、单色能谱图像等。

(1)计算特征密度、有效原子序数图像:根据物理关系式,被测物质的电子密度ρ_e和有效原子序数Z_{eff}的值可以表示为(式 9-12-10、式 9-12-11):

$$\rho_e = b_1 \rho_{e1} + b_2 \rho_{e2} \tag{式 9-12-10}$$

$$Z_{eff} = \left(\frac{b_1 \rho_{e1} Z_1^n + b_2 \rho_{e2} Z_2^n}{b_1 \rho_{e1} + b_2 \rho_{e2}} \right)^{1/n} \tag{式 9-12-11}$$

其中,Z_1、Z_2、ρ_{e1} 和 ρ_{e2} 分别为两种基材料的有效原子序数和电子密度。

(2)生成单色能谱和虚拟平扫的 CBCT 功能图像:可根据公式(式 9-12-12)计算得到任意单色能谱 E_0 的 CBCT 图像 $\mu(E_0)$。

$$\mu(E_0) = \left(\frac{\mu}{\rho} \right)_1 (E_0) \cdot \rho_{e1} + \left(\frac{\mu}{\rho} \right)_2 (E_0) \cdot \rho_{e2} \tag{式 9-12-12}$$

另外,还可以实现物质的分离,通过基材料分离将碘剂分离出来,得到虚拟平扫图像。

三、CBCT 能谱成像实现方式

目前放疗市场上尚没有普及 CBCT 能谱成像技术。与扇形束 CT 能谱成像技术相似,实现 CBCT 能谱成像技术主要有以下几种方式。

1. 用单源 CT 扫描仪,使用不同的 X 射线管电压,顺序扫描两次。

2. 在单一的 CT 扫描中,引入一个滤波器,生成两种能量的光谱。

3. 使用双源(多源)CT 系统。

4. 扫描过程中,快速切换 X 射线管电压(kVp),进行双能成像。

5. 使用新型探测器,包括双层探测器和光子计数探测器等。

而前两种方法两次扫描之间存在较长的时间差,无法避免运动带来的伪影,下面就常用的其他几种技术进行详细描述。

双源(多源)技术和 kVp 快速切换技术是基于球管出束端的扫描设计,使用光子计数探测器和双层探测器属于数据采集端的双能技术。

(一)双源(多源)系统

双源(多源)系统是目前实现双能成像的最简单的方法,它由 2 个(多个)X 射线球管源(采用不同的管电压)与 2 个(多个)相应的探测器组成的,如图 9-12-3 所示。此外,过滤器可以用来进一步强化高能量光谱,即消除低能量光子。这种方法的主要优点有:已有单能 CT 的 X 射线源技术、探测器材料、图像重建方法可以继续使用;管电压和电流可随意调整,以获得最大可能的能量差异和近似的光子数。这种方法的缺点有:硬件需求,两套成像系统使成本明显增高;CT 机架内的空间限制了 2 个(多个)探测器的大小,使得双能扫描的 FOV 变小;同时获得的两组投影数据由标准滤波反投影方法分别重建,而获得的投影数据在 Z 轴方向有 90° 的偏移,导致没有等价的投影数据,使用投影技术时需要后处理使高低能投影彼此对齐;正交的射线同时扫描,出射的 X 射线会相互干扰和交错散射,使多余的散射线照射到另一个探测器上,造成数据污染。

由于现代的直线加速器大多采用千伏级和兆伏级两种方式设计,因此可以利用千伏级 - 兆伏级双源成像。兆伏级光束比千伏级光束的衰减要小,因此可以穿透较大的物体,同时减少金属伪影。该技术的挑战有:由于兆伏级光子能量高于 1.02MeV,会有较小的概率发生电子对效应,此外,由于在重建过程中千伏级和兆伏级投影需映射到同一坐标系,千伏级和兆伏级等中心点之间的偏差以及探测器的倾斜会产生伪影。

(二)快速 kVp 切换

如图 9-12-4 所示,这种方法不需要增加太多的硬件,管电压能随脉冲曲线变化(具备快速上升和下降的能力),投影数据在高、低两个管电压下采集,两次采集探测器的位置几乎相同,管电流应至少与电压成反比,使光子数的差异尽可能小。这种方法的主要优点有:没有增加主要的附加硬件,能降低成本;能减小运动伪影。缺点包括总的采集时间长,因为旋转速度必须减少 1/2 左右,高、低管电压切换也需要一定的时间间隔,以完成两次投影采集。另外,在 kVp 快速切换过程中,很难保证管电压处于平稳的状态,这可能会导致信号丢失或失真,影响投影数据采集及重建。

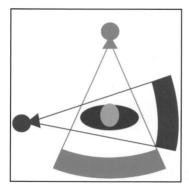

图 9-12-3 双源技术示意

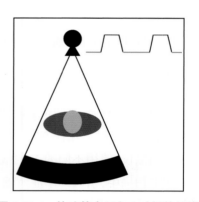

图 9-12-4 快速管电压(kVp)切换示意

(三)新型探测器

前两种双能成像方法按照时间顺序扫描,然而,由于患者或特定器官的运动会导致模糊和运动伪影。新型探测器双能成像技术采用相同的 X 射线源,在探测端实现双能成像,能解决上述问题。目前常用的有双层探测器和光子计数探测器。

1. 双层探测器 如图 9-12-5 所示,双层探测器使用的探测器由 2 层(如上层采用 ZnSe 或 CsI,下层采用 Gd_2O_2S)堆叠而成,图像采集只采用一次高 kVp 扫描,两层探测器的能量响应不同,上层吸收大部分的低能光子,下层吸收剩余的干光子。其优点有:只需要一个 X 射线球管;由于光谱能量分离发生在探测器系统内,而不是不同的源或顺序扫描,因此在高能和低能投影之间没有时间延迟或空间移位;采用单次扫描,不必用高能和低能 X 射线分别扫描患者,所以不会增加患者成像剂量。缺点包括:需要一种新的探测器,射线效率低;获得的光谱能量差异很小,会导致对比度太低,或需要额外的剂量;高低能光谱之间有较大重叠,图像有不同的噪声水平。

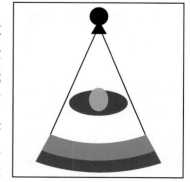

图 9-12-5 双层探测器示意

2. 光子计数探测器 光子计数探测器是一项新技术,结合高速(通常为固态)辐射传感器与可处理单个光子的快速读出专用集成电路,通过设置阈值对特定能量范围内的光子进行识别与计数,可同时获得多个能量通道下的投影数据,实现能谱成像。这种检测器也被称为量子计数检测器。其优点是潜在地提高了对比噪声比(CNR),减少了采集时间和运动伪影;与双层探测器类似,光子计数探测器也不会给患者带来额外辐射。主要挑战包括:需要精密的探测器和电子设备,从而增加了成本;受到很多因素的影响,例如电荷共享、探测器材料的 K 层逃逸、电子学噪声等,容易产生伪影。

四、CBCT 能谱成像的应用前景

能谱成像是 CBCT 成像技术的重要发展方向,在以下一些方面有重要的应用前景。

(一) 改进图像质量

肿瘤(靶区)定位在图像引导放射治疗中非常重要,尽管在过去 20 年中 CBCT 已经广泛用于患者摆位验证,但该技术受到图像伪影的限制。能谱成像可以生成虚拟单色图像来减少金属伪影和射线硬化伪影,已经被证明可以改善肿瘤和正常组织的分辨率,能更好地定位肿瘤,使分次治疗聚焦于肿瘤靶区。

能谱透视成像在肿瘤跟踪方面也有显著的优势,尤其是采用无标记技术时,骨骼往往会掩盖肿瘤的边界。利用能谱透视技术可以分离肿瘤与其他组织,更准确地跟踪肿瘤位置。

(二) 改善剂量计算准确性

改进基于 CBCT 的剂量计算可以促进自适应放疗技术。目前使用 CBCT 进行自适应放射治疗的方法包括将计划 CT 变形为每日 CBCT,或将特定组织密度赋给 CBCT,这两种方法都存在一定的局限性。一般情况下,可以利用 CT-电子密度转换曲线将 CT 值(单位为 HU)转换为剂量计算所必需的相对电子密度(ρ_e)。然而,因为 CT 值不仅依赖电子密度(ρ_e),还与有效原子序数(Z)有关,其与 ρ_e 无法准确一一对应。基于 CT 值-ρ_e 曲线确定 ρ_e 的精度有限,降低了剂量计算的准确性。能谱成像方法提供了计算 Z 和 ρ_e 所需的信息,从而可更精确地计算 ρ_e,提高 CBCT 剂量计算的准确性。

质子调强放疗在技术上有很高的要求,而且由于布拉格峰的位置对路径长度的变化非常敏感,因此照射剂量存在更大的不确定性。双能成像技术可以提高阻止本领比(SPRs)的准确性,从而提高剂量准确性。重离子治疗同样受到射程不确定性问题的影响,双能技术将有助于提高 SPRs 或水当量路径长度的准确性,有减轻不确定性的潜力。

由于近距离治疗源发射的低能光子与组织作用以光电效应为主,其剂量计算依赖于组织的有效期原子数。CBCT 也已用于近距离图像引导治疗,受植入施源器的影响,射线硬化伪影严重。双能技术可以减少伪影,提高施源器定位的精度和在线剂量计算准确性。

(三) 影像组学

放射治疗的每个分次之前采集 CBCT 图像用于图像引导,能谱成像可以进一步得到不同的图像(线性混合、非线性混合、组织成分和虚拟单色图像等),提供每种图像所带来的独特信息。虽然受伪影影响 CBCT 的图像质量较 FBCT 有所下降,但这些图像为追踪治疗过程中影响组学特征的演变提供了来源,有潜力发展成为早期检测肿瘤反应的生物标志物。

CBCT 能谱成像可以减少伪影,提高病变的可见性,从而改善传统 CBCT 固有的局限性。能谱成像可以通过多种方式实现,例如对 X 射线源、探测器和采集工作流进行修改。基于现有的工作和对未来应用的展望,CBCT 能谱成像技术在不久的将来就会用于放射治疗,其应用包括但不限于：自适应放疗、质子治疗、近距离治疗、影像组学和早期肿瘤反应监测等。

（门　阔）

参考文献

[1] 张连胜, 张寅, 李明辉, 等. 用锥形束 CT 技术测量热塑成型膜固定患者的放疗摆位误差 [J]. 中华放射肿瘤学杂志, 2008, 17 (3): 219-222.

[2] PALOMBARINI M, MENGOLI S, FANTAZZINI P, et al. Analysis of inter-fraction setup errors and organ motion by daily kilovoltage cone beam computed tomography in intensity modulated radiotherapy of prostate cancer [J]. Radiat Oncol, 2012, 7: 56.

[3] SEPPENWOOLDE Y, SHIRATO H, KITAMURA K, et al. Precise and real-time measurement of 3D tumor motion in lung due to breathing and heartbeat, measured during radiotherapy [J]. Int J Radiat Oncol Biol Phys, 2002, 53 (4): 822-834.

[4] ZAVGORODNI S. The impact of interfraction dose variations on biological equivalent dose (BED): The concept of equivalent constant dose [J]. Phys Med Biol, 2004, 49 (23): 5333-5345.

[5] BORTFELD T, JIANG S B, RIETZEL E. Effects of motion on the total dose distribution [J]. Semin Radiat Oncol, 2004, 14 (1): 41-51.

[6] VAN HERK M, WITTE M, VAN DER GEER J, et al. Biologic and physical fractionation effects of random geometric errors [J]. Int J Radiat Oncol Biol Phys, 2003, 57 (5): 1460-1471.

[7] FOKDAL L, HONORÉ H, HØYER M, et al. Impact of changes in bladder and rectal filling volume on organ motion and dose distribution of the bladder in radiotherapy for urinary bladder cancer [J]. Int J Radiat Oncol Biol Phys, 2004, 59 (2): 436-444.

[8] MCCARTER S D, BECKHAM W A. Evaluation of the validity of a convolution method for incorporating tumour movement and set-up variations into the radiotherapy treatment planning system [J]. Phys Med Biol, 2000, 45 (4): 923-931.

[9] BORTFELD T, JOKIVARSI K, GOITEIN M, et al. Effects of intra-fraction motion on IMRT dose delivery: statistical analysis and simulation [J]. Phys Med Biol, 2002, 47 (13): 2203-2220.

[10] JIANG S B, POPE C, AL JARRAH K M, et al. An experimental investigation on intra-fractional organ motion effects in lung IMRT treatments [J]. Phys Med Biol, 2003, 48 (12): 1773-1784. http://www. ncbi. nlm. nih. gov/pubmed/12870582.

[11] YU C X, JAFFRAY D A, WONG J W. The effects of intra-fraction organ motion on the delivery of dynamic intensity modulation [J]. Phys Med Biol, 1998, 43 (1): 91-104. http://www. ncbi. nlm. nih. gov/pubmed/9483625.

[12] PEMLER P, BESSERER J, LOMBRISER N, et al. Influence of respiration-induced organ motion on dose distributions in treatments using enhanced dynamic wedges [J]. Med Phys, 2001, 28 (11): 2234-2240. http://www. ncbi. nlm. nih. gov/pubmed/11764027.

[13] GEORGE R, KEALL P J, KINI V R, et al. Quantifying the effect of intrafraction motion during breast IMRT planning and dose delivery [J]. Med Phys, 2003, 30 (4): 552-562. http://www. ncbi. nlm. nih. gov/pubmed/12722807.

[14] LAMBERT J, SUCHOWERSKA N, MCKENZIE D R, et al. Intrafractional motion during proton beam scanning [J]. Phys Med Biol, 2005, 50 (20): 4853-4862. http://www. ncbi. nlm. nih. gov/pubmed/16204877.

[15] YANG J N, MACKIE T R, RECKWERDT P, et al. An investigation of tomotherapy beam delivery [J]. Med Phys, 1997, 24 (3): 425-436. http://www. ncbi. nlm. nih. gov/pubmed/9089594.

[16] CHUI C S, YORKE E, HONG L. The effects of intra-fraction organ motion on the delivery of intensity-modulated field with a multileaf collimator [J]. Med Phys, 2003, 30 (7): 1736-1746. http://www. ncbi. nlm. nih. gov/pubmed/12906191.

[17] EVANS P M, COOLENS C, NIOUTSIKOU E. Effects of averaging over motion and the resulting systematic errors in radiation therapy [J]. Phys Med Biol, 2006, 51 (1): N1-N7. http://www. ncbi. nlm. nih. gov/pubmed/16357424.

[18] LI J G, XING L. Inverse planning incorporating organ motion [J]. Med Phys, 2000, 27 (7): 1573-1578. http://

www. ncbi. nlm. nih. gov/pubmed/10947260.

［19］ ENGELSMAN M, DAMEN E M, DE JAEGER K, et al. The effect of breathing and set-up errors on the cumulative dose to a lung tumor [J]. Radiother Oncol, 2001, 60 (1): 95-105. http://www. ncbi. nlm. nih. gov/pubmed/11410310.

［20］ BECKHAM W A, KEALL P J, SIEBERS J V. A fluence-convolution method to calculate radiation therapy dose distributions that incorporate random set-up error [J]. Phys Med Biol, 2002, 47 (19): 3465-3473. http://www. ncbi. nlm. nih. gov/pubmed/12408475.

［21］ ZAVGORODNI S. The impact of inter-fraction dose variations on biological equivalent dose (BED): the concept of equivalent constant dose [J]. Phys Med Biol, 2004, 49 (23): 5333-5345. http://www. ncbi. nlm. nih. gov/pubmed/15656281.

［22］ YAN D, LOCKMAN D. Organ/patient geometric variation in external beam radiotherapy and its effects [J]. Med Phys, 2001, 28 (4): 593-602. http://www. ncbi. nlm. nih. gov/pubmed/11339757.

［23］ LUH J Y, ALBUQUERQUE K V, CHENG C, et al. ACR-ASTRO Practice Parameter for Image-guided Radiation Therapy (IGRT)[J]. Am J Clin Oncol, 2020, 43 (7): 459-468. http://www. ncbi. nlm. nih. gov/pubmed/32452841.

［24］ VERELLEN D, DE RIDDER M, STORME G. A (short) history of image-guided radiotherapy [J]. Radiother Oncol, 2008, 86 (1): 4-13. http://www. ncbi. nlm. nih. gov/pubmed/18083259.

［25］ SWINDELL W, SIMPSON R G, OLESON J R, et al. Computed tomography with a linear accelerator with radio-therapy applications [J]. Med Phys, 1983, 10 (4): 416-420. http://www. ncbi. nlm. nih. gov/pubmed/6412044.

［26］ MOSLEH-SHIRAZI M A, EVANS P M, SWINDELL W, et al. A cone-beam megavoltage CT scanner for treatment verification in conformal radiotherapy [J]. Radiother Oncol, 1998, 48 (3): 319-328. http://www. ncbi. nlm. nih. gov/pubmed/9925252.

［27］ JAFFRAY D A, SIEWERDSEN J H, WONG J W, et al. Flat-panel cone-beam computed tomography for image-guided radiation therapy [J]. Int J Radiat Oncol Biol Phys, 2002, 53 (5): 1337-1349.

［28］ BROCK K K, MUTIC S, MCNUTT T R, et al. Use of image registration and fusion algorithms and tech-niques in radiotherapy: Report of the AAPM Radiation Therapy Committee Task Group No. 132 [J]. Med Phys, 2017, 44 (7): e43-e76.

［29］ MAINTZ J B, VIERGEVER M A. A survey of medical image registration [J]. Med Image Anal, 1998, 2 (1): 1-36. http://www. ncbi. nlm. nih. gov/pubmed/10638851.

［30］ SOTIRAS A, DAVATZIKOS C, PARAGIOS N. Deformable medical image registration: a survey [J]. IEEE Trans Med Imaging, 2013, 32 (7): 1153-1190. http://www. ncbi. nlm. nih. gov/pubmed/23739795.

［31］ COSELMON M M, BALTER J M, MCSHAN D L, et al. Mutual information based CT registration of the lung at exhale and inhale breathing states using thin-plate splines [J]. Med Phys, 2004, 31 (11): 2942-2948. http://www. ncbi. nlm. nih. gov/pubmed/15587645.

［32］ BENNER S, ROSENGREN B, WALLMAN H, et al. Television monitoring of a 30 MV X-ray beam [J]. Phys Med Biol, 1962, 7: 29-34. http://www. ncbi. nlm. nih. gov/pubmed/13867286.

［33］ ANTONUK L E, EL-MOHRI Y, HUANG W, et al. Initial performance evaluation of an indirect-detection, active matrix flat-panel imager (AMFPI) prototype for megavoltage imaging [J]. Int J Radiat Oncol Biol Phys, 1998, 42 (2): 437-454. http://www. ncbi. nlm. nih. gov/pubmed/9788427.

［34］ SHI M, MYRONAKIS M, HU Y H, et al. A novel method for fast image simulation of flat panel detectors [J]. Phys Med Biol, 2019, 64 (9): 095019. http://www. ncbi. nlm. nih. gov/pubmed/30901759.

［35］ ANTONUK L E. Electronic portal imaging devices: a review and historical perspective of contemporary technolo-gies and research [J]. Phys Med Biol, 2002, 47 (6): R31-R65.

［36］ YORKSTON J. Recent developments in digital radiography detectors [J]. Nucl Inst　Method Phys Res A, 2007, 580 (2): 974-985.

［37］ HERMAN M G, BALTER J M, JAFFRAY D A, et al. Clinical use of electronic portal imaging: report of AAPM Radiation Therapy Committee Task Group 58 [J]. Med Phys, 2001, 28 (5): 712-737. http://www. ncbi. nlm. nih. gov/pubmed/11393467.

［38］ MCCURDY B M, GREER P B. Dosimetric properties of an amorphous-silicon EPID used in continuous acquisition mode for application to dynamic and arc IMRT [J]. Med Phys, 2009, 36 (7): 3028-3039. http://

www. ncbi. nlm. nih. gov/pubmed/19673202.

［39］LANGMACK K A. Portal imaging [J]. Br J Radiol, 2001, 74 (885): 789-804. http://www. ncbi. nlm. nih. gov/pubmed/11560826.

［40］MCDERMOTT L N, LOUWE R J, SONKE J J, et al. Dose-response and ghosting effects of an amorphous silicon electronic portal imaging device [J]. Med Phys, 2004, 31 (2): 285-295.

［41］GREER P B, VIAL P, ROSENFELD A, et al. Epid dosimetry [J]. Am Ins Phys Confer Ser, 2011: 129-144.

［42］ROWSHANFARZAD P, SABET M, O'CONNOR D J, et al. Detection and correction for EPID and gantry sag during arc delivery using cine EPID imaging [J]. Med Phys, 2012, 39 (2): 623-635. http://www. ncbi. nlm. nih. gov/pubmed/22320771.

［43］KÖHN J, LICHER J, MIELKE M, et al. Image movement of the Elekta EPID during gantry rotation: Effects on the verification of dose distributions [J]. Phys Med, 2017, 34: 72-79. http://www. ncbi. nlm. nih. gov/pubmed/28173979.

［44］ZWAN B J, BARNES M P, HINDMARSH J, et al. Commissioning and quality assurance for VMAT delivery systems: An efficient time-resolved system using real-time EPID imaging [J]. Med Phys, 2017, 44 (8): 3909-3922. http://www. ncbi. nlm. nih. gov/pubmed/28564208.

［45］SPREEUW H, ROZENDAAL R, OLACIREGUI-RUIZ I, et al. Online 3D EPID-based dose verification: Proof of concept [J]. Med Phys, 2016, 43 (7): 3969. http://www. ncbi. nlm. nih. gov/pubmed/27370115.

［46］ROSTAMPOUR N, JABBARI K, NABAVI SH, et al. Dynamic MLC tracking using 4D lung tumor motion modelling and EPID feedback [J]. J Biomed Phys Eng, 2019, 9 (4): 417-424. http://www. ncbi. nlm. nih. gov/pubmed/31531294.

［47］FUANGROD T, ROWSHANFARZAD P, GREER P B, et al. A cine-EPID based method for jaw detection and quality assurance for tracking jaw in IMRT/VMAT treatments [J]. Phys Med, 2015, 31 (1): 16-24. http://www. ncbi. nlm. nih. gov/pubmed/25442072.

［48］MCCOWAN P M, RICKEY D W, ROWSHANFARZAD P, et al. An investigation of gantry angle data accuracy for cine-mode EPID images acquired during arc IMRT [J]. J Appl Clin Med Phys, 2014, 15 (1): 4507. http://www. ncbi. nlm. nih. gov/pubmed/24423849.

［49］WOON W A, RAVINDRAN P B, EKAYANAKE P, et al. Trajectory log file sensitivity: A critical analysis using DVH and EPID [J]. Rep Pract Oncol Radiother, 2018, 23 (5): 346-359. http://www. ncbi. nlm. nih. gov/pubmed/30127675.

［50］VAN ELMPT W, MCDERMOTT L, NIJSTEN S, et al. A literature review of electronic portal imaging for radiotherapy dosimetry [J]. Radiother Oncol, 2008, 88 (3): 289-309. http://www. ncbi. nlm. nih. gov/pubmed/18706727.

［51］OLACIREGUI-RUIZ I, ROZENDAAL R, VAN OERS R, et al. Virtual patient 3D dose reconstruction using in air EPID measurements and a back-projection algorithm for IMRT and VMAT treatments [J]. Phys Med, 2017, 37: 49-57. http://www. ncbi. nlm. nih. gov/pubmed/28535915.

［52］NICOLINI G, FOGLIATA A, VANETTI E, et al. GLAaS: an absolute dose calibration algorithm for an amorphous silicon portal imager. Applications to IMRT verifications [J]. Med Phys, 2006, 33 (8): 2839-2851. http://www. ncbi. nlm. nih. gov/pubmed/16964860.

［53］ANSBACHER W. Three-dimensional portal image-based dose reconstruction in a virtual phantom for rapid evaluation of IMRT plans [J]. Med Phys, 2006, 33 (9): 3369-3382. http://www. ncbi. nlm. nih. gov/pubmed/17022233.

［54］VAN ELMPT W, NIJSTEN S, MIJNHEER B, et al. The next step in patient-specific QA: 3D dose verification of conformal and intensity-modulated RT based on EPID dosimetry and Monte Carlo dose calculations [J]. Radiother Oncol, 2008, 86 (1): 86-92. http://www. ncbi. nlm. nih. gov/pubmed/18054102.

［55］VAN ZIJTVELD M, DIRKX M, HEIJMEN B. Correction of conebeam CT values using a planning CT for derivation of the "dose of the day" [J]. Radiother Oncol, 2007, 85 (2): 195-200. http://www. ncbi. nlm. nih. gov/pubmed/17936387.

［56］ADAMSON J, WU Q. Independent verification of gantry angle for pre-treatment VMAT QA using EPID [J]. Phys Med Biol, 2012, 57 (20): 6587-6600. http://www. ncbi. nlm. nih. gov/pubmed/23010739.

［57］MCCURDY B M, LUCHKA K, PISTORIUS S. Dosimetric investigation and portal dose image prediction using an amorphous silicon electronic portal imaging device [J]. Med Phys, 2001, 28 (6): 911-924. http://www. ncbi. nlm. nih. gov/pubmed/11439488.

[58] MARTÍNEZ ORTEGA J, PINTO MONEDERO M, GÓMEZ GONZÁLEZ N, et al. A collapsed-cone based transit EPID dosimetry method [J]. Phys Med, 2018, 46: 75-80. http://www. ncbi. nlm. nih. gov/pubmed/29519413.

[59] MOHAMMADI M, BEZAK E, REICH P. The use of extended dose range film for dosimetric calibration of a scanning liquid-filled ionization chamber electronic portal imaging device [J]. J Appl Clin Med Phys, 2006, 8 (1): 69-84. http://www. ncbi. nlm. nih. gov/pubmed/17592449.

[60] FUANGROD T, WOODRUFF H C, VAN UYTVEN E, et al. A system for EPID-based real-time treatment delivery verification during dynamic IMRT treatment [J]. Med Phys, 2013, 40 (9): 091907. http://www. ncbi. nlm. nih. gov/pubmed/24007158.

[61] MOUSTAKIS C, EBRAHIMI TAZEHMAHALLEH F, ELSAYAD K, et al. A novel approach to SBRT patient quality assurance using EPID-based real-time transit dosimetry: A step to QA with in vivo EPID dosimetry [J]. Strahlenther Onkol, 2020, 196 (2): 182-192. http://www. ncbi. nlm. nih. gov/pubmed/31925465.

[62] WENDLING M, MCDERMOTT L N, MANS A, et al. A simple backprojection algorithm for 3D in vivo EPID dosimetry of IMRT treatments [J]. Med Phys, 2009, 36 (7): 3310-3321.

[63] MIJNHEER B, OLACIREGUI-RUIZ I, ROZENDAAL R, et al. Current status of 3D EPID-based in vivo dosimetry in The Netherlands Cancer Institute [J]. J Phys (Confer Ser), 2015, 573 (1): 012014.

[64] MCDERMOTT L N, WENDLING M, NIJKAMP J, et al. 3D in vivo dose verification of entire hypo-fractionated IMRT treatments using an EPID and cone-beam CT [J]. Radiother Oncol, 2008, 86 (1): 35-42. http://www. ncbi. nlm. nih. gov/pubmed/18061692.

[65] MCNUTT T R, MACKIE T R, PALIWAL B R. Analysis and convergence of the iterative convolution/superposition dose reconstruction technique for multiple treatment beams and tomotherapy [J]. Med Phys, 1997, 24 (9): 1465-1476. http://www. ncbi. nlm. nih. gov/pubmed/9304575.

[66] KAPATOES J M, OLIVERA G H, BALOG J P, et al. On the accuracy and effectiveness of dose reconstruction for tomotherapy [J]. Phys Med Biol, 2001, 46 (4): 943-966. http://www. ncbi. nlm. nih. gov/pubmed/11324970.

[67] YEDEKCI Y, BILTEKIN F, OZYIGIT G. Feasibility study of an electronic portal imaging based in vivo dose verification system for prostate stereotactic body radiotherapy [J]. Phys Med, 2019, 64: 204-209. http://www. ncbi. nlm. nih. gov/pubmed/31515021.

[68] OLACIREGUI-RUIZ I, TORRES-XIRAU I, TEUWEN J, et al. A deep learning-based correction to EPID dosimetry for attenuation and scatter in the Unity MR-Linac system [J]. Phys Med, 2020, 71: 124-131. http://www. ncbi. nlm. nih. gov/pubmed/32135486.

[69] TORRES-XIRAU I, OLACIREGUI-RUIZ I, KAAS J, et al. 3D dosimetric verification of unity MR-linac treatments by portal dosimetry [J]. Radiother Oncol, 2020, 146: 161-166. http://www. ncbi. nlm. nih. gov/pubmed/32182503.

[70] TORRES-XIRAU I, OLACIREGUI-RUIZ I, VAN DER HEIDE U A, et al. Two-dimensional EPID dosimetry for an MR-linac: Proof of concept [J]. Med Phys, 2019, 46 (9): 4193-4203. http://www. ncbi. nlm. nih. gov/pubmed/31199521.

[71] EL NAQA I, IRRER J, RITTER T A, et al. Machine learning for automated quality assurance in radiotherapy: A proof of principle using EPID data description [J]. Med Phys, 2019, 46 (4): 1914-1921. http://www. ncbi. nlm. nih. gov/pubmed/30734324.

[72] CHANG J, OBCEMEA C H, SILLANPAA J, et al. Use of EPID for leaf position accuracy QA of dynamic multileaf collimator (DMLC) treatment [J]. Med Phys, 2004, 31 (7): 2091-2096. http://www. ncbi. nlm. nih. gov/pubmed/15305462.

[73] FUANGROD T, WOODRUFF H C, ROWSHANFARZAD P, et al. An independent system for real-time dynamic multileaf collimation trajectory verification using EPID [J]. Phys Med Biol, 2014, 59 (1): 61-81. http://www. ncbi. nlm. nih. gov/pubmed/24334552.

[74] CLEWS L, GREER P B. An EPID based method for efficient and precise asymmetric jaw alignment quality assurance [J]. Med Phys, 2009, 36 (12): 5488-5496. http://www. ncbi. nlm. nih. gov/pubmed/20095261.

［75］ SZWEDA H, GRACZYK K, RADOMIAK D, et al. Comparison of three different phantoms used for Winston-Lutz test with Artiscan software [J]. Rep Pract Oncol Radiother, 2020, 25 (3): 351-354. http://www. ncbi. nlm. nih. gov/pubmed/32214910.

［76］ BUDGELL G J, ZHANG Q, TROUNCER R J, et al. Improving IMRT quality control efficiency using an amorphous silicon electronic portal imager [J]. Med Phys, 2005, 32 (11): 3267-3278. http://www. ncbi. nlm. nih. gov/pubmed/16370416.

［77］ SUN B, GODDU S M, YADDANAPUDI S, et al. Daily QA of linear accelerators using only EPID and OBI [J]. Med Phys, 2015, 42 (10): 5584-5594. http://www. ncbi. nlm. nih. gov/pubmed/26429233.

［78］ KEALL P J, TODOR A D, VEDAM S S, et al. On the use of EPID-based implanted marker tracking for 4D radiotherapy [J]. Med Phys, 2004, 31 (12): 3492-3499. http://www. ncbi. nlm. nih. gov/pubmed/15651632.

［79］ MAO W, WIERSMA R D, XING L. Fast internal marker tracking algorithm for onboard MV and kV imaging systems [J]. Med Phys, 2008, 35 (5): 1942-1949. http://www. ncbi. nlm. nih. gov/pubmed/18561670.

［80］ PARK S J, IONASCU D, HACKER F, et al. Automatic marker detection and 3D position reconstruction using cine EPID images for SBRT verification [J]. Med Phys, 2009, 36 (10): 4536-4546.

［81］ JUSTE B, MIRO R, JAMBRINA A, et al. A new methodology to determinate linac photon spectra using the EPID signal [J]. Radiat Phys Chemist, 2014, 95: 412-416.

［82］ CHOJNOWSKI J M, BARNES M P, SYKES J R, et al. Beam focal spot position: The forgotten linac QA parameter. An EPID-based phantomless method for routine Stereotactic linac QA [J]. J Appl Clin Med Phys, 2017, 18 (5): 178-183.

［83］ SMITH R L, TAYLOR M L, MCDERMOTT L N, et al. Source position verification and dosimetry in HDR brachytherapy using an EPID [J]. Med Phys, 2013, 40 (11): 111706.

［84］ DIPASQUALE G, MIRALBELL R, LAMANNA G, et al. Image-guided total-body irradiation with a movable electronic portal imaging device for bone marrow transplant conditioning [J]. Z Med Phys, 2020, 30 (2): 148-154.

［85］ BARRY A, LOREDANA M, EVA B. Biomedical physics in radiotherapy for cancer [M]. Collingwood, VIC: CSIRO Publishers, 2012.

［86］ JAFFRAY D A, SIEWERDSEN J H, WONG J W, et al. Flat-panel cone-beam computed tomography for image-guided radiation therapy [J]. Int J Radiat Oncol Biol Phys, 2002, 53 (5): 1337-1349. http://www. ncbi. nlm. nih. gov/pubmed/12128137.

［87］ GROH B A, SIEWERDSEN J H, DRAKE D G, et al. A performance comparison of flat-panel imager-based MV and kV cone-beam CT [J]. Med Phys, 2002, 29 (6): 967-975. http://www. ncbi. nlm. nih. gov/pubmed/12094992.

［88］ MIRACLE A C, MUKHERJI S K. Conebeam CT of the head and neck, part 2: clinical applications [J]. AJNR Am J Neuroradiol, 2009, 30 (7): 1285-1292. http://www. ncbi. nlm. nih. gov/pubmed/19461061.

［89］ Measurements ICoRUa. Prescribing, recording, and reporting photon beam therapy. Report 62 [R]. ICRU, 1999.

［90］ DAWSON L A, JAFFRAY D A. Advances in image-guided radiation therapy [J]. J Clin Oncol, 2007, 25 (8): 938-946. http://www. ncbi. nlm. nih. gov/pubmed/17350942.

［91］ YAN D, VICINI F, WONG J, et al. Adaptive radiation therapy [J]. Phys Med Biol, 1997, 42 (1): 123-132. http://www. ncbi. nlm. nih. gov/pubmed/9015813.

［92］ FOROUDI F, WONG J, KRON T, et al. Online adaptive radiotherapy for muscle-invasive bladder cancer: results of a pilot study [J]. Int J Radiat Oncol Biol Phys, 2011, 81 (3): 765-771. http://www. ncbi. nlm. nih. gov/pubmed/20932678.

［93］ NIJKAMP J, POS F J, NUVER T T, et al. Adaptive radiotherapy for prostate cancer using kilovoltage cone-beam computed tomography: first clinical results [J]. Int J Radiat Oncol Biol Phys, 2008, 70 (1): 75-82. http://www. ncbi. nlm. nih. gov/pubmed/17869445.

［94］ BERTELSEN A, SCHYTTE T, BENTZEN S M, et al. Radiation dose response of normal lung assessed by Cone Beam CT: a potential tool for biologically adaptive radiation therapy [J]. Radiother Oncol, 2011, 100 (3): 351-355.

［95］ DANCZAK M, JUERGEN-WOLTER K. Cone-beam computer tomography as a new testing method for industrial application [C]//Electronics Technology: meeting the challenges of electronics technology progress. 2004 27th International Spring Seminar, 2004.

［96］ JAFFRAY D A, SIEWERDSEN J H. Cone-beam computed tomography with a flat-panel imager: initial performance characterization [J]. Med Phys, 2000, 27 (6): 1311-1323.

［97］ FELDKAMP L A, DAVIS L C, KRESS J W. Practical cone-beam algorithm [J]. J Opt Soc Am A, 1984, 1 (6): 612-619.

［98］ YU L, PAN X, PELIZZARI C A. Image reconstruction with a shift-variant filtration in circular cone-beam CT [J]. Int J Imag Syst Tech, 2004, 14 (5): 213-221.

［99］ SOIMU D, BULIEV I, PALLIKARAKIS N. Studies on circular isocentric cone-beam trajectories for 3D image reconstructions using FDK algorithm [J]. Comput Med Imaging Graph, 2008, 32 (3): 210-220. http://www. ncbi. nlm. nih. gov/pubmed/18255264.

［100］ WANG J, LI T, XING L. Iterative image reconstruction for CBCT using edge-preserving prior [J]. Med Phys, 2009, 36 (1): 252-260. http://www. ncbi. nlm. nih. gov/pubmed/19235393.

［101］ QIU W, TONG J R, MITCHELL C N, et al. New iterative cone beam CT reconstruction software: parameter optimisation and convergence study [J]. Comput Methods Programs Biomed, 2010, 100 (2): 166-174. http://www. ncbi. nlm. nih. gov/pubmed/20471711.

［102］ JIA X, DONG B, LOU Y, et al. GPU-based iterative cone-beam CT reconstruction using tight frame regularization [J]. Phys Med Biol, 2011, 56 (13): 3787-3807. http://www. ncbi. nlm. nih. gov/pubmed/21628778.

［103］ MOORE C J, AMER A, MARCHANT T, et al. Developments in and experience of kilovoltage X-ray cone beam image-guided radiotherapy [J]. Br J Radiol, 2006, 79 Spec No 1: S66-S78.

［104］ LÉTOURNEAU D, KIM L H, OLDHAM M, et al. Cone-beam-CT guided radiation therapy: a model for on-line application [J]. Radiother Oncol, 2005, 75 (3): 271-278.

［105］ GUCKENBERGER M, MEYER J, WILBERT J, et al. Precision of image-guided radiotherapy (IGRT) in six degrees of freedom and limitations in clinical practice [J]. Strahlenther Onkol, 2007, 183 (6): 307-313. http://www. ncbi. nlm. nih. gov/pubmed/17520184.

［106］ BODA-HEGGEMANN J, LOHR F, WENZ F, et al. kV cone-beam CT-based IGRT: a clinical review [J]. Strahlenther Onkol, 2011, 187 (5): 284-291. http://www. ncbi. nlm. nih. gov/pubmed/21533757.

［107］ PAWLOWSKI J M, YANG E S, MALCOLM A W, et al. Reduction of dose delivered to organs at risk in prostate cancer patients via image-guided radiation therapy [J]. Int J Radiat Oncol Biol Phys, 2010, 76 (3): 924-934. http://www. ncbi. nlm. nih. gov/pubmed/20004528.

［108］ BLESSING M, STSEPANKOU D, WERTZ H, et al. Breath-hold target localization with simultaneous kilovoltage/megavoltage cone-beam computed tomography and fast reconstruction [J]. Int J Radiat Oncol Biol Phys, 2010, 78 (4): 1219-1226. http://www. ncbi. nlm. nih. gov/pubmed/20554124.

［109］ WERTZ H, STSEPANKOU D, BLESSING M, et al. Fast kilovoltage/megavoltage (kVMV) breathhold cone-beam CT for image-guided radiotherapy of lung cancer [J]. Phys Med Biol, 2010, 55 (15): 4203-4217. http://www. ncbi. nlm. nih. gov/pubmed/20616405.

［110］ LAGERWAARD F J, VAN SORNSEN DE KOSTE J R, NIJSSEN-VISSER M R, et al. Multiple "slow" CT scans for incorporating lung tumor mobility in radiotherapy planning [J]. Int J Radiat Oncol Biol Phys, 2001, 51 (4): 932-937. http://www. ncbi. nlm. nih. gov/pubmed/11704313.

［111］ SONKE J J, ZIJP L, REMEIJER P, et al. Respiratory correlated cone beam CT [J]. Med Phys, 2005, 32 (4): 1176-1186. http://www. ncbi. nlm. nih. gov/pubmed/15895601.

［112］ 李明辉, 张寅, 戴建荣, 等. 千伏级 X 线透视成像与锥形束 CT 确定头颈部摆位误差的比较 [J]. 中华放射肿瘤学杂志, 2012, 04: 374-376.

［113］ 李明辉, 牛传猛, 张可, 等. 快速锥形束 CT 成像模式研究 [J]. 中华放射肿瘤学杂志, 2020, 29 (06): 461-465.

［114］ 李明辉, 戴建荣, 张可. 使用领结式过滤器和水校准方法改善锥形束 CT 图像质量研究 [J]. 中华放射肿瘤学杂志, 2010, 19 (3): 253-255. http://med. wanfangdata. com. cn/Paper/Detail? id=PeriodicalPaper_zhfszl201003024& dbid=WF_QK.

［115］ 李明辉, 戴建荣. 锥形束 CT 图像引导放疗系统的质量保证 [J]. 中国肿瘤, 2008, 17 (8): 672-675. http://med. wanfangdata. com. cn/Paper/Detail? id=PeriodicalPaper_zgzl200808008& dbid=WF_QK.

［116］ 国家癌症中心/ 国家肿瘤质控中心. 医用电子直线加速器质量控制指南 [J]. 中华放射肿瘤学杂志, 2020,

29 (4): 241-258. http://med. wanfangdata. com. cn/Paper/Detail? id=PeriodicalPaper_zhfszl202004003& dbid=WF_QK.

[117] BISSONNETTE J P, BALTER P A, DONG L, et al. Quality assurance for image-guided radiation therapy utilizing CT-based technologies: a report of the AAPM TG-179 [J]. Med Phys, 2012, 39 (4): 1946-1963. http://www. ncbi. nlm. nih. gov/pubmed/22482616.

[118] DING G X, ALAEI P, CURRAN B, et al. Image guidance doses delivered during radiotherapy: Quantification, management, and reduction: Report of the AAPM Therapy Physics Committee Task Group 180 [J]. Med Phys, 2018, 45 (5): e84-e99. http://www. ncbi. nlm. nih. gov/pubmed/29468678.

[119] MURPHY M J, BALTER J, BALTER S, et al. The management of imaging dose during image-guided radiotherapy: report of the AAPM Task Group 75 [J]. Med Phys, 2007, 34 (10): 4041-4063.

[120] WONG J, JAFFRAY D, YIN F F. The role of in-room kV X-ray imaging for patient setup and target localization (TG104): Report of AAPM Task Group 104 [R]. AAPM, 2009.

[121] LANGEN K M, MEEKS S L, POOLE D O, et al. The use of megavoltage CT (MVCT) images for dose recomputations [J]. Phys Med Biol, 2005, 50 (18): 4259-4276. http://www. ncbi. nlm. nih. gov/pubmed/16148392.

[122] WELSH J S, LOCK M, HARARI P M, et al. Clinical implementation of adaptive helical tomotherapy: a unique approach to image-guided intensity modulated radiotherapy [J]. Technol Cancer Res Treat, 2006, 5 (5): 465-479. http://www. ncbi. nlm. nih. gov/pubmed/16981789.

[123] WOODFORD C, YARTSEV S, DAR A R, et al. Adaptive radiotherapy planning on decreasing gross tumor volumes as seen on megavoltage computed tomography images [J]. Int J Radiat Oncol Biol Phys, 2007, 69 (4): 1316-1322. http://www. ncbi. nlm. nih. gov/pubmed/17967322.

[124] YADAV P, TOLAKANAHALLI R, RONG Y, et al. The effect and stability of MVCT images on adaptive Tomo-Therapy [J]. J Appl Clin Med Phys, 2010, 11 (4): 3229. http://www. ncbi. nlm. nih. gov/pubmed/21081878.

[125] UEMATSU M, FUKUI T, SHIODA A, et al. A dual computed tomography linear accelerator unit for stereotactic radiation therapy: a new approach without cranially fixated stereotactic frames [J]. Int J Radiat Oncol Biol Phys, 1996, 35 (3): 587-592. http://www. ncbi. nlm. nih. gov/pubmed/8655383.

[126] HUA C, LOVELOCK D M, MAGERAS G S, et al. Development of a semi-automatic alignment tool for accelerated localization of the prostate [J]. Int J Radiat Oncol Biol Phys, 2003, 55 (3): 811-824. http://www. ncbi. nlm. nih. gov/pubmed/12573769.

[127] MA C M, PASKALEV K. In-room CT techniques for image-guided radiation therapy [J]. Med Dosim, 2006, 31 (1): 30-39. http://www. ncbi. nlm. nih. gov/pubmed/16551527.

[128] BISSONNETTE J P. Quality assurance of image-guidance technologies [J]. Semin Radiat Oncol, 2007, 17 (4): 278-286. http://www. ncbi. nlm. nih. gov/pubmed/17903705.

[129] CHENG C W, WONG J, GRIMM L, et al. Commissioning and clinical implementation of a sliding gantry CT scanner installed in an existing treatment room and early clinical experience for precise tumor localization [J]. Am J Clin Oncol, 2003, 26 (3): e28-e36. http://www. ncbi. nlm. nih. gov/pubmed/12796613.

[130] COURT L, ROSEN I, MOHAN R, et al. Evaluation of mechanical precision and alignment uncertainties for an integrated CT/LINAC system [J]. Med Phys, 2003, 30 (6): 1198-1210. http://www. ncbi. nlm. nih. gov/pubmed/12852544.

[131] WONG J R, GRIMM L, UEMATSU M, et al. Image-guided radiotherapy for prostate cancer by CT-linear accelerator combination: prostate movements and dosimetric considerations [J]. Int J Radiat Oncol Biol Phys, 2005, 61 (2): 561-569. http://www. ncbi. nlm. nih. gov/pubmed/15667979.

[132] COURT L E, DONG L, TAYLOR N, et al. Evaluation of a contour-alignment technique for CT-guided prostate radiotherapy: an intra-and interobserver study [J]. Int J Radiat Oncol Biol Phys, 2004, 59 (2): 412-418. http://www. ncbi. nlm. nih. gov/pubmed/15145157.

[133] FUNG A Y, WONG J R, CHENG C W, et al. A comparison of two image fusion techniques in ct-on-rails localization of radiation delivery [J]. Phys Med, 2005, 21 (3): 113-119. http://www. ncbi. nlm. nih. gov/pubmed/18348854.

[134] JIANG D, CAO Z, WEI Y, et al. Radiation dosimetry effect evaluation of a carbon fiber couch on novel uRT-linac

506c accelerator [J]. Sci Rep, 2021, 11 (1): 13504. http://www. ncbi. nlm. nih. gov/pubmed/34188139.

[135] YU L, ZHAO J, ZHANG Z, et al. Commissioning of and preliminary experience with a new fully integrated computed tomography linac [J]. J Appl Clin Med Phys, 2021, 22 (7): 208-223. http://www. ncbi. nlm. nih. gov/pubmed/34151504.

[136] LANGEN K M, PAPANIKOLAOU N, BALOG J, et al. QA for helical tomotherapy: report of the AAPM Task Group 148 [J]. Med Phys, 2010, 37 (9): 4817-4853. http://www. ncbi. nlm. nih. gov/pubmed/20964201.

[137] MACKIE T R, HOLMES T, SWERDLOFF S, et al. Tomotherapy: a new concept for the delivery of dynamic conformal radiotherapy [J]. Med Phys, 1993, 20 (6): 1709-1719. http://www. ncbi. nlm. nih. gov/pubmed/8309444.

[138] RUCHALA K J, OLIVERA G H, SCHLOESSER E A, et al. Megavoltage CT on a tomotherapy system [J]. Phys Med Biol, 1999, 44 (10): 2597-2621. http://www. ncbi. nlm. nih. gov/pubmed/10533931.

[139] SHAH A P, LANGEN K M, RUCHALA K J, et al. Patient dose from megavoltage computed tomography imaging [J]. Int J Radiat Oncol Biol Phys, 2008, 70 (5): 1579-1587. http://www. ncbi. nlm. nih. gov/pubmed/18234438.

[140] BOSWELL S, TOMÉ W, JERAJ R, et al. Automatic registration of megavoltage to kilovoltage CT images in helical tomotherapy: an evaluation of the setup verification process for the special case of a rigid head phantom [J]. Med Phys, 2006, 33 (11): 4395-4404. http://www. ncbi. nlm. nih. gov/pubmed/17153418.

[141] MEEKS S L, HARMON J F JR, LANGEN K M, et al. Performance characterization of megavoltage computed tomography imaging on a helical tomotherapy unit [J]. Med Phys, 2005, 32 (8): 2673-2681. http://www. ncbi. nlm. nih. gov/pubmed/16193798.

[142] WOODFORD C, YARTSEV S, VAN DYK J. Optimization of megavoltage CT scan registration settings for brain cancer treatments on tomotherapy [J]. Phys Med Biol, 2007, 52 (8): N185-N193. http://www. ncbi. nlm. nih. gov/pubmed/17404453.

[143] WOODFORD C, YARTSEV S, VAN DYK J. Optimization of megavoltage CT scan registration settings for thoracic cases on helical tomotherapy [J]. Phys Med Biol, 2007, 52 (15): N345-N354. http://www. ncbi. nlm. nih. gov/pubmed/17634636.

[144] LANGEN K M, ZHANG Y, ANDREWS R D, et al. Initial experience with megavoltage (MV) CT guidance for daily prostate alignments [J]. Int J Radiat Oncol Biol Phys, 2005, 62 (5): 1517-1524. http://www. ncbi. nlm. nih. gov/pubmed/16029814.

[145] SHAH A P, LANGEN K M, RUCHALA K J, et al. Patient dose from megavoltage computed tomography imaging [J]. Int J Radiat Oncol Biol Phys, 2008, 70 (5): 1579-1587. http://www. ncbi. nlm. nih. gov/pubmed/18234438.

[146] DUCHATEAU M, TOURNEL K, VERELLEN D, et al. The effect of tomotherapy imaging beam output instabilities on dose calculation [J]. Phys Med Biol, 2010, 55 (11): N329-N336.

[147] BUSHBERG J T, SEIBERT J A, LEIDHOLDT E M, et al. The Essential Physics of Medical Imaging [M]. 3rd ed. Philadelphia: Lippincott Williams & Wilkins, 2011: 500-575.

[148] FLOWER M A. Webb's Physics of Medical Imaging [M]. 2nd ed. Boca Raton: Taylor & Francis Group, 2012: 351-486.

[149] SCHLOSSER J, SALISBURY K, HRISTOV D. Telerobotic system concept for real-time soft-tissue imaging during radiotherapy beam delivery [J]. Med Phys, 2010, 37 (12): 6357-6367. http://www. ncbi. nlm. nih. gov/pubmed/21302793.

[150] GERLACH S, KUHLEMANN I, JAUER P, et al. Robotic ultrasound-guided SBRT of the prostate: feasibility with respect to plan quality [J]. Int J Comput Assist Radiol Surg, 2017, 12 (1): 149-159. http://www. ncbi. nlm. nih. gov/pubmed/27406743.

[151] WESTERN C, HRISTOV D, SCHLOSSER J. Ultrasound imaging in radiation therapy: from interfractional to intrafractional guidance [J]. Cureus, 2015, 7 (6): e280. http://www. ncbi. nlm. nih. gov/pubmed/26180704.

[152] MOLLOY J A, CHAN G, MARKOVIC A, et al. Quality assurance of U. S.-guided external beam radiotherapy for prostate cancer: report of AAPM Task Group 154 [J]. Med Phys, 2011, 38 (2): 857-871. http://

www. ncbi. nlm. nih. gov/pubmed/21452723.

［153］ TRICHTER F, ENNIS R D. Prostate localization using transabdominal ultrasound imaging [J]. Int J Radiat Oncol Biol Phys, 2003, 56 (5): 1225-1233. http://www. ncbi. nlm. nih. gov/pubmed/12873665.

［154］ BOUCHET L G, MEEKS S L, GOODCHILD G, et al. Calibration of three-dimensional ultrasound images for image-guided radiation therapy [J]. Phys Med Biol, 2001, 46 (2): 559-577. http://www. ncbi. nlm. nih. gov/pubmed/11229734.

［155］ TOMÉ W A, MEEKS S L, ORTON N P, et al. Commissioning and quality assurance of an optically guided three-dimensional ultrasound target localization system for radiotherapy [J]. Med Phys, 2002, 29 (8): 1781-1788. http://www. ncbi. nlm. nih. gov/pubmed/12201425.

［156］ MOLLOY J A, SRIVASTAVA S, SCHNEIDER B F. A method to compare supra-pubic ultrasound and CT images of the prostate: technique and early clinical results [J]. Med Phys, 2004, 31 (3): 433-442. http://www. ncbi. nlm. nih. gov/pubmed/15070240.

［157］ CURY F L, SHENOUDA G, SOUHAMI L, et al. Ultrasound-based image guided radiotherapy for prostate cancer: comparison of cross-modality and intramodality methods for daily localization during external beam radiotherapy [J]. Int J Radiat Oncol Biol Phys, 2006, 66 (5): 1562-1567. http://www. ncbi. nlm. nih. gov/pubmed/17056194.

［158］ ROBINSON D, LIU D, STECIW S, et al. An evaluation of the Clarity 3D ultrasound system for prostate localiza-tion [J]. J Appl Clin Med Phys, 2012, 13 (4): 3753. http://www. ncbi. nlm. nih. gov/pubmed/22766945.

［159］ FARGIER-VOIRON M, PRESLES B, POMMIER P, et al. Impact of probe pressure variability on prostate local-ization for ultrasound-based image-guided radiotherapy [J]. Radiother Oncol, 2014, 111 (1): 132-137. http://www. ncbi. nlm. nih. gov/pubmed/24631149.

［160］ LI M, BALLHAUSEN H, HEGEMANN N S, et al. A comparative assessment of prostate positioning guided by three-dimensional ultrasound and cone beam CT [J]. Radiat Oncol, 2015, 10: 82. http://www. ncbi. nlm. nih. gov/pubmed/25890013.

［161］ FARGIER-VOIRON M, PRESLES B, POMMIER P, et al. Ultrasound versus Cone-beam CT image-guided radio-therapy for prostate and post-prostatectomy pretreatment localization [J]. Phys Med, 2015, 31 (8): 997-1004. http://www. ncbi. nlm. nih. gov/pubmed/26422200.

［162］ LI M, BALLHAUSEN H, HEGEMANN N S, et al. Comparison of prostate positioning guided by three-dimensional transperineal ultrasound and cone beam CT [J]. Strahlenther Onkol, 2017, 193 (3): 221-228. http://www. ncbi. nlm. nih. gov/pubmed/27928626.

［163］ YU A S, NAJAFI M, HRISTOV D H, et al. Intrafractional tracking accuracy of a transperineal ultrasound image guidance system for prostate radiotherapy [J]. Technol Cancer Res Treat, 2017, 16 (6): 1067-1078. http://www. ncbi. nlm. nih. gov/pubmed/29332454.

［164］ SIHONO D, EHMANN M, HEITMANN S, et al. Determination of intrafraction prostate motion during external beam radiation therapy with a transperineal 4-dimensional ultrasound real-time tracking system [J]. Int J Radiat Oncol Biol Phys, 2018, 101 (1): 136-143. http://www. ncbi. nlm. nih. gov/pubmed/29482869.

［165］ BAKER M, BEHRENS C F. Determining intrafractional prostate motion using four dimensional ultrasound system [J]. BMC Cancer, 2016, 16: 484. http://www. ncbi. nlm. nih. gov/pubmed/27422044.

［166］ BALLHAUSEN H, LI M, HEGEMANN N S, et al. Intra-fraction motion of the prostate is a random walk [J]. Phys Med Biol, 2015, 60 (2): 549-563. http://www. ncbi. nlm. nih. gov/pubmed/25549204.

［167］ COLVILL E, POULSEN P R, BOOTH J T, et al. DMLC tracking and gating can improve dose coverage for pros-tate VMAT [J]. Med Phys, 2014, 41 (9): 091705. http://www. ncbi. nlm. nih. gov/pubmed/25186380.

［168］ RIVAZ H, FOROUGHI P, FLEMING I, et al. Tracked regularized ultrasound elastography for targeting breast radiotherapy [J]. Med Image Comput Comput Assist Interv, 2009, 12 (Pt 1): 507-515. http://www. ncbi. nlm. nih. gov/pubmed/20426026.

［169］ VLAD R M, BRAND S, GILES A, et al. Quantitative ultrasound characterization of responses to radiotherapy in cancer mouse models [J]. Clin Cancer Res, 2009, 15 (6): 2067-2075. http://www. ncbi. nlm. nih. gov/pubmed/19276277.

［170］ HWANG M, HARIRI G, LYSHCHIK A, et al. Correlation of quantified contrast-enhanced sonography with in vivo tumor response [J]. J Ultrasound Med, 2010, 29 (4): 597-607. http://www. ncbi. nlm. nih. gov/pubmed/20375378.

［171］ CZARNOTA G J, KARSHAFIAN R, BURNS P N, et al. Tumor radiation response enhancement by acoustical stimulation of the vasculature [J]. Proc Natl Acad Sci U S A, 2012, 109 (30): E2033-E2041. http://www. ncbi. nlm. nih. gov/pubmed/22778441.

［172］ BRIGGS K, AL MAHROUKI A, NOFIELE J, et al. Non-invasive monitoring of ultrasound stimulated microbubble radiation enhancement using photoacoustic imaging [J]. Technol Cancer Res Treat, 2014, 13 (5): 435-444. http://www. ncbi. nlm. nih. gov/pubmed/24000993.

［173］ MABUCHI S, SASANO T, KURODA H, et al. Real-time tissue sonoelastography for early response monitoring in cervical cancer patients treated with definitive chemoradiotherapy: preliminary results [J]. J Med Ultrason (2001), 2015, 42 (3): 379-385. http://www. ncbi. nlm. nih. gov/pubmed/26576790.

［174］ RAFAELSEN S R, VAGN-HANSEN C, SØRENSEN T, et al. Ultrasound elastography in patients with rectal cancer treated with chemoradiation [J]. Eur J Radiol, 2013, 82 (6): 913-917. http://www. ncbi. nlm. nih. gov/pubmed/23410908.

［175］ PALMOWSKI M, PESCHKE P, HUPPERT J, et al. Molecular ultrasound imaging of early vascular response in prostate tumors irradiated with carbon ions [J]. Neoplasia, 2009, 11 (9): 856-863. http://www. ncbi. nlm. nih. gov/pubmed/19724679.

［176］ XIANG L, HAN B, CARPENTER C, et al. X-ray acoustic computed tomography with pulsed x-ray beam from a medical linear accelerator [J]. Med Phys, 2013, 40 (1): 010701. http://www. ncbi. nlm. nih. gov/pubmed/23298069.

［177］ JAEGER M, HELD G, PEETERS S, et al. Computed ultrasound tomography in echo mode for imaging speed of sound using pulse-echo sonography: proof of principle [J]. Ultrasound Med Biol, 2015, 41 (1): 235-250. http://www. ncbi. nlm. nih. gov/pubmed/25220274.

［178］ GAYOU O, MIFTEN M. Comparison of mega-voltage cone-beam computed tomography prostate localization with online ultrasound and fiducial markers methods [J]. Med Phys, 2008, 35 (2): 531-538. http://www. ncbi. nlm. nih. gov/pubmed/18383674.

［179］ BERRANG T S, TRUONG P T, POPESCU C, et al. 3D ultrasound can contribute to planning CT to define the target for partial breast radiotherapy [J]. Int J Radiat Oncol Biol Phys, 2009, 73 (2): 375-383.

［180］ JEREMY D P, PAXTON A B, WAGHORM B, et al. Surface Guided Radiation Therapy [M]. New York: CRC Press, 2020.

［181］ 刘永久. 基于结构光投影的运动物体高速实时三维测量方法研究 [D]. 中国科学技术大学, 2014.

［182］ WILLOUGHBY T, LEHMANN J, BENCOMO J A, et al. Quality assurance for nonradiographic radiotherapy localization and positioning systems: report of Task Group 147 [J]. Med Phys, 2012, 39 (4): 1728-1747.

［183］ PAGES J, SALVI J, GARCIA R, et al. Overview of coded light projection techniques for automatic 3D profiling [C]//2003 IEEE International Conference on Robotics and Automation (Cat. No. 03CH37422). IEEE, 2003, 1: 133-138. DOI: 10. 1109/ROBOT. 2003. 1241585.

［184］ KALET A M, CAO N, SMITH W P, et al. Accuracy and stability of deep inspiration breath hold in gated breast radiotherapy: A comparison of two tracking and guidance systems [J]. Phys Med, 2019, 60: 174-181. http://www. ncbi. nlm. nih. gov/pubmed/31000080.

［185］ CLOVER K, OULTRAM S, ADAMS C, et al. Disruption to radiation therapy sessions due to anxiety among patients receiving radiation therapy to the head and neck area can be predicted using patient self-report measures [J]. Psychooncology, 2011, 20 (12): 1334-1341.

［186］ OULTRAM S, FINDLAY N, CLOVER K, et al. A comparison between patient self-report and radiation therapists'ability to identify anxiety and distress in head and neck cancer patients requiring immobilization for radiation therapy [J]. J Radiother Pract, 2012, 11 (2): 74-82. DOI: 10. 1017/S1460396911000136.

［187］ NIXON J L, CARTMILL B, TURNER J, et al. Exploring the prevalence and experience of mask anxiety for the person with head and neck cancer undergoing radiotherapy [J]. J Med Radiat Sci, 2018, 65 (4): 282-290. http://

www. ncbi. nlm. nih. gov/pubmed/30378282.

[188] ZHAO B, MAQUILAN G, JIANG S, et al. Minimal mask immobilization with optical surface guidance for head and neck radiotherapy [J]. J Appl Clin Med Phys, 2018, 19 (1): 17-24. http://www. ncbi. nlm. nih. gov/pubmed/29119677.

[189] GURNEY-CHAMPION O J, MCQUAID D, DUNLOP A, et al. MRI-based Assessment of 3D Intrafractional Motion of Head and Neck Cancer for Radiation Therapy [J]. Int J Radiat Oncol Biol Phys, 2018, 100 (2): 306-316. http://www. ncbi. nlm. nih. gov/pubmed/29229323.

[190] VAN ASSELEN B, RAAIJMAKERS C P, LAGENDIJK J J, et al. Intrafraction motions of the larynx during radiotherapy [J]. Int J Radiat Oncol Biol Phys, 2003, 56 (2): 384-390. http://www. ncbi. nlm. nih. gov/pubmed/12738313.

[191] ZHAO B, PARK Y K, GU X, et al. Surface guided motion management in glottic larynx stereotactic body radiation therapy [J]. Radiother Oncol, 2020, 153: 236-242. http://www. ncbi. nlm. nih. gov/pubmed/32890609.

[192] KLEIN E E, HANLEY J, BAYOUTH J, et al. Task Group 142 report: quality assurance of medical accelerators [J]. Med Phys, 2009, 36 (9): 4197-4212. http://www. ncbi. nlm. nih. gov/pubmed/19810494.

[193] MANCOSU P, FOGLIATA A, STRAVATO A, et al. Accuracy evaluation of the optical surface monitoring system on EDGE linear accelerator in a phantom study [J]. Med Dosim, 2016, 41 (2): 173-179. http://www. ncbi. nlm. nih. gov/pubmed/26994827.

[194] SWINNEN A, ÖLLERS M C, LOON ONG C, et al. The potential of an optical surface tracking system in non-coplanar single isocenter treatments of multiple brain metastases [J]. J Appl Clin Med Phys, 2020, 21 (6): 63-72. http://www. ncbi. nlm. nih. gov/pubmed/32237274.

[195] LI G, BALLANGRUD A, CHAN M, et al. Clinical experience with two frameless stereotactic radiosurgery (fSRS) systems using optical surface imaging for motion monitoring [J]. J Appl Clin Med Phys, 2015, 16 (4): 149-162.

[196] PHAM N L, REDDY P V, MURPHY J D, et al. Frameless, Real Time, Surface Imaging Guided Radiosurgery: Clinical Outcomes for Brain Metastases [J]. Int J Radiat Oncol, 2015, 93 (3): E105. DOI: 10. 1016/j. ijrobp. 2015. 07. 815.

[197] CARDAN R A, POPPLE R A, FIVEASH J. A priori patient-specific collision avoidance in radiotherapy using consumer grade depth cameras [J]. Med Phys, 2017, 44 (7): 3430-3436. http://www. ncbi. nlm. nih. gov/pubmed/28474757.

[198] BENEDICT S H, YENICE K M, FOLLOWILL D, et al. Stereotactic body radiation therapy: the report of AAPM Task Group 101 [J]. Med Phys, 2010, 37 (8): 4078-4101. http://www. ncbi. nlm. nih. gov/pubmed/20879569.

[199] SOLBERG T D, BALTER J M, BENEDICT S H, et al. Quality and safety considerations in stereotactic radiosurgery and stereotactic body radiation therapy: Executive summary [J]. Pract Radiat Oncol, 2012, 2 (1): 2-9. http://www. ncbi. nlm. nih. gov/pubmed/25740120.

[200] HEINZERLING J H, HAMPTON C J, ROBINSON M, et al. Use of surface-guided radiation therapy in combination with IGRT for setup and intrafraction motion monitoring during stereotactic body radiation therapy treatments of the lung and abdomen [J]. J Appl Clin Med Phys, 2020, 21 (5): 48-55.

[201] MERCIER C, SPRANGERS A, VERELLEN D. OC-0194: Evaluation of an optical surface monitoring system for intrafractional movement during SABR [J]. Radiother Oncol, Elsevier Masson SAS, 2018, 127: S104-S105. DOI: 10. 1016/S0167-8140 (18) 30504-8.

[202] RICOTTI R, CIARDO D, FATTORI G, et al. Intra-fraction respiratory motion and baseline drift during breast Helical Tomotherapy [J]. Radiother Oncol, 2017, 122 (1): 79-86. http://www. ncbi. nlm. nih. gov/pubmed/27593113.

[203] VAN MOURIK A, VAN KRANEN S, DEN HOLLANDER S, et al. Effects of setup errors and shape changes on breast radiotherapy [J]. Int J Radiat Oncol Biol Phys, 2011, 79 (5): 1557-1564. http://www. ncbi. nlm. nih. gov/pubmed/20933341.

[204] KÜGELE M, MANNERBERG A, NØRRING BEKKE S, et al. Surface guided radiotherapy (SGRT) improves breast cancer patient setup accuracy [J]. J Appl Clin Med Phys, 2019, 20 (9): 61-68. http://

www. ncbi. nlm. nih. gov/pubmed/31478615.

［205］ SHAH A P, DVORAK T, CURRY M S, et al. Clinical evaluation of interfractional variations for whole breast radiotherapy using 3-dimensional surface imaging [J]. Pract Radiat Oncol, 2013, 3 (1): 16-25. http:// www. ncbi. nlm. nih. gov/pubmed/24674259.

［206］ REITZ D, CARL G, SCHÖNECKER S, et al. Real-time intra-fraction motion management in breast cancer radio-therapy: analysis of 2028 treatment sessions [J]. Radiat Oncol, 2018, 13 (1): 128. http://www. ncbi. nlm. nih. gov/ pubmed/30012156.

［207］ WALTER F, FREISLEDERER P, BELKA C, et al. Evaluation of daily patient positioning for radiotherapy with a commercial 3D surface-imaging system (Catalyst^{TM})[J]. Radiat Oncol, 2016, 11 (1): 154. http:// www. ncbi. nlm. nih. gov/pubmed/27881158.

［208］ HOISAK J, PAWLICKI T. The role of optical surface imaging systems in radiation therapy [J]. Semin Radiat Oncol, 2018, 28 (3): 185-193. http://www. ncbi. nlm. nih. gov/pubmed/29933878.

［209］ GIERGA D P, TURCOTTE J C, SHARP G C, et al. A voluntary breath-hold treatment technique for the left breast with unfavorable cardiac anatomy using surface imaging [J]. Int J Radiat Oncol Biol Phys, 2012, 84 (5): e663-e668. http://www. ncbi. nlm. nih. gov/pubmed/22975605.

［210］ ALDERLIESTEN T, SONKE J J, BETGEN A, et al. Accuracy evaluation of a 3-dimensional surface imaging system for guidance in deep-inspiration breath-hold radiation therapy [J]. Int J Radiat Oncol Biol Phys, 2013, 85 (2): 536-542. http://www. ncbi. nlm. nih. gov/pubmed/22652107.

［211］ SUEYOSHI M, OLCH A J, LIU K X, et al. Eliminating daily shifts, tattoos, and skin marks: streamlining isocenter localization with treatment plan embedded couch values for external beam radiation therapy [J]. Pract Radiat Oncol, 2019, 9 (1): e110-e117. http://www. ncbi. nlm. nih. gov/pubmed/30355524.

［212］ GIERGA D P, TURCOTTE J C, TONG L W, et al. Analysis of setup uncertainties for extremity sarcoma patients using surface imaging [J]. Pract Radiat Oncol, 2014, 4 (4): 261-266. http://www. ncbi. nlm. nih. gov/ pubmed/25012835.

［213］ DICKIE C I, PARENT A L, CHUNG P W, et al. Measuring interfractional and intrafractional motion with cone beam computed tomography and an optical localization system for lower extremity soft tissue sarcoma patients treated with preoperative intensity-modulated radiation therapy [J]. Int J Radiat Oncol Biol Phys, 2010, 78 (5): 1437-1444. http://www. ncbi. nlm. nih. gov/pubmed/20350788.

［214］ MANGER R P, PAXTON A B, PAWLICKI T, et al. Failure mode and effects analysis and fault tree analysis of surface image guided cranial radiosurgery [J]. Med Phys, 2015, 42 (5): 2449-2461. http:// www. ncbi. nlm. nih. gov/pubmed/25979038.

［215］ DE CREVOISIER R, BAYAR M A, POMMIER P, et al. Daily versus weekly prostate cancer image guided radiation therapy: phase 3 multicenter randomized trial [J]. Int J Radiat Oncol Biol Phys, 2018, 102 (5): 1420-1429. http://www. ncbi. nlm. nih. gov/pubmed/30071296.

［216］ TØNDEL H, LUND J Å, LYDERSEN S, et al. Radiotherapy for prostate cancer-Does daily image guidance with tighter margins improve patient reported outcomes compared to weekly orthogonal verified irradiation?: Results from a randomized controlled trial [J]. Radiother Oncol, 2018, 126 (2): 229-235. http://www. ncbi. nlm. nih. gov/ pubmed/29398152.

［217］ NJEH C F, DONG L, ORTON C G. Point/Counterpoint. IGRT has limited clinical value due to lack of accurate tumor delineation [J]. Med Phys, 2013, 40 (4): 040601. http://www. ncbi. nlm. nih. gov/pubmed/23556869.

［218］ GUCKENBERGER M, WILBERT J, RICHTER A, et al. Potential of adaptive radiotherapy to escalate the radia-tion dose in combined radiochemotherapy for locally advanced non-small cell lung cancer [J]. Int J Radiat Oncol Biol Phys, 2011, 79 (3): 901-908. http://www. ncbi. nlm. nih. gov/pubmed/20708850.

［219］ FOROUDI F, WONG J, KRON T, et al. Online adaptive radiotherapy for muscle-invasive bladder cancer: results of a pilot study [J]. Int J Radiat Oncol Biol Phys, 2011, 81 (3): 765-771. http://www. ncbi. nlm. nih. gov/ pubmed/20932678.

［220］ CASTELLI J, SIMON A, LOUVEL G, et al. Impact of head and neck cancer adaptive radiotherapy to spare the parotid glands and decrease the risk of xerostomia [J]. Radiat Oncol, 2015, 10: 6. http://www. ncbi. nlm. nih. gov/

pubmed/25573091.

［221］ LIM-REINDERS S, KELLER B M, AL-WARD S, et al. Online adaptive radiation therapy [J]. Int J Radiat Oncol Biol Phys, 2017, 99 (4): 994-1003. http://www. ncbi. nlm. nih. gov/pubmed/28916139.

［222］ MØLLER D S, HOLT M I, ALBER M, et al. Adaptive radiotherapy for advanced lung cancer ensures target coverage and decreases lung dose [J]. Radiother Oncol, 2016, 121 (1): 32-38. http://www. ncbi. nlm. nih. gov/pubmed/27647459.

［223］ NIJKAMP J, POS F J, NUVER T T, et al. Adaptive radiotherapy for prostate cancer using kilovoltage cone-beam computed tomography: first clinical results [J]. Int J Radiat Oncol Biol Phys, 2008, 70 (1): 75-82. http://www. ncbi. nlm. nih. gov/pubmed/17869445.

［224］ DICKIE C, PARENT A, GRIFFIN A M, et al. The value of adaptive preoperative radiotherapy in management of soft tissue sarcoma [J]. Radiother Oncol, 2017, 122 (3): 458-463. http://www. ncbi. nlm. nih. gov/pubmed/28169043.

［225］ OH S, STEWART J, MOSELEY J, et al. Hybrid adaptive radiotherapy with on-line MRI in cervix cancer IMRT [J]. Radiother Oncol, 2014, 110 (2): 323-328. http://www. ncbi. nlm. nih. gov/pubmed/24331862.

［226］ CASTELLI J, SIMON A, LAFOND C, et al. Adaptive radiotherapy for head and neck cancer [J]. Acta Oncol, 2018, 57 (10): 1284-1292. http://www. ncbi. nlm. nih. gov/pubmed/30289291.

［227］ PASSONI P, FIORINO C, SLIM N, et al. Feasibility of an adaptive strategy in preoperative radiochemotherapy for rectal cancer with image-guided tomotherapy: boosting the dose to the shrinking tumor [J]. Int J Radiat Oncol Biol Phys, 2013, 87 (1): 67-72. http://www. ncbi. nlm. nih. gov/pubmed/23790770.

［228］ HAFEEZ S, WARREN-OSENI K, MCNAIR H A, et al. Prospective study delivering simultaneous integrated high-dose tumor boost (≤ 70Gy) with image guided adaptive radiation therapy for radical treatment of localized muscle-invasive bladder cancer [J]. Int J Radiat Oncol Biol Phys, 2016, 94 (5): 1022-1030. http://www. ncbi. nlm. nih. gov/pubmed/27026308.

［229］ CHUNG N N, TING L L, HSU W C, et al. Impact of magnetic resonance imaging versus CT on nasopharyngeal carcinoma: primary tumor target delineation for radiotherapy [J]. Head Neck, 2004, 26 (3): 241-246. http://www. ncbi. nlm. nih. gov/pubmed/14999799.

［230］ MITCHELL D G, SNYDER B, COAKLEY F, et al. Early invasive cervical cancer: tumor delineation by magnetic resonance imaging, computed tomography, and clinical examination, verified by pathologic results, in the ACRIN 6651/GOG 183 Intergroup Study [J]. J Clin Oncol, 2006, 24 (36): 5687-5694. http://www. ncbi. nlm. nih. gov/pubmed/17179104.

［231］ CHANG J H, LIM JOON D, NGUYEN B T, et al. MRI scans significantly change target coverage decisions in radical radiotherapy for prostate cancer [J]. J Med Imaging Radiat Oncol, 2014, 58 (2): 237-243. http://www. ncbi. nlm. nih. gov/pubmed/24690247.

［232］ THARMALINGAM H, ALONZI R, HOSKIN P J. The role of magnetic resonance imaging in brachytherapy [J]. Clin Oncol (R Coll Radiol), 2018, 30 (11): 728-736. http://www. ncbi. nlm. nih. gov/pubmed/30075902.

［233］ FEUTREN T, HERRERA F G. Prostate irradiation with focal dose escalation to the intraprostatic dominant nodule: a systematic review [J]. Prostate Int, 2018, 6 (3): 75-87. http://www. ncbi. nlm. nih. gov/pubmed/30140656.

［234］ MONNINKHOF E M, VAN LOON J, VAN VULPEN M, et al. Standard whole prostate gland radiotherapy with and without lesion boost in prostate cancer: Toxicity in the FLAME randomized controlled trial [J]. Radiother Oncol, 2018, 127 (1): 74-80. http://www. ncbi. nlm. nih. gov/pubmed/29336835.

［235］ BENTZEN S M, GREGOIRE V. Molecular imaging-based dose painting: a novel paradigm for radiation therapy prescription [J]. Semin Radiat Oncol, 2011, 21 (2): 101-110. http://www. ncbi. nlm. nih. gov/pubmed/21356478.

［236］ VAN DER HEIDE U A, HOUWELING A C, GROENENDAAL G, et al. Functional MRI for radiotherapy dose painting [J]. Magn Reson Imaging, 2012, 30 (9): 1216-1223. http://www. ncbi. nlm. nih. gov/pubmed/22770686.

［237］ HOSKIN P J. Hypoxia dose painting in prostate and cervix cancer [J]. Acta Oncol, 2015, 54 (9): 1259-1262. http://www. ncbi. nlm. nih. gov/pubmed/26148050.

［238］ VERMA V, CHOI J I, SAWANT A, et al. Use of PET and other functional imaging to guide target delineation in radiation oncology [J]. Semin Radiat Oncol, 2018, 28 (3): 171-177. http://www. ncbi. nlm. nih. gov/pubmed/29933876.

［239］ O'CONNOR J P, ABOAGYE E O, EDMAS J E, et al. Imaging biomarker roadmap for cancer studies [J]. Nat Rev Clin Oncol, 2017, 14 (3): 169-186. http://www. ncbi. nlm. nih. gov/pubmed/27725679.

［240］ LÜTGENDORF-CAUCIG C, FOTINA I, STOCK M, et al. Feasibility of CBCT-based target and normal structure delineation in prostate cancer radiotherapy: multi-observer and image multi-modality study [J]. Radiother Oncol, 2011, 98 (2): 154-161. http://www. ncbi. nlm. nih. gov/pubmed/21176984.

［241］ MUTIC S, DEMPSEY J F. The ViewRay system: magnetic resonance-guided and controlled radiotherapy [J]. Semin Radiat Oncol, 2014, 24 (3): 196-199. http://www. ncbi. nlm. nih. gov/pubmed/24931092.

［242］ ACHARYA S, FISCHER-VALUCK B W, KASHANI R, et al. Online magnetic resonance image guided adaptive radiation therapy: first clinical applications [J]. Int J Radiat Oncol Biol Phys, 2016, 94 (2): 394-403. http://www. ncbi. nlm. nih. gov/pubmed/26678659.

［243］ FISCHER-VALUCK B W, HENKE L, GREEN O, et al. Two-and-a-half-year clinical experience with the world's first magnetic resonance image guided radiation therapy system [J]. Adv Radiat Oncol, 2017, 2 (3): 485-493. http://www. ncbi. nlm. nih. gov/pubmed/29114617.

［244］ 黄伟, X. ALLEN LI, 李宝生. MRI 引导的自适应放疗技术进展 [J]. 中华放射肿瘤学杂志, 2017, 26 (7): 819-822. http://med. wanfangdata. com. cn/Paper/Detail? id=PeriodicalPaper_zhfszl201707021& dbid=WF_QK.

［245］ RAAYMAKERS B W, JÜRGENLIEMK-SCHULZ I M, BOL G H, et al. First patients treated with a 1. 5 T MRI-Linac: clinical proof of concept of a high-precision, high-field MRI guided radiotherapy treatment [J]. Phys Med Biol, 2017, 62 (23): L41-L50. http://www. ncbi. nlm. nih. gov/pubmed/29135471.

［246］ MALKOV V N, ROGERS D. Monte Carlo study of ionization chamber magnetic field correction factors as a function of angle and beam quality [J]. Med Phys, 2018, 45 (2): 908-925. http://www. ncbi. nlm. nih. gov/pubmed/29218730.

［247］ VAN LIN E N, FÜTTERER J J, HEIJMINK S W, et al. IMRT boost dose planning on dominant intraprostatic lesions: gold marker-based three-dimensional fusion of CT with dynamic contrast-enhanced and 1H-spectroscopic MRI [J]. Int J Radiat Oncol Biol Phys, 2006, 65 (1): 291-303. http://www. ncbi. nlm. nih. gov/pubmed/16618584.

［248］ 卢光明. 动态对比增强 MRI 的应用与进展 [J]. 中华放射学杂志, 2015, 49 (6): 406-409. http://med. wanfangdata. com. cn/Paper/Detail? id=PeriodicalPaper_zhfsx201506004& dbid=WF_QK.

［249］ WANG Z, XUE X, LU H, et al. Two-way magnetic resonance tuning and enhanced subtraction imaging for non-invasive and quantitative biological imaging [J]. Nat Nanotechnol, 2020, 15 (6): 482-490.

［250］ KISHAN A U, LEE P. MRI-guided radiotherapy: Opening our eyes to the future [J]. Integr Cancer Sci Therap, 2016, 3 (2): 420-427.

［251］ STROOM J C, DE BOER H C J, HUIZINGA H, et al. Inclusion of geometrical uncertainties in radiotherapy treatment planning by means of coverage probability [J]. Int J Radiat Oncol Biol Phys, 1999, 43: 905-919.

［252］ BEL A, VAN HERK M, BARTELINK H, et al. A verification procedure to improve patient set-up accuracy using portal images [J]. Radiother Oncol, 1993, 29 (2): 253-260.

［253］ DENHAM J W, DALLY M J, HUNTER K, et al. Objective decision-making following a portal film: the results of a pilot study [J]. Int J Radiat Oncol Biol Phys, 1993, 26 (5): 869-876.

［254］ YAN D, WONG J W, GUSTAFSON G, et al. A new model for "accept or reject" strategies in off-line and on-line megavoltage treatment evaluation [J]. Int J Radiat Oncol Biol Phys, 1995, 31 (4): 943-952.

［255］ YAN D, LOCKMAN D, BRABBINS D, et al. An off-line strategy for constructing a patient-specific planning target volume in adaptive treatment process for prostate cancer [J]. Int J Radiat Oncol Biol Phys, 2000, 48 (1): 289-302.

［256］ YAN D, JAFFRAY D A, WONG J W, et al. A model to accumulate fractionated dose in a deforming organ [J]. Int J Radiat Oncol Biol Phys, 1999, 44 (3): 665-675.

［257］ MASON S A, O'SHEA T P, WHITE I M, et al. Towards ultrasound-guided adaptive radiotherapy for cervical cancer: Evaluation of Elekta's semiautomated uterine segmentation method on 3D ultrasound images [J]. Med

Phys, 2017, 44 (7): 3630-3638. http://www. ncbi. nlm. nih. gov/pubmed/28493295.

[258] OLSEN J, GREEN O, KASHANI R. World's first application of MR-guidance for radiotherapy [J]. Mo Med, 2015, 112 (5): 358-360. http://www. ncbi. nlm. nih. gov/pubmed/26606816.

[259] WINKEL D, BOL G H, KROON P S, et al. Adaptive radiotherapy: The Elekta Unity MR-linac concept [J]. Clin Transl Radiat Oncol, 2019, 18: 54-59. http://www. ncbi. nlm. nih. gov/pubmed/31341976.

[260] RAAYMAKERS B W, JÜRGENLIEMK-SCHULZ I M, BOL G H, et al. First patients treated with a 1. 5 T MRI-Linac: clinical proof of concept of a high-precision, high-field MRI guided radiotherapy treatment [J]. Phys Med Biol, 2017, 62 (23): L41-L50. http://www. ncbi. nlm. nih. gov/pubmed/29135471.

[261] VANSTEENKISTE J F, STROOBANTS S G, DE LEYN P R, et al. Lymph node staging in non-small-cell lung cancer with FDG-PET scan: a prospective study on 690 lymph node stations from 68 patients [J]. J Clin Oncol, 1998, 16 (6): 2142-2149.

[262] VERA P, MEZZANI-SAILLARD S, EDET-SANSON A, et al. FDG PET during radiochemotherapy is predictive of outcome at 1 year in non-small-cell lung cancer patients: a prospective multicentre study (RTEP2)[J]. Eur J Nucl Med Mol Imaging, 2014, 41 (6): 1057-1065.

[263] KONG F M, TEN HAKEN R K, SCHIPPER M, et al. Effect of midtreatment PET/CT-adapted radiation therapy with concurrent chemotherapy in patients with locally advanced non-small-cell lung cancer: A phase 2 clinical trial [J]. JAMA Oncol, 2017, 3 (10): 1358-1365.

[264] NESTLE U, KREMP S, SCHAEFER-SCHULER A, et al. Comparison of different methods for delineation of 18F-FDG PET-positive tissue for target volume definition in radiotherapy of patients with non-small cell lung cancer [J]. J Nucl Med, 2005, 46 (8): 1342-1348.

[265] YUAN S T, FREY K A, GROSS M D, et al. Changes in global function and regional ventilation and perfusion on SPECT during the course of radiotherapy in patients with non-small-cell lung cancer [J]. Int J Radiat Oncol Biol Phys, 2012, 82 (4): e631-e638.

[266] TIAN Y, MIAO J, LIU Z, et al. Availability of a simplified lung ventilation imaging algorithm based on four-dimensional computed tomography [J]. Phys Med, 2019, 65: 53-58.

[267] LIU Z, MIAO J, HUANG P, et al. A deep learning method for producing ventilation images from 4DCT: First comparison with technegas SPECT ventilation [J]. Med Phys, 2020, 47 (3): 1249-1257.

[268] KIPRITIDIS J, HUGO G, WEISS E, et al. Measuring interfraction and intrafraction lung function changes during radiation therapy using four-dimensional cone beam CT ventilation imaging [J]. Med Phys, 2015, 42 (3): 1255-1267.

[269] SIVA S, THOMAS R, CALLAHAN J, et al. High-resolution pulmonary ventilation and perfusion PET/CT allows for functionally adapted intensity modulated radiotherapy in lung cancer [J]. Radiother Oncol, 2015, 115 (2): 157-162.

[270] YAMAMOTO T, KABUS S, BAL M, et al. Changes in regional ventilation during treatment and dosimetric advantages of CT ventilation image guided radiation therapy for locally advanced lung cancer [J]. Int J Radiat Oncol Biol Phys, 2018, 102 (4): 1366-1373. http://www. ncbi. nlm. nih. gov/pubmed/29891207.

[271] SAGER O, DINCOGLAN F, UYSAL B, et al. Evaluation of adaptive radiotherapy (ART) by use of replanning the tumor bed boost with repeated computed tomography (CT) simulation after whole breast irradiation (WBI) for breast cancer patients having clinically evident seroma [J]. Jpn J Radiol, 2018, 36 (6): 401-406. http://www. ncbi. nlm. nih. gov/pubmed/29623550.

[272] CAI J, CHANG Z, WANG Z, et al. Four-dimensional magnetic resonance imaging (4D-MRI) using image-based respiratory surrogate: a feasibility study [J]. Med Phys, 2011, 38 (12): 6384-6394.

[273] NIJKAMP J, POS F J, NUVER T T, et al. Adaptive radiotherapy for prostate cancer using kilovoltage cone-beam computed tomography: first clinical results [J]. Int J Radiat Oncol Biol Phys, 2008, 70 (1): 75-82. http://www. ncbi. nlm. nih. gov/pubmed/17869445.

[274] OLBERG S, GREEN O, CAI B, et al. Optimization of treatment planning workflow and tumor coverage during daily adaptive magnetic resonance image guided radiation therapy (MR-IGRT) of pancreatic cancer [J]. Radiat Oncol, 2018, 13 (1): 51. http://www. ncbi. nlm. nih. gov/pubmed/29573744.

［275］ BAINBRIDGE H, SALEM A, TIJSSEN R, et al. Magnetic resonance imaging in precision radiation therapy for lung cancer [J]. Transl Lung Cancer Res, 2017, 6 (6): 689-707. http://www. ncbi. nlm. nih. gov/pubmed/29218271.

［276］ UH J, MERCHANT T E, LI Y, et al. MRI-based treatment planning with pseudo CT generated through atlas registration [J]. Med Phys, 2014, 41 (5): 051711.

［277］ FU J, YANG Y, SINGHRAO K, et al. Deep learning approaches using 2D and 3D convolutional neural networks for generating male pelvic synthetic computed tomography from magnetic resonance imaging [J]. Med Phys, 2019, 46 (9): 3788-3798. http://www. ncbi. nlm. nih. gov/pubmed/31220353.

［278］ OLBERG S, ZHANG H, KENNEDY W R, et al. Synthetic CT reconstruction using a deep spatial pyramid convolutional framework for MR-only breast radiotherapy [J]. Med Phys, 2019, 46 (9): 4135-4147. http://www. ncbi. nlm. nih. gov/pubmed/31309586.

［279］ CAI B, GREEN O L, KASHANI R, et al. A practical implementation of physics quality assurance for photon adaptive radiotherapy [J]. Z Med Phys, 2018, 28 (3): 211-223.

［280］ LAMB J, CAO M, KISHAN A, et al. Online adaptive radiation therapy: implementation of a new process of care [J]. Cureus, 2017, 9 (8): e1618. http://www. ncbi. nlm. nih. gov/pubmed/29104835.

［281］ LITZENBERG D W, MORAN J M, FRAASS B A. Verification of dynamic and segmental IMRT delivery by dynamic log file analysis [J]. J Appl Clin Med Phys, 2002, 3 (2): 63-72. http://www. ncbi. nlm. nih. gov/pubmed/11958647.

［282］ KEALL P J, MAGERAS G S, BALTER J M, et al. The management of respiratory motion in radiation oncology report of AAPM Task Group 76 [J]. Med Phys, 2006, 33 (10): 3874-3900. http://www. ncbi. nlm. nih. gov/pubmed/17089851.

［283］ ERRIDGE S C, SEPPENWOOLDE Y, MULLER S H, et al. Portal imaging to assess set-up errors, tumor motion and tumor shrinkage during conformal radiotherapy of non-small cell lung cancer [J]. Radiother Oncol, 2003, 66 (1): 75-85. http://www. ncbi. nlm. nih. gov/pubmed/12559524.

［284］ HANLEY J, DEBOIS M M, MAH D, et al. Deep inspiration breath-hold technique for lung tumors: the potential value of target immobilization and reduced lung density in dose escalation [J]. Int J Radiat Oncol Biol Phys, 1999, 45 (3): 603-611. http://www. ncbi. nlm. nih. gov/pubmed/10524412.

［285］ PLATHOW C, LEY S, FINK C, et al. Analysis of intrathoracic tumor mobility during whole breathing cycle by dynamic MRI [J]. Int J Radiat Oncol Biol Phys, 2004, 59 (4): 952-959. http://www. ncbi. nlm. nih. gov/pubmed/15234028.

［286］ SEPPENWOOLDE Y, SHIRATO H, KITAMURA K, et al. Precise and real-time measurement of 3D tumor motion in lung due to breathing and heartbeat, measured during radiotherapy [J]. Int J Radiat Oncol Biol Phys, 2002, 53 (4): 822-834. http://www. ncbi. nlm. nih. gov/pubmed/12095547.

［287］ TIAN Y, WANG Z, GE H, et al. Dosimetric comparison of treatment plans based on free breathing, maximum, and average intensity projection CTs for lung cancer SBRT [J]. Med Phys, 2012, 39 (5): 2754-2760.

［288］ THOMAS A, YAN H, OLDHAM M, et al. The effect of motion on IMRT-looking at interplay with 3D measurements [J]. J Phys Conf Ser, 2013, 444: 012049. http://www. ncbi. nlm. nih. gov/pubmed/26877756.

［289］ ZHAO B, DAI J, LING C C. Considering marker visibility during leaf sequencing for segmental intensity-modulated radiation therapy [J]. Med Phys, 2009, 36 (9): 3906-3916. http://www. ncbi. nlm. nih. gov/pubmed/19810463.

［290］ ZHAO B, DAI J. Determining leaf trajectories for dynamic multileaf collimators with consideration of marker visibility: an algorithm study [J]. J Radiat Res, 2014, 55 (5): 976-987.

［291］ BERBECO R I, JIANG S B, SHARP G C, et al. Integrated radiotherapy imaging system (IRIS): design considerations of tumour tracking with linac gantry-mounted diagnostic X-ray systems with flat-panel detectors [J]. Phys Med Biol, 2004, 49 (2): 243-255. http://www. ncbi. nlm. nih. gov/pubmed/15083669.

［292］ POULSEN P R, CHO B, LANGEN K, et al. Three-dimensional prostate position estimation with a single x-ray imager utilizing the spatial probability density [J]. Phys Med Biol, 2008, 53 (16): 4331-4353. http://www. ncbi. nlm. nih. gov/pubmed/18660559.

［293］ POULSEN P R, CHO B, KEALL P J. Real-time prostate trajectory estimation with a single imager in arc radio-therapy: a simulation study [J]. Phys Med Biol, 2009, 54 (13): 4019-4035. http://www. ncbi. nlm. nih. gov/ pubmed/19502704.

［294］ LI R, FAHIMIAN B P, XING L. A Bayesian approach to real-time 3D tumor localization via monoscopic X-ray imaging during treatment delivery [J]. Med Phys, 2011, 38 (7): 4205-4214. http://www. ncbi. nlm. nih. gov/ pubmed/21859022.

［295］ 郑超, 戴建荣. 前列腺肿瘤单方向 X 射线成像定位的算法比较 [J]. 中国医学物理学杂志, 2013, 30 (6): 4491-4496.

［296］ BALTER J M, WRIGHT J N, NEWELL L J, et al. Accuracy of a wireless localization system for radio-therapy [J]. Int J Radiat Oncol Biol Phys, 2005, 61 (3): 933-937. http://www. ncbi. nlm. nih. gov/ pubmed/15708277.

［297］ HSU A, MILLER N R, EVANS P M, et al. Feasibility of using ultrasound for real-time tracking during radio-therapy [J]. Med Phys, 2005, 32 (6): 1500-1512. http://www. ncbi. nlm. nih. gov/pubmed/16013706.

［298］ HARRIS E J, MILLER N R, BAMBER J C, et al. The effect of object speed and direction on the performance of 3D speckle tracking using a 3D swept-volume ultrasound probe [J]. Phys Med Biol, 2011, 56 (22): 7127-7143. http://www. ncbi. nlm. nih. gov/pubmed/22025168.

［299］ BELL M A, BYRAM B C, HARRIS E J, et al. In vivo liver tracking with a high volume rate 4D ultrasound scanner and a 2D matrix array probe [J]. Phys Med Biol, 2012, 57 (5): 1359-1374.

［300］ LAGENDIJK J J, RAAYMAKERS B W, RAAIJMAKERS A J, et al. MRI/linac integration [J]. Radiother Oncol, 2008, 86 (1): 25-29. http://www. ncbi. nlm. nih. gov/pubmed/18023488.

［301］ CERVIÑO L I, DU J, JIANG S B. MRI-guided tumor tracking in lung cancer radiotherapy [J]. Phys Med Biol, 2011, 56 (13): 3773-3785. http://www. ncbi. nlm. nih. gov/pubmed/21628775.

［302］ BEDDAR A S, KAINZ K, BRIERE T M, et al. Correlation between internal fiducial tumor motion and external marker motion for liver tumors imaged with 4D-CT [J]. Int J Radiat Oncol Biol Phys, 2007, 67 (2): 630-638. http:// www. ncbi. nlm. nih. gov/pubmed/17236980.

［303］ GIERGA D P, BREWER J, SHARP G C, et al. The correlation between internal and external markers for abdom-inal tumors: implications for respiratory gating [J]. Int J Radiat Oncol Biol Phys, 2005, 61 (5): 1551-1558. http:// www. ncbi. nlm. nih. gov/pubmed/15817361.

［304］ MCCLELLAND J R, HUGHES S, MODAT M, et al. Inter-fraction variations in respiratory motion models [J]. Phys Med Biol, 2011, 56 (1): 251-272. http://www. ncbi. nlm. nih. gov/pubmed/21149951.

［305］ LI X A, STEPANIAK C, GORE E. Technical and dosimetric aspects of respiratory gating using a pressure-sensor motion monitoring system [J]. Med Phys, 2006, 33 (1): 145-154. http://www. ncbi. nlm. nih. gov/ pubmed/16485421.

［306］ SCHÖFFEL P J, HARMS W, SROKA-PEREZ G, et al. Accuracy of a commercial optical 3D surface imaging system for realignment of patients for radiotherapy of the thorax [J]. Phys Med Biol, 2007, 52 (13): 3949-3963. http://www. ncbi. nlm. nih. gov/pubmed/17664587.

［307］ MOSER T, FLEISCHHACKER S, SCHUBERT K, et al. Technical performance of a commercial laser surface scanning system for patient setup correction in radiotherapy [J]. Phys Med, 2011, 27 (4): 224-232. http:// www. ncbi. nlm. nih. gov/pubmed/21055989.

［308］ HOISAK J D, SIXEL K E, TIRONA R, et al. Correlation of lung tumor motion with external surrogate indica-tors of respiration [J]. Int J Radiat Oncol Biol Phys, 2004, 60 (4): 1298-1306. http://www. ncbi. nlm. nih. gov/ pubmed/15519803.

［309］ LOW D A, PARIKH P J, LU W, et al. Novel breathing motion model for radiotherapy [J]. Int J Radiat Oncol Biol Phys, 2005, 63 (3): 921-929. http://www. ncbi. nlm. nih. gov/pubmed/16140468.

［310］ OZHASOGLU C, MURPHY M J. Issues in respiratory motion compensation during external-beam radio-therapy [J]. Int J Radiat Oncol Biol Phys, 2002, 52 (5): 1389-1399. http://www. ncbi. nlm. nih. gov/ pubmed/11955754.

［311］ SCHWEIKARD A, SHIOMI H, ADLER J. Respiration tracking in radiosurgery [J]. Med Phys, 2004, 31 (10):

2738-2741. http://www. ncbi. nlm. nih. gov/pubmed/15543778.

［312］ OZHASOGLU C, SAW C B, CHEN H, et al. Synchrony—cyberknife respiratory compensation technology [J]. Med Dosim, 2008, 33 (2): 117-123. http://www. ncbi. nlm. nih. gov/pubmed/18456163.

［313］ ACKERLY T, LANCASTER C M, GESO M, et al. Clinical accuracy of ExacTrac intracranial frameless stereotactic system [J]. Med Phys, 2011, 38 (9): 5040-5048. http://www. ncbi. nlm. nih. gov/pubmed/21978048.

［314］ D'SOUZA W D, MCAVOY T J. An analysis of the treatment couch and control system dynamics for respiration-induced motion compensation [J]. Med Phys, 2006, 33 (12): 4701-4709. http://www. ncbi. nlm. nih. gov/pubmed/17278822.

［315］ D'SOUZA W D, NAQVI S A, YU C X. Real-time intra-fraction-motion tracking using the treatment couch: a feasibility study [J]. Phys Med Biol, 2005, 50 (17): 4021-4033.

［316］ QIU P, D'SOUZA W D, MCAVOY T J, et al. Inferential modeling and predictive feedback control in real-time motion compensation using the treatment couch during radiotherapy [J]. Phys Med Biol, 2007, 52 (19): 5831-5854.

［317］ WILBERT J, MEYER J, BAIER K, et al. Tumor tracking and motion compensation with an adaptive tumor tracking system (ATTS): system description and prototype testing [J]. Med Phys, 2008, 35 (9): 3911-3921. http://www. ncbi. nlm. nih. gov/pubmed/18841842.

［318］ LIU Y, SHI C, LIN B, et al. Delivery of four-dimensional radiotherapy with TrackBeam for moving target using an AccuKnife dual-layer MLC: dynamic phantoms study [J]. J Appl Clin Med Phys, 2009, 10 (2): 21-33.

［319］ KEALL P J, CATTELL H, POKHREL D, et al. Geometric accuracy of a real-time target tracking system with dynamic multileaf collimator tracking system [J]. Int J Radiat Oncol Biol Phys, 2006, 65 (5): 1579-1584. http://www. ncbi. nlm. nih. gov/pubmed/16863935.

［320］ SAWANT A, VENKAT R, SRIVASTAVA V, et al. Management of three-dimensional intrafraction motion through real-time DMLC tracking [J]. Med Phys, 2008, 35 (5): 2050-2061. http://www. ncbi. nlm. nih. gov/pubmed/18561681.

［321］ KEALL P J, JOSHI S, VEDAM S S, et al. Four-dimensional radiotherapy planning for DMLC-based respiratory motion tracking [J]. Med Phys, 2005, 32 (4): 942-951. http://www. ncbi. nlm. nih. gov/pubmed/15895577.

［322］ SUH Y, SAWANT A, VENKAT R, et al. Four-dimensional IMRT treatment planning using a DMLC motion-tracking algorithm [J]. Phys Med Biol, 2009, 54 (12): 3821-3835.

［323］ ZIMMERMAN J, KORREMAN S, PERSSON G, et al. DMLC motion tracking of moving targets for intensity modulated arc therapy treatment: a feasibility study [J]. Acta Oncol, 2009, 48 (2): 245-250. http://www. ncbi. nlm. nih. gov/pubmed/18720056.

［324］ KAMINO Y, TAKAYAMA K, KOKUBO M, et al. Development of a four-dimensional image-guided radiotherapy system with a gimbaled X-ray head [J]. Int J Radiat Oncol Biol Phys, 2006, 66 (1): 271-278. http://www. ncbi. nlm. nih. gov/pubmed/16820270.

［325］ BERT C, SAITO N, SCHMIDT A, et al. Target motion tracking with a scanned particle beam [J]. Med Phys, 2007, 34 (12): 4768-4771.

［326］ GRöZINGER S O, RIETZEL E, LI Q, et al. Simulations to design an online motion compensation system for scanned particle beams [J]. Phys Med Biol, 2006, 51 (14): 3517-3531. http://www. ncbi. nlm. nih. gov/pubmed/16825746.

［327］ MEN K, DAI J, LI Y. Automatic segmentation of the clinical target volume and organs at risk in the planning CT for rectal cancer using deep dilated convolutional neural networks [J]. Med Phys, 2017, 44 (12): 6377-6389. http://www. ncbi. nlm. nih. gov/pubmed/28963779.

［328］ MEN K, ZHANG T, CHEN X, et al. Fully automatic and robust segmentation of the clinical target volume for radiotherapy of breast cancer using big data and deep learning [J]. Phys Med, 2018, 50: 13-19. http://www. ncbi. nlm. nih. gov/pubmed/29891089.

［329］ CHEN X, MEN K, CHEN B, et al. CNN-Based quality assurance for automatic segmentation of breast cancer in radiotherapy [J]. Front Oncol, 2020, 10: 524.

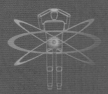

RADIATION
THERAPY
PHYSICS

第十章
放疗模拟定位设备

第一节　CT 模拟机

一、概述

CT 模拟机的概念最早由 Galvin 和 Erdo 于 1982 年提出,之后 Nishidai 和 Nagata 于 1990 年提出了可用于临床的 CT 模拟系统。随着数字计算影像重建和显示技术的发展,以及超薄 CT 扫描和螺旋 CT 扫描的出现,CT 模拟机已完全取代常规模拟定位机,成为放射治疗不可或缺的设备。CT 模拟机在治疗计划流程中所处的位置如图 10-1-1 所示,它实质上是在 CT 扫描机的基础上配备某些特定辅助装置,为医生和计划设计者提供特定坐标系下的肿瘤和重要器官等患者影像信息,并用于治疗方案的模拟与验证。

二、组成及功能

常用的 CT 模拟机主要由三部分组成(图 10-1-2):基本硬件、激光定位系统和虚拟模拟软件。对于胸腹部肿瘤,为降低呼吸运动引入的伪影对图像质量的影响和更准确地获取靶区边界,CT 模拟机需额外配备呼吸信号监测装置,用于获取四维 CT(以下简称"4DCT")。为了分辨物质成分,还有必要配置能谱成像技术。

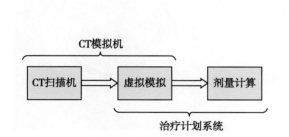

图 10-1-1　CT 模拟机在治疗计划流程中所处的位置

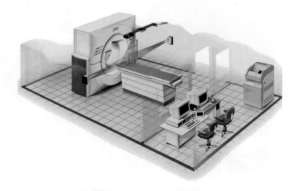

图 10-1-2　CT 模拟机

(一)基本硬件

CT 模拟机基本硬件与诊断 CT 相同,但 CT 模拟机必须采用平板床面,与加速器的床面保持一致,以保证患者在模拟定位和治疗时的体位相同。另外,为实现各种肿瘤常见的和特殊的治疗体位及体位固定器的扫描,CT 模拟机的孔径应大于常规诊断用的 70cm 孔径,但不宜过大,否则会导致图像质量下降,80cm 左右也许是较合理的折中值。为了较长范围的薄层扫描或者 4D 扫描,X 射线球管热容量宜在 5MHU 以上,散热率宜在 0.55MHU/min 以上。此外,为获得高精度的解剖结构轮廓,根据肿瘤部位的不同,断层图像扫描层厚取 2~5mm 范围。

(二)激光定位系统

该系统包括内置和外置两种类型激光灯。内置激光灯安装在 CT 模拟机机架内,正交于扫描中心,主要用于确定扫描平面。外置激光定位系统一般由三组激光灯组成,分别为2个冠状位激光灯、2个横断位激光灯、一个矢状位激光灯,三组外置激光灯正交,将治疗中心坐标投影到患者体表,治疗中心与扫描中心应在同一矢状面内共轴,且两者距离等于横断位激光灯与扫描平面的距离,通常为500mm。冠状位和横断位激光灯分别安装在平板床面两侧的墙壁或刚性固定架上,可采用固定式或移动式激光灯。矢状位激光灯安装在平板床面上方的天花板或刚性固定架上,由于校位时CT床无法左右移动,因此矢状位激光灯必须为可移动激光灯。

(三)虚拟模拟软件

该类软件配合CT模拟机使用,如Picker公司和Philips公司的AcQ Sim,GE公司的CTsim。该类软件也可融入三维治疗计划系统中,如HelaxTMS、CMSFocus、CREATExpert等。目前,虚拟模拟主要在计划系统中完成,本书第十二章第一节将展开介绍。

(四)4D CT成像技术

呼吸信号监测装置与CT模拟机协同工作,建立呼吸时相与CT图像的对应关系,可以实现4D CT重建。目前,临床使用的呼吸曲线获取方式主要有体表标记光学识别法(图10-1-3A)和压力信号识别法(图10-1-3B、C)等。4D CT是服务于四维放射治疗技术的,指在一个呼吸或其他运动周期的每个时相采集一套图像,所有时相的图像构成一个时间序列。4D CT的采集过程如图10-1-4所示。在图像采集的同时,利用呼吸曲线获取装置监控患者呼吸,保证采集到的每层图像均带有时相标签,并按不同时相分为多套3D图像,从而得到图像采集部位在每一个呼吸周期的完整运动图像。

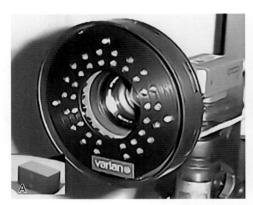
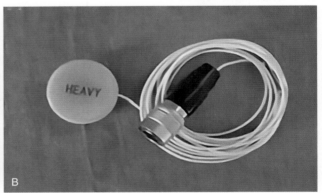
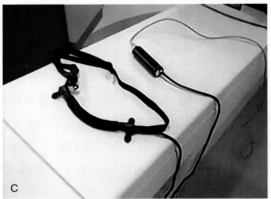

图10-1-3 4DCT呼吸曲线获取装置
A.红外相机追踪反光标记点(Varian);B.压力传感器(Anzai);C.带有压力传感器的空气腹带(Philips)。

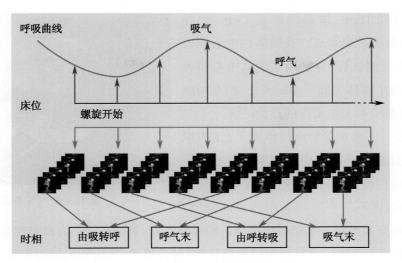

图 10-1-4　四维 CT 图像的采集过程

(五) 能谱成像技术

为了进一步提高靶区勾画精度,CT 能谱成像技术正逐步用于 CT 模拟定位。CT 能谱成像技术是指 CT 在两种能量的 X 射线条件下(最主要是千伏的变化)分别对被照射物质进行成像,利用被照射物质在不同千伏条件下产生的 X 射线衰减值的差异性,在能量空间内对被照射物质进行定位和成像显示,从而可实现对被照射物质的识别、定性和定量分析,提高 CT 图像质量,减少 X 射线辐射剂量等应用。目前已商用的 CT 能量成像技术按实现方式可分为三种:①电压快速切换:扫描过程中连续而快速地切换球管电压(80/140kV 切换),然后通过计算模拟出多个能量下的能谱成像;②双球管双电压:两只球管分别采用 80/140kV 扫描;③使用新型探测器:例如双层探测器和光子计数探测器,在探测端实现能谱成像。

三、质量控制

结合 CT 模拟机的临床使用需求和相关标准,CT 模拟机的质量控制工作(以下简称"质控")分为三个部分:CT 剂量测量、机械精度检测和图像质量评价,这三个部分可以同时实施,也可以根据临床需要建立每日、每月或每年的质量保证程序。其目的是保证模拟定位过程的安全,靶区和周围危及器官的准确勾画和定位,以及提供放疗计划设计所需的准确数据。

(一) CT 剂量测量

1. 质控要求　在获得满足临床需求的图像质量前提下,应尽量降低 CT 扫描给患者带来的辐射剂量,保证患者安全,因此每年或更换球管后需要测量 CT 剂量。目前,广泛采用 CT 剂量指数(CTDI)评价 CT 剂量,$CTDI$ 常用 $CTDI_{100}$、$CTDI_w$、$CTDI_{vol}$ 三个剂量指数表征。在日常质控中,常用长杆电离室在头部剂量模体(或体部剂量模体)的中心和周边分别测量 $CTDI_{100}$,通过计算得到 $CTDI_w$ 和 $CTDI_{vol}$,具体描述和公式可参考 GB 9706.18—2006《X 射线计算机体层摄影设备安全专用要求》。最终所得剂量指数能够综合反映 CT 成像的剂量情况。依据 JJG 961-2017 中华人民共和国国家计量检定规程《医用诊断螺旋计算机断层摄影装置(CT)X 射线辐射源》的规定,厂家给出的螺旋 CT 容积 CT 剂量指数 $CTDI_w$ 与实际测量值变化范围应在 20% 以内。

2. 质控工具　常用的 CT 剂量测量工具包括剂量仪(如瑞典 RTI 公司的 Barracuda)、头部剂量模体和体部剂量模体,如图 10-1-5 所示。剂量仪采用的长杆电离室有效长度通常为 10cm,头部模体长15cm、直径16cm,体部模体长15cm、直径30cm,由均匀的有机玻璃组成。在模体的中心和表层位置分布有5个测试孔,分别用于测试中心和表面剂量,边缘孔位于模体表面下10mm处,相互间隔为90°,各测试孔的直径与电离室的直径一致。

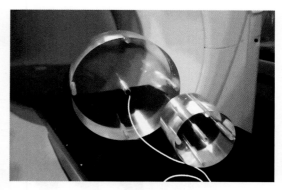

图 10-1-5　CT 剂量测量

3. 质控方法　①将剂量检测模体置于CT模拟机机架中心,模体纵轴与机架中心轴重合并垂直于扫描层面,观察定位激光线,确保模体水平和垂直方向定位准确,扫描区不应有影响X射线束的物质。连接剂量仪、电离室及电脑。②把电离室放入模体中心孔,其他孔插上有机玻璃棒,以保持模体中均一物质对X射线的吸收。运行剂量仪测量软件,设置温度、气压和扫描的实际层厚(层数 × 探测器宽度)等参数。③设置CT机为轴向扫描,做一次定位片扫描,确定CT剂量测量的位置,然后用常规头部(用头部模体)或腹部(用腹部模体)条件扫描,分别测出模体中心及四周的$CTDI_{100}$,利用测量软件计算得到$CTDI_w$、$CTDI_{vol}$。

(二)机械精度检测

机械精度检测主要包括激光定位系统、CT床和平板床面、机架、定位像、准直器五个部分。

1. 激光定位系统

(1)质控要求:CT模拟机的激光定位系统必须与治疗机房的一样能准确确定等中心的位置,且具有良好的重复性。其定位准确性与治疗的准确性密切相关,应满足以下基本要求:

1)内置激光灯能准确确定扫描平面。

2)内置激光灯应平行和垂直于扫描平面,并正交于扫描中心。

3)外置(横断位)激光灯距离扫描平面距离准确。

4)外置激光灯应平行和垂直于扫描平面,且相交于虚拟扫描中心。

5)外置激光灯的移动应该准确、线性和可重复。

AAPM TG66报告推荐的部分激光定位系统质控项目、频率和标准见表10-1-1。

表 10-1-1　CT 模拟机机械精度质控项目、频率和标准

质控项目	频率	标准
内置激光灯与扫描平面一致性	每天	± 2mm
内置激光灯平行和垂直于扫描平面并正交于扫描中心	每月或每次调整激光灯后	± 2mm
外置激光灯与扫描平面的距离	每月或激光灯调整之后	± 2mm
外置激光灯平行和垂直于扫描平面并相交于虚拟扫描中心	每月或激光灯调整之后	± 2mm
外置激光灯移动精度	每月或激光灯调整之后	± 2mm
平板床面是否水平且垂直于扫描平面	每月或激光灯质控提示 CT 床有旋转时	± 2mm
CT 床运动的数字显示精度	每月	± 1mm
定位床到位精度	每年	± 1mm

质控项目	频率	标准
机架倾角数字显示精度	每年	±1° 或 ±1mm
机架倾角重复精度	每年	±1° 或 ±1mm
定位像	每年	±1mm
前准直器到位精度	每年	产品标准

（2）质控工具：激光定位系统的质控主要用到图 10-1-6 所示的 TG66 质控模体和钢直尺。TG66 质控模体由合成树脂制成的底座及等间距分布的三个长方体立柱构成。立柱高 5cm，宽 2.8cm，间距 125mm。经过各立柱的中心开有直径 1mm 的垂直和水平孔，在立柱中心层面形成"十"字线。

（3）质控方法：

1）内置激光灯应能准确确定扫描平面，用定位条把 TG66 质控模体固定在 CT 模拟机平板床面上（图 10-1-6）。通过升降床和进出床，使内置激光灯与 TG66 质控模体立柱表面的十字线对齐，床值归零。在 5mm 范围内采集多

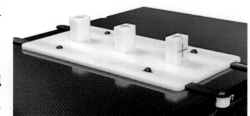

图 10-1-6　激光定位系统 TG66 质控模体

幅层厚<1mm 的轴扫图像，若能得到如图 10-1-7 所示的 3 个十字线清晰的图像，读取该图像的床值，该值应在 ±2mm 范围内。

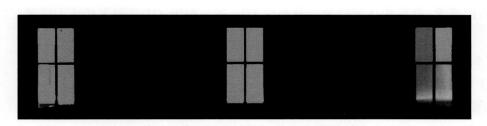

图 10-1-7　内置激光灯能准确确定扫描平面时的图像

2）内置激光灯应平行和垂直于扫描平面，并正交于扫描中心：首先，使用与 1）中相同方法摆位并获得图 10-1-7 所示 3 个十字线清晰的图像，说明内置激光灯可准确确定扫描平面。然后，在 CT 床的运动范围内升降平板床面，内置（横断位和矢状位）激光线应始终穿过 TG66 质控模体立柱上的孔。如果横断位激光线与立柱的水平孔偏离，则横断位激光灯与扫描平面不平行，或平板床面垂直运动不平行于扫描平面。如果矢状位激光线与中间立柱上的竖直孔偏离，则矢状位激光灯与扫描平面不垂直，或平板床面垂直运动不平行于扫描平面。再次将内置激光灯与 TG66 质控模体表面十字线对齐，移动平板床面进出机架，内置（冠状位和矢状位）激光线应始终穿过 TG66 质控模体立柱上的孔。如果冠状位激光线与立柱的水平孔偏离，则冠状位激光灯与扫描平面不平行，或平板床面进出运动不垂直于扫描平面。如果矢状位激光线与中间立柱上的竖直孔偏离，则矢状位激光灯与扫描平面不垂直，或平板床面进出运动不垂直于扫描平面。出现以上任一激光线与孔偏离的情况，均需要对内置激光灯进行校准。

CT 模拟机提供的测量工具可用来评价内置激光灯是否正交于扫描中心。测量工具通常是一

个十字指针,当其水平线被置于图 10-1-7 中水平孔的中心,垂直线穿过中间立柱竖直孔的中心时,十字指针中心坐标(x,y)应为(0,0)。若 x 或 y 值超出表 10-1-1 中的误差范围时,说明内置激光灯没有正交于扫描中心,需要进行相应调整。

3)外置(横断位)激光灯与扫描平面距离准确:按 1)中所述方法摆好 TG66 质控模体,并获得图 10-1-7 所示图像,使模体中心层面与扫描平面重合。借助 CT 床数字显示,出床至外置(横断位)激光灯相对扫描平面初始安装距离的位置(通常为 500mm)。此时,外激光线应穿过立柱上竖直孔的中心。若偏差大于表 10-1-1 中的标准,则需调整外激光灯。

4)外置激光灯应平行和垂直于扫描平面,并相交于虚拟扫描中心:与内置激光灯质控方法类似,首先,按 3)中所述方法获得图 10-1-7 所示的轴扫图像,确定外置激光灯与扫描平面距离准确。然后,将外置激光灯与质控模体表面十字线对齐,通过升降和进出床,验证外置激光灯是否平行和垂直于扫描平面。读取图像中间立柱十字线的中心坐标(x,y),判断是否满足表 10-1-1 中的标准,验证外置激光灯是否正交于虚拟扫描中心。

5)外置激光灯的移动应该准确、线性和可重复:将 TG66 质控模体摆放在平板床面上,与外置激光灯对齐。在模体立柱上放置一把直尺,使其与横断位激光线对齐。左右移动矢状位激光灯至任意距离,激光灯数字显示的移动距离与尺子实测距离差值应满足表 10-1-1 中的标准。按数字显示设置激光线回动至初始位置后,矢状位激光线应能穿过模体中间立柱上的孔。如果外置横断位和冠状位激光灯也是可移动的,需采用上述同样的方法定期质控,但需注意直尺的摆放方向,实现相应激光灯的测量。

2. CT 床和平板床面

(1)质控要求:在平板床面均匀负载至少 75kg 的情况下,CT 床和平板床面应满足以下性能要求:

1)平板床面应水平且垂直于扫描平面。

2)CT 床运动的数字显示精度。

3)扫描控制下的 CT 床到位精度。

4)平板床面本身不应含有任何影响图像质量的物质(螺丝钉等)。

(2)质控工具:TG66 质控模体,长直尺,胶片。

(3)质控方法:

1)平板床面应水平且垂直于扫描平面:首先,将 TG66 质控模体靠近平板床面床头摆放,进床使质控模体与内置激光灯对准,采集一幅单层图像。然后,将质控模体靠近平板床面床尾摆放,进床使质控模体与内置激光灯对准,再采集一幅单层图像。利用 CT 模拟机十字指针工具测量两幅图像中间立柱十字线中心坐标值,若 x、y 坐标差值均在 2mm 以内,则说明平板床面垂直于扫描平面。测量两幅图像两边立柱十字线中线坐标值,若 y 坐标差值均在 2mm 以内,则说明平板床面水平。垂直于扫描平面。

2)CT 床运动的数字显示精度:首先,沿平板床面纵向摆放长直尺,利用外置(横断位)激光灯在长直尺上标记一初始位置,并记录当前数字显示的床值。之后,进床或出床一定距离,对比长直尺记录值和数字显示值,验证纵向运动数字显示的准确性。然后,根据数字显示出床或进床同样的距离,观察激光线与标记的初始位置是否重合,验证纵向运动数字显示的重复性。垂直运动数字显示的准确性和重复性测量方法同上,但测量过程中应保证长直尺固定并垂直于平板床面。

3）CT床到位精度：在平板床面上粘一张胶片，采用轴扫或螺旋扫模式，控制平板床面运动，在一些预先设定的间隔位置进行窄束扫描曝光，胶片上条纹间的距离应与扫描时设定的相符，验证平板床面运动精度。按上述方法曝光胶片两次，冲洗出的胶片上两次曝光的线应重叠，验证平板床面的运动重复性，CT床位置显示准确度和重复性应满足表 10-1-1 中的标准。其他测试方法还可参考 AAPM 第 39 号报告。

4）平板床面本身不应含有任何影响图像质量的物质（螺丝钉等）：在 CT 模拟机的验收测试中，应对平板床面进行扫描，以评价在平板床面中是否含有可产生干扰图像的金属物体（如螺丝钉等）。

3. 机架旋转

（1）质控要求：CT 模拟机机架倾角数字显示应准确、可重复。

（2）质控工具：方形塑料模体，胶片，TG66 质控模体。

（3）质控方法：在固体水模体上固定一张胶片，将模体摆放在平板床面上，模体边缘与内置（矢状位）激光灯对准，使胶片垂直于扫描平面，机架两侧的激光线应大致交于胶片中心。在机架位于 0° 时进行一次最薄层厚的曝光，机架分别偏转至前后最大转角后，再分别进行最薄层厚的曝光。使用量角器测量胶片上竖直条纹与两侧偏转条纹的角度，与数字显示的机架角度误差应在 1° 以内，以验证机架倾角数字显示准确。

将 TG66 质控模体与内置激光灯对齐，使得床升降范围内内置（横断位）激光灯始终穿过质控模体中间立柱上的竖直孔。偏转机架至一侧角度后回至初始位置，激光线与质控模体上竖直孔的距离差应 <1mm，旋转机架至另一侧重复测试，以验证机架倾角数字显示的重复精度是否满足表 10-1-1 中的标准。

4. 定位像

（1）质控要求：扫描时，X 射线球管和探测器保持固定，同时检查床以恒定速度移动，即可获得 CT 定位像，用于确定 CT 扫描范围。放射治疗计划设计的准确性依赖于 CT 图像准确定位，定位出现偏移，会造成投射剂量投照到错误的治疗区。因此，在设备的扫描范围内，定位像定位误差不应超过 ±1mm。

（2）质控工具：TG66 质控模体。

（3）质控方法：首先，将 TG66 质控模体摆放于平板床面上，并与内置激光灯对齐。然后，采集水平定位像，确定扫描范围包括质控模体中心孔的位置。之后，选择最小层厚进行轴扫。选择图 10-1-7 所示 3 个十字线均清晰的图像，记录该图像的床值，利用十字指针获取定位像上质控模体中心孔的 z 坐标值，两者偏差应满足表 10-1-1 的标准。

5. 前准直器到位精度

（1）质控目的：前准直器的到位精度决定了扇形射线束宽度的精度，与受检者接受的剂量息息相关，因此，必须满足表 10-1-1 中的标准。

（2）质控工具：胶片。

（3）质控方法：患者前准直器到位精度可通过测量定位机的射线束宽度来评价。首先，在平板床面上粘一张胶片。之后，在机架和床都未旋转情况下升床至胶片位于机架旋转中心。然后，在距离胶片边缘 2cm 范围内，间隔 4cm，对每种层厚选项进行曝光，使用 200mAs，120kV（胶片上的密度应在 0.8~1.5 间），对双焦点系统选择小焦点。最后，测量冲洗后的胶片密度曲线的半高宽，测量结果应满足表 10-1-1 中的标准。

(三) 图像质量

1. 质控目的　CT 模拟机的图像质量质控项目主要包括 CT 值准确性、图像噪声、图像均匀性、空间完整性、电子密度与 CT 值转换、扫描层厚、空间分辨率、密度分辨率，表 10-1-2 为 AAPM TG66 报告建议的图像质量质控项目和标准。

表 10-1-2　CT 模拟机图像质量质控项目和标准

质控项目	频率	标准
CT 值准确性	每天——水的 CT 值 每月——4~5 种物质 CT 值 每年——电子密度模体检测	0 ± 5HU（水）
图像噪声	每天	产品规格
空间完整性	每天——x 轴或 y 轴 每月——x 轴和 y 轴	± 1mm
图像均匀性	每月——常用扫描电压 每年——其他扫描电压	± 5HU 以内
扫描层厚	每月	± 1mm
空间分辨率	每年	产品标准
低对比度分辨率	每年	产品标准

2. 质控工具　通常采用 CatPhan600 对 CT 模拟机进行图像质控，如图 10-1-8 所示，该模体由美国模体实验室设计，集成多个模块。

3. 质控方法　首先，将图像质控模体摆放在平板床面上，模体轴线与机架 Z 轴一致，将质控模体上的标记点与外激光灯对齐，并用水平仪调整模体水平。然后，根据不同的图像质控项目，设置扫描参数扫描质控模体。最后，根据获得的各模块断层图像分析图像质量。

(1) CT 值准确性：CT 值的准确性主要采用 CatPhan600 模体的 404 模块进行评价，该模块包含 7 种不同密度插件，分别为特氟纶（聚四氟乙烯）、丙烯酸、低密度聚乙烯（LDPE）、迭尔林（聚甲醛树脂）、聚苯乙烯、亚胺硫磷和空气，涵盖 CT 值范围为 –1 000HU~+1 000HU。

选择标准算法、管电压 120kV 左右、毫安秒适当选择在剂量指数为 45mGy 左右，扫描模体。调整获得的 404 模块图像的窗宽窗位，在图像里的每种物质中选取一个测量区域，如图 10-1-9，记下 CT 值，与标称值相比较。

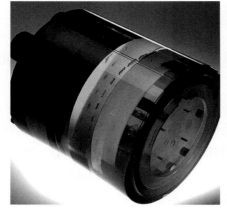

图 10-1-8　CT 模拟机图像质量质控模体 CatPhan600

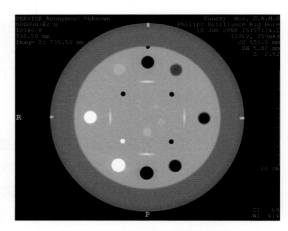

图 10-1-9　CT 值准确性测试图像

（2）CT值的随机不确定度——噪声：用10mm层厚（或最大标称层厚）扫描CatPhan600模体的486模块，管电压120kV左右，选择标准算法，毫安秒适当选择在剂量指数为45mGy左右，得到该模块断层图像如图10-1-10所示。在图像中选取5个感兴趣区（ROI），分别在图像的中心和上下左右距图像边缘10mm处，感兴趣区的直径约为测量器件图像直径的10%，测量其CT值及标准差。噪声水平以下式（式10-1-1）计算：

$$H = \frac{SD}{1\,000} \times 100\% \qquad\qquad （式10\text{-}1\text{-}1）$$

其中，H为噪声水平，SD为感兴趣区CT值的标准差。

测得的图像噪声水平不应差于产品规格。

（3）图像均匀性：仍然采用图10-1-10所示图像，在图像里选取5个感兴趣区，感兴趣区的直径约为测量器件图像直径的10%，测量其CT值。以中心感兴趣区平均CT_C值与边缘各感兴趣区的CT_P值之间的最大差别来表示均匀性。用式10-1-2表示：

$$U = \left| CT_C - CT_P \right|_{\max} \qquad\qquad （式10\text{-}1\text{-}2）$$

其中，均匀性U应小于5HU。

（4）空间完整性：选择标准算法、管电压120kV左右、毫安秒适当选择在剂量指数为45mGy左右，扫描模体。找到404模块断层图像如图10-1-11所示，在图像上测量相应位置的尺寸，测量值与理论值差值应<1mm。

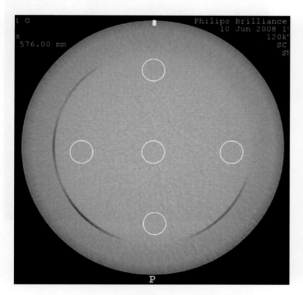

图10-1-10　图像噪声和均匀性测试图像

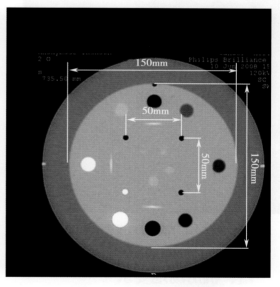

图10-1-11　空间完整性测试图像

（5）扫描层厚：如图10-1-9所示，CatPhan600模体中的404模块含有两对与Z轴成23°角的斜线，一对平行于X轴，另一对平行于Y轴，用于评价扫描层厚。在窗宽为1，窗位逐渐调大到130左右的情况下，此时只剩下四条直线的图像，测量四条直线的长度，其平均值再乘以0.42即得测量层厚，与扫描层厚之差的绝对值来表示扫描层厚的测量误差，不应>1mm。

（6）空间分辨率：直接扫描模体的空间分辨率插件，即528模块，单次扫描的剂量指数一般不>50mGy，一般用标准常规算法，得到图片后调节窗宽窗位使空间分辨力栅条显示清晰，如图10-1-12。在图像上数出能清晰显示的线对数目，不应小于产品标准。评判标准一般是：单条线不断,线与线之间不相连。

(7) 低对比度分辨率：一般采用 10mm 层厚、管电压 120kV、标准常规算法对低对 CatPhan600 模体的 515 模块进行扫描,模体周围不应有高密度物体,以免产生伪影影响测量结果。得到图像后,在窄的窗宽条件下检查是否存在伪影(环状或杯状),如果有则需要首先进行空气校准后再进行低对比度检测。

CatPhan600 模体的 515 模块提供了 0.3%、0.5%、1.0% 三组不同的低对比度插件,每组插件中包含有 2.0mm、3.0mm、4.0mm、5.0mm、6.0mm、7.0mm、8.0mm、9.0mm、15.0mm 直径的小圆柱,如图 10-1-13。在 515 模块的图像中,分别在水等效组织和插件各选一个测量区,测量两种物质的 CT 值和标准差(SD),根据式 10-1-3 和式 10-1-4 调节窗宽和窗位,分辨出一组最小的孔径。可以在同样条件下测量 3 次以减小测量误差,求 3 次测量结果的平均值。

$$WL = \frac{CT_W + CT_M}{2} \qquad\qquad (式 10\text{-}1\text{-}3)$$

$$WW = (CT_M - CT_W) + 5SD_{max} \qquad\qquad (式 10\text{-}1\text{-}4)$$

其中,WL 为图像的窗位,WW 为图像的窗宽,CT_W 为水的 CT 值,CT_M 为低对比物质的 CT 值,SD_{max} 两种物质测量区中较大的那个标准差。

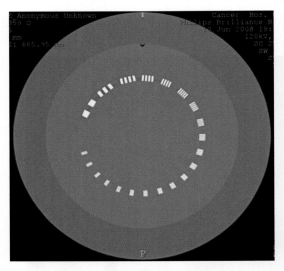

图 10-1-12　空间分辨率测试图像

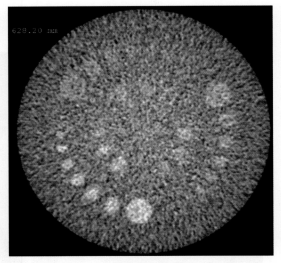

图 10-1-13　密度分辨率测试图像

四、机房场地要求

CT 模拟机机房防护要求可参考国家标准 GBZ 130—2020《放射诊断放射防护要求》。主要有机房布局、机房屏蔽、工作场所防护、防护用品四个方面需要注意。

CT 机房布局应满足以下要求：①应合理设置 X 射线设备、机房的门、窗和管线口位置,应尽量避免有用线束直接照射门、窗、管线口和工作人员操作位；②机房的设置应充分考虑邻室(含楼上和楼下)及周围场所的人员防护与安全；③每台固定使用的 X 射线设备应设有单独的机房,机房应满足使用设备的布局要求；④CT 机房最小有效使用面积不应<30m²,最小单边长度不应<4.5m。

CT 机房屏蔽应满足以下要求：①对标称 125kV 以上的机房,有用线束方向铅当量不<3mmPb,非有用线束方向铅当量不<2mmPb；对标称 125kV 以下的机房,有用线束方向铅当量

不<2mmPb，非有用线束方向铅当量不<1mmPb。②机房外的周围剂量当量率应不>2.5μSv/h。

工作场所防护应满足以下要求：①机房应设有观察窗或摄像监控装置，其设置的位置应便于观察到受检者状态及防护门开闭情况。②机房内不应堆放与该设备诊断工作无关的杂物。③机房应设置动力通风装置，并保持良好的通风。④机房门外应有电离辐射警告标志；机房门上方应有醒目的工作状态指示灯，灯箱上应设置如"射线有害、灯亮勿入"的可视警示语句；候诊区应设置放射防护注意事项告知栏。⑤平开机房门应有自动闭门装置；推拉式机房门应设有曝光时关闭机房门的管理措施；工作状态指示灯能与机房门有效关联。⑥电动推拉门宜设置防夹装置。⑦受检者不应在机房内候诊；非特殊情况，检查过程中陪检者不应滞留在机房内。⑧CT装置的安放应利于操作者观察受检者。⑨机房出入门宜处于散射辐射相对低的位置。

CT模拟机房还应配备个人防护用品，如铅橡胶性腺防护围裙（方形）或方巾、铅橡胶颈套，选配铅橡胶帽子。应用于儿童的防护用品和辅助防护设施的铅当量应不<0.5mmPb。

（牛传猛）

第二节　MR模拟机

磁共振成像（magnetic resonance imaging，MRI）是根据物体内原子核在静磁场中的共振特性进行成像的技术。1973年，美国伊利诺伊大学 Paul C.Lauterbur 教授，首次通过主磁场内附加一个不均匀的梯度磁场和改进的反投影方法，实现了基于磁共振现象的成像技术。1976年，英国诺丁汉大学 Peter Mansfield 教授率先将磁共振成像技术应用于临床。两位教授于2003年共同获得诺贝尔生理学或医学奖。瑞士科学家 Richard R.Ernst 于1974年提出使用二维傅里叶变换实现磁共振波谱成像（magnetic resonance spectroscopy，MRS），并于1991年获得诺贝尔化学奖。MRI能够对人体或任何生物体进行非侵袭的成像，以揭示内部器官或组织的解剖结构、代谢和功能情况。与CT相比，MRI具有无电离辐射、软组织分辨率高的特点，特别是对于头颈部肿瘤、脑部肿瘤、腹盆部肿瘤及其他部位软组织肿瘤等，MRI均具有较明显的优势。此外MRI能提供无电离辐射功能及代谢影像，进行定量或半定量分析。

一、MRI 原理

原子核的质子带正电荷，其自旋产生的磁场称为核磁。由于氢原子核在组成人体的原子中物质的量浓度最高，且氢原子核磁化率亦是最高，可产生更高的MRI信号，氢原子核的磁共振图像在诊断和放疗模拟定位中最常用。

氢原子核 $^1_1$H 自旋量子数为 s=1/2，磁旋比 $\gamma/2\pi$ 约为 42.58MHz/T。在无外加磁场时自旋方向杂乱无章，宏观表现无磁场。在外加磁场即静磁场 B_0 的作用下出现的能级分裂现象叫作塞曼分裂，这种磁能级叫作塞曼能级，对于 s=1/2 的氢原子核，磁量子数 m 只有 2 个取值，分别为 1/2 和 –1/2，两个能级的间距为公式（式 10-2-1）：

$$\Delta E = \gamma B_0 h/2\pi \tag{式 10-2-1}$$

原子核的磁化为顺磁磁化，符合 Boltzman 统计规律，产生宏观磁化强度 M_0。与静磁场 B_0 反方向的是高能级,与 B_0 同方向的是低能级。在热平衡状态下,横向磁化矢量 M_{xy} 为 0,纵向磁化矢量 M_z 等于 M_0。氢原子核自旋产生的小磁场和静磁场 B_0 的相互作用下,做回旋运动,即拉莫尔进动 (larmor precession),进动频率为拉莫尔频率记为 w_0,得到共振条件为公式(式 10-2-2):

$$w_0 = \gamma B_0 \text{ 或 } f_0 = \frac{\gamma}{2\pi}B_0 \tag{式 10-2-2}$$

在复合共振条件下,外加一个射频磁场 B_1,原子核从射频场吸收能量,从低能跃迁到高能,即发生 MR 现象。关闭脉冲后,宏观纵向磁化矢量逐渐恢复至最大值为自旋 - 晶格弛豫,也叫 T_1 弛豫;原有的质子进动逐渐失相位,宏观横向磁化矢量逐渐减少至消失,为自旋 - 自旋弛豫,也叫 T_2 弛豫。射频系统由射频发生器、射频放大器和射频线圈等构成。安装于主磁体内的体线圈为发射线圈,需均匀发射射频脉冲,目前主流机型有高功率射频放大器功能,所发射的射频脉冲强度大,持续时间短,加快了 MRI 的采集速度。接收线圈的功能主要是接收 MR 信号,用于图像重建。接收线圈与图像的信噪比相关,离检查部位越近,接收的信号越强,线圈内包绕的体积越小,所接收的噪声越低。在临床上多使用表面相控阵线圈,它需由多个子线圈单元组成,同时需有多个数据采集通道与之匹配。

梯度系统由梯度放大器及 X、Y、Z 三组梯度线圈组成。它的作用是修改主磁场,产生线性变化的梯度磁场,为图像重建提供信号。其磁场强度虽只有主磁场的几百分之一,但梯度磁场为人体 MRI 信号提供了空间三维编码定位编码信息;梯度切换可产生 MR 梯度回波信号;对于扩散相关成像,可施加扩散敏感梯度场等。其主要性能指标包括梯度场强和梯度切换率。切换率越高表明梯度线圈通电后达到最大强度的爬升时间越短。高梯度和高切换率不仅可以缩短回波间隙加快信号采集速度,亦有利于提高图像的信噪比。

二、诊断 MRI 与 MR 模拟定位技术比较

MR 模拟定位是一种较新的放疗定位技术,由于放疗 MR 模拟定位与 MRI 诊断的目的不同,两者在设备硬件、技术要求及应用方面均有不同。MRI 诊断侧重于疾病的鉴别诊断,而 MR 放疗模拟定位则对空间位置的准确性和摆位的可重复性要求较高。MR 模拟定位机要求实现大孔径扫描,以配合放疗摆位辅助装置。当传统的诊断线圈无法与摆位辅助装置相匹配,需提供与放疗定位相匹配的放疗专用射频接收线圈。同时应设计符合放疗模拟定位需求的序列,以达成放疗靶区勾画、疗效监测等目的。此外需在机房安装外置激光定位系统、使用平板床面等。

诊断专用 MRI 在我国已发展了 30 余年,但 MR 模拟定位在放疗科的应用还处于起步阶段。对于大孔径扫描仪、为放疗设计的射频接收线圈和放疗模拟定位序列均需要建立有效的验收测试方法,以保证 MR 图像满足放疗定位要求。表 10-2-1 对比诊断 MRI 和 MR 模拟定位,在扫描目的、参数设置及图像质量要求等方面的异同。

表 10-2-1　诊断 MRI 和 MR 模拟定位对比

	诊断 MRI	MR 模拟定位
目的	探查、定性、分期病变	在 3D 方向决定肿瘤的范围和位置,以及与邻近组织的关系
FOV	可以使用小视野(FOV)高分辨扫描	在基于单独 MRI 放疗中,轴位序列需扫全整个肿瘤治疗范围及身体外轮廓

	诊断 MRI	MR 模拟定位
读出带宽	考虑化学位移和信噪比(SNR)两方面因素	设置较高的读出带宽(RBW),以减少化学位移和磁敏感伪影,同时减少涡流效应
层厚和层间隔	一般层厚为 4~5mm,间隔为 0~2mm	采用连续扫描层,在基于单独 MRI 放疗中,需采用较薄的层厚,以满足靶区勾画和剂量计算的需求
扫描范围	对医生处方部位进行扫描	需保证靶区和危及器官的勾画以及剂量体积直方图(DVH)的计算,以及定位和图像引导放疗标记点
几何形变	阈值标准为不影响诊断	在所有平面误差<2mm
图像均匀性	阈值标准为不影响诊断	需要提高要求,以满足基于强度的图像配准和图像分割的准确性
呼吸门控	为让患者最好地配合和减少运动伪影,在呼气末扫描	与门控时间窗相匹配,如呼气 50% 时相

三、MR 模拟定位机的发展与需求

1993 年 Okamoto 等尝试建造一台专用于放疗的 MR 模拟定位系统。1999 年,德国海德堡大学研究人员整合开放式低场强 0.23 特斯拉(Tesla,T)MRI 扫描仪用于放疗模拟定位和三维计划设计。这是第一台商用 MR 模拟定位机(Picker Outlook 0.23 Tesla),研究人员尝试使用该系统为支气管肺癌患者进行模拟定位扫描,辅助勾画感兴趣区域得到较高精度。其后,该研究团对 243 例肿瘤患者(43 例非小细胞肺癌、155 例前列腺癌和 45 例脑瘤)行开放式低场强 MR 模拟定位。较 CT 模拟定位,3 个病种患者靶区和危及器官勾画精度均得到较大程度提高,表明 MR 模拟定位技术是可行的,对提高放射治疗的精度有较大意义。

MR 模拟定位机需满足两方面的要求:一是为放疗提供高质量的 MR 图像;二是保证 MR 模拟定位流程的顺畅。早期提出的这种开放式低场 MR 模拟定位机的设计,其磁场方向为垂直于扫描床方向,开放性的设计为放疗摆位提供了足够的空间,可以实现将靶区在磁场中心摆位,以获得最佳的均匀性,并可以完成特殊情况(如肥胖患者)的放疗模拟定位。但这种开放式设计无法实现高场,会造成扫描时间延长,成像信噪比较低,无法很好地完成波谱和功能序列扫描。随着 MRI 技术的突破,封闭式 MRI 克服了磁场均匀性等技术上的限制,磁场强度由低场提高到中高场,最大孔径可达 70cm 或以上,能满足放疗摆位的空间要求,解决了放疗患者摆位辅助装置无法与小孔径 MR 扫描仪匹配的问题。同时中高场强扫描对图像质量和扫描时间分辨率的提高均有较大益处,并可提供丰富的定量和半定量功能序列扫描。

因此,为了更好地发挥 MRI 成像的优势,提高放疗的精度,大孔径中高场强的封闭式 MRI 成为目前模拟定位机的主流产品。近几年,为适应精准放疗的发展趋势,更好地服务于患者,越来越多的国内外医院引进了 MRI 模拟定位设备。

四、MR 模拟定位机的组成及作用

为了满足放射治疗的需要,MR 模拟定位机扫描孔径需 ≥ 70cm,其主要组成及配置包括:MRI 扫描仪、扫描平板床、定位射频线圈、激光灯和 MR 兼容摆位辅助装置等。

目前临床常用的 MRI 扫描仪主磁场强度为 1.5T 和 3T,其中 1.5T MRI 可满足常规的基本扫描。3T 与 1.5T 比较,氢质子具有更大的宏观纵向磁化强度矢量,提高了图像的信噪比,从而改善了时间和空间分辨率,在脑功能成像、多期动态成像和血管成像等方面更具优势。另外,由于 3T 具有更好的化学位移效果,在波谱成像方面也能更加精准和快速。MR 模拟定位过程中,患者需要使用热塑膜等摆位固定装置进行扫描,3T MRI 能实现更快的扫描速度,提高患者舒适度,并能提供更加优质的功能影像。但需要注意的是,高场强会在一定程度上导致磁敏感伪影和化学位移伪影增加,使患者接受更高的射频能量,需要对设备和人员进行更加严格的安全管理措施。

放射治疗模拟定位过程需要对患者采取与治疗时一致的体位和固定方式进行摆位,因此要求扫描床面采用与放疗加速器治疗床面相同的平面结构,并能与标准的放疗摆位装置相兼容。设计一款符合放疗模拟定位标准的 MR 扫描床,对保证定位精确度起重要作用。针对诊断科的患者,MR 扫描床的设计分为移动式和固定式两种。移动式扫描床便于直接转运卧床的患者。但是这种移动式的设计,采用 4 个橡胶万向轮支撑,易晃动,稳定性差,很难保证患者定位的精确度和摆位的重复性。综合考虑,不建议 MR 模拟定位扫描床选用移动分离式设计。如果需要转运患者,可以配备 MR 兼容转运床。

为配合放疗摆位辅助装置,MR 模拟定位应配备放疗专用射频接收线圈或线圈固定架。表面相控阵线圈是目前主流产品,由多个子线圈单元(element)和多个采集通道组成。体部 MR 模拟定位,由前、后两个线圈组成,前部线圈可配合放疗专用的支撑架使用,后部线圈内置于扫描床板下,与放疗摆位固定装置兼容。头部和头颈部 MR 模拟定位扫描,目前诊断 MRI 的射频线圈与放疗摆位装置不匹配,需配备放疗专用的头部射频线圈。对于头颈部肿瘤放疗,头颈联合扫描解决方案问题有待进一步解决。

为精确完成 MR 模拟定位,场地需安装具有磁屏蔽特性的三维可移动式激光灯,利用正交激光面投射出一个坐标系统,在 MR 高场强环境中实现模拟定位。目前常用的 MR 模拟定位兼容激光灯为桥架式设计,安装时注意与地面屏蔽工程配合,保证其固定的稳定性。为避免对 MRI 信号的干扰,数据通信采用光纤传输,电路控制系统均在设备间,电源线配合滤波器使用。MR 模拟定位需配备 MR 专用的摆位辅助装置,材料为凯夫拉纤维或玻璃纤维等,且形状规格与科室已有的摆位装置一致。放疗常用的碳纤维材料,不适合于 MR 模拟定位,原因是碳材料相当于一个导体,在扫描时会产热,且影响射频的发射和接收。适合 CT 和加速器使用摆位辅助装置的多为两孔式卡条,适合 MR 模拟定位的多为三孔式卡条。

五、MR 模拟机质量保证(QA)

放疗中对 MR 图像质量和精度要求与诊断科不同,对于 MR 模拟机,应该制定针对放疗的质量保证流程。应分为日检、周检 / 月检和年检。日检的内容包括:机器运行情况、监控系统和安全报警系统情况、水冷机温度液氦水平等。周检内容包括:中心频率、射频发射增益和接收增益稳定性等成像系统性能指标,激光灯机械运动参数及扫描中心一致性校准,扫描床的机械运动参数等虚拟模拟定位系统。月检内容包括对图像质量各项指标进行检测。年检需配合各地方授权的检测机构对特定序列进行所有指标的检测。

MR 模拟机的质量保证主要包括定位系统和成像系统两部分。

(一) MR 定位系统的 QA

定位系统的 QA,包括外置和内置激光系统机械及定位扫描特性,以及扫描床板水平度及位移精确度等机械运动特性。使用 MRI 专用的扫描模体测量激光定位平面与 MRI 扫描平面的一致性。如 LAP 公司提供的 Aquarius 激光校准模体(LAP Laser,波因顿海滩市,佛罗里达州,美国),内置扫描校准标记可检测冠状位、矢状位和轴位 3 平面零层定位准确性。图 10-2-1 显示了厂商提供的 Aquarius 模体轴位和冠状位零层的标准扫描图。

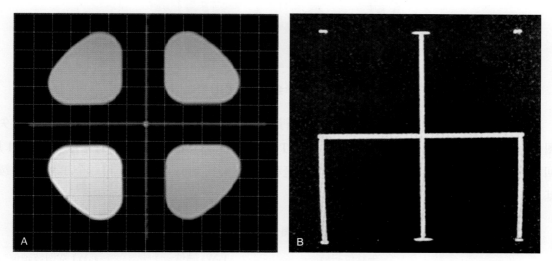

图 10-2-1　Aquarius 模体零层标准扫描图
A. 横断面(显示系统网格);B. 冠状面。

(二) 成像系统质量的 QA

MRI 成像系统的评价参数与主磁场、射频发射及接收系统和梯度系统密切相关,评价方法包括了成像系统性能指标的测试和图像质量指标测试。

成像系统性能指标的测试,可快速检测与图像质量相关的关键参数是否在规定容差范围内。MR 主磁场的中心频率,多与自由水的进动频率相近,对于 3.0T 系统约为 127.74MHz。每次开机后扫描固定序列可监测中心频率、发射增益(transmitter gain)和接收增益(receiver gain),其中接收增益又包括 R1 模拟增益和 R2 数字增益。中心频率的变化反映静磁场的稳定性,发射增益、R1 模拟增益和 R2 数字增益与射频线圈的稳定性相关。

但是系统性能测试只能反映主磁场、射频和梯度系统的单一指标,不能综合评价其相互作用的性能。因此 AAPM100 号报告建议扫描专用图像检测模体,对图像质量指标进行综合分析评价。MR 图像质量指标主要包括:几何精度、扫描层位置精度、扫描层厚精度、图像均匀性、伪影情况、信噪比、高对比空间分辨率和低对比分辨率。图像质量指标的测量分析,可反映 MRI 成像系统的综合性能。比如图像几何精度分析,可评估梯度系统的线性及稳定性;扫描层厚的准确性与梯度及射频系统相关;针对全局系统的性能评估可通过分析图像均匀性指标、伪影情况、高对比空间分辨率以及低对比分辨率等进行评估。

MR 图像质量保证的模体,不同厂家提供了不同的解决方案。本书以美国放射学会(American College of Radiology,ACR)认证的大号圆柱形模体用于图像质量保证,进行举例说明。图 10-2-2 为 ACR 模体图,其内部长度为 148mm,内径为 190mm。

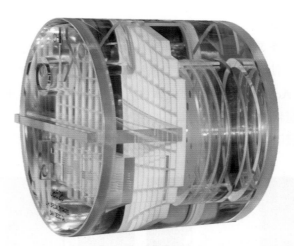

图 10-2-2　美国放射学会认证（ACR）模体（大号）

测试中，使用表 10-2-2 所示的扫描参数进行序列扫描，先进行一个矢状位 T_1WI 扫描，该矢状位图像可以用来做定位像。然后再进行轴位的 T_1WI 序列和双回波序列扫描，每个序列扫描 11 层。双回波序列中，两个 TE 分别是 20 毫秒和 80 毫秒，这样会得到一个 PDWI 和一个 T_2WI。后续分析基于扫描获得的轴位图像。

表 10-2-2　ACR 模体图像质量指标验收扫描参数

	矢状位扫描	T_1WI 轴位	T_2WI 双回波轴位
脉冲序列	Spin echo	Spin echo	Spin echo
重复时间 /ms	200	500	2 000
回波时间 /ms	20	20	20/80
FOV/cm	25	25	25
层数	1	11	11
层厚 / 层间 /mm	20/NA	5/5	5/5
重复系数	1	1	1
扫描矩阵	256 × 256	256 × 256	256 × 256

图 10-2-3 中获得的模体矢状位图像中有数字标记 1 和 11，分别显示了后面需要进行轴位扫描的 11 层图像第一层和最后一层对应的位置。11 层图像分别标记为 S1，S2，……S11。

主要测量指标包括如下 8 个定量图像参数指标：

1. 几何精度测量　几何精度的测量，可保证放疗靶区和危及器官定位勾画的精度。通过测量模体图像中的长度来估计几何畸变情况。推荐使用轴位和矢状位图像进行测量（图 10-2-4）。在轴位扫描面 S5 层上画 4 条过中心的径向线，角度分别为 0°、90° 和 ± 45°，测量其直径长度。在矢状位图像上测量两

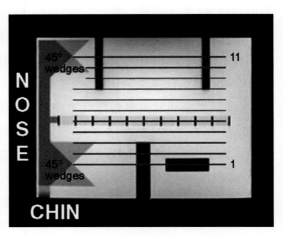

图 10-2-3　美国放射学会认证（ACR）模体矢状位图像（用作定位像）

边的距离长度。根据真实值和测量值之差计算得到几何畸变（geometric distortion，GD），GD 应控制在 ±2mm。如果测量结果未达到上述标准，则可能的原因：梯度场的非线性；磁场不均匀性；接收带宽设置过低；磁敏感伪影；模体定位不正确等。

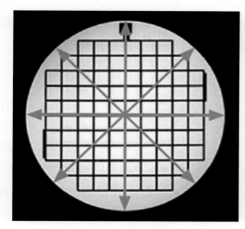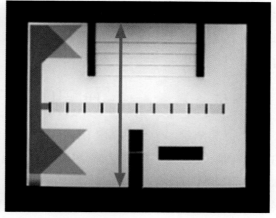

图 10-2-4　横断位和矢状位图像及相关测量示意

ACR 模体用于诊断 MR 设备进行几何精度测量是足够的，但对于放疗模拟机，建议使用可以覆盖最大 FOV 的模体来进行额外的几何精度测量。另外，ACR 的几何精度测量标准主要是基于放射诊断的，这个标准相对比较宽松，而放疗的几何精度要求更加严格。

2. 层位置精度测量　层位置（slice position，SP）的测量，对保证放疗模拟定位摆位和校位的精度以及保证与治疗层面的一致性较为重要。在 S1 和 S11 扫描层面上，两个 45° 楔形板插件在两个扫描层中分别显示为一对相邻的暗柱状影像。层位置的精度测试，是分别测量左右柱的长度，分别记为 *left bar* 和 *right bar*，并计算左右柱的差值 ΔSP（式 10-2-4）。ΔSP 的 1/2 是实际层位置的位移误差。当 $\Delta SP>0$ 时表示层位置向头方向偏移的误差，$\Delta SP<0$ 时表明层位置向脚方向偏移的误差。对于诊断扫描，ΔSP 应控制在 ±5mm 之内。如果测量结果未达到上述标准，则可能造成的原因包括系统性设定错误、扫描层定义不准确、场均匀性差和梯度校准的错误等。

$$\Delta SP = left\ bar - right\ bar \qquad （式 10-2-4）$$

3. 层厚精度测量　MRI 中的扫描层厚（slice thickness，ST），在理想情况下，由射频激励脉冲的带宽和施加梯度脉冲的幅度确定。ACR 模体内置一对具有正负斜率 10:1 的交叉测量插件对层厚进行测量。在 S1 层面，显示为上下两个斜坡信号条。截取上下斜坡两个矩形感兴趣区域分别计算两个感兴趣区域的平均信号值，并取其平均值。将平均值的 1/2 设定为窗位，窗宽设为最小，分别测量上下两个斜坡信号条的长度，记为 *top* 和 *bottom*，并根据公式（式 10-2-5）完成层厚 *ST* 的计算。测量通过标准定为在真实层厚 ×（1±10%）的范围内。如果测量结果未达到上述标准，则可能造成的原因：射频放大器的非线性导致射频脉冲波形的变形；任何高功率射频部分故障（RF 功率放大器、同轴电缆、RF 开关或发射线圈本身）；梯度失真或校准错误；模体定位层面不准确等。

$$ST = 0.2 \times \frac{top \times bottom}{top + bottom} \qquad （式 10-2-5）$$

4. 图像均匀性测量　根据下面的公式（式 10-2-6）计算图像强度的百分图像均匀性（percent image uniformity，PIU）。在扫描 S7 层上，以扫描图像的中心为原点，勾画一个约 200cm² 圆形感兴趣区域(覆盖模体横截面约75%),搜索区域内1cm²圆形范围,平均灰度值最大和最小的位置,并记录最大值$\overline{S}_{\max}$和最小值$\overline{S}_{\min}$(调低窗宽至最小,降低窗位直到ROI区域内部全部变白,然后慢慢地升高窗位,到在ROI内有一个面积约为1cm²的暗的像素生成,此为低信号区;然后继续调高窗位,直到感兴趣区域中还剩一个面积约为1cm²的白色亮像素区)。根据公式(式10-2-6)进行计算。对于<3T的MR,PIU要求≥87.5%,对于≥3T的MR,PIU要求≥82%。如果测量结果未达到上述标准,则可能造成的原因包括主磁场的不均匀性、线圈原因、ACR模体没摆放在线圈的中心、伪影的影响等。

$$PIU = \left[1 - \frac{\overline{S}_{\max} - \overline{S}_{\min}}{\overline{S}_{\max} + \overline{S}_{\min}}\right] \times 100\% \tag{式 10-2-6}$$

5. 伪影情况测量　为评估MR图像中的伪影情况,确保图像质量,需计算伪影比(ghosting ratio,GR)。在轴位S7扫描层,以扫描图像中心为原点,勾画一个约200cm²的圆形感兴趣区域(覆盖模体横截面约75%),记录该区域的平均信号值$\overline{S}$。在图像的4个边上放置4个椭圆形或者矩形的感兴趣区域,矩形感兴趣区的面积为10cm²,其长宽比约为4:1,用于计算频率编码方向上平均信号值($\overline{S}_{FE1}$和$\overline{S}_{FE2}$)和相位编码方向上平均信号值($\overline{S}_{PE1}$和$\overline{S}_{PE2}$)。根据公式(式10-2-7)计算伪影比GR,要求≤2.5%。如果测量结果未达到上述标准,则可能造成的原因包括梯度场的不稳定、模体振动引起的伪影、涡流的存在以及射频相位的不稳定性等。

$$GR = \left|\frac{(\overline{S}_{FE1} + \overline{S}_{FE2}) - (\overline{S}_{PE1} + \overline{S}_{PE2})}{2\overline{S}}\right| \times 100\% \tag{式 10-2-7}$$

6. 信噪比测量　在S7均匀性模块扫描层,以扫描图像的中心为原点,勾画一个约200cm²圆形感兴趣区域。采用一次扫描法,根据公式(式10-2-8)计算图像信噪比(signal-to-noise ratio,SNR)。

$$SNR = \overline{S} \left/ \left[\frac{\sigma_{bkg}}{\sqrt{2 - \pi/2}}\right]\right. \approx 0.655\overline{S}/\sigma_{bkg} \tag{式 10-2-8}$$

其中$\overline{S}$是均匀模体感兴趣区域信号的平均值,σ_{bkg}是背景噪声的标准差。近似值0.655用于补偿。背景信号分布属于莱斯分布(Rician distribution)而非高斯分布。通过验收测试建立基线标准。当信噪比出现异常时,可能与中心频率、线圈和接受增益等异常相关。

7. 高对比空间分辨率测量　高对比空间分辨率(high-contrast spatial resolution,HCSR)反映扫描仪能够分辨最小物体的能力。在ACR模体S1扫描层,其内置有高分辨率测量插件,包括3组孔径排列,对应的空间分辨率从左到右依次为1.1mm、1.0mm、0.9mm。每组孔径排列包括左上(upleft,UL)和右下(lowright,LR)两个模块,分别用于测量左右方向和前后方向的空间分辨率。将S1图像放大2~4倍,保证空间分辨率测量插件在观察范围内,调整最佳的窗宽窗位,以更好地分辨出每个圆孔。记录每个方向(UL和LR)上能分辨出的最小的孔径值。要求在两个方向上,能分辨出1.0mm以下的孔径。如果测量结果未达到上述标准,则可能造成的原因包括分辨率设置较低、梯度校准不好、主磁场的不均匀性、系统稳定性的降低、伪影的干扰和信噪比差等。

8. 低对比分辨率测量　为保证MR模拟定位图像对低对比物质的分辨,需测量低对比分辨率(low-contrast detectability,LCD)。在ACR模体S8~S11扫描层,每层分别含有10组大小不同的辐条,每个辐条上含有3个圆孔模块。从S8~S11扫描层,其对比度分别为1.4%、2.5%、3.6%和

5.1%。记录每一扫描层可以清楚地识别完整的辐条数目(包括 3 个圆孔),对 4 个层面记录的辐条数进行求和,即得到 LCD。测量标准要求 <3T 的 MRI,辐条总和需 ≥9;≥3T 的 MRI,辐条的总和需 ≥37。如果测量结果未达到上述标准,则可能造成的原因包括层位置不正确、信噪比差、图像不均匀以及伪影的存在。

六、MR 模拟机安装场地准备及安全注意事项

(一)安装场地位置要求

MRI 磁体的强磁场与周围环境中的大型移动金属物体可产生相互影响,离磁体中心点一定距离内不应有电梯、汽车等大型运动金属物体。振动会影响 MRI 的图像质量,MRI 场地要尽量远离地铁和大型电机等振动源。MR 磁体的强磁场与周围设备会产生相互影响,若附近有 MR 设备,需确保两台 MR 设备的 3 高斯线没有交叉,直线加速器应控制在 1 高斯线外。

(二)机房及配套功能区域划分

MR 模拟机的机房可采用 MRI 机房的设计。根据美国放射学会(American College of Radiology, ACR)推荐,MRI 机房设计时应考虑设置 4 个区域(图 10-2-5)。Ⅰ区为公共区域。Ⅱ区为过渡区,是从非控制的公共区,到严格控制的 MRI 操作室及磁体间的连接。在此区域进行患者接诊,告知并签署 MRI 知情同意书,为患者和医务人员提供更衣区域等。Ⅲ区为 MRI 操作室,直接与磁体间相通,接受过 MRI 培训的工作人员可以进入。患者进入前需接受金属探测器检查,保证身上不带铁磁性物质,在该区需标明 5 高斯线的位置。Ⅳ区为磁体间,不能有任何铁磁性物质带入磁体间。

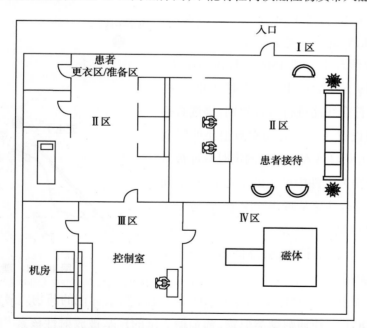

图 10-2-5 美国放射学会(ACR)推荐的 MRI 分区平面图

(三)MR 模拟定位安全管理及培训

由于 MR 模拟定位超导强磁场一直存在,科室需要制定完善的安全管理措施。不但要保证患者不带任何铁磁性物质进入磁体间,对于陪同的患者家属、医院的工作人员也有同样的要求。对那些偶尔才会来 MR 模拟定位室的特殊工作人员应该尤为注意,如:维修工、保安、保洁员或消防员等。一旦他们将铁磁性物质带入磁体间,后果很严重。因此,不但要在显著位置做好警示标志,而

且 MR 模拟定位室工作人员对于特殊人员的到来要提高警惕,避免人员或机器发生安全事故。在 MR 模拟定位启用前,放疗科全体工作人员均须接受安全培训。

(陈辛元)

第三节　PET 模拟定位技术及设备

正电子发射断层成像(positron emission tomography,PET)是一项核医学成像技术,是将体内代谢所必需的某种物质,标记上放射性核素注入人体,然后对该物质的代谢聚集进行成像。

将 PET 技术应用于肿瘤放疗,可获得肿瘤组织和肿瘤周围组织的放射性分布(形态显示)、放射性标记药物浓集速率、局部葡萄糖氨基酸及脂肪代谢、血流灌注和氧利用率等多种信息。PET 模拟定位技术,可以为肿瘤放疗提供精确的功能定位图像,可用于 GTV 的勾画,和观察治疗后 GTV 的变化。

一、PET 成像原理及设备简介

正电子和物质中的自由电子(e^-)结合,正负电荷抵消,两个电子的静止质量转化为 2 个能量相等(511keV)、方向相反的 γ 光子而自身消失,即湮没辐射。注射入人体组织的正电子示踪剂在组织内衰变时会发射正电子,行进 1~3mm 后发生湮灭,产生互成 180° 的 511keV 的伽马光子对(图 10-3-1)。这些光子对被 PET 探测环上互成 180° 的探测器采集,每个探测器接收到 γ 光子后产生一个定时脉冲,这些定时脉冲分别输入符合线路进行符合甄别,挑选真符合事件。符合线路设置了一个时间常数很小的时间窗(通常 ≤ 10 纳秒),同时落入时间窗的定时脉冲被认为是同一个正电子湮灭事件中产生的 γ 光子对,从而被符合电路记录。符合线路从理想状况考虑,是 180° 相对的探测器同时探测一个闪烁事件。但实际情况是,会发生随机符合和散射符合,会降低图像分辨率和对比度,影响图像质量。

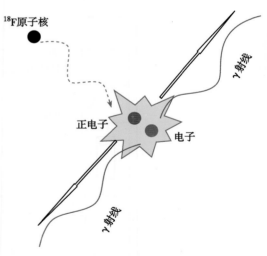

图 10-3-1　湮没辐射

目前用于 PET 显像的药物包括 ^{18}F、^{11}C、^{15}O 等正电子核素标记的药物。最常用的是 ^{18}F- 氟代脱氧葡萄糖(^{18}F-FDG),一种葡萄糖类似物,葡萄糖 2 位的羟基被放射性核素 ^{18}F 取代(图 10-3-2)。这种药物可通过葡萄糖载体蛋白运输到细胞内部,被己糖激酶磷酸化,但之后的代谢过程与葡萄糖有区别,无法继续发生转化,而是通过磷酸化物的形式滞留在细胞内。^{18}F-FDG 最常用的定量评价指标是标准摄取值(standardizeduptakevalue,SUV),其定义为静脉注射 ^{18}F-FDG 后局部组织摄取的放射性浓度(kBq/ml)与全身平均注射活度(MBq/kg)比值。大脑、心脏、肿瘤这样非常消耗葡萄糖的部位对 ^{18}F-FDG 的摄取较多,^{18}F-FDG 的磷酸化物的滞留增加非常明显,衰变时产生的 γ 射线被 PET 扫描仪记录下来,可对癌细胞准确定位。^{18}F 衰变之后,转变为无害、非放射性的重氧(O^{19});O^{19}

从环境当中获取一个 H^+ 之后，FDG 的衰变产物就变成了葡萄糖 -6- 磷酸，可按照普通葡萄糖的方式进行代谢。

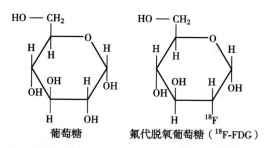

图 10-3-2 葡萄糖和 ^{18}F- 氟代脱氧葡萄糖(^{18}F-FDG)的化学结构

二、PET 性能指标测试

PET 性能指标测试主要包括：空间分辨率；散射分数、计数损失和随机符合测量；灵敏度；计数损失和随机符合计数校正精确性；图像质量、衰减校正与散射校正的精确性。

1. 空间分辨率 表示图像重建后能够区分的两点的能力。PET 的分辨率分为轴向空间分辨率、横断层径向分辨率和切向分辨率。影响分辨率的主要因素有探测器的材料、大小、工艺、信噪比以及探头孔径等。

2. 散射分数、计数损失和随机符合测量 在符合探测总计数中，除真符合之外还包含有散射符合和随机符合计数。散射分数描述 PET 系统对散射计数的敏感程度，散射分数小，系统剔除散射符合的能力强。为评估计数率特性对 PET 的图像质量的影响，引入噪声等效计数率(noise equivalent count rate，NECR)的概念，为真符合计数率平方与总计数率的比值。与探测器效率、散射噪声和随机符合噪声有关。

3. 灵敏度 PET 系统的灵敏度是在给定放射源强度的情况下，每秒能探测到的真符合事件的计数。因为发射出的正电子将通过湮灭产生一对伽马光子，围绕放射源必须设置大量的物质，以确保湮灭辐射的发生。围绕放射源周围的物质也会对产生的伽马光子产生衰减影响，这样会妨碍没有衰减介入的测量。为了达到无衰减介入测量的目的，对用已知吸收物质围绕的均匀线源进行连续测量。这样的测量可以外推得到没有吸收物质时的灵敏度。一般使用低活度放射源，从而忽略计数损失和随机符合。测量方法是记录不同衰减系数下的符合事件探测率，然后拟合出无衰减下的符合事件探测率，即是系统的灵敏度。

4. 计数损失和随机符合计数校正精确性 要完成在各种不同条件下源活度分布的定量测量，PET 系统通常具有补偿死时间损失和随机符合事件的能力，这些校正的精确性，特别是当临床成像用到最高计数率时，是由断层图像计数的相对偏差来反映的。

5. 图像质量、衰减校正与散射校正的精确性 由于系统性能各方面的相互影响，需要能够模拟临床形成标准化成像条件，以比较各种成像系统的图像质量。该测量的目的是模拟带有热区和冷区的全身成像条件下的图像，对不均匀衰减模体内部的不同直径的球体成像。使用热球和冷球的图像对比度和本底变异的比值作为衡量图像质量的指标。此外，该测量可确定衰减校正与散射校正的精确性。

三、PET/CT 模拟机

PET/CT 模拟机将 PET/CT 影像机与放疗模拟定位子系统结合,为放疗模拟定位提供 PET 功能图像和 CT 解剖图像双模态图像。

PET/CT 影像机包括 PET 和 CT 两个探测器、共同的机架、检查床和图像采集 / 处理工作站。目前 PET/CT 为顺序扫描模式,先进行 CT 定位和螺旋扫描,然后进行 PET 扫描。同一机架和检查床是保证同机图像融合的基础。为了能与放射治疗摆位辅助装置相兼容,PET/CT 孔径应该 ≥ 70cm。PET 探测器是 PET 的核心部分,主要由晶体、光电转换器和高压电源组成。目前 PET 成像中加入了飞行时间(time of flight,TOF)技术,理论上,能够直接根据伽马光子对的飞行时间差,确定放射性核素在脏器、组织中的分布,TOF 技术能在符合时间窗内直接确定湮灭符合发生的位置。事实上,目前的 TOF 技术只能将湮灭事件的位置确定在一定的空间范围内。TOF 时间分辨率直接影响湮灭事件位置范围的大小,TOF 技术需要更强大的软硬件支持。TOF-PET 已广泛投入临床使用,显著提高了 PET 系统的信噪比,实现在相同的图像质量下缩短扫描时间或在相同的扫描时间内获取高质量 PET 图像。

四、PET/CT 模拟定位的临床应用

PET/CT 模拟定位可结合解剖和功能成像的优势,在肿瘤分期、GTV 勾画和评估预后方面有广泛的应用。PET 已被证明有助于提高多种癌症的诊断和分期准确性,提高分期的敏感性和特异性。比如:使用 PET/CT 识别非小细胞肺癌和纵隔淋巴结转移的敏感性和特异性分别为 77% 和 86%,而单独使用 CT 的敏感性和特异性分别为 55% 和 81%。PET/CT 模拟定位在肿瘤放疗中的一个重要用途是准确分割肿瘤区域。在回顾性分析中显示,PET/CT 与单独的 CT 相比,15%~20% 的癌症患者改变了诊断分期,并且需要基于 PET/CT 进行靶区的勾画。因此,PET/CT 引导的放疗计划越来越多应用于多种肿瘤放疗中,比如头颈部肿瘤、肺癌和淋巴瘤等。此外,PET/CT 可用于评估放疗反应。图像采集可在一个或多个时间点进行:治疗前或治疗后;治疗前与治疗后;治疗前与治疗中等。从分割的肿瘤靶区中提取图像监测指标,比如最大 SUV、平均 SUV、高于某一阈值的肿瘤体积等,亦可进行纹理分析,提取特征。对于多种肿瘤预后的前瞻性或回顾性研究均表明,[18]F-FDG 摄取增加的高 SUV 区与预后较差之间存在一定的相关性。对 176 名非小细胞肺癌患者的总生存期的研究,$SUV_{max} \leqslant 15$ 的一组明显高于 $SUV_{max} > 15.63$ 的患者。

五、PET/CT 模拟机的质量控制

PET/CT 模拟机的 QC 包括针对 PET、CT 和模拟定位子系统的 QC。其中 CT 和模拟定位子系统的 QC 分别参考本章第一节的内容,下面仅扼要介绍 PET QC 内容和图像配准精度。

PET 探测器各单元的工作状态受多因素影响,易漂移。PET 探测器工作状态由多个参数描述,不同品牌的 PET 参数略有不同。使用 PET 设备配备的校准源(锗 -68、钠 -22 等)进行检测,各品牌的 PET/CT、PET/MRI 系统自带每日质控(Daily QC)程序,按照程序自动完成并得到检测结果。如果 PET 探测器工作状态中多项参数未通过,会导致图像质量及定量值失真等问题,影响诊断结果,造成影像检查失败。按照北京市核医学质量控制和改进中心 2015 年发布的《北京市核医学大型设备稳定性检测指南》的要求,至少每周进行一次 PET 探测器工作状态检测。每 6 个月进行 PET

标准摄取值验证及空间分辨率、灵敏度检测。

该指南建议每 6 个月检测 PET/CT 图像配准精度一次。可使用 PET/CT 图像质量模体进行测量。该模体主要由以下 3 部分组成：①"体部空腔"长度至少 18cm，以覆盖 PET 部分的整个轴向视野；②6 个空心球直径为 1.0~3.7cm，且壁厚不超过 1mm；③模拟肺衰减的低原子序数圆柱形插件。图像质量模体空腔内部需填充 ^{18}F 溶液作为本底，小球内部分别填充"冷水"用于模拟冷病灶成像和高于本底 8 倍的 ^{18}F 溶液模拟浓聚病灶。

六、PET 模拟定位技术未来发展

一体化的 PET/MR 是目前最先进的影像设备之一，PET/MR 可以实现同步扫描。将 PET/MR 引入放疗模拟定位是 PET 模拟定位技术未来发展的主要方向。

PET/MR 模拟定位技术将一体化的 PET/MR 影像设备与放疗模拟定位子系统结合，为放疗模拟定位提供双模态多序列的图像，以辅助肿瘤靶区勾画。可实现功能与结构同时成像，同时利用 MR 的多序列及功能显像，与 PET 进行联合成像。目前主流 PET/MR 的孔径直径为 60cm，为满足放疗模拟定位需求，今后仍需进一步提高孔径的直径。

PET/MR 将 PET 探测器、电子学线路等和 MR 磁屏蔽线圈、主磁体、梯度线圈及射频体线圈整合在一起，以实现 PET 与 MR 进行同步扫描。尽管一体化 PET/MRI 设备中 PET 探测器成像原理与传统 PET/CT 的 PET 相同，但是，为了使 PET 探测器能在磁场中正常工作，传统 PET 中的光电倍增管由半导体光电转换器替代。目前一体化 PET/MR 多基于 3.0T 的 MR，安装机房需要符合磁防护和 511keV 伽马射线放射性防护的要求。

（陈辛元）

参考文献

［1］ GALVIN J, HEIDTMAN B, CHENG E, et al. The use of a CT Scanner specially designed to perform the function of a radiation therapy treatment unit simulator [J]. Med Phys, 1982, 9: 615.

［2］ ENDO M, KUTSUTANI-NAKAMURA Y, MURAKAMI Y, et al. Patient beam positioning system using CT images [J]. Phys Med Biol, 1982, 27 (2): 301-305. http://www. ncbi. nlm. nih. gov/pubmed/7071144.

［3］ NISHIDAI T, NAGATA Y, TAKAHASHI M, et al. CT simulator: a new 3-D planning and simulating system for radiotherapy: Part 1. Description of system [J]. Int J Radiat Oncol Biol Phys, 1990, 18 (3): 499-504. http:// www. ncbi. nlm. nih. gov/pubmed/2318683.

［4］ NAGATA Y, NISHIDAI T, ABE M, et al. CT simulator: a new 3-D planning and simulating system for radio-therapy: Part 2. Clinical application [J]. Int J Radiat Oncol Biol Phys, 1990, 18 (3): 505-513.

［5］ BUTKER E K. Practical implementation of CT-simulation: The Emory experience [M]//Purdy J A, Starkschall G. A practical guide to 3-D planning and conformal radiation therapy. Middleton, WI: Advanced Medical Publishing, 1999: 58-59.

［6］ MICHALSKI J M, PURDY J A, HARMS W, et al. The CT-simulation 3-D treatment planning process [J]. Front Radiat Ther Oncol, 1996, 29: 43-56.

［7］ VAN DYK J, TAYLOR J S. CT-simulators [M]//VAN DYK J. The modern technology for radiation oncology: a compendium for medical physicists and radiation oncologists. Middleton, WI: Advanced Medical Publishing, 1999: 131-168.

［8］ VEDAM S S, KEALL P J, KINI V R, et al. Acquiring a four-dimensional computed tomography dataset using an external respiratory signal [J]. Phys Med Biol, 2003, 48 (1): 45-62. http://www. ncbi. nlm. nih. gov/pubmed/

12564500.

［9］ FORD E C, MAGERAS G S, YORKE E, et al. Respiration-correlated spiral CT: a method of measuring respiratory-induced anatomic motion for radiation treatment planning [J]. Med Phys, 2003, 30 (1): 88-97. http://www. ncbi. nlm. nih. gov/pubmed/12557983.

［10］ JOHNSON T R, KRAUSS B, SEDLMAIR M, et al. Material differentiation by dual energy CT: initial experience [J]. Eur Radiol, 2007, 17 (6): 1510-1517. http://www. ncbi. nlm. nih. gov/pubmed/17151859.

［11］ GARCIA-RAMIREZ J L, MUTIC S, DEMPSEY J F, et al. Performance evaluation of an 85-cm-bore X-ray computed tomography scanner designed for radiation oncology and comparison with current diagnostic CT scanners [J]. Int J Radiat Oncol Biol Phys, 2002, 52 (4): 1123-1131.

［12］ GERBER R L, PURDY J A. Quality assurance procedures and performance testing for CT-simulators [M]// PURDY J A, STARKSCHALL G. A practical guide to 3-D planning and conformal radiation therapy. Middleton, WI: Advanced Medical Publishing, 1999: 123-132.

［13］ VAN DYK J, MAH K. Simulation and imaging for radiation therapy planning [M]//WILLIAMS J R, THWAITES T I. Radiotherapy Physics in Practice. 2nd ed. Oxford, England: Oxford University Press, 2000: 118-149.

［14］ 中华人民共和国国家技术监督局. JJG 1026—2007. 医用诊断计算机断层摄影装置 (CT) X 射线辐射源检定规程 [S]. 北京: 中国标准出版社, 2007.

［15］ AAPM. Report No. 39. Specification and acceptance testing of computed tomography scanners American institute of physics [R]. New York: AAPM, 1993.

［16］ MUTIC S, PALTA J R, BUTKER E K, et al. Quality assurance for computed-tomography simulators and the computed-tomography-simulation process: report of the AAPM Radiation Therapy Committee Task Group No. 66 [J]. Med Phys, 2003, 30 (10): 2762-2792. http://www. ncbi. nlm. nih. gov/pubmed/14596315.

［17］ FRAASS B, DOPPKE K, HUNT M, et al. American Association of Physicists in Medicine Radiation Therapy Committee Task Group 53: quality assurance for clinical radiotherapy treatment planning [J]. Med Phys, 1998, 25 (10): 1773-1829. http://www. ncbi. nlm. nih. gov/pubmed/9800687.

［18］ 中华人民共和国国家卫生健康委员会. GBZ 130—2020. 放射诊断放射防护要求 [S]. 北京: 中国标准出版社, 2020.

［19］ LAUTERBUR P C. Image formation by induced local interactions. Examples employing nuclear magnetic resonance. 1973 [J]. Clin Orthop Relat Res, 1989,(244): 3-6. http://www. ncbi. nlm. nih. gov/pubmed/2663289.

［20］ VAN DER HEIDE U A, HOUWELING A C, GROENENDAAL G, et al. Functional MRI for radiotherapy dose painting [J]. Magn Reson Imaging, 2012, 30 (9): 1216-1223. http://www. ncbi. nlm. nih. gov/pubmed/22770686.

［21］ DECKER G, MÜRTZ P, GIESEKE J, et al. Intensity-modulated radiotherapy of the prostate: dynamic ADC monitoring by DWI at 3.0 T [J]. Radiother Oncol, 2014, 113 (1): 115-120. http://www. ncbi. nlm. nih. gov/pubmed/25304719.

［22］ METCALFE P, LINEY G P, HOLLOWAY L, et al. The potential for an enhanced role for MRI in radiation-therapy treatment planning [J]. Technol Cancer Res Treat, 2013, 12 (5): 429-446. http://www. ncbi. nlm. nih. gov/pubmed/23617289.

［23］ GROENENDAAL G, MOMAN M R, KORPORAAL J G, et al. Validation of functional imaging with pathology for tumor delineation in the prostate [J]. Radiother Oncol, 2010, 94 (2): 145-150. http://www. ncbi. nlm. nih. gov/pubmed/20116116.

［24］ LINEY G P, MOERLAND M A. Magnetic resonance imaging acquisition techniques for radiotherapy planning [J]. Semin Radiat Oncol, 2014, 24 (3): 160-168. http://www. ncbi. nlm. nih. gov/pubmed/24931086.

［25］ BURKE B, FALLONE B G, RATHEE S. Radiation induced currents in MRI RF coils: application to linac/MRI integration [J]. Phys Med Biol, 2010, 55 (3): 735-746. http://www. ncbi. nlm. nih. gov/pubmed/20071754.

［26］ OKAMOTO Y, IMANAKA K, SAKAGUCHI T, et al. Fundamental study on development of MRI simulation system for radiotherapy planning [J]. Int J Radiat Oncol Biol Phys, 1993, 27 (supp. 1): 303.

［27］ SCHUBERT K, WENZ F, KREMPIEN R, et al. Possibilities of an open magnetic resonance scanner integration in therapy simulation and three-dimensional radiotherapy planning [J]. Strahlenther Onkol, 1999, 175 (5): 225-231. http://www. ncbi. nlm. nih. gov/pubmed/10356612.

［28］ KREMPIEN R, SCHUBERT K, D. LATZ F W, et al. Radiotherapy treatment simulation of bronchogenic carci-noma using an open low-field magnetic resonance system [J]. Strahlenther Onkol, 1999, 175: 279-283.

［29］ KREMPIEN R C, SCHUBERT K, ZIERHUT D, et al. Open low-field magnetic resonance imaging in radiation therapy treatment planning [J]. Int J Radiat Oncol Biol Phys, 2002, 53 (5): 1350-1360. http://www. ncbi. nlm. nih. gov/pubmed/12128138.

［30］ 陈辛元, 韩伟, 宋一昕, 等. MRI 模拟定位机的选型安装和验收测试 [J]. 中华放射肿瘤学杂志, 2017, 26 (5): 603-606.

［31］ PAULSON E S, ERICKSON B, SCHULTZ C, et al. Comprehensive MRI simulation methodology using a dedicated MRI scanner in radiation oncology for external beam radiation treatment planning [J]. Med Phys, 2015, 42 (1): 28-39. http://www. ncbi. nlm. nih. gov/pubmed/25563245.

［32］ LINEY G P, OWEN S C, BEAUMONT A K, et al. Commissioning of a new wide-bore MRI scanner for radiotherapy planning of head and neck cancer [J]. Br J Radiol, 2013, 86 (1027): 20130150. http://www. ncbi. nlm. nih. gov/pubmed/23690434.

［33］ WARDLAW J M, BRINDLE W, CASADO A M, et al. A systematic review of the utility of 1. 5 versus 3 Tesla magnetic resonance brain imaging in clinical practice and research [J]. Eur Radiol, 2012, 22 (11): 2295-2303. http://www. ncbi. nlm. nih. gov/pubmed/22684343.

［34］ MCJURY M, O'NEILL A, LAWSON M, et al. Assessing the image quality of pelvic MR images acquired with a flat couch for radiotherapy treatment planning [J]. Br J Radiol, 2011, 84 (1004): 750-755. http://www. ncbi. nlm. nih. gov/pubmed/21750138.

［35］ PAULSON E S, JESMANOWICZ A. Evaluation of common material magnetic susceptibility effects for immobili-zation devices used in MR-guided therapies [Abstract][J]. Med Phys, 2014, 41: 92.

［36］ DEVIC S. MRI simulation for radiotherapy treatment planning [J]. Med Phys, 2012, 39 (11): 6701-6711. http://www. ncbi. nlm. nih. gov/pubmed/23127064.

［37］ American College of Radiology (ACR). MR accreditation program phantom test guidance [EB/OL].[2020-11-30] http://www. acraccreditation. org/Modalities/MRI.

［38］ MUTIC S, PALTA J R, BUTKER E K, et al. Quality assurance for computed-tomography simulators and the computed-tomography-simulation process: report of the AAPM Radiation Therapy Committee Task Group No. 66 [J]. Med Phys, 2003, 30 (10): 2762-2792. http://www. ncbi. nlm. nih. gov/pubmed/14596315.

［39］ GUDBJARTSSON H, PATZ S. The Rician distribution of noisy MRI data [J]. Magn Reson Med, 1995, 34 (6): 910-914. http://www. ncbi. nlm. nih. gov/pubmed/8598820.

［40］ KAUFMAN L, KRAMER D M, CROOKS L E, et al. Measuring signal-to-noise ratios in MR imaging [J]. Radi-ology, 1989, 173 (1): 265-267. http://www. ncbi. nlm. nih. gov/pubmed/2781018.

［41］ KANAL E, BARKOVICH A J, BELL C, et al. ACR guidance document on MR safe practices: 2013 [J]. J Magn Reson Imaging, 2013, 37 (3): 501-530. http://www. ncbi. nlm. nih. gov/pubmed/23345200.

［42］ KANAL E, BARKOVICH A J, BELL C, et al. ACR guidance document for safe MR practices: 2007 [J]. AJR Am J Roentgenol, 2007, 188 (6): 1447-1474. http://www. ncbi. nlm. nih. gov/pubmed/17515363.

［43］ Patient death illustrates the importance of adhering to safety precautions in magnetic resonance envi-ronments [J]. Healthc Hazard Manage Monit, 2001, 15 (1): suppl 1-3. http://www. ncbi. nlm. nih. gov/pubmed/11550626.

［44］ CHALJUB G, KRAMER L A, JOHNSON R F 3rd, et al. Projectile cylinder accidents resulting from the presence of ferromagnetic nitrous oxide or oxygen tanks in the MR suite [J]. AJR Am J Roentgenol, 2001, 177 (1): 27-30. http://www. ncbi. nlm. nih. gov/pubmed/11418392.

［45］ 田嘉禾. PET、PET/CT 诊断学 [M]. 北京: 化学工业出版社, 2007.

［46］ DAS S K, MCGURK R, MIFTEN M, et al. Task Group 174 Report: Utilization of [(18) F] fluorodeoxyglucose positron emission tomography {[(18) F] FDG-PET}in radiation therapy [J]. Med Phys, 2019, 46 (10): e706-e725. http://www. ncbi. nlm. nih. gov/pubmed/31230358.

［47］ 国家食品药品监督管理总局. 正电子发射及 X 射线计算机断层成像系统性能和试验方法. 中华人民共和国医药行业标准, YY/T 0829-2011 [S]. 北京: 中国标准出版社, 2013.

［48］潘中允, 屈婉莹, 周诚, 等. PET/CT 诊断学 [M]. 北京: 人民卫生出版社, 2010.

［49］CACICEDO J, FERNANDEZ I, DEL HOYO O, et al. Should PET/CT be implemented in the routine imaging work-up of locally advanced head and neck squamous cell carcinoma? : A prospective analysis [J]. Eur J Nucl Med Mol Imaging, 2015, 42 (9): 1378-1389. http://www. ncbi. nlm. nih. gov/pubmed/25952280.

［50］BRADLEY J, THORSTAD W L, MUTIC S, et al. Impact of FDG-PET on radiation therapy volume delineation in non-small-cell lung cancer [J]. Int J Radiat Oncol Biol Phys, 2004, 59 (1): 78-86. http://www. ncbi. nlm. nih. gov/pubmed/15093902.

［51］CZERNIN J, PHELPS M E. Positron emission tomography scanning: current and future applications [J]. Annu Rev Med, 2002, 53: 89-112. http://www. ncbi. nlm. nih. gov/pubmed/11818465.

［52］ALMUHAIDEB A, PAPATHANASIOU N, BOMANJI J. 18F-FDG PET/CT imaging in oncology [J]. Ann Saudi Med, 2011, 31 (1): 3-13. http://www. ncbi. nlm. nih. gov/pubmed/21245592.

［53］SILVESTRI G A, GONZALEZ A V, JANTZ M A, et al. Methods for staging non-small cell lung cancer: Diagnosis and management of lung cancer, 3rd ed: American College of Chest Physicians evidence-based clinical practice guidelines [J]. Chest, 2013, 143 (5 Suppl): e211S-e250S. http://www. ncbi. nlm. nih. gov/pubmed/23649440.

［54］POHAR S, BROWN R, NEWMAN N, et al. What does PET imaging add to conventional staging of head and neck cancer patients? [J]. Int J Radiat Oncol Biol Phys, 2007, 68 (2): 383-387. http://www. ncbi. nlm. nih. gov/pubmed/17379443.

［55］FARINA E, FERIOLI M, CASTELLUCCI P, et al.(18) F-FDG-PET-guided planning and re-planning (adaptive) radiotherapy in head and neck cancer: current state of art [J]. Anticancer Res, 2017, 37 (12): 6523-6532. http://www. ncbi. nlm. nih. gov/pubmed/29187426.

［56］MøLLER D S, NIELSEN T B, BRINK C, et al. Heterogeneous FDG-guided dose-escalation for locally advanced NSCLC (the NARLAL2 trial): Design and early dosimetric results of a randomized, multi-centre phase-Ⅲ study [J]. Radiother Oncol, 2017, 124 (2): 311-317. http://www. ncbi. nlm. nih. gov/pubmed/28688525.

［57］LEE E, ZENG J, MIYAOKA R S, et al. Functional lung avoidance and response adaptive escalation (FLARE) RT: Multimodality plan dosimetry of a precision radiation oncology strategy [J]. Med Phys, 2017, 44 (7): 3418-3429. http://www. ncbi. nlm. nih. gov/pubmed/28453861.

［58］DE RUYSSCHER D, FAIVRE-FINN C, MOELLER D, et al. European Organization for Research and Treatment of Cancer (EORTC) recommendations for planning and delivery of high-dose, high precision radiotherapy for lung cancer [J]. Radiother Oncol, 2017, 124 (1): 1-10. http://www. ncbi. nlm. nih. gov/pubmed/28666551.

［59］BRIANZONI E, ROSSI G, ANCIDEI S, et al. Radiotherapy planning: PET/CT scanner performances in the definition of gross tumour volume and clinical target volume [J]. Eur J Nucl Med Mol Imaging, 2005, 32 (12): 1392-1399. http://www. ncbi. nlm. nih. gov/pubmed/16133395.

［60］GARIBALDI C, RONCHI S, CREMONESI M, et al. Interim (18) F-FDG PET/CT during chemoradiation therapy in the management of head and neck cancer patients: a systematic review [J]. Int J Radiat Oncol Biol Phys, 2017, 98 (3): 555-573. http://www. ncbi. nlm. nih. gov/pubmed/28581396.

［61］AMIT A, PERSON O, KEIDAR Z. FDG PET/CT in monitoring response to treatment in gynecological malignancies [J]. Curr Opin Obstet Gynecol, 2013, 25 (1): 17-22. http://www. ncbi. nlm. nih. gov/pubmed/23299090.

［62］SCALCO E, RIZZO G. Texture analysis of medical images for radiotherapy applications [J]. Br J Radiol, 2017, 90 (1070): 20160642. http://www. ncbi. nlm. nih. gov/pubmed/27885836.

［63］CREMONESI M, GARIBALDI C, TIMMERMAN R, et al. Interim (18) F-FDG-PET/CT during chemo-radiotherapy in the management of oesophageal cancer patients: A systematic review [J]. Radiother Oncol, 2017, 125 (2): 200-212. http://www. ncbi. nlm. nih. gov/pubmed/29029833.

［64］KONERT T, VAN DE KAMER J B, SONKE J J, et al. The developing role of FDG PET imaging for prognostication and radiotherapy target volume delineation in non-small cell lung cancer [J]. J Thorac Dis, 2018, 10 (Suppl 21): S2508-S2521. http://www. ncbi. nlm. nih. gov/pubmed/30206495.

［65］MEIRELLES G S, SCHÖDER H, RAVIZZINI G C, et al. Prognostic value of baseline [18F] fluorodeoxyglucose positron emission tomography and 99mTc-MDP bone scan in progressing metastatic prostate cancer [J]. Clin Cancer Res, 2010, 16 (24): 6093-6099. http://www. ncbi. nlm. nih. gov/pubmed/20975102.

［66］ EARY J F, O'SULLIVAN F, POWITAN Y, et al. Sarcoma tumor FDG uptake measured by PET and patient outcome: a retrospective analysis [J]. Eur J Nucl Med Mol Imaging, 2002, 29 (9): 1149-1154. http://www. ncbi. nlm. nih. gov/pubmed/12192559.

［67］ PRYMA D A, SCHÖDER H, GÖNEN M, et al. Diagnostic accuracy and prognostic value of 18F-FDG PET in Hürthle cell thyroid cancer patients [J]. J Nucl Med, 2006, 47 (8): 1260-1266. http://www. ncbi. nlm. nih. gov/pubmed/16883003.

［68］ AL-SARRAF N, GATELY K, LUCEY J, et al. Clinical implication and prognostic significance of standardised uptake value of primary non-small cell lung cancer on positron emission tomography: analysis of 176 cases [J]. Eur J Cardiothorac Surg, 2008, 34 (4): 892-897. http://www. ncbi. nlm. nih. gov/pubmed/18722132.

［69］ 卢洁, 赵国光. 一体化 PET/MR 操作规范和临床应用 [M]. 北京: 人民卫生出版社, 2017.

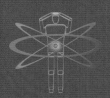

RADIATION
THERAPY
PHYSICS

第十一章
放疗模拟定位操作

放射治疗的精准度要求贯穿整个放疗流程,需要每一个步骤精益求精、严格把关。精准放疗三部曲包括精准定位、精准计划、精准治疗。模拟定位是通过现实或虚拟的方式模拟放射治疗,采集患者治疗部位的图像,确定体表标记、体内肿瘤和肿瘤周围正常组织之间的空间位置关系的过程。模拟定位阶段的工作任务有两个,分别是体位选择和靶区定位。体位选择就是为患者选择将来治疗时应采用的体位;有必要的话,采用摆位辅助装置,以保证在分次治疗时患者体位的重复性和一次治疗过程中体位的固定。靶区定位是模拟定位阶段的核心任务。下面分别介绍治疗体位的选择、摆位辅助装置、CT 模拟定位技术、MR 模拟定位技术和呼吸运动管理方法。

第一节 治疗体位的选择

一、治疗体位的选择原则

1. 应在靶区定位开始前确定　在定位开始之前应向患者详细说明应保持的治疗体位,以及与呼吸、膀胱或肠道准备等有关的要求。

2. 应考虑治疗方案(布野)的要求　根据治疗方案(布野)的要求选择合适的体位和固定装置,可有效减少不必要的穿射和危及器官的受量。

3. 应结合患者的身体状况考虑体位的可重复性　患者的身体状况包括年龄、生理、心理状态等。很多肿瘤患者患有多种其他疾病,有些患者年龄较大,均将影响维持治疗体位的能力。患者心理过于紧张有可能造成强迫体位,导致治疗时无法重复。体位舒适度是影响体位重复性的重要因素之一,在满足布野要求的前提下,应选择更加舒适的治疗体位。

二、常用的治疗体位

任何一种放疗体位均由躯干姿势、四肢姿势、头脚方位构成。躯干姿势包括仰卧位、俯卧位、侧卧位等;四肢姿势包括上肢置于身体两侧、上肢上举外展、上肢交叉置于胸前,下肢自然伸直、下肢外展或抬起等;头脚方位包括头先进、脚先进。

1. 躯干姿势　仰卧位是最常用的躯干姿势,舒适度佳,体位重复性好。采用适形调强放疗技术时,绝大部分治疗体位都可以采用仰卧体位。仰卧位时,患者身体应与床面保持平行竖直,身体两侧尽量解剖对称,不可旋转或倾斜。与旋转或倾斜相比,在治疗床上重复患者的直线姿势要容易得多。

头颈部肿瘤患者,因头颈部解剖结构复杂,摆位时要求身体两侧解剖对称(图 11-1-1):头、胸前正中线连成一线,两侧外耳孔同水平线,双肩对称自然下垂。治疗区域包含颈部的患者,可抬高下颌、双肩下垂,充分暴露颈部区域(图 11-1-2)。

二维放疗时代,为便于治疗布野、避免射线过多穿射危及器官,俯卧位常运用于全脑全脊髓、食管、肺、脊柱、肋骨、直肠等各部位肿瘤放疗中。俯卧位因压迫面部、胸廓等原因,舒适度低于仰卧位,易导致放疗分次间摆位误差较大,体位重复性较差。对于大部分肿瘤放疗,同样的治疗部位分别采取仰卧位和俯卧位进行模拟定位和计划设计,适形调强放疗技术均能达到理想的剂量分布,而仰卧位的体位重复性明显优于俯卧位。

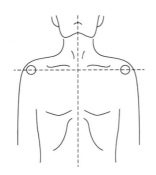

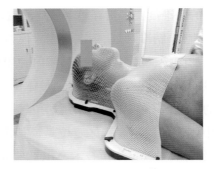

图 11-1-1　身体两侧解剖对称示意　　　　图 11-1-2　抬高下颌暴露颈部区域示例

目前,俯卧位主要在乳腺癌、直肠癌、前列腺癌等部位中使用(图 11-1-3)。研究表明,左侧乳腺癌保乳术后放疗俯卧位相对于仰卧位可明显降低患侧肺的受照剂量,而对心脏剂量的影响则与乳腺体积、胸廓形状等因素相关,乳腺体积较大的患者,俯卧位可降低心脏平均剂量,而小体积乳腺癌心脏剂量获益优势并不显著。Stella C.Lymberis 等对 100 例乳腺癌保乳术后患者(左侧 53 例,右侧 47 例)仰卧位和俯卧位的放疗计划进行剂量学评估发现,俯卧位明显降低了所有患者的肺部剂量包括 V5、V10、V20 以及左肺的平均剂量,87% 的左侧乳腺癌患者心脏受照体积下降。Jenny Ling-Yu Chen 等研究发现俯卧位乳房绝对深度>7cm 的患者,相对于仰卧位心脏和左前降支平均剂量分别减少了 0.8 和 7.4Gy,而俯卧 - 仰卧乳房深度差>3cm 的患者心脏和左前降支剂量平均减少 1.0 和 8.1Gy。因此建议乳房较大或下垂的患者选择俯卧位,小体积左侧乳腺癌患者应从乳腺体积、胸壁形状等综合评估选择合适的体位。俯卧位可显著减少直肠癌术后患者放疗时小肠的受照射剂量及百分体积。Rohen White 等对 25 例直肠癌患者进行俯卧位和仰卧位的体位进行定位,并对患者进行体位舒适度问卷评估,研究发现小肠 V5Gy、V10Gy、V15Gy 在仰卧位中的剂量显著高于俯卧位,但仰卧位体位舒适度高于俯卧位。俯卧位体位重复性差的原因包括造瘘口、膀胱充盈等导致患者不适。

2. 四肢姿势　仰卧位时,双臂自然伸直置于体侧、双腿自然伸直是舒适度较高的姿势,头颈部、胸上部位肿瘤均可采用这种体位(图 11-1-4)。

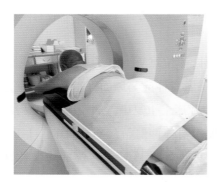

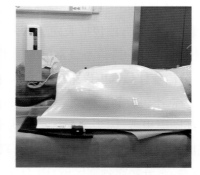

图 11-1-3　俯卧位运用于直肠癌定位示例　　　　图 11-1-4　双臂自然伸直置于体侧示例

对于胸中下部位、腹部、盆腔等部位,为避免双臂置于体侧阻挡射线造成不必要的穿射,可将双臂上举交叉抱肘(图 11-1-5)或使用专用臂托腕托支撑架固定手臂(图 11-1-6),双腿自然伸直,也可使用腿部摆位辅助装置减少腿部不自主运动、提高舒适度和体位重复性(图 11-1-7)。

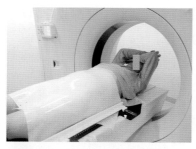
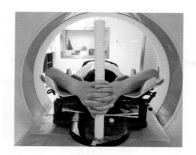
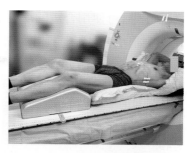

图 11-1-5　上臂上举交叉抱肘示例　　**图 11-1-6　专用臂托腕托固定手臂示例**　　**图 11-1-7　腿部摆位辅助装置**

　　乳腺癌改良根治术后锁骨上和胸壁放疗时,为完全暴露胸壁,患侧手臂需外展,可上举(图 11-1-8)或叉腰(图 11-1-9),同时患侧肩膀放松尽量与健侧保持同样高度,双腿自然伸直并拢。若患侧肩部明显耸肩倾斜,可能影响治疗体位重复性。

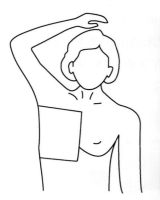
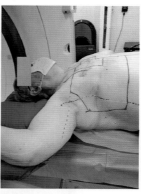
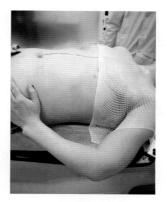

图 11-1-8　患侧手臂外展上举示意　　　　　**图 11-1-9　患侧手臂外展叉腰示例**

　　俯卧位时,双臂的姿势可直接影响到舒适度和体位重复性。乳腺癌俯卧位的患者上臂需上举外展(图 11-1-10)。直肠癌俯卧位的患者上肢影响较小,上举后可交叉置于额前(图 11-1-11),减轻俯卧位造成的面部压迫。

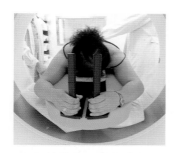
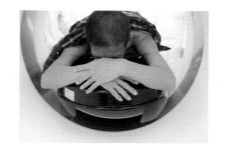

图 11-1-10　使用臂托辅助　　　　　　**图 11-1-11　上肢上举交叉**
上肢上举外展示例　　　　　　　　**置于额前示例**

　　对于四肢部位肿瘤放疗体位,原则是在模拟定位机孔径允许、治疗功能正常执行治疗计划的前提下,患侧与健侧的距离尽量远,以避免造成健侧不必要的穿射。上肢部位肿瘤选择体位时,可将患侧肢体尽量外展,远离躯干(图 11-1-12)。下肢部位肿瘤可通过外展(图 11-1-13)或抬高健侧腿(图 11-1-14)来远离患侧腿。抬高健侧腿可以避免阻挡患侧腿的摆位标记线,但同时会增加体位的不稳定性,可使用合适的摆位辅助装置辅助抬高健侧腿,增加体位的稳定性。对于腿部放疗,双臂的影响很小,可置于身体两侧,也可采取同样舒适的交叉置于胸前的姿势。

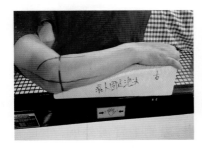
图 11-1-12 患侧上肢外展示例

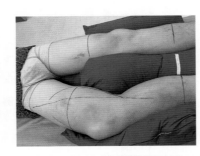
图 11-1-13 患侧腿外展示例

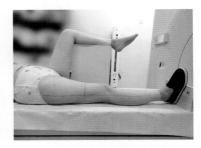
图 11-1-14 健侧腿抬高示例

3. 头脚方位 选择头先进或脚先进取决于治疗部位和治疗床水平运动范围,并不影响体位舒适度和重复性。治疗盆腔以上部位的肿瘤选择头先进(图 11-1-15),治疗膝关节以下部位的肿瘤选择脚先进,而盆腔以下膝关节以上的部位则需要根据患者身高、治疗床进床距离来选择头先进还是脚先进(图 11-1-16)。模拟定位机的构造和床板运动范围与治疗机有区别,在移床距离较大的情况下,治疗床或患者与治疗机机头可能会发生碰撞。因此患者在模拟定位机上能实现的体位,在治疗机上可能无法执行。

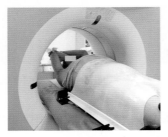
图 11-1-15 前列腺癌采用
头先进示例

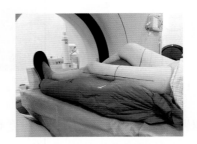
图 11-1-16 腿部肿瘤采用
脚先进示例

(曹 莹)

第二节 摆位辅助装置

摆位辅助装置有 2 个最基本的作用:治疗实施过程中固定患者;实现从定位到放疗以及放疗分次间的体位重复。放射治疗实施的成功与否与体位重复性密切相关,摆位辅助装置显著提高体位重复性,降低治疗中和分次间体位移动度,从而提高了治疗精度。有研究分析采用体位固定的体位移动偏差<1mm,而无体位固定分次间的体位移动偏差>3mm,因体位移动造成 CTV 部分体积受照剂量下降,肿瘤控制率将降低。采用体位固定的精确定位可显著减少体位移动,新型体位固定材料和固定装置可实现患者全身任何部位的体位移动偏差控制在 3mm 以内,颅脑等头颈部位可达亚毫米级别。

一、摆位辅助装置的选择原则

选择合适的摆位辅助装置在实现治疗体位精确可重复的同时，可减少摆位时间、提高体位舒适度、限制呼吸动度、标记治疗中心和照射野范围等。

摆位辅助装置的材质应避免在 CT 图像上产生伪影、对射线衰减作用小。常用的摆位辅助装置材料包括碳纤维、聚甲基丙烯酸甲酯（PMMA）、聚苯乙烯泡沫塑料、玻璃纤维等。与治疗床一样，摆位辅助装置会导致深度剂量的衰减和皮肤剂量的增加。研究发现，与 PMMA 相比，碳纤维对射线的衰减作用更小。R K Munjal 等人研究发现 6MV 光子束下、机架角旋转角度 0~90°，PMMA 体位固定架造成的射线衰减为 5.8%~10.55%，碳纤维体位固定架的衰减为 3.8%~7.98%。

摆位辅助装置还需与治疗床相匹配，以便记录和验证治疗期间的床位坐标。

二、常用的摆位辅助装置

（一）头枕

头枕分为标准化头枕和个体化头枕。标准化头枕是放疗最基本的摆位辅助装置，通常为聚氨酯、泡沫塑料等材质（图 11-2-1）。头枕可与热塑面罩等其他摆位辅助装置结合使用。头枕的作用可类比为房子的地基作用，热塑面罩则是房子的墙壁，如果地基建得不合适，房子的结构将会不稳定。对于头颈部的适形调强放疗，头枕的形状需紧紧贴合患者的头颈部轮廓，避免出现较大空隙。

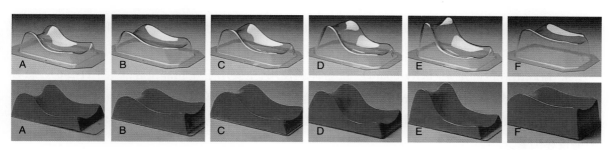

图 11-2-1　常见的标准化头枕

标准化的摆位辅助装置不能满足所有患者的需求，对于某些特殊部位、特殊体位、特殊体型（如驼背、椎体侧弯、肩部不平等）的患者，个体化固定装置显得尤为重要。个体化头枕的材质包括真空垫、发泡胶、低温热塑形垫等（图 11-2-2），可与标准化头枕结合使用。使用个体化头枕可以提高体位重复性。相关研究表明采用发泡胶个体化塑形和标准化塑料头枕，联合头颈肩热塑面罩对鼻咽癌患者进行体位固定，效果优于传统的标准化头枕，尤其是在颈部固定上有了较大提升。

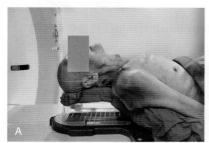
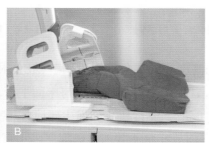
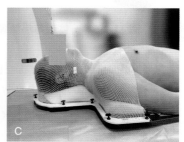

图 11-2-2　常见的个体化头枕
A. 真空垫；B. 发泡胶；C. 低温热塑形垫。

（二）体位固定架

体位固定架根据使用部位分为头颈肩架、胸腹平架、乳腺托架、盆腔俯卧位固定架、一体架和立体定位框架，大多需配合头枕、低温热塑膜等使用。

1. 头颈肩架　一般配合头颈肩膜使用（图11-2-3），可用于头颈部肿瘤、胸上段肿瘤。重复性好、舒适度较高，摆位的关键依据是患者与头枕和头颈肩膜轮廓的贴合程度。

2. 胸腹平架　一般配合体膜使用（图11-2-4），可用于胸部、腹部、盆腔、大腿等部位的体位固定。患者身体与胸腹平架的相对位置固定需要通过体表摆位标记线来实现。因体表摆位标记线受患者体重、呼吸运动、进食情况、皮下脂肪厚度和皮肤牵拉等影响，胸腹部的摆位误差一般大于头颈部，可达3~12mm。

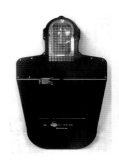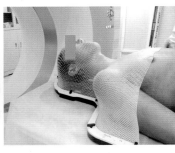 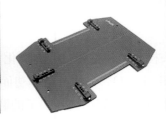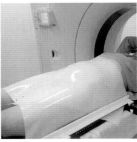

图 11-2-3　头颈肩架与头颈肩热塑膜结合使用示例　　**图 11-2-4　胸腹平架与体部热塑膜结合使用示例**

3. 一体架　一体架具备多功能模块，配合头膜、颈胸膜、胸腹膜、臂托、头枕等使用（图11-2-5），可实现全身多个部位的体位固定。技师摆位时不需要更换固定架、可减少摆位时间。

4. 盆腔俯卧位固定架（belly board）　配合体膜使用，主要用于盆腔部位肿瘤（图11-2-6）。患者俯卧位，腹部自然垂至 belly board 孔洞之中，结合膀胱充盈可有效减少小肠的受照剂量，保护正常组织。但 belly board 体位重复性与仰卧位相比较差。研究表明，患者的舒适度是实现该体位稳定的最重要因素之一。

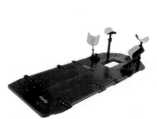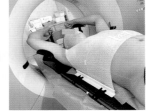 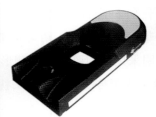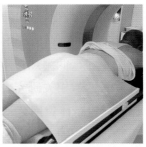

图 11-2-5　一体架与热塑膜结合使用示例　　　　**图 11-2-6　belly board 与热塑膜结合使用示例**

5. 乳腺托架　肘托、腕托高度和外展角度均可调节，最大限度暴露胸壁和锁骨上等治疗区域（图11-2-7）。背板高度可调节，背板调高后可使胸壁与床面平行，可减少小机头旋转角度。调节肘托外展角度时需注意避免与 CT 机架、治疗机机架发生碰撞，以免无法实施治疗。

6. 立体定位框架　立体定向放疗是非共面多弧度三维小野集束分次大剂量照射，对摆位精度要求更高。对于头部肿瘤，采用头部立体定位框架结合 X 刀面膜等装置，摆位精准度可达到亚毫米级。对于胸腹部肿瘤,为了缩小肿瘤运动范围,可使用充气式定量腹部加压带或加压板对患者的呼吸运动进行限制(图 11-2-8)。

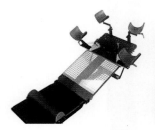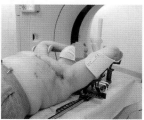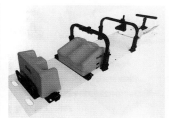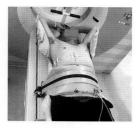

图 11-2-7　乳腺托架　　　　　　　　图 11-2-8　腹部加压限制呼吸幅度示例

(三) 热塑膜

热塑膜可塑性强,质量轻、厚度薄、强度高,X 射线通透性好,环保材料,最初是骨折、关节脱位复位术后的固定材料,现在广泛用于放疗定位的固定。按照覆盖部位和形状可分为 U 形面网、头颈肩膜、体膜等。制作热塑膜时,需贴合患者身体轮廓,起到良好的塑形和固定效果。在人体各部位中,头颈部有颅顶、前额、鼻梁、上颌骨、下颌骨等骨性结构,塑形和固定效果最好。网面热塑膜塑形时需注意网眼要拉伸均匀,热塑膜冷却后会有一定的收缩率,因此应充分冷却后才可将热塑膜取下。

从定位到整个放疗结束可能需要持续 1~2 个月,患者的体型可能会发生变化,如变胖或变瘦、发生水肿或水肿消退等。热塑膜可及时提示患者体型变化,必要时需重新定位、调整治疗计划。

有研究表明,热塑膜可能显著增加皮肤剂量。随着热塑膜的不断拉伸,热塑膜的表面密度和厚度减小,表面剂量不断减少。对于 6MV 光子,在不拉伸的情况下,表面剂量为 61%,而在拉伸的情况下,表面剂量为 16%,同一片热塑膜拉伸面积增加 125% 或 525% 的情况下,表面剂量分别变为48% 和 29%。对于头颈部肿瘤或其他部位靠近体表的肿瘤,可使用不均匀网格的热塑膜,在颈部等皮肤反应较大的区域网格较稀疏,其他部位网格较密集,在保证体位固定效果的同时,可有效地减小表面剂量,减轻皮肤反应。

(四) 负压真空垫、发泡胶

真空垫和发泡胶均为个体化摆位辅助装置,根据患者的轮廓塑形,均可用于全身各部位的体位固定。使用真空垫或发泡胶时,体表均要标记摆位标记线或治疗中心,因此制作塑形时不可牵拉患者皮肤,侧面应该足够低,以确保身体两侧的摆位标记线可见。

1. 负压真空垫　真空垫有不同的尺寸规格,可根据部位选择使用(图 11-2-9)。一个患者治疗结束后,真空垫只需消毒和再充气就可以用于其他患者,重复使用经济环保。使用真空垫时需注意定期检查是否漏气,防止变形。

2. 发泡胶　发泡胶的填充物是聚苯乙烯泡沫,利用化学试剂相作用填充进枕头中塑形成刚性模具(图 11-2-10)。固化后的发泡胶泡沫质量轻、支撑强度大、持久耐用、免维护、无毒无刺激,可根据患者的体型和体位进行塑形,还可成形后进行切割,实现个体化体位固定。发泡胶根据填充袋大小和填充物使用量分为不同尺寸规格。发泡胶一次成形,不可重复塑形,要求操作者技术熟练。

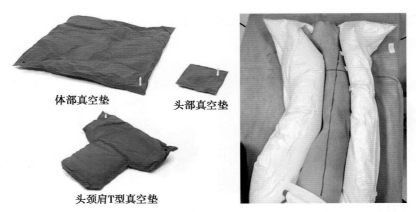

体部真空垫　　　头部真空垫

头颈肩T型真空垫

图 11-2-9　真空垫

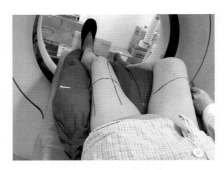

图 11-2-10　发泡胶

（曹　莹）

第三节　CT 模拟定位技术

模拟定位阶段的工作任务有两个方面，分别是体位固定和靶区定位。靶区定位就是确定靶区的位置和范围，以及它（们）与危及器官、周围其他正常组织之间的空间位置关系，为下一阶段的计划设计采集必要的图像数据。靶区定位最常用方式是 CT 模拟机定位，其次是 MR 模拟机定位和常规模拟机定位。

CT 模拟定位技术的流程

CT 模拟定位流程主要包括摆位和体位固定、确定参考标记点、采集 CT 图像进行靶区定位、图像传输和配准等。

（一）摆位和体位固定

患者的摆位和体位固定具体内容参照第十五章第二节。大孔径 CT 扫描仪孔径大、平板床，可兼容各种体位固定设备，容纳各种放疗体位。

TOP 定位像是 CT 扫描时首先采集的数字摄影像，主要用于螺旋断层扫描的定位。TOP 定位像中包含患者丰富的解剖信息（图 11-3-1），可提示：患者脊柱是否弯曲，身体左右两侧是否对称，体内是否有金属义齿、肠气、消化道造影钡剂残留等,因此可利用 TOP 定位像辅助摆位提高体位重复性,避免定位前准备不充分等因素影响图像质量和体位重复性。摆位和体位固定后需要在患者体表画摆位标记线、记录体位固定装置的参数,以保证患者和体位固定装置的相对位置保持一致。

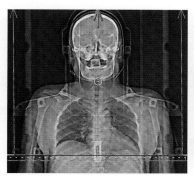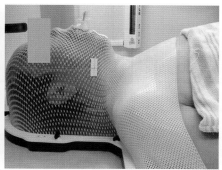

图 11-3-1　利用定位像辅助摆位示例

(二) 标记参考点(ref)

CT 图像扫描前需要在患者体表或固定膜表面放置参考点(ref),放置原则是尽量靠近靶区中心,避免呼吸运动幅度较大、体表轮廓变化较大等部位。ref 放置的时间和位置有以下两种不同的方法。

1. 无移位法　摆位和体位固定后,对患者进行部分 CT 扫描,图像传输至虚拟模拟定位工作站。医生勾画靶区,虚拟模拟软件计算靶区几何中心的坐标值,此为参考点(ref),同时也是治疗中心(iso)。在此期间,患者在扫描床上保持治疗体位不动。将该坐标传输至 CT 模拟定位机,通过移动床和可移动激光灯,将 ref 标记于患者体表或体位固定膜表面,患者使用 ref 体表标记进行治疗(图 11-3-2)。

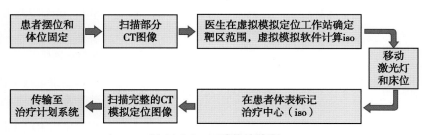

图 11-3-2　无移位法流程

这种方法要求 CT 模拟定位期间医生在场,优点是标记点可直接用于治疗,不需要进行二次上床移位;缺点是延长了患者的模拟定位时间,虽然整个过程患者不需要下床,但需要在床上保持治疗体位较长时间,若患者出现移位,标记的治疗中心将与实际肿瘤中心出现偏差。如果将虚拟模拟定位软件直接放置在 CT 扫描仪控制台上,图像扫描结束医生就在扫描仪控制台上初步绘制靶区轮廓,就可以大大缩短定位时间。

2. 移位法　在扫描之前,基于诊断检查(CT、MRI、PET、触诊等),医生指导定位技师根据骨性或体表标志放置参考标记,例如:将参考标记放置在离患者中线和正中平面左侧 4cm 的隆突处,目的是将参考标记尽可能靠近靶区中心。在进行 CT 扫描之前,先在患者身上贴 3 个参考标记点

(ref)并用金属标记点标记。CT 扫描结束后患者下床,图像传输至治疗计划系统,医生确定靶区范围后得到治疗等中心点坐标(iso),计算 iso 与 ref 在三维方向的坐标差值。治疗当天将患者 ref 按照坐标差值移位到 iso,并标记到患者体表或体位固定膜表面(图 11-3-3)。

使用这种方法时,CT 扫描不需要医生在场,优点是单次占时短,缺点是增加了一次患者上床的步骤。

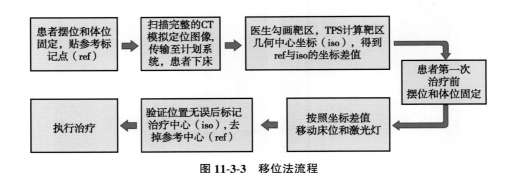

图 11-3-3　移位法流程

(三)采集 CT 图像

1. CT 扫描协议　CT 扫描协议参数包括:KV、mAs、层厚/层间距、螺距、重建算法、扫描视野(field of view,FOV)、矩阵大小、扫描长度等(表 11-3-1)。CT 扫描参数的优化原则是优化轴向和 DRR 图像质量,快速扫描以减少患者运动。增大 mAs、减小层厚/层间距、减小螺旋螺距,可不同程度地改善轴向图像和 DRR 质量。现代多层螺旋 CT 模拟定位机可实现超长(≥120cm)、薄层(≥0.5mm)扫描,获得图像质量和几何精度卓越的 CT 模拟定位图像。

表 11-3-1　不同部位的扫描协议参数参考(CT 设备性能不同需进行相应调整)

部位	KV/mAs	层厚/层间距/mm	扫描视野 FOV/mm	扫描长度	备注
颅脑	120/250~300	2~3/2~3	350	颅顶—C₂ 水平	SBRT 建议层厚/层间距≤2mm
头颈部	120/200~200	3/3	600	颅顶—锁骨下	警惕金属义齿等金属伪影、吞咽动作等运动伪影
胸部	120/150~200	3~5/3~5	600~700	乳突—肾上腺下缘	推荐使用 4D CT 技术,或采取其他呼吸运动管理方法
腹部	120/200~250	3~5/3~5	600~700	膈上—L₅	推荐使用 4D CT 技术,或采取其他呼吸运动管理方法
盆腔	120/250~300	3~5/3~5	600~700	L₅—会阴下	膀胱充盈,肠道准备

扫描长度应包含全部靶区和危及器官。考虑呼吸运动和非共面计划设计等因素,扫描长度还应包含完整治疗区上下至少 5cm 区域。

层厚/层间距不必在整个扫描中保持恒定,感兴趣区可以用薄的层厚/层间距,周围区域可用厚的层厚/层间距。这样可在保持良好的 DRR 质量的同时最小化球管热量、减少图像数量,降低后续治疗计划所需的时间和劳力。

儿童患者可设计低剂量 CT 扫描协议,或使用自动毫安技术,降低辐射剂量。

在选择 CT 模拟定位机的患者方位（仰卧、俯卧、头先进、脚先进等）时，应测试该功能对图像方位产生的影响。方位选择错误导致图像方位错误，可能导致治疗过程中出现重大错误。

放疗 CT 模拟定位和诊断 CT 因扫描目的不同，扫描参数有一定区别，详见表 11-3-2。

表 11-3-2　放疗 CT 模拟定位与诊断 CT 参数的区别

参数	放疗 CT 模拟定位	诊断 CT 扫描
扫描视野 FOV	全 FOV，包含射野范围内的患者完整外轮廓和体位固定架信息	根据部位不同而不同，仅考虑感兴趣区域
CT 值	要求精确，是精确剂量计算的必要条件	注重组织 CT 值对比度差异，而非绝对 CT 值
KV、mAs	因 KV 会影响 CT 值浮动，因此放疗定位扫描采用固定 KV 模式	通常使用自动曝光模式
扫描长度	扫描范围大，需包括靶区和所有危及器官 相同部位 CT 扫描，放疗 CT 模拟定位扫描长度通常为诊断 CT 的 2~3 倍	仅包含感兴趣区域
层厚/层间距	扫描层厚/层间距更薄，三维成像更清晰，靶中心在头脚方向的精度更高；小病灶做三维立体定向放疗时，层厚/层间距更薄（≤2mm）	由扫描长度和层数、扫描部位来决定层厚/层间距
呼吸状态	与治疗呼吸状态保持一致	诊断 CT 扫描胸腹部时，常使用憋气扫描
增强扫描	便于医生勾画靶区	提供鉴别诊断信息

注：KV. 管电压；mAs. 管电流与旋转周期的乘积。

2. 增强扫描　造影剂可增加病灶与周围组织的对比，有利于病灶的显示、提高肿瘤 - 正常组织对比度。CT 扫描时使用造影剂，病理组织因多伴随异常的血管增生、血 - 脑屏障破坏，使得血流量增加、造影剂泄漏到血管外，病灶内碘含量增加，X 射线通过该处的衰减亦增加，病灶与周围组织的对比增大。

使用碘造影剂时要严格注意禁忌证。CT 碘造影剂不良反应包括：①轻度：恶心、面部潮红、荨麻疹；②中度：呕吐胸闷气短、头晕、轻度喉头水肿；③重度：大片皮疹、严重喉头水肿、昏迷甚至死亡。放疗模拟定位的患者通常使用固定面罩，若出现呕吐、胸闷等过敏反应可能导致呛咳、窒息，因此注射造影剂发生不良反应的风险更高。医生、技师和护师应根据患者情况酌情考虑使用碘造影剂，有碘造影剂过敏史的严禁再次使用。定位室应建立严格的《碘造影剂知情同意书》《碘造影剂过敏抢救预案》，以期最大限度地降低过敏概率，保障患者生命安全。

造影剂可改变组织 CT 值继而改变组织密度造成剂量分布误差，解决方法包括：需增强扫描的患者模拟定位时在同样的体位下采集两套图像：平扫＋增强，利用增强的 CT 图像勾画靶区，利用平扫的 CT 图像进行剂量学评估；也可用软件校正造影剂带来的线性衰减系数误差；部分临床研究表明，使用造影剂造成的剂量分布误差均在临床可接受水平（表 11-3-2）。

3. 金属伪影　金属植入物如金属义齿、心脏起搏器或骨盆的髋关节假体等导致的伪影不仅会模糊组织结构，还导致剂量计算偏差。部分 CT 扫描仪可以使用后重建算法减小金属伪影。有的医生要求将手术瘢痕、患侧乳房等感兴趣区标记在 CT 图像上，可使用密度较低的线材，与皮肤保持一定距离,降低金属伪影对图像质量的影响。

(四)图像传输和配准

CT 模拟定位图像传输至放疗计划系统后,需将 CT 图像作为主图像进行剂量学评估,其他模态医学图像(如 MR 模拟定位图像、PET 图像等)与之配准。

(曹 莹)

第四节 MR 模拟定位技术

CT 图像具有卓越的空间分辨率,但软组织分辨率较低,对头颈部、腹部、盆腔、中枢神经系统和其他部位软组织肿瘤显示欠佳,这将导致靶区和正常组织勾画的不确定性,是影响放射治疗精确性的重要因素之一。MR 图像软组织分辨率高,具有多参数成像、高对比度成像、多方位成像等特点,能提供无电离辐射的结构、功能及代谢影像,将 MR 技术引入放射治疗的环节逐渐成为国内外放疗专家研究重点之一。目前,放疗医生可通过将诊断 MR 图像与 CT 模拟定位图像进行配准,辅助放疗靶区的定义与勾画。但诊断 MR 设备如 U 形床板、孔径、线圈等硬件设备限制,无法容纳放疗专用体位固定装置;诊断 MR 侧重疾病的诊断与鉴别诊断,而放疗模拟定位则对图像的几何精度和体位重复性要求更高。这些均使得诊断 MR 图像与 CT 模拟定位图像配准困难,一定程度上限制了 MR 在放疗中的临床使用。现代封闭式大孔径(70cm)高场强 MR 模拟定位机的诞生,可实现患者在放疗体位下采集高几何精度、高质量的 MR 定位图像,MR 模拟定位技术因而在定义靶区和危及器官、放疗疗效评价、呼吸运动管理等方面出现了一系列的研究和应用。未来随着 MR 图像引导加速器和基于单纯 MRI 的放疗计划系统的发展,MR 模拟定位技术在放疗流程中的作用将更加重要。

一、MR 模拟定位技术的意义

(一)精确定义靶区

在放疗实践中,定义靶区仍是一个薄弱环节,观察者之间存在较大差异。相较于 CT 图像,MR 图像具有多参数成像、软组织分辨率高的优点,能提供更多肿瘤信息,更精确地定义靶区,减小正常组织受照范围,继而提高生存获益。

在显示鼻咽癌原发肿瘤范围的能力方面,MRI 对鼻咽癌的 T、N 分期提供的信息比 CT 更详细,翼腭窝受累伴颅内侵犯的检出率高于 CT(96.1% *vs.* 56.9%),能更好地勾画出放疗的靶区。Bird D 等对比根据 CT、MR 和 FDG PET-CT 图像定义的口咽鳞状细胞癌 GTV,发现不同的成像方式会产生明显不同的 GTV,MR 的使用减少了观察者之间的差异,基于多模态成像的勾画有可能提高 GTV 清晰度的准确性。对于肺癌合并阻塞性肺炎、肺不张的患者,CT 很难明确区分肿瘤与肺不张边界,Zhang 等研究发现,与 CT 和 PET 相比,DWI-MRI 能更清楚地显示肺癌伴肺不张患者的 GTV,且具有更高的可重复性。对于乳腺癌靶区勾画的研究显示,保乳术前的 CT 和 MR 定义的 GTV 没有明显差异,但 MRI 可更清楚地显示肿瘤的不规则边界和毛刺。对于原发性肝癌患者,基于 CT 和 MRI 的肿瘤大小与病理大小有良好的相关性,勾画 GTV 时应将 MR 图像

第十一章 放疗模拟定位操作

与 4D CT 图像相结合,基于此获得的 IGTV 可更好地确定靶区范围和运动轨迹。原发性前列腺癌 CTV 勾画的 ESTRO 共识认为,CT 和 MRI 相结合可提高靶区勾画的一致性和可靠性,减少受较高剂量照射的直肠体积,且靶区适形性更好,继而能够降低直肠、膀胱等危及器官不良反应的发生率。

(二) 放疗疗效评估

功能磁共振成像(fMRI),如弥散加权成像(DWI)、弥散张量成像(DTI)、动态增强 MR 成像(DCE-MRI)、磁共振波谱分析(MRS)、血氧水平依赖功能磁共振成像(BOLD-fMRI)等,可从微观层面检测组织内水分子扩散、血流灌注、血氧水平依赖等信息,反映肿瘤的生物学特征,能够先于形态学改变反映组织病理生理状态变化情况。MR 多参数成像不仅能更有效地评估肿瘤的浸润范围,且在预测放疗敏感性、评估放疗疗效、鉴别真假性进展和放射性损伤等方面具有重要临床意义,是实现个体化精确治疗的依据之一。MRS 定量分析、DWI 等被认为是鉴别脑胶质瘤放疗后肿瘤进展与肿瘤假性进展以及早期放射性脑损伤的重要方法。DCE-MRI、IVIM DWI 等在头颈部恶性肿瘤早期疗效评估、预后预测、残留或复发判定、唾液腺功能放射性损伤监测等方面均有临床应用。肝癌、胰腺癌病灶 ADC 值的变化早于其形态学体积的改变,ADC 值测量可作为预测肿瘤放疗后体积缩小程度、判断肝癌放疗疗效的手段。DWI、DCE-MRI 联合临床预后因素(CPF)可预测宫颈鳞癌同步放化疗疗效,为个体化治疗提供依据。

(三) 呼吸运动管理

胸腹部肿瘤的放射治疗中,呼吸引起的肿瘤运动和呼吸异常引起的运动变化是治疗中的主要不确定性因素。目前主要通过靶区外扩、主动呼吸控制、被动加压、4D CT 等技术进行呼吸运动管理。4D CT 可量化三维方向上肿瘤和器官的呼吸运动,但其采集图像时为单次扫描,只能量化单次呼吸运动周期的靶区运动,对于周期之间的运动不确定性无法评估。且 4D CT 的软组织分辨率比常规定位 CT 更差,腹部肿瘤如肝癌的 4D CT 图像甚至可能无法显示实体肿瘤。AAPM TG76 指出,MR、超声和透视均可检测器官的呼吸运动。4D MRI 提供了多呼吸运动数据,不仅适用于 MR 引导的放射治疗,也可用于建立患者特有的运动模型,用于非 MR 引导直线加速器治疗。因 4D CT 存在辐射,不适用于多次重复扫描,而 4D MRI 无辐射、软组织分辨率高、可多方位成像,重复扫描可对多个呼吸周期进行监测,更好地进行呼吸运动管理。

4D MRI 的实现基础是 MR 快速采集技术,主要包括:①快速重复采集实时呼吸运动的 3D MR 序列,优点是实现真正的实时性,不需要严格的后处理,缺点是受硬件设备和成像速度影响,该方法时间分辨率较低;②快速连续采集多层面 2D MR 序列,基于呼吸状态的回顾性图像分离技术获得 4D MRI,优点是图像质量和时间分辨率较高,缺点是需要基于呼吸时相对图像进行分类等后处理工作。Korin 等利用 4D MRI 技术来测量呼吸过程中上腹部器官的纵向和横向位移,定量分析内脏的呼吸运动。Freedman J N 等建立并验证了一种 4D T_2 MRI 的获取方法,将 4D T_1 MRI 的运动信息应用于 3D T_2 MRI。4D T_2 MRI 可帮助临床医生勾画出在 4D T_1W MRI 上由于肿瘤组织对比度差而难以确定的可移动病变。Koch N 等开发了一种快速梯度回波序列获得轴位、矢状面和冠状面胸腹部的动态影像,测量呼吸引起的肺内部运动,评价肺运动与皮肤表面运动的相关性及体外基准追踪肺运动的可靠性。Christian Plathow 等利用动态 MRI 评估膈肌、肺部和肿瘤在整个呼吸周期中的运动,动态 MRI 是一种简便、无创的评估胸内肿瘤移动性的方法,可为制订治疗计划提供依据。

二、MR 模拟定位技术的局限性

1. MRI 无法提供电子密度信息, 临床上多采用的是将 MR 模拟定位图像与 CT 模拟定位图像配准进行靶区及危及器官勾画, 将 CT 图像作为主图像进行放疗计划设计及剂量学评估。解决 MR 图像无电子密度信息的方法主要包括: 容积密度直接赋值法、基于图谱库的伪 CT 生成法、基于常规 MR 序列的体素变换伪 CT 生成法、基于特殊 MRI 序列生成伪 CT 的方法等。

2. 空间分辨率低, MR 成像均存在一定程度的几何失真, 可分为与成像系统相关的失真和物体或患者的感应失真。与成像系统相关的失真具有可重复性, 三维方向上偏离磁体孔径中心越远, 几何失真程度越大。可利用放疗模拟定位专用的大视野 MRI 模体进行测量和后处理校正。

3. MR 禁忌证一定程度上限制了某些患者和体位固定装置的使用。因超导磁体场强一直存在, 铁磁性物体将被迅速吸入磁体形成投射导弹效应, 可能导致人身伤害和设备损伤。体内金属植入物在磁场中可能发生移位、偏转, 由于体内金属植入物材质、形状、大小、存在部位不同, 因射频脉冲作用引起的体温升高程度常不可预测, 有烫伤的风险。

三、MR 模拟定位技术的流程

1. MR 模拟定位室应建立《MR 模拟定位安全操作规程》(图 11-4-1), 所有 MR 模拟定位患者及其使用的体位定位装置都需先进行安全检查, 确认是否可进行 MR 扫描; 所有进入磁体间的工作人员均需按照安全规程操作。

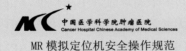

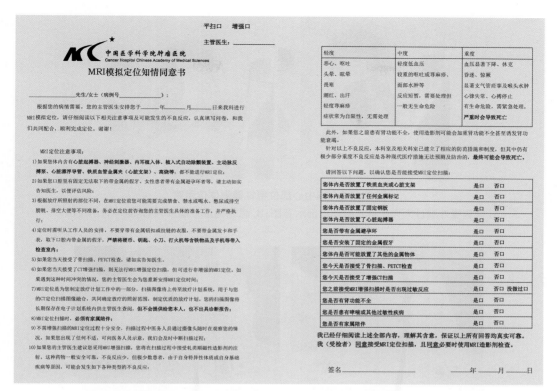

图 11-4-1 《MR 模拟定位安全操作规程》示例

2. 经评估可进行 MR 模拟定位的患者,进行下列步骤:摆位和体位固定,放置线圈,设置序列参数,采集 MR 图像并传输。

(1)摆位和体位固定:MR 模拟定位的体位与 CT 模拟定位相同,需注意使用 MR 兼容的体位固定架,如凯夫拉纤维、玻璃纤维、塑料等材质,不可使用碳纤维,因其具有导电性,扫描时会影响射频信号的发射和接收。参考标记点可选择注入如顺磁性液体、油脂、水等液体的标记点。对于偏中心部位的体位,为保障顺利扫描和图像质量,可牺牲健侧体位(图 11-4-2)。胸腹部 MR 模拟定位时,为监测患者呼吸运动或心脏搏动,需要使用绑带式呼吸管或心电导线(图 11-4-3)。头颈部 MR 模拟定位时,嘱咐患者减少吞咽动作等运动,避免出现严重的运动伪影。所有患者还需佩戴入耳式乳胶耳塞或 MR 兼容降噪耳塞进行听力保护。嘱咐患者扫描时有任何不适捏报警手柄,患者报警后,定位技师应立即了解患者报警原因,根据情况停止扫描或调整扫描方案。

(2)放置线圈:贴近受检体表面,但不接触身体以免造成轮廓形变。可使用线圈支架使得线圈与扫描部位轮廓距离相等,避免近线圈效应导致图像信号强度不均匀(图 11-4-4~ 图 11-4-6)。

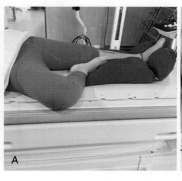
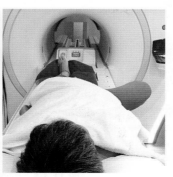

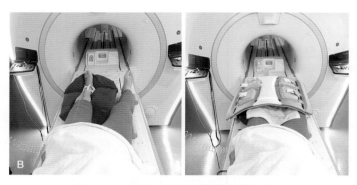

图 11-4-2 偏中心部位牺牲健侧体位示意

A. 健侧腿外展过大无法进入磁体内部示意图；B. 患侧腿正常摆位，健侧腿伸直示意图。

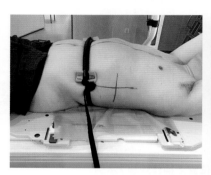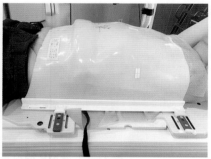

图 11-4-3 胸腹部 MR 模拟定位使用绑带式呼吸管示意

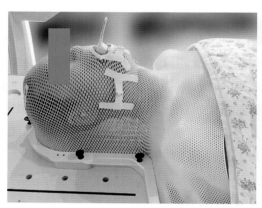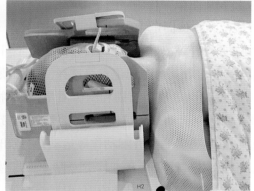

图 11-4-4 头颈部 MR 模拟定位

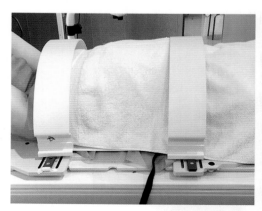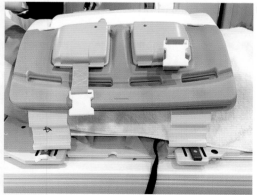

图 11-4-5 胸腹部 MR 模拟定位

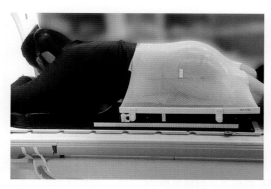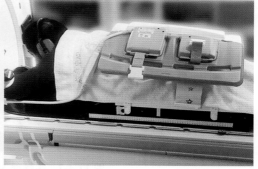

图 11-4-6　盆腔俯卧位 MR 模拟定位

（3）设置扫描序列参数：包括序列类型、层厚/层间距、扫描范围、TR/TE 时间、带宽、重复次数等（表 11-4-1）。

表 11-4-1　各部位扫描序列参数（以 GE Discovery MR750W 序列名称为例）

部位	序列名称	层厚/层间距	扫描范围
头颈部			
颅脑	T_2 FLAIR，T_1+C 可选：DWI，T_1，T_2，MRS 等	2mm/0	头顶镂空—C_2 水平
鼻咽、口咽、下咽等	fs T_2，T_1，DWI，T_1+C 可选：DWI，IDEAL/DIXON 等	3mm/0	眼眶上缘—锁骨头水平
胸部	fs T_2，DWI，LAVA+C 考虑呼吸运动和心脏搏动，可采用呼吸触发/屏气技术、心电门控技术采集图像 可选：SSFSE T_2，T_1 等	3~5mm/0	包全靶区，考虑呼吸运动，上下各外放至少 2cm
腹部	fs T_2，DWI，LAVA+C 考虑呼吸运动，可采用呼吸触发/屏气技术采集图像 可选：SSFSE T_2，T_1 等	3~5mm/0	包全靶区，考虑呼吸运动，上下各外放至少 2cm
盆腔	fs T_2，DWI，T_1+C 可选：T_2，T_1，DCE 等	3~5mm/0	L_5—会阴下
四肢	fs T_2，DWI，T_1+C 可选：T_1，IDEAL/DIXON 等	5mm/0	靶区上下外放 2cm

放疗 MR 模拟定位脉冲序列应主要包括以下 4 类：①T_1 加权解剖结构图像，获取准确的组织器官位置；②T_2 加权图像，鉴别肿瘤和正常组织；③对比增强扫描，获取肿瘤侵犯范围；④功能 MRI 扫描，获取肿瘤水分子扩散、血流灌注和代谢等功能指标序列。MRI 图像采集的时长和图像信噪比、空间分辨率等参数相互制约，需调整到相对最优的状态。考虑扫描时长、线圈长度、采集技术等因素，MR 扫描范围通常不需要达到 CT 模拟定位的扫描长度，原则是包含全部靶区范围（图 11-4-7、图 11-4-8）。为满足放疗模拟定位需要，推荐采用纯轴位，与 CT 模拟定位同层厚零间隔扫描。

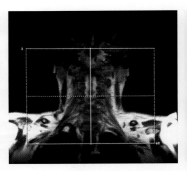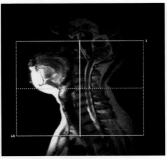

图 11-4-7 头颈部 MR 模拟定位扫描范围

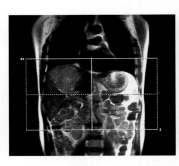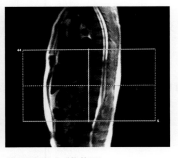

图 11-4-8 肝脏 MR 模拟定位扫描范围

（4）采集 MR 图像并传输：每个序列扫描完成后确认图像质量，若有问题需排查原因（图 11-4-9）并重新扫描。扫描结束后，拆卸线圈和体位固定装置，扶患者下床，图像传输至计划系统中。

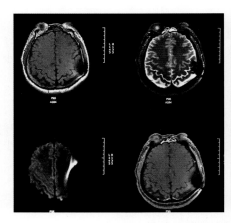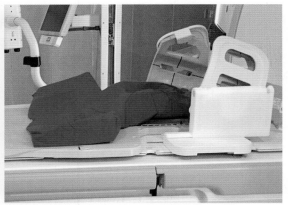

图 11-4-9 发泡胶头枕金属拉链头导致图像出现金属伪影示例

（曹 莹）

第五节 呼吸运动管理方法

一、引言

由呼吸运动引起的肿瘤位置变化导致患者所接受剂量的不确定性，影响患者的预后效果。随着近 20 多年放疗技术和影像技术的发展,呼吸运动管理已成为日益注重精准的外照射放疗中不可或缺的部分。本节介绍呼吸运动特点、测量方法和管理的共性问题等内容。

二、呼吸运动特点

呼吸是一种非自主的生理过程,呼吸运动会影响所有胸部、腹部以及头颈部位部分肿瘤,和它们周围的危及器官。呼吸运动时,上呼吸道和上消化道区域的器官,例如:肺、肝、胰腺、食管和乳房,以及腹部区域的器官,例如:前列腺和肾脏,头颈区域的喉部会随着呼吸运动而进行有一定规律的运动。

呼吸运动成为喉部、胸腔和腹部放疗中定位影像,治疗计划以及治疗过程中产生几何和剂量学不确定性的重要因素。肿瘤由呼吸运动产生的位移取决于两大因素:肿瘤部位、肿瘤与周围器官的位置关系,其中:咽部位移在头脚方向可高达 6mm,胸部肿瘤的位移在前后、左右、头脚方向分别可高达 8mm、3mm 和 25mm,腹部肿瘤的位移在前后、左右、头脚方向分别可高达 8.2mm、6.7mm 和 23.8mm。

呼吸运动导致靶区位置改变。传统方法是将放疗的靶区边界外放或者将照射野范围扩大到涵盖整个靶区运动轨迹,从而导致正常组织受到过多照射,增加正常组织并发症的发生概率。临床上考虑发生并发症等风险因素,对于受呼吸运动影响的肿瘤,在增加疗程总剂量和/或分次剂量的问题上一直很谨慎。因此,通过技术手段管理好呼吸运动,才能保障放疗精准实施。

三、呼吸运动测量方法

呼吸运动位移目前主要采用 X 射线摄影、超声、CT 和 MR 等工具进行测量。

呼吸运动导致的肺部肿瘤位移情况详见表 11-5-1。肺部肿瘤位移通常并非各向同性,以头脚方向为主。Mageras 等人采用 4D-CT 评估 12 例患者的肺部肿瘤位移情况,其中 7 例患者的肿瘤在头脚方向位移超过 1cm。肺部肿瘤运动与靶区的体积和位置有关。YU 等人通过采集和比较近百位非小细胞肺癌早期和局部晚期两组患者的 4D CT 图像,确定肿瘤运动与肿瘤的位置、体积大小,膈肌运动三个因素之间的关系。该研究发现,早期患者组超过 95% 的肿瘤位移高于局部晚期患者组,数值上超过 50%。早期患者组位于肺下叶肿瘤位移最大,中位数高达 9.2mm,位于中叶和上叶肿瘤位移中位数为 3.3mm。

表 11-5-1　呼吸运动导致肺肿瘤位移情况

研究者	患者数	技术	描述方式	AP: 前后 /mm	ML: 左右 /mm	CC: 头脚 /mm
Shimizu 等	4	实时肿瘤追踪系统(X 线透视)	范围	8.1~14.6	5.5~10.0	6.8~15.9
Chen 等	20	X 线透视	范围	—	—	0.0~50.0
Seppenwoolde 等	20	实时肿瘤追踪系统(X 线透视)	平均值(范围)	2.5(0.0~8.0)	1.5(0.0~3.0)	5.8(0.0~25.0)
Sixel 等	10	数字荧光透视与 CT 模拟集成	范围	0.0~5.0	0.0~4.0	0.0~13.0
Erridge 等	25	在呼吸周期中随机点处获取的正交位图像	平均值(范围)	9.4(4.8~21.5)	7.3(3.2~12.3)	12.5(4.7~33.8)

研究者	患者数	技术	描述方式	AP: 前后/mm	ML: 左右/mm	CC: 头脚/mm
Yu 等	94	4D CT	早期 95%（中位数）	6.8（2.9）	3.9（1.0）	18.3（4.2）
			晚期 95%（中位数）	5.1（2.0）	3.9（1.0）	11.7（3.3）
Plathow 等	20	dynamic MRI	下叶平均值（范围）	6.1（2.5~9.8）	6.0（2.9~9.8）	9.5（4.5~16.4）
			中叶平均值（范围）	4.3（1.9~7.5）	4.3（1.5~7.1）	7.2（4.3~10.2）
			上叶平均值（范围）	2.8（1.2~5.1）	3.4（1.3~5.3）	4.3（2.6~7.1）

　　呼吸运动也会导致胸腹部其他器官肿瘤移动，表 11-5-2 列出了食管、肝、胰腺、肾脏、前列腺等器官肿瘤的移动情况。移动情况和肺内肿瘤类似，主要在头脚方向上。两个研究组分别通过超声和 4D CT 两种成像方式，均观察到肾脏的运动不仅是一种复杂的运动模式，而且与呼吸运动有强关联性，右肾由于邻近肝脏，其运动范围比左肾大。肾脏运动在不同呼吸管理模式下详细情况可以参照 Pham 等人的研究。前列腺的位移也随着呼吸运动改变，在前列腺癌患者采用仰卧位的情况下，如果使用热塑膜固定患者，患者腹内所有的压力在热塑膜内的有限空间内传递，导致前列腺运动更显著，因此，前列腺癌患者仰卧位治疗时不宜用热塑膜固定。

表 11-5-2　呼吸运动导致胸腹部肿瘤位移情况

研究者	患者数	技术	部位	AP: 前后/mm	ML: 左右/mm	CC: 头脚/mm
Lever 等	36	cine MRI	食管	4.9 ± 2.5	2.7 ± 1.2	13.3 ± 5.2
Patel 等	30	4D CT	食管	2.8 ± 2.0	2.2 ± 2.3	8.0 ± 4.5
Brix 等	5[a]	实时 MRI	肝	2.5	1.6	11.0
Park 等	20	4D CT	肝	5.1 ± 3.1	3.0 ± 2.0	17.9 ± 5.1
		CBCT（带有植入标记）		5.3 ± 3.1	2.8 ± 1.6	16.5 ± 5.7
Feng 等	17	cine MRI	胰腺	8.0 ± 3.0（前）	—	20.0 ± 10.0
				6.0 ± 2.0（后）	—	
Goldstein 等	30	4D CT	胰腺	3.0 ± 1.7	3.0 ± 1.8	5.5 ± 2.3
Knybel 等	20	Synchrony® 呼吸跟踪系统	胰腺	3.8（2.9~8.2）	3.4（2.6~6.7）	11.1（4.8~23.4）
Yamashita 等	20	spiral 4D CT	肾	3.6 ± 2.1	1.7 ± 1.4	11.1 ± 4.8
Abhilash 等	48∶62[b]	超声	右肾	—	13.6 ± 3.7	24.6 ± 6.4
			左肾	—	9.8 ± 3.3	17.1 ± 3.7
Malone 等	40	X 线透视	前列腺	1.6 ± 1.1	—	2.9 ± 1.7

注：a.5 位健康志愿者；b.48 位健康人和 62 位患者。

四、呼吸运动建模

肿瘤位置随呼吸运动呈现周期性的变化,导致明显的靶向误差并严重影响放疗效率。此外,放疗系统本身的延迟也会造成误差。近年来,一些学者提出了呼吸运动模型,可以拟合患者的呼吸运动波形,可以预测靶区位置变化,可以补偿放疗设备自身的信号延迟。本小节介绍具有代表性的呼吸运动模型。Lujan AE 等人认为肺部肿瘤的运动与呼吸运动联系密切,呈现固定的幅值、一定的周期(频率)的往复运动。肺部肿瘤运动的在头脚方向运动可以通过以下公式(式 11-5-1)描述:

$$z(t) = z_0 - b \times \cos^{2n}(\pi t/\tau - \phi) \qquad (式 11-5-1)$$

其中 z_0 为呼气末的位置,b 为运动幅度,$z_0 - b$ 为吸气末的位置,τ 为运动周期,n 为决定此模型总体形状的参数,ϕ 为呼吸周期的起始相位。Lujan AE 等人研究中所采用的呼吸运动相关参数是呼吸周期 4.2 秒、运动幅度 1.5cm 和 n=3,拟合模型产生的运动轨迹与 X 线透视下的膈肌运动轨迹如图 11-5-1 所示,取得良好的一致性。

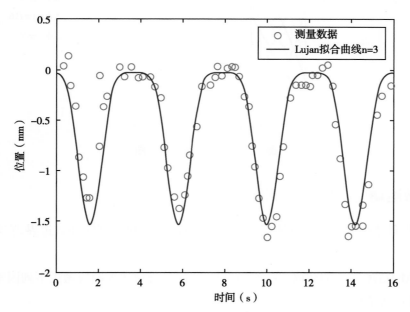

图 11-5-1　数学模型与膈肌运动轨迹示意

Seppenwoolde Y 等人对 Lujan AE 等的公式改进,基于 20 例肺部患者肿瘤运动轨迹,提出增加相差 $\Delta\phi$ 来考虑呼吸运动中的迟滞现象(Respiratory hysteresis),见式 11-5-2 和式 11-5-3。

$$x(t) = x_0 - A \times \cos^{2n}(\pi t/\tau - \phi) \qquad (式 11-5-2)$$
$$y(t) = y_0 - B \times \cos^{2n}(\pi t/\tau - (\phi + \Delta\phi)) \qquad (式 11-5-3)$$

Zhang 等人的研究将 Seppenwoolde Y 等的方法中的呼气末的左右方向和头脚方向位置定为 A/2 和 B/2,初始相位 ϕ 取为 0,n 取为 2,调整后见式 11-5-4 和式 11-5-5。

$$x(t) = A/2 - A \times \cos^4(\pi t/\tau - \Delta\phi) \qquad (式 11-5-4)$$
$$y(t) = B/2 - B \times \cos^4(\pi t/\tau) \qquad (式 11-5-5)$$

Zhang 等人通过将 MapCheck 探测器阵列加载于呼吸运动模拟平台上,研究迟滞效应对于肺部肿瘤螺旋断层放疗中靶区和靶区周围危及器官剂量学影响。呼吸运动模拟平台采用的运动参数如下:左右方向运动幅度 1.5cm,头脚方向运动幅度 3.0cm,运动周期 4 秒,相差分别为 0、π/32、π/16、π/8 和 π/4。公式代入运动参数后得到 Zhang 等人研究中运动模型的最终形式,见式 11-5-6 和式 11-5-7。

$$x(t)=0.75-1.5 \times \cos^4(\pi t/4-\Delta\phi) \qquad (式 11-5-6)$$
$$y(t)=1.5-3 \times \cos^4(\pi t/4) \qquad (式 11-5-7)$$

运动模型产生的二维运动轨迹如图 11-5-2 所示。

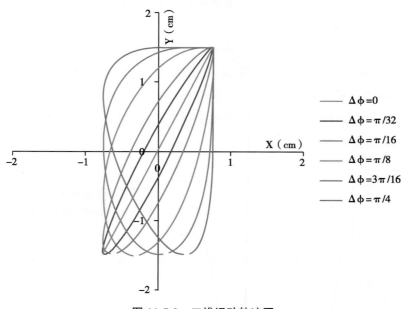

图 11-5-2 二维运动轨迹图

五、呼吸运动管理的共性问题

本节讨论所有呼吸运动管理方法需要考虑的共性问题,包括靶区外放边界、质量保证(QA)和患者培训等。

根据 AAPM TG76 报告的建议,在确定 CTV 至 PTV 外放边界时应考虑下列因素的贡献:

1. GTV 和 CTV 的勾画不确定。
2. CT 扫描中的运动伪影。
3. 放疗实施时的呼吸运动和心脏运动。
4. 呼吸运动在不同分次治疗时的变化。
5. 因器官形变而引起的肿瘤和周围危及器官的位置改变。
6. 由于肿瘤的退缩和增大导致靶区体积的改变。
7. 放疗中相关解剖结构的变化,例如:肺部细支气管不再阻塞、放疗前肺不张区域变小。
8. 患者摆位误差,通常 3~5mm(一个标准差)。

立体定向放疗是应用单次或少分次给予靶区高剂量照射的治疗方式。和常规放疗相比,具有分割剂量大、精度高等特点。呼吸运动管理技术在立体定向放疗尤为重要,不仅提高靶区位置准确性,还在保护正常组织中发挥不可忽视的作用。

质量保证是呼吸运动管理中必须要做的工作。本段介绍的是质量保证的一般性建议。每种技术特有的质量保证将在相应的小节进行介绍。使用外部呼吸监测器进行门控或屏气治疗的关键问题是保证此类监测器准确预测患者体内靶区和器官位置。呼吸的瞬时改变会完全破坏或丧失内部-外部的紧密关联。使用外部呼吸监测器，质量保证中需要对患者进行培训，以便患者熟悉呼吸技术，并且评估患者是否具有获得可再现的呼吸信号的能力。其中，屏气技术最需要患者积极参与和配合，放疗技师指导患者完成，并为患者提供建议。放疗技师须完成正确使用设备的系统培训才可上岗，具有相关知识和知晓设备的局限性，例如：了解肺活量计的漂移，以便在模拟或治疗过程中出现问题时，及时判断和纠正问题。

关于质量保证频率，与所有质量保证程序一样，在如下情况中应执行适当的测试来检测设备，包括：在任何硬件或软件发生变动之后、在维修和更改呼吸运动管理设备本身、与呼吸运动管理的接口设备之后等情况。此外，医学物理师根据质量保证的要求，或者在不熟悉设备之前对于设备性能进行测试，可以加大执行测试频率。

培训患者的目标是保证患者具有实现可再现的呼吸模式或屏气模式的能力，这种能力也是患者定位和治疗的基本要求。Pollock 等人研究强调了患者练习和训练的重要性，疗程中增加对于患者的呼吸重复性指导的频次，参与者的依从性随着疗程增加有明显改善。无论采用语音或其他方式的提示干预措施，或提高患者对干预措施的熟悉程度，对于指导患者呼吸都是有效的。患者在开始定位前，应熟悉设备及其用途，受过训练的放疗技师应至少在放疗实施前完成患者培训和患者相关能力评估。对于屏气技术，放疗技师需根据患者治疗部位进行一系列屏气训练，以确定患者的呼吸能力、确切治疗时间点和屏气时间长短。在定位阶段，通过 X 线透视或 CT 检查，评估患者呼吸运动的幅度，以及找到肿瘤运动与呼吸信号的关联规律。对于不能 CT 扫描全程屏气的患者，需要对扫描区域进行分段，分段位置需避免在靶区和靶区周围。遇到无法耐受屏气等技术的患者，在定位 CT 扫描时不建议采用该技术作呼吸运动管理。第一次放疗实施开始前，应预留出让患者重新熟悉设备的时间，在放疗技师的指导下，患者进行放疗前练习控制呼吸或屏住呼吸。对于屏气技术，最理想的状况是患者治疗在一次屏气中完成。如果治疗时间较长，为了保证患者治疗舒适度，治疗可分多个屏气时间段完成。放疗技师宜建立治疗图表仔细记录每个屏气结束时间点的治疗射野断点。治疗过程中，放疗技师需时刻关注患者状态、放疗设备状况和放疗进程、门控或屏气系统的监控显示屏。

尽管外部监测器可以在单次治疗中与呼吸运动很好地关联，解决由于呼吸运动产生的分次内靶区位置的变化，但是外部监测器与患者体内靶区位置之间的关联可能在分次间发生变化，这种分次间变化对靶区位置重复性产生不利影响。因此在整个治疗过程中完整监测靶区的分次间、分次内的位置变化，需对替代物或靶区进行实时成像，治疗期间实时定位获取图像时间段应与定位模拟中确定的用于治疗的特定呼吸时相或屏气时间段一致，从而实现实时监控。建议在患者最初开始的几次放疗实施前，每天通过各种技术成像获取图像监控患者靶区和周围危及器官位置，后续治疗中至少每周监测一次，保证放疗实施的精准。若监控图像显示与定位图像存在差异超过阈值或者原定范围，需医学物理师和负责医师共同评估剂量学的差异和寻找补救措施。

六、放疗中肿瘤运动管理五大类方法

根据 AAPM 76 号报告，呼吸运动管理方法分为五大类：运动包围技术（motion-encompassing methods）、呼吸门控技术（respiratory gating methods）、屏气技术（breath-hold methods）、被迫浅呼吸

技术（forced shallow breathing with abdominal compression）、实时肿瘤追踪技术（real-time tumor-tracking methods）。运动管理方法建立在以下三点要求上：①具有临床耐受性；②降低漏照可能性；③正常组织受照最小化。这五大类技术并非互斥，可组合使用。

（一）运动包围技术

第一类解决方案主要通过在放疗体积中涵盖肿瘤运动的整个范围来减少呼吸运动的不确定性。该解决方案最大限度降低漏照风险，临床可实施性强。技术的核心是确定完整的肿瘤运动范围，找到肿瘤所有可能位置，并包含在放疗靶区内。目前有三种 CT 扫描方案被用于确定肿瘤的运动范围，分别是慢速 CT 扫描（slow CT scanning）、屏气 CT 扫描（breath-hold CT）和四维 CT 扫描（4D CT）。

慢速 CT 扫描是一种缓慢扫描解决方案。CT 扫描仪的运行速度非常慢，和 / 或对多个 CT 扫描进行平均，以便平均每个切片记录多个呼吸阶段。扫描仪在特定床值工作的时间大于呼吸周期，高对比度成像区域可显示出在完整呼吸周期下肿瘤全部范围。

慢扫描比标准扫描更具有解剖学轮廓的优势，因为剂量计算是在 CT 上勾画的几何形状上执行的，慢扫描上解剖几何形状更体现完整呼吸周期的信息，更能全面展现治疗期间的情况。缺点是运动伪影导致图像分辨率减低，产生组织边缘模糊使得肿瘤和正常器官勾勒中出现偏差。由于运动伪影，此方法仅推荐用于既不与纵隔有关，也不与胸壁有关的肺部肿瘤，也不建议将这种方法用于其他肿瘤部位，例如：肝脏、胰腺、肾脏等。

屏气 CT 扫描是指让患者在呼气末和吸气末屏气进行扫描，获得呼吸周期两个端点的图像。扫描完成后，分别在两套图像上勾画靶区，合成得到包含运动范围的靶区。屏气 CT 扫描方法相对于慢扫描的优点是有效减少自由呼吸运动引起的感兴趣体素 CT 值不确定性。但屏气 CT 扫描包括两次扫描，扫描时间比常规扫描时间增加 1 倍以上，而且依赖于患者重复屏住呼吸的能力。患者若采用屏气方式做治疗，治疗计划应在相应的屏气图像上设计。

4D-CT 在临床上已大大取代了慢速 CT 和屏气 CT。4D-CT 扫描允许将数据重建为多个离散的 3D-CT 扫描，这些扫描不仅显示正常呼吸周期内肿瘤的运动范围，而且还包括有关呼吸中间阶段中肿瘤路径的数据，不易受组织边缘模糊的影响。与其他技术相比，4D-CT 的缺点包括：获得 4D-CT 需要额外的基础设施支持；更多的患者和人员培训项目；以及医生需在 4D-CT 图像上 10 个不同呼吸时相的 CT 序列上分别勾画靶区和危及器官并叠加，从而导致的工作量增加。文献报道，相比基于其他图像例如：平均图像（average images），最大密度投影图像［maximum intensity projection（MIP）images］，电影模式（cine-mode）勾画靶区和危及器官，采用 4D-CT 上所有 CT 数据的方式勾画靶区和危及器官的方式患者获益更多。尽管这些方法中的每一种都成功地实现了运动管理的前两个目标（①具有临床耐受性；②降低漏照可能性），但运动包围技术由于在计划靶区包括大量的正常组织，并不是最佳方法。

（二）呼吸门控技术

呼吸门控技术通过直接或间接方式获取肿瘤位置信息，用位置信息作为触发点来激活和中断放射治疗或图像的获取。可以广义地理解为：当肿瘤进入预定区域时，"门"打开，X 射线打开；当肿瘤离开该区域时，"门"关闭，X 射线关闭。预定区域由操作员定义的输入参数控制。常用的技术有两种：一是相位门控；二是幅度门控。在相位门控中，只要呼吸信号在基于呼吸信号相位定义的门控窗口内，射束开启，见图 11-5-3A。幅度门控也称为"位移门控"。在这种方法中，只要呼吸信号在基于呼吸信号的幅度 / 位移所定义的门控窗口内，射束开启，见图 11-5-3B。

呼吸门控技术于 20 世纪 80 年代在日本开始使用。Ohara 等人报道了呼吸门控技术在直线加速器上的首次应用,加速器使用微波振荡器在特定的呼吸点启动 / 停止束流即可。其有效性也在模体中进行了测试,并应用到患者临床试验中。采用该技术,患者可以自由呼吸,放疗技师通过辅助装置监测外置的标志物来掌握患者的呼吸状态。

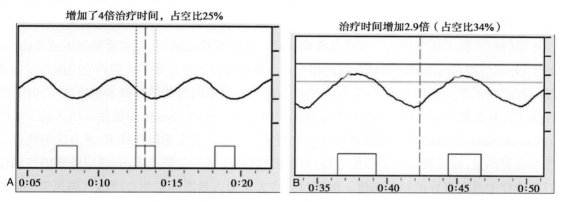

图 11-5-3　基于相位(A)和幅度(B)的呼吸门控技术

肺部肿瘤的运动主要由呼吸运动的循环驱动,可以使用外部替代物或内部肿瘤 / 替代物产生呼吸波形,并且基于这些方法的门控分别称为“外部门控”或“内部门控”。通常肺部肿瘤的门控是基于外部替代物产生信号的,此类系统成本较低,可提供实时信号而无任何电离辐射。图 11-5-4 展示了外部门控目前市场上销售设备分布如下:

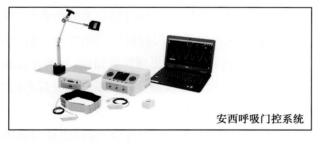

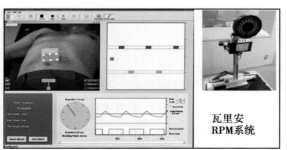

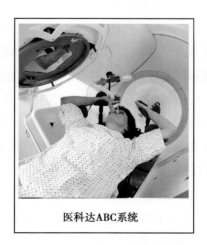

图 11-5-4　目前商业化的呼吸监测门控系统

1. 用压力测量仪测量腹压(安西呼吸门控系统)。

2. 通过结合红外(IR)光源和摄像头的光学系统(瓦里安 RPM 系统)或激光表面成像来测量胸壁运动。

3. 使用肺量测量法(医科达 ABC 系统)或温度变化来测量吸气和呼气量。

在采用门控方式进行呼吸管理中，门控相关参数优化对于精准放疗的实施是需要考量的重要问题。Vedam 等人将治疗外放边界和治疗总时间优化，得到最佳门控治疗占空比（duty cycle）。门控治疗占空比定义为总的射束开启时间占总治疗时间的百分数，是评价门控放疗技术效率的参数。Vedam 等人发现患者呼气期间的门控重复性比吸气好，得到占空比为 40% 的门控方式是最佳的，Vedam 等人研究同时指出这些参数因人而异，应对患者个人实际情况进行评估。呼吸门控目前不仅仅用于调强放射治疗（IMRT）和容积旋转调强放疗（VMAT）中，研究者还尝试了在电子束放疗中实现门控的可行性。

外部门控可能无法准确地代表内部肿瘤运动。在治疗模拟期间，可能需要纠正或考虑（通过相关性）外部门控和内部肿瘤运动之间的相位差。模拟放射治疗过程中观察到的内部肿瘤运动与外部门控之间的相位差不是恒定的，存在相位偏移。可以采用内部门控技术解决这个问题，内部门控技术需要在靶区上 / 靶区附近植入基准标记用于跟踪运动。Smith 等使用从植入的无线电磁（wireless electromagnetic）应答器获得的实时肿瘤运动信号成功实施门控技术，该方法的优点是成像没有辐射剂量，而且发送应答器的等待（或延迟）时间在可接受的范围内，该应答器的使用使得在门控治疗中具有更好的剂量精度。但通过经皮方法植入基准标记物会增加气胸风险，Steinfort 等还探讨了在多模态成像的辅助下在支气管镜下放置标记物的方法。另外，无标记的肿瘤追踪技术也正在探索中。Serpa 等人报道了一种采用电子射野影像系统（electronic portal imaging device，EPID）无标记跟踪技术的门控治疗验证方法，成功用于治疗 7 例肺癌患者。该系统的跟踪软件可以在没有任何基准标记的情况下，跟踪 EPID 图像中的靶区位置，证实了在门控期间使用 EPID 图像而不使用基准标记来确定肿瘤位置的可行性。

门控技术适用于满足如下条件的患者：呼吸幅度>5mm，呼吸有规律，并且规律可重复。门控治疗的治疗验证成像也应在门控操作下进行，以便可以有效地验证与时间有关的患者解剖结构。门控治疗期间的重要问题之一是"触发延迟"，定义为从呼吸设备门控触发到治疗单元的响应（光束"ON"）之间的时间延迟。延迟会导致在门控过程中传输剂量时出现位置错误，从而导致脱靶或重要危及器官剂量过量受照。Jin 等提出了一种使用简单运动体模测量门控系统触发延迟的方法，测量得到基于直线加速器的门控系统的延迟值为 (0.17 ± 0.03) 秒。

Giraud 等人报道了一项多中心研究，该研究将呼吸控制（屏气 / 门控）的物理优势与临床获益有机结合，通过比较呼吸门控适形治疗和常规适形治疗，表明呼吸控制技术可以有效减少与肺、心脏和食管有关的毒性，证明呼吸控制技术的临床优势。

（三）屏气技术

在模拟定位阶段和放射治疗过程中采取屏气措施是呼吸管理的另一种选择。该技术需要患者积极参与，也需要受过完整专业训练的放疗技师在放疗前、放疗中给予患者指导和建议。屏气技术需要精确并验证每个屏气过程中肿瘤位置的稳定性和患者摆位的可重复性。常用的屏气方法是深呼吸屏气（deep-inspiration breath hold，DIBH）、中呼吸屏气（mid-inspiration breath hold，MIBH）和主动呼吸控制（active-breathing control，ABC）。

在深呼吸屏气和中呼吸屏气技术中，患者最好通过带有鼻夹的肺活量计呼吸，以防止漏气。确定吸气能力后，放疗技师将选择肺总容量的特定分数值作为阈值水平，以确保肿瘤的准确定位。患者在深呼吸屏气条件下进行模拟 CT 定位扫描，最好由肺活量计监测。在模拟定位和治疗过程中，通过使用视频眼镜进行视觉指导患者将其呼吸保持在指定的阈值水平。在治疗过程中，当达到设定的屏气水平时,技师开启射束,当出现偏差过大情况,治疗师会立即关闭射束,或使用门控模块自动将射束关闭。

另一种屏气方法是主动呼吸控制系统,与深呼吸屏气相似,使用肺活量计并将其连接到测量呼吸水平的阀上,采用棱镜眼镜向患者显示主动呼吸控制屏幕。在模拟之前,患者会进行几次深呼吸,以提供所需的技术设置测量值以及屏气水平。在模拟和治疗过程中,当患者将呼吸保持在特定水平时,阀门关闭以阻止患者的呼吸。图 11-5-5 展示了两种呼吸方式:吸气触发和呼气触发。研究表明,在深吸气水平为 75% 时可以达到稳定且可重现的肿瘤位置。主动呼吸控制优点是患者不需要一次性屏气很长时间,重复性好,结合实时监控能使得治疗出束时间把握准确。主动呼吸屏气技术对于在左侧乳腺癌放疗中减少心脏并发症是一种有价值的技术,屏气可以使胸壁远离心脏。

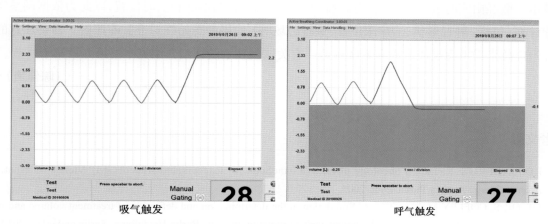

图 11-5-5　主动呼吸控制中的两种呼吸触发方式

在没有呼吸监测的情况下,患者自主屏气也在临床上用于胸壁靶区照射。对于位置更深的肿瘤,需进行 4D-CT 扫描以得到屏气期间肿瘤的运动。在治疗期间给患者一个通信按钮,该按钮可用于清除射束联锁,并指示患者处于屏气状态,提醒技师打开射线。该方法也可以用呼吸监测系统执行,如果患者不处于设定的呼吸水平,则关闭射线。

屏气的主要优点是占空比增加,而靶区很少有或者无残留运动,主要缺点是并不适用于所有肺癌患者,例如肺功能不全患者不适用。

(四) 被迫浅呼吸技术

被迫浅呼吸技术由位于瑞典首都斯德哥尔摩的卡罗林斯卡医院的 Lax 和 Blomgren 共同开发,用于对肺部和肝部病变进行立体定向照射,现已被其他医院广泛采用。该技术采用了带有腹压板的立体定向框架,该腹压板作用于腹部,向腹部施压,帮助减少了膈肌偏移,同时仍允许有限的正常呼吸。多个研究组已经评估了立体定向框架和腹压板的准确性和可重复性,Negoro 等人报告了最全面的评估。被迫浅呼吸技术主要用于早期的无纵隔累及或淋巴结肿大的肺肿瘤和肝肿瘤。

在定位模拟中,使用体部立体定向框架(stereotactic body frame,SBF)固定并定位患者,该框架由带有固定的"真空枕头"的刚性框架组成,使用 X 线透视评估头脚方向的肿瘤运动,如果运动超过 5mm,则向腹部施加一个小的压力板,以使该板两个倾斜的上侧位于肋骨笼下 2~3cm 处。从框架侧面的标尺读取连接到身体框架和支撑板的钢筋位置,并在每次治疗摆位时重复该位置。支撑板的位置由螺杆机械控制,并在螺杆的刻度上进行标记,以便在每次治疗时重现压力量值。可以在 X 线透视下,在不同治疗时间对膈肌运动进行测量,以验证可重复性。Negoro 等人报道了 18 例立体定向放疗患者,每天使用正交影像进行患者配准,摆位误差的总偏差是 3mm,需要重新摆位的分次数占到 25%。18 位患者中有 10 位需要腹部加压:加压前的运动范围为 8~20mm,平均值 12.3mm,加压后降低至 2~11mm,平均值 7.0mm。

该技术与患者相关的质量保证涉及 X 线透视,从正交方向检查评估肿瘤偏移,以及当肿瘤偏移超出临床要求时是否对于腹部加压。通常采用的是患者在治疗过程中可以舒适地承受的最大压力。保持腹部加压装置和定位时的一致性是难点,可以在放疗实施前采用 CBCT 或 X 射线作图像引导,利用肿瘤自身和 / 或可见的替代物来验证肿瘤位置。

(五)实时肿瘤追踪放疗技术

实时肿瘤追踪技术的目标是在放疗中实现"所见即所得",并立即对这些信息采取应对措施。该技术一般经由实时成像技术,获得肿瘤和周围危及器官的形状和实时位置,以此为依据调整实时放疗计划(包括:射野形状、治疗床位置、偏转磁场等),使得射野始终对准肿瘤照射。需要注意的是追踪治疗技术需考虑反应时间和系统延迟。有关该类技术的详细介绍见本书第九章第十一节。

(陈佳赟)

参考文献

［1］ ROSENBERG I. Radiation oncology physics: a handbook for teachers and students [M]. Vienna: International Atomic Energy Agency Publication, 2005.

［2］ MUTIC S, COFFEY M, PURDY J A. Simulation in the determination and definition of treatment volume and treatment planning [M]//LEVITT S H. Technical basis of radiation therapy. Berlin Heidelberg: Springer-Verlag, 2012.

［3］ LOW D A, MUTIC S. Radiation therapy simulator [M]//WEBSTER J G. Encyclopedia of medical devices and instrumentation. 2nd ed. New York: John Wiley & Sons, 2006.

［4］ XIANG Q, JIE W, ZHU K, et al. Which technique of positioning and immobilization is better for breast cancer patients in postmastectomy IMRT, single-pole or double-pole immobilization? [J]. J Appl Clin Med Phys, 2019, 20 (1): 168-174. http://www. ncbi. nlm. nih. gov/pubmed/30512231.

［5］ FORMENTI S C, DEWYNGAERT J K, JOZSEF G, et al. Prone vs supine positioning for breast cancer radiotherapy [J]. JAMA, 2012, 308 (9): 861-863.

［6］ CHENG K F, FOK P H, CHIU G, et al. Position accuracy of using patient positioning and transfer system with head and neck immobilization [J]. Int J Radiat Oncol Biol Phys, 2017, 99 (2): E647.

［7］ AMESTOY W. Review of medical dosimetry [M]. Switzerland: Springer International Publishing, 2015.

［8］ LYMBERIS S C, DEWYNGAERT J K, PARHAR P, et al. Prospective assessment of optimal individual position (prone versus supine) for breast radiotherapy: volumetric and dosimetric correlations in 100 patients [J]. Int J Radiat Oncol Biol Phys, 2012, 84 (4): 902-909.

［9］ INATA H, SEMBA T, ITOH Y, et al. Development of a phantom to evaluate the positioning accuracy of patient immobilization systems using thermoplastic mask and polyurethane cradle [J]. Med Phys, 2012, 39 (7): 4219-4227.

［10］ WILLOUGHBY T, LEHMANN J, BENCOMO J A, et al. Quality assurance for nonradiographic radiotherapy localization and positioning systems: report of Task Group 147 [J]. Med Phys, 2012, 39 (4): 1728-1747. http://www. ncbi. nlm. nih. gov/pubmed/22482598.

［11］ 许森奎, 姚文燕, 胡江, 等. 鼻咽癌发泡胶个体化塑形与标准化头枕放疗体位固定精度比较 [J]. 中华放射肿瘤学杂志, 2015, 24 (02): 196-199.

［12］ UDAYASHANKAR A H, NOORJAHAN S, SRIKANTIA N, et al. Immobilization versus no immobilization for pelvic external beam radiotherapy [J]. Rep Pract Oncol Radiother, 2018, 23 (4): 233-241. http://www. ncbi. nlm. nih. gov/pubmed/29991927.

［13］ GOITEIN M, ABRAMS M. Multi-dimensional treatment planning: I. Delineation of anatomy [J]. Int J Radiat

Oncol Biol Phys, 1983, 9 (6): 777-787. http://www. ncbi. nlm. nih. gov/pubmed/6863053.

[14] KUSHIMA T, KONO M. New development of integrated CT simulation system for radiation therapy planning [J]. Kobe J Med Sci, 1993, 39 (5-6): 197-213. http://www. ncbi. nlm. nih. gov/pubmed/8182920.

[15] CONWAY J, ROBINSON M H. CT virtual simulation [J]. Br J Radiol, 1997, 70 Spec No: S106-S118. http://www. ncbi. nlm. nih. gov/pubmed/9534724.

[16] GOITEIN M, ABRAMS M, ROWELL D, et al. Multi-dimensional treatment planning: Ⅱ. Beam's eye-view, back projection, and projection through CT sections [J]. Int J Radiat Oncol Biol Phys, 1983, 9 (6): 789-797. http://www. ncbi. nlm. nih. gov/pubmed/6863054.

[17] AAPM. Report of AAPM Task Group 76. The management of respiratory motion in radiation oncology [M]. College Park, MD: American Association of Physicists in Medicine, 2006.

[18] THWAITES D I, MALICKI J. Physics and technology in ESTRO and in radiotherapy and oncology: past, present and into the 4th dimension [J]. Radiother Oncol, 2011, 100 (3): 327-332. http://www. ncbi. nlm. nih. gov/pubmed/21962819.

[19] GABRYŚ D, KULIK R, TRELA K, et al. Dosimetric comparison of liver tumour radiotherapy in all respiratory phases and in one phase using 4DCT [J]. Radiother Oncol, 2011, 100 (3): 360-364. http://www. ncbi. nlm. nih. gov/pubmed/21974916.

[20] PERSSON G F, NYGAARD D E, BRINK C, et al. Deviations in delineated GTV caused by artefacts in 4D CT [J]. Radiother Oncol, 2010, 96 (1): 61-66. http://www. ncbi. nlm. nih. gov/pubmed/20570002.

[21] LOUIE A V, RODRIGUES G, OLSTHOORN J, et al. Inter-observer and intra-observer reliability for lung cancer target volume delineation in the 4D-CT era [J]. Radiother Oncol, 2010, 95 (2): 166-171. http://www. ncbi. nlm. nih. gov/pubmed/20122749.

[22] AAPM. Routine pediatric chest CT protocols [EB/OL].[2017-07-21] http://www. aapm. o-rg/pubs/CTProtocols/documents/PediatricRoutineChestCT. pdf.

[23] 中华医学会放射学分会对比剂安全使用工作组. 碘对比剂使用指南 (第 2 版)[J]. 中华医学杂志, 2014, 94 (43): 3363-3369.

[24] REFT C, ALECU R, DAS I J, et al. Dosimetric considerations for patients with HIP prostheses undergoing pelvic irradiation. Report of the AAPM Radiation Therapy Committee Task Group 63 [J]. Med Phys, 2003, 30 (6): 1162-1182. http://www. ncbi. nlm. nih. gov/pubmed/12852541.

[25] KHOO V S, JOON D L. New developments in MRI for target volume delineation in radiotherapy [J]. Br J Radiol, 2006, 79 Spec No 1: S2-S15. http://www. ncbi. nlm. nih. gov/pubmed/16980682.

[26] CHUNG N N, TING L L, HSU W C, et al. Impact of magnetic resonance imaging versus CT on nasopharyngeal carcinoma: primary tumor target delineation for radiotherapy [J]. Head Neck, 2004, 26 (3): 241-246. http://www. ncbi. nlm. nih. gov/pubmed/14999799.

[27] BIRD D, SCARSBROOK A F, SYKES J, et al. Multimodality imaging with CT, MR and FDG-PET for radiotherapy target volume delineation in oropharyngeal squamous cell carcinoma [J]. BMC Cancer, 2015, 15: 844. http://www. ncbi. nlm. nih. gov/pubmed/26530182.

[28] ZHANG X, FU Z, GONG G, et al. Implementation of diffusion-weighted magnetic resonance imaging in target delineation of central lung cancer accompanied with atelectasis in precision radiotherapy [J]. Oncol Lett, 2017, 14 (3): 2677-2682.

[29] DEN HARTOGH M D, PHILIPPENS M E, VAN DAM I E, et al. MRI and CT imaging for preoperative target volume delineation in breast-conserving therapy [J]. Radiat Oncol, 2014, 9: 63. http://www. ncbi. nlm. nih. gov/pubmed/24571783.

[30] CHEN H Y, HOU Y L, MA X M, et al. CT and MRI in target delineation in primary hepatocellular carcinoma [J]. Cancer Radiother, 2013, 17 (8): 750-754. http://www. ncbi. nlm. nih. gov/pubmed/24262499.

[31] SALEMBIER C, VILLEIRS G, DE BARI B, et al. ESTRO ACROP consensus guideline on CT-and MRI-based target volume delineation for primary radiation therapy of localized prostate cancer [J]. Radiother Oncol, 2018, 127 (1): 49-61. http://www. ncbi. nlm. nih. gov/pubmed/29496279.

[32] ZAMBOGLOU C, DRENDEL V, JILG C A, et al. Comparison of ^{68}Ga-HBED-CC PSMA-PET/CT and multi-

parametric MRI for gross tumour volume detection in patients with primary prostate cancer based on slice by slice comparison with histopathology [J]. Theranostics, 2017, 7 (1): 228-237. http://www. ncbi. nlm. nih. gov/ pubmed/28042330.

[33] BLACKALL J M, AHMAD S, MIQUEL M E, et al. MRI-based measurements of respiratory motion variability and assessment of imaging strategies for radiotherapy planning [J]. Phys Med Biol, 2006, 51 (17): 4147-4169. http:// www. ncbi. nlm. nih. gov/pubmed/16912374.

[34] PAGANELLI C, KIPRITIDIS J, LEE D, et al. Image-based retrospective 4D MRI in external beam radiotherapy: A comparative study with a digital phantom [J]. Med Phys, 2018, 45 (7): 3161-3172. http://www. ncbi. nlm. nih. gov/ pubmed/29757471.

[35] KORIN H W, EHMAN R L, RIEDERER S J, et al. Respiratory kinematics of the upper abdominal organs: a quantitative study [J]. Magn Reson Med, 1992, 23 (1): 172-178. http://www. ncbi. nlm. nih. gov/pubmed/1531152.

[36] FREEDMAN J N, COLLINS D J, BAINBRIDGE H, et al. T2-Weighted 4D magnetic resonance imaging for application in magnetic resonance-guided radiotherapy treatment planning [J]. Invest Radiol, 2017, 52 (10): 563-573. http:// www. ncbi. nlm. nih. gov/pubmed/28459800.

[37] KOCH N, LIU H H, STARKSCHALL G, et al. Evaluation of internal lung motion for respiratory-gated radiotherapy using MRI: Part I: correlating internal lung motion with skin fiducial motion [J]. Int J Radiat Oncol Biol Phys, 2004, 60 (5): 1459-1472. http://www. ncbi. nlm. nih. gov/pubmed/15590177.

[38] PLATHOW C, LEY S, FINK C, et al. Analysis of intrathoracic tumor mobility during whole breathing cycle by dynamic MRI [J]. Int J Radiat Oncol Biol Phys, 2004, 59 (4): 952-959. http://www. ncbi. nlm. nih. gov/ pubmed/15234028.

[39] 任雯廷, 陈辛元, 戴建荣. 磁共振放疗模拟定位技术应用现状与问题 [J]. 中华放射肿瘤学杂志, 2015, 24 (1): 93-96.

[40] KEALL P J, MAGERAS G S, BALTER J M, et al. The management of respiratory motion in radiation oncology report of AAPM Task Group 76 [J]. Med Phys, 2006, 33 (10): 3874-3900. http://www. ncbi. nlm. nih. gov/ pubmed/17089851.

[41] BAHIG H, NGUYEN-TAN P F, FILION É, et al. Larynx motion considerations in partial larynx volumetric modulated arc therapy for early glottic cancer [J]. J Med Imaging Radiat Oncol, 2017, 61 (5): 666-673. http:// www. ncbi. nlm. nih. gov/pubmed/28557310.

[42] SEPPENWOOLDE Y, SHIRATO H, KITAMURA K, et al. Precise and real-time measurement of 3D tumor motion in lung due to breathing and heartbeat, measured during radiotherapy [J]. Int J Radiat Oncol Biol Phys, 2002, 53 (4): 822-834. http://www. ncbi. nlm. nih. gov/pubmed/12095547.

[43] MARTEL M K, TEN HAKEN R K, HAZUKA M B, et al. Estimation of tumor control probability model parameters from 3-D dose distributions of non-small cell lung cancer patients [J]. Lung Cancer, 1999, 24 (1): 31-37. http:// www. ncbi. nlm. nih. gov/pubmed/10403692.

[44] WANG D, BI N, ZHANG T, et al. Comparison of efficacy and safety between simultaneous integrated boost intensity-modulated radiotherapy and conventional intensity-modulated radiotherapy in locally advanced non-small-cell lung cancer: a retrospective study [J]. Radiat Oncol, 2019, 14 (1): 106. http://www. ncbi. nlm. nih. gov/ pubmed/31196118.

[45] HODAPP N. The ICRU Report 83: prescribing, recording and reporting photon-beam intensity-modulated radiation therapy [R]. IMRT, 2012, 188: 97-99.

[46] WADE O L. Movements of the thoracic cage and diaphragm in respiration [J]. J Physiol, 1954, 124 (2): 193-212. http://www. ncbi. nlm. nih. gov/pubmed/13175123.

[47] PREISWERK F, DE LUCA V, ARNOLD P, et al. Model-guided respiratory organ motion prediction of the liver from 2D ultrasound [J]. Med Image Anal, 2014, 18 (5): 740-751. http://www. ncbi. nlm. nih. gov/pubmed/ 24835181.

[48] YU Z H, LIN S H, BALTER P, et al. A comparison of tumor motion characteristics between early stage and locally advanced stage lung cancers [J]. Radiother Oncol, 2012, 104 (1): 33-38. http://www. ncbi. nlm. nih. gov/ pubmed/22677039.

［49］ PLATHOW C, LEY S, FINK C, et al. Analysis of intrathoracic tumor mobility during whole breathing cycle by dynamic MRI [J]. Int J Radiat Oncol Biol Phys, 2004, 59 (4): 952-959. http://www. ncbi. nlm. nih. gov/ pubmed/15234028.

［50］ SHIMIZU S, SHIRATO H, OGURA S, et al. Detection of lung tumor movement in real-time tumor-tracking radiotherapy [J]. Int J Radiat Oncol Biol Phys, 2001, 51 (2): 304-310. http://www. ncbi. nlm. nih. gov/ pubmed/11567803.

［51］ CHEN Q S, WEINHOUS M S, DEIBEL F C, et al. Fluoroscopic study of tumor motion due to breathing: facili-tating precise radiation therapy for lung cancer patients [J]. Med Phys, 2001, 28 (9): 1850-1856.

［52］ SIXEL K E, RUSCHIN M, TIRONA R, et al. Digital fluoroscopy to quantify lung tumor motion: potential for patient-specific planning target volumes [J]. Int J Radiat Oncol Biol Phys, 2003, 57 (3): 717-723. http:// www. ncbi. nlm. nih. gov/pubmed/14529776.

［53］ ERRIDGE S C, SEPPENWOOLDE Y, MULLER S H, et al. Portal imaging to assess set-up errors, tumor motion and tumor shrinkage during conformal radiotherapy of non-small cell lung cancer [J]. Radiother Oncol, 2003, 66 (1): 75-85. http://www. ncbi. nlm. nih. gov/pubmed/12559524.

［54］ MAGERAS G S, PEVSNER A, YORKE E D, et al. Measurement of lung tumor motion using respiration-correlated CT [J]. Int J Radiat Oncol Biol Phys, 2004, 60 (3): 933-941. http://www. ncbi. nlm. nih. gov/pubmed/15465212.

［55］ FENG M, BALTER J M, NORMOLLE D, et al. Characterization of pancreatic tumor motion using cine MRI: surro-gates for tumor position should be used with caution [J]. Int J Radiat Oncol Biol Phys, 2009, 74 (3): 884-891. http://www. ncbi. nlm. nih. gov/pubmed/19395190.

［56］ GOLDSTEIN S D, FORD E C, DUHON M, et al. Use of respiratory-correlated four-dimensional computed tomog-raphy to determine acceptable treatment margins for locally advanced pancreatic adenocarcinoma [J]. Int J Radiat Oncol Biol Phys, 2010, 76 (2): 597-602. http://www. ncbi. nlm. nih. gov/pubmed/19836156.

［57］ KNYBEL L, CVEK J, OTAHAL B, et al. The analysis of respiration-induced pancreatic tumor motion based on reference measurement [J]. Radiat Oncol, 2014, 9: 192. http://www. ncbi. nlm. nih. gov/pubmed/25175267.

［58］ YAMASHITA H, YAMASHITA M, FUTAGUCHI M, et al. Individually wide range of renal motion evaluated by four-dimensional computed tomography [J]. Springerplus, 2014, 3: 131. http://www. ncbi. nlm. nih. gov/ pubmed/24711985.

［59］ ABHILASH R H, CHAUHAN S, CHE M V, et al. Quantitative study on the effect of abnormalities on respiration-induced kidney movement [J]. Ultrasound Med Biol, 2016, 42 (7): 1681-1688. http://www. ncbi. nlm. nih. gov/ pubmed/27126242.

［60］ MALONE S, CROOK J M, KENDAL W S, et al. Respiratory-induced prostate motion: quantification and characterization [J]. Int J Radiat Oncol Biol Phys, 2000, 48 (1): 105-109. http://www. ncbi. nlm. nih. gov/ pubmed/10924978.

［61］ PHAM D, KRON T, FOROUDI F, et al. A review of kidney motion under free, deep and forced-shallow breathing condi-tions: implications for stereotactic ablative body radiotherapy treatment [J]. Technol Cancer Res Treat, 2014, 13 (4): 315-323. http://www. ncbi. nlm. nih. gov/pubmed/24325129.

［62］ LEVER F M, LIPS I M, CRIJNS S P, et al. Quantification of esophageal tumor motion on cine-magnetic resonance imaging [J]. Int J Radiat Oncol Biol Phys, 2014, 88 (2): 419-424. http://www. ncbi. nlm. nih. gov/ pubmed/24321785.

［63］ PATEL A A, WOLFGANG J A, NIEMIERKO A, et al. Implications of respiratory motion as measured by four-dimensional computed tomography for radiation treatment planning of esophageal cancer [J]. Int J Radiat Oncol Biol Phys, 2009, 74 (1): 290-296. http://www. ncbi. nlm. nih. gov/pubmed/19362248.

［64］ PARK J C, PARK S H, KIM J H, et al. Liver motion during cone beam computed tomography guided stereo-tactic body radiation therapy [J]. Med Phys, 2012, 39 (10): 6431-6442. http://www. ncbi. nlm. nih. gov/ pubmed/23039678.

［65］ POLLOCK S, KEALL R, KEALL P. Breathing guidance in radiation oncology and radiology: A systematic review of patient and healthy volunteer studies [J]. Med Phys, 2015, 42 (9): 5490-5509. http://www. ncbi. nlm. nih. gov/ pubmed/26328997.

［66］PARK K, HUANG L, GAGNE H, et al. Do maximum intensity projection images truly capture tumor motion？[J]. Int J Radiat Oncol Biol Phys, 2009, 73 (2): 618-625. http://www. ncbi. nlm. nih. gov/pubmed/19147026.

［67］OHARA K, OKUMURA T, AKISADA M, et al. Irradiation synchronized with respiration gate [J]. Int J Radiat Oncol Biol Phys, 1989, 17 (4): 853-857. http://www. ncbi. nlm. nih. gov/pubmed/2777676.

［68］NAKAGAWA K, HAGA A, KIDA S, et al. 4D registration and 4D verification of lung tumor position for stereotactic volumetric modulated arc therapy using respiratory-correlated cone-beam CT [J]. J Radiat Res, 2013, 54 (1): 152-156. http://www. ncbi. nlm. nih. gov/pubmed/22843380.

［69］VEDAM S S, KEALL P J, KINI V R, et al. Determining parameters for respiration-gated radiotherapy [J]. Med Phys, 2001, 28 (10): 2139-2146. http://www. ncbi. nlm. nih. gov/pubmed/11695776.

［70］NICOLINI G, VANETTI E, CLIVIO A, et al. Pre-clinical evaluation of respiratory-gated delivery of volumetric modulated arc therapy with RapidArc [J]. Phys Med Biol, 2010, 55 (12): N347-N357. http://www. ncbi. nlm. nih. gov/pubmed/20484779.

［71］YOGANATHAN S A, DAS K J, RAJ D G, et al. Dosimetric verification of gated delivery of electron beams using a 2D ion chamber array [J]. J Med Phys, 2015, 40 (2): 68-73. http://www. ncbi. nlm. nih. gov/pubmed/26170552.

［72］REDMOND K J, SONG D Y, FOX J L, et al. Respiratory motion changes of lung tumors over the course of radiation therapy based on respiration-correlated four-dimensional computed tomography scans [J]. Int J Radiat Oncol Biol Phys, 2009, 75 (5): 1605-1612. http://www. ncbi. nlm. nih. gov/pubmed/19931739.

［73］STEINFORT D P, SIVA S, KRON T, et al. Multimodality guidance for accurate bronchoscopic insertion of fiducial markers [J]. J Thorac Oncol, 2015, 10 (2): 324-330. http://www. ncbi. nlm. nih. gov/pubmed/25616177.

［74］SERPA M, BAIER K, CREMERS F, et al. Suitability of markerless EPID tracking for tumor position verification in gated radiotherapy [J]. Med Phys, 2014, 41 (3): 031702. http://www. ncbi. nlm. nih. gov/pubmed/24593706.

［75］JIN J Y, YIN F F. Time delay measurement for linac based treatment delivery in synchronized respiratory gating radiotherapy [J]. Med Phys, 2005, 32 (5): 1293-1296. http://www. ncbi. nlm. nih. gov/pubmed/15984681.

［76］REMOUCHAMPS V M, LETTS N, VICINI F A, et al. Initial clinical experience with moderate deep-inspiration breath hold using an active breathing control device in the treatment of patients with left-sided breast cancer using external beam radiation therapy [J]. Int J Radiat Oncol Biol Phys, 2003, 56 (3): 704-715. http://www. ncbi. nlm. nih. gov/pubmed/12788176.

［77］WONG J W, SHARPE M B, JAFFRAY D A, et al. The use of active breathing control (ABC) to reduce margin for breathing motion [J]. Int J Radiat Oncol Biol Phys, 1999, 44 (4): 911-919. http://www. ncbi. nlm. nih. gov/pubmed/10386650.

［78］BLOMGREN H, LAX I, NÄSLUND I, et al. Stereotactic high dose fraction radiation therapy of extracranial tumors using an accelerator. Clinical experience of the first thirty-one patients [J]. Acta Oncol, 1995, 34 (6): 861-870. http://www. ncbi. nlm. nih. gov/pubmed/7576756.

［79］NEGORO Y, NAGATA Y, AOKI T, et al. The effectiveness of an immobilization device in conformal radiotherapy for lung tumor: reduction of respiratory tumor movement and evaluation of the daily setup accuracy [J]. Int J Radiat Oncol Biol Phys, 2001, 50 (4): 889-898.

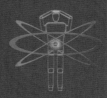

RADIATION
THERAPY
PHYSICS

第十二章
治疗计划系统

治疗计划系统(Treatment Planning System,TPS)是设计放射治疗计划的计算机软硬件系统。某种意义上讲,它在放疗实践中处于最核心的位置,模拟定位机是为它准备输入数据,放射治疗机是在执行它的命令,执行它输出的治疗计划。

本章第一节介绍 TPS 软件功能和硬件组成。第二至第六节介绍光子束、电子束的剂量算法,包括基于模型的剂量算法和基于粒子输运模拟的算法。第七至第十节介绍光子束射野参数优化算法,包括 3D CRT、IMRT 和 VMAT 计划的射野参数优化。剂量算法和优化算法是 TPS 的核心竞争力,其性能优劣很大程度上代表了 TPS 优劣。第十一节介绍常用的放射生物学模型,现在的部分 TPS 已能使用放射生物学模型评价计划,这是 TPS 今后的一个发展方向。第十二节介绍治疗计划系统质量控制,包含验收、调试及日常质量控制三个部分。

第一节　计划系统软硬件

TPS 由专用的计划设计软件、通用的计算机软件和通用的计算机硬件组成。专用的计划设计软件是狭义上的 TPS,是专业性很强、技术含量很高的医疗软件,它主要由 6 个功能模块构成:系统输入、感兴趣区定义、治疗参数定义、剂量计算、计划评价、系统输出。通用的计算机软件和通用的计算机硬件都是为专用的计划设计软件服务的,为后者的运行提供条件。通用软件包括操作系统、外围设备驱动程序和简单的办公软件,可能还会有杀毒软件。视 TPS 系统功能和规模不同,计算机硬件可以从最简单的一台个人电脑配一个打印机,到计算机局域网,甚至以太网。下面分别介绍 TPS 软件的 6 个功能模块。

一、系统输入

系统输入模块可输入患者计划的基本信息和患者治疗部位的模拟定位图像。患者计划的基本信息一部分可以从输入图像中自动读出,如患者的姓名和病历号,一部分需要做计划的物理师手工录入,如患者的主管医生姓名和物理师自己的姓名。系统通常支持输入 CT、MR 和 PET 图像,部分系统还支持其他图像,如 SPECT 和超声。图像通常通过网络从模拟定位机传过来,偶尔会从移动存储介质(如光盘和 U 盘)读取。输入的图像通常是二维断层图像,一系列的连续的二维断层图像就构成一套三维图像。对于受呼吸运动影响的肿瘤,一些系统支持输入四维图像,即将一个呼吸周期中的各个时相的三维图像依次读进来。

输入的图像必须能以多种方式显示,以便判断输入操作的正确性和执行后续的其他操作。常见显示方式包括横断面、矢状面、冠状面的二维显示和三维空间显示。对于 4D 图像,还可以动态显示,方便观察肿瘤和周围正常组织的运动情况。

当有两套图像或两套以上的图像输入,就需要做图像配准,建立两套图像之间的空间位置关系。图像配准方法是图像处理领域的重要内容,不仅在计划设计中用到,还会在治疗位置验证和疗效评估等方面应用;不仅在放疗实践中应用,还会在影像诊断和介入治疗等医学实践中应用;不仅在医学行业,还会在其他很多行业应用。为此本书第九章第三节专门予以介绍。通过图像配准,就可以实现图像融合,汇总各个模态图像表现的有用信息,建立更完整、更准确的虚拟患者。

二、感兴趣区定义

放疗感兴趣区(region of interest, ROI)包括需要治疗的肿瘤区域(靶区, target volume, TV)和肿瘤周围需要保护的正常组织(危及器官, organs at risk, OAR)以及人体外轮廓。定义 ROI 是一项非常重要的工作。ICRU 放疗处方记录和报告的系列报告规定了 ROI 定义的一般原则。本书第十三章第二节将对 ICRU 系列报告做详细介绍。依据 ICRU 报告规定的原则和其他相关指南,每个单位应结合本单位的经验,制定特定肿瘤的治疗规范。ROI 定义应严格遵照治疗规范。TV 应该由放疗医生来定义。OAR 的定义取决于所在单位的物理师是否接受过正规的医学物理研究生教育。如果是,可由物理师定义;否则,要由医生定义。

定义 ROI 的基本方式是工作人员操作鼠标在患者定位图像上逐层勾画 ROI 的轮廓。这样操作耗费时间,为此,多种自动勾画的方法先后建立。最简单的方法是根据感兴趣区的图像阈值自动生成轮廓,但这种方法只能应用于肺、肝等少数几个图像边界清楚的 OAR 和人体外轮廓。后来发展了基于器官几何模型和解剖图谱的自动勾画方法,这些方法适用于各种正常组织器官,目前在临床上应用较多。但它们存在勾画时间长、勾画准确性不高的问题。最新的方法是人工智能方法,相比几何模型和解剖图谱方法,人工智能方法勾画速度和准确性大有提高,并且不仅能用于正常组织器官,还可以用于肿瘤靶区。本书第二十四章第二节详细介绍人工智能方法勾画感兴趣区的工作原理和应用情况。

三、治疗参数定义

治疗参数定义模块提供多种功能,方便物理师定义患者的治疗参数。视治疗技术不同,需定义的治疗参数不同。对于外照射治疗技术,治疗参数就是射野参数;对于高剂量率后装腔内治疗,治疗参数就是放射源的驻留位置和驻留时间;对于粒子植入治疗,治疗参数就是插针排布和粒子源分布。下面以最常用的外照射治疗技术为例,介绍该模块最常用的 4 个功能:断层面显示、射野方向观、室内视野和观察者视野。

断层面显示是指在横断面、矢状面、冠状面或者其他断层面上显示射野的中心轴和边界,用于表示射野的照射范围。利用这类显示,物理师可以判断在断层面内射野包括靶区的情况、躲避危及器官情况、穿透深度情况。有多个射野时,可以判断射野交叉、重叠情况(图 12-1-1)。通过逐层观察,物理师可以判断整体情况。根据这些判断,物理师可以为患者选择有利的射野方向和射野方向组合。

射野方向观(beam's eye view, BEV)是假设物理师在放射源位置,沿射野方向观察,观察到的射野与肿瘤靶区和危及器官在前方特定平面上的投影位置关系(图 12-1-2)。BEV 的主要作用是确定照射野形状。由于靶区和危及器官的投影形状通常是不规则的,需要使用铅挡块或 MLC 才能形成适合靶区,并且尽可能避开危及器官的不规则射野形状。射野形状一般通过指定一个外放边界,自动从靶区投影形状外放得到。如果这个射野照射到危及器官,物理师需要判断,是否要局部调整射野形状,在治疗肿瘤和保护危及器官之间进行取舍。

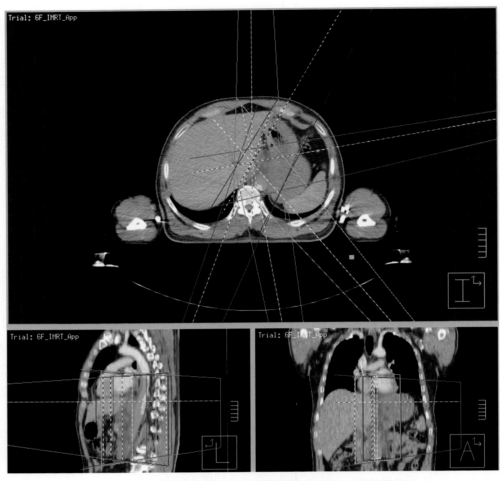

图 12-1-1　在断层面图像上显示的射野照射方向和照射范围

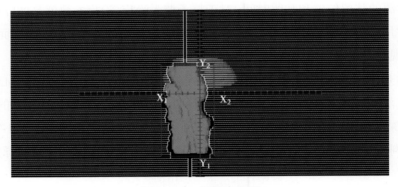

图 12-1-2　射野方向观

绿色代表食管靶区;棕色代表心脏。

　　针对特定射野方向,可以采用数字重建算法计算得到类似 X 射线放射摄影图像。这种方法称为数字重建 X 射线摄影(digital reconstructed radiography,DRR)。可以模拟调整 X 射线的电压,得到不同电压值的 DRR 图像。如果有 4DCT,还可以看到动态 DRR 图,效果类似于 X 射线透视。DRR 图像可以单独显示,也可以和 BEV 一起显示(图 12-1-3)。除了用于布置射野,DRR 图像还可以传输到 EPID 系统或千伏级 X 射线成像系统,作为射野位置验证的参考图像。

室内视野（room's eye view，REV）是假设 TPS 操作人员站在治疗室内某个位置观察到的治疗机（射野）和患者（治疗部位）之间的三维空间位置关系（图 12-1-4）。操作人员可以调整观察的视角和观察距离的远近，据此判断射野相对患者的照射方向，判断治疗机机架和患者身体是否会发生碰撞。

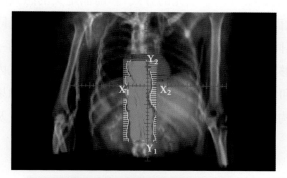

图 12-1-3　数字重建 X 射线摄影
绿色代表食管靶区；棕色代表心脏。

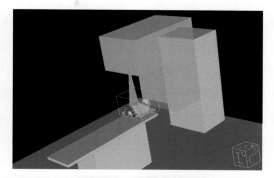

图 12-1-4　室内视野
绿色代表从患者正前方入射的射野。

观察者视野（observer's view，OV）和 REV 类似，都是三维视图，都可以显示患者身体和治疗床。不同的是，OV 可以选择显示所有或部分照射野，但不显示治疗机机架。据此可以判断单个射野照射靶区、躲避危及器官的情况，可以判断不同射野照射范围的重叠情况，还可以判断所有射野的聚焦照射情况（图 12-1-5）。该功能在非共面布野时特别有用。

该模块的多个功能配合，实现了在虚拟患者身上尝试布置射野，模拟将来治疗的情况。其作用类似在传统模拟机上对真实患者，通过旋转机架、平移和旋转床来模拟不同照射方向，故该模块功能又统

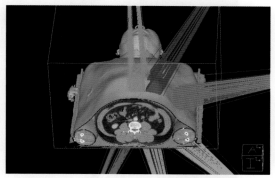

图 12-1-5　观察者视野
图中显示 6 个射野，1 个正前野，2 个侧前野，
3 个侧后野。

称为虚拟模拟（virtual simulation）。相对于传统的模拟机模拟，虚拟模拟具有患者不受射线照射、模拟更全面、更灵活的优点。

四、剂量计算

当一套射野参数定义后，物理师就可以切换到剂量计算模块，设定剂量计算范围和计算网格疏密，选定剂量计算方法（剂量算法），让 TPS 计算患者治疗部位的剂量分布。计算范围应包括所有危及器官和靶区所涉及的层面，计算网格疏密要考虑射野大小和计算精度要求。当射野 ≤ 5cm，计算网格一般取 1~3mm；当射野 > 5cm，网格可以取 3~5mm。网格越密，计算时间越长。为了节省时间，可以在调整射野参数时取疏的网格，在参数调整完毕，准备做最终计划评价时再改为密的网格。

为了适应不同的计算要求，TPS 通常会提供几种算法，有计算速度快但计算准确性稍差的算法，也有速度慢但准确性高的算法。例如，Pinnacle[3] TPS 提供 3 种算法，分别是 Fast Convolve、Adaptive Convolve、CC Convolution（按计算速度下降的顺序排列）。通常在调整参数的中间计算时

选择速度快的算法,在最终评价计算时选择计算准确的算法。

五、计划评价

当计算得到剂量分布,就可以打开计划评价模块评价计划质量。该模块提供断层面剂量分布、剂量体积直方图等显示功能。剂量分布可以用等剂量线或色彩填充的方式,和前面定义的感兴趣区和射野一起,或者单独叠加显示在横断面、矢状面、冠状面或其他斜切面图像上。等剂量线是同一平面内剂量相等的相邻点之间的连线,取高低不同的一组剂量值可以得到围绕靶区从内到外的一组等剂量线。物理师、医生逐层浏览剂量分布,能够直观地判断剂量分布与靶区的适形程度,靶区内剂量分布的均匀程度,靶区周边剂量的跌落速度,和邻近危及器官的受照剂量情况(图 12-1-6)。如果在三维空间中将剂量相等的相邻点连接起来,就构成等剂量面,就可以观察等剂量面和靶区、危及器官的三维表面的空间位置关系。

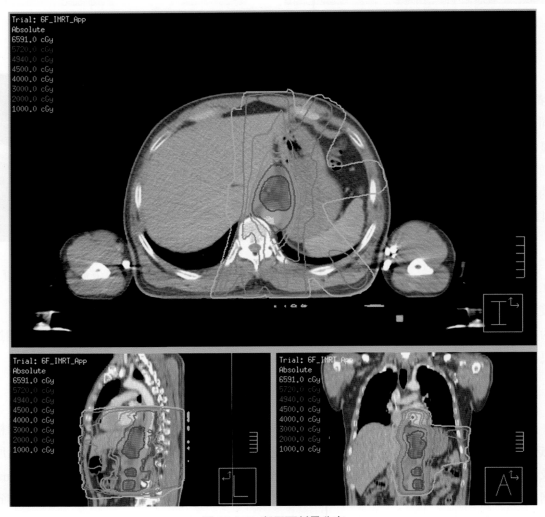

图 12-1-6　断层面剂量分布
绿色轮廓代表食管靶区;紫红色轮廓代表同步加量区。

在定性观察剂量分布的基础上,可以进一步使用剂量体积直方图(dose volume histogram,DVH)定性和定量地评价一个感兴趣区(包括靶区和危及器官)的受照剂量情况(图 12-1-7)。DVH

描述一个感兴趣区照射剂量水平和照射体积之间的统计学关系,主要用于确定感兴趣区的剂量学指标,主要包括最大、最小和平均剂量,特定体积所对应的剂量,和特定剂量所对应的体积。

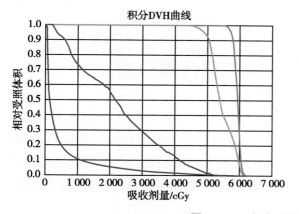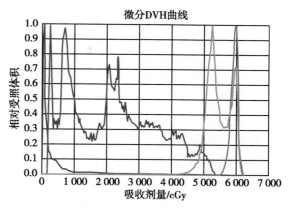

图 12-1-7　积分以及微分 DVH 曲线示意
横坐标代表吸收剂量;纵坐标代表相对受照体积;浅绿色代表食管靶区;紫红色代表同步加量区;
深绿色代表全肺;棕色代表心脏。

DVH 有两种描述方式:积分 DVH 和微分 DVH。积分的 DVH 公式如下(式 12-1-1)。

$$DVH(D) = 1 - \frac{1}{V}\int_0^{D_{\max}} \frac{dV(D)}{dD}dD \qquad (式\ 12\text{-}1\text{-}1)$$

其中,V 是感兴趣体积,$D_{\max}$ 是感兴趣体积内所受的最大剂量。微分的 DVH 定义为 $dV(D)/dD$,表示受到某一间隔剂量照射的体积。

DVH 曲线以图形化的二维形式总结了三维剂量分布,是评估治疗计划强有力的工具。微分 DVH 能够量化感兴趣体积内多少体积受到某一剂量范围的照射。积分 DVH 不仅能显示高剂量区和低剂量区,同样也可以显示靶区和正常组织的多少体积受到多少剂量水平的照射。DVH 两种形式中,积分 DVH 比微分 DVH 应用广泛,通常提到的 DVH 是指积分 DVH。

六、系统输出

当一个计划经评价获得通过后,设计计划的物理师就可以打印计划报告,传输治疗计划至放疗网络管理系统,供患者治疗使用。计划报告可以打印成纸质版和/或电子版,存入患者病案。随着电子信息化的发展,纸质版逐渐被电子版取代。无论是纸质版,还是电子版,一个完整的计划报告至少要包括以下内容:

1. 射野参数列表　包括射野名称、机架角、床角、射野尺寸、机器跳数以及与特定放疗技术相关的射野参数。

2. 等中心所处层面的 CT 图像　包括横断面、冠状面和矢状面。在横断面上标明等中心至前、后、左、右体表的距离。

3. 多个层面的等剂量分布图　至少包括靶区等中心所在的横断面、矢状面和冠状面,最大剂量点层面、最上层和最下层层面剂量分布。

4. 靶区和危及器官的 DVH 图。

5. 其他与特定放疗技术相关的打印内容　如三维适形放疗技术,需打印每个射野的 BEV 图。

在计划传输过程中要留意 TPS 和网络给出的各种提示信息,尤其是警告信息或错误信息,从而确认传输过程正确,没有发生数据丢失的情况。计划传输完毕后,要在网络管理系统中及时接收计划,以免遗忘。

(戴建荣)

第二节 高能光子束经典剂量计算方法

剂量计算方法是 TPS 最核心的算法之一,其作用是在尽可能短的时间内计算得到足够准确的患者治疗部位的剂量分布。从 20 世纪 20 年代至今,建立新的更快、更准的剂量算法一直是放疗物理的重要研究方向,经过几代物理师的努力,先后发展了多种剂量算法,从最早的查表插值的手工计算方法到最新的蒙特卡罗模拟计算方法。一些早期的算法过于简单,不能真实体现剂量沉积的物理过程,已经被当今 TPS 放弃。本节和接下来的四节将介绍当今 TPS 在用的算法。

评价一种算法的性能可以用适用范围、剂量准确性和计算速度三个指标来衡量。三个指标中,适用范围广和剂量准确性高通常正相关,但它们往往与计算速度快负相关。为了满足不同应用场景的需要,TPS 往往会提供两种或两种以上的剂量算法,有算得快但计算误差大的,有算得准但算得慢的。前者可用于计算均匀模体和患者计划优化迭代过程等情况的剂量分布,后者可用于计算复杂模体和患者计划最终评价的剂量分布。临床物理师应初步了解 TPS 的各种剂量算法,了解它们各自的特点。只有这样,才能在实际工作时,知道如何选择合适的算法。

一、能量沉积的物理过程

无论何种射线束,其能量都是通过大量的级联相互作用过程在患者体内沉积能量。如图 12-2-1 所示,对于高能外照射光子束,是从加速器靶发出的光子或者钴 -60 远距离治疗机钴源发出的光子,先后与治疗机头、空气、患者身体内的原子发生相互作用。直接从靶发出的光子或者钴源发出的光子称为原射线。对于加速器,一部分原射线会与治疗头内的部件,主要是均整器,其次是准直装置,发生相互作用,产生散射光子和电子。对于有均整器的加速器 X 射线束,散射光子和电子主要来自均整器。对于钴 -60 机(一般不配置均整器)的 γ 射线束和无均整器的加速器 X 射线束,散射光子和电子主要来自准直装置。治疗头内产生的这些散射光子称为机头散射线。由于机头散射线的能量与原射线接近,一些剂量算法将机头散射线和原射线合并考虑,统称为有效原射线。机头产生的散射电子会增加患者浅表剂量,会加大患者皮肤反应的严重程度,故称为电子污染。

当有效原射线入射到患者身体,与人体物质的原子发生相互作用,一部分能量转移给电子和正电子,后者的能量逐渐沉积,成为原射剂量;另一部分能量转移给散射光子,这些散射光子称为一级散射光子。一级散射光子与人体物质原子发生相互作用,一部分能量转移给电子和正电子,后者的能量逐渐沉积,成为一级散射剂量;另一部分能量转移给散射光子,这些散射光子称为二级散射光子。这个级联过程持续,直至光子能量被全部吸收。所有级散射剂量相加,就是散射剂量。电子污染进入患者身体,在身体浅部形成电子污染剂量;随光子束能量增加,影响深度增加,通常<4cm。

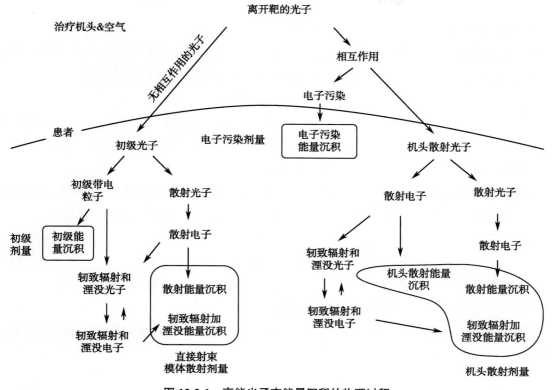

图 12-2-1　高能光子束能量沉积的物理过程

二、空间坐标系之间的转换关系

在计算患者体内剂量分布时,需要确定患者与射野的空间位置关系,其中涉及大量的几何关系计算,如计算患者体内任何一个点沿照射野束轴的深度和偏轴位置,又如计算从源/靶至这个点穿过人体的路径长度。这些计算需要根据患者坐标系(又称床坐标系)和射束坐标系(又称准直器坐标系)之间的坐标转换关系来完成。连接这两个坐标系的桥梁是固定坐标系(又称机房坐标系)。当机器零位时,三个坐标系完全重合。当机器发生运动时,坐标系之间相对位置发生变化。如何变化与治疗机的机械运动设计有关。下面是以最常见的 C 形臂加速器为例,推导坐标转换关系。

图 12-2-2 为 IEC61217 标准定义的坐标系。当床转动 θ_T 角时,患者身体随之转动,患者坐标系 Z_P 轴与固定坐标系 Z_F 轴仍然是重合的,而 X_P 和 Y_P 轴分别相对于 X_F 和 Y_F 转动了 θ_T 角。从固定坐标系到患者坐标系的变换公式(式 12-2-1)为:

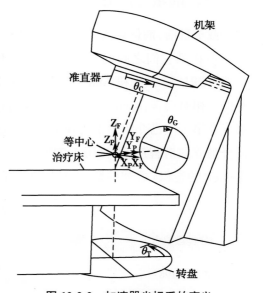

图 12-2-2　加速器坐标系的定义

X_F、Y_F 和 Z_F 轴构成固定坐标系;X_P、Y_P 和 Z_P 轴构成患者坐标系;θ_G、θ_C 和 θ_T 分别表示机架、准直器和床的正方向旋转角。

$$\begin{bmatrix} X_P \\ Y_P \\ Z_P \end{bmatrix} = \begin{bmatrix} \cos\theta_T & -\sin\theta_T & 0 \\ \sin\theta_T & \cos\theta_T & 0 \\ 0 & 0 & 1 \end{bmatrix} \begin{bmatrix} X_F \\ Y_F \\ Z_F \end{bmatrix} = M_{PF} \cdot \begin{bmatrix} X_F \\ Y_F \\ Z_F \end{bmatrix} \qquad (式\ 12\text{-}2\text{-}1)$$

其中 M_{PF} 是从固定坐标系到患者坐标系的转换矩阵。

当机架转动 θ_G 角时,机架坐标系 Y_G 轴与固定坐标系 Y_F 轴仍然是重合的,而 X_B 和 Z_B 轴分别相对于 X_F 和 Z_F 转动了 θ_G 角,从机架坐标系到固定坐标系的变换公式(式 12-2-2)为:

$$\begin{bmatrix} X_F \\ Y_F \\ Z_F \end{bmatrix} = \begin{bmatrix} \cos\theta_G & 0 & -\sin\theta_G \\ 0 & 1 & 0 \\ \sin\theta_G & 0 & \cos\theta_G \end{bmatrix} \begin{bmatrix} X_G \\ Y_G \\ Z_G \end{bmatrix} = M_{FG} \begin{bmatrix} X_G \\ Y_G \\ Z_G \end{bmatrix} \qquad (式\ 12\text{-}2\text{-}2)$$

其中 M_{FG} 是从机架坐标系到固定坐标系的转换矩阵。

当准直器转动 θ_C 角时,机架坐标系 Z_G 轴与射束坐标系 Z_B 轴仍然是重合的,而 X_B 和 Y_B 轴分别相对于 X_G 和 Z_G 转动了 θ_c 角,从射束坐标系到机架坐标系的变换公式(式 12-2-3)为:

$$\begin{bmatrix} X_G \\ Y_G \\ Z_G \end{bmatrix} = \begin{bmatrix} \cos\theta_C & \sin\theta_C & 0 \\ -\sin\theta_C & \cos\theta_C & 0 \\ 0 & 0 & 1 \end{bmatrix} \begin{bmatrix} X_B \\ Y_B \\ Z_B \end{bmatrix} = M_{GB} \cdot \begin{bmatrix} X_B \\ Y_B \\ Z_B \end{bmatrix} \qquad (式\ 12\text{-}2\text{-}3)$$

其中 M_{GB} 是从射束坐标系到机架坐标系的转换矩阵。

将式 12-2-3 代入式 12-2-2,然后再将式 12-2-2 代入式 12-2-1,得到从射束坐标系到患者坐标系的变换公式(式 12-2-4):

$$\begin{bmatrix} X_P \\ Y_P \\ Z_P \end{bmatrix} = M_{PF} \cdot M_{FG} \cdot M_{GB} \cdot \begin{bmatrix} X_B \\ Y_B \\ Z_B \end{bmatrix} \qquad (式\ 12\text{-}2\text{-}4)$$

三、剂量算法分类

截至目前,剂量算法没有统一的分类,表 12-2-1 列出了常用的三种分类。三种分类看似不同,实际可找到它们之间的对应关系。ICRU 第 1 类和第 2 类,与 Mackie 第 1 类、与 Ahnesjö 第 1 类对应;ICRU 第 3 类和 Ahnesjö 第 2 类对应;ICRU 第 4 类与 Mackie 第 2 类、与 Ahnesjö 第 2~4 类对应。相对而言,Ahnesjö 分类法对新的算法分类更明确,最适合描述剂量算法的应用现状。本书第五章第一节已介绍第 1 类和第 2 类算法。由于计算误差大,这两类算法目前仅用于手工计算和部分独立核对程序,不再用于 TPS。第 3 类和第 4 类是目前 TPS 采用的算法,本节将介绍基于核(kernel)的卷积/叠加模型,第四节和第五节介绍粒子输运的明确建模方法。

表 12-2-1　剂量算法常用的三种分类

分类建议者	分类数目	分类名称
ICRU(1987)	4	①查表法;②射束生成函数法;③原散射线分开计算法;④使用基本原理的方法
Mackie(1995,1996)	2	①基于修正的方法;②基于模型的方法
Ahnesjö(1999)	4	①基于宽束数据进行修正的方法,②粒子输运的隐性建模方法,③基于核的卷积/叠加模型,④粒子输运的明确建模方法

四、能量沉积核

这类模型将能量沉积物理过程在患者体内的阶段划分为两部分。一部分是原射线光子与患者体内物质原子的相互作用。这部分相互作用可以用原射线能注量随深度增加而指数衰减来描述。另一部分是散射光子和电子与患者体内物质原子的相互作用。这部分相互作用可以用能量沉积核(energy deposition kernel)来描述。能量沉积核可以分为点核[point kernel,又称为微分笔形束(differentiate pencil beam)]、笔形束核(pencil beam kernel)和面核(planar kernel)(图 12-2-3)。点核是指原射线在介质中一个点发生的相互作用,而在这个点周围沉积的能量分布。笔形束核是指某一笔形束(接近于零野)垂直入射到半平面体介质上的沉积能量分布。面核是有一定宽度的非常薄的射线束垂直入射到半平面体介质上的沉积能量分布。三者之间的关系可以理解为笔形束是点核以原射线衰减为相对权重,沿原射线方向的积分,面核是笔形束在面核宽度范围内的叠加。由于面核既不能处理体表不规则的情况,也不能处理体内组织不均匀的情况,没有实际的应用价值,TPS通常只支持点核模型和笔形束(核)模型。

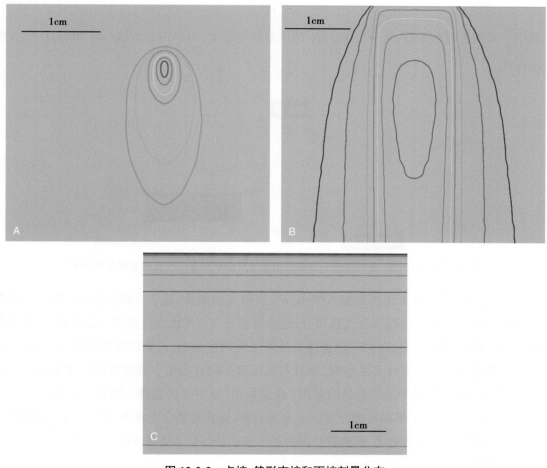

图 12-2-3 点核、笔形束核和面核剂量分布

如何确定核是此类模型要解决的一个基本问题。解决这个问题的方法可分为 4 类:①蒙特卡罗模拟,是确定核的通用方法,只要粒子数足够多,确定核的精度可以很高;②解析公式法,可以近似确定点核和笔形束核,解析公式中的拟合常数可以通过对比模型计算的和实验测量的规则射野的基础剂量学数据得到;③直接测量法,该方法只能用于确定笔形束核,不能确定点核,原因是不能控制原射线光子只在介质中的一个点发生相互作用;④反卷积重建法,笔形束核可以从测量的宽束平野的离轴比数据进行反卷积得到。

五、卷积／叠加模型的基本框架

如图 12-2-4 所示,对于模体区域或患者身体区域 *vol* 任意位置$\vec{r}$,按照基于点核的卷积／叠加模型,该点吸收剂量$D(\vec{r})$可以表示为(式 12-2-5):

$$D(\vec{r}) = \iiint_{vol} T(\vec{r'}) K(\vec{r} - \vec{r'}) \, dV \qquad (式\ 12\text{-}2\text{-}5)$$

其中$T(\vec{r'})$是比释总能(TERMA),即原射线在作用位置$\vec{r'}$释放出的总的能量;$K(\vec{r}-\vec{r'})$是点核,表示在$\vec{r'}$位置产生每单位 TERMA 时沉积在位置$\vec{r}$的能量份额;dV 是以$\vec{r'}$为中心的微小体积单元。

$T(\vec{r'})$是 Ahnesjö 为了剂量计算专门定义的一个物理量,可由原射线能注量,按照下式(式 12-2-6)计算:

$$T(\vec{r'}) = \frac{\mu}{\rho} \Psi(\vec{r'}) \qquad (式\ 12\text{-}2\text{-}6)$$

其中$\frac{\mu}{\rho}$是质量吸收系数;$\Psi(\vec{r'})$是位置$\vec{r'}$的原射线能注量,可以沿原射线(ray tracing)按指数衰减规律计算。

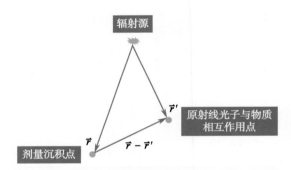

图 12-2-4　辐射源、原射线光子与物质相互作用点和剂量沉积点的空间位置关系

由公式(式 12-2-5),计算模体或患者体内一个网格点的剂量,基于点核的卷积／叠加模型需要对模体或患者体内三维空间的所有点核积分,计算规模是N^3(N代表任意方向的点数)。如果要计算模体或患者体内所有网格点的剂量,也就是计算三维剂量分布,计算规模增加到N^6。这么大规模的计算量不适合需要快速计算的情况,而且点核模型不能直接用于调强放疗的优化设计。对于这些情况,笔形束模型(基于笔形束核的卷积／叠加模型)是更好的选择。因为一个笔形束是点核沿射线入射方向的积分,笔形束模型计算三维剂量分布,计算规模会下降至N^5。在笔形束模型中,射野是由笔形束的二维矩阵组成,调强就是调整笔形束的能注量／权重分布。

笔形束模型的基本公式可以表示为(式 12-2-7):

$$D(x, y, z) = \iint \frac{\mu}{\rho} \Psi(x', y') K(x - x', y - y', z) \, dx' dy' \qquad (式\ 12\text{-}2\text{-}7)$$

其中(x,y,z)是体内剂量计算点坐标,(x',y')是笔形束在体表的坐标,$\Psi(x',y')$是笔形束能注量,$K(x-x',y-y',z)$是笔形束核剂量分布。

六、卷积 / 叠加模型的实际运用

无论式 12-2-5 表示的点核模型,还是式 12-2-7 的笔形束模型都只是模型的基本框架,仅能用于理想情况下的剂量计算。要将它们实际运用到患者剂量计算时,至少还要考虑以下因素:①原射线束的能谱和能谱变化,原射线能量不是单一的,而是有一个谱分布,并且这个谱分布还有深度硬化(depth hardening)效应和离轴软化(off-axis softening)效应;②射束发散,放射治疗机的放射源是点源,发出的射线束是由点发散的锥形束,不是平行射束,不仅需要考虑能注量的指数衰减,而且要考虑能注量的距离平方反比变化,还要考虑离轴位置的原射线的倾斜;③患者体表不规则、内部不均匀组织以及有限尺寸的影响;④射束修整器,包括挡块、楔形板、补偿器和多叶准直器,对原射线和机头散射线的影响;⑤电子污染对浅表区域的剂量贡献;⑥小野条件下源的遮挡效应(source obscure effect)。

上述因素的具体考虑方法会影响模型的剂量计算准确度,所以在临床上可以看到,尽管采用相同的模型,不同 TPS 计算剂量的准确度可能有差别。这些方法涉及复杂的技巧,已超出临床物理师应该掌握的知识范围,在此不做介绍。

(戴建荣)

第三节　高能电子束经典剂量计算方法

与光子束剂量算法发展的路径类似,最早的电子束剂量算法也是基于宽束测量数据进行修正的算法,然后发展到笔形束模型(基于笔形束核的卷积 / 叠加算法),最新发展到明确考虑粒子输运的算法。不同的是,由于电子没有原射线和散射线的区分,所有的电子在进入模体或者患者身体都会立即发生相互作用,电子束剂量算法理应没有粒子输运的隐性建模方法,也没有基于点核的算法。本节将介绍笔形束模型,下一节将介绍明确考虑粒子输运的算法。

一、笔形束模型

由于电子束易于散射的特点,基于测量数据修正的方法在电子束上的应用效果不如光子束的效果。一个典型例子就是电子束射野中如果有小的不均匀组织,会在不均匀组织后方内外侧出现剂量热点和冷点。当不均匀组织(如肺)比软组织的密度低,剂量热点会出现在内侧,剂量冷点会出现在外侧(图 12-3-1)。相反,当不均匀组织密度高(如骨),冷热点位置对调(图 12-3-2)。为了克服修正方法在电子束上效果更差的问题,电子笔形束模型更早地被建立起来。

Kawachi 于 1975 年发表了第一个基于阵化扩散方程的笔形束模型,仅能计算宽束入射到半无限均匀介质中的剂量分布。随后 Hogstrom、Brahme 和 Werner 等发表了新的笔形束模型,能处理患者表面不规则和组织不均匀性对剂量分布的影响,能很好地预测图 12-3-1 和图 12-3-2 中的剂量热点和冷点。Hogstrom 和他的同事建立的模型应用最广,下面以他们的模型为例,介绍这一类模型。

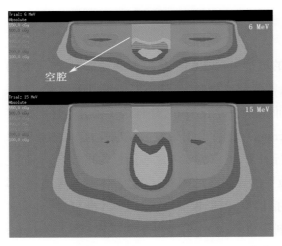

图 12-3-1　空腔不均匀组织(2cm×1cm×2cm)对
电子束剂量分布的影响

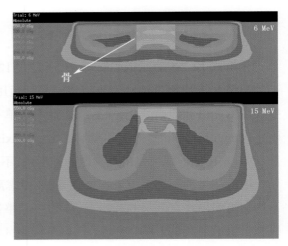

图 12-3-2　骨不均匀组织(2cm×1cm×2cm)对电
子束剂量分布的影响

Hogstrom 模型基于 Fermi-Eyges 小角度散射理论,将一个宽束视为许多笔形束的二维矩阵,宽束形成的剂量分布可以通过叠加所有笔形束的剂量分布得到;笔形束的横向剂量分布可以用高斯函数近似,随深度而不断扩散;笔形束的深度剂量变化可以根据宽束射野的百分深度剂量计算得到。

图 12-3-3 显示电子束治疗患者时加速器治疗头、电子束和患者身体横断面的相对位置关系。从加速器真空窗引出的窄束电子经散射箔或者电磁扫描扩展为发散的宽束。将宽束分解为相互紧邻的不同发散角的笔形束,笔形束方向用发散角(θ_x, θ_y)表示,发散角的平方根扩散用$(\sigma_{\theta_x}, \sigma_{\theta_y})$表示,笔形束在限光筒末端的大小用$(\sigma_x, \sigma_y)$表示。患者体内任意点$P(\mathrm{x,y,z})$的剂量$D(\mathrm{x,y,z})$可以用笔形束的二维积分表示(式 12-3-1)。

$$D(\mathrm{x,y,z}) = \iint_{\text{射野负边界}}^{\text{射野正边界}} S(x',y')\, d(x-x', y-y', z)\, \mathrm{d}x'\mathrm{d}y' \qquad (\text{式 12-3-1})$$

其中$S(x',y')$是位于(x',y')处的笔形束的相对强度;$d(x-x', y-y', z)$是笔形束核,表示位于(x',y')处的笔形束对位置$(\mathrm{x,y,z})$的剂量贡献。

笔形束核可以用一个横向分量和深度分量的乘积来表示,即:

$$d(\mathrm{x,y,z}) = f(\mathrm{x,y})g(z) \qquad (\text{式 12-3-2})$$

按照 Fermi-Eyges 小角度散射理论,横向分量服从高斯分布,可表示为:

$$f(\mathrm{x,y}) = \frac{1}{2\pi\sigma^2}\exp\left[-\frac{(x^2+y^2)}{2\sigma^2}\right] \qquad (\text{式 12-3-3})$$

其中σ是高斯分布的方差,可表示为:

$$\sigma^2 = \sigma_{\mathrm{MCS}}^2 + (z+L_0)^2\sigma_{\theta_x}^2 \qquad (\text{式 12-3-4})$$

其中σ_{MCS}是厚靶多次库仑散射横向分布的平方根扩散,L_0是电子束限光筒末端至人体或模体表面的垂直距离,σ_{θ_x}是上面提到的电子束发散角θ_x的平方根扩散。

σ_{MCS}和σ_{θ_x}都可以根据电子束线性角散射本领对距源距离的积分得到。前者的积分范围是限光筒末端至计算点深度,后者的积分范围是加速管电子束出射窗口至限光筒末端。

式 12-3-2 中的深度分量$g(z)$可以假定由均匀水模体中的深度分量$g_0(z)$做有效深度修正和距离平方反比修正得到,即可表示为(式 12-3-5):

$$g(z)=g_0(z_{\text{eff}})\left[(SSD+z_{\text{eff}})/(SSD+z)\right]^2 \qquad\text{(式 12-3-5)}$$

由于 $g_0(z_{\text{eff}})$ 只是深度的函数,与射野大小、离轴位置等参数无关,我们可以测量一个方野的百分深度剂量,然后通过用公式(式 12-3-1~ 式 12-3-5)的计算结果去拟合,来确定 $g_0(z_{\text{eff}})$。

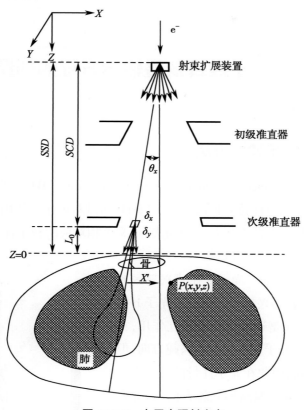

图 12-3-3　电子束照射患者

在 X-Z 平面内的情形电子束经射束扩展装置扩展,再经准直器限束,最后入射到患者体表。X-Z 平面与患者横断面图像对齐。

坐标系 Y 轴指向患者头脚方向;坐标系原点位于电子束中心轴与患者体表的交点($Z=0$);发散角 θ_x 表示笔形束方向;笔形束在限光筒末端的大小用 (δ_x,δ_y) 表示;L_0 是电子束限光筒末端至人体或模体表面的垂直距离;$P(\mathrm{x},\mathrm{y},\mathrm{z})$ 为患者体内任意点;SSD 是源皮距;SCD 是源到准直器的距离。

二、笔形束模型的运用

笔形束模型最早以二维方式运用到计划系统,在剂量计算时仅考虑计算层面内的人体或模体的几何形状和它们内部的密度分布。这样考虑暗含一个假设,就是假设相邻层面的几何形状和密度分布完全相同。这种运用的优点是计算机编程简单,计算速度快;缺点是当相邻层面的几何形状和 / 或密度分布变化大时,剂量计算准确度显著下降。为了克服二维运用方式的缺点,提高剂量计算准确度,二维运用形式逐渐被三维运用方式取代。在三维运用方式中,每个笔形束的中心射线穿过人体组织或模体材料的厚度和考虑不均匀修正后的有效厚度可以单独计算,模型就能考虑人体或模体相邻层面的变化对原射电子注量的影响。但这样考虑仍然暗含一个假设,就是对于特定笔形束,假定人体或模体是一个半无限平面,其中的不均匀组织或材料是横向等厚的块状组织或材料(slab approximation)。显然,由于这个假设,这个三维运用形式没有包括相邻层面变化对散射电子分布的影响。后来又发展了能考虑不均匀组织或材料横向变化的模型，但那些模型仍然是近似模型，编程实现复杂，可改进效果不明显，因而很少被计划系统采用。

（戴建荣）

第四节　基于玻耳兹曼输运方程的剂量算法

一、粒子输运的明确建模方法

线性玻耳兹曼输运方程（linear Boltzmann transport equations，LBTE）描述了辐射粒子在传输过程中通过介质的表面和体内时保持守恒的性质。LBTE 通过对由相互作用导致的空间中特定点处沿特定方向运动的辐射粒子数的净增加或净损失，定义了相对应的粒子注量的梯度。图 12-4-1 说明了这个概念。我们定义图中圆形区域为感兴趣区域，并且定义感兴趣方向是向下的。光子 a 在感兴趣区域中经过康普顿散射，并沿着感兴趣方向行进。光子 b 初始并不在感兴趣方向上，而是通过康普顿相互作用，在感兴趣方向上发射电子。光子 c 开始于感兴趣方向，但经过散射偏离感兴趣方向，因此在光子注量的计算中丢失。类似的，电子 d 通过散射偏离感兴趣方向，因此降低了电子注量。电子 e 通过散射到感兴趣方向上，因此增加了电子注量。

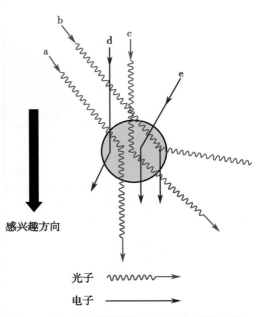

图 12-4-1　不同的粒子（a，b，c，d，e）从不同的方向进入和离开一个感兴趣空间的概念图

很明显，从一个感兴趣的方向上损失的粒子和能量与从其他方向上获得的粒子和能量应适用能量守恒条件，即某个感兴趣方向上的注量变化可以用其他方向上的注量的相反变化来表示。因此通过将 LBTE 模型应用于患者体积中的所有感兴趣点、多个感兴趣方向和不同粒子能量范围，联立方程组，可以求解得到患者体内各处的注量分布，从而得出吸收剂量。

二、剂量计算

（一）光子输运

1. 输运方程　在保证计算精度并尽量简化输运模型的复杂性的前提下，我们将光子输运经历的相互作用限定在常规放疗适用的能量范围下，即康普顿相互作用占主导地位。在康普顿相互作用中，入射的光子经过与原子核外电子的散射，导致能量和方向的改变（图 12-4-2）。电子以与入射光子的出射方向成 90° 的角度射出。

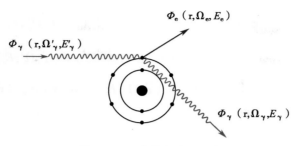

图 12-4-2　康普顿作用示意
光子与束缚电子相互作用,如果光子的能量相对于电子的结合能较高,
则可以认为该束缚电子是自由的。

光子的输运方程是(式 12-4-1):

$$\Omega_\gamma \cdot \nabla \Phi_\gamma(\vec{r}, \Omega_\gamma, E_\gamma) = \rho_e(\vec{r}) \int_0^\infty \int_{4\pi} \widetilde{\sigma}_{C,\gamma}(E'_\gamma, E_\gamma, \Omega'_\gamma \cdot \Omega_\gamma) \, \Phi_\gamma(\vec{r}, \Omega'_\gamma, E'_\gamma) \, \mathrm{d}\Omega'_\gamma \mathrm{d}E'_\gamma -$$

$$\rho_e(\vec{r}) \, \sigma^{tot}_{C,\gamma}(E_\gamma) \, \Phi_\gamma(\vec{r}, \Omega_\gamma, E_\gamma) \;, \qquad \text{(式 12-4-1)}$$

其中,

Ω_γ 为感兴趣方向上的法线单位,根据辐射类型下标。

$\vec{r}$ 为感兴趣的位置。

E_γ 为感兴趣的光子能量;

$\rho_e(\vec{r})$ 为位置的电子的密度。

$\Phi_\gamma(\vec{r}, \Omega_\gamma, E_\gamma)$ 为位置处的光子注量,方向为 Ω_γ,能量为 E_γ。

$\widetilde{\sigma}_{C,\gamma}(E'_\gamma, E_\gamma, \Omega'_\gamma \cdot \Omega_\gamma)$ 为光子的微分康普顿散射截面,最初以能量 E'_γ 沿 Ω'_γ 方向传播,最后以能量 E_γ 和 Ω_γ 方向传播。

$\sigma^{tot}_{C,\gamma}(E_\gamma)$ 为初始能量为 E_γ 的光子的康普顿散射截面。

请注意,等式左边指的是注量的梯度,而等式右边指的是注量的积分,所以这是一个积分 - 微分方程,求解起来并不容易。

2. 多重散射光子　为简化方程(式 12-4-1)的求解,通过显式表达对积分项有贡献的多重散射事件,可以将光子注量划分为 0、1、2…,N 次散射光子注量,而每个光子的散射为下一次相互作用提供源。一般来说,光子在组织中具有较大的平均自由程,即在患者体内只经历数次散射过程,因此 N 可以选择仅为 1、2 或 3。采用一种最简单的方法,即多次散射次数为 1,因此光子被简单地分为未散射和确定散射的注量。然后使用式 12-4-1 计算碰撞光子注量 $\Phi_\gamma^{(coll)}$,使用未碰撞光子注量 $\Phi_\gamma^{(unc)}$ 作为固定源(式 12-4-2):

$$\Omega_\gamma \cdot \nabla \Phi_\gamma^{(coll)} = \rho_e \int_0^\infty \int_{4\pi} \widetilde{\sigma}_{C,\gamma} \Phi_\gamma^{(coll)} \, \mathrm{d}\Omega'_\gamma \mathrm{d}E'_\gamma + \rho_e \int_0^\infty \int_{4\pi} \widetilde{\sigma}_{C,\gamma} \Phi_\gamma^{(unc)} \, \mathrm{d}\Omega'_\gamma \mathrm{d}E'_\gamma - \rho_e \, \sigma^{tot}_{C,\gamma} \Phi_\gamma^{(coll)} \;, \quad \text{(式 12-4-2)}$$

(二) 电子输运

输运方程　与光子方程一样,电子注量的梯度是由于电子散射到感兴趣方向而增加的注量与偏离感兴趣方向而损失的注量之间的差值。散射到感兴趣方向的电子源由四项物理散射过程描述,分别是入射初束、康普顿散射、莫勒散射(Møller scattering)和莫特散射(Mott scattering),因此我们对电子输运过程的每一个项都需要单独考虑。完整的电子输运方程是(式 12-4-3):

$$\Omega_e \cdot \nabla \Phi_e(\vec{\mathbf{r}}, \Omega_e, E_e) = \rho_e(\vec{\mathbf{r}}) \int_0^\infty \int_{4\pi} \widetilde{\sigma}_{C,e}(E_\gamma', E_e, \Omega_\gamma' \cdot \Omega_e) \, \Phi_\gamma(\vec{\mathbf{r}}, \Omega_\gamma', E_\gamma') \, d\Omega_\gamma' dE_\gamma'$$

$$+ \rho_e(\vec{\mathbf{r}}) \int_0^\infty \int_{4\pi} \widetilde{\sigma}_M(E_\gamma', E_e, \Omega_\gamma' \cdot \Omega_e) \, \Phi_e(\vec{\mathbf{r}}, \Omega_e', E_e') \, d\Omega_e' dE_e'$$

$$- \rho_e(\vec{\mathbf{r}}) \, \sigma_M^{tot}(E_e) \, \Phi_e(\vec{\mathbf{r}}, \Omega_e, E_e) - \rho_c(\vec{\mathbf{r}}) \, \sigma_{Mott}^{tot}(\vec{\mathbf{r}}, E_e) \, \Phi_e(\vec{\mathbf{r}}, \Omega_e, E_e)$$

(式 12-4-3)

其中：

$\widetilde{\sigma}_M(E_e', E_e, \Omega_e' \cdot \Omega_e)$ 为电子的微分莫勒散射截面，最初以能量为 E_e' 沿方向 Ω_e' 传播，最后以能量 E_e 和 Ω_e 方向传播。

$\sigma_{Mott}(E_e, \Omega_e' \cdot \Omega_e)$ 为电子的微分莫特散射截面，以能量为 E_e 沿方向 Ω_e' 传播，最后以能量 E_e 和 Ω_e 方向传播。

$\sigma_M^{tot}(E_e)$ 为初始能量为 E_e 的电子的总莫勒散射截面。

$\sigma_{Mott}^{tot}(E_e)$ 为初始能量为 E_e 的电子的总莫特散射截面。

需要注意，在电子输运方程中，未碰撞和碰撞的光子散射都为电子提供源。

（三）吸收剂量的计算

剂量计算是通过对所有初始能量、所有最终能量、所有初始方向和所有最终方向的所有散射事件进行积分得到的光子和电子输运方程求解，然后利用计算出的注量确定吸收剂量。

（四）LBTE 方程的近似和解法

由于方程（式 12-4-1）对于实际几何很难求解，需要先做近似。常用的近似方法包括：球谐函数近似、福克 - 普朗克（Fokker-Planck）近似、连续减速近似、小角度散射近似等。其中小角度散射近似主要用于质子和离子治疗中，与原子核和介质中的电子的弹性库仑相互作用意味着存在大量的小角度散射事件。

对近似后的 LBTE 方程，可以数值法求解。主要的数值解法包括：输运方程的坐标空间数值解法、笛卡尔三角网格解法、体素注量矩阵解法、源迭代解法等。这里仅简单介绍源迭代解法。在数学上，源迭代法等价于将整个 LBTE 方程组表示为一个矩阵，然后用高斯 - 赛德尔（Gauss-Seidel）迭代求解这个大矩阵。这种方法的一个简单的物理解释是沿着粒子传输的方向对束流进行扫描，第一次扫描得到结果，对应于上述定义中的未散射粒子的贡献，第二次扫描对应于上述定义中的确定散射粒子的贡献，第三次扫描确定由第二次扫描确定的散射粒子的贡献，依此类推。

（五）LBTE 在放射治疗中的应用

LBTE 在放疗中最重要的应用是 Eclipse 治疗计划系统（Varian Medical Systems，帕洛阿托，美国加州）中的 Acuros XB 算法。与早期使用笔形束算法的分析式各向异性算法（analytical anisotropic algorithm，AAA）相比较，Acuros XB 支持计算束流在水中的剂量或束流在介质的剂量。文献报道，在前列腺、肺癌和乳腺的临床病例中，水吸收剂量和介质吸收剂量之间的差异大约相差一个百分点（前列腺 PTV 平均剂量 $\Delta_{avg}=0.8\%$，肺癌 PTV 平均剂量 $\Delta_{avg}=1.2\%$，乳腺 PTV 平均剂量 $\Delta_{avg}=0.9\%$）。在针对肺的立体定向放射治疗（SBRT）的研究中，当直接计算介质吸收剂量时，ITV 和 PTV 的 2%、50%、95% 和 98% 体积的剂量值比计算水吸收剂量时有接近 1% 的偏差（ITV：$\Delta_{D2\%}=0.7\%$，$\Delta_{D50\%}=0.6\%$，$\Delta_{D95\%}=0.5\%$，$\Delta_{D98\%}=0.5\%$；PTV：$\Delta_{D2\%}=1\%$，$\Delta_{D50\%}=0.9\%$，$\Delta_{D95\%}=0.8\%$，$\Delta_{D98\%}=0.8\%$）。

LBTE 在计算磁场中的吸收剂量方面的应用正在快速发展。在磁场存在的情况下,通过扩展球谐函数中的磁场项,可以解析地将 LBTE 改写为一个可解的方程组,采用非连续有限元方法实现能量离散和空间离散,利用上文中的源迭代解法,即可求解磁场作用下的整体边界元方程。

(郭晨雷)

第五节　蒙特卡罗模拟方法

一、导言

最早的使用随机抽样技术来解决宏观问题的是著名的"蒲松投针实验"(1777 年),随后这一方法被用来确定 π 的值。在 20 世纪初期,Fermi 已使用机械加法器将统计采样技术应用于与中子扩散有关的辐射传输计算。1944 年,Von Neumann 和 N.Metropolis 用摩纳哥著名赌城"Monte Carlo",为第一个应用于中子链式反应的模拟采样程序命名,诞生了"蒙特卡罗(Monte Carlo,MC)"数学方法。随后,Metropolis 和 Ulam 于 1949 年发表的第一篇关于蒙特卡罗方法的论文,开创了现代蒙特卡罗方法的研究。

总结来说,蒙特卡罗方法是一种基于随机数采样来求解数学、物理、工程技术等方面问题的数值计算方法。蒙特卡罗方法通过模拟微观粒子与物质相互作用来解决宏观系统的问题,用大量随机粒子的统计平均作为所模拟物理量的数值解,并且用标准误差来表示求解的精确度。

蒙特卡罗方法具有处理复杂几何能力强、方法灵活通用、数据完备准确等优点,只要模拟的随机样本数足够多,其数值解可以近似看成解析解。随机数生成和通用的程序结构是蒙特卡罗方法的两个基本内容,下面展开介绍。

(一) 随机数生成

产生符合蒙特卡罗模拟要求的均匀分布随机数的方法,大体可以分为物理方法和数学方法两种。基于物理现象(如放射物质的放射性或天体信号噪声等)的随机性而产生的随机数具有运算速度快的优点,但由于其随机过程不能重复检验,给计算结果带来极大的不确定性,因此并不适用于放射治疗。

基于数学方法的随机数生成需要使用称为"随机数生成器"的计算机程序。然而,由于任何计算机程序的输出在定义上都是可预测的,即计算机不能生成真正的"随机"数,这些生成器的结果应称为"伪随机数"。因此,在使用蒙特卡罗模拟程序前,必须通过一系列的统计检验,仔细检查并确保这些伪随机数满足独立性、均匀性、无连续性、长周期性,然后才能当作"真正"的随机数,应用于特定目的。

常用的随机数生成算法包括线性同余法、乘同余法、混合同余法、平方取中法、小数平方 / 开方法、平方取中法等。常用于放射治疗的蒙特卡罗程序 EGS4 和 XVMC 使用的"借位减法",即是基于线性同余法得到的一种长序列随机数生成算法,序列长度为 2^{144},收录于 CERN 函数库(RANMAR,http://www.cern.ch)。常用的随机数统计检验方法包括 χ^2 检验、均匀性检验、矩检验(参数检验)、独立性检验、无连贯性检验等。显然,随机数序列所通过的检验愈多,则更加可靠。

（二）通用程序结构

应用蒙特卡罗方法解决实际问题，大体分为以下几个关键步骤：

1. 建立随机数/伪随机数的产生和抽样方法。

2. 对求解的自然问题建立物理模型，确保所求的解是所建立模型的概率分布或数学期望。

3. 根据实际的计算精度的需求，改进物理模型，获得便于实现的概率统计，减小方差和提高计算效率，并降低计算耗费。

4. 用大量随机粒子和多次模拟的统计平均值，作为所求解物理量的数值估计值，用标准误差来表示求解的精度。

二、粒子输运模型

在接下来的几节中，我们将详细介绍放射治疗能量范围内的光子和带电粒子的输运模型及对应的蒙特卡罗模拟方法。

（一）光子输运模型

蒙特卡罗模拟光子输运模型的标准方法为"光子径迹跟踪算法"，原理是程序会跟踪每一个模拟光子，以光子进入介质（均匀/非均匀）的位置为起点，跟踪光子在介质中的飞行径迹，记录光子与介质的每一次发生相互作用的位置和类型，并累积计算光子输运过程中的每个区域的值。例如计算剂量，则累计每个测量体素内的吸收能量的总和。可见，蒙特卡罗模拟的粒子数量决定了最后得到的统计精度，并且决定了计算时间。

一般来说，蒙特卡罗放射治疗程序中考虑的光子与介质相互作用类型包括光电效应、康普顿散射、瑞利散射和电子对效应。蒙特卡罗算法会对能量为 E 的光子在介质内每一次发生相互作用后的自由程和发生作用的类型进行随机抽样，并基于动力学守恒定律，进一步确定次级粒子的出射能量和散射角。接着，程序会对所有次级粒子重复上述的步骤，直到所有粒子离开介质或者粒子能量低于预定义的反应能量的阈值时，则模拟过程停止。

（二）带电粒子输运模型

径迹跟踪算法，是模拟粒子在介质中输运的标准方法，而对于带电粒子（如电子或质子），并不完全适用。因为放射治疗能量下的光子在水和人体组织中的平均自由程的量级为数十厘米，接近放射治疗中用于剂量计算的目标区域大小（≈30cm）。因此，光子在输运过程中，需要被模拟的相互作用次数较少，且相对独立。而放射治疗能量下的带电粒子的平均自由程远小于目标区域的尺度，从而其运动轨迹会经历大量的碰撞和能量转移。所以模拟一个带电粒子（电子或质子）的输运过程要远比模拟一个光子需要更长的计算时间。因此，径迹跟踪算法对于放射治疗中的大多数带电粒子输运问题是不切实际的。为了减少计算量，目前放射治疗中应用的大多数蒙特卡罗算法都是使用"浓缩历史"（condensed history）技术对带电粒子（电子、正电子、质子及重带电粒子）的输运过程进行模拟。

浓缩历史技术的基本思想是：将一次完整的真实物理过程划分为不同的历史阶段，每一个历史阶段可以包含多次随机的波动，将这些多次随机波动合并为一次波动，作为一个历史阶段统一处理。由于放射治疗能量下的带电粒子与物质的相互作用几乎所有都是弹性或半弹性的，这意味着没有能量或仅有少数能量从带电粒子转移到周围物质。此外，带电粒子的散射角通常仅会发生较小的改变。由此我们可以将许多弹性和半弹性相互作用过程浓缩为一个历史阶段，即带电粒子的输运过程被细分为一系列"步(step)"。与径迹跟踪算法需要模拟每一次的相互作用不同,浓缩历史技术将带电粒子在介质中产生的(累积)能量损失和散射角的偏移仅在每一步随机抽样一次,大量减少了模拟所需的计算量。

应用浓缩历史技术来模拟带电粒子输运的关键是如何正确地划分粒子径迹的历史阶段,以及为每个历史阶段的抽样选择合适的统计理论。目前常用的方法是能量对数分割法及多次散射理论。这个理论的局限性是:要求粒子历史的每一步要包含多次碰撞,同时每步产生的能量损失相比粒子本身动能要小得多。通常来说,在电子能量介于 1keV~1GeV 区间使用浓缩历史技术是合理的,这包含了临床放射治疗所需的能区。

浓缩历史技术包含了很多具体的物理概念和操作细节,例如能量步长、能量损失率、能量歧离、角度偏转、电子引起次级过程、韧致辐射模拟、湮没辐射模拟等,感兴趣读者可以参考相关文献。

三、降方差技术

(一) 方差和计算效率

蒙特卡罗模拟的计算很耗时,尤其是对于放射治疗的应用而言。因此,加速模拟的算法技术至关重要,这些技术称为降方差技术。在本章中,将介绍针对放射治疗的降方差技术。为清楚起见,本节是从光子-电子相互作用的角度编写的,但相同的概念也可以应用于带电的重粒子(如质子等)和中性粒子(如中子等)。

将真实物理过程中每一个历史阶段的随机波动次数的总和,称为该次蒙特卡罗模拟的总历史数(histories) N,则任何蒙特卡罗计算次数 f 的平均值 $\langle f(N) \rangle$ 的准确性都受到其统计不确定性的限制。这种不确定性由方差 $\sigma(N)$ 给出,显然,随着历史数 N 的增加,$\sigma(N)$ 减小,如果 N 接近无穷大,则 $\sigma(N)$ 变为零。通常,由于未知真值 f,因此无法计算 $\sigma(N)$。另一方面,可以在蒙特卡罗模拟过程中通过以下方法计算估计方差 $s(N)$(式 12-5-1):

$$s(N) = \sqrt{\frac{\langle f^2(N) \rangle - \langle f(N) \rangle^2}{N-1}}$$

(式 12-5-1)

$\langle f^2(N) \rangle$ 是 f^2 的蒙特卡罗计算平均值。如果使用逐个历史的方法计算 $\langle f(N) \rangle$ 和 $\langle f^2(N) \rangle$,则可以得到方差的最佳估计值,即它们是通过对所有历史进行平均计算得出的。$\langle f(N) \rangle$ 和 $\langle f^2(N) \rangle$ 对于大值 N 趋于恒定。因此,式 12-5-1 提供了一种简单的方法,仅通过增加历史数 N 来减小方差,但需增加计算时间 $T(N)$。但这并不是降方差,因为降方差技术的目的是通过修改算法来减少蒙特卡罗模拟的时间,同时保持方差 $s(N)$ 的无偏估计。无偏估计意味着对于任何真实粒子数 N,蒙特卡罗模拟在使用降方差技术条件下的结果,都不能系统地偏离没有使用降方差技术的统计结果。

蒙特卡罗的计算效率 ε 定义为(式 12-5-2):

$$\varepsilon = \frac{1}{s(N)^2 T(N)}$$

(式 12-5-2)

根据式 12-5-1,对于大的 N,$s(N)^2$ 与 $1/N$ 成正比,$T(N)$ 与 N 成正比,因此,效率 ε 几乎与 N 无关。可以通过降低给定数量的粒子数 N 的方差 $s(N)$、减少计算时间 $T(N)$ 或同时执行这两种方法提高计算效率。

通过使用更快的计算机或在多核工作站、计算集群上实施并行计算过程,可以简单地减少计算时间。但这些方法同样不被称为降方差技术,因为它们不会使基础蒙特卡罗算法更快,而只是在性能更好的硬件上使用给定的软件。特别的,蒙特卡罗计算的并行化现在已经非常容易实现。因此,可以预期,当今计算硬件的优势可以加快任何复杂的蒙特卡罗算法。

在大多数情况下,通过近似计算可以减少每个历史记录的计算时间。但是,即使最终结果不会受到重大影响,近似方法也不属于降方差技术。根据其原始定义,降方差技术不得影响无限长的蒙特卡罗模拟的预期结果。但是,在文献中,近似方法通常也被称为降方差技术。其中一些方法,例如上节讲的浓缩历史技术,构成了当今放射治疗中几乎所有蒙特卡罗计算的基础。因此,在本章中,将着重讲述不包含近似法的真实降方差技术。

(二) 减方差方法

1. 粒子分裂法   粒子分裂法是最常用的一种降方差技术,它可以应用于光子以及带电粒子。在模拟直线加速器过程中,我们希望让更多的粒子进入患者体内并沉积能量,将这部分粒子称为"有用"粒子。粒子分裂技术就是为了实现这一目的:在大量随机发射粒子中出现"有用"粒子时,程序会将该粒子的当前属性(位置、能量、飞行方向)复制备份,临时"保存"。当程序处理完此粒子后,它将已备份的"有用"粒子的属性赋予一个新生成的粒子,并模拟该粒子的后续飞行和相互作用。但是,由于此新生成的粒子将使用不同的随机数,因此此粒子将遵循不同的路径,并在与原始粒子不同的位置沉积能量。

粒子分裂法的结果是模拟了直线加速器中的一个粒子,得到了患者体内的两个粒子。这显然已经影响了模拟的结果,不仅是统计上的不确定性,同时增加了某个粒子进入患者体内的概率,即增加了"有用"粒子的概率。因此程序将通过对已分裂的粒子分配较少的权重来平衡这种影响。在蒙特卡罗程序中,每个粒子被分配一个统计"权重",最后计算出的每个粒子的物理效应必须与其权重成正比。

因此,当蒙特卡罗程序将一个粒子分成两个时,它将两个粒子的权重减半。这样,两个粒子所能沉积的总能量与初始粒子的能量相同。类似地,程序可以将粒子分成 5 个粒子,并将所有 5 个粒子的权重减少到 1/5。粒子分裂法通常用于直线加速器机头出射的韧致辐射光子,而常用的分裂因子达到 25。

2. 俄罗斯转盘法   俄罗斯转盘法则是粒子分裂法的对立面。粒子分裂法会使粒子变得更接近目标体积并减少其权重,即增加"有用"粒子的数目的同时降低"有用"粒子的权重,而俄罗斯转盘法则是减少了远离目标体积的粒子数量,同时增加了剩余粒子的重量,即减少"无用"粒子的数目的同时增加剩余"无用"粒子的权重。俄罗斯转盘法也适用于一些粒子的权重比其他粒子低的情况。这种情况可能是由于其他方差减少技术造成的。

3. 截面增强   为了模拟水中的离子腔室或空气腔,重点是空气中的吸收能量,在腔室或腔室周围的预定区域中人为地将总光子横截面增加某个因子是有益的。因此,在该区域中光子相互作用的数量因能级增加而增加,从而导致电子注量相应增加。为了保持无偏模拟,必须通过乘以系数 $w=1/N_{enhance}$ 来减少在这些相互作用中生成的所有次级粒子的权重。

4. 强制相互作用   强制相互作用方法与截面增强类似,并且仅适用于光子。这是一种可用于放射治疗计划中光子蒙特卡罗剂量计算引擎的方法。如果许多粒子几乎不沉积能量,那么通过径迹跟踪法是非常低效的。在这种情况下,强制相互作用技术,可以确保当粒子进入某一指定体积时,它将一定在该体积中发生相互作用(从而在该体积中沉积能量)。实现方法如下:假设对于具有蒙特卡罗权重 w 的粒子,在指定体积中发生相互作用的概率为 5%,蒙特卡罗程序将粒子分成两部分:一个粒子(权重为 $0.05w$)在体积上相互作用,另一个相同的粒子(权重为 $0.95w$)在体积上不相互作用。

强制相互作用方法可以增加在问题区域内的碰撞次数,有利于探测器计数,尤其对光学薄膜系统,强制相互作用是非常有效的处理方法。

5. 能量／时间／权重截断方法　当微观系统中一个粒子达到某一特定状态(能量／时间／权重)时,它对目标区域的计数贡献已经非常小,那么及时终止对该粒子的追踪,将有效地无偏减少计算时间。这里具体的操作措施包括:能量截断、时间截断、权重截断等。其方法原理都是预设一个截断值(E_{cut}/T_{cut}/w_{cut}),当粒子的某一状态达到设定的阈值以下时,则该粒子的追踪历史结束。恰当地使用截断方法,可以在保持计算结果的无偏估计前提下,节省大量的计算时间。

还有许多蒙特卡罗降方差方法,由于其使用场景较单一或对计算效率的提升效果不明显,篇幅所限,在此不再一一详述,感兴趣读者可以参考引用文献。

四、常用于剂量计算的蒙特卡罗程序

目前常用于放射治疗剂量计算的蒙特卡罗程序有四种,包括:EGS,MCNP,PENELOPE 和 GEANT。

EGS 和 PENELOPE 模拟光子和电子(和正电子)的耦合传输,将所有注意力都集中在了放射治疗所需的束流上,而未考虑其他粒子(例如中子或质子)。但是,在利用高能光子束(18MV 或更高)实施治疗中,加速器机头中产生的中子和质子,甚至 α 粒子,都可能会影响患者体内的物理剂量分布和生物学效应。MCNP 和 GEANT 在考虑光子和电子(包括正电子)的剂量计算同时,支持中子、质子和 α 粒子的剂量计算。

4 个蒙特卡罗计算软件使用了不同的横截面数据,但在放射治疗应用的能量范围内,4 个软件的光子传输模型是非常相似的,其主要的区别在于电子输运。由于电子输运可以通过多种方式来处理,因此对程序的计算速度和精度有很大的影响。

(一) EGS4/EGSnrc

EGS 系列程序可以模拟电子和光子在物质中的输运过程,因其灵活性和通用性而被广泛应用于高能物理、低能物理和医学物理等领域。从 1985 年诞生以来,EGS4 的电子输运算法经历了多次演变,从多重散射理论到 PRESTA 算法(parameter reduced electron stepping algorithm),最终在 20 世纪初,加拿大国家研究理事会(NRC)、威斯康星大学和渥太华肿瘤医院合作,基于 EGS4 程序开发了一套使用 PRESTA Ⅱ算法的专门应用于临床三维电子束、光子束治疗计划系统的 EGSnrc。

EGSnrc 可模拟 1keV~10GeV 能量范围内的电子‐光子耦合输运。使用 EGS4 和 EGSnrc 软件,用户需要在称为 Mortran 的 Fortran 宏代码中对代码进行编程,使用指定的 BEAM 和 DOSXYZ 软件,对几何图形、源输入和计数进行编辑。BEAM 是专门为直线加速器建模而开发的 EGS 用户代码。加速器的所有组件(靶材、初级准直器、平坦滤波器、监视器、MLC 等)都预先编程在组件模块中。用户可以通过简单地汇总所需的组件来构建加速器。用户只需要生成一个输入文件,其中定义各个零部件的尺寸、材料和输运参数即可,不需要编程。BEAM 可以确定直线加速器出口处的平面相空间文件(phase-space files),包含了通过该平面的粒子的所有必要参数(方向、位置、能量、电荷等)。然后,使用预编程的用户软件 DOSXYZ,可以将相空间文件用作模体或患者体内剂量计算的输入。DOSXYZ 可以导入 CT 数据并将其转换为具有特定材质和密度的体素。市面上常用的基于蒙特卡罗计算引擎(MCDOSE、Peregrine、XVMC、DPM)的计划系统全部或部分基于 BEAM 和 DOSXYZ。

(二) MCNP/MCNPX

MCNP(Monte Carlo N-Particle)系列程序是由美国 Los Alamos 国家实验室于 20 世纪 40 年代

为核武器制造发展而来的通用蒙特卡罗粒子输运程序,适用于连续能量和几何模体、耦合了中子/光子/电子的蒙特卡罗输运。当前存在由不同小组开发的两种版本的 MCNP 代码:MCNP4C 能够模拟中子、光子和电子的(耦合)输运;而 MCNPX 将模拟粒子的种类扩大到了质子、介子、μ 介子、K 介子。当前版本的 MCNPX 与 MCNP4C 使用相同的光子和电子物理过程,电子传输算法使用 Goudsmit-Saunderson 多重散射理论,而能量损失的采样基于朗道(Landau)散布理论。

与 EGS 和 GEANT4 相比,MCNP 不需要用户进行任何编程,只需要提供一个 ASCⅡ输入文件,指定几何建模(包括各种可用的曲面或实体,如球体、长方体和圆柱体)、射线源(能量和角度分布等)、计数(例如能量沉积和路径长度),以及使用备选的降方差技术。模拟结果以 ASCⅡ文件形式输出。用户图形界面可用于输入文件的生成和输出数据的可视化。目前 MCNP/MCNPX 已广泛用于与放疗相关的物理问题的研究及一些先进的 MC 治疗计划系统的剂量验证。第一个商用 IMRT 临床治疗计划系统 NOMOS 的 CORVUS 中的光子束 MC 剂量验证模块 PEREGRINE 就采用了 MCNP 的基本内核,并对其做了改进。

(三) PENELOPE

PENELOPE(PENetration and Energy LOss of Positrons and Electrons)软件为西班牙巴塞罗那大学研发的一个大型蒙特卡罗程序,可以模拟能量在 100eV 和 1GeV 之间的电子,正电子和光子的耦合输运过程,能够处理复杂的几何形状和静电场。与 EGSnrc 一样,PENELOPE 使用的多重散射算法基于 Goudsmit-Saunderson 理论,每个电子路径的每一步的偏转角和横向位移都使用"随机铰链法(random hinge method)"进行采样,这是一种简单、快速且精确地获得电子轨迹的方法。用户需要使用 Fortran 语言对 PENELOPE 程序进行编程。Sempau 等和 Ye 等发表研究表明 PENELOPE 与 EGS 和模拟结果基本一致。Sempau 等阐述了 PENELOPE 软件对直线加速器模型的适用性。

(四) GEANT

GEANT(GEometry ANd Tracking)系列程序是由欧洲核子中心(CERN)和日本高能加速器研究组织(KEK)主导研发的一个大型的蒙特卡罗开发程序包,最初是为高能物理开发的,它可以在很宽的能量范围内模拟多种类型的粒子。最新的 GEANT 版本——GEANT4,包含了低能量范围的电磁作用物理包,使得其可以应用于放射治疗。同时,GEANT4 代码中还添加了 PENELOPE 中用于处理复杂的几何形状、电磁场及探测器响应的程序包,并提供了各种可视化工具,以及与数据分析软件(root)和几何建模软件(CAD)连接的端口。用户需要编写 C++ 程序,以面向对象的方式构建在 GEANT4 的蒙特卡罗计算核心上。

近些年,GEANT4 已经应用于各种医学物理的研究。Carrier 和 Rodriques 等针对 GEANT4 电子和光子输运发表了一系列研究,结果表明与其他蒙特卡罗程序和测量结果是一致的。基于 GEANT4,OpenGATE 团队发布了一个模块化的蒙特卡罗程序——GATE。GATE 提供了用户操作界面,使用脚本语言操作,不需要用户熟悉掌握 C++ 语言。尽管 GATE 最初主要是为核医学应用 (PET/SPECT 扫描建模)开发的,但随着代码的不断改进,新版本的 GATE 正逐渐将其应用扩展到其他领域,例如放射治疗。可以预期,GEANT4/GATE 在医学物理中的作用在不久的将来可能会变得更加重要。

其他类似的蒙特卡罗程序还包括 TOPAS 和 FLUKA,篇幅所限不在此详细介绍,各种蒙特卡罗剂量计算软件的对比请见附录一。

(郭晨雷)

第六节 蒙特卡罗剂量计算方法

蒙特卡罗方法模拟每个单个电离粒子(在放射治疗中,通常为光子和电子)通过给定体积内的轨迹。在整个过程中,粒子会与它通过的物质进行相互作用,例如发生康普顿散射(光子)或库仑散射(电子)。利用随机数生成器,蒙特卡罗程序在选定的位置对具有特定能量和运动方向的粒子进行采样,使其运行到下一个相互作用的位置处。对于剂量计算,蒙特卡罗程序需要额外增加一个步骤,即程序按照相互作用表提供的概率分布,选择接下来要发生的相互作用类型。对于模拟的每种相互作用,蒙特卡罗程序都将计算其能量变化,即"传入"粒子的能量减去"传出"粒子的能量。

为了计算射束在给定体积内的剂量,当前的蒙特卡罗程序基本上使用两种方法:比释动能近似法和沉积能量求和法。下面分别简单介绍两种方法。

一、比释动能近似法

比释动能近似,即预先假定带电粒子平衡时,使用简化算法来计算剂量。带电粒子平衡意味着在任何体积中,带电粒子带入该体积的能量等于从该体积中带走的能量。因此,在这种假设下,人们可以忽略电子输运对体积内剂量计算的影响,即将比释动能结果用作给定体积内吸收剂量的近似值。比释动能近似的主要优点是可以将剂量计算简写为光子注量 $\Phi(E)$ 与能量相关的注量-剂量函数 $H(E)$ 乘积的形式,其中 E 是(输入)光子的能量。有时注量-剂量函数 $H(E)$ 也被写为 $E(\mu/\rho)$ 的形式。

在模拟开始时,可以预先为每种材料设定注量-剂量函数 $H(E)$。在束流轨迹的模拟过程中,通过粒子穿过给定体积径迹的平均长度来对粒子在该体积中的注量进行无偏估计,从而有效地计算出粒子的注量。因此,如果能量为 E 的光子在一个给定体积中传播一定的距离 d,则模拟程序会在剂量计算中增加 $H(E)d/m$,其中 m 是该给定体积的质量。

二、沉积能量求和法

通过对蒙特卡罗模拟过程中所有粒子在给定体积内沉积的能量求和也可以实现给定体积内的剂量计算。真实物理中,任何射束粒子都是在给定体积内通过大量的级联相互作用过程实现能量沉积的,即初始粒子与给定体积内的原子发生相互作用,一部分能量转移给电子和正电子,并在给定体积内逐渐沉积,成为原射剂量;另一部分能量转移给散射光子(一级散射光子),继续在给定体积内与原子发生相互作用,将部分能量转移给电子和正电子,后者能量在给定体积内逐渐沉积,成为一级散射剂量;剩余部分能量转移给散射光子(二级散射光子),继续重复上述过程。这个级联过程持续,直至初始粒子的能量在给定体积内全部吸收或脱离给定体积。使用蒙特卡罗软件对级联相互作用过程完全模拟,记录每个初始粒子在给定体积内发生全部相互作用以及每一步的能量转移,是非常烦琐并且消耗程序储存空间的。因此这种情况下,对于每个初始粒子,只需要知道有多少能量进入给定体积以及带出的剩余能量:两者的差值即是该粒子在给定体积中沉积的能量。与比释动能法不同的是,沉积能量求和法是一种真实物理的沉积能量求和过程,不需要近似。沉积能量求和法的难点在于需要将蒙特卡罗模拟过程每一步的所有粒子(带电及不带电粒子)的能量记录在程序中,对于需要大量统计粒子的模拟过程将带来极大的内存需求,并减缓蒙特卡罗程序的剂量计算速度。

MCNP 软件使用的 *F8 剂量计算卡(*F8.tally),即是乘积能量求和法的一个实际应用。该计算卡通过判断每个进入或者离开体素边界的粒子,将其所携带的能量增加到沉积能量的求和中或从沉积能量的求和中减去,最终获得体素内的总剂量。

(郭晨雷)

第七节　数学最优化方法基础

一、优化问题的定义

放射治疗计划的制订是一个典型的数学优化问题。该优化问题是在给定临床和物理约束条件下,确定最优的放疗计划参数,比如射野的角度和注量。临床约束条件主要包括针对靶区的处方剂量和危及器官最大剂量。物理约束条件包括直线加速器和多叶准直器的几何、机械及剂量学等限制。目标函数用来衡量实际结果偏离期望目标的距离或误差。目标函数将整个优化问题简化为计算一个物理量(通常为剂量或体积)的函数值,直接用于评估放疗计划的质量。

约束条件分为等式约束和不等式约束。约束条件对变量的取值范围进行限制,有些需要人工设置,有些由治疗设备决定。和剂量相关的约束包括:针对 PTV 的最大剂量和最小剂量,针对 OAR 的最大剂量,针对所有器官的平均剂量,剂量 - 体积约束,等效均匀剂量等。和机器性能相关的约束包括:钨门和多叶准直器的最大移动速度,机架最大转速,剂量率等。约束条件定义了可行解的范围,在该范围内优化算法寻找能满足全部约束条件并且使得目标函数值最小 / 最大的最优解。图 12-7-1 展示了剂量约束和可行解的关系图,图中每条线段代表一个等式约束条件,线段的交点代表同时满足两个等式约束条件的解。如果存在同时满足三个等式约束条件的解,那么三条线段将交于一点。可以看到由三条线段围成的灰色区域就是可行解的范围,全局最优点只能在可行解范围内。临床实践中给出的约束条件经常自相矛盾,无法得到有效的可行解范围,往往通过引入权重因子(weighting factor)或松弛项来放松部分约束条件以获得有效的可行解。权重因子也称为惩罚因子(penalty factor)或重要性因子(important factor),通过它们调节各自约束条件在最终目标函数里的相对权重。

常用的目标函数有两类:基于物理的和基于生物的。基于物理的目标函数是指可以表达成可量化的或

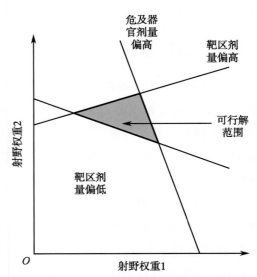

图 12-7-1　约束条件和可行解的关系图
图中每条线段代表一个等式约束条件。横纵坐标代表两个射野的权重。阴影区代表可行解范围。

可测量的物理量,例如剂量和体积。通常指表征剂量分布的目标函数,例如,用于表征实际计算的剂量分布和医生理想的剂量分布差异的平方误差就是一个物理目标函数。基于物理的目标函数包括:衡量计算剂量分布和理想剂量分布差异的绝对差,平方差,积分差,最大最小差,剂量 - 体积直方图差等。基于物理的目标函数易于建模和计算,是目前放疗计划系统中的主流,但不能很好地把剂量差异和患者的疗效直接相关联。基于生物的模型通常最大化肿瘤控制率或放射生物学效应。基于生物的目标函数包括:计算肿瘤控制概率(TCP),正常组织并发症发生概率(NTCP),无并发症肿瘤控制概率(UTCP),等效均匀剂量(EUD)等。基于生物的目标函数易于将剂量分布和患者疗效相关联,但由于建模数据的不确定性和缺失,模型的实用性受到很大限制。

二、优化算法的流程

早期的放疗计划中采用人工优化的方法,计划者选择射野角度、权重和楔形板等参数,由计算机正向计算剂量分布。这是一个反复尝试和纠错的过程,在找到合适的方案之前一直进行下去。这种方法非常耗时,而且很难达到满意的效果,更不可能从优化的角度得到全局或局部的最优解。随着现代计算机技术的发展,逆向优化方法被运用到放疗计划的设计中。逆向优化通过优化方法寻找满足目标函数最小化的最优参数配置。特别是随着 20 世纪 80 年代 IMRT 技术的发展,传统的正向优化技术无法解决大规模调强射野注量的优化问题,从而使得逆向优化技术得到了长足的发展。近年来随着 VMAT 技术在临床的大量使用,逆向优化也是面临诸多困难,其不断推陈出新以适应新的挑战。

和传统的二维、三维适形计划相比,调强放疗计划涉及大量的变量,即使采用常规的逆向优化技术也很难在规定的时间内得到一个可行解。这就要求减少参数的搜索空间,预先确定部分变量,将有限的计算机资源用于优化关键变量。这些预先确定的变量包括:调强技术类型(动态调强还是静态调强),照射能量等。这些剩余的关键变量包括射野注量、射野形状等。射野角度的情况比较特殊,既可以预先根据经验确定,也可以作为变量进行优化。当前普遍认为采用均分的射野角度(<9 个射野)足以满足大部分放疗靶区的需要。非共面和大数量射野(>10 个射野)的引入不一定对计划质量带来太大的改进。当然,对于某些特殊靶区的放疗(比如 SRS)而言,非共面和大数量射野还是有一定的优势。射野注量的优化一直是计划优化的核心问题,科研人员提出了大量的优化方法用于计算最优射野注量。随着 VMAT 技术的发展,射野孔径(aperture)优化近年来也得到了很大的发展。

尽管各类主流逆向优化方法不尽相同,但处理流程类似,大部分都要经过多次迭代产生最优解。图 12-7-2 展示了一个简单的逆向优化算法流程。在优化之前先确定目标函数的形式以及射野的角度和形状。在初次迭代前先将变量初值设置为 0。这里的变量一般定义为调强射野离散化的二维注量,由若干正方形单元(bixel)组成。接下来计算初始剂量分布,在此基础上计算目标函数值以及目标函数的梯度。如果目标函数值满足终止条件,例如小于设定的阈值或者循环次数达到一个上限,则终

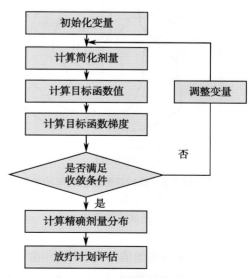

图 12-7-2 传统优化算法流程

止优化迭代。否则,通过当前目标函数的梯度值对变量进行更新,更新后的目标函数沿着梯度下降的方向进行。在计划优化过程中,为了减少计算开销,一般采用简化的剂量计算方法。通过增加计算网格间距,减少散射和不规则面的校正计算量等,达到加速优化计算的目的。当优化满足终止条件结束后,才进行最终的精确剂量计算。通常加密计算网格,增加散射和不规则面的校正计算,从而得到接近真实剂量分布的结果。

三、优化问题的求解

由于逆向优化问题的规模以及约束条件的不一致性及非线性,调强优化问题往往存在多个局部最优解。这就要求寻优算法能够在多个局部最优解中发现最能满足约束条件的全局最优解。如图 12-7-3 所示传统的基于梯度下降的寻优算法往往陷入局部最优解。这就需要调整搜索方向和步长,使其能够以一定的概率沿着非梯度下降的方向前进。通过某种搜索策略跳出局部最优解的范围后,逐渐进入全局最优解的范围,进而逼近全局最优解。根据寻优算法的搜索策略,优化算法可以分成确定性和随机性两大类方法,下面将逐一介绍。

(一) 确定性方法

确定性方法顾名思义就是在优化过程中变量的每次调整都是有固定的大小和方向的,其不包含任何的随机成分。确定性方法主要包括:梯度法,最大似然法,线性规划法等。

在逆向优化方法中,使用频率和知名度最高的确定性寻优算法就是梯度法,其被各大商业放疗计划系统广泛采用。梯度法属于一类下山搜索算法(downhill techniques),主要包括:梯度下降法(gradient descent),牛顿法(Newton's method),拟牛顿法(quasi-Newton methods),共轭梯度法(conjugate gradient)等。梯度法的寻优过程如图 12-7-4 所示,变量 x 代表单元子野的注量。

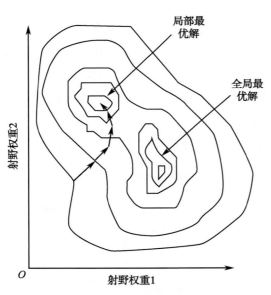

图 12-7-3 目标函数和最优解的关系
横纵坐标代表两个射野的权重;等高线代表目标函数的等值线。

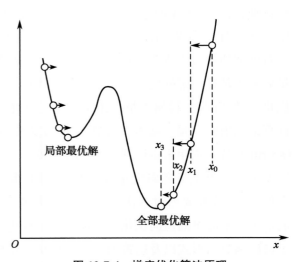

图 12-7-4 梯度优化算法原理
变量 x_0、x_1、x_2、x_3 代表单元子野的注量在不同迭代步的取值。

假设 x 的初始值为 x_0,在第一迭代循环中根据目标函数在 x_0 处的梯度得到 x_1。在该例中,x_0 处的梯度为正并且较陡,因此 x_1 在 x_0 的左边并且相对靠底部。这样重复上述过程目标函数值沿着下

山的方向经过 x_2 一直到达谷底 x_3 的位置,这也是目标函数的最小值。由于梯度在接近谷底附近越变越小,步长也就逐渐减小。在最低点处,梯度和步长都减小为 0,寻优过程结束。梯度法有两个特征:一是快速;二是容易陷入局部最优解。和其他方法相比,梯度法达到最优解需要的迭代相对最少。容易陷入局部最优解是由于解空间的非凸性所致。如果采用线性或最小二乘形式的目标函数,并配合最大和最小剂量约束,从理论上说将不存在多个局部最优解,梯度法搜索得到的解就是全局最优解。实际临床中的约束条件往往为剂量 - 体积约束,这样导致问题的解空间非凸并且非线性,这极大地限制了梯度法的应用。

梯度法搜索得到的全局最优解往往导致复杂的注量图,这些注量图在机器上不易实现。如果通过复杂度低的注量图也可以实现同样的计划质量,人们更愿意选择简单的注量图。相比复杂的注量图,简单的注量图更容易被在治疗设备上实现,提高临床治疗效率。基于此有人提出了最大熵模型(maximal entropy model)用于搜索简单平滑的注量图。该方法假设随机变量(注量)的分布有多种形式,其中有一种分布的熵最大,也就是对应着最简单平滑的注量图。选用这种具有最大熵的分布作为该随机变量的分布,在此基础上定义该随机变量的熵并通过求导得到该随机变量的最优解。该方法的求解类似于梯度法,不同之处在于最大熵法使用乘积更新变量值,而梯度法使用加减更新变量值。采用乘积更新变量值可以极大地减少注量的复杂度,使之更平滑。另一种类似的方法是极大似然估计法(maximal likelihood estimation)。该方法假设已知某个随机样本满足某种概率分布,但是其中具体的参数不清楚,通过若干次试验,观察其结果,利用结果对参数进行估值。极大似然估计法也采用乘积的方式更新变量值,该方法通过惩罚项将约束条件考虑到优化问题中。以上两种方法早期应用于正电子成像的图像重建问题,现在逐渐应用于调强放疗的逆向优化问题。该类方法的迭代次数和梯度法为一个量级,但和某些快速梯度法相比稍慢。

线性规划在众多工程领域被长期大量地研究,已经拥有大量的成功应用。线性规划最著名的代表方法是单纯形法(simplex algorithm),属于另一种下山搜索算法。该方法具体步骤是:从线性方程组找出一个个的单纯形,每一个单纯形可以求得一组解,然后再判断该解使目标函数值是增大还是变小了,决定下一步选择的单纯形。通过优化迭代,直到目标函数实现最大或最小值。原单纯形法效率不是很高,随后提出更有效率的算法,如改进单纯形法、对偶单纯形法、下山单纯形法等。由于该方法仅限于求解由线性目标函数和线性约束构成的优化问题,通常临床剂量非线性约束需要经过一定的转化表达成线性形式。目前,大量基于线性规划的方法成功地应用于逆向优化,某些方法甚至可以使用非线性的剂量 - 体积约束条件。当然,转化是有代价的,由于通过大量的线性约束条件来替代非线性约束条件,算法的执行效率大打折扣。采用线性优化的好处是,由于基本可行解的个数有限,故经有限次转换必能得出问题的最优解。如果问题无最优解,也可用此法判别。

(二)随机性方法

随机性方法意味着在每次迭代中采用随机的方法确定下一次变量调整的方向和大小。该方法最吸引人的地方在于其不易陷入局部极小点。在放疗逆向优化方法中,最广泛采用的随机方法为模拟退火法(simulated annealing)和遗传算法(genetic algorithm)。特别是模拟退火法在多个商业放疗计划系统中得以实现。

模拟退火法模拟一个物理退火过程,即物质在加热到一个高温状态后会慢慢地冷却,最后达到一个最优的晶体状态。温度决定了平均搜索步数(在每次迭代过程中注量被修改的次数),也决定了接收较差结果的概率。不同于确定性方法,如果某个迭代步导致当前目标函数值差于以前的值,模拟退火法将以某个概率暂时接收当前值(取决于温度)。温度越高,较差的值将会以较高的概率被接受。如图 12-7-5 所示模拟退火法会通过两种方式逃离局部极小点,一种方式是通过最短路径直接进入邻近的局部最小点附近,另一种方式是沿着梯度上升的方向以某种概率离开当前局部最小点。在高温阶段(初始迭代步),所有的随机方向都以大概率接收,即使是那些导致计划质量变差的方向。此时搜索的尺度较大,这意味着对解空间进行粗略的搜索。随着优化进行,温度随着迭代的增加而降低,搜索的尺度变小,意味着对解空间进行更加精细的搜索。温度的降低导致对随机搜索方向的接收概率减小。当温度降到极低接近迭代结束时,当然搜索得到的局部最小点就是全局最优解。由此可以得到模拟退火法的两个特点:第一,该方法不会导致局部最优解;第二,该方法效率较低,需要大量迭代才能

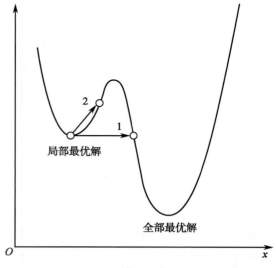

图 12-7-5 模拟退火方法原理
变量 x 代表单元子野的注量的取值。

得到最终结果。模拟退火法有很多变种,有一类被广为接受称为快速模拟退火法。它使用比常规退火速度更快的冷却机制,从而潜在地减少了迭代的次数。为了避免掉入局部最小区域,它允许沿着当前的方向进行大的跃进。即使是采用快速退火方法,其运行所需的迭代时间也远远高于梯度法。因此,在临床计划优化中,该方法还不能得到很好的推广。随着 VMAT 技术的引入,作为主要优化方法的模拟退火法得到了极大重视,其优化效率也随着计算技术的飞跃得到了长足的发展。

　　遗传算法也是人工智能领域中用于解决最优化的一种启发式搜索算法,是进化算法的一种。进化算法最初是借鉴了进化生物学中的一些现象而发展起来的,这些现象包括遗传、突变、自然选择以及杂交等。如图 12-7-6 所示遗传算法的主要步骤有:先把问题的解表示成染色体,这里射野的注量被看成一个独立的染色体,在算法中就是以二进制编码的串。定义适应度函数,并确定遗传策略(包括群体大小、选择、交叉、变异方法以及交叉概率,确定变异概率等遗传参数)。在执行算法之前,先给出一群初始染色体,也就是假设的可行解。然后把这些假设的可行解置于问题的环境中,并按照适者生存的原则,从中选择出较适应环境的染色体进行复制。再通过交叉、变异过程产生更适应环境的新一代染色体群。经过这样的一代代地进化,最后就会收敛到最适应环境的一个染色体上,这就是问题的最优解。与传统优化算法不同,遗传算法从问题解的串集开始搜索,而不是从单个解开始,覆盖面大,利于全局择优。遗传算法同时处理群体中的多个个体,即对搜索空间中的多个解进行评估,减少了陷入局部最优解的风险,同时算法本身易于实现并行化。遗传算法基本上不用搜索空间的知识或其他辅助信息,而仅用适应度函数值来评估个体,在此基础上进行遗传操作。适应度函数不仅不受连续可微的约

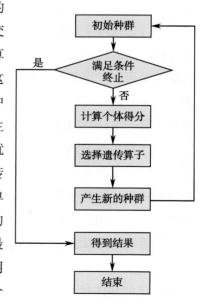

图 12-7-6 遗传算法流程

束,而且其定义域可以任意设定。这一特点使得遗传算法的应用范围大大扩展。当然,遗传算法也存在一定不足,首先就是优化时间较长,其次在适应度函数选择不当的情况下有可能收敛于局部最优,而不能达到全局最优。

(阎 辉)

第八节　三维适形放疗的计划优化算法

一、导言

在设计三维适形放疗计划时,需要确定的射野参数,包括射野的入射方向、射野形状、射野权重、楔形板的角度和方向。确定这些参数的方式有人工和自动两种。由于人工方式花费时间长,并且计划的优劣很大程度上取决于计划人员的能力和经验,因此自动方式一直是大家的追求目标,发展相应的算法就成为一个重要研究领域。在所有射野参数中,自动确定入射方向是最困难的,至今还没有一种算法能在临床上推广运用。自动确定射野形状是最容易的,现在的计划系统均可利用射野方向观实现这项功能。自动确定射野权重、楔形板的角度和方向的难度是居中的。具有逆向计划设计功能的计划系统均可以通过优化的方式自动确定权重。但是不同射野对靶区剂量贡献的权重与这些射野的楔形板角度和方向相互影响,因此自动确定权重宜与自动确定楔形板角度和方向同时考虑。除了优化射野权重和楔形板,还有必要优化射野方向。下面先介绍优化射野权重和楔形板的算法,然后介绍优化射野方向的算法。

二、基于剂量梯度理论的算法

在二维或适形放疗计划设计时,如果是两野交角照射,为保证靶区剂量均匀,可根据经典教科书中介绍的方法选择楔形板方向和角度;如果是三野照射,其中两野相对并且均与第三个野垂直,可根据相关文献介绍的方法确定射野权重、楔形板角度和方向。但对于其他更普遍的情况,需要通用性强的算法。三维治疗计划系统在临床的广泛应用,使射野布置的自由度增加,射野入射方向不再限于横断面,从理论上讲,可以是三维空间的任何方向,调整射野权重和选择楔形板角度、方向的难度变得复杂。1975 年,Sontag 首次用德文介绍了剂量梯度理论(analysis of dose gradient),但没有引起同行的关注。1993 年 Sherouse 又重新独立地用英文阐述。这种理论以矢量分析为基础,可以确定共面或非共面布野时射野权重和楔形板方向、角度这些参数。戴建荣等以这种理论为基础,推导出两野交角、三野共面或三野非共面照射时射野权重和楔形板角度以及准直器转角这些参数的计算公式,并对多于三野共面或非共面照射情况给出处理建议。

(一)剂量梯度理论简介

射野的剂量梯度 $\vec{G}$ 和剂量分布 $D(x,y,z)$ 之间的关系可表示为(式 12-8-1)

$$\vec{G} = \nabla D(x, y, z) \qquad \text{(式 12-8-1)}$$

当射野不加楔形板时,在射野中心轴附近区域内 $\vec{G}$ 的方向与射野中心轴平行,指向放射源位置，$\vec{G}$ 的大小等于每单位深度的剂量变化（图 12-8-1A）。当射野加楔形板时，在射野中心轴附近区域内 $\vec{G}$ 的方向与射野中心轴的夹角等于射野的楔形板角度 θ_w，可将其分解为沿射野中心轴的分量 $\vec{G}_a$ 和垂直中心轴的分量 $\vec{G}_t$（图 12-8-1B）。$\vec{G}_a$ 的大小等于不加楔形板时射野的剂量梯度，$\vec{G}_t$ 的大小随楔形板角度的增加而增加。$\vec{G}$、$\vec{G}_a$ 和 $\vec{G}_t$ 的大小关系可表示为（式 12-8-2）：

$$|\vec{G}| sin\,\theta_w = |\vec{G}_a|\,tg\,\theta_w = |\vec{G}_t| \qquad\qquad (式\ 12\text{-}8\text{-}2)$$

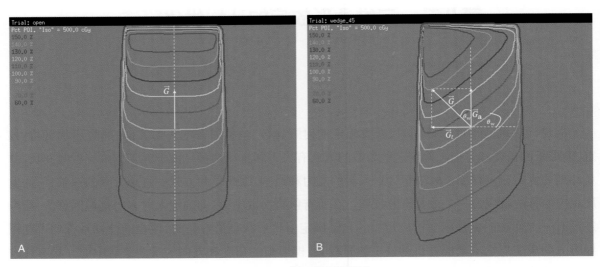

图 12-8-1　射野的剂量梯度

A. 平野，$\vec{G}$ 的方向与射野中心轴平行，指向放射源位置；B. 楔形野，$\vec{G}$ 的方向与射野中心轴的夹角等于射野的楔形板角度 θ_w，可将其分解为沿射野中心轴的分量 $\vec{G}_a$ 和垂直中心轴的分量 $\vec{G}_t$。

　　为满足靶区剂量均匀的要求，必须保证在靶区范围内任意点剂量梯度为零。由于任意点的剂量梯度等于所有射野剂量梯度的加权和，因此在靶区范围内，下式（式 12-8-3）必须成立。

$$W_1\vec{G}_1 + W_2\vec{G}_2 + \cdots + W_N\vec{G}_N = 0 \qquad\qquad (式\ 12\text{-}8\text{-}3)$$

　　其中 W_i 是第 i 个射野对靶区剂量贡献的相对权重；$\vec{G}_i$ 是第 i 个射野的剂量梯度；N 是射野个数。

　　当射野个数和每个射野的入射方向确定时，可通过调整射野权重或调整权重结合加楔形板的方法来保证式 12-8-3 成立。根据 Sherouse 的建议，在下面介绍各种布野情况时，均假设满足下面的条件：①射野垂直入射，即不考虑体表弯曲、倾斜的情况；②平野和楔形野的剂量特征是很理想的，这是指在各射野的交叉区域内，平野只有沿轴向的剂量梯度，而楔形板的作用仅是引入一个横向的剂量梯度；③所有射野的机器能量相等，并忽略射野大小和深度对剂量梯度的影响，即认为所有平野剂量梯度的大小和所有楔形野剂量梯度的轴向分量的大小均相等；④所有射野中心轴相交于一点。

（二）空间坐标系之间的转换关系

　　本章第二节讲到，治疗计划设计时，射野与患者的空间位置关系是通（患者）坐标系、固定坐标系和准直器坐标系之间的坐标变换而确定的。当机器零位时，所有的坐标系重合；当床转动 θ_T 角时，从固定坐标系到床坐标系的变换公式如式 12-8-4 所示。

$$\begin{pmatrix} X_T \\ Y_T \\ Z_T \end{pmatrix} = \begin{pmatrix} cos\,\theta_T & -sin\,\theta_T & 0 \\ sin\,\theta_T & cos\,\theta_T & 0 \\ 0 & 0 & 1 \end{pmatrix} \begin{pmatrix} X_F \\ Y_F \\ Z_F \end{pmatrix} = MFT \cdot \begin{pmatrix} x_F \\ y_F \\ z_F \end{pmatrix} \tag{式 12-8-4}$$

其中 MFT 是从固定坐标系到床坐标系的转换矩阵。

定义射野方向为沿射野轴线指向放射源的方向,用单位矢量 B 表示。当射野的机架角度为 θ_G,床角为 θ_T 时,B 在固定坐标系和床坐标系中的坐标 $\vec{B}_F$ 和 $\vec{B}_T$ 分别为(式 12-8-5、式 12-8-6):

$$\vec{B}_F = (\,sin\,\theta_G\,,0\,,cos\,\theta_G\,) \tag{式 12-8-5}$$

$$\vec{B}_T = MFT \cdot \vec{B}_F = (\,sin\,\theta_G cos\,\theta_T\,,sin\,\theta_G sin\,\theta_T\,,cos\,\theta_G\,) \tag{式 12-8-6}$$

$\vec{G}_t$ 的方向与楔形板方向相同,而楔形板是与准直器一起转动的,因此 $\vec{G}_t$ 的方向也就取决于准直器的旋转角度 θ_C。设准直器零度时的楔形板方向用单位矢量 $\vec{I}_d$ 表示,代表 $\vec{G}_t$ 方向的单位矢量用 $\vec{W}_d$,则准直器的旋转角度 θ_C 等于 $\vec{I}_d$ 与 $\vec{W}_d$ 两个矢量的夹角,即(式 12-8-7、式 12-8-8)

$$cos\,\theta_C = \vec{I}_d \cdot \vec{W}_d \tag{式 12-8-7}$$

$$\theta_C = arccos(\vec{I}_d \cdot \vec{W}_d) 或 360° - arccos(\vec{I}_d \cdot \vec{W}_d) \tag{式 12-8-8}$$

由上式得到的两个准直器角度代表的楔形板方向正好相反,具体取哪一个可通过观察治疗计划系统的室内观(REV)所显示的楔形板形状选择。各厂家的加速器楔形板布置方式有所不同,Siemens 和 Varian 加速器的楔形板是外置的,楔形板可沿"Left""Right""In"和"Out"方向插到准直器下面,而 Eketa 加速器的楔形板是内置的,楔形板方向固定指向机架。为了保证下面推导的公式适合各种加速器,我们假设准直器零度时,楔形板方向指向机架,即"In"的方向,则无论机架角度 θ_G 是多大,$\vec{I}_d$ 在固定坐标系中的数值为 $(0,1,0)$,在床坐标系中的数值为 $(-sin\,\theta_T, cos\,\theta_T, 0)$。如果准直器零度时,$\vec{I}_d$ 指向其他方向,则各种照射情况的准直器角度要增加或减少一个常量,例如 $\vec{I}_d$ 指向 X_C 轴的正方向,准直器角度应增加 90°。

(三)二野交角情况

此情况可描述为:已知两个射野的机架角是 θ_{G1} 和 θ_{G2},床角是 θ_{T1} 和 θ_{T2},求为保证靶区剂量均匀,两野的权重 W_1 和 W_2、楔形板角度 W_{g1} 和 W_{g2}、准直器旋转角度 θ_{C1} 和 θ_{C2} 应取多少?

在床坐标系中过两射野中心轴可构筑一个平面 P(图 12-8-2),两轴线的夹角(铰链角,hinge angle)用 θ_h 表示(式 12-8-9)。

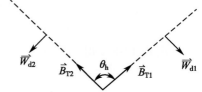

平面 P

图 12-8-2　二野交角照射时,射野方向矢量($\vec{B}_{T1}$ 和 $\vec{B}_{T2}$)和楔形板方向矢量($\vec{W}_{d1}$ 和 $\vec{W}_{d2}$)的空间分布

两射野轴线的夹角用 θ_h 表示。

$$\theta_h = arccos(B_{T1} \cdot B_{T2}) \tag{式 12-8-9}$$

加楔形板使两野剂量梯度向相反方向偏转($90° - \theta_h/2$),则当两个射野权重相等时,就可以保证总的剂量梯度为零。因此楔形板角度为(式 12-8-10):

$$W_{g1} = W_{g2} = 90° - \theta_h/2 \tag{式 12-8-10}$$

两野楔形板方向矢量 $\vec{W}_{d1}$ 和 $\vec{W}_{d2}$ 应位于平面 P 内,沿图 12-8-2 所示的方向。

$$\vec{W}_{d1} = \vec{B}_{T1} \times \vec{N}\ \ \vec{W}_{d2} = \vec{N} \cdot \vec{B}_{T2} \tag{式 12-8-11}$$

其中 $\vec{N}$ 是平面 P 的法线矢量。

$$\vec{N} = \vec{B}_{T1} \cdot \vec{B}_{T2} \tag{式 12-8-12}$$

将式 12-8-12 代入式 12-8-11 得：

$$\vec{W}_{d1} = \vec{B}_{T1} cos\theta_h - \vec{B}_{T2} \quad \vec{W}_{d2} = \vec{B}_{T2} cos\theta_h - \vec{B}_{T1} \qquad (式\ 12\text{-}8\text{-}13)$$

由式 12-8-7 和式 12-8-13 得：

$$cos\ \theta_{C1} = \vec{I}_{d1} \cdot \vec{W}_{d1} = sin(\theta_{T1}-\theta_{T2})sin\ \theta_{G2} \qquad (式\ 12\text{-}8\text{-}14)$$

由式 12-8-8 和式 12-8-14 得 1 野的准直器角度为（式 12-8-15）：

$$\theta_{C1} = arccos\left[sin(\theta_{T1}-\theta_{T2})sin\ \theta_{G2}\right]或$$
$$360^0 - arccos\left[sin(\theta_{T1}-\theta_{T2})sin\ \theta_{G2}\right] \qquad (式\ 12\text{-}8\text{-}15)$$

类似的，2 野的准直器角度为（式 12-8-16）：

$$\theta_{C2} = arccos\left[sin(\theta_{T2}-\theta_{12})sin\ \theta_{G1}\right]或$$
$$360^0 - arccos\left[sin(\theta_{T2}-\theta_{T1})sin\ \theta_{G1}\right] \qquad (式\ 12\text{-}8\text{-}16)$$

在射野的两个准直器角度中应选择可以保证两野的楔形板厚端相对的一个。

（四）三野共面情况

不失一般性，假设：① 三野的机架角 $\theta_{G1} < \theta_{G2} < \theta_{G3}$；② 为保证靶区内剂量梯度为零，各射野的剂量梯度需通过加楔形板的方法、相对射野中心轴偏转某角度 $\Delta\theta_1$、$\Delta\theta_2$ 和 $\Delta\theta_3$。三野在机架旋转平面内形成图 12-8-3 所示的分布，沿 X_F 和 Z_F 轴分解 $W_1\vec{G_1}$、$W_2\vec{G_2}$ 和 $W_3\vec{G_3}$，将矢量方程式 12-8-3 转换为标量方程组（式 12-8-17）：

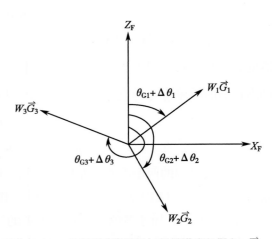

图 12-8-3 三野共面照射时，剂量梯度矢量 ($W_1\vec{G_1}$、$W_2\vec{G_2}$ 和 $W_3\vec{G_3}$) 在固定坐标系 $X_F Z_F$ 平面内的分布
三野的机架角分别为 θ_{G1}、θ_{G2} 和 θ_{G3}；各射野相对射野中心轴偏转某角度 $\Delta\theta_1$、$\Delta\theta_2$ 和 $\Delta\theta_3$。

$$W_1 G_1 sin(\theta_{G1}+\Delta\theta_1) + W_2 G_2 sin(\theta_{G2}+\Delta\theta_2) + W_3 G_3 sin(\theta_{G3}+\Delta\theta_3) = 0$$
$$W_1 G_1 cos(\theta_{G1}+\Delta\theta_1) + W_2 G_2 cos(\theta_{G2}+\Delta\theta_2) + W_3 G_3 cos(\theta_{G3}+\Delta\theta_3) = 0 \qquad (式\ 12\text{-}8\text{-}17)$$

由式 12-8-2 得三野剂量梯度的大小和平野剂量梯度的关系如式 12-8-18 所示。

$$G_i = G_a / cos(\Delta\theta_i) \qquad (式\ 12\text{-}8\text{-}18)$$

将式 12-8-18 代入方程组式 12-8-17，将 W_1 视为常量，W_2 和 W_3 视为变量，则成为关于 W_2 和 W_3 的二元一次方程组，求解得 W_2、W_3 与 W_1 之间的关系为（式 12-8-19）：

$$W_2 = W_1 \frac{sin\left[(\theta_{G1}+\Delta\theta_1)-(\theta_{G3}+\Delta\theta_3)\right]cos(\Delta\theta_2)}{sin\left[(\theta_{G3}+\Delta\theta_3)-(\theta_{G2}+\Delta\theta_2)\right]cos(\Delta\theta_1)}$$

$$W_2 = W_1 \frac{sin\left[(\theta_{G1}+\Delta\theta_1)-(\theta_{G1}+\Delta\theta_1)\right]cos(\Delta\theta_3)}{sin\left[(\theta_{G3}+\Delta\theta_3)-(\theta_{G2}+\Delta\theta_2)\right]cos(\Delta\theta_1)}$$

$$W_3 = W_1 \frac{sin\left[(\theta_{G2}+\Delta\theta_2)-(\theta_{G1}+\Delta\theta_1)\right]cos(\Delta\theta_3)}{sin\left[(\theta_{G3}+\Delta\theta_3)-(\theta_{G2}+\Delta\theta_2)\right]cos(\Delta\theta_1)} \qquad (式\ 12\text{-}8\text{-}19)$$

三个射野的楔形板角度分别为（式 12-8-20）：

$$Wg_i = |\Delta\theta_i| \qquad (式\ 12\text{-}8\text{-}20)$$

式 12-8-19 和式 12-8-20 表明，当三个野的入射方向确定后，射野权重和楔形板角度随剂量梯度偏转角的变化而变化，射野权重和楔形板角度的值将不是唯一的，因此还需要从临床角度考虑，对剂量梯度偏转角做出限制，可分为以下两种情况：

1. 当三个射野分布在超过 180° 的机架角范围，即三野机架角满足条件 $\theta_{G3}-\theta_{G1}>180°$、$\theta_{G2}-$

θ_{G1}<180° 和 $\theta_{G3}-\theta_{G2}$<180° 时,三个射野可以不加楔形板,将 $\Delta\theta_1=\Delta\theta_2=\Delta\theta_3=0$ 代入式 12-8-19 得(式 12-8-21):

$$W_2 = W_1 \frac{\sin(\theta_{G1}-\theta_{G3})}{\sin(\theta_{G3}-\theta_{G2})} = W_1 \frac{\sin(\alpha_{13})}{\sin(\alpha_{32})}$$

$$W_3 = W_1 \frac{\sin(\theta_{G2}-\theta_{G1})}{\sin(\theta_{G3}-\theta_{G2})} = W_2 \frac{\sin(\alpha_{21})}{\sin(\alpha_{32})}$$

（式 12-8-21）

其中 α_{ij} 是第 i 个射野与第 j 个射野的夹角,i、j 可等于 1、2 或 3。

2. 当三个射野分布在 ≤180° 的机架角范围,即 $\theta_{G3}-\theta_{G1} \leq 180°$ 时,可以令(式 12-8-22):

$$\Delta\theta_2=(\theta_{G3}+\theta_{G1})/2-\theta_{G2} \quad \Delta\theta_3=(-\Delta\theta_1)=W_{g0}$$ （式 12-8-22）

其中 W_{g0} 可以取一个方便的角度,如 15°、30°、45° 或 60°。

将式 12-8-22 代入式 12-8-19 得(式 12-8-23):

$$W_2 = W_1 \frac{\sin(2W_{g0})\cos(W_{g2})}{\cos(W_{g0})\cos(W_{g0})}$$

$$W_3 = W_1$$

（式 12-8-23）

将式 12-8-23 代入式 12-8-20 得(式 12-8-24):

$$W_{g1}=W_{g0} \quad W_{g2}=(\theta_{G3}+\theta_{G1})/2-\theta_{G2} \quad W_{g3}=W_{g0}$$ （式 12-8-24）

如果 1 野和 3 野相对并且均与 2 野垂直,这时有 $\theta_{G3}-\theta_{G1}=180°$,$(\theta_{G3}+\theta_{G1})/2=\theta_{G2}$,由式 12-8-24 知 $W_{g2}=0$,2 野不要加楔形板,式 12-8-23 进一步简化为(式 12-8-25):

$$W_2 = W_1 \frac{\sin(2W_{g0})}{\cos(W_{g0})\cos(W_{g0})}$$

$$W_3 = W_1$$

（式 12-8-25）

如果取 $W_{g0}=30°$,则三野的靶区剂量权重比是 1:1.15:1,1 野和 3 野均加 30° 楔形板;如果取 $W_{g0}=45°$,则三野的靶区剂量权重比是 1:2:1,1 野和 3 野均加 45° 楔形板,这正是相关文献的结论;类似地,也可以取 15° 或 60°。究竟取哪一个角度,可根据正常组织,尤其是危及器官的受照情况而定。

(五)三野非共面情况

计算单位矢量 $\vec{N}=\dfrac{\sum \vec{B}_{Ti}}{|\sum \vec{B}_{Ti}|}$,以 $\vec{N}$ 为法线、过三野中心轴交点做平面 P(图 12-8-4),则每个射野的方向矢量 $\vec{B}_{Ti}$ 与法线 $\vec{N}$ 的夹角为(式 12-8-26):

$$\beta_i = \arccos(\vec{B}_{Ti} \cdot \vec{N})$$ （式 12-8-26）

通过加楔形板的方法,将每个射野的剂量梯度从 $\vec{B}_{Ti}$ 的方向偏转到 $\vec{B}_{Ti}$ 在平面 P 内的投影方向,则三野剂量梯度在平面 P 内分布在超过 180° 的角度范围,其大小与平野剂量梯度的关系可表示为(式 12-8-27):

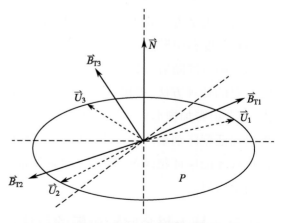

图 12-8-4　三野非共面照射时,射野方向矢量($\vec{B}_{T1}$、$\vec{B}_{T2}$ 和 $\vec{B}_{T3}$)和剂量梯度矢量($\vec{U}_1$、$\vec{U}_2$ 和 $\vec{U}_3$)的空间分布　以 $\vec{N}$ 为法线、过三野中心轴交点做平面 P。

$$G_i = G_a / \sin(\beta_i) \tag{式 12-8-27}$$

剂量梯度方向可用单位矢量$\vec{U}_i$表示（式 12-8-28）：

$$\vec{U}_i = \vec{N} \times \left[\frac{\vec{B}_{Ti} \times \vec{N}}{\sin(\beta_i)} \right] \tag{式 12-8-28}$$

类似于三野共面、分布在超过 180° 的机架角范围的情况，由方程式 12-8-3 求得 W_2、W_3 与 W_1 的关系为（式 12-8-29）：

$$W_2 = W_1 \frac{\sin(\alpha_{13})}{\sin(\alpha_{32})} \frac{\sin(\beta_2)}{\sin(\beta_1)}$$
$$W_3 = W_1 \frac{\sin(\alpha_{21})}{\sin(\alpha_{32})} \frac{\sin(\beta_3)}{\sin(\beta_1)} \tag{式 12-8-29}$$

其中 α_{ij} 是第 i 个射野的剂量梯度$\vec{G}_i$与第 j 个射野的剂量梯度$\vec{G}_j$ 的夹角（式 12-8-30）。

$$\alpha_{ij} = \arccos(\vec{U}_i \cdot \vec{U}_j) \tag{式 12-8-30}$$

三个射野的楔形板角度分别为（式 12-8-31）：

$$W_{gi} = 90° - \beta_i \tag{式 12-8-31}$$

三个射野的楔形板方向分别为（式 12-8-32）：

$$\vec{W}_{di} = \vec{B}_{Ti} \times \left[\frac{\vec{B}_{Ti} \times \vec{N}}{\sin(\beta_i)} \right] = \frac{\vec{B}_{Ti}}{\sin(\beta_i)} - \vec{N} \cdot ctg(\beta_i) \tag{式 12-8-32}$$

由式 12-8-7 和式 12-8-32 得（式 12-8-33）：

$$\cos\theta_{Ci} = \vec{I}_{di} \cdot \vec{W}_{di} = -\vec{I}_{di} \cdot \vec{N} \cdot ctg(\beta_i) \tag{式 12-8-33}$$

由式 12-8-8 和式 12-8-33 得（式 12-8-34）：

$$\theta_{Ci} = \arccos(\vec{I}_{di} \cdot \vec{N}) \text{或} 360° - \arccos(\vec{I}_{di} \cdot \vec{N}) \tag{式 12-8-34}$$

通过观察 REV，从式 12-8-34 得到的两个准直器角度中选择可以保证楔形板方向与法线$\vec{N}$的夹角>90° 的一个。当 $\beta_1 = \beta_2 = \beta_3 = 90°$ 时，三射野成为共面射野，因此三野共面可视为三野非共面情况的特例。

（六）多于三野的情况

根据矢量方程式 12-8-3，我们可以列出包含三个标量方程的方程组，而一个射野就有权重、楔形板角度和楔形板方向（用准直器角度表示）三个变量，N 个射野就有 $3N$ 个变量，因此，这些变量的不确定度随射野数目增加。当射野数目超过 3 时，我们不再推导公式，而是参考对不超过 3 野情况的处理方法，提出一些简单建议。当所有射野共面时，如果它们分布在不超过 180° 的范围，部分射野加楔形板才能保证靶区剂量均匀；如果分布在超过 180° 的范围，只需要调整权重就可以保证靶区剂量均匀。当射野非共面时，如果它们分布在不超过 2π 的立体角内，部分射野加楔形板才能保证靶区剂量均匀；如果分布在超过 2π 的立体角内，只需要调整权重就可以保证靶区剂量均匀。

三、基于超全向楔形板的算法

（一）超全向楔形板概念

如本书第五章第二节所述，对于高能 X 射线束，临床上常用到三种方法产生楔形剂量分布。

最简单的方法是在射线束中加一块金属材料(如钨、铅或铜)制成的楔形板。产生的楔形剂量分布的楔形角仅限于15°、30°、45°和60°。第二种方法是采用通用楔形板技术,即通过调整一个平野和一个楔形角约为60°的标称楔形野的权重,产生一个有效楔形角在零度至标称楔形角之间连续可变的楔形剂量分布。第三种方法是动态或虚拟楔形板技术,即通过照射过程中准直器一个钨门或一组叶片的运动产生楔形剂量分布。调整钨门的运动速度可改变楔形角的大小。在适形放疗中,如果使用多叶准直器来形成适合靶区投影形状的不规则射野,射野形状与靶区投影形状的适合度可能随准直器角度变化。如果这个射野还需要加一个特定方向的楔形板(无论是物理楔形板还是虚拟楔形板),由于楔形板方向也随准直器角度变化,靶区适合度要求准直器的角度可能与楔形方向要求准直器的角度不一致。为了克服这种不一致,同时满足靶区适合度和楔形方向对准直器角度的要求,Milliken 提出了全向楔形板技术(omni wedge),即用一个平野和两个楔形方向互相垂直的标称楔形野(楔形角为 60° 的楔形野)合成楔形剂量分布。通过调整三个射野的权重,有效楔形角可以在零度至最大楔形角之间连续变化,有效楔形方向可以在两个标称楔形野楔形方向所构成的象限内连续变化。设平野和两个标称楔形野的权重分别为 A、B、C,有效楔形方向与第一个标称楔形野楔形方向的夹角 α 由下式(式 12-8-35)确定。

$$tan\ \alpha = \frac{C}{B} \tag{式 12-8-35}$$

有效楔形角 θ_e 的计算公式是(式 12-8-36):

$$tan\ \theta_e = \frac{B+C}{A+B+C}\ \frac{tan\ \theta_n}{sin\ \alpha + cos\ \alpha} \tag{式 12-8-36}$$

Lei 等采用通用楔形板技术、全向楔形板发展了优化射野权重和楔形板的算法。当采用通用楔形板技术时,只能优化权重和楔形角度。当采用全向楔形板技术时,可以优化权重、楔形角度和方向。但是楔形方向仅限于两个标称楔形野楔形方向所构成的象限。因此,采用此算法时,用户需要预先手工选定两个标称楔形野的楔形方向。对一个射野方向,可供选择的楔形方向组合有四种,即两标称楔形野方向分别沿准直器坐标系的"+X"和"+Y""+X"和"–Y""–X"和"+Y"或"–X"和"–Y"。对 N 个射野,楔形方向的组合有 $4N$ 个。这使得,当射野方向较多、射野非共面或体表弯曲时选择最优的楔形方向组合变得很困难。

为了克服 Lei 等算法的局限性,Dai 等提出超全向楔形板(super-omni wedge)概念,并以此为基础,发展了一个不需要预先选择标称楔形野楔形方向的算法。所谓超全向楔形板,是指两对楔形方向互相垂直的标称楔形野组合。在每一对标称楔形野中,楔形方向相反。在准直器坐标系中,可设定四个标称楔形野的楔形方向分别为"+X"和"+Y""–X"和"–Y"。通过调整四个标称楔形野的权重,有效楔形角可以在零度至最大楔形角之间连续变化,有效楔形方向可以在准直器坐标系的四个象限内连续变化。计算有效楔形角和有效楔形方向时,需要将超全向楔形板的四野变换为全向楔形板的三野(表 12-8-1),然后利用全向楔形板的相应公式计算。

表 12-8-1　有效楔形方向所处象限、全向楔形板射野权重与超全向楔形板射野权重之间的关系

权重大小关系	象限	A	B	C
$W_1 > W_3$; $W_2 \geq W_4$	I	$2W_3 + 2W_4$	$W_1 - W_3$	$W_2 - W_4$
$W_1 \leq W_3$; $W_2 > W_4$	II	$2W_4 + 2W_1$	$W_2 - W_4$	$W_3 - W_1$

权重大小关系	象限	A	B	C
$W_1 < W_3\,; W_2 \leqslant W_4$	Ⅲ	$2W_1 + 2W_2$	$W_3 - W_1$	$W_4 - W_2$
$W_1 \geqslant W_3\,; W_2 < W_4$	Ⅳ	$2W_2 + 2W_4$	$W_4 - W_2$	$W_1 - W_3$
$W_1 = W_2 = W_3 = W_4$	平野	$\sum_{i=1}^{4} W_i$	0	0

注：符号 $W_i (i=1,2,3,4)$ 表示超全向楔形板四个射野的权重；四个射野的楔形方向分别沿准直器坐标系的 "+X" 和 "+Y" "–X" 和 "–Y" 轴；A、B、和 C 表示全向楔形板的三个射野的权重。

(二) 优化算法

利用超全向楔形板概念，我们可以将优化 N 个射野权重、楔形角度和楔形方向的问题转换为优化 $4N$ 个射野的权重。当每个标称楔形野权重为 1 时的剂量分布计算完成后，任意点的受照剂量可以通过加权求和的方式计算（式 12-8-37），即：

$$D_i = \sum_{j=1}^{N} \sum_{k=1}^{4} a_{i,j,k} W_{j,k} \qquad (式\ 12\text{-}8\text{-}37)$$

其中 i 是计算点的编号；j 和 k 是标称楔形野的编号；$a_{i,j,k}$ 是第 (j,k) 个标称楔形野权重为 1 时对计算点 i 的剂量贡献；$W_{j,k}$ 是第 (j,k) 个标称楔形野的权重。式 12-8-37 表明，任意点的受照剂量是标称楔形野权重的线性函数。因此，在优化过程的多次迭代运算时不需要重新计算射野的剂量分布，从而可以加快优化过程。

治疗计划设计的优化问题可以定义多种形式的目标函数，它们可以划分为物理目标函数和生物目标函数两大类。我们在这里定义了一个简单的物理目标函数（式 12-8-38），即最小化靶区内约束点实际受照剂量和处方剂量的方差：

$$F = \sum_{i=1}^{M} (D_{T,i} - D_{TP})^2 \qquad (式\ 12\text{-}8\text{-}38)$$

其中 M 是靶区内约束点的数目；$D_{T,i}$ 是第 i 个约束点的实际受照剂量；D_{TP} 是靶区的处方剂量。

上述目标函数受危及器官最大允许剂量的约束（式 12-8-39）：

$$D_{O,i,j} \leqslant D_{OP,j} \qquad (式\ 12\text{-}8\text{-}39)$$

其中 $D_{O,i,j}$ 是第 j 个危及器官中的第 i 个约束点的受照剂量；$D_{OP,j}$ 是第 j 个危及器官的最大允许剂量。

上面定义的优化问题在最优化理论中属二次规划问题，可以有多种方法求解，如序列二次规划法，亦称变尺度法。

(三) 实施治疗的方式

当标称楔形野的权重优化确定后，可以有四种方式实施治疗。第一种方式是直接治疗所有的标称楔形野。但是治疗的射野数目最多可达射野方向的 4 倍，设置射野的时间长。并且，由于每个射野均加了楔形板，出束照射时间也长。第二种治疗方式是将超全向楔形板的四野变换为全向楔形板的三野，然后实施治疗。相对于第一种方式，第二种方式治疗的射野数目减少了，最多只有射野方向的 3 倍，因此设置射野的时间可缩短。并且每三个射野中有一个平野，射束利用率提高，照射时间也可缩短。第三种方式是将超全向楔形板的四野变换为通用楔形板的二野，这样治疗的时间可进一步缩短。但是，如果射野用 MLC 适形，这种方式可能损害射野形状对靶区投影形状的适合度。当标称楔形野使用的楔形板是虚拟的,由于虚拟楔形板的角度是连续可调的,超全向楔形板的四野还可变换采用虚拟楔形板的一个射野。与第三种方式相同,这种方式也可能损害 MLC 射野对靶区投影的适合度。总之,在四种方式中,实施治疗的效率是逐渐增加的,但是后两种方式受机器条件的制约。因此,具体采取何种方式要根据机器条件而定。上面的表 12-8-1 说明了超全向楔形板至全向楔形板的变换,超全向楔形板至通用楔形板和虚拟楔形板的变换可参考相关文献。

(四)两种算法性能的比较

上面介绍了两种自动确定射野权重、楔形角度和楔形方向的算法。为了比较它们的性能,Dai 和 Zhu 从临床上选择了布野方案分别是两野交角(代表简单布野情况)、三野非共面(代表一般情况)和六野非共面(代表复杂布野情况)的 3 个病例,作为不同复杂程度的布野方案的代表。评价算法时,使用易用性、适用范围和计划质量三个指标。易用性是指算法是否简单易行,是否需要集成到治疗计划系统中。适用范围是指算法可以运用到哪些病例,是否对射野数目有限制。计划质量用满足靶区剂量均匀度要求和危及器官最大剂量允许值要求的程度来衡量。

在运用第一种算法时,只用到一个普通的计算器就可完成各种公式的运算;在运用第二种算法时,编写了一个优化程序(SowOpt),并将它集成到一个三维治疗计划系统中(PLUNC,美国北卡罗来纳大学放疗科)。因此,第一种算法具有易用性的优点。但是第一种算法不适用于复杂布野情况,如上面说到的六野非共面病例。同时,它也不能考虑危及器官受照剂量的限制,不能考虑表面弯曲或组织不均匀性对剂量梯度的影响。第二种算法可适用于各种布野条件,可考虑危及器官受照剂量的限制,能自然地考虑表面弯曲或组织不均匀性对剂量的影响,因此,第二种具有适用范围广的优点。评价算法最重要的指标就是设计的治疗计划的质量,从上面介绍的 3 个病例看,对于简单布野情况,两种算法得到的治疗计划质量相当;对于一般布野情况,第二种算法得到的治疗计划质量高;对于复杂布野情况,只能使用第二种算法。因此,第二种算法还具有计划质量高的优点。

四、射野方向优化算法

在适形放疗的射野参数优化问题中,射野方向优化是最困难的。一个原因是如果将射野方向视为连续变量,则在优化迭代过程中,当射野方向发生小的变化,就需要重新计算整个的三维剂量分布,计算量巨大。相反,如果等间隔将射野方向离散化,射野方向优化问题就是组合优化问题,其组合性质决定了求解空间巨大,例如,从 180 个候选的射野方向中选择 5 个射野方向,其候选组合约 10 亿种。另一个原因是射野方向的求解空间存在局部最优解,在优化迭代过程中容易陷于局部最优解,而找不到全局最优解。Bortfeld 和 Ezzell 等人研究表明在射野方向优化问题的解空间中有许多局部最优解。我们可将文献报道的射野方向优化算法划分为启发式算法和整体优化算法两类。

(一)启发式算法

启发式算法不直接求解关于射野方向和射野权重的最优化问题,而是以预先确定的某个规则,按照规则打分筛选射野方向,或者按照规则定义最优化问题优选射野方向。

不同的算法采用不同的规则。Myrianthopoulos 等建立的算法采用射野方向观体积度量(beam's eye view volumetrics)。Cho 等的算法采用靶方向观地图(target-eye-view map),地图上的任意一个点代表一个射野方向,这个点的得分代表从这个方向照射时靶区和危及器官重叠程度,重叠程度越高,得分越高,对治疗越不利,因此只要从地图上把得分最低的点找出来,就是对治疗有利的方向。Gokhale 建议的规则是选择射线衰减最小的方向作为射野入射方向。

前面介绍的算法都没有考虑射野方向之间的相互影响,而考虑相互影响很有必要。临床计划设计经验告诉我们,射野之间的夹角不能过小(如<30°),过小会导致剂量分布适形度差,靶区外容易出现高剂量。为此 Das 等建议两条规则,使射野中心轴间夹角最大和非靶区照射体积最小。

(二) 整体优化算法

为了找到最优的射野方向组合,并相应确定每个射野的权重和楔形板,可以定义最优化问题,将射野方向、权重和楔形板同时作为优化变量,将临床处方剂量要求定义为优化目标或优化条件;然后整体一起优化,采用迭代搜索方法求解。利用上面的超全向楔形板概念,可以将最优化问题简化为同时优化射野方向和权重的问题。尽管问题简化了,但求解仍十分困难,同行曾尝试模拟退火、遗传算法和神经网络等方法。这些算法虽然有可能找到全局最优解,但搜索过程往往需要花费很长的时间。

如上所述,如果把射野方向离散化,优化射野方向的问题就变换为射野方向的选择问题,即从射野候选池中选择规定射野数目的最佳射野方向组合,并确定相应的射野权重,对于这类问题,应建立组合优化算法。我们用二进制变量表示射野方向,连续变量表示射野权重,建立一个混合整数线性规划算法(mixed integer linear programming,MILP)。这种算法的问题可以很方便地用经典的 MILP 程序求解,我们使用的优化程序是开源的 GLPK(http://www.gnu.org/software/glpk/glpk.html)。下面展开介绍建立的算法。

设射野候选池共有 N 个候选射野方向。为了保证治疗效率,要求从中挑选不超过 n 个射野用于患者治疗。这个要求可以表示为优化问题的一个约束条件(式 12-8-40):

$$\sum_{i=1}^{N} b_i \leqslant n \qquad (式\ 12\text{-}8\text{-}40)$$

式 12-8-40 中 b_i 为二进制变量,取值为 0 或者 1;只有 b_i 等于 1 的射野方向才出现在最终的射野组合中。

另外,优化问题还要包括其他一些临床相关的约束条件,包括靶区剂量均匀性要求和危及器官(OAR)剂量约束。靶区剂量均匀性要求可以表示为式 12-8-41。

$$L \cdot PD_T \leqslant D_{T,j} \leqslant U \cdot PD_{Tj} \qquad j=1,2,\cdots,M_T \qquad (式\ 12\text{-}8\text{-}41)$$

式 12-8-41 中 L 和 U 分别是靶区剂量变化的上限和下限的百分比;PD_T 为肿瘤的处方剂量;$D_{T,j}$ 是靶区中第 j 个剂量约束点所接受的总剂量;M_T 是靶区中剂量约束点的数目。

$D_{T,j}$ 可以用如下方程(式 12-8-42)表示:

$$D_{T,j} = \sum_{i=1}^{N} b_i \cdot w_i \cdot d_{T,ij} \qquad (式\ 12\text{-}8\text{-}42)$$

式 12-8-42 中 $d_{T,ij}$ 表示第 i 个照射野给靶区中第 j 个剂量约束点的剂量;w_i 为第 i 个照射野的射野权重。

w_i 的取值范围从 0 到一个代表射野权重上限的正数,此取值范围也是优化问题的一个约束条件(式 12-8-43):

$$0 \leqslant w_i \leqslant WL, i=1,2,\cdots,N \qquad (式\ 12\text{-}8\text{-}43)$$

这里 WL 表示射野权重的上限。本文中,WL 的值取为 1。

把方程(式 12-8-42)代入公式(式 12-8-41),可以得到如下方程(式 12-8-44):

$$L \cdot PD_T \leqslant \sum_{i=1}^{N} b_i \cdot w_i \cdot d_{T,ij} \leqslant U \cdot PD_{Tj} \qquad j=1,2,\cdots,M_T \qquad (式\ 12\text{-}8\text{-}44)$$

所有 OAR 受到的剂量上限可以表示为如下(式 12-8-45)约束:

$$D_j^k = \sum_{i=1}^N b_i \cdot w_i \cdot d_{ij}^k \leqslant DL_k, j=1, \cdots, M_k, k=1, \cdots, K \qquad (式 12-8-45)$$

其中 D_j^k 为第 k 个 OAR 中第 j 个剂量约束点所接收的总剂量;DL_k 为第 k 个 OAR 的剂量上限;M_k 为第 k 个 OAR 中剂量约束点的数目;K 为 OAR 的数目。

除了约束条件,还要定义优化问题的目标函数。我们将目标函数定义为最小化所有 OAR 所受到的剂量的加权平均值(式 12-8-46)。

$$\sum_{k=1}^K \sum_{j=1}^{M_k} \sum_{i=1}^N P_k \cdot b_i \cdot w_i \cdot d_{ij}^k / M_k \qquad (式 12-8-46)$$

式 12-8-46 中 P_k 为第 k 个 OAR 的惩罚因子(penalty factor)。

式 12-8-40 和式 12-8-43~式 12-8-46 组成了一个完整的优化问题。由于方程中出现了二进制变量和权重的乘积 $b_i \cdot w_i$,此优化问题是一个混合整数非线性规划问题(MINLP)。求解 MINLP 问题非常困难,不能在临床可以接受的时间内求解找出一个有几百个整数变量问题的最优解。为了加快求解速度和保证解的质量,我们将式 12-8-43 改写为下面的式 12-8-47,则式 12-8-42、式 12-8-44 和式 12-8-45 中的乘积 $b_i \cdot w_i$ 就可以用 w_i 代替,这样上面的混合整数非线性规划问题转化为一个混合整数线性规划问题,就可以利用 MILP 求解软件快速求解。

$$0 \leqslant w_i \leqslant b_i \cdot WL \qquad (式 12-8-47)$$

上面建立的 MILP 优化算法不仅可以应用于适形放疗,也可以适用于调强放疗。用于调强放疗时,候选的射野方向数目可能会比适形放疗的候选射野方向多一些,原因在于准备用于 IMRT 的候选射野方向时没有必要避开耐受剂量低的危及器官。并且 IMRT 射野中强度不规则变化,优化问题中的连续变量数目和适形放疗相比,会大大增加。另外,靶区和危及器官中约束点的数目也会增加。尽管如此,MILP 问题的复杂程度主要取决于整数变量的数目,应用于 IMRT 时问题的求解难度没有显著增加。

(戴建荣)

第九节　调强放疗计划优化算法

调强放疗计划优化的目的是产生加速器可实施的机器参数,比如机架的角度,多叶准直器(MLC)的叶片在不同机架角度的位置和跳数(monitor unit)。在计划实施过程中通过机架的旋转和 MLC 的移动在不同的射野方向上对射束进行强度调制,使得射束能量在患者体内的累计剂量分布达到最优。和三维适形放疗的情况类似,临床实践中机架角的个数和方向一般由计划物理师根据经验确定,业界也已开展不少射野角度优化相关的研究;建立的算法也可分为启发式和整体优化两类。

在机架角度确定的前提下,计划优化的参数主要包括射束的注量或 MLC 孔径的形状。根据目标函数所求解的变量类型,可以将优化算法大致分为两类,一类是注量图优化算法(fluence map optimization, FMO),另一类是直接孔径优化算法(direct aperture optimization, DAO)。第一类算法将每个机架角度的注量图(fluence map)作为变量进行求解。在得到的注量图基础上进一步分解成若干子野,最终产生能在机器上实施的 MLC 叶片序列。第二类算法假设射野可以分解成不同形状的

MLC 孔径（aperture），将其以及权重作为变量进行求解，得到的结果可以直接在机器上实施。这两类方法各有优缺点，FMO 出现得较早，普遍为商业放疗计划系统采用。DAO 方法出现较晚，计划的执行效率较高，逐渐成为计划优化的主流。

本节首先介绍角度优化算法，主要考虑将射束角度作为独立的变量进行优化。在射束角度确定的基础上，进行射束注量图参数的优化，主要介绍注量优化的参数定义和模型建立。最后介绍孔径优化算法，其回避了子野部分过程，大大简化了优化流程，可以更有效地将机器约束集成到计划优化中。

一、角度优化算法

角度优化问题假设所有空间角度都是可选角度，通过限定最大角度个数，从所有组合中选择最优的角度组合。相关的研究表明，对于共面计划而言，最优角度组合倾向于 $0\sim2\pi$ 间的均匀布野，然而对于器官间不规则的空间分布，均与布野有一定的缺陷。一般而言，BAO 的优化算法可以分成两大类。第一类启发式算法将 BAO 独立于 FMO/DAO，根据先验知识对所有候选角度打分，选择分数最高的若干角度用于下一阶段的调强优化。该类方法效率较高但缺乏整体的最优性。第二类整体优化算法将 BAO 集成到 FMO/DAO 的优化中，同步优化角度和注量图/孔径。由于增加了变量的类型和个数，解空间变得复杂，往往需要借助随机优化方法求解，需要耗费大量时间。第二类优化方法与前一节介绍的用于适形放疗的整体优化算法类似，在此不再介绍。

在此主要介绍第一类优化方法，即通过评分方式选择最优角度组合。在已发表的文献中，为了对不同的角度进行评分，开发了各种度量标准，包括：基于熵和傅里叶变换的度量，基于最大角度间隔和最小非靶区照射的度量，基于射束方向视图的度量，以及基于覆盖的感兴趣区（covered region of interest，CROI）的度量等。这些度量标准从不同方面考察了射野角度的优良性，但没有哪个标准可以是最全面的。在此我们选择比较有代表性的度量标准——CROI，展开介绍。

CROI 定义为当射野的孔径形状适形于靶区时，其所能覆盖的 ROI（包括靶区、危及器官、正常组织）的体积。如图 12-9-1 所示，当射野孔径形状完全适形于靶区后，ROI 与射束重叠的部分即是 CROI。在计算 CROI 时不仅要考虑其被覆盖的体积，还要考虑其与射线源的距离。因此，在对所有被覆盖的 ROI 体素进行计数时，还计算该体素与源的距离倒数，并用该倒数对计数进行加权。这样得到的 CROI 不仅代表 ROI 被照射的范围，而且体现其可能被照射的频率。如图 12-9-1 所示，针对三类 ROI 分别计算 $\mathrm{CROI_{TV}}(n)$、$\mathrm{CROI_{CO}}(n)$、$\mathrm{CROI_{NT}}(n)$，其中 n 代表第 n 个射野角度，TV、CO 和 NT 分别代表靶区、危及器官和其他正常组织。为了表征所有 ROI 的综合评分，还需综合 CROI（general CROI，GCORI），该指数定义如下（式 12-9-1）：

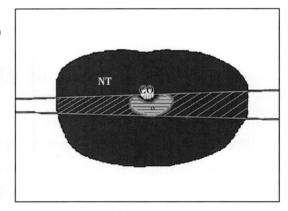

▤ 射野和靶区（TV）的重叠区域

▥ 射野和危及器官（CO）的重叠区域

▨ 射野和正常组织（NT）的重叠区域

图 12-9-1　覆盖的感兴趣区（CROI）的示意

三类感兴趣区（ROI）对应的 CROI 由不同纹理的阴影区表示。TV. 靶区；CO. 危及器官；NT. 正常组织。

$$GCROI(n) = \frac{CROI_{TV}(n) - CROI_{CO}(n) - CROI_{NT}(n)}{CROI_{TV} + CROI_{CO}(n) + CROI_{NT}(n)} \qquad \text{(式 12-9-1)}$$

在实际使用中,除了针对某类 ROI 或某类器官可以单独计算 CROI 系数,还可以计算所有 ROI 的 GCROI。如图 12-9-2 所示为一个临床病例的 CROI 在 0~360° 范围的分布,三类 ROI 对应的 CROI 值分别用不同的符号表示。该患者采用 11 野的 IMRT 治疗,计划物理师根据经验选择的角度用 A 表示,通过 GCROI 评分自动选择的角度用 B 表示。可以看到两个计划选择的角度有部分重合,自动选择的角度更倾向于对正常组织的保护。

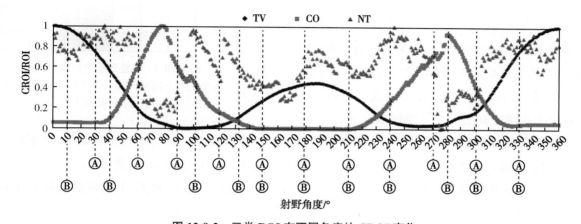

图 12-9-2　三类 ROI 在不同角度的 CROI 变化

A. 计划物理师根据经验选择的角度;B. 通过 CROI 评分自动选择的角度;ROI. 感兴趣区;
CROI. 覆盖的感兴趣区;TV. 靶区;CO. 危及器官;NT. 正常组织。

上述的方法除了可以应用于共面调强计划的角度优化,还可以应用于非共面调强或适形计划的角度优化。区别于共面调强计划优化,非共面计划优化涉及更大范围的角度搜索,通常称为 4π 空间。同时非共面计划的角度优化还要考虑实际实施过程中可能出现的空间限制以及碰撞等问题,其需考虑的变量和其他因素远远大于常规共面计划。近期发布的新加速器除了支持非共面静态调强技术,还支持非共面旋转调强技术,这就更加增加了非共面 BAO 问题的复杂度,这也是目前 BAO 领域的一个新的研究热点。由于非共面角度优化涉及多个领域和治疗技术以及问题的复杂性,在此不做详述。

在实际计划设计过程中,计划物理师的经验对于 BAO 算法的设计至关重要,其中包括度量标准和目标评估的建立。然而大部分的人类知识难以量化,这就需要通过某种自动的方法从已有的计划中自动提取人类的经验知识。人工智能中的机器学习方法可以很好地解决这个问题,已有的研究将人工神经网络用于建立 ROI 与射野角度的关系模型,通过人工神经网络预测角度评分,从而实现自动角度选择。此外,计划物理师对于角度的选择也是一个 "trial-and-error" 的反复修改过程,通过机器学习方法中的模糊推理可以很好地模拟这个过程,实现类似人类的推理。近期提出了不少先进的机器学习方法包括森林回归和深度学习,不断推进该领域的科研创新。

二、基于注量的优化算法

自从 1988 年 Brahme 提出第一个基于注量的优化算法(FMO)以来,该领域经历了爆发式的增长,各类算法层出不穷,直到现在还不断有新的方法提出。注量图可以简单理解成一个二维等尺寸网格,如图 12-9-3 所示。网格的每个元素代表一个正方形截面的笔形束,网格的灰度值代表笔形束的强度或注量。每个正方形网格被称为一个射线束单元(bixel)。在单个射线单元大小确定的前提下,其个数还取决于机架角度和靶区的形状等因素。假定注量图由非负连续函数 $I_k(x,y)$ 代表,其可由离散二维矩阵 $I_k(x_i,y_j)$ 逼近,这里 k 代表机架角度的序号。通过离散化,每个射束可以分割成若干 bixels,每个 bixel 对应一个子射束(beamlets)。

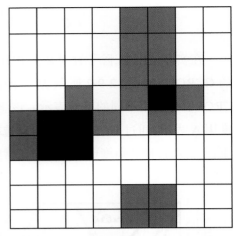

图 12-9-3　注量图和笔形束的关系
每个正方形网格代表一个笔形束,网格的灰度代表笔形束的注量。

为了方便问题求解,二维向量 $I_k(x,y)$ 一般表示成一维向量的 $x_n(n=1,……N)$,其中 N 为所有子射束的总数。此外,三维体数据也需要进行离散化,即将 CT 图像通过规则三维网格分割成若干单位正方体或体素(voxel)。每个体素对应于三维空间的一个点坐标 $V(x_i,y_j,z_k)\in R^3$。为了方便问题求解,三维向量 $V(x_i,y_j,z_k)$ 一般表示成一维向量的形式 $V_m(m=1,……M)$,其中 M 为所有 voxel 的总个数。对于靶区,危及器官和其他正常组织,分别标记对应的 voxel 为 V_T、V_c 和 V_h。三类体素的个数分别为 M_T、M_c 和 M_h,其总和等于 M。对于三类体素 V_T、V_c 和 V_h,其对应的剂量也分别标记为 D_T、D_c 和 D_h。

在以上定义的基础上,标准的 IMRT 剂量计算模型为(式 12-9-2):

$$d_i = \sum_{j=1}^N a_{ij} x_j \qquad\qquad (式 12-9-2)$$

其中 d_i 为第 i 个体素处的吸收剂量,x_j 为第 j 个子射束的注量,a_{ij} 为 j 个子射束的单位注量在第 i 个体素处所沉积的剂量,称为剂量沉积系数。全部体素和射束单元对应的 a_{ij} 构成矩阵 $A\in R^{m\times n}$,也称为核矩阵(kernel matrix),该矩阵可以在优化前预先计算好。图 12-9-4 展示了 a_{ij} 是如何把射野子射束和患者体内的体素关联起来的。由此剂量计算可以表达成矩阵的形式(式 12-9-3):

$$d_i = Ax, x\in R^+ \qquad\qquad (式 12-9-3)$$

在矩阵 d 和 A 都已知的前提下如何求解 x 就是 FMO 的优化问题。通过核矩阵计算剂量分布只是一种近似方法,通过蒙特卡罗采样技术可以更精确地计算剂量分布,然而该方法受限于较长的计算时间。在一些商业计划系统中剂量计算往往采用多级精度策略。在优化的早期由于不需要较高的剂量计算精度,计算采用低精度和近似的计算方法。而当优化晚期,目标函数逐渐收敛至稳定解,剂量计算采用高精度的计算方法。

近年来针对 FMO 问题提出了大量的求解方法,分为确定性方法和随机性方法。确定性方法主要指基于梯度的方法,也称为最陡下降法。该类方法收敛速度快但容易陷入局部极小点。最大熵和最大似然法也属于确定性

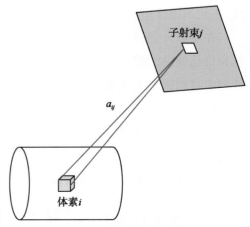

图 12-9-4　子射束和体素的关系
a_{ij} 为 j 个子射束的单位注量在第 i 个体素处所沉积的剂量,称为剂量沉积系数。

方法,该类方法趋向于得到使得剂量分布更加平滑的解。线性规划法也可用于求解 FMO 问题,该类方法收敛速度快,不易陷入局部极小点,但受限于线性目标函数和约束条件。对于大部分非线性的目标函数及约束条件,该方法必须经过一定的转换才能使用,极大地降低了优化的效率。随机性方法主要指随机迭代类方法,即在每次迭代内通过一定的概率选择下一个优化方向,使得优化解不易落入局部极小点。最广泛应用的随机优化法为模拟退火算法,该方法不易落入局部极小点但收敛速度极慢。另一种方法是遗传算法,该方法模拟自然演化过程中基因更迭过程,通过复制改变部分基因产生大量新的基因,在其中获得最大满意度的基因得以保留。该方法可以有效避免局部最小点,但由于需要计算大量的复制基因,因此优化效率很低。

传统的调强优化只涉及单个优化目标,而在实践中有可能存在多个相互竞争的目标,彼此间各有优缺点,这就需要提供多目标优化的工具。最近提出的多标准优化(multi-criteria optimization,MCO)可以很好地解决这个问题。MCO 采用 Pareto 导航技术将计划的多样性以及最优计划的识别同步进行处理。该技术采用"选择"和"限制"两个导航机制。前者产生多个期望计划,后者排除不期望的计划。该方法预先产生一系列计划,通过近似计算提高这些计划的生成效率。用户可以直接对这些计划进行评分反馈,再调整参数产生新的计划包,对原有的计划进行反复调整直到满足预设要求。区别于传统的放疗计划优化,MCO 处理的不仅仅是一个计划,而是一组性能上彼此竞争的计划,这样更能为用户提供更优的解决方案。目前该方法不仅仅限于常规 IMRT,更拓展到其他放疗技术,比如 VMAT。

FMO 得到的注量图不能直接用于计划实施,需要通过子野分割算法将该注量图转化为可以在机器上实施的 MLC 叶片序列。针对不同的 MLC 实施方式——静态模式或动态模式,可以将注量图分解成不同的叶片序列。采用静态模式,注量图由一系列固定位置的 MLC 叶片形成的子野叠加产生。在出束过程中,MLC 的叶片停留在固定的位置。静态模式的好处是剂量实施精度较高,容易验证,控制相对容易。采用动态模式,注量图由一系列连续运动的 MLC 叶片形成的子野叠加产生。在出束过程中,MLC 的叶片始终保持移动状态,一般从 MLC 的一侧窗口滑向另一侧。动态模式的优点是计划执行效率高,但剂量跌落速度比静态模式慢,不利于正常组织保护,并且叶片运动控制更复杂。无论哪种 MLC 实施模式,注量图都需要分解成若干子野或 MLC 叶片位置,需要用到子野分割算法或者叶片排序算法。关于子野分割算法或者叶片排序算法在第八章第二节有详细的介绍。

三、直接孔径优化算法

由于 FMO 方法中需要子野分割产生可在机器上实施的叶片序列,带来诸多不便。因此有人提出直接优化射野孔径而不是射野的注量图,这样可以跳过子野分割这一步。Tervo 等人最早提出了一种将 MLC 的约束融入逆向调强优化的算法。该方法满足了 MLC 形状和移动的可行性,同时满足治疗计划的处方剂量的要求。在不考虑机头以及叶片散射漏射等复杂情况下,子野在某个时间点的某个位置处的剂量可以表达如下(式 12-9-4):

$$\Psi_0 \int_0^{T_i} \left(H(a_{li}(t) - u_1) - H(b_{li}(t) - u_1) \right) dt = \Psi_{li}(u_1), u_1 \in U_i \qquad \text{(式 12-9-4)}$$

$$H(x) = \begin{cases} 1, x \geqslant 0 \\ 0, x < 0 \end{cases}$$

其中，H 是阶跃函数（heaviside function）。$l=1$，……L 是子野的序号，$i=1$，……N 是叶片的序号。$a_{li}(t)$ 和 $b_{li}(t)$ 代表第 i 叶片边缘 A_i 和 B_i 在时刻 $t\in[0,T_i]$ 位置。Ψ_0 是 MLC 上单位时间单位面积的注量，$\Psi_{li}(u_1)$ 是第 i 对叶片第 l 子野在位置 u_1 贡献的注量。U_i 是沿 u_1 方向的第 i 叶片所对应的条状区域，其长度为叶片最大运动距离，其宽度为叶片宽度。如果通过笔形束模型对辐射在三维空间的点进行建模，那么可以得到如下公式（式 12-9-5）：

$$D(x)=\sum_{l=1}^{L}\sum_{i=1}^{N}\int_{U_i}h_l(x,u)\,\Psi_{li}(u_1)\,du,x\in V \qquad (\text{式 12-9-5})$$

其中，x 是三维空间 V 中的某个点，$h_l(x,u)$ 是第 l 子野的位置处对点 x 的权重。

最终得到的包含叶片位置和权重的剂量分布表达式如下（式 12-9-6）：

$$D(x)=\Psi_0\sum_{l=1}^{L}\sum_{i=1}^{N}\int_{U_i}\int_{0}^{T_l}h_l(x,u)\,(H(a_{li}(t)-u_1)-H(b_{li}(t)-u_1))\,dt\,du \qquad (\text{式 12-9-6})$$

由于该问题的非线性特征，如果不能选择较好的初始值，通过传统的梯度或迭代优化算法往往得不到最优解，甚至无法得到可行解。

因此随机优化算法逐渐被得到关注。针对静态野的 DAO 方法最早由 Shepard 等人提出。其采用模拟退火算法进行优化，大体步骤如图 12-9-5 所示。优化的输入参数为射野角度和其最大孔径个数，优化的输出为孔径形状以及孔径的强度。对应不同角度的笔形束由程序预先计算，细节在下面介绍。初始的孔径形状设置为靶区在该角度方向的 BEV 视图。优化的目标函数定义为（式 12-9-7）：

$$min\sum_{m}\theta_m\sum_{i\in m}(d_i^d-d_i^p)^2 \qquad (\text{式 12-9-7})$$

其中 m 为解剖结构序号，θ_m 为其对应的权重，i 为体素的序号。d_i^d 为 i 点处的计算剂量值。对于靶区，d_i^p 为 i 点处的处方剂量值。对于危及器官和正常组织，d_i^p 为 i 点处的容忍剂量值。

优化过程先行计算在初始设置下的目标函数值，然后算法遍历修改所有的变量，这些变量包括：每个孔径的叶片位置和每个孔径的权重。对变量的修改的大小由对高斯分布的采样得到，该高斯分布的定义如下（式 12-9-8）：

$$\sigma=1+(A-1)\,e^{-\log(n_{succ}+1)/T_0^{prob}} \qquad (\text{式 12-9-8})$$

其中 A 是初始宽度，T_0^{prob} 是冷却的速率。n_{succ} 为成功修改的次数，即如果某次修改导致目标函数值减小或者以一定概率接受目标函数值的增加，则该数值增加。如果 n_{succ} 达到了预设的上限，则优化过程停止。

如果对叶片位置的修改违反了 MLC 的机械限制，则该修改将被拒绝。否则，该修改被接受，重新计算新的剂量分布和目标函数值。如果目标函数值增加，则该修改以一定的概率被接受。该概率取决于玻尔兹曼模拟退火原则，如下所示（式 12-9-9）：

$$P=2B\frac{1}{1+e^{\log(n_{succ}+1)/T_0^{prob}}} \qquad (\text{式 12-9-9})$$

其中 B 是初始概率，T_0^{prob} 和 n_{succ} 定义如上。

如果目标函数值减小，则该修改被接受。如果计划的收敛条件满足，则优化停止，输出计划进行下一步的临床评估。

DAO 算法采用笔形束剂量计算方法，笔形束的剂量分布预先由基于蒙特卡罗的算法产生。一般采用 EGS4/BEAM 蒙特卡罗系统作为笔形束计算引擎。BEAM 程序产生 MLC 层面的相空间文件,该文件作为另一个程序 DOSXYZ 的输入用于计算笔形束在三维 CT 图像空间的剂量分布。在优化开始前,预先计算不同角度的笔形束剂量,这些笔形束覆盖所有的可行角度以及每个角度最大的可行孔径形状。在优化过程中,每次一对叶片位置的调整都将涉及部分笔形束的屏蔽或开放,从而影响总的剂量分布。

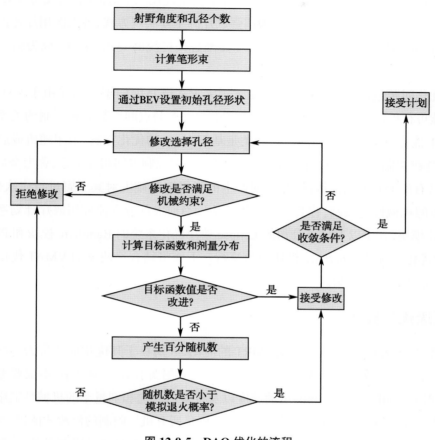

图 12-9-5　DAO 优化的流程

早期 DAO 研究仅限于静态调强野的优化,随着放疗技术的不断发展,DAO 逐渐应用到动态调强野、旋转调强放疗(intensity modulated arc therapy,IMAT)等技术中。特别是在目前方兴正艾的容积旋转调强放疗中,DAO 技术得到了极大的发展,采用各种计算加速方法,其优化效率得以大大提高,已经成功地在商业计划系统得以实现。当然,相对 FMO 而言,DAO 仍比较耗时,DAO 在计算效率上和 FMO 仍有一定的差距。随着优化和计算技术的不断完善,随机优化方法已取得很大的改进,目前在多个商业放疗计划系统中也实现了该方法。

（阎　辉）

第十节　容积旋转调强优化算法

容积旋转调强(volumetric modulated arc therapy,VMAT)是近期开发的一种新型调强放疗技术,较常规固定角度 IMRT 技术而言,VMAT 在计划实施过程中保持 MLC 叶片位置、剂量率和机架角的同步变化,以极短的时间和较少的机器跳数实施高质量的调强放疗计划。在 VMAT 出现之前曾经出现过类似的旋转调强放疗(IMAT)技术。IMAT 采用 DAO 方法结合随机模拟退火技术优化治疗计划,但是,当时受计算机硬件条件限制,迭代收敛速度慢,该技术未能在临床推广应用。直到 2008 年 Otto 提出了全新的迭代优化方法,较好地解决了优化效率低的问题,使得 VMAT 技术在临床上得以广泛开展。当前 VMAT 已经成为调强放疗的主要实现方式,各大医用加速器厂商加大了对 VMAT 技术的硬件和软件支持,使得该技术逐渐替代传统的 IMRT 技术,成为新一代调强放疗的标准。

　　VMAT 优化问题包括的参数种类和数量远远大于常规 IMRT 问题,这是由于 VMAT 不仅需要考虑所有连续可行控制点相关的参数,还需要考虑相邻控制点间参数的相互制约关系。目前提出的各种 VMAT 优化方法大致分为两类。一类是基于 DAO 的优化方法,采用随机或启发式搜索技术,直接求解连续控制点的 MLC 叶片序列,同时考虑相邻控制点间相互关系,称为全局优化法。另一类是基于已有的 IMRT 优化算法,在先期产生的注量图基础上对其子野进行二次优化,同时考虑相邻控制点间机械性能限制,称其为分段优化法。当前大部分主流商用放疗计划系统都有各自的 VMAT 优化模块,其中以 Varian 公司的 Eclipse 放疗优化系统的 RapidArc 模块和 Philips 公司的 Pinnacle 放疗优化系统的 SmartArc 模块较为流行。下面将结合这两家的 VMAT 优化模块分别对全局法和分段法加以详细介绍。

一、逐级优化算法

　　全局 VMAT 优化方法类似 DAO 在 IMRT 的应用,区别在于其优化的变量为连续角度的射野孔径和权重,而不是少数的几个固定角度。在每一次对射野孔径的调整中,不仅要考虑孔径的形状,还要考虑叶片在相邻控制点间的运动速度以及机架的转速和剂量率的机械性能限制。这些约束条件在每次叶片位置调整后都要进行一次评估,满足所有机械限制的修改才能被接受,否则放弃该修改,继续寻找下一个可行的修改。除了考虑计划实施中的各种机械限制条件外,随机优化算法的效率也是要考虑的另一个因素。这是因为 VMAT 所涉及的变量搜索空间巨大,如果不采用有效的优化策略,将无法在临床给定的时间范围内得到最优解。为了解决上述问题,Otto 提出了 VMAT 优化的逐级采样策略(progressive resolution optimizer,PRO),该方法如图 12-10-1 所示。

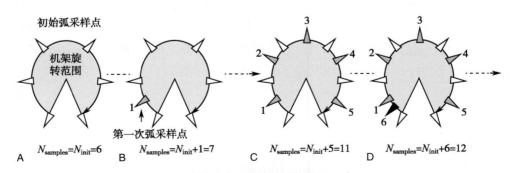

图 12-10-1　PRO 逐级采样角度示意

A. 初始的采样点位置及总采样点个数;B. 第一次增加的采样点位置及总采样点个数;C. 第五次增加的采样点位置及总采样点个数;D. 第六次增加的采样点位置及总采样点个数;$N_{samples}$. 总采样点个数;N_{init} 为初始采样点个数。

　　在优化的初级阶段,PRO 对机架角度进行较大间距的采样,如图 12-10-1A 所示在 0~360° 范围内等间距地选择少量角度进行孔径和权重的优化。经过一定次数的迭代后,增加新的角度进一步优化,新的角度位于已有角度的中间位置如图 12-10-1B 所示。新角度的孔径位置由相邻前后两个角度的孔径位置线性插值生成。该处控制点的 MU 权重由相邻前后两个角度的权重插值得到,同时相邻角度的权重适当减少以平衡新加入角度的权重,具体调整如下(式 12-10-1~ 式 12-10-3):

$$MU_{new}(S) = \frac{MU_{old}(S-1)}{3} + \frac{MU_{old}(S+1)}{4} \quad (式\ 12\text{-}10\text{-}1)$$

$$MU_{new}(S-1) = \frac{2MU_{old}(S-1)}{3} \quad (式\ 12\text{-}10\text{-}2)$$

$$MU_{new}(S+1) = \frac{3MU_{old}(S+1)}{4} \quad (式\ 12\text{-}10\text{-}3)$$

其中 MU_{new} 和 MU_{old} 是控制点的新 MU 和旧 MU,S 是角度对应的控制点的序号。

随着优化进行,新的角度不断加入如图 12-10-1C 所示。新的角度加密了已有的角度间隔,并均匀覆盖整个 0~360° 范围。当某个阶段角度添加结束后,PRO 对所有角度进行孔径和权重的重新优化。在一定次数优化迭代后,在已有角度基础上进行下一轮的角度加密如图 12-10-1D 所示。这样的角度采样循环一直进行下去,当达到最终要求的角度间隔后,进行最后一个阶段的迭代优化,其结果就是最终的子野形状和 MLC 叶片序列。采用逐级采样策略的好处是,在优化初期由于角度较少,优化的效率较高,随着角度间隔的减小,参数空间逐渐被已优化角度参数压缩,即使新增角度数目不断增加,其优化时间并没有很大的增加,从而保证优化整体效率的提升。实践证明,随着新角度的加入和优化的不断进行,计划的质量不断提高,当角度间隔缩小至一定范围后,计划提高的幅度变小,再增加更多的角度无益于计划质量的提升。

第一代 Eclipse 系统的 RapidArc(PRO2)模块基本实现的是 Otto 早期论文的工作,全弧分成 177 个控制点,控制点间隔 2°。如图 12-10-2 所示,PRO2 全部优化分成 5 个阶段,初始角度间隔 36°,每个阶段角度间隔逐次减半。在每次迭代中采用简化多分辨率笔形束剂量算法,同时考虑患者体内的密度非均质性。

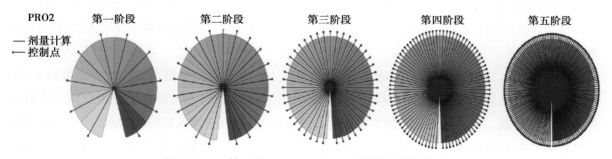

图 12-10-2　第一代 RapidArc(PRO2)模块的优化流程

第二代 RapidArc(PRO3)采用四阶段分级优化,角度间隔从初始的 18° 逐级减小到 2°。区别于 PRO2,PRO3 采用基于扇区的优化策略,如图 12-10-3 所示。每个扇区内的控制点共享同一注量图,其假设所有控制点的注量总和位于扇区中心位置。随着优化的进行,扇区不断被分割,扇区的面积不断减小,每个扇区内的控制点数目也相应减小,这样共享同一注量图的控制点也不断减小。在每次迭代中,随机选取多个扇区(缺省是 8 个)内的控制点进行优化。产生的优化注量图被转化为叶片序列,从中选择最优扇区组合使得目标函数降低幅度最大,对被选中的扇区内控制点进行叶片位置调整,并作为下一次优化的初始值。区别于PRO2,PRO3从开始阶段就对所有控制点进行优化,这样可以较早地得到剂量分布的大致轮廓,避免了由于控制点的不足,在优化的早期阶段计算出的剂量分布相对最优剂量分布偏差较大。此外,由于限制每个扇区内的控制点叶片形状保持一致,进一步减少了优化参数的自由度,大大缩短了优化时间。

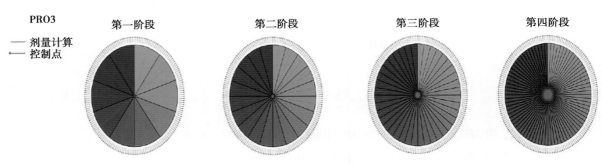

图 12-10-3　第二代 RapidArc(PRO3)模块的优化流程

第三代 RapidArc(PRO4)采用类似 PRO3 的优化策略,仍旧是分级多分辨角度采样。新增加了统一的优化框架,使得基于 IMRT 和 VMAT 的优化可以在同一个用户界面下进行。剂量的优化采用网格(GRID)方式,而不是点云(POINT CLOUD)的方式提高了计算精度和效率。此外,新增的 Acuro XB 算法用于精确计算中间阶段和最终阶段的剂量分布。Acuro XB 提供了快速近似蒙特卡罗计算引擎,通过显式求解线性玻尔兹曼传导方程(LBTE),精确模拟非均质对剂量分布的影响,可以将非均质导致的剂量计算误差减至最小。

二、分段优化算法

分段 VMAT 优化算法采用类似 FMO 在 IMRT 的应用,即先生成注量图,然后再将其分解成MLC 叶片序列。由于要考虑相邻角度间的叶片运动限制以及机架转速和剂量率限制,其子野分解问题相对复杂。然而,如果在注量图优化中适当考虑叶片运动的约束,其子野优化效率也可以大幅提高。Pinnacle 放疗计划系统的 SmartArc 模块采用两阶段优化方法,第一阶段通过优化得到注量图并将其转换成若干子野,第二阶段优化将子野转换成 MLC 叶片序列,具体实现步骤如图 12-10-4所示。

首先确定弧参数,比如弧长和床角等,在此基础上产生初始的射野形状。然后调用 FMO 计算这些射野的注量图,进而转化成若干子野(每个角度保留 2 个子野),转化后的子野均匀分布到相邻等距控制点。为了达到最终的角度密度,在已有的控制点间加入新的控制点,其子野由相邻已知控制点的子野插值产生。然后将所有控制点的子野输入到机器参数优化(machine parameter optimization,MPO)算法中,通过该算法产生满足剂量约束、叶片运动、剂量率、机架速度等条件的MLC 叶片序列。最后采用卷积剂量计算和子野加权优化矫正在笔形束计算中导致的误差。最终结果为可以在加速器上实施的 VMAT 计划。

VMAT 的优化时间取决于控制点的个数,控制点个数越多初始解越靠近最优解,然而计算量也成比例增加。为了减少优化时间,开始阶段只选择少量的角度。角度的选择需要多方面折中,角度间隔增大提供了叶片更大的移动空间,然而限制了注量图强度的多样性,易于导致较大的初始偏差。通过实验分析，初始阶段采用24°角度间隔认为是比较合理的折中方案。初始射野形状采用靶区投影到MLC平面的BEV视图，再通过基于梯度的FMO算法得到射野注量图。优化的射野注量图通过基于滑窗技术的子野分割算法转化成等距的子野，根据注量图的复杂度分割成2~4个子野。采用滑窗技术主要考虑其可动态地从一个子野转换到另一个子野。通过实验发现2个子野足够代表原始注量图的主要组成，而且子野间的叶片移动距离在容许范围。采用多于2个子野易于导致大的形状变化而且叶片移动距离往往超过容许范围。采用1个子野不能提供足够的注量图复杂度。

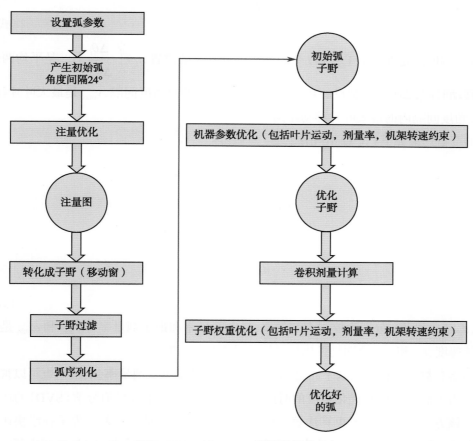

图 12-10-4　SmartArc 模块的优化流程

在初始控制点的注量图子野的基础上，其相邻的控制点的子野将逐级产生，该过程如图12-10-5所示。首先产生和初始控制点间隔8°的相邻控制点的子野，这些点在图12-10-5用绿色交叉符号所示，初始控制点用绿色圆圈表示。将初始控制点分解的子野中的第2和第3子野分别分配给与其间隔8°的左右两个控制点（16°和32°，40°和56°），并将第1个子野舍弃。这样的做法主要是考虑叶片在相邻控制点间的移动最小。初始控制点的子野由相邻的两个8°间隔的控制点子野插值产生，这些控制点（24°和48°）在图12-10-5中以绿色圆圈符号表示。为了提高剂量计算的精度，最终需要产生4°间隔的所有控制

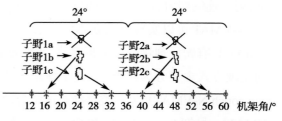

图 12-10-5　SmartArc 模块的子野过滤和分解示意

点,这就需要在已有的 8° 间隔的控制点间再次插入新的控制点,如图 12-10-5 中红色圆圈符号表示的控制点(12°,20°,28°,36°,44°,52°,60°)。为了节省优化时间以及叶片在连续控制点间的平滑移动,这些控制点的子野不由机器参数优化算法产生,而是在计算剂量和梯度前通过插值产生。这样产生的子野并不是最终的子野,还需要经过进一步的处理得到满足机器机械限制条件的叶片序列。

在确定子野形状后,有关计划实施的机器参数(包括叶片位置、执行时间、控制点剂量率等)将通过基于梯度的迭代优化算法 MPO 进一步优化。在此过程中,基于剂量 - 体积的目标函数将受限于若干机械相关的约束,其中显式的线性约束如下(式 12-10-4 和式 12-10-5)。

$$[\,l_{i+1,k}-l_{i,k}\,]\leq[\,v_{max}t_i\,] \qquad (式\ 12\text{-}10\text{-}4)$$

$$[\,l_{i+1,k}-l_{i,k}\,]\leq[\,\delta_{max}\Delta\theta_i\,] \qquad (式\ 12\text{-}10\text{-}5)$$

其中 $l_{i+1,k}$ 和 $l_{i,k}$ 是在第 $i+1$ 和第 i 个控制点的叶片 k 的位置,$t_i=\left(\dfrac{\Delta\theta_i}{\Delta\theta_{arc}}\right)t_{arc}$ 是平均两个相邻控制点间的移动时间,$\Delta\theta_i$ 是控制点的角度间隔,$\Delta\theta_{arc}$ 是弧的总角度间隔,v_{max} 是最大叶片移动速度,δ_{max} 是单位角度间隔内的最大叶片移动距离。

显式的变量约束如下(式 12-10-6):

$$d_i \leq d_{max}$$

$$d_i \geq d_{min}$$

$$t_{arc} \geq \frac{\Delta\theta_i}{\omega_{max}}$$

$$t_{arc} \leq \frac{\Delta\theta_i}{\omega_{min}}$$

$$t_{arc} \leq t_{max} \qquad (式\ 12\text{-}10\text{-}6)$$

其中,d_i、d_{max} 和 d_{min} 分别为控制点剂量率、最大剂量率和最小剂量率。ω_{max} 和 ω_{min} 是最大和最小机架旋转速度,t_{arc} 和 t_{max} 分别是弧执行时间和最大弧执行时间。

基于机器参数的优化可以基于固定剂量率,也可以基于可变剂量率,剂量率也可以被离散成若干固定值。为了满足临床对优化速度的时间要求,这里采用基于奇异值分解(SVD)的快速笔形束剂量算法。该方法比常规笔形束算法效率更高,但也有一定的精度误差。为了补偿快速笔形束导致的潜在误差,通过基于卷积剂量计算方法和子野加权优化方法进行矫正,最终产生可以在加速器上实施的最优叶片序列。

三、非共面 VMAT 技术

旋转野的非共面放疗技术即为 N-VMAT,其特征是治疗过程中,治疗机架旋转,MLC 叶片连续运动,射线连续照射,剂量率可调整,治疗床和准直器也可以旋转。与固定野非共面调强(N-IMRT)相比,N-VMAT 可以实现更大立体角范围对患者的治疗,同时减少 N-IMRT 中对角度选择的依赖。N-VMAT 具有靶区剂量分布适形度高、重要器官副作用小和治疗速度快等明显优势。N-VMAT 技术的实现方式主要分为两类:一类是静态床结合动态机架旋转的 N-VMAT,称为静态床 N-VMAT(static couch N-VMAT);另一类是动态床结合动态机架旋转的 N-VMAT,称为轨迹 VMAT(trajectory N-VMAT)。早期 Krayenbuehl 和 Shaitelman 研究的 N-VMAT 技术是通过一个或多个静态床旋转形成治疗弧。Woods 提出将上述技术用于颅内立体放疗和立体放射手术中,能减少脑部危及器官

第十二章

治疗计划系统

468

接收的剂量。这种 N-VMAT 技术存在很大的局限,如治疗时间过长和应用范围有限等。一些研究小组如 Lyu 和 Langhans 研究轨迹 VMAT,通过将动态床旋转与传统的机架旋转相结合,由于增加了 N-VMAT 优化自由度,计划质量可能更优,治疗效率可能更高,从而更具有临床意义。

与其他调强优化技术相比,N-VMAT 特别是轨迹 VMAT 能使危及器官适形规避效果更好,能更好地保护对侧海马体和颞叶等计划结构。但是,N-VMAT 也有一些问题有待解决。首先,就是计划执行时间较长和计划到位精度不够。MLC 到位精度、机架旋转精度、床旋转精度以及机器剂量率都决定着 N-VMAT 计划的最终实施精度。其次,患者在治疗过程中随着治疗床的旋转可能会产生器官位移,导致脱靶降低治疗效果。最后,就是非共面放疗技术的共病,即存在较高的碰撞风险。如果在常规 C 形臂加速器上实施 N-VMAT 技术,需要特别关注患者和直线加速器是否会发生碰撞。为了防止可能的碰撞,一般在患者治疗之前,需要将患者的固定膜放在治疗床上进行预摆位和预治疗,从而确保患者的安全。作为目前刚刚崭露头角的一项新兴放疗技术,N-VMAT 还处于研究阶段,其临床应用还有很长的路要走。为了避免在常规 C 形臂加速器上开展非共面放疗技术所面临的问题,有必要研制新型加速器,使患者在治疗床固定的前提下快速实现大立体角的非共面放疗。

(阎 辉)

第十一节　放射生物学模型

放射治疗的目标是给予靶区处方剂量的照射,同时尽量减少周围正常组织并发症的风险。这一目标主要靠制订高质量的放疗计划来实现。现阶段评价计划质量,主要是评价靶区和正常组织受照的剂量学指标。然而,这些剂量学指标只是与生物学效应相关,并不是直接评价生物学效应本身。为了使放疗计划更好地实现放疗的目标,有必要在放疗计划质量评价时纳入生物学指标。

生物学指标来自肿瘤组织和正常组织的剂量 - 响应模型。这些模型有不少,大致可以概括为机制论(mechanistic)模型和现象学(phenomenological)模型。前者试图用数学公式描述潜在的生物过程,而后者只是简单地根据现象经验拟合可用的数据。机制论模型严格并且科学,通常更受欢迎。然而,大多数肿瘤组织和正常组织对于射线响应的基本生物学过程相当复杂,内在的生物机制还没有被完全理解,因此试图用数学方法准确描述这些现象并不可行。现象学模型相对简单,并不需要完全理解潜在的生物现象就可以使用,因此更有优势。放疗计划系统目前主要使用的是现象学模型,未来会更多地采用机制论模型。AAPM TG166 号报告中已经对正在使用的和未来有潜力的模型和模型参数进行了总结,本节介绍几种常用的放射生物学模型的基本内容。

一、LQ 模型

LQ(linear-quadratic)模型是经过大量离体实验和动物实验建立的、描述辐射后细胞生存和继续增殖与辐射剂量间关系的现象学模型。现代放射生物学可以说是从建立细胞杀伤的线性二次细胞存活曲线模型开始的(式 12-11-1)。

$$SF = \frac{\overline{N}_s}{N_O} = \exp\{-\alpha d - \beta d^2\} \qquad \text{(式 12-11-1)}$$

其中 N_O 是细胞的初始数量（克隆细胞），$\overline{N}_s$ 是放射剂量 d 后存活克隆细胞的平均数量，SF 是存活分数，α 和 β 分别是细胞特异性的"单击"（无法修复的损伤）和"双击"（可修复的亚致死损伤的组合）系数。

α/β 比值相当于"单击"杀灭 αd 和"双击"杀灭 βd^2 两者生物效应相等时所需的剂量[$\alpha/\beta=$ d（Gy）]。α/β 比值对分析早反应组织和晚反应组织损伤、确定放疗分次方案具有重要作用，后面讲少分次大分割照射的生物学基础时会提到。早反应组织损伤出现在治疗过程中或治疗后短时间内，其组织功能取决于快速分裂细胞，细胞存活曲线肩区较小，其 α/β 比值通常较大（模型计算中通常取 10Gy）。这类组织包括肿瘤组织、皮肤和黏膜等。晚反应组织的损伤发生在放疗后几个月至几年，且这些并发症通常较严重，可能是因为这些组织包含增殖较慢的关键细胞。细胞存活曲线肩区较大，其 α/β 比值通常较小（1~4Gy）。这类组织包括脊髓、肾脏和肝脏等。

二、BED 模型

生物效应剂量 BED（biologically effective dose）的概念，是在 1989 年由 Fowler JF 第一次引入，取代了 Frank Ellis 博士（1969）的名义标准剂量（nominal standard dose，NSD）与 Orton 和 Ellis（1973）的时间剂量因子（time-dose factor，TDF）表。BED 概念通常用来表示治疗比（therapeutic ratio，TR，是指某一治疗措施对肿瘤的控制率和对正常组织造成的影响之比）和分次次数之间的关系。这个在后面介绍少分次大分割照射的生物学基础时也会提到。下面介绍 BED 模型的来源。

将式 12-11-1 的 LQ 模型应用于分次给量的情况，每次分割剂量为 d Gy，分次为 n，假设亚致死损伤修复是在间隔的分次内完成的，治疗结束后存活分数变为（式 12-11-2）：

$$SF = \left[\exp\left(-\alpha d - \beta d^2\right)\right]^n = \exp\left(-\alpha nd - \beta nd^2\right) \qquad \text{(式 12-11-2)}$$

用总剂量 $D = n \times d$ 表示，则式 12-11-2 变为（式 12-11-3）：

$$SF = \exp\left(-\alpha D - \beta dD\right) = \exp\left[-\alpha D\left(1 + \frac{d}{\alpha/\beta}\right)\right] \qquad \text{(式 12-11-3)}$$

上式（式 12-11-3）中的 $D\left(1 + \dfrac{d}{\alpha/\beta}\right)$ 即为生物效应剂量 BED（式 12-11-4）。即：

$$\text{BED} = nd\left(1 + \frac{d}{\alpha/\beta}\right) \qquad \text{(式 12-11-4)}$$

所以，将式 12-11-4 代入式 12-11-3，得到：

$$SF = \exp\left[-\alpha \text{BED}\right] \qquad \text{(式 12-11-5)}$$

如果包含总时间因素，则 BED 公式变为（式 12-11-6）：

$$\text{BED} = nd\left(1 + \frac{d}{\alpha/\beta}\right) - \log_e 2\left(T - T_k\right)/\alpha T_p \qquad \text{(式 12-11-6)}$$

其中，T 是分割剂量为 d Gy、分次为 n 的总治疗时间，T_p 为细胞倍增时间，肿瘤的再增殖发生在第 T_k 天之后。

该模型考虑了分次照射期间组织放射性损伤未完全修复和治疗期间肿瘤细胞的代偿性增殖两项因素。

三、TCP 模型

假设肿瘤控制（tumour control）需要杀死所有肿瘤克隆细胞，当 N 个克隆源细胞的肿瘤接受均匀照射时，肿瘤控制概率（tumour control probability，TCP）模型可用泊松统计预测（式 12-11-7）：

$$TCP = \exp\left[-Np_s(D) \right] \qquad \text{（式 12-11-7）}$$

N 为最初的克隆细胞数目，$p_s(D)$ 是指受到剂量 D 照射后细胞存活分数。

假设细胞存活用单靶单击模型描述（式 12-11-8）：

$$p_s(D) = exp(-\alpha D) \qquad \text{（式 12-11-8）}$$

式 12-11-7 就可以被改写为关于两个参数的模型，这两个参数是来自现象学模型中肿瘤控制率为 50% 时的剂量 D_{50} 和归一化的斜率 γ_{50}（式 12-11-9）：

$$TCP = \left(\frac{1}{2}\right)^{\exp\left[2\gamma_{50}\left(1 - \frac{D}{D_{50}}\right)/\ln 2 \right]} \qquad \text{（式 12-11-9）}$$

在非均匀照射的情况下，如果假设肿瘤的每个子区都是独立的，那么肿瘤控制率就是频率剂量 - 体积直方图（DDVH）描述的每个子区中杀死所有克隆细胞的概率的乘积（式 12-11-10）：

$$TCP = \prod_i TCP(D_i, v_i) \qquad \text{（式 12-11-10）}$$

因此，对于给定的 DDVH (D_i, v_i)，可以用含有上面两个参数的公式（式 12-11-11）计算 TCP：

$$TCP = \left(\frac{1}{2}\right)^{\sum_i v_i \exp\left[2\gamma_{50}\left(1 - \frac{D}{D_{50}}\right)/\ln 2 \right]} \qquad \text{（式 12-11-11）}$$

上述公式起源于试图从机制的角度预测单个患者的 TCP。不过由于其相对简单，公式（式 12-11-9）［或者异质肿瘤剂量情况下的公式（式 12-11-11）］通常被方便地用于拟合由个体构成的群体的肿瘤响应的临床数据。

TCP 模型如果用现象学表示，可以从大量的离体实验、动物模型和临床经验中看到，肿瘤接受均匀剂量时，TCP 曲线为 S 形。定义参数 D_{50} 和 γ_{50} 来描述曲线的位置和斜率。根据临床经验推断 D_{50} 为 40~70Gy，γ_{50} 为 1~3。TCP 的经验模型公式（式 12-11-12）是：

$$TCP(D) = 1 \Big/ \left[1 + \left(\frac{D_{50}}{D}\right)^{4\gamma_{50}} \right] \qquad \text{（式 12-11-12）}$$

四、NTCP 模型

正常组织并发症概率 NTCP（normal tissue complication probability）模型有多种，这里介绍以下两种。

（一）LKB（Lyman-Kutcher-Burman）模型

LKB 模型是应用最广泛的模型，由 Lyman 首先提出了 S 形剂量效应（sigmoid dose response，SDR）积分模型。可使用以下概率形式（式 12-11-13）描述正常组织的 S 形剂量 - 响应曲线。

$$NTPC = \phi\left(\frac{EUD - D_{50}}{mD_{50}}\right) \qquad \text{（式 12-11-13）}$$

这里的 ϕ 是指概率函数（式 12-11-14）：

$$\phi(x) = \frac{1}{\sqrt{2\pi}} \int_{-\infty}^{x} \exp\left(\frac{-t^2}{2}\right) dt = \frac{1}{2}\left[1 + erf\left(\frac{x}{\sqrt{2}}\right)\right] \qquad (式\ 12\text{-}11\text{-}14)$$

其中 $x = (EUD - D_{50})/mD_{50}$，EUD 在下一小节详细描述，在这里假定其等于广义平均剂量（generalized mean dose，GMD）（式 12-11-15）。由剂量 - 体积对 $\{Di, vi\}$ 计算。

$$GMD = \left(\sum_i v_i D_i^{1/n}\right)^n \qquad (式\ 12\text{-}11\text{-}15)$$

这样可以看出，SDR 模型实际有 3 个参数：n、m 和 D_{50}。其中 m 指剂量 - 响应曲线的斜率（在均匀照射情况下）；D_{50} 表示出现并发症概率为 50% 时对应的剂量，决定了剂量 - 响应曲线的位置；n 为体积效应因子，代表组织结构的差异，决定组织的剂量 - 体积依赖关系。n 位于 0~1 之间，n 值越小（接近于 0）体积效应越小，则并发症的发生概率与照射体积的关系越小，即通常所说的串行组织。这类组织并发症包括放射性脊髓炎、脑干坏死和肠穿孔等，在计划设计和评估时，关注的重点是组织接受的最大剂量。n 值越大（接近于 1）体积效应越大，则组织并发症的发生取决于整个器官剂量体积参数，对小体积的剂量热点不敏感。这类并发症包括放射性肺炎、放射性肝病和口干等。它的发生与器官平均剂量以及器官接受大于某一剂量的体积百分比（V_{20} 或 V_{30} 等）有很好的相关性，在计划优化时通常使用器官平均剂量或剂量体积约束。虽然 SDR 模型在很大程度上是现象学的，但它可以被用于预测正态分布人群中个体 NTCP 的剂量 - 响应。

（二）临界体积模型

临界体积（critical volume，CV）模型建立的前提是假设脏器是由功能亚单位（functional subunits，FSUs）组成，并假定正常组织并发症的概率完全取决于构成器官或组织的存活功能亚单位的数量或份数。该模型的特点是考虑了患者和患者之间不同的器官组织放射敏感性和结构的变化。当功能亚单位的破坏数目达到特定的临界百分比（μ_{CR}）时，才会累及脏器的功能。对于一个被均匀照射的具有 N 个功能亚单位的脏器，假如有超过 L 个功能亚单位被破坏就会失去脏器正常功能（$\mu_{CR} = L/N$），那么该脏器出现并发症的概率的计算可以用数学公式表示如下（式 12-11-16）：

$$NTPC = \sum_{M=L}^{N} \frac{N!}{M!(N-M)!} p_{\text{FSU}}^M(D)\left[1 - p_{\text{FSU}}(D)\right]^{N-M} \qquad (式\ 12\text{-}11\text{-}16)$$

其中 $P_{\text{FSU}}(D)$ 是指在接受剂量 D 后对 FSU 损坏的概率。

由于功能亚单位的数量是相当大的，所以式 12-11-16 中的累积二项分布可以用累积正态分布来近似：

$$NTPC = \phi\left\{\frac{\sqrt{N}\left[p_{\text{FSU}}(D) - \mu_{CR}\right]}{\sqrt{p_{\text{FSU}}(D)\left[1 - p_{\text{FSU}}(D)\right]}}\right\} \qquad (式\ 12\text{-}11\text{-}17)$$

其中概率函数 ϕ 如式 12-11-14 中的定义。

对于非均匀照射的器官，出现并发症的概率就变成（式 12-11-18）：

$$NTPC = \phi\left\{\frac{\sqrt{N}\left[\sum_i v_i p_{\text{FSU}}(D_i) - \mu_{CR}\right]}{\sqrt{\sum_i v_i p_{\text{FSU}}(D_i)\left[1 - p_{\text{FSU}}(D_i)\right]}}\right\} \qquad (式\ 12\text{-}11\text{-}18)$$

假定上式（式 12-11-18）对器官的总损害可视为对独立子体积的损害之和。其中总和 $\sum_i v_i p_{\text{FSU}}(D_i)$ 可以定义为平均相对损伤体积 $\overline{\mu_d}$。单个功能亚单位的损伤概率可以通过下面公式（式 12-11-19）来计算：

$$p_{\text{FSU}}(D) = (1 - e^{-\alpha D})^{N_0} \qquad (式\ 12\text{-}11\text{-}19)$$

参数 α 和 N_0 分别描述功能亚单位中细胞的辐射敏感性和细胞数,这里假设功能亚单位只有在所有细胞被杀死时才会受到不可修复的损伤。

上述 CV 模型适合于描述单个患者的剂量-响应情况;然而,临床数据描述的是由一群个体构成的群体的平均剂量反应。因此,在考虑了正常组织剂量-响应的内在变异性后,此模块中加入了 CV 模型的"总体"变体。这个 CV 模型假设个体的 NTCP 是阶梯式的,如式 12-11-20 所示。

$$NTCP_{ind} = \begin{cases} 1, \overline{\mu_d} \geq \mu_{CR} \\ 0, \overline{\mu_d} < \mu_{CR} \end{cases} \qquad (式 12-11-20)$$

也就是说,如果平均相对损伤体积大于或等于临界相对体积,就会发生并发症。利用微分剂量体积直方图计算 $\overline{\mu_d}$,我们现在假设一个功能亚单位的损伤可以利用位置和斜率 γ_{50}^{FSU} 作为参数的概率函数来描述(式 12-11-21):

$$\overline{\mu_d} = \sum_i v_i p_{FSU}(D_i) = \sum_i v_i \phi\left[\sqrt{2\pi}\, \gamma_{50}^{FSU} \ln\left(\frac{D_i}{D_{50}^{FSU}}\right)\right] \qquad (式 12-11-21)$$

计算"人群平均"的 CV 模型,需要进一步假设患者间的异质性由所受临界相对体积(mean=μ_{CR})来决定,临界相对体积(mean=μ_{CR})这个参数值在人群总体中是正态分布,标准差为 σ [$\sigma \approx -\sigma\mu_{CR}/(\mu_{CR} \ln \mu_{CR})$]。由此,$NTCP_{pop}$ 用一个概率函数表示为(式 12-11-22):

$$NTCP_{pop} \approx \phi\left[\frac{-\ln(-\ln\overline{\mu_d}) + \ln(-\ln\mu_{CR})}{\sigma}\right] \qquad (式 12-11-22)$$

五、等效均匀剂量(EUD)模型

等效均匀剂量(equivalent uniform dose,EUD)模型是目前计划系统中最常用的现象模型。它的概念是,对于任何一个不均匀的剂量分布,都有一个等效的生物平均剂量,这个具有生物效应的平均剂量就是等效均匀剂量。对于肿瘤靶区,此模型可以描述处方剂量和平均剂量相等,但剂量分布不同的情况(图 12-11-1),可以考虑到临床剂量分布不可避免的异质性。

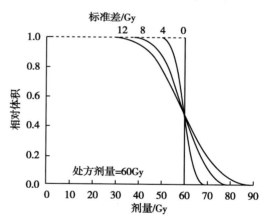

图 12-11-1 一系列均匀程度不同的剂量分布所对应的剂量体积直方图

几种均匀程度不同情况下的处方剂量和平均剂量都是相等的。

下面首先来介绍一下 EUD 这个概念的由来。假设一个被照射的肿瘤是由大量独立的克隆源细胞组成的,这些克隆源细胞的随机杀伤情况可以用泊松统计来很好地描述。预期存活的克隆源细胞数目决定了放射肿瘤的二元反应——控制或失败。因此,如果相应的预期存活的克隆细胞数目相等,那么这两种不同的靶区剂量分布就是等效的。这个假设就引出了等效均匀剂量 EUD 的概念:

"对于任意的剂量分布,都有与之相对应的等效均匀剂量(EUD),这个等效均匀剂量也是以 Gy 来衡量的剂量,当整个靶区均匀分布此等效均匀剂量时,会产生相同数量的克隆源细胞存活情况。"

(一)最基本的模型

假定剂量沉积是随机的并且细胞死亡是独立的,那么对于一个剂量 D,照射后的细胞存活分数(SF)可以用指数形式来表示:

$$SF(D) = \exp\left(-\frac{D}{D_0}\right) \qquad (式\ 12\text{-}11\text{-}23)$$

其中剂量 D_0 是指被照射细胞的抗辐射能力,在放射生物学中称为平均致死剂量。

假如用参考剂量 D_{ref} 为 2Gy 情况下的细胞存活分数(SF_2)来描述细胞的辐射敏感性,那么 D_0 和 SF_2 的关系如式 12-11-24 所示。

$$SF(2\text{Gy}) = \exp\left(-\frac{D_{\text{ref}}}{D_0}\right) \qquad (式\ 12\text{-}11\text{-}24)$$

将式 12-11-24 代入式 12-11-23,得到 $SF(D)$ 的等价公式(式 12-11-25):

$$SF(D) = (SF_2)^{D/D_{\text{ref}}} \qquad (式\ 12\text{-}11\text{-}25)$$

如果细胞均匀分布于靶区,则总存活分数为靶区所有接近均匀照射亚区(N)所占存活分数的加权平均值(式 12-11-26):

$$SF(\{D_i\}) = \sum_{i=1}^{N} v_i \cdot SF(D_i) \qquad (式\ 12\text{-}11\text{-}26)$$

其中 v_i 是与剂量 D_i 相对应的部分体积。例如,一对 $\{D_i, v_i\}$ 可定义为相应的微分剂量体积直方图。

如果想直接从靶区体积内均匀分布的计算点来计算 $SF(\{D_i\})$,可用如下公式(式 12-11-27):

$$SF(\{D_i\}) = \frac{1}{N} \sum_{i=1}^{N} SF(D_i) \qquad (式\ 12\text{-}11\text{-}27)$$

这个公式就是 N 个剂量计算点的总和。

根据刚刚引入的 EUD 的概念,我们假设有如下(式 12-11-28)的等价关系:

$$SF(EUD) = SF(\{D_i\}) \qquad (式\ 12\text{-}11\text{-}28)$$

使用公式(式 12-11-25 和式 12-11-26 或者式 12-11-27),可以得到 EUD 公式如式 12-11-29 所示。

$$EUD(\text{Gy}) = D_{\text{ref}} \cdot \frac{\ln\left[\sum_{i=1}^{N} v_i \cdot (SF_2)^{D_i/D_{\text{ref}}}\right]}{\ln(SF_2)} \qquad (式\ 12\text{-}11\text{-}29)$$

或者(式 12-11-30):

$$EUD(\text{Gy}) = D_{\text{ref}} \cdot \ln\left[\frac{1}{N} \sum_{i=1}^{N} (SF_2)^{D_i/D_{\text{ref}}}\right] \bigg/ \ln(SF_2) \qquad (式\ 12\text{-}11\text{-}30)$$

(二)绝对体积效应

在分析和比较不同体积大小的肿瘤接受的剂量时,出于简便和易理解,人们可能希望用同一个参考的绝对体积 V_{ref} 将剂量联系起来。这个 V_{ref} 可以是特定研究中的肿瘤平均体积,也可以是任意选择的合理体积。V_{ref} 代入式 12-11-26,EUD 可以通过如下公式(式 12-11-31)计算得到:

$$EUD(V_{\text{ref}}) = D_{\text{ref}} \cdot \ln\left[\frac{1}{V_{\text{ref}}} \sum_{i=1}^{N} v_i \cdot (SF_2)^{D_i/D_{\text{ref}}}\right] \bigg/ \ln(SF_2) \qquad (式\ 12\text{-}11\text{-}31)$$

其中 V_i 代表 N 个被均匀照射的亚区,每一个绝对体积 V_i,接受相应的剂量 D_i。

(三)肿瘤组织内克隆细胞的空间分布不均匀性

大多数情况下,我们都规定并且想要一个均匀的靶区剂量分布,然而肿瘤组织内的克隆细胞的空间分布可能是不均匀的,不过这种不均匀的分布通常并不清楚,所以在实际处方剂量中通常会被忽略。假如考虑这些不均匀性,代入式 12-11-26,此时相应的 EUD 如式 12-11-32 所示。

$$EUD = D_{\text{ref}} \cdot \ln \left\{ \frac{\left[\sum_{i=1}^{N} v_i \cdot \rho_i \cdot (SF_2)^{D_i/D_{\text{ref}}} \right]}{\sum_{i=1}^{N} v_i \cdot \rho_i} \right\} \Big/ \ln (SF_2) \qquad (式\ 12\text{-}11\text{-}32)$$

其中 V_i 和 ρ_i 分别是克隆细胞的局部绝对体积和密度。

(四) 剂量 - 分次效应

分次效应可以用 LQ 模型来建模。针对 LQ 模型，剂量 D，分次 N_f 的细胞存活分数公式（式 12-11-33）如下：

$$SF(D) = (SF_2)^{\frac{D}{D_{\text{ref}}} \cdot \frac{\alpha/\beta + D/N_f}{\alpha/\beta + D_{\text{ref}}}} \qquad (式\ 12\text{-}11\text{-}33)$$

其中 D_{ref} 是分次剂量为 2Gy 的参考剂量。

将式 12-11-33 代入式 12-11-28 得（式 12-11-34）：

$$(SF_2)^{\frac{EUD}{D_{\text{ref}}} \cdot \frac{\alpha/\beta + EUD/N_f}{\alpha/\beta + D_{\text{ref}}}} \cdot \sum_{i=1}^{N} v_i \cdot \rho_i = \sum_{i=1}^{N} v_i \cdot \rho_i \cdot (SF_2)^{\frac{D_i}{D_{\text{ref}}} \cdot \frac{\alpha/\beta + D_i/N_f}{\alpha/\beta + D_{\text{ref}}}} \qquad (式\ 12\text{-}11\text{-}34)$$

给出了 EUD 的一元二次方程（式 12-11-35）：

$$EUD = \frac{N_f}{D_{\text{ref}}} \cdot \left[-\frac{\alpha}{\beta} + \sqrt{\left(\frac{\alpha}{\beta}\right)^2 + 4 \cdot \frac{D_{\text{ref}}}{N_f} \cdot \left(\frac{\alpha}{\beta} + D_{\text{ref}}\right) \cdot \frac{\ln A}{\ln(SF_2)}} \right] \qquad (式\ 12\text{-}11\text{-}35)$$

为了便于表述，数量 A 的定义如式 12-11-36 所示。

$$A = \sum_{i=1}^{N} V_i \cdot \rho_i \cdot (SF_2)^{\frac{D_i}{D_{\text{ref}}} \cdot \frac{\alpha/\beta + D_i/N_f}{\alpha/\beta + D_{\text{ref}}}} \Big/ \sum_{i=1}^{N} V_i \cdot \rho_i \qquad (式\ 12\text{-}11\text{-}36)$$

应该注意的是，这两种剂量分布即原始的不均匀剂量分布和等效的均匀剂量分布，都对应着相同数目的分次 N_f。也就是式 12-11-35 中的 EUD 没有以每个分次的参考剂量表示。每个分次的参考剂量 D_{ref}，等于 2Gy，只与 SF_2 结合使用。也就是说，细胞的辐射敏感性是使用该参考剂量下的存活分数来描述的。把它写成 $SF_{D\text{ref}}$ 更合适，但是为了简单起见，我们使用标准符号 SF_2。

(五) 增殖效应

LQ 模型可以扩展到包括治疗过程中克隆细胞增殖这一事实。假设一个恒定的增殖率，可以表明，在时间 T 内，剂量 D，分次为 N_f 的总存活分数为（式 12-11-37）：

$$SF(D) = 2^{\left[(T - T_k)/T_{\text{pot}} \right]} \cdot (SF_2)^{\frac{D}{D_{\text{ref}}} \cdot \frac{\alpha/\beta + D/N_f}{\alpha/\beta + D_{\text{ref}}}} \qquad (式\ 12\text{-}11\text{-}37)$$

其中 T_k 是治疗开始后增殖开始的时间，T_{pot} 是克隆细胞的潜在倍增时间。

对比（式 12-11-33 ~ 式 12-11-37），我们可以看到，增殖增加了克隆细胞的有效数量，必须杀死这些克隆细胞才能实现局部控制。在该模型中，增殖效果依赖于整体治疗时间 T，不依赖于治疗计划的其他两个变量——剂量和分次。因此，如果在相同的总治疗时间情况下计算 EUD，增殖因子可以抵消，可以使用式 12-11-33。

(六) 人群异质性

肿瘤克隆细胞的辐射敏感性不同，因此不同人群之间的剂量响应也不尽相同。考虑到这种异质性，EUD 表达如下（式 12-11-38）：

$$EUD = \frac{1}{\sqrt{2\pi} \cdot \sigma} \int_{-\infty}^{+\infty} \exp\left[-\frac{(S - \widetilde{S})^2}{2\sigma^2} \right] \cdot EUD(S)\, dS \qquad (式\ 12\text{-}11\text{-}38)$$

$\widetilde{S} = \ln\left[-\ln(\widetilde{SF}_2) \right]$，$\sigma$ 代表正态分布 $\ln\left[-\ln(SF_2) \right]$ 的宽度，是该人群的 SF_2 的平均值。$EUD(S)$ 使用之前提到的均匀情况的公式计算。

以上概括了各种情形下 EUD 计算的公式。其实实际应用中,简单的单参数预测模型(式 12-11-30)与复杂模型[涵盖了分次剂量效应的公式(式 12-11-35)和考虑了人群异质性的公式(式 12-11-38)]的结果非常类似(图 12-11-2)。分次剂量效应的校正是非常小的(大概 <1%),这是因为 EUD 的定义中总剂量都是一致的。从图中还可以看出,EUD 总是大于最小剂量,小于平均剂量,除非在完全均匀的剂量分布情况下,这三者才会相等。此外,对于比较均匀的靶区(图 12-11-2 中横坐标 <2Gy 或者标准差在平均剂量的 3% 以内),平均剂量是个很好的 EUD 的近似值。

(七)广义等效均匀剂量(gEUD)

广义等效均匀剂量模型(generalized equivalent uniform dose,gEUD)是以一些提供了肿瘤和正常组织器官体积信息的研究为基础建立的。它既适用于肿瘤,也适用于正常组织,具体公式是(式 12-11-39):

$$EUD = \left(\frac{1}{N} \sum_{i=1}^{N} D_i^a \right)^{\frac{1}{a}} \qquad (式\ 12\text{-}11\text{-}39)$$

或者使用剂量体积直方图的微分形式表达(式 12-11-40):

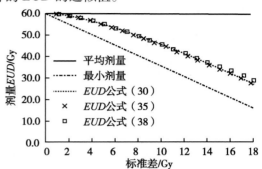

图 12-11-2　等效均匀剂量(EUD)作为平均靶区剂量的标准差的函数示意

图中使用了不同的 EUD 计算公式。为了对比,也列出了最小剂量和平均剂量。从图中可以看出,式 12-11-30 的结果非常接近式 12-11-35 和式 12-11-38。

$$EUD = \left(\sum_{i=1}^{N} v_i D_i^a \right)^{\frac{1}{a}} \qquad (式\ 12\text{-}11\text{-}40)$$

公式中 $\{v_i, D_i\}$ 是剂量体积直方图中微分的单元格,a 值是组织特定的参数。很容易看出 EUD 是受最小剂量和最大剂量限制的,当 a 值等于 1 时,EUD 值和平均剂量相等。对于肿瘤来说,参数 a 值是负数;对于正常组织来说,a 值是正数。具体地说,为了模拟剂量冷点对于肿瘤控制率的影响,a 值应为负值(常常取 $\leqslant -10$);为了研究由剂量热点而不是剂量分布导致的一系列的并发症响应情况,a 值应该取较大的数($\geqslant 10$);为了研究并行器官的并发症响应情况,a 值约取 1。有研究估计了一些肿瘤和正常结构的参数 "a" 的最大似然值,其范围从 -13.1(局部控制脊索瘤)到 17.7(食管穿孔)。

六、少分次大分割照射时的生物学模型

在少分次大分割(hypofractionated)照射情况下,传统的 LQ 模型还适用吗？有研究表明,在大分割情况下(8~10Gy),LQ 模型会高估细胞杀伤效应(图 12-11-3)。于是,一个新的通用生存曲线(universal survival curve,USC)模型被提了出来。该模型结合 LQ 模型和多靶点模型,提出以过渡剂量 D_T 为分界点,小于该剂量时,LQ 模型仍然适用;大于该剂量后,多靶点模型适用(图 12-11-4)。公式如下(式 12-11-41):

$$\ln S = \begin{cases} -(\alpha d + \beta d^2), & d \leqslant D_T \\ -\dfrac{1}{D_0} d + \dfrac{D_q}{D_0}, & d > D_T \end{cases} \qquad (式\ 12\text{-}11\text{-}41)$$

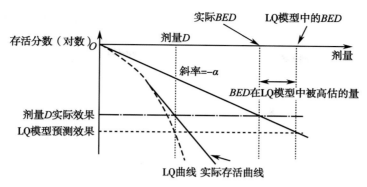

图 12-11-3 线性二次(LQ)模型参数表示的生物有效剂量(BED)
高估了通过经验生存曲线确定的实际生物有效剂量的示意

过渡剂量 D_T 作为 LQ 模型、多靶点模型、USC 模型参数的函数,可由下面公式(式 12-11-42)得出:

$$D_T = \frac{2D_q}{1-\alpha D_0} \tag{式 12-11-42}$$

相应的,USC 模型下的 BED 修正公式如下(式 12-11-43):

$$BED = \begin{cases} D\left(1+\dfrac{d}{\alpha/\beta}\right), d \leqslant D_T \\ \dfrac{1}{\alpha D_0}(D-nD_q), d > D_T \end{cases} \tag{式 12-11-43}$$

在大分割治疗情形下,除了上述对经典 LQ 模型的修正,也有研究探究在何种情况下大分割会有优势。放射治疗分割次数的多少,本质上是探究治疗比 TR 和分次次数之间的关系。前面介绍的 BED、TCP、NTCP 等模型均可以用来表示它们之间的关系,可以预估肿瘤局部控制率随分次数的变化情况。

长期以来,2Gy 左右的分割剂量一直被认为是外照射放疗中的"金标准"。近年来,随着加速器的改进、三维成像技术的应用和三维计划系统的全面覆盖等技术进步,使得剂量分布高度适合靶区形状。再加上放射生物学模型如 TCP 和 NTCP,将"5R 放射生物学"(修复,细胞周期再分布,乏氧细胞的再

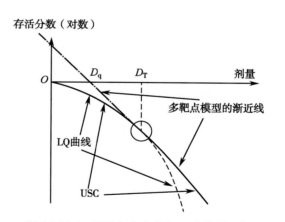

图 12-11-4 通用生存曲线(USC)模型示意
以过渡剂量 D_T 为分界点,小于该剂量时,USC 与 LQ 模型曲线相同;大于该剂量时,USC 与多靶点模型曲线的末端线性部分相同。其中 D_q 为准阈剂量。

氧合,再群体化,放射敏感性)理论中的细胞杀伤对总剂量的依赖性、分割剂量大小、分次间隔、剂量率、细胞周期、低氧状态等因素很好地结合在一起,应用一些重要的正常器官(特别是具有"体积效应"的会出现远期并发症的器官如直肠、肺、肝、心脏、腮腺等)中,所以出现了越来越多的少分次大剂量研究的探索。

少分次大分割照射方案临床应用的放射生物学要求是提高治疗比,即肿瘤增敏获益高于正常组织放疗毒性的增加,而且所有大分割的应用都不能超过正常组织的最大耐受毒性。对于特定的

照射靶区,在相同的正常组织损伤的前提下,肿瘤控制率会受肿瘤的 α/β 值和分割次数的影响,而周围正常组织的 α/β 值也会影响治疗方案的选择。在临床实践中,正常组织的 α/β 一般选择用考虑了组织构成和剂量分布均匀性的等效 α/β,具体如下。

对于最简单的情形,只包含一个正常临界组织且其接受 100% 均匀剂量 d^{NT}(式 12-11-44)。

$$(\alpha/\beta)_{\text{eff}}^{\text{NT}} = \frac{d^{\text{T}}}{d^{\text{NT}}}(\alpha/\beta)_{\text{intr}}^{\text{NT}} \qquad \text{(式 12-11-44)}$$

$(\alpha/\beta)_{\text{intr}}^{\text{NT}}$ 表示正常组织的固有 α/β 值(一般为 3Gy)。前面提到的体积效应参数 n 不参与此表达式。

对于不均匀照射,$n=1$ 的并行正常组织,公式变成式 12-11-45。

$$(\alpha/\beta)_{\text{eff}}^{\text{NT}} = \frac{1}{1+(\sigma_d^{\text{NT}}+\overline{d^{\text{NT}}})^2} \frac{d^{\text{T}}}{d^{\text{NT}}}(\alpha/\beta)_{\text{intr}}^{\text{NT}} \qquad \text{(式 12-11-45)}$$

其中 $\overline{d^{\text{NT}}}$ 是正常组织平均剂量。σ_d^{NT} 是正常组织剂量分布标准差。

要是对于任意 n 的情况,表达式就有点复杂了,具体可以参考文献。

从公式中可以看到,等效 α/β 值与正常组织的平均剂量负相关;如果等效 α/β 值越高,越接近肿瘤组织(α/β=10),正常组织的单次剂量就越低,越能从大分割照射中获益。所以,通过正常组织的等效 α/β 值结合肿瘤组织的 α/β 可以用来衡量治疗计划是否可以采用少分次大分割的方案。

(任雯廷)

第十二节 治疗计划系统质量保证

质量保证是为使产品或服务达到质量要求而采取的技术措施和管理措施方面的活动,以确保产品或服务的质量能满足要求。治疗计划系统的质量保证工作由验收、调试及日常质量控制三个部分组成,其中调试工作又可分为治疗机数据采集、治疗计划系统中的治疗机建模及对模型的测试三个部分,下面分五小节分别介绍这些内容。

一、验收

验收(acceptance)是指用户按照购买合同中的产品规格,对供货商提供的产品逐项测试,以确认产品符合规格(specifications)的过程。产品规格是购买合同或产品招标文件中的技术文件,它规定了组成系统的硬件、系统管理软件、计划软件的技术标准,是系统验收的依据。验收过程应由用户与厂家共同商定并参与,验收中应详细记录所有步骤及相应结果,验收文档应妥善保存,它是用户建立 QC 规程及开展系统日常 QC 的参考数据。

用户需要首先熟练掌握系统的使用,才能完成系统验收工作,所以验收工作通常由厂家向用户提供系统文档并对用户进行使用培训开始。通过阅读文档和接受厂家培训,用户中负责计划设计的物理师应做到能够熟练完成患者的治疗计划设计,并知道如何正确输入数据、理解系统输出,对系统所采用的计算机硬件和操作系统形成初步的认识。用户中负责系统管理的物理师除了应达到对计划师的要求外,还应理解系统中采用的物理模型,知道如何正确输入测量的治疗机数据,能完成系统的日常维护、处理简单的系统故障。

系统验收需检查核对系统文档的完备性,根据 IEC 6208 号报告,计划系统厂家应提供以下三类文档:

(1)系统算法描述及与算法精度相关的文档。

(2)软硬件设计、开发、测试及发布过程中与质量保证相关的文档。

(3)关于数据输入输出文件的格式、内容的说明及如何实现数据传输机制的示例。算法说明文档通常应包含一份最新参考文献的列表,以协助用户深入了解算法的性能及可能的局限。

计划系统按其功能可以分为系统硬件、系统软件、计划软件三个部分,系统硬件指计算机、网络、数字化仪、胶片扫描仪、打印机、绘图仪等,系统硬件的规格主要指硬件的型号、数量、性能等参数。系统软件是指计算机操作系统及其他第三方软件,其规格主要指软件的版本、功能模块及相应的授权情况。计划软件是 TPS 系统的核心,计划软件的规格包括:

(1)软件的功能(患者数据管理、图像处理、剂量计算、计划评价、输入输出等)。

(2)每项功能的定量指标,如剂量计算速度、3D 重建速度等。

(3)剂量计算的准确性。

系统硬件验收应先检查确认硬件设备的型号和数量与系统规格一致,如果设备是升级后的产品,需确认产品与周围相关系统之间的兼容性;其次,检查硬件设备能否正常工作,除了按正常的硬件检查方式确认整个系统各硬件的一般功能与预期一致外,还应重点检查输入输出设备的空间位置准确性是否满足要求,这可以通过输入输出一些已知尺寸的简单几何形状,然后检查屏幕显示和实际输入输出的尺寸、形状是否与原图一致来完成。系统硬件验收中,对于系统硬件中的可扩展性备如硬盘、内存等,应核对其数量、型号,确认其性能指标能满足系统工作的需要。

系统软件的验收,应首先检查操作系统版本(或是其升级版)是否与系统规格所要求的版本一致,第三方软件(如外围设备的驱动程序、诊断程序)是否完整,相应的说明书是否齐备。需要注意的是,计划软件通常对于系统软件,尤其是操作系统的版本依赖性很高,所以,如果厂家提供的系统软件是经过升级的版本,则应由 TPS 厂家确认相应的系统软件能够与所提供的计划软件完全兼容。然后,对于其他的系统软件,应按照软件的相应性能及使用要求进行功能及性能测试,以确认其功能、性能与预期一致。

计划软件的验收应包括软件功能验证、计算功能验证、应用软件测试三个方面的内容。软件功能验证用于确认用户所购买的所有功能都已经安装并能正确使用,同时确认每项功能的定量指标符合系统规格。根据 AAPM TG53 号报告,计划软件的基本功能包括如下几个方面:CT 影像导入、解剖结构描述、射线束描述、光子束剂量计算、电子束剂量计算、近距离治疗剂量计算、DVH 及剂量显示、硬拷贝输出。

对计划软件进行计算功能验证的目的是确认 TPS 系统各个模块的相应功能和性能与产品规格一致。计算功能验证时使用的治疗机射野数据可以采用文献发表的数据,也可以使用厂家提供的样例数据或用户治疗机的测量数据。文献发表的数据可用于验证系统的基本剂量计算功能,以确认剂量算法中不存在明显错误,以及基本剂量计算精度达到系统规格的要求。AAPM 55 号报告中提供了 4MV 和 18MV 的光子束射野数据及典型测试野形状的计算结果,可以使用这些数据来对 TPS 中光子束剂量计算功能进行测试。另外，VENSELAAR 的团队发表了配置有 MLC 的治疗机的测量数据及相应的测试例结果，以及在非均匀组织中的剂量计算测试例，用这些数据可以完成更复杂的剂量计算测试。最后，对于电子束剂量计算的测试，可以参考 ECWG 报告中提供的数据。

TPS 厂家在提供样例数据用于计算功能验证时，通常也会提供使用这些样例数据计算得到的基本结果及相应的显示效果，所以使用这些数据进行计算功能验证时，可以方便地检查 TPS 的基本剂量计算功能是否正常，影像与剂量显示功能是否正常，确认在用户现场安装后的 TPS 系统功能与预期一致。

如果采用用户设备的测量数据进行功能测试，还可以同时验证用户数据导入到 TPS 系统的过程是否正常，不过需要注意的是，使用用户测量数据（或其中的一部分）进行计算功能验收时，目的是完成对 TPS 系统的计算功能的测试，而不是完成对用户的射线束的建模和测试。因为射线束建模和测试需要测量用户设备的所有光子束、电子束数据，收集设备的几何和机械参数，反复调试模型并对模型计算的结果进行测量验证，这通常需要耗费数周的时间，不可能在验收期内完成。

根据 IAEA TRS430 报告，TPS 系统中的应用软件可能包括如下几类：存储当前不再使用的患者数据的归档软件；患者数据备份软件；等剂量曲线的打印（或绘图）软件；治疗设备数据导入软件；近距离治疗等剂量曲线导入软件；管理及打印治疗机的剂量学数据的软件；文件一致性校验软件等。在验收中可以采用典型病例数据及治疗机数据，分别对以上软件功能进行测试，确认软件功能与预期一致。此外，在测试治疗设备数据导入 TPS 系统的过程中，应注意确认 TPS 系统能够正确理解测量设备的坐标系统，确保导入数据的坐标方向正确。

最后，网络系统及网络设备之间的数据传输是现代 TPS 系统功能的重要组成部分，验收时应确认所有与计划系统相连的网络设备之间能正常进行数据传输。如 CT、MR、核医学设备等是 TPS 系统常用的数据输入设备，放疗记录验证系统、切割机、胶片打印机、计划打印机等设备是典型的数据输出设备，验收工作中应使用适当的测试例来确认 TPS 与这些设备之间能进行正确的数据传输。

DICOM 协议是目前医学设备之间的主要网络通信协议，由于 DICOM 协议内含有很多的可选项，不同厂家的软件对这些可选项的支持可能会有较大差别，从而导致不同厂家提供的 DICOM 功能模块之间可能会有兼容性问题，验收工作中不仅要检查各厂家的符合性申明，以确认数据传输的可能性，同时也需要采用典型数据来对传输的正确性进行验证。

二、治疗机数据采集

放射治疗中使用 TPS 设计射野、能量等患者治疗参数，以实现对肿瘤高剂量照射的同时保护正常组织不被过量照射，剂量准确性对于放疗的安全性及有效性至关重要。TPS 中计算患者剂量的加速器模型是使用加速器验收调试过程中采集的数据建立的。不同物理师、不同采集设备及采集时的具体操作过程差异会影响数据采集的结果，也会影响加速器的验收及 TPS 中的加速器射线束建模，从而影响患者剂量计算。

所以射野数据采集的准确性、一致性对于放射治疗具有重要作用，数据采集需要掌握加速器基本原理、剂量测量设备性能、剂量探测器特性及其适用范围等相关知识。同时，在数据采集中合理选择并正确使用采集设备、在采集过程中采取适当的质量控制措施、对采集得到的数据进行适当处理等，也能提高采集数据的质量。

(一)测量探测器选择

加速器验收和调试过程通常需要采集点剂量数据和扫描数据。点剂量数据可以用水箱测量,也可以用固态模体测量,使用固态模体测量时,需要注意模体的电子密度、模体材料的阻止本领比、能量吸收系数等参数与水的差别,模体使用前应通过 CT 扫描来检查其均匀性、电子密度、模体中适配孔与探测器尺寸的匹配程度等问题,在将模体最终用于临床测量前,模体测量结果应与水箱测量结果做比对以确认模体材料的电子密度准确性。扫描数据采集需要使用三维水箱,用于验收调试的水箱深度、宽度应不<40cm(最好能达到 75cm),才能较方便地测量整个射野范围内的剂量数据。另外,水箱应在测量前 24 小时放于治疗室内,使水箱中水的温度与治疗室温度达到一致后再使用。

射野数据采集时,应根据不同的测量需求选择合适的剂量探测器。电离室探测器是放射治疗中的基本探测器,它具有能量、剂量、剂量率响应稳定,测量重复性好、经济性好等显著优点,是临床剂量标定的标准探测器。电离室可依不同尺寸分为普通探测器(灵敏体积 $\sim 10^{-1}$cc 量级)、小型探测器(灵敏体积 $\sim 10^{-2}$cc 量级)和微型探测器(灵敏体积 $\sim 10^{-3}$cc 量级)三类。电离室的测量结果是其灵敏体积内的平均剂量,所以在剂量梯度比较大的区域,应尽量选用灵敏体积小的探测器,同时需要在测量前评估体积平均效应对测量结果的影响。使用电离室测量时,应注意正确设置偏压极性,以确保不同极性时测量结果的一致性。同时也需要确认复合效应不会对测量结果产生影响。

半导体探测器是射野数据采集中的常用探测器,半导体探测器具有灵敏度高、响应时间短、空间分辨率高、不需要外加偏压等优点。由于半导体探测器的质量碰撞阻止本领在临床使用的能量范围(1~20MeV)内不随能量变化,所以非常适合于电子束测量。但半导体探测器的响应受温度、剂量率、能量(光子测量时)的影响,有些情况下还受到角度响应的影响,所以在实际使用中,应预先对这些可能的影响因素进行测试。

半导体探测器的能量响应特性通常对 X 射线的测量结果有较显著的影响,实际工作中,可以通过对比最大射野时半导体探测器测得的 PDD 曲线和电离室测得的 PDD 曲线,评估其能量响应特性。如果能量响应明显,将能观察到半导体测得的 PDD 曲线在最大剂量深度以下的部分下降速度更快。

(二)高能 X 射线数据采集

数据采集的种类和数量应根据 TPS 及实际临床应用的需求而定,一般而言,TPS 需要测量的数据包括点剂量数据、深度剂量数据和离轴比数据。测量时的 *SSD* 原则上应该选择最接近于临床使用情况时的 *SSD*,以减少几何缩放误差。测量深度剂量数据时应该从底部往上测量,以减小因探测器支撑臂在水中运动引起的尾流和扰动。

离轴比曲线需要在不同射野大小和不同深度上测量,在满足 TPS 系统要求的前提下,对测量数据的一般性要求是:对于较小的射野($\leq$ 6cm × 6cm),因离轴比曲线变化较明显,应从最小射野开始,每增加 1cm 测量一组数据。射野较大时,可每增加 5cm 测量一组数据。测量深度应包括最大剂量深度,之后从 5cm 深度开始每增加 5cm 进行一次测量。测量步长在剂量平坦区不应超过 2mm,在剂量变化剧烈的半影区,应使用 1mm 步长。如果使用电离室探测器,应注意体积效应可能会降低半影区的曲线斜率,从而高估射野半影,所以应选用灵敏体积小的测量探测器,并将探测器的短轴沿测量方向放置以提高分辨率。

离轴比曲线一般需要在 X、Y 两个方向测量,如果只测量一个方向,则应在 X 方向(患者的左右方向)测量,因为加速器的电子束偏转通常在 Y 方向,偏转不稳定会影响 Y 方向离轴比曲线的平坦度和对称性,但基本不会影响 X 方向。如果需要测量星形或对角线离轴剂量,最好选用具有星形或对角线测量功能的水箱来完成此工作,否则需要通过旋转水箱来进行测量。需要注意的是,不能通过旋转准直器来完成星形或对角线离轴比曲线的测量。

MLC 的机械性能和剂量特性是加速器验收调试工作的重要内容,AAPM 72 号报告及 IPEM 94 号报告详细介绍了 MLC 的设计原理及验收测试方法。通常而言,MLC 的叶片位置准确性、光野射野一致性、叶片间漏射、叶片穿射、凹凸槽效应、MLC 半影等参数是验收及建模的主要参数。为了能实现更好的适形度,现代 MLC 的叶片宽度一般低于 1cm,测量 MLC 剂量特性时,应采用胶片、EPID、半导体探测器等分辨率足够高的测量工具,同时,应将测量结果与文献发表结果进行对照,以确认测量准确性。

野输出因子(也称为总散射因子)用于表示加速器的输出量随射野大小的变化,是配置 TPS 的重要数据,测量射野输出因子时,探测器后至少要有 10cm 厚的模体材料以保证反散射。由于在不同深度处输出因子随射野大小变化的情况并不相同,测量时应根据实际需要确定测量深度,用于手工计算射野跳数的输出因子通常在最大剂量深度处测量,用于 TPS 建模的输出因子的测量深度应严格按照 TPS 系统要求(大多为 5cm 或 10cm)设定,可以将测量结果与文献报道结果对比以确认数据的正确性。

有些 TPS 系统要求测量机头散射因子(也称为准直器散射因子),这一参数需要在空气中进行测量,测量时需要在探测器表面加平衡帽,以实现探测器位置上的电子平衡,同时滤除射线中的电子束污染。应注意使用足够厚的平衡帽,才能完全滤除电子束污染。测量时平衡帽应完全包括在射野范围内,如果平衡帽较厚(尤其在测量高能射线时),测量小野时可能需要拉长源到探测器的距离才能保证这一点。如果使用金属材料制作平衡帽,则平衡帽厚度会小很多,可以避免前述问题。

测量楔形因子时,应使探测器长轴垂直于楔形方向,以减小体积效应的影响,另外,由于楔形野的离轴比曲线具有较大的剂量梯度,为避免摆位误差的影响,可以在准直器角度分别为 0° 和 180° 时测量输出因子,然后取两者的平均值作为最终结果。

为 IMRT 或 SRT 技术测量射野数据时,需要测量小野输出因子,此时,由于辐射源被准直器部分遮挡和射线的侧向带电粒子失衡,射野两侧的半影区会在中心点重叠,小野的离轴剂量会呈现山峰状分布,所以探测器体积效应会使测量结果发生较明显的偏差。此外,由于探测器材料的密度和原子序数与水不完全等效而产生的扰动和能量响应会随着射野大小发生变化,也会引入测量误差。

IAEA 和 AAPM 联合发布的 IAEA 483 号报告详细讨论了小野测量时的探测器选择、测量方法、偏差修正等问题。基于此报告进行小野输出因子测量及修正,可以有效降低不同探测器之间的结果差异。最后,在测量小野输出因子时,由于探测器位置误差会导致测量结果发生明显偏差,测量时应通过扫描 X、Y 方向的离轴比来将探测器准确定位到射野中心。同时应注意,由于小野的侧向电子散射失衡会导致射野中心点剂量明显降低,从而使得小野离轴比曲线的半高宽会小于实际的射野大小,所以此方法会低估实际射野大小。本书第七章第四节对小野剂量学有详细的解释。

(三) 电子束数据采集

在电子束治疗中,治疗师把挡块形成的照射区形状对齐到患者的体表标记以实现对浅表病变的照射,由于患者的体表通常有一定的弯曲,摆位时限光筒端面与患者体表需要保持一定的距离,电子束数据采集时的源皮距应根据临床摆位时的距离来确定,使测量数据更接近于临床使用情况。同时,对于体表弯曲较显著的患者,摆位时限光筒与体表需要保持较大距离,为方便此类患者的剂量计算,通常需要标准源皮距之外的更大源皮距处再测量一组数据。

相比于 X 射线,电子束的深度剂量有两个明显特点:存在明显的剂量坪区、剂量跌落非常快。所以测量电子束的深度剂量时,测量参考点的误差对测量数据会有更明显的影响。由于低能(如 6MeV)电子束坪区现象并不明显,通常可以先测低能电子束 PDD,通过其最大剂量深度的位置来确定出测量参考点位置。为获得全面的深度剂量特性,电子束 PDD 的测量深度应该达到 R_p 以下 10cm。电子束离轴剂量的测量深度通常选择最大剂量的 100%、90%、70%、50%、30%、10% 深度,测量范围建议达到野外 3cm 以上。测量结果应与文献发表数据对比,以检查可能存在的错误。

用半导体探测器可以测量得到电子束剂量,且半导体探测器的有效测量点一般在表面防水层(约 0.2mm 厚)之下,摆位相对简单,所以半导体探测器更适合电子束剂量。如果在电子束测量中使用电离室,则应注意电离室测得的读数是电离量(而不是吸收剂量),所以需要在测量后将电离曲线转换为剂量曲线,这通常由测量软件的相应功能来完成,在使用这一功能时,应检查测量软件里是否正确配置了对应型号的测量探测器,以保证转换正确,另一方面,也需要将转换得到的数据与文献发表数据进行对比检查。

扫描测量时,用于固定测量探测器的托架在水中运动引起的水面波动会导致测量探测器的有效深度发生变化,从而引起测量误差。由于电子束在剂量跌落区的剂量随深度变化很快,有效测量深度的变化会引起测量离轴比曲线出现明显波动(图 12-12-1),所以在测量电子束离轴比时,应注意降低探测器运动速度或适当增加探测器的数据采样时间、采样次数,以减小因水面波动引入的测量数据误差。

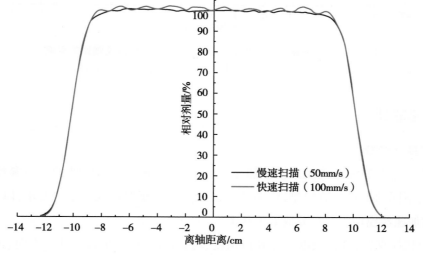

图 12-12-1 扫描速度对电子束(6MeV)离轴比的影响

(四)对采集数据的数学处理

测量软件通常有对测量数据进行数学处理的功能,典型的数学处理包括曲线平滑、插值、数据重新取样、离轴比对中、离轴比对称化处理等。适当的数学处理可以降低测量过程中引入的一些较小的误差,提高数据质量,但过度的数学处理却会引入临床无法接受的误差。测量数据是否需要处理、应采用何种处理取决于对测量过程的理解及对数据特性的分析。不论使用何种数学处理功能,都应在理解其算法的前提下使用,同时应在处理前先备份原始测量数据,处理后应再次对数据质量进行确认。此外,如果测量曲线包括过多噪声(或误差),那么更好的办法应该是改用更可靠的方法重新测量,而不是对其过度地处理。

图 12-12-2 是采用不同步长对楔形板离轴比进行平滑的结果,从图可以看出,过度平滑会改变曲线的基本形状,丢失曲线中的重要信息。数据测量中另一个常用的处理是对离轴比曲线进行对中操作,它是对离轴比进行偏移以使其中心对齐到坐标原点,在使用这个功能时,如果偏移量过大,则说明在测量该"离轴比"曲线时,扫描探测器并没有经过射线束的中心轴,所以这样的曲线并不符合离轴比的物理定义,需要重新测量曲线。

最后,对于点剂量数据(射野输出因子、机头散射因子、楔形因子等),在测量完成后应将数据绘制成曲线以检查其变化是否与物理原理相符,同时检查数据中是否存在异常数据或明显错误的数据。

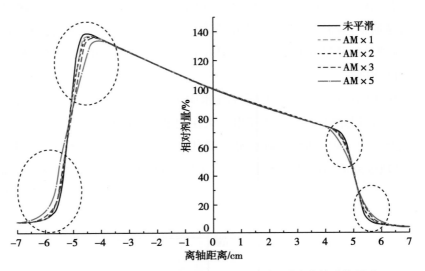

图 12-12-2　数据平滑对楔形板(6MV,60°楔形角)离轴比的影响
椭圆虚线显示平滑的效果,AM 为算术平均(平滑处理)。

三、加速器建模

(一) 模型基本参数类型

加速器模型是指 TPS 系统用来模拟加速器的几何、机械及剂量特性的一组参数,由于不同厂家的 TPS 使用不同的剂量计算模型,因而其模型参数和对模型输入数据的要求,以及建模过程也不同。一般的加速器模型参数可分成如下几类:

1. 几何及机械参数,如初级准直器开口角度、均整器位置、楔形板尺寸与方向、钨门位置、钨门方向及范围、MLC 几何尺寸及运动范围等。

2. 描述每个 X 射线能量的离散化能谱参数。

3. 描述均整器衰减效果、均整器的离轴射线质软件化效果、楔形板及其他射线衰减、遮挡设备的散射效果的参数。

4. 描述建成区剂量及电子束污染的参数,如电子束表面剂量、电子束剂量到达的最大深度、不同深度上电子束剂量的变化、电子束剂量的离轴变化情况等。

5. 描述射线源尺寸、均整器散射、钨门及 MLC 穿射等效果的参数。

充分理解 TPS 所采用的加速器模型是完成建模工作的基础,加速器的剂量学特点受多个模型参数影响,且各个参数的作用大小和范围也不相同,参数间也存在一定的相互制约关系。应理解模型原理及模型与各种输入参数之间的基本物理及数学关系,在模型参数调整时应始终保证参数值符合物理及机械的范围。对模型参数、剂量参数之间的相互关系有熟练的把握,才能在建模过程中合理、有效地调整模型参数,使得在正确的参数值范围内实现计算剂量与测量剂量尽量接近。

在静态调强计划中,每个子野的形状都受到 MLC 叶片位置制约关系的影响,而对于动态调强计划,各子野之间还受到加速器的机架速度、MLC 叶片速度和加速度的制约,所以在建模过程中还需要理解这些几何参数及机械运动参数的基本作用,以及这些参数在计划设计,尤其是逆向计划优化过程中的作用,才能在建模过程中得到最优的模型参数。

(二) 射线束建模的基本过程

1. 测量数据导入及模型生成　将采集的射野数据导入到 TPS 并开始射线束建模之前,应先对照 TPS 数据测量要求,逐项检查确认 TPS 建模所需的所有数据是否已经齐备,没有遗漏。然后在测量软件中再次检查数据质量,比如扫描范围合适、噪声在可接受范围之内、曲线符合平方反比定律、离轴比数据的发散角度正确、深度曲线随射野的变化情况正常等。对于点剂量数据,应确认剂量准确、数据的相对变化趋势符合物理规律。

将测量数据导入 TPS 时,应核对加速器坐标、测量设备坐标、TPS 系统坐标三者之间的关系,以保证导入过程中的坐标转换过程正确。TPS 系统通常会在数据导入过程中对数据进行一定的调整,物理师应仔细检查核对导入数据过程中 TPS 软件的每一步操作,以最终保证导入到 TPS 中的数据与原始测量数据之间的关系正确。

数据输入到 TPS 系统后,需要在 TPS 中以图形化的方式检查扫描数据,以确认数据与物理规定一致、数据点相对平滑。检查时还应注意关键性的点上的数据是否与射线的能量、射野大小等参数所规定的一致。尤其对于手工输入的数据,需要采取有效的方式对数据进行独立核对,以消除因操作失误引入的数据错误。

确认所有数据无误并且数据适合建模后,即可开始建模过程。在 TPS 中进行射线束建模通常是从现有模型库中拷贝一个与当前机器型号一致的模型来开始建模过程,拷贝后应逐个检查、核对模型中的所有机械及几何参数,必须保证与实际机器参数完全一致。即使所拷贝的模型与要建模的机器型号完全一致,也应逐个核对机器参数,以避免因旧模型中存在错误而导致建模出错。如果旧模型的机器型号与实际的机器型号有差异,应同加速器厂商及 TPS 厂商一起核对两种型号的机器之间存在的差异,以寻求合适的问题处理方式。确认所有机器参数正确后,再将原模型中原有剂量数据完全清除,之后再导入实际测量的剂量数据,开始建模过程。

2. 模型计算及基本参数调整　在几何及机械参数、扫描数据、点剂量数据都输入到 TPS 并检查无误后,即可用当前模型参数计算出在测量条件下相应的剂量数据(PDD 及 OAR),然后将计算数据与输入的测量数据比较,得到计算与测量之间的误差。之后分析误差的大小及分布特点,归纳总结出误差变化的基本规律,将这些信息与模型参数的物理意义相结合,归纳总结出是模型中的哪些参数影响这些剂量误差,据此确定应该如何以及在多大程度上对相应参数进行调整以减小上述误差。

分析剂量误差与模型参数的关系时,应注意剂量误差与模型参数之间通常是多对多的关系,即一种类型的剂量误差会由多个模型参数共同决定,而一个模型参数也会同时影响到多种类型的剂量误差,所以在分析误差与模型参数的关系、选择调整参数时,一方面应考虑到每个参数的物理含义及基本的可调节范围,另一方面需要综合考虑参数的变化对多个剂量特性的影响,来权衡需要调整的参数及调整幅度。

根据上述分析得到应调整的模型参数及基本的调整幅度之后,即可对模型参数进行试探性调整,然后重新计算剂量并分析其与测量数据之间的误差,根据新的误差再一次归纳对更进一步优化模型需要调整的参数,然后开始新的一轮调整过程。如此迭代,直至最终计算得到的剂量分布与实际测量的剂量分布之间的误差最小。

调整参数时,应在每一轮迭代中优先调整最显著的误差,当一轮迭代将主要的误差缩小后,再次对所有误差进行分析,找出新的最显著的误差,然后再对其进行分析并调整。由于在同一种测试条件下的剂量误差通常由多个模型参数共同决定,调整参数应综合考虑各个参数的相互影响才能得到最优结果。同时,调整过程中应始终注意参数的物理意义及其合理的调整范围,避免过度追求个别位置处的剂量一致性而将模型参数调整到过于极端的数值。

建模过程中,物理师应理解 TPS 中的射线束模型只是一个对机器特性的模拟,它不是真实的机器,因而不可能在所有的情况下都得到完全准确的剂量,建模过程是在各种可能的临床情况之间取得一个相对折中的结果。所以在模型调整过程中,应始终注意剂量误差与实际临床应用之间的关系,对于临床应用中具有重要意义的区域应给予更高程度的重视,通过模型参数调整,尽量使临床实际应用中具有重要影响区域的误差最小。

四、对模型的测试

经过前述参数调整优化,使得计算的剂量曲线与数据采集得到的剂量曲线相接近,说明在相应的射野及摆位条件下,在规则水模体中能得到较准确的剂量分布,此时即可以对模型进行临床剂量学测试。临床剂量学测试的目的是通过特别设计的射野及计划来确认 TPS 能够在各种可能的临床情况下计算出准确的剂量分布,由于临床剂量学测试并不是在水模体中进行的,并且测试中要考虑临床可能出现的各种情况,所以临床剂量学测试的情况更复杂。

由于在物理模式下,TPS 认为所有的测量及计算都是在水模体中进行的,此时的模体是完全均匀的,密度是 $1g/cm^3$。而在实际的剂量计算中,TPS 需要利用 CT- 电子密度表来获取模体中各个位置的密度,所以在模型测试之前,需要在 TPS 中建立正确的 CT- 电子密度表。建立 CT- 电子密度表的方式是用一个包含各种已知电子密度材料的模体在 CT 定位机上按临床实际扫描条件(可以为不同部位定义不同扫描条件,以生成多个 CT- 电子密度表)扫描模体,然后获取各种材料的 CT 值做成表格存储在 TPS 系统中,系统在剂量计算时会根据计算区域的 CT 值从表格中查找出相应的电子密度。

通常情况下,加速器模型的测试应包括非剂量学测试和剂量学测试两方面,非剂量学测试的内容主要包括患者影像、靶区、治疗机、射野、挡块等的显示,以及各种长度、面积、体积、DVH 计算与显示、数据输入输出等,由于非剂量学测试的内容及方法与 TPS 的型号测试及验收测试基本类似,而 TPS 的型号测试通常由厂家在产品出厂前完成,验收测试一般在 TPS 购买后进行,这里主要介绍剂量学测试的内容。

剂量学测试的基本方法是通过比较 TPS 计算得到的测试例剂量与实际测量剂量之间的差别

来发现模型中的问题。X射线束的测试内容应包括：基本剂量计算功能（考虑各种临床影响因素）、非均匀性、IMRT/VMAT功能等方面。电子束测试内容相对简单，具体包括基本剂量学计算、不规则表面斜入射和不均匀性模体剂量计算。

剂量学测试的工作流程见图12-12-3。测试例的设计是剂量测试工作的重要环节，测试例不仅要涵盖临床可能出现的各种情况，还要能够针对模型、加速器特性及其相关的剂量学特点来进行测试，设计时通常遵循如下原则：①覆盖影响剂量计算的各种物理因素；②包括各种临床可能出现的情况；③从简单到复杂，从单因素到多因素，设计时应说明每一个测试例所考虑的影响因素、测试条件、测量方法和采用的验收标准。实际设计

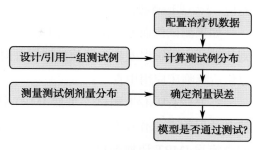

图 12-12-3　计划系统剂量算法测试流程

测试例时，可以参考 IAEA 或 AAPM 等组织发表的 TPS 验收测试报告，也可以参考其他研究者的成果。

AAPM 55号报告、IAEA TRS430号报告、AAPM TG119号报告对于 TPS 验收、测试中的测试例设计、误差阈值及测试中需要注意的相关问题提供了详细的参考。此外，IAEA 1540号报告中的 TPS 型号测试及现场测试对于临床测试也有一定的指导意义。下面介绍设计剂量学测试方案的基本思路和工作重点。

（一）X射线剂量学测试

X射线剂量学测试分三个层面进行，首先是临床模式测试，即保证在物理模式下建立起来的 TPS 模型在临床模式下能得到与物理模式下一致的结果，这是所有剂量测试工作的基础；然后对模型进行基本临床因素测试，即设计测试例验证临床中可能出现的各种情况，确认 TPS 在这些情况下可以计算得到准确的剂量；最后，如果治疗机具有 IMRT/VMAT 的功能，需要针对相应功能进行测试。

1. 临床模式测试　由于建模通常是在 TPS 系统的物理模式下进行的，而物理模式通常与临床模式是不同的软件模块，所以在物理模式下确认基本的剂量计算准确性后，进入临床剂量测试首先要确认在临床模式下的基本剂量计算功能与在物理模式下的一致，此测试应包括如下三个内容：

首先，测试临床模式与物理模式下剂量计算的一致性：分别在临床模式和物理模式下，计算标准方野在 10cm 深度处的剂量，确认其与物理模式下的结果相差不>0.1%；其次，测试绝对剂量一致性（确认算法随机误差及剂量网格采样误差的影响）：在临床模式下，按加速器校准条件设计计划，确认 TPS 计算的每机器跳数剂量与校准值之间的误差<0.5%；最后，测试剂量分布一致性：在临床模式下，按数据采集时的摆位条件设计计划，确认对于典型的大野和小野，PDD、离轴剂量、输出因子的计算结果与输入到 TPS 中的数据差别<2%。

2. 基本临床因素测试　临床计划设计中主要的剂量调节装置包括 MLC、楔形板、钨门、准直器、机架、治疗床等，用于临床因素测试的测试例应包括所有这些影响因素的相互作用，典型的测试例包括：MLC 形成小野、MLC 形成的大野且射野被遮挡比例较大、一侧 MLC 过中线最大距离时形成的离轴射野、简单野（如 10cm×10cm）的斜入射、非均匀组织等。如果治疗机配置有物理楔形板，还应该在使用楔形板的情况下重复上述测试，对于非物理楔形板（动态楔形板、虚拟楔形板），应测试其在大野时的剂量分布。

根据 AAPM TG106 号报告，对于高剂量区，在相对于校准条件只有一个因素（如深度/离轴位置）改变时，剂量误差应<2%，如果有多个因素改变（如楔形野的离轴点），剂量误差应<5%；对于半影区，计算剂量与测量剂量相同的两个点的最小距离差别应<3mm；对于野外低剂量尾部，剂量误差应<3%（归一到野内最大剂量）。

如果测试例误差超出阈值，但这些误差很难在不影响其他剂量准确性的前提下再进一步缩小，则物理师应理解误差超出阈值的原因并对此进行确认，另外，应该将这些误差超出阈值的情况记录以供后续临床应用中查阅。

3. IMRT/VMAT 测试　虽然 IMRT 技术已经得到广泛应用，但对 IMRT 技术的准确建模仍然是放射物理工作中相当具有挑战性的工作。在 Molineu 等人采用 RPC 的头颈部人形体模进行的全流程 IMRT 计划剂量认证中，只有 81.6% 的放疗科室通过了相关的剂量学认证（PTV 内满足 7%/4mm 条件）。在没有通过认证的医院中，最主要的问题出现在 TPS 的建模方面，所以在 TPS 建模工作中应该对 IMRT/VMAT 功能的剂量学测试予以重视。

如果模型在基本剂量学测试中结果不理想，则在 IMRT/VMAT 相关的剂量学测试中结果通常会更差，所以在开始 IMRT/VMAT 测试之前，应确认基本剂量测试已经达到临床要求。此外，调整模型参数优化 IMRT/VMAT 剂量的过程也会影响基本剂量测试的结果，虽然这类影响并不显著，但还是应该在完成 IMRT/VMAT 模型参数调整后，再次验证基本剂量模型测试例的结果。

对于 IMRT/VMAT 功能的剂量学测试应包括 5 个方面：① MLC 形成小野（2cm 以下）时 *PDD* 计算准确性；② MLC 形成小野（2cm 以下）时输出因子准确性；③ IMRT/VMAT 计划设计及剂量准确性测试（测试时可使用 AAPM TG119 号报告提供的头颈部模体及 C 形靶区模体，也可使用其他类似模体）；④临床病例测试；⑤外部审计：用外部机构提供的内置剂量仪的人形体模，进行靶区定位、计划设计、治疗实施，然后由外部机构对实际剂量进行比对分析。没有条件开展外部审计时，可以采用与外部审计类似的流程进行端对端测试，并由独立的物理师对测试结果进行全面审核。

测试小野剂量特性时，应注意选用合适的探测器（半导体探测器、微型电离室或闪烁体探测器）。对于临床测试，可以使用科室的实际病例，也可以使用其他组织（如 https://www.aapm.org/pubs/MPPG/TPS/）提供的病例。IMRT/VMAT 测试中使用的优化参数及相应的测试计划应予以记录，供后续正常使用过程中查阅比对。

在 IMRT/VMAT 测试中，对于靶区内低剂量梯度的区域，剂量误差应在 1.5% 以内，最大不超过 2%。对于危及器官区域，剂量误差应低于处方剂量的 3%，对于采用人形体模的测试，剂量误差应低于 5%。分析面剂量时，采用 2%/2mm 的 γ 通过率比 3%/3mm 更有助于发现一些误差较大但有可能被改进的区域，对误差超过阈值的区域，应分析确认误差是否具有重要临床意义，以及是否能对模型做进一步改进。

（二）电子束剂量学测试

AAPM TG25 及 TG70 号报告详细阐述了电子束临床剂量学的相关内容，AAPM TG70 报告推荐在 TPS 中使用患者 CT 影像勾画靶区及危及器官以进行电子束的计划设计和剂量学评估，并建议在电子束剂量计算中采用三维非均匀性校正，虽然 TPS 所使用的校正算法并不算完善，但三维非均匀性校正仍然能明显提高剂量准确性。

电子束剂量学测试的主要内容是：①基本剂量学计算验证，确认在标准源皮距及拉长源皮距使用定制挡块照射时，剂量误差<3%，或者距离差别<3mm（沿 PDD 方向上，计算剂量与测量剂量相

同的点之间的距离）；②不规则表面斜入射，测试使用标准限光筒在标称源皮距斜入射测试时，剂量计算误差<5%；③不均匀性模体剂量计算，测试标准限光筒在标称源皮距下对不均匀模体进行照射时，剂量误差<7%。

另外，考虑到电子束剂量计算模型的局限性，在电子束的临床应用中，对于复杂的摆位/射野（如 X 射线与电子束野衔接或者电子束射野过小，有可能导致侧向电子散射失衡），可以对其进行实际剂量测量，确认剂量计算准确性。

（三）剂量学测试方案举例

虽然剂量学测试工作费时费力，但是，为了保证 TPS 能准确计算患者体内的剂量分布，应有的测试项目绝对不能省略。表 12-12-1 列出了中国医学科学院肿瘤医院使用的 X 射线剂量模型的测试项目和测试例，供大家参考。表中射野大小的单位均为厘米，除特殊说明外，摆位源皮距均为90cm，测量深度分别为 3、10、20cm，照射跳数为 100MU。

表 12-12-1　X 射线剂量模型测试例

测试因素	测试条件	测量方法	允许误差
不同射野尺寸的方野	1cm×1cm；2cm×2cm；5cm×5cm；10cm×10cm；20cm×20cm	用探测器阵列测量	2%/2mm
不同尺寸的长方形野	2cm×10cm；10cm×2cm；5cm×20cm；20cm×5cm	用探测器阵列测量	2%/2mm
物理楔形野	9cm×9cm，60°；5cm×20cm，30°；20cm×5cm，45°	用探测器阵列测量	3%/3mm
动态/虚拟楔形野	9cm×9cm，60°；5cm×20cm，30°；20cm×5cm，45° 10cm×10cm（Y_1=0，Y_2=10），30° 10cm×10cm（Y_1=0，Y_2=10）60°	用探测器阵列测量	4%/3mm
挡块形成的不规则野	16cm×16cm，中央挡标准条形铅块 16cm×16cm，L 形射野	用探测器阵列测量	3%/3mm
MLC 形成的不规则野	16cm×16cm，中央形成 2cm 宽的遮挡 16cm×16cm，L 形射野	用探测器阵列测量	3%/3mm
不均匀组织	2cm×2cm，2cm 固体水 +6cm 肺 10cm×10cm，2cm 固体水 +6cm 肺 2cm×2cm，7cm 固体水 +1cm 骨 10cm×10cm，7cm 固体水 +1cm 骨	用探测器阵列测量	3%/3mm
斜入射	2cm×2cm，45° 倾斜 10cm×10cm，45° 倾斜 未倾斜时，SSD=90cm，d=3、10、20cm	用水箱测量相对于未倾斜位置的 PDD 和 3、10、20cm 深的 OAR，用电离室在固体水中测量等中心处的绝对剂量，用胶片测量与入射方向成 45° 角的剂量分布	3%/3mm
不对称射野	2cm×2cm，X 和 Y 方向离轴 5cm 10cm×10cm，X 和 Y 方向离轴 5cm	探测器阵列测量	3%/3mm
切线照射	10cm×10cm，20cm×20cm SSD=90cm，机架 90°，射野的 1/2 照射水模，半导体探头水平放置	用水箱测量离水模侧面 1.0、2.5、4.0、5、9cm 的剂量	4%/4mm

测试因素	测试条件	测量方法	允许误差
MLC 叶片末端效应	两个 2cm×2cm 的小野相距 6cm,中间叶片关闭 5 个 4cm×20cm 的矩形野以 4cm 为步进,沿 X 方向照射,形成 4 条射野衔接的狭缝	用探测器阵列测量	4%/3mm
MLC 侧面效应	10cm×10cm 射野,分上、下两个半野照射,得到合成剂量	用探测器阵列测量	射野衔接处 10%,其他地方 4%/3mm
MLC 形成菱形野时钨门和 MLC 透射的影响	10cm×10cm 的菱形射野	用探测器阵列测量	3%/3mm
简单的强度分布调整	10cm×10cm 野射以 1cm 步长沿 X 轴正方向缩小直至形成 1cm×10cm,每个射野 10MU	用探测器阵列测量	4%/3mm
临床病例计划	扫描 CIRS 的头颈部、胸部、腹部模体,以模拟鼻咽癌、纵隔肿瘤、前列腺癌的测试	电离室测量点剂量,胶片测量剂量分布	5%/4mm

注:MLC. multi-leaf collimator,多叶准直器;SSD. source to surface distance,源皮距;MU. monitor unit,机器跳数;PDD. percentage depth dose,百分深度剂量;CIRS. Computerized Imaging Reference Systems。

五、日常质量控制

TPS 的验收调试完成后,需要在临床应用过程中建立起 TPS 的日常 QC 规程,以保证 TPS 保持验收调试时的状态,TPS 算法程序和加速器模型数据均没有发生变化。

用于 TPS 日常 QC 的测试计划通常从建模测试过程中使用的测试例中选择,所选择的测试例应具有代表性,包括各种临床典型技术。如 X 射线的测试例中应包括常规射野、楔形野、IMRT/VMAT 射野等。电子束的测试例应包括表面有一定弯曲且包含有非均匀组织的模体,也需要测试拉长源皮距时的情况。测试所用的影像数据可以采用临床实际病例,也可以使用学术组织提供的数据包(如 AAPM 的网站 https://www.aapm.org/pubs/MPPG/TPS 提供了典型的肺部肿瘤病例,可用于电子束、楔形板及动态调强射野的测试)。

TPS 日常 QC 的测试内容包括软件数据及射野数据一致性、TPS 剂量学/非剂量学特性、系统连接与输入输出等几个方面。此外,当治疗机、TPS 系统及相关的支持与协作软件发生改变时,也需要对相应功能模块进行测试。在 TPS 日常 QC 中,剂量学及几何尺寸测试的误差应 <1%/1mm,如测试中出现误差过大的情况,应深入查找原因,如有必要,应重新(或部分重新)对模型进行调整及测试。

设计/选择 QC 测试计划时,应包括对系统软件、硬件的各个方面的测试,具体工作中可适当参考以下基本思路及方法:

1. 系统硬件　重启系统,观察配置参数完好。

2. 备份恢复　将已备份数据恢复到系统,检查数据完整性、一致性。

3. 数字化仪及绘图仪　输入已知尺寸的形状,确认 TPS 软件测量的尺寸与输入尺寸一致,然后将其打印,确认打印与显示一致。

4. CT 影像传输　传输不同体位的患者或模体,确认体位信息正确(仰卧、俯卧、头先进、脚先进)。

5. CT 密度与尺寸　扫描 CT 密度模体,检查尺寸准确性及 CT 值准确性。

6. 解剖结构准确性　扫描已知结构的模体,然后在 TPS 中勾画出外轮廓及模体中已知尺寸的结构,确认得到的结构尺寸一致性。

7. 外照射计划测试　通过样例计划测试剂量计算一致性,样例计划应包括临床可能出现的各个典型因素,比如选取胸部患者(可测试非均匀性修正),在前、后、左、右 4 个方向分别设计 4 个不同参数的射野:低能对称平野、低能非对称楔形野、高能挡块野(不同能量)、高能非对称动态楔形野。然后计算测试计划剂量,确认计划的 CT 值、靶区及危及器官阈值剂量、DVH 体积及剂量、有效深度等相关参数的一致性。打印计划,确认打印信息(等中心坐标、源皮距、射野遮挡等)一致性。

8. 计划传输测试　选择一组包含各种临床剂量调节方式(楔形板、挡块、限光筒等)的计划,测试传输计划一致性。

对于具体测试项目的时间安排,按照 AAPM TG53 号报告的建议,将 TPS 日常 QC 的检测项目分为日检、周检、月检及年检四类,基本内容及时间安排见表 12-12-2。

表 12-12-2　TPS 日常 QC 表

频率	QC 项目	QC 内容
日检	错误日志 系统更改日志	检查系统错误日志 对系统更改进行记录
周检	数字化仪、绘图仪、打印机、文件一致性,临床计划过程	检查文件一致性、输入输出设备准确性,讨论临床计划过程中遇到的问题
月检	CT 影像导入,RTP 软件检查,问题回顾分析	相应功能测试,回顾周检中各种问题的处理
年检	剂量计算,数据输入及输出设备,关键软件工具	年检/系统有更新或升级

TPS 系统更新或升级时的 QC,是日常 QC 工作的重要内容之一。系统升级可以分为硬件升级、软件升级两类。硬件升级时,应按 TPS 验收检测标准对被升级的设备及相关软硬件进行测试,具体测试方法可参考 IAEA 430 号报告、AAPM TG53 号报告设计。

对于 TPS 软件更新或升级,应该在与临床独立的系统下测试新的 TPS 软件,避免升级过程对临床工作的影响,升级中应仔细核对临床软件、配置文件的改动,确认所有配置改动的影响范围和结果。升级前应提前阅读升级说明以明确所有软件更新及功能模块的增加,预先评估相关影响,重点关注升级对剂量计算结果的影响,进行升级操作前应备份系统,升级过程中应做好操作记录。如果有新的算法或功能模块加入,应按照验收调试的标准对其进行全面测试。

对新的治疗机模型的测试工作应该与临床使用环境隔离,防止处于测试状态中的治疗机被错误应用于临床。测试完成后,应处理好新旧模型替换及衔接问题,确保所有使用人员准确收到并实行了替换及衔接安排,保证临床工作安全。

在 TPS 的日常使用中,应注意系统的安全管理问题,对 TPS 中及操作系统中操作人员的权限进行适当的分配及管理。在 TPS 中,应将日常计划设计人员的操作权限与系统配置、模型参数调整人员的权限分离,日常计划设计人员不应该有更改系统配置、调整模型参数的权限。需要对 TPS 系统配置及模型进行调整时,应该以专门的管理员角色登录,同时在操作过程中做好记录。操作系统的版本升级、配置更改、补丁安装、第三方软件安装等工作应该在 TPS 厂商授权下,由专门的负责人进行，要对系统进行任何更改都应提前对相关数据做好备份，操作过程中做好详细记录，对于操作系统的一些微小的更改也有可能对 TPS 系统有重大影响。

（符贵山）

参考文献

[1] IAEA. Description of radiation treatment planning systems. TRS430 [R]. IAEA, 2004: 37.

[2] GALVIN J M, SIMS C, DOMINIAK G, et al. The use of digitally reconstructed radiographs for three-dimensional treatment planning and CT-simulation [J]. Int J Radiat Oncol Biol Phys, 1995, 31: 935-942.

[3] AHNESJÖ A, ASPRADAKIS M M. Dose calculations for external photon beams in radiotherapy [J]. Phys Med Biol, 1999, 44: R99-R155.

[4] IEC. International Standard IEC 611217: Amendment 1: Radiotherapy equipment-coordinates, movements and scales [C]//International electrotechnical commission. Geneva, Switzerland: IEC, 2000.

[5] O'CONNOR J E, MALONE D E. A cobalt-60 primary dose spread array derived from measurements [J]. Phys Med Biol, 1989, 34: 1029-1042.

[6] CHUI C S, MOHAN R. Extraction of pencil beam kernels by the deconvolution method [J]. Med Phys, 1988, 15 (2): 138-144.

[7] AHNESJÖ A, ANDREO P, BRAHME A. Calculation and application of point spread functions for treatment planning with high energy photon beams [J]. Acta Oncol, 1987, 26: 49-56.

[8] R MACKIE. External photon dose distribution calculation [R]. AAPM, 2010.

[9] MOHAN R, CHUI C S. Use of fast Fourier transforms in calculating dose distributions for irregularly shaped fields for three-dimensional treatment planning [J]. Med Phys, 1987, 14 (1): 70-77.

[10] BOYER A L, ZHU Y, WANG L, et al. Fast Fourier transform convolution calculations of x-ray isodose distributions in homogeneous media [J]. Med Phys, 1989, 16: 248-253.

[11] METCALFE P E, HOBAN P W, MURRAY D C, et al. Beam hardening of 10MV radiotherapy X-rays: analysis using a convolution/superposition method [J]. Phys Med Biol, 1990, 35 (11): 1533-1549.

[12] SAXNER M, AHNESJÖ A. Implementation of the collapsed cone method for clinical beam qualities [J]. Med Phys, 1998, 25: A185.

[13] SHARPE M B, BATTISTA J J. Dose calculations using convolution and superposition principles: the orientation of dose spread kernels in divergent x-ray beams [J]. Med Phys, 1993, 20 (6): 1685-1694. http://www. ncbi. nlm. nih. gov/pubmed/8309441.

[14] MOHAN R, CHUI C, LIDOFSKY L. Differential pencil beam dose computation model for photons [J]. Med Phys, 1986, 13 (1): 64-73. http://www. ncbi. nlm. nih. gov/pubmed/3951411.

[15] ISLAM M K, VAN DYK J. Effects of scatter generated by beam-modifying absorbers in megavoltage photon beams [J]. Med Phys, 1995, 22 (12): 2075-2081. http://www. ncbi. nlm. nih. gov/pubmed/8746713.

[16] KNÖÖS T, WIESLANDER E, COZZI L, et al. Comparison of dose calculation algorithms for treatment planning in external photon beam therapy for clinical situations [J]. Phys Med Biol, 2006, 51 (22): 5785-5807. http://www. ncbi. nlm. nih. gov/pubmed/17068365.

[17] KAWACHI K. Calculation of electron dose distribution for radiotherapy treatment planning [J]. Phys Med Biol, 1975, 20 (4): 571-577. http://www. ncbi. nlm. nih. gov/pubmed/1187788.

[18] HOGSTROM K R, MILLS M D, ALMOND P R. Electron beam dose calculations [J]. Phys Med Biol, 1981, 26 (3): 445-459.

[19] LAX B I, ANDREO P. Electron beam dose planning using discrete Gaussian beams: mathematical background [J]. Acta Radiol Oncol, 1981, 20 (2): 147-158.

[20] WERNER B L, KHAN F M, DEIBEL F C. A model for calculating electron beam scattering in treatment planning [J]. Med Phys, 1982, 9 (2): 180-187. http://www. ncbi. nlm. nih. gov/pubmed/6806593.

[21] LAX I. Accuracy in clinical electron beam dose planning using pencil beam algorithms [J]. Radiother Oncol, 1987,

10 (4): 307-319.

［22］ HUIZENGA H, STORCHI P R. Numerical calculation of energy deposition by broad high-energy electron beams [J]. Phys Med Biol, 1989, 34 (10): 1371-1396.

［23］ YU C X, GE W S, WONG J W. A multiray model for calculating electron pencil beam distributions [J]. Med Phys, 1988, 15 (5): 662-671.

［24］ BEDFORD J L. Calculation of absorbed dose in radiotherapy by solution of the linear Boltzmann transport equations [J]. Phys Med Biol, 2019, 64 (2): 02TR01.

［25］ VERHAEGEN F, SECO J. Monte Carlo techniques in radiation therapy [M]. Boca Raton: CRC Press, 2013.

［26］ JENKINS T M, NELSON W R, RINDI A. Monte Carlo transport of electrons and photons [M]. Boston, MA: Springer, 2010.

［27］ NCS. Monte Carlo Treatment Planning, Report 16 of the Netherlands Commission on radiation dosimetry [R]. NCS, 2006.

［28］ KROESE D P. Wiley Series in probability and statistics [M]//Handbook for Monte Carlo methods. New York: John Wiley and Sons, 2011.

［29］ SPEZI E, LEWIS G. An overview of Monte Carlo treatment planning for radiotherapy [J]. Radiat Prot Dosimetry, 2008, 131 (1): 123-129. http://www. ncbi. nlm. nih. gov/pubmed/18930928.

［30］ 朱本仁. 蒙特卡罗方法引论 [M]. 济南: 山东大学出版社, 1987.

［31］ 裴鹿成, 张孝泽. 蒙特卡罗方法及其在粒子输运问题中的应用 [M]. 北京: 科学出版社, 1980.

［32］ 邓力. 粒子输运问题的蒙特卡罗模拟方法与应用 [M]. 北京: 科学出版社, 2019.

［33］ 康崇禄. 蒙特卡罗方法理论和应用 [M]. 北京: 科学出版社, 2015.

［34］ OELFKE U, BORTFELD T. Inverse planning for X-ray rotation therapy: a general solution of the inverse problem [J]. Phys Med Biol, 1999, 44 (4): 1089-1104. http://www. ncbi. nlm. nih. gov/pubmed/10232816.

［35］ CENSOR Y, UNKELBACH J. From analytic inversion to contemporary IMRT optimization: radiation therapy planning revisited from a mathematical perspective [J]. Phys Med, 2012, 28 (2): 109-118. http://www. ncbi. nlm. nih. gov/pubmed/21616694.

［36］ BORTFELD T. Optimized planning using physical objectives and constraints [J]. Semin Radiat Oncol, 1999, 9 (1): 20-34. http://www. ncbi. nlm. nih. gov/pubmed/10196396.

［37］ FIORINO C, VALDAGNI R, RANCATI T, et al. Dose-volume effects for normal tissues in external radiotherapy: pelvis [J]. Radiother Oncol, 2009, 93 (2): 153-167. http://www. ncbi. nlm. nih. gov/pubmed/19765845.

［38］ CHIAVASSA S, BESSIERES I, EDOUARD M, et al. Complexity metrics for IMRT and VMAT plans: a review of current literature and applications [J]. 2019, 92 (1102): 20190270. http://www. ncbi. nlm. nih. gov/pubmed/31295002.

［39］ XING L, LI J G, DONALDSON S, et al. Optimization of importance factors in inverse planning [J]. Phys Med Biol, 1999, 44 (10): 2525-2536. http://www. ncbi. nlm. nih. gov/pubmed/10533926.

［40］ XING L, LI J G, PUGACHEV A, et al. Estimation theory and model parameter selection for therapeutic treatment plan optimization [J]. Med Phys, 1999, 26 (11): 2348-2358. http://www. ncbi. nlm. nih. gov/pubmed/10587216.

［41］ XIA P, YU N, XING L, et al. Investigation of using a power function as a cost function in inverse planning optimization [J]. Med Phys, 2005, 32 (4): 920-927. http://www. ncbi. nlm. nih. gov/pubmed/15895574.

［42］ YAN H, YIN F F, GUAN H Q, et al. AI-guided parameter optimization in inverse treatment planning [J]. Phys Med Biol, 2003, 48 (21): 3565-3580. http://www. ncbi. nlm. nih. gov/pubmed/14653563.

［43］ NIEMIERKO A. Reporting and analyzing dose distributions: a concept of equivalent uniform dose [J]. Med Phys, 1997, 24 (1): 103-110. http://www. ncbi. nlm. nih. gov/pubmed/9029544.

［44］ LUXTON G, KEALL P J, KING C R. A new formula for normal tissue complication probability (NTCP) as a function of equivalent uniform dose (EUD)[J]. Phys Med Biol, 2008, 53 (1): 23-36. http://www. ncbi. nlm. nih. gov/pubmed/18182685.

［45］ WU Q, MOHAN R, NIEMIERKO A, et al. Optimization of intensity-modulated radiotherapy plans based on the equivalent uniform dose [J]. Int J Radiat Oncol Biol Phys, 2002, 52 (1): 224-235. http://www. ncbi. nlm. nih. gov/pubmed/11777642.

［46］ WEBB S. The physical basis of IMRT and inverse planning [J]. Br J Radiol, 2003, 76 (910): 678-689. http://www. ncbi. nlm. nih. gov/pubmed/14512327.

［47］ WU X, ZHU Y. A maximum-entropy method for the planning of conformal radiotherapy [J]. Med Phys, 2001, 28 (11): 2241-2246. http://www. ncbi. nlm. nih. gov/pubmed/11764028.

［48］ LLACER J. Inverse radiation treatment planning using the Dynamically Penalized Likelihood method [J]. Med Phys, 1997, 24 (11): 1751-1764. http://www. ncbi. nlm. nih. gov/pubmed/9394282.

［49］ HILBIG M, HANNE R, KNESCHAUREK P, et al. Design of an inverse planning system for radiotherapy using linear optimization [J]. Z Med Phys, 2002, 12 (2): 89-96. http://www. ncbi. nlm. nih. gov/pubmed/12145913.

［50］ SHEPARD D M, EARL M A, LI X A, et al. Direct aperture optimization: a turnkey solution for step-and-shoot IMRT [J]. Med Phys, 2002, 29 (6): 1007-1018. http://www. ncbi. nlm. nih. gov/pubmed/12094970.

［51］ AUBRY J F, BEAULIEU F, SÉVIGNY C, et al. Multiobjective optimization with a modified simulated annealing algorithm for external beam radiotherapy treatment planning [J]. Med Phys, 2006, 33 (12): 4718-4729. http://www. ncbi. nlm. nih. gov/pubmed/17278824.

［52］ COTRUTZ C, XING L. Segment-based dose optimization using a genetic algorithm [J]. Phys Med Biol, 2003, 48 (18): 2987-2998. http://www. ncbi. nlm. nih. gov/pubmed/14529206.

［53］ LI Y, YAO J, YAO D. Automatic beam angle selection in IMRT planning using genetic algorithm [J]. Phys Med Biol, 2004, 49 (10): 1915-1932.

［54］ KHAN F M. The physics of radiation therapy [M]. Baltimore: Williams and Wilkins, 1984.

［55］ 胡逸民, 林宁, 张春利, 等. 楔形板临床应用的进一步探讨 [J]. 中国放射肿瘤学杂志, 1988,(3): 54-57.

［56］ SHEROUSE G W. A mathematical basis for selection of wedge angle and orientation [J]. Med Phys, 1993, 20: 1211-1218.

［57］ 戴建荣, 杨勇, 胡逸民. 应用剂量梯度理论确定射野参数 [J]. 中华放射肿瘤学杂志, 2000, 9: 197-201.

［58］ DAI J, ZHU Y. Selecting beam weight and wedge filter on the basis of dose gradient analysis [J]. Med Phys, 2000, 27: 1746-1752.

［59］ MILLIKEN B D, JAMILTON H R, RUBIN S J. The omni wedge: a method to produce wedged fields at arbitrary orientation [J]. Med Phys, 1996, 23: 337-342.

［60］ XING L, PELIZZARI C, KUCHNIR F, et al. Optimization of relative weights and wedge angles in treatment planning [J]. Med Phys, 1997, 24: 215-221.

［61］ XING L, HAMILTON R J, SPELBRING D, et al. Fast iterative algorithms for three-dimensional inverse treatment planning [J]. Med Phys, 1998, 25 (10): 1845-1849.

［62］ DAI J, ZHU Y, JI Q. Optimizing beam weights and wedge filters with the concept of the super-omni wedge [J]. Med Phys, 2000, 27: 2757-2762.

［63］ DAI J, ZHU Y. Comparison of two algorithms for determining beam weights and wedge filters [J]. J Appl Clin Med Phys, 2002, 3: 190-199.

［64］ BORTFELD T, SCHLEGEL W. Optimization of beam orientations in radiation therapy: some theoretical considerations [J]. Phys Med Biol, 1993, 38 (2): 291-304. http://www. ncbi. nlm. nih. gov/pubmed/8437999.

［65］ EZZELL G A. Genetic and geometric optimization of three-dimensional radiation therapy treatment planning [J]. Med Phys, 1996, 23 (3): 293-305. http://www. ncbi. nlm. nih. gov/pubmed/8815371.

［66］ MYRIANTHOPOULOS L C, CHEN G T, VIJAYAKUMAR S, et al. Beam's eye view volumetrics: an aid in rapid treatment plan development and evaluation [J]. Int J Radiat Oncol Biol Phys, 1992, 23 (2): 367-375. http://www. ncbi. nlm. nih. gov/pubmed/1587758.

［67］ CHO B C, ROA W H, ROBINSON D, et al. The development of target-eye-view maps for selection of coplanar or noncoplanar beams in conformal radiotherapy treatment planning [J]. Med Phys, 1999, 26 (11): 2367-2372. http:// www. ncbi. nlm. nih. gov/pubmed/10587218.

［68］ GOKHALE P, HUSSEIN E M, KULKARNI N. Determination of beam orientation in radiotherapy planning [J]. Med Phys, 1994, 21 (3): 393-400. http://www. ncbi. nlm. nih. gov/pubmed/8208214.

［69］ DAS S K, MARKS L B. Selection of coplanar or noncoplanar beams using three-dimensional optimization based on maximum beam separation and minimized nontarget irradiation [J]. Int J Radiat Oncol Biol Phys, 1997, 38 (3):

643-655. http://www. ncbi. nlm. nih. gov/pubmed/9231691.

[70] EZZELL G A. Genetic and geometric optimization of three-dimensional radiation therapy treatment planning [J]. Med Phys, 1996, 23 (3): 293-305. http://www. ncbi. nlm. nih. gov/pubmed/8815371.

[71] HAAS O C, BURNHAM K J, MILLS J A. Optimization of beam orientation in radiotherapy using planar geometry [J]. Phys Med Biol, 1998, 43 (8): 2179-2193. http://www. ncbi. nlm. nih. gov/pubmed/9725597.

[72] ROWBOTTOM C G, WEBB S, OLDHAM M. Beam-orientation customization using an artificial neural network [J]. Phys Med Biol, 1999, 44 (9): 2251-2262. http://www. ncbi. nlm. nih. gov/pubmed/10495119.

[73] ROWBOTTOM C G, KHOO V S, WEBB S. Simultaneous optimization of beam orientations and beam weights in conformal radiotherapy [J]. Med Phys, 2001, 28 (8): 1696-1702. http://www. ncbi. nlm. nih. gov/pubmed/11548939.

[74] WANG C, DAI J, HU Y. Optimization of beam orientations and beam weights for conformal radiotherapy using mixed integer programming [J]. Phys Med Biol, 2003, 48 (24): 4065-4076. http://www. ncbi. nlm. nih. gov/pubmed/14727751.

[75] YANG R, DAI J, YANG Y, et al. Beam orientation optimization for intensity-modulated radiation therapy using mixed integer programming [J]. Phys Med Biol, 2006, 51 (15): 3653-3666. http://www. ncbi. nlm. nih. gov/pubmed/16861772.

[76] YU C X, AMIES C J, SVATOS M. Planning and delivery of intensity-modulated radiation therapy [J]. Med Phys, 2008, 35 (12): 5233-5241. http://www. ncbi. nlm. nih. gov/pubmed/19175082.

[77] VERHEY L J. Issues in optimization for planning of intensity-modulated radiation therapy [J]. Semin Radiat Oncol, 2002, 12 (3): 210-218. http://www. ncbi. nlm. nih. gov/pubmed/12118386.

[78] YU C, SHEPARD D, EARL M, et al. New developments in intensity modulated radiation therapy [J]. Technol Cancer Res Treat, 2006, 5 (5): 451-464. http://www. ncbi. nlm. nih. gov/pubmed/16981788.

[79] BORTFELD T, SCHLEGEL W. Optimization of beam orientations in radiation therapy: some theoretical considerations [J]. Phys Med Biol, 1993, 38 (2): 291-304. http://www. ncbi. nlm. nih. gov/pubmed/8437999.

[80] PUGACHEV A, LI J G, BOYER A L, et al. Role of beam orientation optimization in intensity-modulated radiation therapy [J]. Int J Radiat Oncol Biol Phys, 2001, 50 (2): 551-560. http://www. ncbi. nlm. nih. gov/pubmed/11380245.

[81] DJAJAPUTRA D, WU Q, WU Y, et al. Algorithm and performance of a clinical IMRT beam-angle optimization system [J]. Phys Med Biol, 2003, 48 (19): 3191-3212. http://www. ncbi. nlm. nih. gov/pubmed/14579860.

[82] GOKHALE P, HUSSEIN E M, KULKARNI N. Determination of beam orientation in radiotherapy planning [J]. Med Phys, 1994, 21 (3): 393-400. http://www. ncbi. nlm. nih. gov/pubmed/8208214.

[83] DAS S, CULLIP T, TRACTON G, et al. Beam orientation selection for intensity-modulated radiation therapy based on target equivalent uniform dose maximization [J]. Int J Radiat Oncol Biol Phys, 2003, 55 (1): 215-224. http://www. ncbi. nlm. nih. gov/pubmed/12504056.

[84] BANGERT M, ZIEGENHEIN P, OELFKE U. Comparison of beam angle selection strategies for intracranial IMRT [J]. Med Phys, 2013, 40 (1): 011716. http://www. ncbi. nlm. nih. gov/pubmed/23298086.

[85] D'SOUZA W D, MEYER R R, SHI L, et al. Selection of beam orientations in intensity-modulated radiation therapy using single-beam indices and integer programming [J]. Phys Med Biol, 2004, 49 (15): 3465-3481. http://www. ncbi. nlm. nih. gov/pubmed/15379026.

[86] YAN H, DAI J R. Intelligence-guided beam angle optimization in treatment planning of intensity-modulated radiation therapy [J]. Phys Med, 2016, 32 (10): 1292-1301. http://www. ncbi. nlm. nih. gov/pubmed/27344457.

[87] SADEGHNEJAD BARKOUSARAIE A, OGUNMOLU O, JIANG S, et al. A fast deep learning approach for beam orientation optimization for prostate cancer treated with intensity-modulated radiation therapy [J]. Med Phys, 2020, 47 (3): 880-897. http://www. ncbi. nlm. nih. gov/pubmed/31868927.

[88] BRAHME A. Optimization of stationary and moving beam radiation therapy techniques [J]. Radiother Oncol, 1988, 12 (2): 129-140. http://www. ncbi. nlm. nih. gov/pubmed/3406458.

[89] HALABI T, CRAFT D, BORTFELD T. Dose-volume objectives in multi-criteria optimization [J]. Phys Med Biol, 2006, 51 (15): 3809-3818. http://www. ncbi. nlm. nih. gov/pubmed/16861782.

[90] MONZ M, KÜFER K H, BORTFELD T R, et al. Pareto navigation: algorithmic foundation of interactive multi-criteria IMRT planning [J]. Phys Med Biol, 2008, 53 (4): 985-998. http://www. ncbi. nlm. nih. gov/pubmed/18263953.

［91］ TEICHERT K, SÜSS P, SERNA J I, et al. Comparative analysis of Pareto surfaces in multi-criteria IMRT planning [J]. Phys Med Biol, 2011, 56 (12): 3669-3684.

［92］ TERVO J, KOLMONEN P. A model for the control of a multileaf collimator in radiation therapy treatment planning [J]. Inverse Problems, 2000, 16: 1875-1895.

［93］ BOMAN E, LYYRA-LAITINEN T, KOLMONEN P, et al. Simulations for inverse radiation therapy treatment planning using a dynamic MLC algorithm [J]. Phys Med Biol, 2003, 48 (7): 925-942. http://www. ncbi. nlm. nih. gov/pubmed/12701896.

［94］ EARL M A, SHEPARD D M, NAQVI S, et al. Inverse planning for intensity-modulated arc therapy using direct aperture optimization [J]. Phys Med Biol, 2003, 48 (8): 1075-1089. http://www. ncbi. nlm. nih. gov/pubmed/12741503.

［95］ YU C X. Intensity-modulated arc therapy with dynamic multileaf collimation: an alternative to tomotherapy [J]. Phys Med Biol, 1995, 40 (9): 1435-1449. http://www. ncbi. nlm. nih. gov/pubmed/8532757.

［96］ YU C X, LI X A, MA L, et al. Clinical implementation of intensity-modulated arc therapy [J]. Int J Radiat Oncol Biol Phys, 2002, 53 (2): 453-463. http://www. ncbi. nlm. nih. gov/pubmed/12023150.

［97］ YU C X, TANG G. Intensity-modulated arc therapy: principles, technologies and clinical implementation [J]. Phys Med Biol, 2011, 56 (5): R31-R54. http://www. ncbi. nlm. nih. gov/pubmed/21297245.

［98］ OTTO K. Volumetric modulated arc therapy: IMRT in a single gantry arc [J]. Med Phys, 2008, 35 (1): 310-317. http://www. ncbi. nlm. nih. gov/pubmed/18293586.

［99］ PAPP D, UNKELBACH J. Direct leaf trajectory optimization for volumetric modulated arc therapy planning with sliding window delivery [J]. Med Phys, 2014, 41 (1): 011701. http://www. ncbi. nlm. nih. gov/pubmed/24387493.

［100］ ZHANG P, HAPPERSETT L, HUNT M, et al. Volumetric modulated arc therapy: planning and evaluation for prostate cancer cases [J]. Int J Radiat Oncol Biol Phys, 2010, 76 (5): 1456-1462. http://www. ncbi. nlm. nih. gov/pubmed/19540062.

［101］ YAN H, DAI J R, LI Y X. A fast optimization approach for treatment planning of volumetric modulated arc therapy [J]. Radiat Oncol, 2018, 13 (1): 101. http://www. ncbi. nlm. nih. gov/pubmed/29848368.

［102］ VANETTI E, NICOLINI G, NORD J, et al. On the role of the optimization algorithm of RapidArc (®) volumetric modulated arc therapy on plan quality and efficiency [J]. Med Phys, 2011, 38 (11): 5844-5856. http://www. ncbi. nlm. nih. gov/pubmed/22047348.

［103］ KATHIRVEL M, SUBRAMANIAN S, CLIVIO A, et al. Critical appraisal of the accuracy of Acuros-XB and Anisotropic Analytical Algorithm compared to measurement and calculations with the compass system in the delivery of RapidArc clinical plans [J]. Radiat Oncol, 2013, 8: 140. http://www. ncbi. nlm. nih. gov/pubmed/23758728.

［104］ BZDUSEK K, FRIBERGER H, ERIKSSON K, et al. Development and evaluation of an efficient approach to volumetric arc therapy planning [J]. Med Phys, 2009, 36 (6): 2328-2339. http://www. ncbi. nlm. nih. gov/pubmed/19610322.

［105］ IORI M, CAGNI E, NAHUM A E, et al. IMAT-SIM: a new method for the clinical dosimetry of intensity-modulated arc therapy (IMAT)[J]. Med Phys, 2007, 34 (7): 2759-2773. http://www. ncbi. nlm. nih. gov/pubmed/17821983.

［106］ SHEPARD D M, CAO D. Clinical implementation of intensity-modulated arc therapy [J]. Front Radiat Ther Oncol, 2011, 43: 80-98. http://www. ncbi. nlm. nih. gov/pubmed/21625149.

［107］ POPPLE R A, BALTER P A, ORTON C G. Point/Counterpoint. Because of the advantages of rotational techniques, conventional IMRT will soon become obsolete [J]. Med Phys, 2014, 41 (10): 100601. http://www. ncbi. nlm. nih. gov/pubmed/25281937.

［108］ HARTGERINK D, SWINNEN A, ROBERGE D, et al. LINAC based stereotactic radiosurgery for multiple brain metastases: guidance for clinical implementation [J]. Acta Oncol, 2019, 58 (9): 1275-1282. http://www. ncbi. nlm. nih. gov/pubmed/31257960.

［109］ SMYTH G, EVANS P M, BAMBER J C, et al. Recent developments in non-coplanar radiotherapy [J]. Br J Radiol, 2019, 92 (1097): 20180908. http://www. ncbi. nlm. nih. gov/pubmed/30694086.

［110］ KRAYENBUEHL J, DAVIS J B, CIERNIK I F. Dynamic intensity-modulated non-coplanar arc radiotherapy (INCA) for head and neck cancer [J]. Radiother Oncol, 2006, 81 (2): 151-157. http://www. ncbi. nlm. nih. gov/pubmed/17055095.

［111］ SHAITELMAN S F, KIM L H, YAN D, et al. Continuous arc rotation of the couch therapy for the delivery of accelerated partial breast irradiation: a treatment planning analysis [J]. Int J Radiat Oncol Biol Phys, 2011, 80 (3): 771-778. http://www. ncbi. nlm. nih. gov/pubmed/20584586.

［112］ WOODS K, NGUYEN D, TRAN A, et al. Viability of non-coplanar VMAT for liver SBRT as compared to coplanar VMAT and beam orientation optimized 4π IMRT [J]. Adv Radiat Oncol, 2016, 1 (1): 67-75. http:// www. ncbi. nlm. nih. gov/pubmed/27104216.

［113］ LYU Q, YU V Y, RUAN D, et al. A novel optimization framework for VMAT with dynamic gantry couch rotation [J]. Phys Med Biol, 2018, 63 (12): 125013. http://www. ncbi. nlm. nih. gov/pubmed/29786614.

［114］ LANGHANS M, UNKELBACH J, BORTFELD T, et al. Optimizing highly noncoplanar VMAT trajectories: the NoVo method [J]. Phys Med Biol, 2018, 63 (2): 025023. http://www. ncbi. nlm. nih. gov/pubmed/29336348.

［115］ ALLEN LI X, ALBER M, DEASY J O, et al. The use and QA of biologically related models for treatment planning: short report of the TG-166 of the therapy physics committee of the AAPM [J]. Med Phys, 2012, 39 (3): 1386-1409. http://www. ncbi. nlm. nih. gov/pubmed/22380372.

［116］ 杨瑞杰, 戴建荣, 胡逸民. 放疗的生物学评估和优化 [J]. 中华放射肿瘤学杂志, 2006, 15 (3): 172-175.

［117］ FOWLER J F. 21 years of biologically effective dose [J]. Br J Radiol, 2010, 83 (991): 554-568. http://www. ncbi. nlm. nih. gov/pubmed/20603408.

［118］ WARKENTIN B, STAVREV P, STAVREVA N, et al. A TCP-NTCP estimation module using DVHs and known radiobiological models and parameter sets [J]. J Appl Clin Med Phys, 2004, 5 (1): 50-63.

［119］ STAVREV P, NIEMIERKO A, STAVREVA N, et al. The application of biological models to clinical data [J]. Phys Medica, 2001, 17 (2): 71-82.

［120］ NIEMIERKO A. Reporting and analyzing dose distributions: a concept of equivalent uniform dose [J]. Med Phys, 1997, 24 (1): 103-110.

［121］ NIEMIERKO A. A generalized concept of equivalent uniform dose (abstr.)[J]. Medical Physics, 1999, 26.

［122］ PARK C, PAPIEZ L, ZHANG S, et al. Universal survival curve and single fraction equivalent dose: useful tools in understanding potency of ablative radiotherapy [J]. Int J Radiat Oncol Biol Phys, 2008, 70 (3): 847-852.

［123］ NAHUM A E. The radiobiology of hypofractionation [J]. Clin Oncol (R Coll Radiol), 2015, 27 (5): 260-269.

［124］ CHAPMAN J D. Can the two mechanisms of tumor cell killing by radiation be exploited for therapeutic gain？ [J]. J Radiat Res, 2014, 55 (1): 2-9.

［125］ HOFFMANN A L, NAHUM A E. Fractionation in normal tissues: the (α/β) eff concept can account for dose heterogeneity and volume effects [J]. Phys Med Biol, 2013, 58 (19): 6897-6914. http://www. ncbi. nlm. nih. gov/pubmed/24029492.

［126］ International Electrotechnical Commission. Medical electrical equipment: requirements for the safety of radiotherapy treatment planning systems, Rep. IEC 62083 (2000-11)[R]. Geneva: IEC, 2000.

［127］ FRAASS B, DOPPKE K, HUNT M, et al. American Association of Physicists in Medicine Radiation Therapy Committee Task Group 53: quality assurance for clinical radiotherapy treatment planning [J]. Med Phys, 1998, 25 (10): 1773-1829.

［128］ MILLER D W, BLOCH P H, CUNNINGHAM J R. Radiation treatment planning dosimetry verification, Rep. 55 [R]. American Institute of Physics, 1995.

［129］ VENSELAAR J, WELLEWEERD H. Application of a test package in an intercomparison of the photon dose calculation performance of treatment planning systems used in a clinical setting [J]. Radiother Oncol, 2001, 60: 203-213.

［130］ SHIU A S. Verification data for electron beam dose algorithms [J]. Med Phys, 1992, 19: 623-636.

［131］ DAS I J, CHENG C W, WATTS R J, et al. Accelerator beam data commissioning equipment and procedures: report of the TG-106 of the Therapy Physics Committee of the AAPM [J]. Med Phys, 2008, 35 (9): 4186-4215. http://www. ncbi. nlm. nih. gov/pubmed/18841871.

［132］ AAPM. Report No. 72, Basic applications of multileaf collimators: Report [R]. American Institute of Physics by Medical Physics Publishing, 2001.

［133］ IPEM. Report No. 94, Acceptance testing and commissioning of linear accelerators [R]. Institute of Physics and Engineering in Medicine, 2007.

［134］ HUQ M S, YU Y, CHEN Z P, et al. Dosimetric characteristics of a commercial multileaf collimator [J]. Med Phys, 1995, 22 (2): 241-247.

［135］ IAEA. Dosimetry of small static fields used in external beam radiotherapy. Technical Reports Series No. 483 [R]. International Atomic Energy Agency, 2017.

［136］ 李明辉, 马攀, 田源, 等. 基于 IAEA483 号报告的小野射野输出因子测量及修正方法 [J]. 中华放射肿瘤学杂志, 2019, 28 (6): 452-456.

［137］ KHAN F M, DOPPKE K P, HOGSTROM K R, et al. TG-25, Clinical electron beam dosimetry: Report of AAPM RadiationTherapy Committee Task Group No. 25 [J]. Med Phys, 1991, 18: 73-109.

［138］ 符贵山, 戴建荣, 徐英杰, 等. 调强放疗计划系统的剂量学特性测试方法 [J]. 中华放射肿瘤学杂志, 2007, 16 (6): 455-460. http://med. wanfangdata. com. cn/Paper/Detail？id=PeriodicalPaper_zhfszl200706012 & amp; dbid=WF_QK.

［139］ IAEA. Commissioning and quality assurance of computerized planning systems for radiation treatment of cancer [J]. International Atomic Energy Agency, 2004.

［140］ AAPM. Report NO. 55: Radiation treatment planning dosimetry verification [R]. American Institute of Physics, 1995.

［141］ EZZELL G A, BURMEISTER J W, DOGAN N, et al. IMRT commissioning: multiple institution planning and dosimetry comparisons, a report from AAPM Task Group 119 [J]. Med Phys, 2009, 36 (11): 5359-5373.

［142］ IAEA. TECDOC-1540, Specification and acceptance testing of radiotherapy treatment planning systems [R]. International Atomic Energy Agency, 2007.

［143］ YUNICE K M, VINOGRADSKIY Y, MIFTEN M, et al. Small field dosimetry for stereotactic radiosurgery and radiotherapy [M]//BENEDICT S H, SCHLESINGER D J, GOETSCH S J, et al. Stereotactic radiosurgery and stereotactic body radiation therapy. Boca Raton, FL: Francis and Taylor, CRC Press, 2014.

［144］ CADMAN P, MCNUTT T, BZDUSEK K. Validation of physics improvements for IMRT with a commercial treatment-planning system [J]. J Appl Clin Med Phys, 2005, 6 (2): 74-86. http://www. ncbi. nlm. nih. gov/pubmed/15940214.

［145］ OPP D, NELMS B E, ZHANG G, et al. Validation of measurement-guided 3D VMAT dose reconstruction on a heterogeneous anthropomorphic phantom [J]. J Appl Clin Med Phys, 2013, 14 (4): 4154. http://www. ncbi. nlm. nih. gov/pubmed/23835381.

［146］ MOLINEU A, HERNANDEZ N, NGUYEN T, et al. Credentialing results from IMRT irradiations of an anthropomorphic head and neck phantom [J]. Med Phys, 2013, 40 (2): 022101. http://www. ncbi. nlm. nih. gov/pubmed/23387762.

［147］ KRY S F, ALVAREZ P, MOLINEU A, et al. Algorithms used in heterogeneous dose calculations show systematic differences as measured with the Radiological Physics Center's anthropomorphic thorax phantom used for RTOG credentialing [J]. Int J Radiat Oncol Biol Phys, 2013, 85 (1): e95-e100. http://www. ncbi. nlm. nih. gov/pubmed/23237006.

［148］ GERBI B J, ANTOLAK J A, DEIBEL F C, et al. Recommendations for clinical electron beam dosimetry: supplement to the recommendations of Task Group 25 [J]. Med Phys, 2009, 36 (7): 3239-3279.

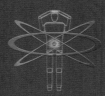

RADIATION
THERAPY
PHYSICS

第十三章
高能光子束放疗计划设计

高能光子束是放疗临床应用最广的射线束。本章第一节是概论，介绍计划设计概念和基本过程；第二节介绍有关外照射放疗的处方、记录和报告的 ICRU 报告；第三～七节分别介绍三维适形放疗、调强放疗、断层放疗、立体定向放疗和自适应放疗的计划设计方法；第八节介绍计划评价方法；第九节介绍全身照射技术。

需说明的是，本章第一节的内容不仅适用于光子束，也完全适用于其他射线束，如电子、质子和碳离子束；第二节和第八节的内容也部分适用于其他射线束。

第一节　概　　论

一、计划设计概念

计划设计是根据临床处方剂量要求，利用现有技术条件，优化确定一个治疗方案的全过程。临床处方剂量要求体现放疗的根本目标，即在周围正常组织，尤其是危及器官得到有效保护的前提下，争取治愈肿瘤。它通常包括两方面的要求，一方面是对肿瘤靶区的治疗剂量要求，另一方面是对正常组织，尤其是危及器官的剂量和剂量体积限制要求。现有技术条件是指计划设计时只能从科室现有的各种设备技术条件中选择。优化确定治疗方案是指设计计划的目标不是满足临床处方剂量要求，而是要以满足临床处方剂量要求作为计划设计的出发点，当临床处方剂量要求完全满足以后，物理师还要尝试设计更优的计划，直至判断不可能再有明显的改进。从计划设计的定义看，计划设计是典型的定义和求解数学最优化问题的过程。治愈肿瘤，或者说，给予靶区处方剂量照射是最优化问题的优化目标。有效保护正常组织，或者说，控制危及器官剂量和剂量体积不超过限值要求是最优化问题的约束条件。现有设备技术条件是优化参数的定义域。

二、计划设计过程

无论是传统二维、三维适形，还是调强放疗技术，其计划设计的基本过程都是相同的。如图 13-1-1 所示，该过程有 6 个步骤，分别是输入患者一般信息和定位图像、图像预处理、定义感兴趣区和给定临床处方剂量要求、确定射野参数、评价治疗计划、输出治疗计划报告和传输射野数据。一些步骤需要物理师完成，另外一些步骤需要医师完成，还有步骤需要医师和物理师共同参与才能完成。表 13-1-1 列出每个步骤的工作任务和责任人。

(一) 输入患者一般信息和定位图像

一般信息是指姓名、病历号等。定位图像是指模拟定位获得的人体外轮廓图或 CT 断层图像，和其他影像学检查获得的图像（如磁共振、超声和正电子扫描）。输入图像的方式有两类：①如果人体外轮廓和图像是以硬拷贝的方式保存，则使用胶片扫描仪或数字化输入；②如果人体外轮廓和图像是以电子数据的方式保存，则可以通过网络或磁带、光盘等输入。前一种方式可输入的数据量少、数据失真度高、输入效率低，只用于 2D 治疗计划，目前已被淘汰。后一种方式可输入的数据量大、数据不失真、输入效率高。这种方式广泛用于 3D 计划系统,尤其当网络代表数据传输的发展方向时。

表 13-1-1　计划设计每个步骤的工作任务和责任人

工作步骤编号	工作任务	责任人
1	输入患者一般信息和定位图像	物理师
2	图像预处理	物理师
3	定义感兴趣区和给定临床处方剂量要求	医师 [a]
4	正向设计时调整射野参数;逆向设计时,调整优化参数,TPS 自动确定射野参数	物理师
5	评价剂量分布	物理师、医师
6	输出治疗计划	物理师

注:a. 如果物理师经过严格的医学训练,可由物理师勾画危及器官;TPS. treatment planning system,治疗计划系统。

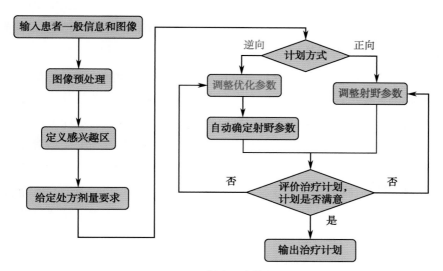

图 13-1-1　计划设计基本过程

(二) 图像预处理

最常见的图像预处理是图像配准(image registration),其次是图像融合(image fusion)。图像配准是建立两套不同定位图像之间的空间位置关系的过程。配准可能在异机或同机的情况下进行。异机情况是指两套图像是在不同的成像设备上采集的,如 CT 图像和 MR 图像。由于在不同的设备上采集图像,患者需要两次摆位,体位的变化可能比较大,配准主要靠人工或半自动完成,配准的准确度可能受影响。同机情况又可分为同机同次和同机异次两种情况。同机同次是指两套图像是在同一台设备上采集的,两套图像采集之间患者躺在治疗床上没有动,比如,在 CT 定位机上采集增强和未增强的图像,在 PET/CT 定位机采集 CT 图像和 PET 图像。由于采集过程中患者体位没有发生变化,两套图像是自动配准的。与同机同次不同,同机异次是两套图像是在同一台设备上采集的,但两套图像是患者不同次摆位后分别采集的。同机异次最常见的情景是患者在治疗一定次数后重新定位,重新制订计划。图像配准涉及很复杂的算法,本书第九章第三节对此有详细的介绍。

图像配准之后需要进行图像融合，以得到全面反映人体解剖及功能等信息的融合图像。融合图像的创建分为图像数据的融合与融合图像的显示两部分。图像数据的融合一般可分为简单的图像融合方法、基于金字塔分解方法及基于小波变换的方法。其中，简单的图像融合方法是指通过平均或加权平均等方法将多张图像融合成一幅新的图像；基于金字塔的融合方法具有多尺度、多分辨率的特点，该处理方式是基于不同空间分辨率和不同分解层上进行的，通过该方法能分析出图像中不同大小的物体；基于小波变换的融合方法也是一种对于图像的多尺度、多分辨率的分解，并且具有方向性，能处理得到更好的融合效果。融合图像往往采用伪彩色显示，即以某套图像为基准，该图像用灰度显示，另一套图像叠加在基准图像上用彩色显示。融合图像有多种直观的显示方法，常用的有断层显示法和三维显示法。断层显示法可以将融合的三维数据以横断面、冠状面和矢状面断层图像同步显示，便于观察者进行诊断，这是融合图像最常用的显示方法；三维显示法将融合的三维数据以三维图像的形式显示，使观察者可以更加直观地观察病灶的解剖位置。

（三）定义感兴趣区和给定临床处方剂量要求

需要定义的感兴趣区（ROI）包括靶区、危及器官和其他正常组织。根据 ICRU 50 号报告和 62 号报告，需要定义的靶区有肿瘤区（GTV）、临床靶区（CTV）和计划靶区（PTV）。定义靶区是医生的一项重要职责。医生根据输入到计划系统的患者图像和其他检查诊断材料，结合特定肿瘤的临床表现，手工勾画 GTV 和 CTV。PTV 一般是通过设定一个间距（margin），由计算机软件根据 CTV 自动扩展产生。间距的大小取决于摆位误差大小和器官运动幅度。定义危及器官可以由医生完成，也可以由经过严格医学训练的物理师完成。目前我国的物理师基本上是理工科毕业，完全没有经过医学训练，显然不能承担定义危及器官的任务。随着正规医学物理研究生教育项目发展壮大，情况应会发生变化，这些项目的毕业生应能承担定义危及器官的任务。

对于调强放疗的计划，物理师需要定义剂量成形结构（dose shaping structure），包括包围靶区的不同厚度的壳层、定义在靶区凹陷部位的扇形区以及剂量热点和冷点等。定义这些结构，并给予适当的剂量（体积）要求，可以引导计划系统的优化程序产生高度适合靶区形状的剂量分布，并且靶区内无临床不能接受的冷点，靶区外无临床不能接受的热点。

人工勾画 ROI 耗费时间，一些自动勾画软件，尤其是最新发展的人工智能勾画软件可以快速勾画 ROI，并且具备较高的准确度。有了自动勾画的 ROI，工作人员只需审阅自动勾画的 ROI，对勾画不准的部分做修改。这样做可以大幅节省工作人员的时间。本书第二十四章第二节对此有详细介绍。

给定处方剂量要求是医生的另外一项重要职责，包括对靶区的处方剂量要求和对危及器官的限制剂量要求。对于适形放疗和调强放疗，靶区处方剂量应给在 PTV 上，并至少包括 95% 的 PTV 体积。给定危及器官的限制剂量时，应根据器官的功能单元联结方式。如果各功能单元串联（串型器官），如脊髓、脑干，应给定最大剂量限值；如果各功能单元并联（并型器官），如肺，应给定剂量体积约束；如果各功能单元混合联结（混合型器官），如心脏，应同时给定最大剂量限值和剂量体积约束。本书附录二列出了本科室采用的人体各部位的限制剂量要求。

（四）确定射野参数

不同的放疗技术需要确定的射野参数会有所不同。例如，三维适形放疗需要确定的射野参数有照射方向、射线能量、射野形状、射野权重、楔形板角度和方向；而 MLC 调强适形放疗需要确定照射方向、射线能量和子野序列（对静态调强）或叶片的运动轨迹（对动态调强）。

　　确定射野参数的步骤在计划设计过程图中表现为循环，说明这个步骤需要反复多次调整才能完成。这种循环的特点决定了该步骤是计划设计过程中最花时间的步骤。确定射野参数有正向和逆向两种方式（表13-1-2）。正向方式也称为正向设计，是指物理师手工设置一组射野参数，然后让TPS计算得到剂量分布，物理师评价剂量分布；如果不满意，再调整某个或某几个射野参数，再算剂量分布，再评价剂量分布；重复这些步骤，直至计划质量最优。是否最优需要物理师评断。与正向设计不同，逆向设计是指物理师手工设置一组优化条件，即将临床处方剂量要求翻译为一组优化条件，然后让TPS求解最优化问题，自动确定射野参数，计算得到剂量分布，物理师评价剂量分布；如果不满意，再调整某个或某几个优化条件，再求解优化问题，再算剂量分布，再评价剂量分布；重复这些步骤，直至计划质量最优。正向方式通常应用于二维传统放疗和三维适形放疗。对于这两种放疗技术，需要调整的参数有射野方向、射野权重、楔形板方向和角度，射野形状不需要反复调整，在射野BEV图上根据靶区形状一次就可以确定。这两种放疗技术使用的射野通常是3~5个，则需要调整的参数数目是12~20个。

表 13-1-2　正向和逆向两种计划设计方式对比

计划设计方式	正向	逆向
手工设置的参数类型	射野参数	由处方剂量要求转化得到的优化条件
TPS 运算工具	剂量算法	优化算法和剂量算法
TPS 输出	剂量分布	射野参数和剂量分布
能调参数数目	少，一般不超过20个	多，数千个至数十万个
适用的技术	2D 传统，3D CRT	所有放疗技术，特别是 IMRT、VMAT 等参数多的技术
计划设计时间	短，数十分钟至数小时	长，数小时至数天
计划质量	差。仅在靶区形状为凸形，且周围很少有危及器官的情况，能获得临床满意的计划	优。优势随治疗情况复杂度上升而扩大。在靶区形状复杂，甚至有凹陷区，和/或周围有多个需要保护的危及器官的情况，优势最为明显
对物理师知识技能的要求	要求低。需要熟练掌握 TPS 基本操作方法、射野参数调整方法和计划评价方法，基本掌握剂量算法和图像处理方法等内容	要求高。在掌握正向方法的基础上，还需掌握优化条件设置方法。基本掌握最优化算法

　　注：CRT. conformal radiotherapy，适形放疗；IMRT. intensity modulated radiotherapy，调强放射治疗；VMAT. volumetric modulated arc therapy，容积旋转调强放疗；TPS. treatment planning system，治疗计划系统。

　　与二维常规和三维适形放疗不同，调强放疗只有采用逆向方式才能完成，原因是代表射野强度分布的参数很多，从固定角度 IMRT 的数千个至上万个，到 VMAT 和 TOMO 的数十万个。需指出的是，采用逆向计划方式，仍然有不少参数是正向方向确定的。以固定角度 IMRT 为例，射野方向需要手工选定，优化条件也需要手工设定。并且，由于优化条件的参数数目通常有几十个，甚至上百个，逆向设计计划的难度远超过正向设计，而不是一般认为的更容易。逆向方式仅是改变了物理师调整参数的类型，从射野参数变为优化条件，而且需调整的参数数目还增加了。

　　显然逆向方式没有其名称表现得那么美好，它还需要改进。目前广泛应用的改进方式，也是最简单的方式是每个科室总结经验，针对每种计划情况，设计模板或者脚本。对于每位新患者的计划，物理师都以调用模板或脚本为起点，设计一个初步的计划，然后再微调优化条件和其他射野参数。第二种方式就是建立算法，自动预测新患者的 DVH 曲线或特定剂量/剂量体积指标，或者自动预测剂量分布，再由剂量分布计算得到 DVH 曲线。参考 DVH 曲线，物理师就能为新患者设定个体化的优化条件。显然第二种方式更先进，设定的优化条件更符合患者的靶区和危及器官几何位置情况，能更快地设计出更优的计划。有关第二种方式介绍详见第二十四章第三节。

（五）评价治疗计划

可以从三个层次评价一个治疗计划。首先，也是最基本的，就是判断一个治疗计划是否可以顺利实施和实施效率。如果计划设置的射野参数值超出了机器的允许范围，比如说某个射野要求治疗床等中心旋转 100°，而实际上该机器允许的旋转范围是 95°，则这个计划将不能顺利实施。又如，如果治疗某个射野时机架会碰到患者或者床，则该计划也是不能实施的。对于这类计划，必须做修改。对于另一类计划，尽管可以执行，但实施起来很复杂，也需要考虑修改。其次，评价治疗计划需要看它是否满足临床的处方剂量要求。如果一个治疗计划不能满足临床处方剂量要求，如某个危及器官的受照剂量超过限值，则设计计划的物理师应反复多次调整射野参数（对于正向计划方式）或调整优化条件（对于逆向计划方式），争取满足临床要求。如果多次调整失败，则应向主管医师解释失败原因，而主管医师应有针对性地调整处方剂量要求，比如说将一个疗程分为两段，在后一阶段视肿瘤缩小情况，缩小照射野。最后，对一个能实施、能满足临床要求的计划，物理师还需要看是否有改进余地，也就是需要回答一个问题：在本部门现有设备条件下，该计划是否最优。

（六）输出治疗计划报告和传输射野数据

当医师和物理师确认一个计划后，物理师应打印一份完整的治疗计划，包括射野参数的详细列表、靶区剂量和分次方式、若干断层面的剂量分布、靶区和危及器官的剂量体积直方图、射野方向观和/或数字重建 X 射线摄影。如果一台治疗机配备了治疗记录验证系统（R&V 系统），则应通过网络、磁盘等电子方式将一套完整的射野数据传至 R&V 系统，供治疗时调用。如果一台加速器配备的 MLC 由一个独立的软件控制，则应输出一个 MLC 控制文件，用于治疗时控制 MLC 叶片的运动。还要将模拟定位的断层图像传输至加速器的断层图像引导系统，或者将 DRR 图像传输至加速器的电子射野影像系统，供位置验证时使用。如果计划时设定的等中心位置相对体表标记发生了移动，则需要患者回到 CT 模拟机，确定计划设定的等中心在体表的相应位置，并做标记。如果治疗的加速器配置了图像引导系统，也可以在加速器上完成校位。

计划设计是非常严肃的临床工作，计划质量直接关系着患者的安全和疗效。如果没有明确统一的要求，放任每位物理师自由发挥，他/她设计的计划质量可能时优时劣，不同物理师设计的计划质量必然参差不齐。鉴于此，每个科室必须制定自己的计划设计基本规程，并且针对每种治疗情况，至少是每种常见治疗情况，建立计划模板/脚本。同时要求物理师严格按照基本规程和模板/脚本设计计划。任何偏离规程和/或模板/脚本的尝试都应以模板/脚本计划为参考，计划物理师应将参考计划和尝试计划同时提交高年资物理师和临床医师审核。如果高年资物理师和临床医师均认为，尝试计划是安全的，并且质量更优，才可以用于患者治疗。附录三列出了中国医学科学院肿瘤医院的计划设计基本规程，供同行们参考。

（戴建荣）

第二节　有关外照射放疗的处方、记录和报告

一、概述

国际辐射单位和测量委员会（International Commission on Radiation Units and Measurements，ICRU）成立于1925年，主要致力于发展在国际范围内可接受的建议，包括：①辐射与放射性的量与单位；②合适的测量规程以及这些量在临床放射学以及放射生物学中的应用；③在这些规程的应用过程中所需要的物理数据，从而保证报告的一致性。此外，ICRU还考虑和制定辐射防护领域的相关建议。ICRU尽量收集和评价与辐射测量和剂量学有关的最新数据和信息，并推荐当前使用最适合的值和技术。

ICRU发布了一系列和光子束外照射放疗处方、记录和报告有关的报告。1978年发布了ICRU 29号报告《光子线和电子线外照射放射剂量报告规范》，旨在定义重要的区域以及吸收剂量模式，并推荐外照射放疗报告吸收剂量的方法。从ICRU 29号报告发布以后，进一步解释剂量规范的概念变得更加重要，而且，如果要广泛应用该报告中的建议还需要更多的指南。另外，随着计算机技术在放疗领域的广泛应用，可以更好地设计治疗计划以及评估三维剂量分布。于是，1993年，ICRU发布了50号报告《光子线治疗的剂量处方、记录和报告》，用于替代29号报告。由于电子束放疗和剂量学的特殊性，ICRU将其和光子束放疗分开，在其他报告中进行评估。ICRU 50号报告沿用了之前的大部分建议，同时对一些定义和建议进行了进一步解释或者修改，例如区域的定义、靶区剂量说明的基本原则。在50号报告发布5年后，ICRU决定应该定义一些其他的概念，用于更加准确地定义区域、边界、危及器官（OAR）以及剂量变化和不确定性，从而促进科研和临床信息的交流。于是在1999年发布了ICRU 62号报告，作为50号报告的补充报告。62号报告提供了自50号报告发布以来一些新的建议，主要包括在治疗技术、计划设计、基于影像的靶区定义等方面的技术进展。由于ICRU 50号报告没有考虑OAR的位置不确定性，62号报告引入了计划危及器官（PRV）的概念，即在OAR的基础上外扩一定的边界来考虑OAR位置的变化以及摆位误差。同时，62号报告还介绍了内边界（IM）和摆位边界（SM）的概念，用于考虑CTV的大小、形状以及位置的变化和摆位误差。为了方便对计划进行评估，ICRU 62号报告还定义了适形度指数的概念。对于剂量报告，ICRU 62号报告对个体和系列患者的报告均提供了详细的指南。

影像技术包括功能影像技术的发展，促进了新技术在三维放射治疗领域的应用。调强放射治疗（IMRT）是采用一系列等中心的、非均匀强度的小光子束来产生高度适形的剂量分布。和三维适形放疗相比，IMRT可以在相同的正常组织受量的情况下进一步增加靶区的剂量或者对于相同的靶区剂量减少正常组织受量，从而提高肿瘤的控制率或者降低正常组织的毒性。之前的ICRU报告（ICRU 29、50、62号报告等）已经详细地讨论了多种治疗技术以及剂量规范，但一些概念和定义对于IMRT技术已经不再适用，IMRT需要考虑一些计划、处方、报告以及记录方面的新问题。因此，2010年ICRU发布了83号报告，广泛地讨论了IMRT的物理、技术、计划以及临床应用的各个方

面,并沿用了既往 ICRU 报告中的一些概念和建议。IMRT 有很多参数用于计划设计,因此需要基于计算机优化的治疗计划系统。适当的优化算法可以得到毫米量级精度的三维吸收剂量分布。83号报告对于优化算法及其过程进行了介绍。对于 IMRT 技术,83 号报告考虑并要求对既往 ICRU建议进行了扩展和延伸。例如,采用剂量均匀度和适形度对多个靶区的情况进行评估,并强调了DVH 在处方、记录和报告中的使用。83 号报告还在附录中包括了一些临床病例的推荐文件以及IMRT 质控问题的讨论。IMRT 的复杂性要求合适的记录保存用于评估和改善临床结果。这一部分来源于商业优化系统的一些未知特性。虽然输入值和参数变化可以被定义,但是其实际的优化过程并不被使用者详细了解。对于一些非线性优化方法,不同的开始条件很容易导致不同的输出。因此,记录的保存和质控十分重要。

2017 年 ICRU 发布了 91 号报告《小光子束立体定向放疗的处方、记录和报告》。它和已发表的 ICRU 系列报告保持了很好的一致性,是针对小野立体定向放疗的指导性文件。报告中新增和修改的部分反映了立体定向放疗的一些特殊要求。

二、ICRU 83 号报告的主要内容

ICRU 83 号报告主要包含 5 个章节和 2 个附录。第一章为引言;第二章为 IMRT 的计划优化;第三章为有关 IMRT 吸收剂量和剂量体积的处方和报告的一些特殊考虑;第四章为区域的定义;第五章为计划目标、处方和技术参数;附录 A 为 IMRT 的物理方面;附录 B 为临床案例。下面对 83号报告的第三、四、五章进行详细介绍。

(一) 有关 IMRT 吸收剂量和剂量体积的处方和报告的一些特殊考虑

ICRU 处方和报告分为三个级别。第一级建议是处方和报告的最低标准,低于这个标准则不应该开展放射治疗。第一级报告可以满足简单治疗的要求,可以给出中心轴上的吸收剂量和简单二维计划在中心轴上的吸收剂量分布。第二级建议是最新技术的处方和报告。第二级报告意味着使用三维计划系统和三维成像技术。在这一级别,所有的感兴趣区域是通过 CT 或者 MRI 进行勾画,且可以得到包含非均匀性校正的三维吸收剂量分布。第三级建议是可选的研究中的或者正在发展中的技术报告。ICRU 建议一级报告的信息应该包含在二级报告中,同时一、二级报告的信息也应该包括在三级报告中。

1. ICRU 参考点和 ICRU 参考剂量 ICRU 50 号报告推荐 ICRU 参考点的选择过程:①吸收剂量的参考点选取需要临床相关;②参考点应该很容易以一种清晰的方式定义;③参考点的选取应该使得吸收剂量可以准确决定;④参考点不要选择在剂量梯度较大的区域。如果 ICRU 参考点位于 PTV 的中心或者射野轴线的交叉点,则可以很好地满足以上建议。然而,第一级或点剂量报告不能满足 IMRT 的要求。因为:①和常规放疗相比,IMRT 计划 PTV 的剂量分布不均匀;②对于IMRT,蒙特卡罗计算常用于计算吸收剂量分布;在蒙特卡罗模拟中,小体积内的统计波动性使得点剂量大小具有不确定性;③对于某一射野方向,IMRT 可以在 PTV 内产生很高的吸收剂量梯度;④ PTV 边界的吸收剂量梯度可能>10%/mm,射野照射的微小变化会影响使用点剂量来报告吸收剂量的可靠性。

2. IMRT 的第二级处方和报告 第二级报告的建议是基于来自剂量体积直方图(DVH)的吸收剂量和体积信息。IMRT 使用 DVH 进行报告的主要原因是 PTV 被某一指定吸收剂量覆盖的程度可以通过 DVH 得到,从而可以更好进行计划优化。累积的 DVH 是某区域内受到某一剂量以上

照射的体积,通常用相对体积或者绝对体积来表示。

DVH 曲线还可以被用于决定 D_{median},其代表覆盖 50% 体积的吸收剂量。ICRU 83 号报告没有推荐任何用于处方的区域。然而,中位剂量 $D_{50\%}$ 可以用来表示相对均匀照射体积的吸收剂量。对于 IMRT,中位吸收剂量通常接近于平均剂量。此外,83 号报告建议最小剂量和最大剂量的报告应该被近最小(near minimum)剂量 $D_{2\%}$ 和近最大(near maximum)剂量 $D_{98\%}$ 替代。

对于 OAR 和 PRV 的报告,像并型器官,推荐报告多个 DVH 点。平均剂量也可以用于表示并型器官的吸收剂量。最大剂量则用于串型器官的报告。一般来说,只有当 OAR 受照体积的最小尺寸超过 15mm 才认为有临床意义,但是对于脊髓、眼球、视神经或喉等器官,更小体积的报告也有意义。83 号报告推荐使用 $D_{2\%}$ 进行报告,同时整个器官都应该被勾画出来。由于大多数器官无法明确定义为串型器官或者并型器官,至少 3 个 DVH 点应该被报告。这包括 D_{mean}、$D_{2\%}$ 以及第三个量 V_D,其中 V_D 是指接受某一剂量的体积超过某一范围则会有很高概率发生并发症。

3. 第三级报告(报告研究中的技术和概念) 第三级报告报告了研究中的技术和概念,在常规实践中还没有达到推荐使用的阶段。剂量均匀性和适形性是吸收剂量分布质量的独立说明。剂量均匀性表示在靶区内的吸收剂量分布的均匀性,剂量适形性表示高剂量区域贴合靶区体积的程度。83 号报告推荐使用的均匀性指数 HI 定义为(式 13-2-1):

$$HI = \frac{D_{2\%} - D_{98\%}}{D_{50\%}} \qquad (式\ 13\text{-}2\text{-}1)$$

HI 值等于 0 表示吸收剂量分布十分均匀。

对于治疗区域(TV)对 PTV 的适形度有很多种定义,包括适形度指数(CI)、Paddick 适形度指数(PCI)以及戴斯相似性指数。除了 CI 以外,这些指数都要求 TV 包括整个 PTV。

基于生物学的评价指数仍在研究中,但它们在临床中的使用应该谨慎。它们不仅包含吸收剂量和体积,同时在一定程度上包括了临床观察或者生物学模型。原则上,这些模型是对纯物理模型的补充,因为它们和放射治疗增加肿瘤空置率和减少正常组织损伤概率的目标直接相关。第十二章第十一节对放射生物学模型的介绍。

(二)区域的定义(volume definition)

与肿瘤和正常组织相关的区域需要被定义,用于计划设计和报告。需要定义的区域主要有大体肿瘤区(gross tumor volume,GTV)、临床靶区(clinical target volume,CTV)、计划靶区(planning target volume,PTV)、危及器官(organ at risk,OAR)、计划危及器官(planning organ at risk volume,PRV)、内靶区(internal target volume,ITV)、治疗区(treatment volume,TV)以及其余危及区(remaining volume at risk,RVR)。

GTV 是大体可见的肿瘤范围和位置。GTV 可能包括原发性肿瘤、转移的区域结节或者远处转移瘤。CTV 包含了 GTV 以及考虑和治疗相关的有一定概率发生的亚临床恶性疾病。对于多高的概率被认为是与治疗相关并没有统一的意见,但一般高于 5%~10% 认为需要治疗。PTV 是一个用于计划设计和评估的几何概念。它被推荐用于改变吸收剂量分布从而保证 CTV 的各个部分以临床可接受的概率受到处方剂量照射,并考虑几何不确定性如器官运动和摆位误差的影响。此外,PTV 还用于剂量处方和报告,通常为 CTV 外扩一定边界。OAR 是受照射后可能导致高发病率的组织,因此会影响计划设计和处方剂量。原则上来说,所有非靶区组织都可以是 OAR。但是,正常组织被作为 OAR 需要考虑 CTV 的位置以及处方剂量。从功能的角度,组织器官可以被分为串型、并型或者混合型器官。串型器官如脊髓、神经等由功能单元链组成,所有部分都需要被保护从而保证组织的功能。并型器官如肺、腮腺等由相互独立的功能单元组成,一部分单元损伤不会明显影响器官的整体功能。PRV 考虑了 OAR 在治疗过程中的不确定性和变化,从而避免发生严重的并发症。PRV 在 OAR 外加一定边界,用于补偿这些不确定性和变化。在报告中,推荐给出 PRV 在各个方向上所用的边界大小。由于技术的限制,接受处方剂量的区域可能和 PTV 的范围不同。TV 是被特定处方等剂量曲线包围的区域,在报告时需要给出等剂量的值。在患者的成像区域内,除了勾画的 OAR 和 CTV,剩下的部分应该被定义为 RVR。RVR 在计划评价时十分重要,如果没有单独评价,可能会出现未知的高剂量区域。此外,RVR 还可以用于评价晚期反应的风险。

(三) 计划目标、处方和技术参数

计划目标是用于计划设计的剂量学目标,可以为包括 PTV 和 PRV 在内的任何指定区域定义目标。推荐对于每个定义的区域使用多个剂量体积约束来使得计划的目标更加精确。通过分析治疗结果如肿瘤局部控制率和正常组织毒性随吸收剂量及其分布的变化,可以得到合适的剂量体积指标。在优化的过程中,还需要指定不同约束之间的优先级。通常需要通过不断地调整剂量体积约束来达到最优计划。在实践中,初始的计划目的可能无法达到。这就需要调整约束条件和目标函数来得到一个可能接受的计划。

不同 PTV 之间、PTV 和 PRV 之间以及不同的 PRV 之间可能出现重叠区域。这样使得重叠区域的计划目标可能发生冲突。为了保证计划目标不冲突,可以采用两种方法:①基于区域的子区域,对于每个独立的子区域设置单独的吸收剂量目标,一部分包括重叠区域,另一部分则不包括;②对于某一区域放松重叠部分的计划目标。两种方法导致相同的结果,形成 PTV 内的欠量区或者 PRV 内的超量区。

由于在计划中一般只给定 PTV 和 PRV 的吸收剂量目标,在 RVR 中可能会产生无法接受的高剂量。IMRT 计划系统可以通过优化射野方向、子野数目、子野形状以及强度分布等来优化吸收剂量分布,如果 RVR 的吸收剂量未进行约束,甚至有可能最大剂量点会出现在 RVR 中。为了避免这些问题,应该为 RVR 指定类似于 PRV 的计划目标。

当设计的治疗计划被临床医生接受之后,用于执行治疗的技术参数就确定了。技术参数由控制治疗机器的电子指令文件(如控制点序列)和如何治疗患者的说明组成。例如,技术参数包括射野的数目和方向、子野数目和强度分布、孔的形状或 MLC 的设置、子野跳数以及患者定位摆位参数等。临床医生接受治疗计划意味着接受计划的技术参数。在治疗计划确认之后,不应再改变技术参数,因为技术参数的改变将有可能使治疗不满足原来的处方要求。此外,建议技术参数的电子记录都采用标准化的格式,例如 DICOM-RT。

三、ICRU 91 号报告简介

ICRU 91 号报告主要包含了小野立体定向放疗的相关剂量学、治疗计划算法、区域定义、质量保证、图像引导以及放射治疗的处方、记录和报告等内容。

对于立体定向放疗,精确的剂量计算十分重要,这部分在 ICRU 91 号报告中有详细的介绍,其内容基于 IAEA 483 技术报告。ICRU 91 号报告推荐采用能考虑侧向电子输运的算法来保证小野

剂量计算的准确度。此外,报告要求开展立体定向放疗需要使用立体定向定位装置或者图像引导放疗,并开展全面的质量保证。

ICRU 50、62 以及 83 号报告中的靶区定义在小体积立体定向放疗中仍然适用。但是,立体定向放疗中的靶区定义需要很高精度,因此精确的成像以及 QA 十分重要,但上述报告都没有提及图像的相关要求。ICRU 91 号报告推荐了多个部位的成像技术标准,用于 SRS/SRT/SBRT 靶区勾画,包括肝、头颈部、脑、肺、胰腺等。

此外,在之前的 ICRU 报告中没有包括立体定向放疗中最常用的给处方方式,即处方剂量给在包围靶区的等剂量线上,例如伽玛刀常采用 50% 左右的处方等剂量线包围靶区。ICRU 91 号报告要求处方剂量应该给到最优覆盖 PTV 的等剂量面上,同时限制 PRV 的剂量。

对于第二级剂量报告,ICRU 83 号报告要求报告 PTV 的 $D_{50\%}$、D_{mean}、$D_{2\%}$、$D_{98\%}$;OAR 以及 PRV 的 D_{mean}、$D_{2\%}$、$V_{D\%}$ 等。ICRU 91 号报告加入了针对立体定向放疗的指标,对 PTV 要求报告 $D_{50\%}$、D_{mean}、$D_{near-min}$、$D_{near-max}$;对 OAR 以及 PRV 要求报告 D_{mean}、$D_{near-min}$、$D_{near-max}$ 以及 $V_{D\%}$ 等。同时 ICRU 91 号报告还要求报告剂量均匀性指数、适形度指数以及梯度指数等。对于第三级报告,ICRU 91 号报告还增加了积分剂量以及基于生物学的参数等报告要求。

综上,ICRU 91 号报告是针对小野立体定向放疗的指导性文件,其报告的运用将有利于规范立体定向放射治疗,促进立体定向放疗技术的发展。但是,该报告依然有一定的局限,例如,报告没有对于靶区剂量的不均匀程度提出要求,对于最大剂量相对于处方剂量的关系(或者最优的处方等剂量线)也没有统一的规定。后来的研究表明,当靶区很小时(1~2cm),50% 等剂量线就是最优处方线;随靶区增大,最优处方线值增加。此外,其中部分内容有更详细的指南或者报告,例如,关于小野剂量学部分可以进一步参考 IAEA 最新发布的 483 号技术报告(IAEA,2017)。

(徐 源)

第三节　三维适形放疗的计划设计

一、概述

3D CRT 计划设计是基于三维解剖信息,在计划系统设计治疗计划,使治疗照射野尽可能对靶区投影适形,以向肿瘤照射足够的剂量并使正常组织受照剂量最小,进一步还可以延伸到包括具体的临床目标,如肿瘤局部控制率最大和正常组织并发症率最小。与 2D 传统计划相比,3D CRT 计划需要三维解剖信息和三维治疗计划系统。3D CRT 计划设计的主要步骤包括设计准备、设置等中心位置、确定射野参数和评价治疗计划。

二、设计准备

设计准备工作包括 CT 模拟定位床的处理,选取合适的 CT 值 - 密度转换表,处理异物伪影和体表标记物等内容。

（一）CT 模拟定位床的处理

传输到计划系统的 CT 定位图像包含 CT 模拟定位床,因其与加速器治疗床具有不同的结构和密度,会对剂量计算产生影响,为减小对剂量计算准确性的影响,AAPM TG176 号报告建议如下:

1. 当计划系统可以模拟或添加加速器治疗床时,将 CT 模拟定位床替换为加速器治疗床(图 13-3-1),方法包括:

（1）CT 扫描加速器治疗床并将其融合到患者定位 CT 图像,作为计划设计的主图像。

（2）勾画加速器治疗床,修改其对应的密度。

无论应用哪种方式,加速器治疗床模型的几何结构和剂量计算的准确性均需要进行测试。

2. 当计划系统无法模拟加速器治疗床模型时,首先需要去除 CT 模拟定位床对剂量计算的影响,然后可以采取两种方式处理:

（1）测量加速器治疗床对射线衰减的影响并验证计划系统。

（2）计划设计时应该避免照射床结构或至少避免照射高密度床结构的射野方向。

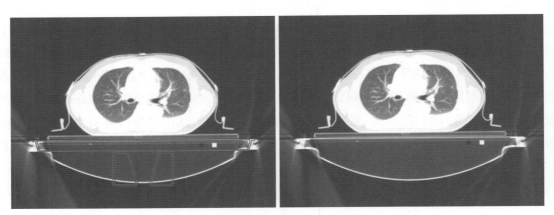

图 13-3-1　加速器治疗床模型(左)和去除 CT 模拟定位床(右)示意

（二）CT 值 - 密度转换表

为满足剂量计算的需要,将患者图像的 CT 值转换为密度,需要测量不同条件下(扫描设备不同、不同部位的扫描参数不同)CT 值与密度的对应关系,在治疗计划系统建立转换表。计划设计时根据模拟定位设备和扫描部位,选择合适的 CT 值 - 密度转换表,确定 CT 值与密度的对应关系(图 13-3-2)。

（三）异物伪影和体表标记物的处理

CT 定位图像的伪影是在成像的过程中产生的与被扫描组织无关的异常影像,临床比较常见的是异物伪影,特别是金属植入物伪影,伪影的存在会影响剂量计算的准确性,需要做如下处理。

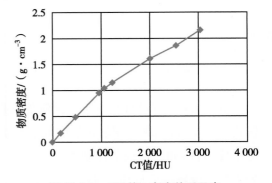

图 13-3-2　CT 值 - 密度关系示意

1. 确定金属的材料密度,选取合适的 CT 值 - 密度转换表以覆盖 CT 值与密度的对应关系。

2. 勾画放射状的金属伪影,在计划系统中将其密度改为水的密度。

图 13-3-3 左显示的是高密度金属义齿造成的 CT 伪影。体表标记物具有一定的密度,而且在

实际治疗过程中并不存在,因此,计划设计之前需要将其勾画出来,并设置其密度为0,图13-3-3右显示的是体表标记物。

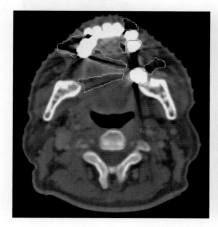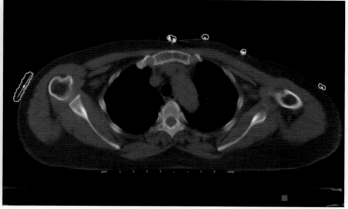

图 13-3-3　异物伪影(左)和体表标记物(右)示意

三、设置等中心位置

　　等中心在患者体内的位置是一个治疗计划最基本,也是最重要的参数。通常将等中心设置到靶区的几何中心,这样设置可以减少旋转误差对靶区边缘位置的影响。如果定位参考点位于靶区中心区域,通常就将该点设置为等中心,而不再将等中心严格设置到靶区几何中心。这样处理的目的是避免重新校位,引入新的误差,并且增加工作量。设置等中心位置还要考虑各种具体情况:①头颈部肿瘤的治疗等中心避免位于颈部斜坡和气管插管处;②靶区偏向患者体位一侧,靶区的几何中心位置可能造成加速器机头与患者发生碰撞时,可以挪动等中心到安全位置;③如有特殊定位装置或患者不便于校位,并且靶区在照射野内,尽量将参考定位等中心视为治疗等中心;④多个靶区空间位置集中,一个中心可以同时照射所有的靶区,优先选择多靶区的几何中心作为治疗等中心;⑤多个靶区空间位置分散,一个治疗中心无法同时照射所有的靶区,选择多个等中心,每个靶区的等中心位于各自靶区的几何中心;⑥避免将等中心放在两层CT图像之间,避免放在误差大的位置(如上述的颈部斜坡处)以及避免放在不便于贴标记点的位置。

四、确定射野参数

　　根据靶区处方剂量要求以及靶区和危及器官的空间位置,确定射野参数。射野参数主要包括射野方向、射野能量、射野形状、射野权重和楔形板,其中最重要的是选择射野方向和确定射野形状边界。如果加入非共面射野方向可以使计划设计有更多的选择。三维计划系统中的射野方向观(BEV)和治疗室方向观(REV)是确定射野方向和射野形状的可视化交互工具(图13-3-4),BEV可以呈现任意共面或非共面射野方向上垂直于射野中心轴的靶区和危及器官的投影图像,REV可以呈现治疗床上患者的三维图像与治疗机的位置关系,可以判断射野方向上射束是否被阻挡、患者与机器是否发生碰撞。

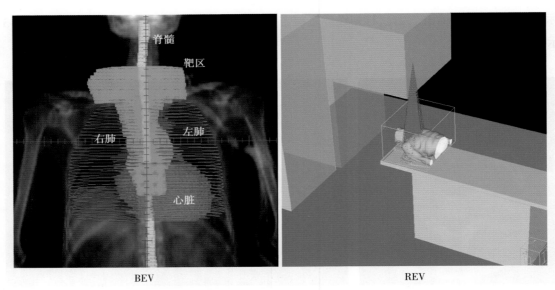

| BEV | REV |

图 13-3-4 射野方向观（BEV）和治疗室方向观（REV）

（一）选择射野方向

射野方向选择的基本原则是在射野路径上适形靶区并且远离危及器官。根据靶区和危及器官空间位置，射野方向的选择主要有两种方法，即正向手工布野和逆向自动优化。

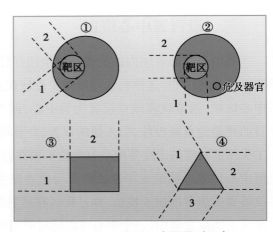

图 13-3-5 正向手工布野原则示意

1. 正向手工布野　正向手工布野是指物理师或者剂量师根据布野的基本原则，通过手动的方式确定射野方向。布野的基本原则包括：①从入射面到靶区中心距离短；②避开危及器官；③射野边平行于靶区的最长边；④与相邻射野夹角大。图 13-3-5 是典型的正向手工布野原则的示意图。

2. 逆向自动优化　优化射野方向的问题可以看作是一个射野方向的选择过程，即从一组可能的候选射野方向中选取不超过规定数目的射野方向，并确定相应的射野权重或射线的强度分布。例如，混合整数线性规划（MILP）模型可以同时逆向自动优化射野方向和射野权重，主要步骤包括：①根据布野原则准备一组候选射野方向，并且去除患者与机器可能发生碰撞以及直接照射耐受剂量低的危及器官（如晶体等）的射野方向；②每一候选射野方向用二进制表示，射野权重用连续变量表示；③根据处方剂量和最大允许的射野方向建立优化问题；④应用 MILP 模型求解射野方向和射野权重。

（二）选择射野能量

能量选择时不仅要考虑肿瘤的治疗深度（可以近似为体厚），还要考虑侧向电子失衡产生的影响，当射野照射到两种不同密度组织的界面时，会发生侧向电子失衡的情况，即射野的半影加宽，靠近界面的低密度组织剂量增加，高密度组织剂量减少，例如对于胸部的肿瘤，照射野通常要穿过低密度的肺组织，高能 X 射线与物质作用产生的高能次级电子在低密度介质中具有较长的射程，侧向散射增大导致侧向电子失衡，使半影增宽、照射野内缘的剂量下降，从而影响高剂量覆盖靶区的程度。当照射野越小、能量越高时这种现象越明显。对于头颈部肿瘤,能量选择≤8MV;对于胸部肿瘤,由于低密度肺组织的影响,拟采用低能而不是高能 X 射线,RTOG 建议 4~12MV;对于腹部肿瘤,因为身体横向尺寸大,而且没有低密度组织,拟采用高能 X 射线,如 15、18MV。

(三) 确定射野形状

由于射野边缘剂量半影的影响,对于任意的射野方向,射野形状需要在靶区投影形状基础上外放 5~8mm 的边界,以确保靶区剂量分布均匀。一般有两种方式确定射野形状(图 13-3-6):①通过挡块适形靶区生成射野形状;②通过多叶准直器(MLC)适形靶区生成射野形状。采用挡块适形时,准直器角度对射野与靶区投影形状的适合度无影响;采用多叶准直器适形时,准直器角度对射野与靶区投影形状的适合度有影响,部分计划系统能帮助找到适合度最高的准直器角度。

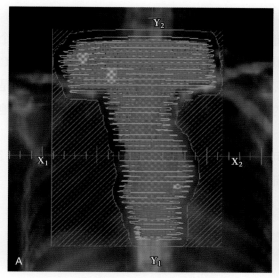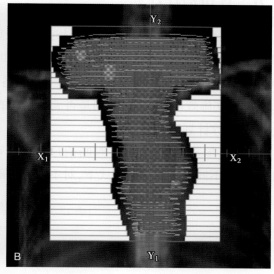

图 13-3-6　生成射野形状示例
A. 挡块适形靶区;B. 多叶准直器适形靶区。

现在多采用第二种方式,即多叶准直器确定射野形状。与采用挡块适形相比,这种方式具有诸多优点:①可以节省挡块的制作费用和存储空间;②不需要摆放挡块,可以减轻治疗师的工作强度,可以缩短治疗准备时间;③可以提高照射野形状位置的精准度;④可以避免挡块误伤到患者,并且减少工作人员和患者接触重金属毒性的风险。

由于多叶准直器与挡块生成射野形状不能完全重合,20 世纪 90 年代,有学者研究过多叶准直器生成射野形状与挡块生成射野形状对靶区和危及器官剂量的影响,确定两者交叉边界(crossbound)的方式最合适,可使野内面积近似相等,目前的三维计划系统利用多叶准直器适形并自动外放边界生成射野形状时均采用这种方式。临床实践过程中,多叶准直器自动适形靶区并外放一定边界后,可以根据治疗部位靶区的覆盖情况与邻近重要危及器官的保护之间的平衡关系,计划设计者根据经验调整多叶准直器某些叶片的位置。图 13-3-7 所示乳腺癌锁骨上靶区邻近重要危及器官脊髓,首先让 MLC 对靶区适形并均匀外放 5mm,再调整靠近脊髓一侧的 MLC 叶片位置,以便更好地保护脊髓,代价是靠近脊髓一侧的靶区有所欠量。

(四)确定射野权重和楔形板

确定射野权重和楔形板的方法包括：①根据经验手工调整；②基于剂量梯度理论的分析算法；③逆向自动优化方法。在常规设计计划时，都是采用第一种方法，射野的权重和楔形板都是经手工多次调整确定的，这很依赖物理师的经验和培训。第二种方法既可以手工利用，也可以编程自动利用。第三种方法只能编程自动利用，但目前的商业计划系统基本不支持。本书第十二章第八节详细介绍了后两种方法。

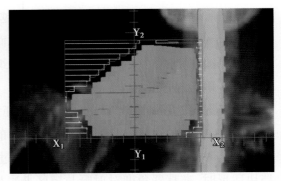

图 13-3-7 局部调整多叶准直器（MLC）叶片末端位置以保护脊髓示例

五、评价治疗计划

评价治疗计划质量是 3D CRT 设计过程中很重要的一个步骤，与二维放疗计划只是检查某个或某几个层面的等剂量线，或者有限的定量信息（如肿瘤最小剂量、正常组织最大剂量）不同，3D CRT计划需要更全面地评价计划。如本章第一节所述，可以从三个层面评价治疗计划：①治疗计划是否可以实施和实施效率；②治疗计划是否满足临床的处方剂量要求；③治疗计划是否有改进的余地。

(一)治疗计划可实施性

以 Edge 加速器机型为例，判断治疗计划的可实施性，表 13-3-1 是 Edge 加速器的基本特征，表 13-3-2 是不同治疗床角度模式下，对不同肿瘤部位机架角度的安全范围。

表 13-3-1　Edge 加速器基本特征

项目	具体特征
能量	6MV 6MV FFF
剂量率	400~1 400MU/min（间隔 200）
平野大小	(0cm × 0cm)~(40cm × 22cm)
物理楔形板	角度：15°、30°、45°、60° 最大射野：40cm × 22cm
机械运动特点	机架旋转范围：180.1°~180° 准直器：0°~360° 治疗床：−90°~90° 钨门：多叶准直器 60 对叶片，中间 32 对叶片宽度 0.25cm，边缘 28 对叶片宽度 0.5cm

(二)治疗计划是否满足临床要求

根据电子或纸质治疗计划申请单（图 13-3-8），判断治疗计划是否满足处方剂量要求和正常组织的剂量限制要求。临床常用正常组织剂量体积限量要求可见附录二。

(三)治疗计划是否有改进余地

存在两种方式判断治疗计划是否有改进余地：①根据物理师经验判断治疗计划是否有改进余地；②通过计划质控软件预测适形计划的剂量分布，判断治疗计划是否有改进余地。

表 13-3-2　Edge 加速器不同治疗床角度模式下，不同肿瘤部位机架角度的安全范围

（单位：°）

治疗床角度	头颈部肿瘤	胸部肿瘤	腹部（肝）肿瘤
−90	180~195,330~0~180	180~200,315~0~65,145~180	180~190,310~40,155~180
−80	180~195,330~0~180	180~200,315~0~65,145~180	180~190,310~40,155~180
−70	180~195,330~0~180	180~200,315~0~65,145~180	180~190,310~40,155~180
−60	180~195,330~0~180	180~200,310~0~70,145~180	180~190,310~40,150~180
−50	180~195,325~0~180	180~200,300~0~75,140~180	180~190,305~40,145~180
−40	180~195,320~0~180	180~200,300~0~80,140~180	180~190,300~50,140~180
−30	180~195,300~0~180	180~210,285~0~90,130~180	180~200,295~70,135~180
−20	180~230,285~0~180	180~220,270~0~180	180~230,285~0~180
−10	0~360	0~360	0~360
0	0~360	0~360	0~360
10	0~360	0~360	0~360
20	180~0~75,130~180	180~0~90,140~180	180~0~75,130~180
30	180~0~60,160~180	180~230,270~0~75,150~180	180~225,290~65,160~180
40	180~0~40,155~180	180~220,280~0~60,160~180	180~220,310~60,170~180
50	180~0~35,155~180	180~220,285~0~60,160~180	180~215,320~55,170~180
60	180~0~30,155~180	180~215,290~0~50,150~180	180~210,320~50,170~180
70	180~0~30,155~180	180~215,295~0~45,150~180	180~205,320~50,170~180
80	180~0~30,155~180	180~215,295~0~45,150~180	180~205,320~50,170~180
90	180~0~30,155~180	180~215,295~0~45,150~180	180~205,320~50,170~180

六、权重和楔形板设置技巧

以三野共面计划为例（图 13-3-9）说明如何确定楔形板：①三野分布在超过 180° 的范围，不加楔形板也可保证靶区剂量均匀；②三野分布在不超过 180° 的范围，必须加楔形板使射野剂量梯度偏转至超过 180° 才能保证靶区剂量均匀，可考虑 1、3 野加楔形板，2 野不加；③两野对穿，另一射野与其垂直，如果取 W_{g0}=30°，则三野的靶区剂量权重比是 1∶1.15∶1，1 野和 3 野均加 30° 楔形板；如果取 W_{g0}=45°，则三野的靶区剂量权重比是 1∶2∶1，1 野和 3 野均加 45° 楔形板，这正是经典文献的结论；类似地，也可以取 15° 或 60°。究竟取哪一个角度，可根据正常组织，尤其是危及器官的受照情况而定。

计划申请

┃ 基本信息

* 科 组: 胸组 ▾　*治疗技术: ▾　*计划物理师:　　　是否二程: 否 ▾　二程开始日期:

备 注:

┃ 既往治疗史及治疗方案意见

GTV:影像学可见肿瘤
CTV:GTV及GTVnd外放0.5cm
PTV:CTV外放0.5cm
GTVnd:纵膈,食管旁及颈部LN
PGTV:GTV及GTVnd外放0.5cm

┃ 靶区处方剂量　┃ 危及器官剂量　┃ 治疗实施方式

	靶区	总剂量/Gy	靶区体积	分次剂量/Gy	分次数	优先级
☐	PTV	50.4	95%	1.8	28	
☐	PGTV	59.92	95%	2.14	28	

┃ 靶区处方剂量　**┃ 危及器官剂量**　┃ 治疗实施方式

	器官	剂量(Gy)要求1	剂量(Gy)要求2	优先级
☐	双肺	$V_{20}<25$	$V_5<65$	1
☐	双肺	$D_{mean}<12$		2
☐	脊髓 PRV	$D_{max}<45$		3
☐	心脏	$V_{30}<40\%$	$V_{40}<30\%$	

	器官	剂量(Gy)要求1	剂量(Gy)要求2	优先级
☐	气管	$D_{max}<80$		
☐	肝	$V_{30}<30\%$		
☐	双肾	$V_{20}<30\%$		
☐	胃	$V_{40}<40\%$		

┃ 靶区处方剂量　┃ 危及器官剂量　**┃ 治疗实施方式**

* 图像引导: ☑CBCT ☐EPID ☐ETX ☐4D-CBCT ☐OSMS ☐Calypso

* 图像数据: ◉CT ○MRI ○PET ○4D-CRT ○门控CT ○常规模拟

* 计划系统: ◉Pinnacle3 ○TOMO ○Eclipse ○BrainLab ○Manaco ○其他

* 遮挡方式: ◉MLC ○Block

* 靶区轮廓 完成人:　　　　　　　　　　*完成时间: 2020-01-21

* 靶区核准 完成人:　　　　　　　　　　*完成时间: 2020-01-21

* 联系电话:

图 13-3-8　电子治疗计划申请单

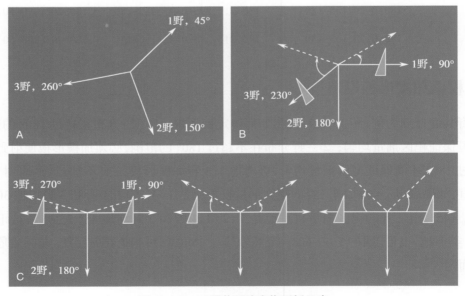

图 13-3-9　三野共面确定楔形板示意

（刘志强）

第四节　调强放疗的计划设计

一、概述

IMRT 计划通常采用逆向方式设计,其基本步骤包括:设计准备,设置等中心位置,给定处方剂量,布置照射野,设置优化控制参数,设置优化条件,逆向优化过程,评价治疗计划,生成治疗计划报告。其中设计准备步骤要在三维适形计划的准备步骤基础上,增加定义剂量成形结构的内容;设置等中心位置步骤和给定处方剂量两个步骤和三维适形的相应步骤完全相同;布置照射野、评价治疗计划和生成治疗计划报告三个步骤和三维适形的相应步骤均有所不同;设置优化控制参数、设置优化条件和逆向优化过程是 IMRT 计划必需的步骤,而 3D CRT 因为通常采用正向方式设计,而没有这些步骤。如果使用模板将这些步骤整合可以提高计划设计效率,并在一定程度上保证计划质量一致性。除此以外,还涉及多程计划的剂量合成、计划设计技巧和特殊情况的处理。

与 3D CRT 计划不同,IMRT 计划具有以下特点:对靶区和危及器官定义准确性的要求更高了,临床处方剂量要求更加明确,计划设计过程中需要定义剂量成形结构,选择射野方向和能量的规则不同,确定射野形状的规则也不同,只能逆向确定射野强度分布,评价治疗计划质量的指标有所不同。本节将以调强放疗计划设计基本步骤为基础,着重介绍其特点。

二、靶区和危及器官勾画准确性要求变高

IMRT 提供了与靶区高度适形的剂量分布,可以更加准确地让危及器官不受照射,这就要求靶区和危及器官的勾画要更加准确,图 13-4-1 是包围靶区和避让危及器官的剂量分布,可以看出正确的靶区勾画就会有正确的靶区适形,正确的危及器官勾画就可以正确避让危及器官和评价其受照剂量,而错误的靶区勾画和危及器官勾画就会出现错误的靶区适形和错误的危及器官评价,从而可能会导致最终治疗失败和危及器官并发症。

三、定义剂量成形结构

与 3D CRT 计划不同,IMRT 计划需要定义剂量成形结构,即在靶区周边区域勾画的调整剂量分布形状的辅助结构,主要包括:包围靶区的环状结构、靶区周边的正常组织、靶区凹陷部位的扇形区域、剂量热点和剂量冷点等。表 13-4-1 列出了典型调强计划设计的剂量成形结构,包括名称、勾画目的、勾画方法及示例,其中勾画方法中"$D_{out}-D_{in}$"表示靶区外放 D_{out}(单位:cm)的区域减去靶区外放 D_{in}(单位:cm)的区域得到的剂量约束环状结构,D_{out} 和 D_{in} 代表靶区外放距离,要求 $D_{out}>D_{in}$。

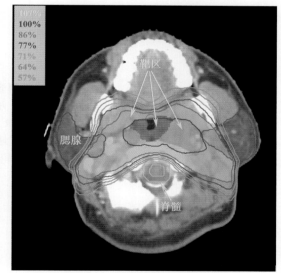

图 13-4-1　IMRT 计划剂量分布示意

四、给定处方剂量

根据治疗计划申请单给定处方剂量,一般包括单次剂量、处方百分比、归一化方式(点剂量、靶区平均剂量、靶区最大剂量等)和治疗次数,图 13-4-2 是给定处方剂量的示例。调强计划设计归一化方式一般选择靶区平均剂量,对于同步加量处方模式的靶区,一般处方剂量给予到单次剂量最高的靶区,对于多靶区分段照射时,需要增加新的处方剂量,如果同时优化多段靶区,则每个靶区各自对应的射野给予不同的处方模式。

表 13-4-1　典型 IMRT 计划设计的剂量成形结构

名称	勾画目的	勾画方法	示例
包围靶区的环状结构	控制靶区的剂量跌落速度和适形度	$D_{out}-D_{in}$(单位:cm)	
靶区周边的正常组织	保护靶区周边正常组织,避免高剂量落在靶区外面	体轮廓减去靶区外放 D(1~2cm)	
靶区凹陷部位的扇形区域	控制靶区凹陷区域的剂量跌落和适形度	靶区外放 D 得到区域 a,靶区沿 AP 方向外放 D+20cm,LR 方向外放 D 得到区域 b,区域 b-a 并在体轮廓内	

名称	勾画目的	勾画方法	示例
剂量冷点和热点	在孤立的剂量热点或冷点定义小的结构,给予适当的剂量或剂量体积约束,可以消除这些热点或冷点	根据剂量线轮廓自动生成或手动勾画	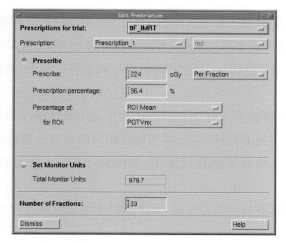

注:D_{out} 和 D_{in} 代表靶区外放距离,要求 $D_{out} > D_{in}$;AP. 身体前后方向;LR. 身体左右方向。

图 13-4-2　给定处方剂量示意

五、布置照射野

(一)固定野计划射野方向选择

固定野计划布野的基本原则是采用奇数射野对称分布为起点布置照射野,不需要避开危及器官。不同肿瘤部位布野方式有区别:头颈部肿瘤(如鼻咽癌、下咽癌等)一般采用 7 或 9 个共面等机架角均分的布野方案,特别的颅内肿瘤可以采用非共面布野方案;为减小肺的照射体积为原则,胸部肿瘤(如肺癌、食管癌等)一般采用沿身体中线两侧蝴蝶形布野方案,尽量避免横向布野;腹部肿瘤(如前列腺癌、宫颈癌等)一般采用 5 或 7 个共面等机架角均分的布野方案;乳腺癌一般采用 5~7 个共面机架角度的布野方案。以上不同肿瘤部位在等角度间隔布野的基础上调整射野方向可能改善计划质量,同时对位于身体一侧的肿瘤,可删除对侧部分或全部照射野,设置射野方向时要尽量避免对穿野。

图 13-4-3 展示了鼻咽癌和单侧头颈肿瘤的布野方案,鼻咽癌 9 野均分是经典的布野方式,临床还可以考虑采用 7 野均分的形式,单侧头颈肿瘤采用靠近靶区一侧的 7 野照射技术。

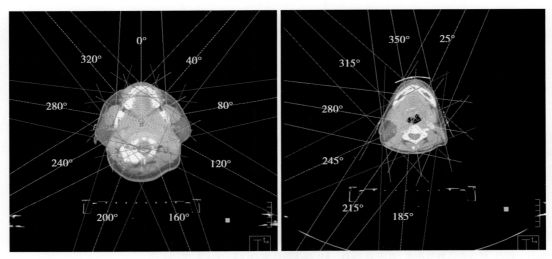

图 13-4-3 鼻咽癌和单侧头颈肿瘤布野方案示意

图 13-4-4 是中间偏左侧肺癌 5 野或 6 野的布野方案,当对靶区适形度要求不高时,可以考虑使用 5 野的方案,当对靶区适形度要求变高时,考虑使用 6 野的方案,根据每层靶区的具体位置可以局部微调射野角度。如果是靠近体表左侧的肺癌,可以依据就近原则,考虑就近 5 或 6 个射野均匀分布的方式布置照射野。

图 13-4-5 是中间偏右侧肺癌 5 野或 6 野的布野方案,当脊髓压力小时,考虑使用 5 野的方案,当脊髓压力大时,考虑使用 6 野的方案,根据每层靶区的具体位置可以局部微调射野角度。如果是靠近体表右侧的肺癌,可以依据就近原则,考虑就近 5 或 6 个射野均匀分布的方式布置照射野。

图 13-4-6 是中央型胸部肿瘤的布野方案,其中胸段采用沿纵隔方向 5 野方案,颈段采用 7 野方案,通过合钨门技巧实现。

图 13-4-7 是前列腺癌 5 野和宫颈癌 7 野均分的布野方案,其中可以根据靶区和危及器官的临床实现的复杂程度选择是 5 野或 7 野的布野方式。

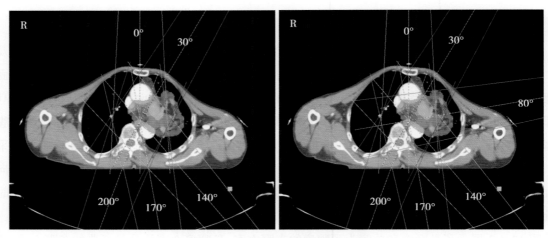

图 13-4-4 左侧肺癌布野方案示意

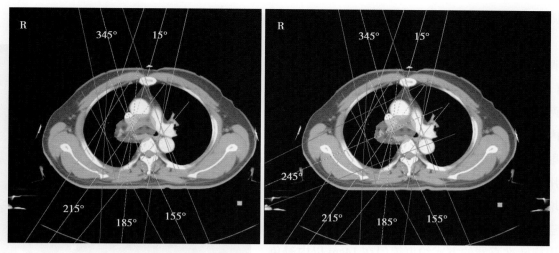

图 13-4-5　右侧肺癌布野方案示意

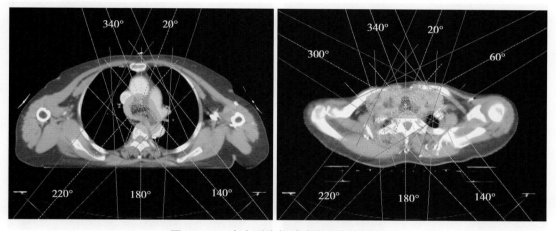

图 13-4-6　中央型胸部肿瘤布野方案示意

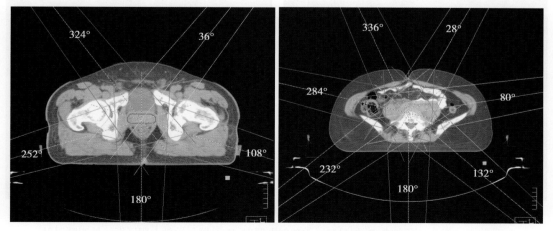

图 13-4-7　前列腺癌(左)和宫颈癌(右)布野方案示意

　　图 13-4-8 是乳腺癌保乳术后混合调强计划的布野方案,采用沿切线方向两野适形和两野调强的方式照射靶区,适形野在外侧,调强野在内侧,两者的夹角 ≤10°,加量区单独射野照射,总体布野

原则是沿着照射肺和心脏体积最小的方向布置切线射野。

图 13-4-9 是乳腺癌保乳术后带锁骨上靶区混合调强计划的布野方案。乳腺靶区部分布野方式（图 13-4-9A）与保乳类似，采用沿切线方向两野适形和两野调强的方式照射靶区，适形野在外侧，调强野在内侧，两者的夹角 ≤10°。图 13-4-9B 为加量靶区单独射野照射。图 13-4-9C 乳腺与锁骨上靶区衔接处采用四野照射包括图 13-4-9A 中的两个调强射野和新增加的两个调强射野。图 13-4-9D 锁骨上区域采用三野照射，其中一个调强野是从下到上一直照射，采用旋转准直器的方式约束钨门在 14cm 以内避免分野，另外两个调强射野与衔接处的射野相同。

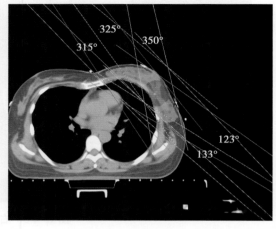

图 13-4-8　乳腺癌保乳混合调强计划布野方案示意

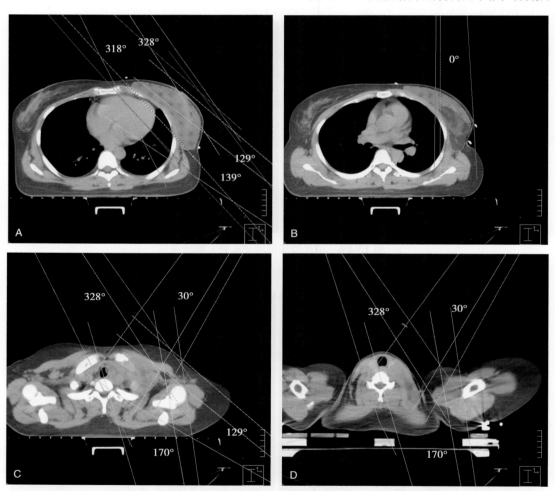

图 13-4-9　乳腺癌保乳术后带锁骨上靶区混合调强计划布野方案示意
A. 乳腺靶区部分布野方式；B. 加量靶区单独射野照射；C. 乳腺与锁骨上靶区衔接处四野照射；
D. 锁骨上区域三野照射。

（二）容积旋转调强计划射野弧度范围选择

VMAT 计划射野弧度选择包括：全弧（单弧、双弧或多弧）、部分弧、分段弧以及全弧带遮挡等方式,与固定野 IMRT 计划类似,布置照射弧度时不需要避开危及器官。

不同肿瘤部位照射弧度范围:头颈部肿瘤(如鼻咽癌、下咽癌等)一般采用共面往返双全弧的布野方案,特别的颅内肿瘤可以采用非共面弧的方案;胸部肿瘤(如肺癌、食管癌等)一般采用共面往返双全弧遮挡肺或者部分弧的布野方案;腹部肿瘤(如前列腺癌、宫颈癌等)一般采用共面往返双全弧的布野方案;乳腺癌一般采用往返部分弧加遮挡的布野方案。

对于适合全弧照射的靶区,与单弧相比,双弧或多弧照射会改善靶区的均匀性,同时也会相应增加治疗时间和机器跳数,单弧计划可以满足靶区剂量分布要求时采用单弧照射,不满足靶区要求时采用双弧或多弧照射。临床实践中,对于大部分靶区一般采用双弧的方式,对于简单的靶区一般采用单弧的方式,对于特别复杂的靶区,根据情况也可使用多弧的方式。

图 13-4-10 是鼻咽癌和单侧头颈肿瘤的照射弧度范围,鼻咽癌采用共面往返双全弧的布野方式,单侧头颈肿瘤采用部分照射弧度的布野方式,其与固定野的照射范围相似。

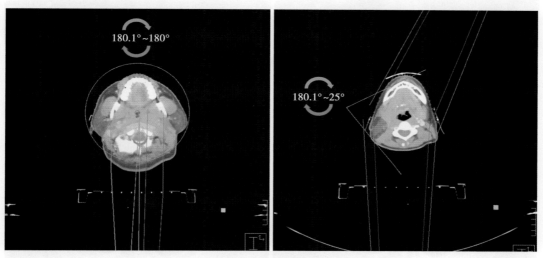

图 13-4-10　鼻咽癌和单侧头颈肿瘤照射弧度范围示意

图 13-4-11 是左侧肺癌照射弧度范围,可以采用两种方式:部分弧和全弧加遮挡。部分弧的优势是可以避免靶区对侧远离靶区的射野角度穿过组织后到达靶区,但右下方的照射弧度没有充分利用上,如果设计计划时增加这段照射弧度变成分段弧,一定程度上会增加射野设置复杂度;全弧加遮挡的照射方式,其最大照射范围与固定野角度的照射最大范围类似,不同商用计划系统中遮挡(block)设置方式不同,其可以限制射束在这些方向上完全遮挡或者通过给予很低的剂量限制条件降低这些方向上的射野贡献权重,这种全弧加遮挡的方式可以利用右下方的照射弧度,不会增加射野设置复杂度。

图 13-4-12 是右侧肺癌照射弧度范围示意图,与左侧肺癌类似,同样也可以采用部分弧和全弧加遮挡方式设置照射弧度范围。

图 13-4-13 是中央型胸部肿瘤照射弧度范围,在胸中段采用全弧加双侧遮挡的方式设置照射弧度范围,在颈段采用全弧去掉遮挡的方式设置照射弧度范围。

图 13-4-14 是乳腺癌保乳术后带锁骨上容积旋转调强计划照射弧度范围,采用部分往返弧加部分遮挡的方式。遮挡范围分别考虑胸部和颈部遮挡区域:胸部遮挡同侧肺,颈部遮挡胳膊和对侧甲状腺。图示是左侧乳腺癌,起始角度一般选择 300°,如果是右侧乳腺癌起始角度一般选择 60°,起

始角度可视不同的靶区情况进行调整,调整时考虑两点:一是加速器机头不能与患者发生碰撞;二是在靶区的任意层面上看尽量不大于切线方向的射野角度,避免对侧肺和对侧乳腺照射剂量不必要的增加。

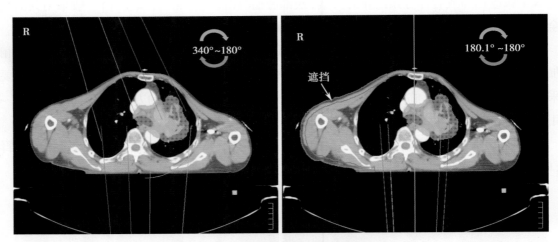

图 13-4-11　左侧肺癌照射弧度范围示意

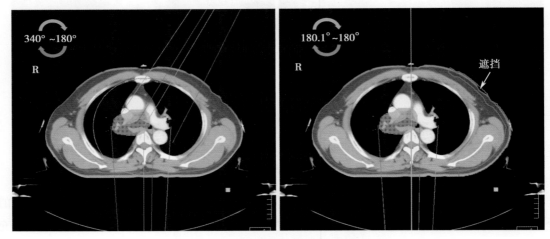

图 13-4-12　右侧肺癌照射弧度范围示意

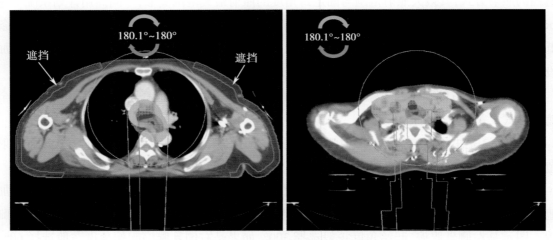

图 13-4-13　中央型胸部肿瘤照射弧度范围示意

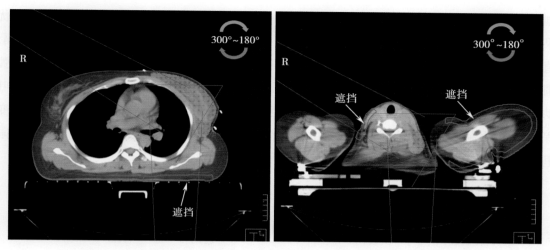

图 13-4-14　乳腺癌保乳术后带锁骨上容积旋转调强计划照射弧度范围示意

（三）射野能量选择

在关于 IMRT 计划质量与射野能量关系的研究中,部分学者认为 IMRT 计划质量与射野能量无关,也有学者认为与射野能量有关。基本共识是靶区剂量分布几乎不受能量影响,但能量较低时,远离靶区的正常组织会受到较高剂量的照射。选择能量的基本规则:头颈部肿瘤由于身体横向尺寸一般不超过 15cm,优先采用较低能量 X 射线(≤8MV);胸部肿瘤,虽然身体横向尺寸变大,但由于肺的密度低,侧向电子失衡现象随能量提高变严重,仍然采用较低能量;腹部肿瘤,可视肿瘤位置和布野方向选择能量。

六、设置优化控制参数

优化控制参数是控制逆向优化过程的一些参数。这些参数的类型和设置方式均与计划系统相关,不同的计划系统需要设置的优化控制参数有所不同。下面以 Pinnacle 计划系统为例,介绍如何设置优化控制参数。

固定野 IMRT 计划的优化控制参数(表 13-4-2)主要包括最大卷积迭代次数、最大迭代次数、最大子野数、最小子野面积、最小子野跳数和容差。最大卷积迭代次数是注量优化过程允许的最大迭代次数,最大迭代次数包括最大卷积注量迭代次数和注量转为可执行 MLC 子野形状的优化迭代次数,最大子野数是计划所允许的可以形成的最大的子野数量,最小子野面积和子野跳数是计划所允许的每一个子野的最小面积和跳数,容差是逆向优化求解的结束标准。对于乳腺癌和胸部肿瘤最小子野面积可以设置为 7cm²,最小子野跳数 7~10MU,但对于大分割小靶区计划最小子野面积可设置为 3cm²,特别的,最大子野个数设置可参考优化参数个数除以 100~120。

表 13-4-2　固定野 IMRT 计划优化控制参数设置

固定野调强计划	最大卷积迭代次数 / 次	最大迭代次数 / 次	最大子野数 / 个	最小子野面积 /cm²	最小子野跳数 /MU	容差
	10~50	30~120	30~120	5(3,7)	5(7)	0.000 1

VMAT 计划优化控制参数(表 13-4-3)主要包括最大卷积迭代次数、最大迭代次数、控制点间隔、最大投照时间、叶片运动限值和容差。最大卷积迭代次数、最大迭代次数和容差与固定野 IMRT

计划类似,但由于 VMAT 优化参数的数量要远大于固定野 IMRT 优化参数,为了得到更好的优化结果,增加了最大卷积迭代次数和最大迭代次数。控制点间隔是指每两个控制点间的角度间隔,此数值可以反映控制点的数量,间隔过密会造成优化和治疗时间延长。最大投照时间是在指定弧度范围内所允许的投照时间,设置过短会影响计划质量,设置过长会增加治疗时间和机器跳数。叶片运动限制是指机架旋转 1° 时的 MLC 最大运动距离,用于表示相邻控制点之间的 MLC 可以变化的程度,通过限制该参数的范围可以改善由控制点变化过大而造成的机器无法执行,特别的,限制瓦里安加速器为 0.5cm/°,医科达加速器为 1.0cm/°。

表 13-4-3　VMAT 计划优化控制参数设置

容积旋转调强计划	最大卷积迭代次数 / 次	最大迭代次数 / 次	控制点间隔 /°	最大投照时间 /s	叶片运动限值 / (cm·°⁻¹)	容差
	20~70	45~150	2~4	50~200	0.5(1)	0.000 1

七、设置优化条件

优化条件主要分为 3 类:①物理类,包括:剂量目标(dose)、剂量体积目标(dose volume histogram, DVH);②等效均匀剂量(equivalent uniform dose, EUD);③放射生物类,包括肿瘤控制率(tumor control probability, TCP)、正常组织并发症概率(normal tissue complication probability, NTCP)和无并发症的控制概率(probability of uncomplicated control, PUC)。物理类目标过渡到生物类目标的过程中,可信度在不断降低,而效用在不断升高(图 13-4-15),即物理类目标确定可信,而生物类目标依赖生物模型,可信度在降低,但是生物类目标更加接近真实临床情景,有用性在不断增加。目前的商用计划系统主要是利用物理类和 EUD 优化条件进行逆向优化。

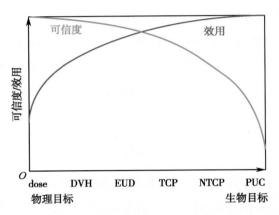

图 13-4-15　物理目标过渡到生物目标过程中可信度和效用变化示意

dose. 剂量目标;DVH. 剂量体积目标;EUD. 等效均匀剂量;TCP. 肿瘤控制率;NTCP. 正常组织并发症概率;PUC. 无并发症的控制概率。

根据治疗计划申请单对靶区处方剂量和危及器官耐受剂量的限制要求,优化条件的设定分为靶区、危及器官和剂量成形结构的剂量限制。靶区一般给予高权重,设置四个优化条件包括最大剂量(max dose)、最小剂量(min dose)、最小剂量体积直方图(min DVH)和均匀剂量(uniform dose);危及器官一般给予高 / 中权重,设置优化条件时分为串型和并型器官组织分别给予,对于串型器官组织(如脑干、脊髓),优化条件包括最大剂量(max dose)和最大等效均匀剂量(max EUD),对于并行器官组织(如肺、腮腺),优化条件包括最大剂量体积直方图(max DVH)和最大等效均匀剂量(max EUD);剂量成形结构一般给予中 / 低权重,设置优化条件包括最大剂量(max dose)和最大等效均匀剂量(max EUD)。

按照第十二章第十一节介绍的广义 EUD 理论,对于受到不均匀剂量照射的解剖结构,其产生放射生物学效应可与某个均匀剂量分布等效,该均匀剂量称为不均匀剂量分布的 EUD,其值可根据下述公式(式 13-4-1)计算。

$$EUD_a(d) = \left(\frac{1}{n}\sum_{i=1}^{N}d_i^a\right)^{1/a} \qquad \text{(式 13-4-1)}$$

其中,n 是一个解剖结构中体素数目,d_i 是第 i 个体素的剂量,a 是描述解剖结构生物特性的参数,对于靶区 a 取负值,a 越小越能避免剂量冷点出现;对于危及器官和其他正常组织 a 取正值,值越大越能避免热点出现,$a>1$ 用于"串型"的正常组织器官,$a=1$ 用于"并型"的正常组织器官。

临床计划设计过程中,合理设置最大等效均匀剂量对保护危及器官至关重要。2006 年乐文友等人的一项关于应用 EUD 模块保护头颈部危及器官腮腺的研究表明,应用了 EUD 模块可以使腮腺的平均剂量显著降低(图 13-4-16),实线代表没有应用 EUD 计划,虚线代表应用了 EUD 计划,腮腺受照剂量显著降低,靶区并没有受到影响。

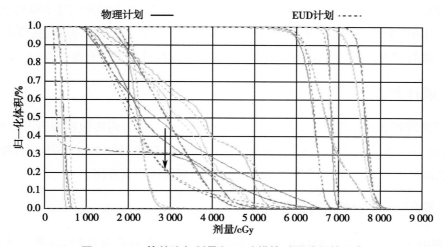

图 13-4-16 等效均匀剂量(EUD)模块对腮腺保护示意

八、逆向优化过程

逆向优化过程是指优化条件设置以后,计划系统迭代求解最优化问题的过程。固定野 IMRT 计划逆向优化过程确定不同照射野方向上由多叶准直器形成的子野序列,确定子野序列的方法包括传统分步法和直接子野优化方法。VMAT 计划逆向优化过程确定每个弧的控制点序列。具体的优化方法和过程参见第十二章第九节和第十节,下面简介固定野 IMRT 计划的优化步骤。

传统分步法有两个基本步骤。第一步是优化得到每个照射野的强度分布。第二步是将由强度分布转换为子野序列。为了弥补转换步骤导致的计划质量变差,可以增加第三步,即优化每个子野的照射权重。

长期的临床经验表明,传统方法存在一些缺陷:①在将理想的强度分布转换为可以实施的强度分布时,两个强度会有所差别,这种差别往往使计划质量变差,本已满足的临床要求可能不再满足;②可能会生成一些小的、形状很不规则的子野,这些子野可能影响患者受照剂量的准确度;③每个照射野的子野数目多,总的照射跳数(MU)往往是常规/适形照射野的数倍,这种情况会导致分次治疗时间增加数倍;④因为第一个缺陷,需要反复调整优化条件,导致计划设计时间延长。

为了克服传统方法的缺陷,发展了直接子野优化算法,第十二章第九节有详细介绍。简而言之,该方法通过定义、求解最优化问题,直接优化确定每个照射野的每个子野的形状和机器跳数,将

IMRT 计划设计的多步合并为一步，即当采用直接子野优化法时，计划系统优化的参数将不再是照射野强度分布中每个笔形束的强度，而是子野序列中定义每个子野形状的多叶准直器叶片位置和每个子野的照射跳数，优化结果就是临床上直接可以实施的子野序列。与传统方法相比，直接子野优化法可以显著减少子野数目、缩短治疗时间、降低机器磨损、简化计划设计流程和缩短计划设计时间，但机器跳数的变化与治疗部位有关。

九、评价治疗计划

与 3D CRT 计划类似，IMRT 计划也可以从 3 个层面进行评价：①治疗计划是否可以实施和实施效率；②治疗计划是否满足临床要求；③治疗计划是否有改进余地。

具体地，评价 IMRT 计划需要考虑：①是否存在射野方向使机头和治疗床或患者发生碰撞，治疗等中心位置是否合理，子野数量和机器跳数是否合理，是否存在子野面积过小或机器跳数过少的子野；②靶区均匀性和剂量冷点/热点是否在临床接受范围，靶区覆盖是否满意；③危及器官是否进行了完整正确的勾画，并且是否满足临床要求；④判断治疗计划是否有改进空间。

十、生成计划报告

通过计划物理师和医生审核的计划生成治疗计划报告。报告内容包括射野参数列表，等中心CT 图像横断面、矢状面和冠状面，并在横断面上标注等中心到前、后、左、右体表垂直距离，横断面、矢状面和冠状面的剂量分布图，以及靶区和危及器官的剂量体积直方图。

十一、多程计划的剂量合成

多程计划的剂量合成是计划设计的有机组成部分，患者再程放疗时，需要合成剂量分布和DVH，评价危及器官的受照剂量。主要包括两种情况：①同一患者同一套 CT 图像上的剂量合成；②同一患者不同 CT 图像上的剂量合成。

同一套 CT 图像上的剂量合成是在同一 CT 图像上设计多个治疗计划，将不同计划的剂量分布合成在一起，合成方法包括：①基于一程计划设计再程计划，一程计划的射野将不参与再程计划的优化，待再程计划优化完毕，调整一程计划的处方实现剂量合成；②直接设计再程计划，保存一程计划的射野基本参数，待再程计划优化完毕，将一程计划导入再程计划中实现剂量合成。

不同 CT 图像上的剂量合成，首先需要确定主图像，将其他图像与主图像进行形变配准，然后将形变配准 CT 图像对应的剂量分布传递到主图像进行剂量合成。此时，合成剂量的准确性依赖形变配准算法的准确性。

十二、计划设计技巧

（一）固定野计划锁钨门技巧

锁钨门是固定野调强计划设计中广泛应用的一种技巧，基本思想是照射野在靶区的部分层面对照射靶区和保护危及器官有利，而在另外部分层面对照射靶区和保护危及器官不利，此时需要将钨门的照射范围锁定，只照射有利的靶区层面。以乳腺癌保乳术后带锁骨上混合调强计划为例，图 13-4-17 是 7 个照射野的投影图，此处 7 个照射野的方向可参考图 13-4-9，在每一个照射野方向上均锁定了钨门的照射范围，其中 139° 和 318° 是适形照射野的照射范围，0° 对应瘤床加量区的照射范围,129°、328°、30° 和 170° 照射靶区衔接区域,129°、30° 和 170° 照射锁骨上区域。

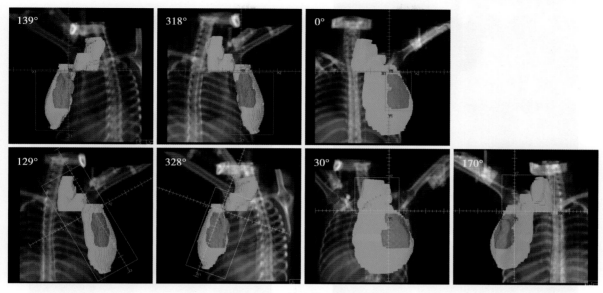

图 13-4-17　锁定钨门技巧示意

(二) 固定野计划合钨门技巧

　　由于受到叶片运动的限制,瓦里安加速器 X 方向钨门宽度>14cm 时会自动分野。计划设计时会考虑手动合并钨门,此技巧可以在不影响计划质量的前提下减少照射野的数量,这样可以节约优化时间和治疗时间。合钨门技巧的基本方法是通过调整 X 方向钨门位置以及准直器的角度尽量使射野方向上靶区的投影面积最大,并限制 X 方向钨门宽度在 14cm 以内。图 13-4-18 是合并自动分野的射野钨门示意图,此射野方向上 X 方向靶区宽度>14cm,射野会自动分野,通过合理设置准直器角度使 X 方向钨门在 14cm 以内,避免了分野。合钨门的技巧在固定野 IMRT 计划设计中应用广泛,临床结合实际情况灵活掌握。

(三) VMAT 计划限制钨门最大照射范围技巧

　　考虑临床上治疗不同靶区的需要,尤其是上下层变化比较大或者分段的靶区,可以通过限制钨门最大照射范围的技巧(图 13-4-19)有效降低危及器官受照剂量,这也是 VMAT 计划设计中很重要的一种技巧,基本思想是照射野弧度范围在靶区的部分层面对照射靶区和保护危及器官有利,而在另外部分层面对照射靶区和保护危及器官不利,此时需要限制照射野范围只照射有利的靶区层面。以分段肿瘤靶区照射为例,如果不限制钨门最大照射范围,会出现如图 13-4-19A 所示的漏照射问题,增加危及器官的受照剂量,如果限制了钨门的最大照射范围如图 13-4-19B 所示,可以很好地保护两段靶区之间的危及器官,不会出现漏射线,从图 13-4-19C 和 D 的剂量分布以及图 13-4-19E 的 DVH 曲线中可以清晰看出限制了钨门的最大照射范围,很好地保护了危及器官,并且不影响靶区的剂量分布。

(四) VMAT 计划合理设置照射遮挡范围

　　在照射弧范围内,如果不希望某些入射角度照射靶区,可以合理设置照射遮挡的范围,基本思想是将不希望有射野入射的方向勾画遮挡区域(图 13-4-20),逆向优化设计时给予最大剂量的限值(如 5Gy),或者如果计划系统可以控制遮挡范围,直接设置需要遮挡的角度范围。

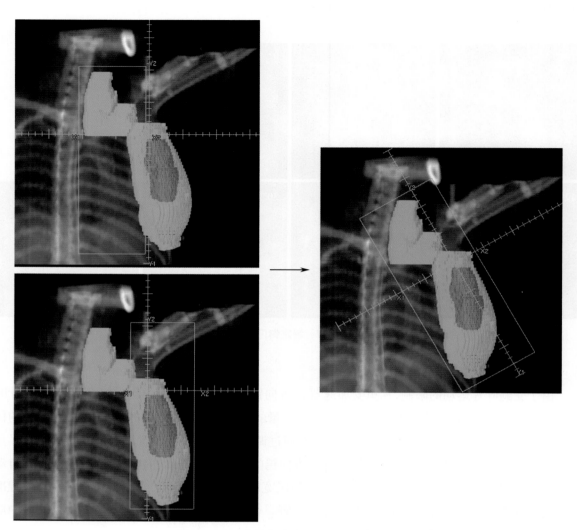

图 13-4-18　合并自动分野的射野钨门示意

(五) 考虑呼吸运动的乳腺癌计划设计

乳腺癌照射时胸部靶区因呼吸运动而发生位移,而乳腺癌靶区勾画一般基于 3D-CT 图像,计划靶区在靠近皮肤一侧通常不进行外放或外放之后内收到皮肤下面 0.3~0.5cm,未考虑呼吸运动造成的胸壁靶区运动,这样为会造成靶区剂量不足,因此计划设计过程中要考虑靶区的呼吸运动。

一些研究提出"flash region"的方法,即人为扩大射野照射范围,实现患者身体轮廓外"沉积"了用于剂量计算的射线注量,使得照射剂量适当地覆盖肿瘤在胸廓方向的延伸区域。

保乳术后全乳或改良根治胸壁采用固定野 IMRT 时,应用以切线野为主的混合调强技术,80%的照射剂量平均分配在一对适形切线野上,20% 的照射剂量通过调强的方式实现,其中切线野的 MLC 叶片在靠近皮肤一侧整体外放 2cm(图 13-4-21),有效降低呼吸运动对靶区照射剂量的影响。

保乳术后全乳或改良根治胸壁采用 VMAT 时,需要实现射野边界的自动外放,Monaco 计划系统具有"auto-flash"功能可以实现 VMAT 射野边界外放,但是其他一些计划系统不支持这项功能。郭晨雷等提出了通用的不依赖计划系统的方法,即在 3D-CT 每层横断面上的患侧乳房或胸壁最高点处,沿呼吸运动外扩方向,紧贴皮肤添加"假"组织补偿物(P-bolus)。为尽量减小由增加 P-bolus 改变患侧乳腺建成区而导致的剂量计算偏差,将 P-bolus 设计为大约 2.0cm × 1.5cm(图 13-4-22 上浅蓝色区域），人为设定密度为 1g/cm³。计划设计时，将 P-bolus 内收 0.5cm（图 13-4-22 上红色区域）作为计划靶区设置优化条件进行优化，达到临床要求后，取消人为设定的 P-bolus 密度，不需要重新优化，直接计算剂量。图 13-4-22 下给出了切线方向射野 BEV 视图 MLC 外放边界的效果示意图，与适形切线野 MLC 的外放边界效果类似。

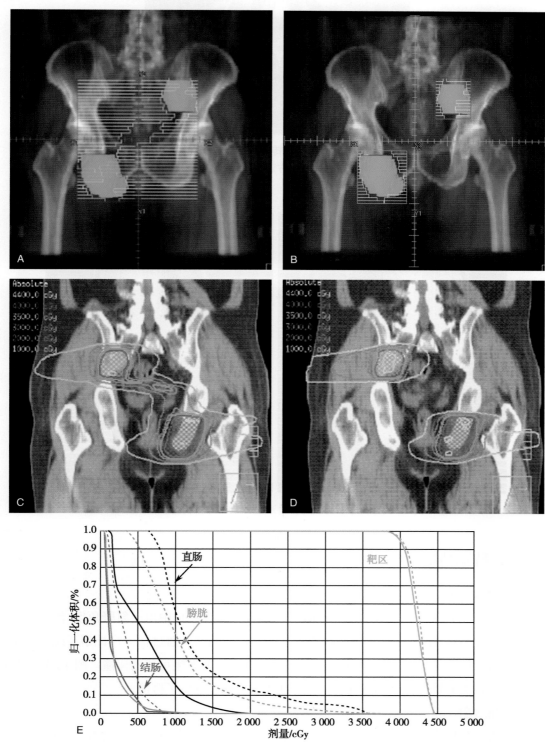

图 13-4-19　分段靶区限制照射野钨门最大照射范围示意
A. 不限制钨门最大照射范围；B. 限制钨门最大照射范围；C. 不限制钨门最大照射范围的剂量分布；
D. 限制钨门最大照射范围的剂量分布；E.DVH 曲线对比（实线代表限制，虚线代表不限制）。

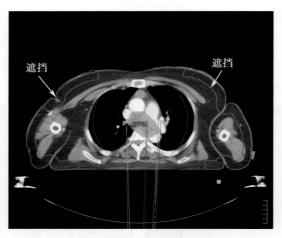

图 13-4-20　容积旋转调强计划遮挡 block
勾画方法示意

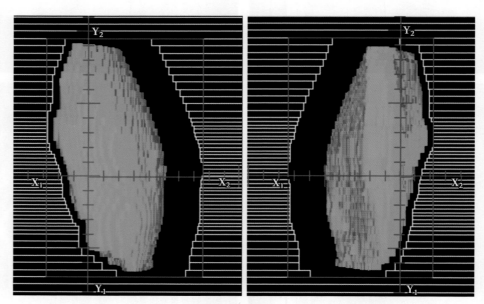

图 13-4-21　适形切线野多叶准直器(MLC)叶片外放示意

十三、特殊情况处理

(一) 防碰撞判断

碰撞问题是指机架与摆位装置、治疗床以及患者,在治疗过程中由于射野角度、治疗床角度不合适而可能发生碰撞的情况,是临床实践中常见的安全性问题。通过在治疗计划系统中模拟不同加速器治疗机头的孔径尺寸,可以判断治疗机头是否与患者等发生可能的碰撞。图 13-4-23 是模拟的加速器治疗机头的轨迹,绿色部分代表安全,红色部分代表发生了碰撞。

(二) 扫描视野不全

由于患者体位展宽大或偏中心扫描时,会出现组织的部分影像缺失扫描视野不全的情况,例如用乳腺托架定位时,锁骨上区域会出现缺失的组织的情况(图 13-4-24)。因此,计划设计时要避免从缺失组织的方向布置照射野,去除由于视野不全造成的影响。

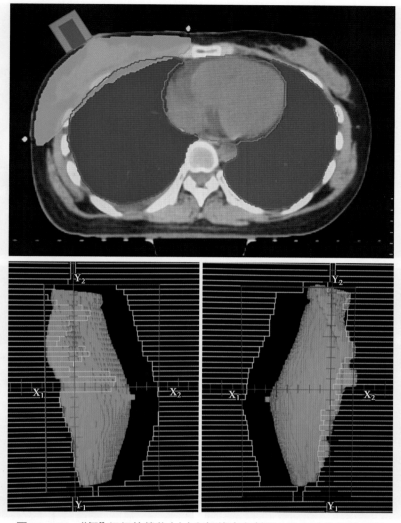

图 13-4-22 "假"组织补偿物(上)和切线方向射野 MLC 叶片(下)示意

(三) 心脏起搏器

接受放疗的肿瘤患者植入心脏起搏器(cardiac pacemaker,PM)或植入式心脏除颤器(implantable cardiac defibrillator,ICD)时,要考虑放疗累积剂量带来的影响。根据 AAPM 在 1994 年的 45 号报告并参考其他文献建议将需要放疗的植入起搏器的肿瘤患者危险性分为三类:①低风险性:起搏器在照射野外,患者不完全依赖起搏器,起搏器接受累积剂量<2Gy;②中危险性:患者依赖起搏器,起搏器在射野外,起搏器接受累积剂量<2Gy 或者患者不依赖起搏器,起搏器接受剂量2~10Gy;③高危险性:患者依赖起搏器,起搏器在射野外但接受累计剂量>2Gy 或起搏器在射野内。因此,接受放疗的心脏起搏器植入患者,设计调强放疗计划时需要特殊考虑。

(四) 组织补偿物

组织补偿物(bolus)是贴在患者皮肤表面的物质,其厚度一般 0.5~1.0cm,密度是 1g/cm³。当肿瘤区域贴近皮肤表面或需要提高皮肤剂量时,应用组织补偿物建立剂量建成区,例如头颈部鼻腔 NKT 靶区(图 13-4-25),靶区贴近皮肤边缘,勾画组织补偿物建立剂量建成区,使靶区达到处方剂量要求。

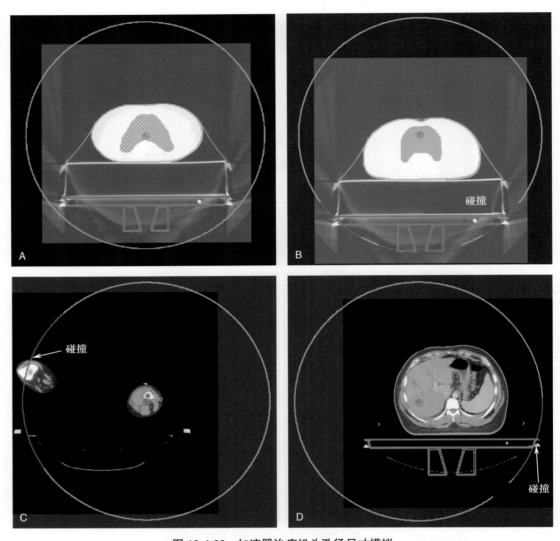

图 13-4-23 加速器治疗机头孔径尺寸模拟

A. 直肠癌病例安全的情况；B. 直肠癌病例与床发生碰撞的情况；C. 左腿部位的肿瘤与
右腿发生碰撞的情况；D. 肝癌病例与床发生碰撞的情况。

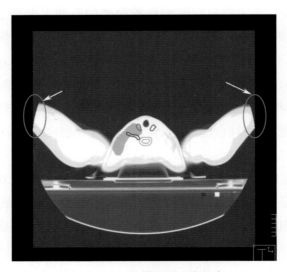

图 13-4-24 扫描视野不全示意

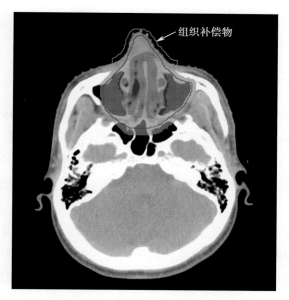

图 13-4-25　组织补偿物（bolus）示意

（刘志强）

第五节　断层放疗计划设计

螺旋断层放疗系统（Helical Tomotherapy System）是集计划设计、图像引导、放疗实施、剂量验证于一体的调强放疗系统，从外观看类似于一台大型的 CT 扫描仪，由安装在环形机架上标称能量为 6MV 的小型电子直线加速器实现剂量照射。区别于其他调强放疗设备，其具有如下特点：①采用扇形束射野；②通过快速运动的二元多叶准直器调节射线强度；③治疗时，加速器围绕患者作等心旋转，治疗床带动患者缓慢穿过旋转的射束平面，沿螺旋状的照射路径实现剂量照射。除了这种螺旋照射方式（TomoHelical）外，螺旋断层放疗系统还可实现固定野断层照射（TomoDirect），除机架在治疗时保持不动，其他方面如治疗床运动及多叶准直器的快速调制与螺旋断层照射一样，实现固定野断层调强。由于这种独一无二的设计，其配套的治疗计划系统或模块也需专门开发以支持和优化上述照射方式。目前，商用的断层放疗计划系统主要采用 Accuray 公司为 Tomotherapy 放疗系统配备的计划系统（Tomotherapy Planning System）。近期，Raystation 治疗计划系统也推出了设计断层放疗计划的模块。本节基于 Accuray 的 Tomotherapy 计划系统介绍断层放疗计划设计的流程、特有的参数设置及临床应用实例。TomoHelical 和 TomoDirect 照射技术在本书第八章第四节螺旋断层放疗中已经详细介绍，在此不再赘述。

一、Tomotherapy 治疗计划系统的构成

Tomotherapy 治疗计划系统主要由以下几个部分组成：①数据库服务器：将计划数据、图像引导数据、治疗数据整合到一个平台，实现数据的无缝传输；②优化服务器：负责剂量目标函数优化和剂量计算，通常由多个 CPU 或 GPU 节点组成集群并行计算；③计划工作站：物理师设计治疗计

划的主要工作站,可以勾画感兴趣区、设置和调整计划优化参数和目标条件、评估计划以及打印计划报告等。

二、TomoHelical 治疗计划设计

TomoHelical 是断层治疗的主要方式,一方面是因为早期 Tomotherapy 放疗系统仅能实现螺旋照射方式,另一方面是因为 TomoHelical 采用 360° 旋转照射,强度调制能力高于 TomoDirect。临床治疗中,大部分肿瘤通常采用 TomoHelical 方式,靶区剂量适形度高,均匀性好。在计划设计过程中,通过合理设置优化参数和剂量约束条件,即使复杂靶区也可实现较高的计划质量。

(一)计划设计流程

1. 定位　作为三维治疗计划系统,Tomotherapy 用患者的 CT 图像设计放疗计划。采用 CT 模拟机定位,利用固定条和摆位辅助装置将患者居中摆位。由于治疗时靶区上界和下界外均有与辐射野纵向宽度相等的区域暴露在照射野中,因此图像扫描长度除包含靶区长度外,还需在靶区上、下界各往外延伸至少 1 个射野宽度的距离。考虑到需要计算散射线的剂量贡献,扫描长度则需要更长,一般需要再往外延伸 1 个射野宽度的距离。比如采用 5cm 射野宽度设计计划时,图像扫描范围应至少在靶区上、下界外各外延 10cm 长度。

2. 勾画感兴趣区　定位后,将患者的 CT 图像传输到勾画解剖结构的工作站。医生根据治疗部位勾画计划设计所必需的解剖材料,包括肿瘤的位置和范围、周围危及器官的结构和范围以及外轮廓等。为了能更清晰显示肿瘤的位置和范围,可导入患者的 MRI 图像和 / 或 PET 图像,与 CT 图像配准融合,以增强肿瘤的可视性。物理师根据医生给定的处方剂量要求,包括靶区剂量及其分布、危及器官限量要求,勾画相应剂量成形结构(dose shaping structure)来帮助逆向优化,例如在靶区周围勾画环形结构提高剂量分布的适形度。

3. 确定激光灯位置　螺旋断层放疗系统采用了两套激光灯定位系统来辅助摆位,分别为绿激光灯和红激光灯。由于治疗平面位于环形机架内,为了便于操作,将机架孔径外机架旋转轴上距加速器等中心 70cm 的位置定义为虚拟等中心,用于物理测量和患者治疗摆位。治疗室内安装 2 个绿激光灯,激光线位置固定,用于指示虚拟等中心位置。其中一个安装在机架后方的墙面上,发射冠状面和矢状面十字激光线,另外一个安装在天花板上发射横断面和矢状面激光线。横断面激光线垂直于机架旋转轴,冠状面和矢状面激光线与机架旋转轴平行。两个绿激光灯的矢状面线应互相重合,与横断面和冠状面激光线在虚拟等中心位置相交于一点。此外,治疗室内还安装了一套与 CT 模拟定位机房相似的可移动激光灯系统,发射红色激光线,被称为红激光灯系统。共安装有 5 个红激光灯,其中天花板上安装 1 个矢状面激光灯,左、右侧面墙上各安装 1 个横断面和 1 个冠状面激光灯。每个红激光灯均可沿滑轨移动,可移动的最大距离为 ±18cm,当其处于零位时,激光线指示应与虚拟等中心位置重合。

设计计划时,首先将 CT 图像、感兴趣区和剂量成形结构的 DICOM 数据导入 Tomotherapy 计划系统(这些工作也可以直接在新的 Tomotherapy 计划系统中完成),然后根据 CT 图像和摆位标记确定治疗时的患者摆位位置和激光灯位置。由于机架孔径限制及采用 360° 旋转照射,通常将患者关于机架孔径居中摆位,而不必将肿瘤几何中心与加速器等中心对齐。计划系统自动将绿激光灯置于 CT 图像的几何中心。由于治疗床在左右方向移动距离有限(≤2cm),患者体中线与绿激光位置在左右方向应尽量重合,以免造成治疗时无法摆位或图像引导修正左右方向摆位误差时治疗

床移动距离不足。如果左右偏移距离超过 1cm,可以在计划系统中调整患者左右位置,使其身体中线与绿激光灯重合。确定患者左右位置后,根据摆位标记设置红激光位置。由于红激光灯最大可移动距离为 ±18cm,且采用图像引导摆位时红激光灯还需要根据摆位误差移动以指示正确的摆位位置,因此计划设计时红激光灯与绿激光灯位置应不超过 18cm。如果红、绿激光灯距离过远,可以在计划系统中调整患者位置,减小摆位标记与虚拟等中心的距离来解决。

4. 替换治疗床 采用图像拼接的方法将 CT 图像中的 CT 模拟机床板替换为 Tomotherapy 的治疗床,以修正剂量计算时治疗床板对射线的衰减。

5. 选择 CT 值与密度转换关系曲线 根据扫描设备和扫描参数选择合适 CT 值与密度转换关系曲线。需注意的是,Tomotherapy 的计划系统建立 CT 值与密度转换关系曲线采用的是质量密度,而不是常见的相对电子密度。

6. 设置优化参数 由于螺旋断层放疗独特的治疗方式,每例计划均需设置射野宽度(field width)、螺距(pitch)和调制因子(modulation factor)三个优化参数。这三个参数对平衡计划质量和出束时间起着重要作用,需根据肿瘤部位、大小和处方设置合适的数值。

射野宽度决定了扇形束射野的纵向宽度,计划设计可用的射野宽度为 5.0、2.5 和 1.0cm 三种。由于叶片只能沿纵向呈开或者关的状态,因此射野宽度决定了剂量分布的纵向空间分辨率,也是影响纵向剂量跌落梯度的重要因素,通常 1cm 射野宽度对危及器官的保护要明显优于 2.5cm 和 5cm,靶区的适形度和均匀性也更好。但越窄的扇形束射野,射线利用率越低,由于剂量率保持不变,出束时间也就越长。1cm 射野宽度的出束时间约为 2.5cm 的 2 倍,5cm 的 4~5 倍。临床需要在计划质量和治疗效率之间进行平衡。对于纵向变化较小的长靶区,如全中枢照射,采用 5cm 的射野宽度就可以获得理想的剂量分布。对于单个长度 <3cm 的 SBRT 靶区,射野宽度选用 1cm 更为合适。

螺距和控制治疗床运动有关,TomoHelical 对螺距的定义类似 CT 扫描,定义为机架每旋转一圈治疗床纵向移动的距离与射野宽度的比值。螺距影响剂量分布的均匀性。螺距需要设置为 <1 的数值,以保证照射野能够覆盖整个靶区,通常设置为 <0.5,使相邻射野能够充分重叠,提高剂量均匀性。由射束的发散性和螺旋照射的周期性导致剂量分布沿纵向冷热交替,呈波浪状,被称为螺纹效应。螺纹效应随射野宽度、离轴距离增加而增加。对于离轴靶区,螺纹效应可能更为明显。虽然螺纹效应随螺距减小呈现降低的趋势,但研究表明,对于所有射野宽度,当螺距为 0.86/n(n 为整数)时,螺纹效应达到极小值。相比其他螺距值,螺距设为 0.86/n 可大幅减小螺纹效应。例如,当射野宽度为 2.5cm、螺距为 0.287 时,在离轴 5cm 处螺纹效应导致的剂量波动约为 1%。在相同条件下,将螺距值更改为 0.5,剂量波动增加到大约 3%。

由于机架旋转速度可变,选择较小的螺距并不一定会增加出束时间。Tomotherapy 计划系统版本 4.0 及以上,机架旋转一圈的时间范围可以在 12~60 秒之间。如果原计划机架旋转未达到最快转速,减小螺距将提高机架转速,因为减小螺距意味着给定的体素将经历更多次的旋转照射,需要通过提高机架转速减少每次旋转照射的剂量。但是,如果机架已经到达最大转速,则较小的螺距会增加出束时间,迫使叶片保持关闭状态来减少每次旋转照射的剂量,降低射线利用率。因此,对于机架已经到达最大转速的计划,增加螺距有可能缩短出束时间。

螺旋断层放疗将每一圈的照射均分为 51 个入射方向,每个方向称为 1 个投影。在单个投影中,每个叶片可开关一次,叶片打开时长决定照射剂量。在优化剂量分布过程中,计划系统通过调整每个投影中每个叶片的打开时长实现强度调制。调制因子定义为该计划中叶片单个投影的最长打开时长与所有开关过的叶片的平均打开时长的比值。调制因子决定计划的调强水平，当调制因子设为 1 时，单个投影中各叶片打开时长相同，不同投影间叶片打开时长也相同，类似适形弧照射。因此，调制因子需要设为>1 的数值，通常设置为 1.5~3.5。计划系统中设置的调制因子是优化可用的最大允许调制因子，最终治疗计划的调制因子会小于设置值，称为"实际调制因子"。

调制因子是平衡计划质量和治疗效率的一个参数。为了得到较高的计划质量，通常需要调节不同子束流的权重以减少危及器官的照射。但这会降低治疗效率，因为机架转速由所有投影中打开时间最长的叶片决定。子束流权重差异越大，机架转速越慢，叶片处于关闭状态的时间越长，治疗效率越低。但对于机架已经到达最大转速的情况，增大调制因子可能并不一定会降低机架转速，对治疗时间也没有影响。如何设置调制因子数值与计划的复杂程度有关：简单计划比如立体定向靶区、胸腹部简单肿瘤的调制因子一般设为 1.5~2.0 即可；复杂计划比如鼻咽癌、体积较大的靶区等通常需要设为 2.0 以上，但一般不超过 3.5。

综上所述，设计螺旋断层调强计划时，一般先根据靶区长度、计划复杂程度，综合考虑计划质量和治疗效率，选择合适的射野宽度和调制因子，再根据机架旋转速度限制确定螺距。如果机架旋转一周超过 60 秒，则计划不能执行，需要减小螺距，加快机架旋转；如果机架旋转达到最快转速，则可能需要增大螺距，提高治疗效率。通常，调整螺距使机架旋转周期在 20 秒左右，既可以使用较小的螺距设计计划，也不会增加治疗时间。为减少螺纹效应，螺距一般取 0.86/n。比如，对于大部分计划，0.287 是一个常用的螺距值。对于立体定向放疗，由于单次剂量高，可能需要减小螺距，使靶区受到更多次的旋转照射来达到处方剂量。

7. 计划优化　根据靶区处方和危及器官限量要求设置剂量约束条件。与其他逆向调强计划系统一样，Tomotherapy 计划也是基于剂量目标和相应权重的目标函数优化。对于靶区，除了基于 DVH 的处方点外，还使用最小和最大剂量值及其相应的惩罚（penalty）。危及器官和正常组织的约束条件由最大剂量值、基于 DVH 的约束及相应的惩罚来描述。Tomotherapy 计划系统中，被选定作为处方归一的靶区，其 DVH 目标是一个严格的约束，这意味着它总是可以满足的。每次迭代后剂量分布自动归一，以满足该靶区处方剂量要求。

计划系统将感兴趣区分为靶区和危及器官两组。当靶区和危及器官有重叠时，重叠区域只作为靶区参与优化。如果同一组中的感兴趣区存在重叠，重叠区域中包含的体素在优化时也只能分配给其中一个感兴趣区，具体分配给哪个感兴趣区由重叠优先级决定。假设感兴趣区 A 位于 B 内部（图 13-5-1），当 A 重叠优先级高于 B 时，为 A 设置的约束条件将作用于 A 包含的所有体素，而 B 的约束条件只作用于 A 以外的体素。如果 B 的重叠优先级高于 A，则 A 包含的体素将采用 B 的约束条件优化，而 A 设置的约束条件不起作用。因此，通常设置处方剂量较高的靶区的重叠优先级高于处方剂量较低的靶区，危及器官的优先级高于外轮廓。

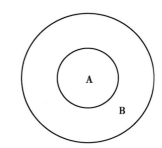

图 13-5-1　Tomotherapy
感兴趣区重叠优先级示意

为了减少对危及器官的照射体积，Tomotherapy 计划系统提供了危及器官遮挡功能（blocked），包括未遮挡（unblocked）、完全遮挡（complete blocked）和定向遮挡（directional blocked），如图 13-5-2 所示。未遮挡表示所有可用的射线入射路径都是允许的。当危及器官被设置为完全遮挡时，所有穿过危及器官的主射线都被遮挡,被遮挡的子束流(beamlet)将不参与优化,权重被设置为0,叶片保持关闭状态遮挡射线。采用定向遮挡时,从危及器官一侧入射的主射线将被遮挡。所有危及器官组内的感兴趣区均可设置遮挡属性。当某一危及器官设置为被遮挡时,可大幅降低该危及器官的受照剂量,但周围其他的危及器官和正常组织的受量可能会增加,可根据实际优化结果调整遮挡方式。

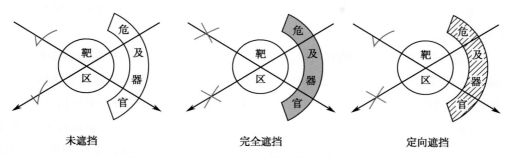

未遮挡　　　　　　　完全遮挡　　　　　　　定向遮挡

图 13-5-2　**Tomotherapy 遮挡功能(blocked)示意**

根据靶区、危及器官的重要性和剂量约束条件实现的难易程度设置权重,包括重要性(importance)和惩罚参数。二元气动 MLC 具有很强的调强能力,所以 Tomotherapy 计划系统权重可设置的范围也相当大,可为 1~2 亿之间的任意整数。通常,大部分约束条件的初始权重选取 1~100 之间较小的数值,然后在优化过程中交互式调整权重值,即优化迭代一定次数后,根据剂量分布的变化适当调整约束条件的权重,然后继续优化,通过重复上述过程直到获得可接受的剂量分布。优化过程中,当危及器官受量已满足约束条件时,可适当调整约束条件,在不明显增加其他危及器官受量的情况下尽可能降低该危及器官受量。

8. 剂量计算　在完成计划之前,必须执行最终剂量计算。该计算考虑了机器的所有硬件限制,包括机架旋转速度、床速度和叶片打开时长等。最终剂量计算采用筒串卷积算法(collapsed cone convolution,CCC),通过卷积叠加得到每个子束流的剂量贡献。

与传统的直线加速器不同,断层放疗的剂量由照射时间决定,而非基于机器跳数。计划系统假设 SSD 为 85cm,射野大小为 5cm × 40cm 时,在 1.5cm 深度处的恒定剂量率约为 850cGy/min。计算最终剂量时,根据各子束流的剂量贡献和机器参数限制得到相应的叶片打开时长,打开时长少于 18 毫秒的叶片会从控制叶片开关的正弦图(sinogram)中删除,因为时间太短不足以开关叶片。因此,最终剂量计算得到的 DVH 与优化时可能稍有变化,计划评估和批准应基于最终剂量分布。

Tomotherapy 计划系统剂量计算的范围与 CT 图像尺寸相同,其网格分辨率与 CT 图像的分辨率相同,为减小计算负荷,导入计划系统的 CT 图像的网格分辨率通常会被降到 256 × 256 后用于计划设计。计划系统提供了精细(fine)、普通(normal)和粗糙(coarse)三种剂量计算网格。三种计算网格的尺寸在纵向是一致的,均为 CT 图像的切片数量。在横断面内,精细模式剂量计算网格尺寸与 CT 图像的网格相同(256 × 256),普通模式剂量计算网格为精细模式的 1/2(128 × 128),粗糙模式剂量计算网格降为精细模式的 1/4(64 × 64)。剂量计算时间和内存占用直接与体素的数量成比例,更精细的剂量计算网格需要更多的计算时间和内存。但较粗的计算网格可能会降低剂量体积直方图(DVH)的准确性,尤其是在结构较小的情况下偏差会更明显,需要考虑结构的重要性、相对于靶区的位置以及结构内的剂量梯度决定是否可以采用较粗的剂量网格。为节省计划优化时间,一个可行的方法是在优化阶段使用较为粗糙的剂量网格,在最终剂量计算时改用精细网格。另外,

GPU 可大幅提高剂量计算速度，即使用精细网格，剂量计算通常可以在 30 秒内完成。

9. 计划评估　评估计划计算最终剂量后的三维剂量分布和 DVH，确定该计划是否满足靶区处方和危及器官限量要求。除常规的积分、微分 DVH 外，计划系统还提供重叠 DVH 模式（overlap DVH mode），代表结构重叠的情况下，优先级较低的感兴趣区在不考虑重叠体素后的 DVH。通常，重叠 DVH 模式主要用于计划优化时作为调整剂量约束条件的参考，计划评估应使用常规 DVH 模式。

（二）叶片延迟

断层放疗通过照射时间控制照射剂量，叶片开关出现延迟会影响治疗实施的准确性。叶片延迟（leaf latency）描述了叶片预设打开时长与实际值之间的差异。这些差异的产生可能有多种原因，包括对叶片运动的气动和 / 或机械限制，以及控制 MLC 的相关电子设备中的信号延迟。

Tomotherapy 计划系统对叶片延迟进行建模时，假设 MLC 所有叶片的运动行为相同，且叶片实际打开时长与预设时长之间是线性的。叶片实际打开时长可通过 MVCT 探测器阵列测得。在投影时长的 10%~90% 范围内，对多个 MLC 叶片的实际打开时长的平均值与预设值进行线性拟合得到叶片开关延迟的斜率和截距。不同投影时长（200、300……1 000 毫秒）的叶片延迟可分别建模。计算计划的最终剂量时，计划系统根据该计划的投影时长和叶片延迟模型修正各子束流的剂量贡献。

即使计算最终剂量时考虑了叶片延迟，但不同打开时长的叶片延迟与线性模型并不能完全吻合，计划设计中参数设置不合理有可能会带来意想不到的剂量偏差。图 13-5-3A 是中国医学科学院肿瘤医院 Tomotherapy 加速器投影时长为 400 毫秒（对应机架旋转周期约 20 秒）时的叶片延迟的线性拟合结果。图 13-5-3B 为不同投影时长的实际叶片打开时长与线性模型的偏差，已排除打开时长<18 毫秒的叶片。可以看出，对于打开时长较短和那些接近整个投影时长的叶片，实际打开时长与线性模型偏差较大。对于打开时长较短的情况，部分叶片的偏差达到约 5 毫秒。尽管这看起来很小，但由于预设时长本身也很小，这种偏差可能导致这些子束流的剂量偏差达到 8%~10%。对于打开时长接近整个投影时长的情况，由于叶片在相邻投影间来不及开关，时长偏差接近 15 毫秒，但相对于较长的预设时长，对剂量偏差的影响较小（2%~5%）。

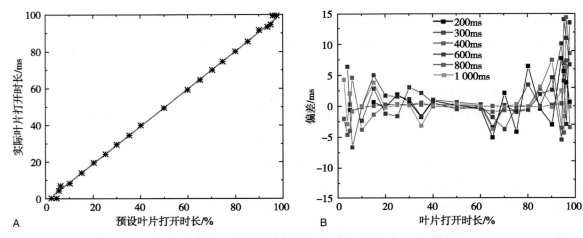

图 13-5-3　叶片延迟的线性拟合（A）与实际叶片打开时长和线性模型的偏差（B）

因此，计划设计时应注意观察叶片打开时长的直方图。当绝大部分叶片的打开时长<100 毫秒时，治疗实施的准确性可能会比较差。这通常是由于螺距设置过小，导致机架旋转达到最大转速，

迫使叶片大部分时间处于关闭状态。对于这种情况,适当增大螺距,既可以提高剂量准确性,也可以提高治疗效率。如果计划中打开时长接近整个投影时长的叶片占比较大,比如 20% 以上,实际照射剂量通常会偏高,导致剂量验证通过率降低。其中的一个解决方法是计算完最终剂量后修改计划文件中的投影时长,使得相邻投影间给叶片开关留有足够的时间。

（三）临床应用实例

1. 头颈部肿瘤　调强放疗已成为头颈部肿瘤放疗的主要技术。头颈部解剖结构的内在复杂性以及对受照剂量的严格要求非常适合螺旋断层调强放疗发挥其剂量调节能力。采用螺旋断层调强设计鼻咽癌计划时,射野宽度设为 2.5cm,螺距 0.287,调制因子 2.2~2.8,平均治疗时间约 7.8 分钟,介于固定野调强 IMRT(约 12 分钟)和容积旋转调强 VMAT(约 3 分钟)之间。螺旋断层调强可有效提高各靶区的适形度和均匀性,同时对邻近危及器官起到很好的保护作用,包括脑干、脊髓、口咽、腮腺等,减少口腔黏膜溃疡、口干等症状的发生(图 13-5-4)。尽管尚无前瞻性随机对照研究对比螺旋断层调强与其他调强治疗技术,但回顾性研究显示,螺旋断层调强具有出色的局部控制率和良好的毒性反应。

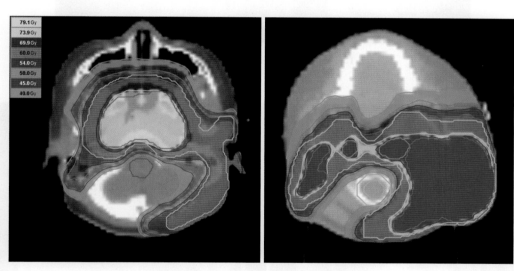

图 13-5-4　鼻咽癌螺旋断层调强剂量分布

2. 全中枢照射　在传统的全中枢照射中,需要设置多个等中心拼接照射,为减少射野衔接处剂量过热或过冷的问题,需要设计多套治疗计划,错开射野边界,每天轮流照射其中一套计划。计划设计和治疗实施过程都相当复杂。而螺旋断层放疗通过治疗床的自动移动实现长达 135cm 靶区的治疗,可简单方便地实施全中枢照射,只需要设计一个计划即可,显著缩短了计划设计和治疗时间。通常采用 5cm 的射野宽度,螺距为 0.287,调制因子为 2.2,治疗时间约 12 分钟。靶区剂量分布均匀,同时通过定向遮挡有效减少对肺、肝、肾的低剂量照射体积(图 13-5-5)。

3. 颅内多发转移灶　气动二元多叶准直器的每个叶片都可以独立开关,因此可以对同一层面的多个靶区打开不同的叶片同时照射,且每个子束流的照射强度可以独立调节。对于不同层面的多个靶区,通过螺旋照射实现单次摆位治疗所有靶区。计划设计可同时优化所有靶区的剂量,最优化不同靶区照射野的剂量叠加(图 13-5-6)。

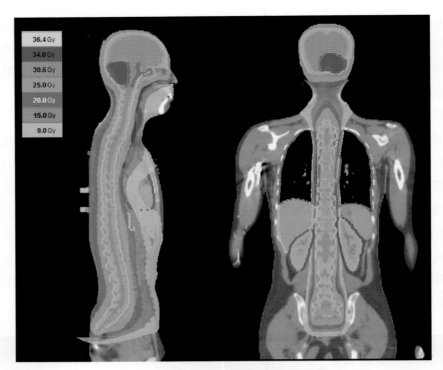

图 13-5-5　全中枢螺旋断层调强剂量分布

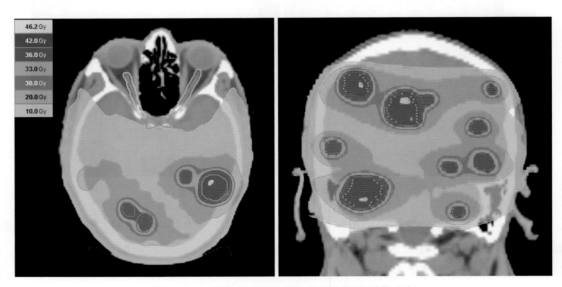

图 13-5-6　颅内多发转移灶螺旋断层调强剂量分布

4. 全脑预防照射海马旁回区保护　全脑预防照射处方剂量给予 95%PTV 25Gy,每次 2.5Gy,共 10 次。海马旁回区的限量要求为 $D_{max}<12Gy$、$D_{mean}<8Gy$。海马旁回区被全脑靶区环绕包围,理想的照射方式是采用旋转照射,每个照射野实现两边高、中间低的凹形强度分布。二元多叶准直器每个叶片可独立开关的特性,使得照射过程中在任意角度都可以实时遮挡海马旁回区,轻易实现要求的凹形强度分布,在满足靶区处方剂量要求的同时,减少对海马旁回区的照射(图 13-5-7)。由于海马旁回区沿纵向位置变化较大,采用 1cm 的射野宽度对海马旁回区的保护会更好一些。螺距为 0.287,调制因子为 2.0 时,治疗时间约 13 分钟。

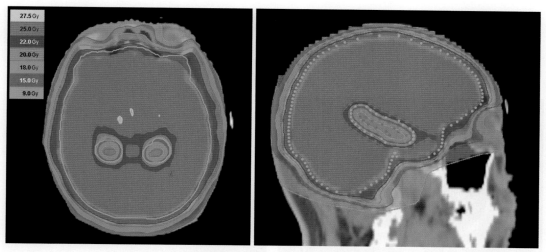

图 13-5-7　全脑预防照射海马旁回区保护螺旋断层调强剂量分布

三、TomoDirect 治疗计划设计

TomoDirect 采用固定野的照射方式,与固定野调强放疗相似,采用多个固定机架角度的照射野实施共面照射。治疗过程中,治疗床匀速进床的同时,机架固定在照射野给定角度连续出束,并通过叶片开合时间实现剂量调制。执行完一个照射野后,治疗床自动回退至起始治疗位置,同时机架自动旋转到下一照射野位置,继续治疗。

除需设置射野角度和照射范围外,TomoDirect 计划设计流程与 TomoHelical 基本相同,激光灯设置、射野宽度和调制因子的选择、危及器官遮挡方式的选择以及剂量约束条件的设置和调整均可参考 TomoHelical 计划设计的相关要求。

TomoHelical 不需要设置射野角度和照射范围,默认采用 360° 旋转照射,照射范围覆盖整个靶区长度。TomoDirect 的照射野设置可参考传统的固定野调强,根据靶区位置和形状,按照就近入射原则和靶区适形要求选择合适射野角度。目前,TomoDirect 计划支持的照射野数量为 2~12 个。通常,照射野数量越多,靶区剂量适形度越高,均匀性越好,但治疗效率越低。当有多个靶区时,可为每个靶区单独分配照射野,每个靶区至少分配 2 个照射野,每个照射野可只照射一个靶区,也可以用于照射多个靶区,这便于为每个靶区选择合适的照射角度,同时也可以减少治疗过程中每个照射野的进床范围,节省治疗时间。

TomoDirect 支持射野外扩功能,可用于乳腺放疗、全脑照射等。计划设计时可根据需要在靶区外打开额外的叶片,以减少治疗过程中靶区运动造成脱靶的风险。每个照射野可单独设置外扩距离,最多可额外打开 5 个叶片,每个叶片宽度 0.625cm,最大外扩距离可达 3.125cm。由于无法在空气中优化叶片的打开时长,这些额外打开的叶片设置为与邻近叶片相同的打开时长。需要注意的是,断层治疗通常将患者摆位于机架孔径中心治疗,对于体形较肥胖患者,当治疗靶区距离身体中线较远时,受到多叶准直器尺寸的限制,部分射野无法实现外扩或在某些断层无法实现外扩。布野时可在横断面逐层检查外扩距离是否满足要求,也可优化剂量分布后在 BEV 方向观察能量注量是否已实现外扩(图 13-5-8)。如果外扩距离不满足要求,可考虑移动患者,使肿瘤更靠近等中心来治疗,在保证不会发生碰撞及可靠的摆位重复性前提下,留出足够的外扩距离。

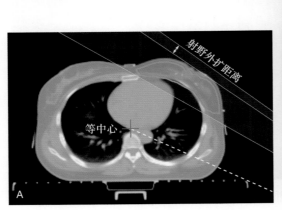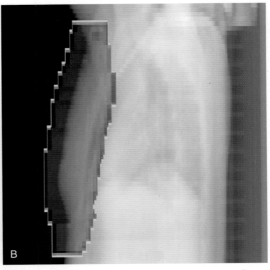

图 13-5-8　乳腺癌 TomoDirect 射野外扩

A. 横断面截图；B. 切线野注量分布。

由于射野方向有限，对于大部分肿瘤，TomoDirect 的计划质量通常不如 TomoHelical，更适合用于治疗相对简单的肿瘤。特别是靶区周边有大范围的危及器官需要避让，射线只能集中在有限的角度内照射靶区时，比如乳腺癌、食管癌、肺癌和全中枢照射等，采用 TomoDirect 方式，射线利用率更高。虽然 TomoHelical 乳腺癌计划的靶区适形度更高，但总体而言，采用 TomoDirect 调强比螺旋断层调强更为合适，因为：① TomoDirect 可实现射野外扩，减少呼吸运动的影响；②采用切线野照射，减少对心、肺的低剂量照射（图 13-5-9）；③射线集中在避开肺组织的切线方向上照射，利用率高；④通常只需两个照射角度，出束过程中不需要旋转机架，治疗时间比螺旋照射短得多。

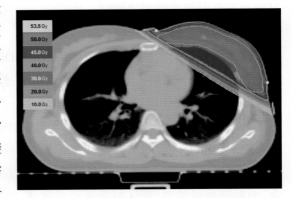

图 13-5-9　乳腺癌 TomoDirect 调强剂量分布

（胡志辉）

第六节　立体定向放疗计划设计

一、立体定向放疗计划的特点

立体定向放疗具有单次剂量大、分割次数少的特点，其计划特点与常规放疗计划存在一些不同。常规放疗中，治疗范围通常包含亚临床病灶，靶区范围较大，计划设计中除了要求降低周边正常组织所受剂量，同时会对靶区内剂量分布的均匀性有一定的要求。而立体定向放疗的靶区仅包含肉眼可见的实体肿瘤及邻近区域有限体积内的组织，一般体积较小，其治疗目标是消融处方剂量包绕靶区内的所有组织,因此,通常情况下,靶区内的高剂量区是可以接受的,如何使靶区外受到高剂量照射的正常组织体积最小化来降低治疗毒性的发生风险,如何使靶区外剂量梯度更陡峭以更好地保护周边正常组织才是医生更为关注的重点。简而言之,理想的立体定向计划剂量分布具有如下特点:高剂量集中分布于靶区,靶区内剂量分布不均匀;靶区外剂量快速跌落,形成陡峭的剂量梯度,靶区周边正常组织剂量低。

二、立体定向放疗计划的特殊要求

为了获得符合上述特点的剂量分布,立体定向放疗在整个计划设计流程中有一些不同于常规计划特殊要求,主要体现在以下几个方面。

(一) 模拟定位精度要求不同

立体定向放疗对肿瘤定位的精准性要求非常高,在早期的 SRS 治疗中,采用的是通过头钉将颅骨和立体定向框架相连的有创立体定向框架模式,近年来,无框架立体定位技术取得了很大的进展,旨在消除有创立体定向框架固定对颅骨的侵袭性,同时又不损失基于框架的立体定向方法固有的准确性。虽然无创无框架的立体定向放疗定位也是采用头/体膜或真空垫等固定方式,但与常规放疗是存在差别的。头部立体定向放疗采用的头膜通常为两片或三片式,包裹患者整个头部,且在某些特征部位会进行特别处理,如使用鼻垫和牙齿咬合器,而常规放疗仅使用一片面罩包裹患者面部。体部立体定向放疗时,若为运动靶区,要求使用呼吸运动管理的适当设备,且为了方便识别靶区,常会在肿瘤内或附近植入引导标记物。

(二) 模拟定位影像的要求不同

高分辨率模拟成像是识别肿瘤区域(GTV),进而精确勾画靶区的基础。对于图像引导的立体定向放射治疗,模拟定位图像的扫描分辨率将影响治疗过程中图像引导的准确性。所以,对于 SRS,扫描层厚要求 <1.25mm。对于 SBRT,AAPM TG101 的推荐扫描层厚为 1~3mm。

与常规放疗类似,立体定向放疗计划也是选择 CT 图像作为基础图像,它能提供电子密度的准确信息,且一般情况下空间失真较小。但与常规放疗不同的是,为了靶区勾画的准确性,立体定向放疗患者通常会需要扫描其他模态的图像,如 MRI、PET-CT 等,且为了方便融合,在扫描其他模态图像时,其扫描体位应尽量与模拟定位 CT 图像保持一致,即使用治疗时的体位。

立体定向放疗计划的模拟定位影像扫描范围与常规放疗也略有差别,AAPM TG101 推荐典型的扫描长度应至少超出治疗野边界 5~10cm。若需使用非共面治疗技术,扫描长度应进一步延长,超出靶区边界各 15cm,以充分模拟患者,保证非共面的射野选择范围足够大。与靶区一样,所有邻近的危及器官都应该包括在选定的扫描长度范围内,这样才能保证在计划过程中将他们完整地考虑在内。

(三) 对计划系统的要求不同

用于立体定向放疗的计划系统在图像的重建精度,以及空间几何精度(包括长度、面积、体积)和空间位置的精度上要求更高。对于基于框架摆位的立体定向放疗,还需要计划系统具有识别立体定向框架及靶区定位的功能,与立体定向框架系统和成像设备结合使用,以确定靶区在立体定向框架参考系统中的坐标。

(四) 靶区勾画要求不同

立体定向放疗计划中的靶区通常是在多模态配准图像或是在四维 CT 图像上进行精准地勾

画,勾画的 GTV/ITV 直接外扩 PTV,外扩边界的大小主要由摆位误差决定。对于立体定向放疗,因其高剂量和高梯度的剂量特点,要求高精准度的定位和摆位,同时也为避免过多正常组织受到高剂量照射,其外扩边界常常小于常规计划中的外扩边界,通常情况下头部外扩边界 ≤2mm,体部外扩边界 ≤5mm。

(五)剂量计算要求不同

立体定向放疗的剂量计算准确性要求更高,尤其对于体部立体定向放疗,必须使用考虑组织非均匀性的算法,还需保证治疗床的衰减、表面剂量的计算准确,计算范围应包含整个照射体积。

与常规放疗不同的是,立体定向放疗计划中多为小体积靶区,所以计划系统需对小野进行精确建模,且需要更精细的剂量计算网格(≤2mm),对于非常小的靶区,可能需要使用 1mm 的计算网格。有关小野剂量学的内容可见第七章第四节。

(六)处方剂量和危及器官剂量限制要求不同

立体定向放疗计划中靶区的单次处方剂量大,通常 ≥5Gy,且不再对靶区的剂量均匀性进行特别要求,允许靶区内高剂量的存在。

在立体定向放疗计划中,通常将适形于靶区的剂量线或最小靶区剂量设定为处方剂量。治疗计划中的差异会导致不同的剂量学特性。比如,若选择使用伽玛刀或直线加速器的圆锥形准直器进行治疗,计划设计时通常会需要使用多个等中心,这意味着有多个球形剂量分布填充到靶区体积中,而高剂量球体间的重叠是不可避免的,所以,此种情况下,靶区内的剂量将高度不均匀。此时,通常将靶区中最大剂量的 50% 等剂量线定义为处方等剂量线。若选择使用直线加速器的 MLC 进行治疗,计划设计时可以使用单个等中心,靶区内剂量相对均匀,围绕靶区的等剂量线可能大于靶中最大剂量的 50%。有研究表明,使用动态适形弧(dynamic conformal arc,DCA)时,50%~75% 为最优的处方剂量线;若使用 VMAT 技术,60%~70% 为最优的处方剂量线。

立体定向放疗的单次剂量大,生物等效剂量高,此时危及器官限量不能再依据常规剂量分割限值,需按照相应的生物等效剂量进行限制。

一些国际上的临床试验如 RTOG 0236、RTOG 0618、RTOG 0813、RTOG 0915 和一些相关报告针对靶区剂量分布及梯度、危及器官剂量限值均给出了建议,临床实践中可参考使用。

(七)计划设计方法不同

立体定向放疗计划要求靶区外能获得最优的剂量下降梯度,而剂量梯度通常由半影宽度决定。当需要获得高剂量梯度时,除了可以通过使用半影小的特殊准直器来实现,还可以通过治疗技术来实现,比如多个非共面野/弧集束照射获得的剂量梯度将优于共面野/弧的剂量梯度。同时,为保证靶区边缘剂量及靶区内的均匀性,常规放疗计划射野最外侧的边界通常比靶区边界大 3~5mm,而在立体定向计划中,为了获得靶区内的高剂量并尽量降低周边正常组织剂量,在靶区外获得高梯度,射野最外侧边界通常紧贴靶区边界,甚至内收至靶区内。

三、立体定向放疗的计划设计

立体定向放疗中的立体定向放射外科(SRS)是由神经外科医生提出的,并最早在 γ 刀上实施,之后该技术扩展到直线加速器上,被称为 X 刀,分次立体定向放射治疗(fractioned stereotactic radiation therapy,FSRT)随之出现,其应用范围也逐步扩展,但主要是应用于头部。当 SRS/SRT 技术在颅内治疗取得了很好的疗效后,人们开始探索其在颅外病变的应用,体部立体定向放疗开始得到发展,随着图像引导技术的进展,SBRT 在肺部、肝部甚至胰腺等部位的某些恶性肿瘤治疗中起到重要的作用。

到目前为止,立体定向放疗的主要实施设备包括 γ 刀、直线加速器和 CyberKnife,表 13-6-1 列出了立体定向放疗计划可使用的射束配置。下面对三种设备的计划设计分别进行介绍。

表 13-6-1　立体定向放疗的主要实施方式

	准直器类型	设备	治疗方式
SRS/SRT (头部)	Cones	GK	等中心填充
		Linac	等中心非共面拉弧
		CK	等中心和非等中心填充
	MLC	Linac	等中心非共面适形弧、适形野、IMRT、VMAT
		CK	等中心和非等中心适形
SRS/SBRT (体部)	Cones	GK	等中心填充
		CK	等中心和非等中心填充
	MLC	Linac	等中心非共面适形弧、适形野、IMRT、VMAT
		CK	等中心和非等中心适形

注:SRS. stereotactic radiosurgery,立体定向放射外科;SRT. stereotactic radio-therapy,立体定向放射治疗;SBRT. stereotactic body radiation therapy,体部立体定向放射治疗;Cones. 锥形准直器;MLC. multi-leaf collimater,多叶准直器;GK. γ 刀;Linac. 直线加速器;CK. CyberKnife,赛博刀;IMRT. intensity-modulated radiation therapy,调强适形放射治疗;VMAT. volumetric modulated arc therapy,容积旋转调强放射治疗。

(一) γ 刀的计划设计

γ 刀是一种提供高精度立体定位的专用放射治疗机,最初专用于颅内病变的治疗,而后中国的科学家发明了可用于治疗体部病变的 γ 刀,拓展了 γ 刀的应用范围。Elekta 的 γ 刀装置使用上百个 ^{60}Co 放射源,规律分布于半球或锥面上,静止不动,经准直后聚焦于焦点;而国内几家典型 γ 刀,包括专用于头部的 γ 刀和全身均可使用的 γ 刀,将数十个 ^{60}Co 放射源按一定的规则进行排列,通过源和准直体同步旋转来实现多野集束照射。

无论静止照射的 γ 刀,还是旋转照射的 γ 刀,其计划设计的基本原则是类似的。其中靶点个数、靶点位置、准直器大小的选择、每个靶点的照射时间是计划设计的重点和难点,也是决定计划质量的关键因素,在计划设计时可正向人工确定或进行逆向优化自动确定。人工确定时,可以考虑从靶区的中间开始规划,然后移动到靶区的顶部和底部;或者从靶区顶部或底部开始逐步进行。初学者可以使用逆向优化算法创建计划,之后再人工进行调整。从缩短治疗时间及最大限度覆盖靶区的角度,应尽可能使用较大尺寸的准直器,特别是对于较大病变而言,但使用更多小尺寸准直器可以增加计划的适形性。

现有的 γ 刀计划系统还不能提供调强放射治疗的功能,但 Elekta 公司的新型 γ 刀 LGK Perfexion 和 Icon 的治疗准直器分为 8 个扇区,同一个扇区内的放射源对应相同大小的准直器,每个扇区可独立选择准直器尺寸,即不同扇区的准直器大小可不同,甚至某个扇区的准直器可以设置为关闭状态,阻挡该扇区的射束。Ma 等开展了对各个扇区射束强度进行调制的研究,发现对特定扇区射束强度进行调制的方法可在不显著延长治疗时间、不改变剂量梯度的前提下获得更适形的剂量分布。对于形状不规则且体积较大的靶区，计划过程变得更为复杂。M.Levivier 等建立了基于凸优化理论的逆向优化方法，可以更快速地获得高质量的计划。

（二）基于直线加速器的立体定向计划设计

基于直线加速器的立体定向放疗可使用锥形准直器和微型多叶准直器两种类型的准直装置。下面分别进行介绍。

1. 锥形准直器　锥形准直器是最初在直线加速器上实现 X 射线 SRT 时所使用的装置，类似于 γ 刀的锥形筒准直器，但相较于 γ 刀仅有少数几种准直器尺寸的情况，配合直线加速器使用的锥形准直器尺寸分类更细，覆盖 4~50mm 的范围。

使用锥形准直器时主要采用非共面多弧旋转照射，这种照射方式集束效果好，靶区内剂量高度集中，靶区外剂量快速跌落，能达到类似 γ 刀的效果。

对于使用锥形准直器的单中心立体定向计划，其计划设计相对简单，可通过调整非共面弧的入射方向和权重以及准直器的大小来获得类似球形或椭球形的剂量分布（图 13-6-1 和图 13-6-2）。当在整个可选择的治疗空间（即治疗床在 0~90° 和 0~270° 的完整旋转范围），使用多个相同剂量权重的等间隔等弧度的非共面弧，可得到一个近似球形的等剂量分布（图 13-6-1A）；当从这些等间隔的非共面弧中去掉中间的几个弧（图 13-6-1B）或者两边的几个弧（图 13-6-1C），可得到不同形状的椭球形剂量分布；而当某个方向的旋转弧角度发生变化，该方向的剂量分布也会相应发生变化（图 13-6-2）。同理，当在不同入射方向选择不同大小的准直器时，也可获得类似椭球的剂量分布，但这样会使治疗的过程变得更复杂，增加治疗时间，所以一般不推荐使用这种做法来调整剂量分布的形状。

因为锥形准直器形状及尺寸的限制，对于体积较大且 / 或形状不规则的靶区，我们可以采用与 γ 刀类似的做法，设计多中心锥形准直器计划，来形成较大且 / 或不规则形状的剂量分布，但这样的计划设计较为复杂，靶区内剂量高度不均匀，治疗时间也将成倍增加。故而在直线加速器上，对于此类靶区，一般会采用微型多叶准直器来进行计划和治疗。

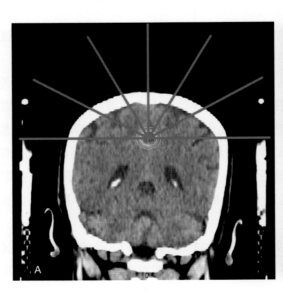
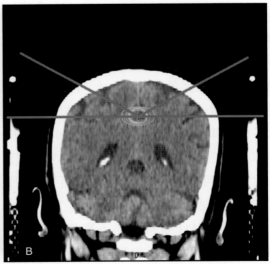

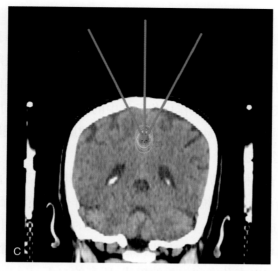

图 13-6-1　治疗弧非共面角度分布与相应的剂量分布示例

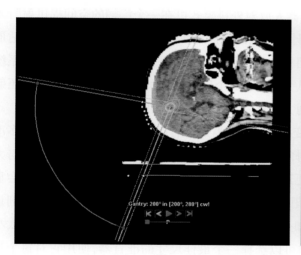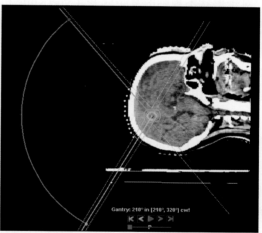

图 13-6-2　治疗弧拉弧角度对剂量分布的影响示例

　　上述计划设计的方法都是基于头部立体定向放疗而言,但这些方法原则上也可应用于使用锥形准直器的体部立体定向放疗。不过当等中心位于体部时,加速器机架的非共面旋转范围会受限,而且体部肿瘤体积通常偏大,有其他更适合于体部肿瘤立体定向放疗的技术可使用,所以目前这种治疗方式已极少应用于体部肿瘤的立体定向放疗。

　　2. 微型多叶准直器　微型多叶准直器,有外挂和内置两种模式,虽然其半影略大于锥形准直器,但它可方便地形成更大尺寸的射野和不规则的射野形状,故而其应用范围更广。

　　使用微型准直器时可使用的照射方式较多,包括非共面多弧适形照射、非共面固定野适形或调强照射、容积旋转调强照射等,可根据靶区的复杂程度来进行选择。

　　当靶区形状规则,且周边无非常重要的危及器官时,可选择实施相对简单的非共面多弧适形照射或非共面固定野适形照射。此种计划设计的重点在于射束入射方向的选择,可参照锥形准直器的计划设计方法。

　　若靶区形状非常不规则或邻近有非常重要的危及器官如视神经、脑干等,则需选择可进行剂量调制的非共面固定野调强照射或容积旋转调强照射等技术,具体计划方法和优化参数设置可见第必须注意的是,如前所述,使用调强技术的立体定向放疗计划与常规计划在靶区条件设置上存在差别,立体定向计划允许靶区内出现高剂量,更注重靶区外剂量的快速跌落,所以在立体定向计划的优化条件设置时,靶区内的高剂量限制条件常常设置很小的权重,甚至不做最大剂量限制,同时可考虑将靶区内收 1~3mm 后获得的新轮廓用作优化条件中的靶区目标;而对于控制靶区外剂量跌落的环状辅助结构,其剂量约束要求更高,且常常设置多个环状辅助结构,以使靶区外剂量快速跌落。

(三) CyberKnife 治疗计划设计

CyberKnife 是一种基于机械臂的高精度治疗机,不同于其他类型的直线加速器,它在入射方向的选择上自由度很高,其治疗计划系统能够生成等中心和非等中心治疗计划。非等中心治疗模式与早期等中心治疗模式形成鲜明对比,在治疗不规则形状的病变时特别有用。早期 CyberKnife 配备了 12 个直径从 5mm 到 60mm 的二级准直器,新型的 CyberKnife 配置了微型多叶准直器。不同于由物理师或剂量师来确定射束角度和权重的模式,所有的 CyberKnife 计划都是通过逆向优化来完成的。

对于形状不规则的复杂病变,CyberKnife 机器人放射外科模式可在一个广阔的空间提供射野入射方向。在为这种靶区设计计划时,CyberKnife 计划算法的目标是找到一组射野,能获得与靶区适形最优的剂量分布。优化是按照用户指定的一组目标和剂量约束条件来进行的,优化完成后,计划系统将确定每个非等中心模式的非共面射束方向(从大约 2 000 个射束方向的全集中进行选择)及照射时间,来满足用户的特定要求。一个典型的计划方案在一次治疗中将使用超过 100 个射束方向。

当引入孔径范围在 5~60mm 之间、大小可变的 Iris 准直器后,治疗计划中可方便地使用更多准直器孔径。为了保证靶区剂量的适形性,应选择大小为最小靶区尺寸 60%~80% 的准直器。与大孔径准直器相比,使用小孔径准直器可以获得更适形的剂量分布和靶区外剂量的急剧衰减,但会显著增加治疗时间。所以,对于形状变化较小的靶区,建议采用不同尺寸准直器的组合,来平衡剂量分布和治疗时间。如果靶区形状变化明显,比如一个大靶区紧邻着一个小靶区,或者多个不同大小的靶区,则应将其分割成相似大小的部分,这样可以选择一个最佳尺寸的准直器,使用它对每个近似大小的部分进行照射,用以平衡剂量覆盖、适形性和治疗时间。

新型 CyberKnife 配置了微型多叶准直器,在 800mm 的等中心位置叶片投影宽度为 3.85mm,最大射野 11.5cm×10.1cm,计划优化时可选择"适形避让(conformal avoidance)"方式来产生子野。Iris 准直器计划中所使用的优化参数可以略作修改后用于使用 MLC 的计划优化。Laura Masi 等对腹盆部肿瘤立体定向放疗中使用 Iris 和 MLC 准直器的计划进行对比,发现 MLC 的计划梯度更优,且在治疗某些如肝、胰腺等部位的肿瘤时,能显著提高治疗效率,但对于前列腺等部位的肿瘤,两者治疗效率差别较小。

(徐英杰)

第七节　自适应放疗计划设计

按照自适应修改治疗计划的时间点,自适应放疗(ART)技术可以分为:离线 ART 技术(在分次治疗间修改治疗计划）；在线 ART 技术（在当次治疗前修改治疗计划）；实时 ART 技术（在当次治疗过程中实时修改治疗计划）（详见第九章第十节）。

离线 ART 技术是指当次治疗结束后，根据患者当次治疗或当次治疗与下次治疗间的图像信息，评估治疗误差并进行 ART 计划修改，用于后续分次的治疗。离线 ART 计划设计可以使用常规计划系统，其计划设计流程非常近似于常规放射治疗，因而本节不做介绍。

在线 ART 技术是在当次治疗前的短时间内采集患者的图像信息，据此评估治疗误差并进行 ART 计划修改，用于当次治疗。在线 ART 能补偿分次间患者解剖形态的变化造成的患者实际接受的剂量分布和计划剂量分布之间的偏差。在线 ART 整个过程包含图像采集、误差评估、计划再优化、质量控制及 ART 计划执行等多个环节，在此过程中患者需始终保持治疗体位不变。因此，在线 ART 技术通常需借助高度集成的专用软硬件设备，提高全流程的效率。

目前，MR 引导的 ART 技术和设备已应用于临床。代表性的产品有 Elekta 的 Unity 和 ViewRay 公司的 MRIdian。其中 Elekta 的 Unity 将一套 7MV FFF 模式的直线加速器与 1.5T 高场强 MR 扫描仪结合在一个系统平台上。该系统的概念原型由 Raaymakers 等于 2009 年提出。由于 MR 成像对患者无额外辐射剂量贡献，该系统能提供软组织对比高的 MR 图像用于监测整个疗程中（分次间和分次内）患者解剖形态的变化。这些 MR 图像能以多种方式应用于 ART：当次治疗前的 MR 图像能用于基于软组织配准的位置验证或 ART 计划；当次治疗中的 MR 图像能用于时间分辨的剂量累积或实时 ART 计划；当次治疗前或治疗后的解剖或功能性 MR 图像能用于评估治疗反应和预后。其中，使用当次治疗前的 MR 图像进行 ART 计划已形成完整可靠的临床应用流程，且与常规放疗计划设计有较大差别。本节将进行详细介绍。

Elekta Unity 的 ART 计划设计流程如图 13-7-1 所示。共分为参考计划设计、当次 MR 成像及配准、ART 计划三个主要步骤。

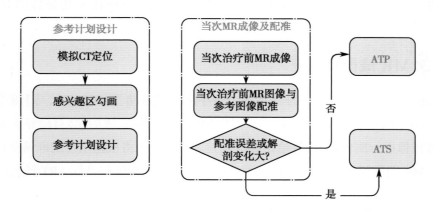

图 13-7-1　Elekta Unity 自适应放疗（ART）计划设计流程

一、参考计划设计

和常规放疗计划设计一样，Elekta 的 Unity 在治疗前需对患者进行模拟 CT 定位、感兴趣区勾画和参考计划设计。其目的是在每个分次的 ART 计划过程中，存在一个电子密度分布、解剖结构（靶区和危及器官）分割和射野参数（子野形状和跳数）的基础，便于在自适应过程中快速准确地生成 ART 计划，避免患者在 ART 计划过程中等待时间过长，提高患者的舒适度和耐受性，同时避免 ART 计划过程中患者解剖形态发生新的重大变化,影响当次自适应放疗计划的实施准确性。

与常规模拟 CT 定位不同的是,由于 Elekta 的 Unity 独特的机械设计,在对 Unity 治疗的患者进行 CT 模拟定位时需在 CT 床面上增加一个与 Unity 相同的治疗床面以方便治疗时所必需的 MR 前线圈的重复定位,并使用治疗床面上特定的标记索引点对患者进行重复摆位。

感兴趣区的勾画与常规放疗计划中靶区和危及器官的勾画类似。需要注意的是,对于使用 Unity 进行治疗的患者,使用形状自适应(adapt to shape,ATS)流程进行 ART 计划设计时,其剂量计算是基于当次治疗前 MR 图像生成的伪 CT(pseudo CT)。具体生成方法是:当次治疗前 MR 图像与参考图像变形配准后,参考图像上的解剖结构通过变形映射到当次治疗前的 MR 图像,并使用参考图像上各解剖结构的平均电子密度进行相应填充。因而通常来讲,对于使用 Elekta 的 Unity 进行治疗的患者,在参考计划的感兴趣区勾画时,要比常规放疗计划更为细致。特别是对于那些含有高密度物质(如骨)或空腔的组织,在这些位置,由磁场引起的电子回旋效应对电子密度准确性的依赖性更为显著。研究表明,经过细致的感兴趣区分割,并使用合适的块状电子密度填充策略,所生成的伪 CT 对 ART 计划剂量计算准确性的影响在临床可以接受的范围内。

当模拟 CT 定位和感兴趣区勾画完成后,即可按照常规放疗计划设计的方法在 offline Monaco5.4(Elekta AB,斯德哥尔摩,瑞典)计划系统(Treatment Planning System,TPS)上进行参考计划设计。该版本的 Monaco TPS 专为 Unity 设计,除可对磁场条件下束流进行建模外,还增加了磁场条件下的基于 GPU 的蒙特卡罗剂量计算引擎(GPUMCD)。此外,该版本的 TPS 还集成了添加专用治疗床面和 MR 前线圈,设置感兴趣区重叠优先级和映射方法等适应 Unity 的 ART 流程的功能。但其计划设计和优化方法与常规 Monaco TPS 类似。比较遗憾的是,目前 Unity 及其 Monaco TPS 只提供"Step and Shoot"模式的固定野调强放疗(fixed beam intensity modulated radiotherapy,FB-IMRT)技术。磁场条件下的滑窗(sliding window)模式固定野调强放疗技术和旋转调强技术还在研发中。

二、当次 MR 成像及配准

Elekta Unity 的 ART 的理念是对于患者每个治疗分次,为患者摆位好以后,马上采集患者 MR 图像,然后基于当次 MR 图像设计 ART 计划。当次 MR 图像采集完成后,会自动导入 online Monaco TPS,并与参考图像进行刚性配准,并给出配准偏差。临床医生将根据刚性配准偏差以及参考图像与当次治疗前 MR 图像间解剖变化的大小,来决定使用何种工作流程进行 ART 计划设计。

三、ART 计划设计

Unity 提供了两种不同的 ART 工作流程供选择:位置自适应(adapt to position,ATP)和形状自适应(ATS)(图 13-7-2)。其主要区别在于:对于 ATP,不需要基于当次 MR 图像勾画感兴趣区(靶区和危及器官),仅根据当次 MR 图像与参考 CT 的配准结果,在参考 CT 中更新治疗等中心的位置;对于 ATS,需要在当次 MR 图像上重新勾画感兴趣区(靶区和危及器官),并调整治疗计划。

(一) 位置自适应(ATP)

当刚性配准偏差较小且参考图像与当次治疗前 MR 图像间解剖变化也较小时,通常使用 ATP 工作流程进行 ART 计划设计。ATP 工作流程类似于常规 CBCT 图像引导放疗。所不同的

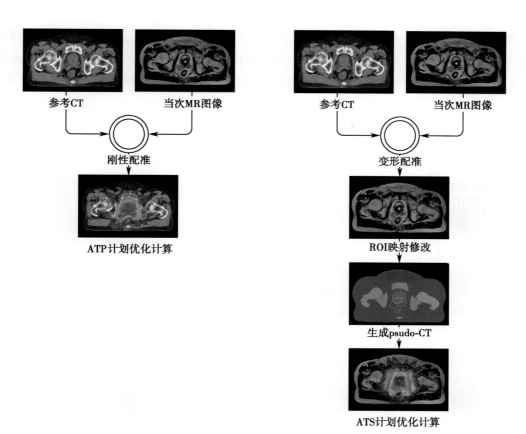

图 13-7-2 位置自适应（ATP）和形状自适应（ATS）工作流程示意

是：①常规 CBCT 图像引导放疗通过移床来修正患者当次治疗位置相对参考图像的偏差；而对于 Unity，由于其治疗床在等中心附近只能头脚方向运动而不能左右和升降运动，因而无法通过移床来修正当次摆位误差。Unity 根据参考图像与当次治疗前 MR 图像的刚性配准结果，调整等中心点在参考图像中的位置，以此来修正当次摆位误差。②常规 CBCT 图像引导放疗修正摆位误差后直接使用原始计划进行治疗。而 Unity 通过调整等中心点在参考图像中的位置来修正当次摆位误差。此时治疗靶区与原始射野的相对位置发生了变化，直接使用原始计划通常难以得到满意的剂量分布和靶区覆盖。鉴于此，Unity 的 ATP 工作流程提供了多种 ART 计划模式供选择。既可以对参考计划进行重新计算（Original Segments），也可以在不改变感兴趣区勾画和优化条件的前提下对参考计划进行重新优化（Adapt Shape，Optimize Weight from Segments 或 Optimize Weights and Shapes from Segments）（图 13-7-3），从而重现或改善参考计划中的靶区覆盖。不同 ART 计划模式的详细介绍请参阅本节第（三）部分。

由于 ATP 工作流程不需要重新勾画或修改感兴趣区，只需对参考计划进行重新计算或重新优化，因而 ATP 自适应工作流程所需时间较少，通常<5 分钟。

（二）形状自适应（ATS）

当刚性配准偏差较大或参考图像与当次治疗前 MR 图像间解剖变化较大时，通常使用 ATS 工作流程进行 ART 计划设计。此时参考图像将和当次治疗前 MR 图像进行变形配准。参考图像上的感兴趣区将基于变形配准的结果自动映射到当次治疗前 MR 图像上。如有必要，临床医生可以根据当次治疗前 MR 图像手动编辑自动映射过来的感兴趣区轮廓。TPS 自动将参考图像上各感兴趣区的平均电子密度赋值给当次 MR 图像上相应的感兴趣区，从而生成一个基于当次治疗前 MR 图像的具有块状电子密度分布的伪 CT。最后,基于伪 CT 的电子密度分布和调整后的感兴趣区,对参考计划进行重新计算或重新优化从而获得当次的 ART 计划。与 ATP 工作流程相似,ATS 工作流程为计划重新计算或重新优化提供了多种 ART 计划模式供选择。在 ATS 工作流程中,对参考计划进行重新优化时可以对参考计划的优化条件进行部分改动以得到更好的剂量分布结果。

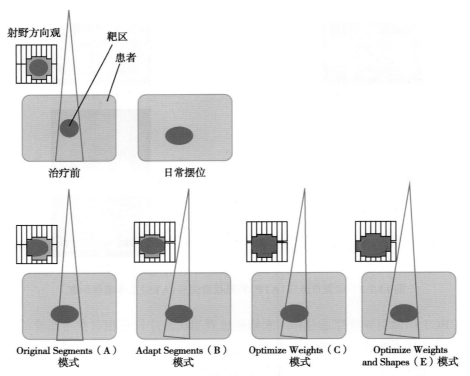

图 13-7-3 不同自适应计划模式示意

子野 BEV 内不同的背景色(红或黄)代表不同的子野权重。当使用 Optimize Weights from Fluence 和 Optimize Weights and Shapes from Fluence ART 计划模式时,参考计划中的原始子野形状先被删除,初始子野形状先通过重新注量优化,再进行子野分割得到。

由于 ATS 工作流程不仅需要临床医生评估变形配准和感兴趣区映射的结果,大多数情况下还需临床医生手动修改感兴趣区轮廓,并对生成的 ART 计划进行仔细评估,因而 ATS 工作流程所需时间较长,通常>20 分钟。

（三）不同的 ART 计划模式

总的来说,Unity 提供了六种基于参考计划的 ART 计划模式。

1. Original Segments。

2. Adapt Segments。

3. Optimize Weights from Segments。

4. Optimize Weights from Fluence。

5. Optimize Weights and Shapes from Segments。

6. Optimize Weights and Shapes from Fluence。

Original Segments 即在 ATP 或 ATS 工作流程中直接使用参考计划的子野形状和子野跳数,在相应的电子密度分布(对于 ATP 是参考图像;对于 ATS 是基于当次治疗前 MR 图像生成的伪 CT

图像)上计算剂量分布。该模式即对当次治疗时患者的摆位误差和解剖形态变化不做任何修正。由于不对子野形状和子野跳数做任何修改,仅需重新计算剂量分布,因而所需时间较短。但所得剂量分布往往很难满足临床需求。

Adapt Segments 则是在 ATP 或 ATS 工作流程中根据刚性或变形配准结果,通过射野仿射算法(segments aperture morphing,SAM)修改子野的形状,完成对等中心位置偏差的修正。射野仿射能使子野追随靶区,避免了使用 Original Segments 模式造成的靶区漏照。但 Adapt Segments 仅是对摆位误差的简单补偿,未考虑子野形状仿射所带来的射野路径上电子密度分布的变化,使用仿射修正后的子野形状和参考计划中相应子野的原始跳数(权重),在相应的电子密度分布上计算剂量分布,因而剂量分布通常也难以满足临床需求。

Optimize Weights from Segments 和 Optimize Weights from Fluence 是在确定了子野形状后,通过进一步优化各子野权重(调整子野跳数)以期 ART 计划得到更合适的剂量分布。对于 Optimize Weights from Segments,所使用的是参考计划中各子野经过 SAM 后的子野形状。对于 Optimize Weights from Fluence,参考计划的子野形状先全部删除,并重新通过注量优化生成。

与上述两种 ART 计划模式不同的是,Optimize Weights and Shapes from Segments 和 Optimize Weights and Shapes from Fluence 在后续的优化过程中,不仅优化各子野的权重,而且优化各子野的形状。Optimize Weights and Shapes from Segments 和 Optimize Weights and Shapes from Fluence 的区别与 ART 计划模式 C 和 D 的区别类似。前者以参考计划中各子野经过 SAM 后的子野形状为优化初始值,后者则将参考计划的子野形状全部删除,并重新通过注量优化生成子野形状。

综上所述,考虑到使用 ATP 工作流程时,参考图像与当次治疗前 MR 图像间只做刚性配准,也没有修改靶区和/或危及器官,ATP 工作流程不支持从注量开始优化的 ART 计划模式。也就是说 ATP 工作流程仅支持 Original Segments、Adapt Segments、Optimize Weights from Segments 和 Optimize Weights and Shapes from Segments 四种 ART 计划模式。其 ART 计划的基础是参考计划的子野形状(未经过仿射或仿射后)和权重。不论采用上述哪种 ART 计划模式,都仅仅只是对当次治疗前 MR 图像与参考计划间等中心位置偏移的简单补偿。研究表明,基于 ATP 工作流程的 ART 计划虽然比基于 ATS 工作流程的 ART 计划快很多,但计划质量通常难以满足临床需求。即使解剖形态变化很小,基于 ATP 工作流程的 ART 计划的靶区覆盖度通常也低于参考计划。另外,ATP 工作流程的 ART 计划设计是在参考图像上针对原始感兴趣区分割进行的,没有考虑分次间患者解剖形态的变化。因而即使基于 ATP 工作流程的 ART 计划显示能满足临床要求,但根据当次治疗时的 MR 图像更新感兴趣区勾画和相应的电子密度分布后,重新计算得到的剂量分布,如按照更新后的感兴趣区勾画进行评价,可能会出现不满足临床要求的情况。在临床上,通常只有在分次间解剖变化很小且增加 ART 计划时间会引起较大的分次内解剖形态变化时,才推荐使用 ATP 工作流程。有研究表明,即使对于简单计划(如直肠、单个淋巴结转移),使用 ATP 工作流程中的 Original Segments 或 Adapt Segments 这两种简单的计划模式也很难来获取满足临床要求的自适应计划质量。因而建议使用 ATP 工作流程时,至少使用 Optimize Weights from Segments 的 ART 计划模式进行 ART 计划设计。

当分次间解剖变化较为显著,或参考计划较为复杂时,推荐使用 ATS 工作流程。此时,系统支持使用所有六种 ART 计划模式。但由于 ATS 工作流程所面对的分次间解剖变化更为显著,或者参考计划较为复杂,上述六种 ART 计划模式中的前四种简单计划模式(Original Segments、Adapt

Segment、Optimize Weights from Segments 和 Optimize Weights from Fluence）也往往很难获得临床满意的自适应计划，因而建议使用 ATS 工作流程时，至少使用 Optimize Weights and shapes from Segments 的 ART 计划模式进行 ART 计划设计。对于 ART 计划模式 Optimize Weights and Shapes from Fluence，经过变形配准完成感兴趣区的修改和电子密度的映射后，ART 计划从注量优化开始并基于优化后的注量分割子野，然后再进行子野形状和权重的优化。这一过程等同于在线重新进行计划设计，因而所需计划时间最长。如果 ATS 工作流程中 Optimize Weights and Shapes from Fluence 的 ART 计划模式所需的 ART 计划时间在临床上可以接受，那么该模式无疑是上述所有模式中计划质量最好，结果最为可靠的，所以它特别适合用于对当次计划精度要求非常高的大分割放疗［如立体定向外科手术（SRS）或立体定向放射治疗（SBRT）］。然而该模式不仅需要重新进行注量优化，而且还需要在线对自动映射过来的感兴趣区进行手动检查，甚至手动修改，这进一步增加了使用该模式进行 ART 计划设计所需的时间。

由于 ATS 工作流程需要较长的 ART 计划时间，在此期间患者的解剖形态仍可能会发生变化，因而可以考虑在使用 ATS 工作流程生成 ART 计划后，在出束治疗之前再次使用 ATP 工作流程来降低这种可能的解剖形态的变化对剂量分布带来的影响。即在使用 ATS 工作流程的 Optimize Weights and Shapes from Fluence 的 ART 计划模式生成 ART 计划后，在出束治疗之前再次采集一次患者当次治疗前的 MR 图像，并与 ATS ART 计划所使用的 MR 图像进行刚性配准，并使用 Optimize Weights from Segments 或 Optimize Weights and Shapes from Segments 的 ART 计划模式对 ATS ART 计划过程中产生的患者解剖形态的变化进行修正和补偿，从而进一步提高 ART 计划的治疗精度。这种 ATS 和 ATP 联合流程已作为荷兰的乌特勒支大学医学院使用 Unity 治疗前列腺癌的标准治疗模式。

（四）当前 ART 计划的不足

虽然 Unity 提供了 ATP 和 ATS 两种 ART 计划工作流程，同时提供了六种不同的 ART 计划模式，但目前仍存在一些尚未解决的问题。

首先是 ART 计划时间较长。中国医学科学院肿瘤医院对 14 例临床试验患者的统计结果表明，采用 ATP 工作流程，患者平均在床时间为 35 分钟。如采用 ATS 流程，患者在床时间将会更长。减少患者在床时间，提高自适应治疗效率需要进一步优化工作流程，提高 ART 计划自动化程度和可靠性，加快 ART 计划优化和剂量计算速度。其中加速 ART 计划优化和剂量计算速度可以通过增加硬件计算能力和使用更加高效的算法来实现。已有研究将整个在线重新进行计划设计的时间减小到大约 1 分钟。考虑到整个工作流程中最耗时的是变形配准结果和自动映射的感兴趣的检查和修改，因而提高变形配准和感兴趣区映射的自动化程度和可靠性成为提高整个 ATS 自适应工作流程的关键。

更为突出的不足是，虽然 Unity 提供的 ART 在理论上能修正分次间患者解剖形态的变化，提高治疗精度，增加靶区剂量的同时降低危及器官的受量。但目前的 ART 计划系统无法提供合成的剂量分布和剂量体积直方图，仍未解决临床医生评估患者实际受量情况。

（田　源）

第八节 计划评价方法

计划评价是计划设计中的重要一环,通过放疗计划剂量学评价,能够保证计划质量;通过射野参数和执行效率的评价,能够减少事故和错误发生的可能性,保证计划的顺利实施。本书第十二章第一节介绍了计划评价的基本工具,包括剂量分布图、DVH 图和 BEV 图等。本节将重点介绍常用剂量学评价指标、靶区剂量学评价、危及器官及其他正常组织剂量学评价、射野参数评价和执行效率评价。

一、常用剂量学评价指标

(一)最大和最小剂量

ICRU 50 号报告最大剂量(D_{max})是指一个大器官内直径 ≥ 15mm 小区域受到的最大剂量;对于小器官,小区域直径可缩小;最小剂量是最小的点剂量(D_{min})。ICRU 83 号报告指出由于点剂量计算误差大,建议用 $D_{2\%}$(near maximum)代替 D_{max},$D_{98\%}$(near minimum)代替 D_{min}。行业主流观点为用 1% 体积或 1cm³ 受到的最大剂量代表最大剂量;用 99% 体积或 1cm³ 受到的最小剂量代表最小剂量。

对于常规分割的计划,一般要求靶区高剂量不超过处方剂量的 110%,头颈和直肠的计划靶区高剂量不超过处方剂量的 107%。高剂量面积 ≥ 2cm²(直径 1.5cm)时,临床上才认为有意义;当面积 < 2cm² 时,临床上不考虑其影响。另外,小器官的热点体积应该小于以上标准,如晶体、喉等。靶区外高剂量点不能出现在危及器官上。

(二)平均剂量

对于靶区和危及器官的受照剂量,还可以用平均剂量 D_{mean} 来评价。平均剂量公式如式 13-8-1 所示。

$$D_{mean} = \frac{1}{V}\int_0^{D_{max}} D\frac{dV(D)}{dD}dD \qquad (式 13-8-1)$$

其中,V 是感兴趣的体积,D_{max} 是感兴趣体积内所受的最大剂量,D 是吸收剂量。平均剂量 D_{mean} 代表的是感兴趣体积的积分剂量与其体积之比。

平均剂量是临床治疗中的一个重要的量,它代表靶区或危及器官中能量的吸收情况。

(三)计划适形度

计划适形度定义为等剂量线与靶体积符合的程度。靶区和处方等剂量线的相对位置大致可以分为 4 种,如图 13-8-1 所示。图 13-8-1A 是临床上最理想的情况,处方等剂量线和靶区完全适形;图 13-8-1B 反映的是处方等剂量线与靶区出现了交割,部分靶区受到低于处方等剂量的照射,靶区周围正常组织的部分体积接受了大于等于处方剂量的照射,是临床最常出现的情况;图 13-8-1C 反映的是处方等剂量线包围体积小于靶体积,在临床中也有可能会出现;图 13-8-1D 反映的是处方等剂量线完全脱离靶区的情况,这在临床中几乎是不存在的。

计划适形度可以用适形指数来定量描述。适形指数有多种定义,这里介绍几种常见的定义。

1. RTOG 适形指数 1993 年美国肿瘤放射治疗协作组织(RTOG)引入适形指数(CI_{RTOG})来评价放疗计划的靶区覆盖率,并在 ICRU 62 号报告中加以介绍。适形指数 CI_{RTOG} 公式如式 13-8-2 所示。

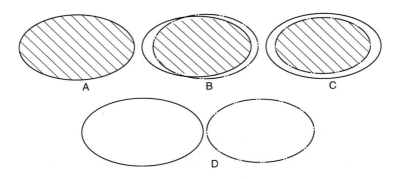

图 13-8-1　靶区和处方等剂量线的相对关系
实线为靶区范围;点虚线为处方等剂量线范围;A.处方等剂量线和靶区完
全适形示意图;B.处方等剂量线与靶区出现交割示意图;C.处方等剂量线
包围体积小于靶体积示意图;D.处方等剂量线与靶区完全脱离示意图。

$$CI_{\mathrm{RTOG}}=\frac{V_{\mathrm{RI}}}{TV}$$ 　　　　　　（式 13-8-2）

其中,V_{RI} 是处方等剂量线的体积;TV 是靶体积。

CI_{RTOG}=1 意味着适形度最佳;CI_{RTOG}>1 意味着过度治疗;CI_{RTOG}<1 意味着治疗不足。该指数能评估处方等剂量线和靶体积间的一致性程度。它简单,但是当靶体积与处方等剂量线不相交,但是两者体积相同时,会产生虚假满分,即 CI_{RTOG}=1。

2. CN 适形指数　1997 年 Van't Riet 等引入适形指数 CN 来评价计划适形度。适形指数 CN 公式如式 13-8-3 所示。

$$CN=\frac{TV_{\mathrm{RI}}}{TV}\times\frac{TV_{\mathrm{RI}}}{V_{\mathrm{RI}}}$$ 　　　　　　（式 13-8-3）

其中,TV 为靶区体积;V_{RI} 为处方等剂量线所覆盖的体积;TV_{RI} 为处方等剂量线所覆盖的靶体积,如图 13-8-2 所示。

适形指数 CN 由两部分构成:第一部分评价靶区体积的覆盖率,第二部分评价正常组织接受剂量等于或大于处方剂量的体积。CN 的范围是 0~1。当整个靶区受到处方剂量照射且正常组织没有受到照射时,CN=1,适形度最佳;当照射剂量完全脱离靶区时,CN=0。该指数不会产生任何虚假的满分。但是这两种方法的乘积会导致信息的丢失,不同的计划可能会产生完全相同的 CN 值。

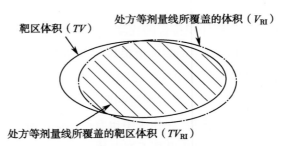

图 13-8-2　靶区和处方等剂量线的关系示意
阴影表示处方等剂量线所覆盖的靶区体积;实线表示靶区体积。

3. Lomax 适形指数　2003 年 Lomax 和 Scheib 等提出了适形指数 CI_{Lomax},其公式如式 13-8-4 所示。

$$CI_{\text{Lomax}} = \frac{TV_{\text{RI}}}{V_{\text{RI}}} \qquad \text{(式 13-8-4)}$$

其中，TV_{RI} 为处方等剂量线所覆盖的靶区体积；V_{RI} 为处方等剂量线所覆盖的体积。

该指数是处方等剂量线所覆盖的靶区体积与处方等剂量线包绕的体积之比。当处方等剂量线包绕的体积小于靶体积，即部分靶区没有被照射时，该指数会产生一个假的满分，即 $CI_{\text{Lomax}}=1$。

（四）计划均匀度

计划均匀度是指剂量分布在靶区内的均匀程度。头颈和直肠常规分割的计划，一般要求靶区内剂量分布尽可能均匀，尤其是不要出现冷点。如果是大分割的放疗计划，对均匀度的要求就比较低，一般要求最高剂量点要达到处方剂量的120%。计划均匀度可以用均匀度指数来定量描述，这里介绍常见的几种均匀度指数。

1. $D_{\text{max}}/D_{\text{p}}$ 均匀度指数 放射治疗计划均匀度评价最早是在1993年由 Shaw 等于 RTOG 指南中提出的，其定义的均匀度指数如式 13-8-5 所示：

$$HI = \frac{D_{\text{max}}}{D_{\text{p}}} \qquad \text{(式 13-8-5)}$$

其中，D_{max} 是最大剂量；D_{p} 是处方剂量。

理想均匀度指数值为1。虽然 $D_{\text{max}}/D_{\text{p}}$ 均匀度公式计算简单，但 D_{max} 是点剂量，对计算参数如网格大小等比较敏感，有时不能准确地表示放疗计划的均匀度。

2. D_5/D_{95} 均匀度指数 Semerenko 等采用了靶体积剂量而不是点剂量来定义均匀度指数，公式如式 13-8-6 所示：

$$HI = \frac{D_5}{D_{95}} \qquad \text{(式 13-8-6)}$$

其中，D_5、D_{95} 分别为包绕5%和95%靶区体积的最小剂量。

D_5/D_{95} 取决于放疗计划 D_5 与 D_{95} 之间的比值。理想的 D_5/D_{95} 均匀度指数值为1。HI 值越接近1，靶区剂量分布的均匀度越好。

3. $(D_2-D_{98})/D_{\text{p}}$ 均匀度指数 2003年，Wu 等提出了均匀度指数公式如式 13-8-7 所示：

$$HI = \frac{D_2-D_{98}}{D_{\text{p}}} \qquad \text{(式 13-8-7)}$$

其中，D_2、D_{98} 分别为包绕2%和98%靶区体积的最小剂量，D_{p} 为处方剂量。

$(D_2-D_{98})/D_{\text{p}}$ 取决于放疗计划 D_2 与 D_{98} 之间的剂量差。理想的 $(D_2-D_{98})/D_{\text{p}}$ 均匀度指数值为0。

4. $(D_2-D_{98})/D_{50}$ 均匀度指数 2010年，ICRU 83号报告定义了如下（式 13-8-8）的均匀度指数：

$$HI = \frac{D_2-D_{98}}{D_{50}} \qquad \text{(式 13-8-8)}$$

其中，D_5、D_{95} 和 D_{50} 分别为包绕5%、95%和50%靶区体积的最小剂量。

$(D_2-D_{98})/D_{50}$ 与 $(D_2-D_{98})/D_{\text{p}}$ 相比，利用了剂量参数 D_{50}。理想的 $(D_2-D_{98})/D_{50}$ 均匀度指数值为0。$(D_2-D_{98})/D_{50}$ 值越小，靶区剂量分布的均匀度越好。

5. S-index 均匀度指数 2007年，Yoon 等提出了一种 S-index 均匀度指数。这种指数利用剂量的标准差来表征靶区剂量的均匀度。S-index 的具体形式如式 13-8-9 所示：

$$S\text{-index} = \sqrt{\sum (D_i - D_{\text{mean}})^2 \times \frac{v_i}{V}} \qquad (\text{式 } 13\text{-}8\text{-}9)$$

其中,D_i 为第 i 个体积元的剂量;D_{mean} 为靶区的平均受照剂量;v_i 是受照剂量为 D_i 的体积元;V 为靶区体积。

S-index 能体现放疗计划 DVH 的完整信息,但由于公式复杂,较少使用。

6. U-HI 均匀度指数　中国医学科学院肿瘤医院闫玲玲等提出了一种通用性强的均匀度指数(universal homogeneity index,U-HI)。U-HI 均匀度指数公式如式 13-8-10 所示:

$$U\text{-HI} = \frac{OA^2}{IA \times AA} \qquad (\text{式 } 13\text{-}8\text{-}10)$$

其中,IA 为理想剂量体积直方图曲线下的面积;AA 为实际剂量体积直方图曲线下的面积;OA 为 IA 与 AA 的交叠面积。

IA、AA 和 OA 如图 13-8-3 和图 13-8-4 所示。图 13-8-3 为单靶区示例图。图 13-8-4 为同步加量双靶区(PTV、PGTV)示例图。U-HI 均匀度指数越趋近于 1,靶区剂量均匀度越好。U-HI 指数使用了 DVH 下的面积来评估放疗计划的均匀度,它既可以评估单靶区、单处方的放疗计划,也可以评估多靶区、多处方的放疗计划。

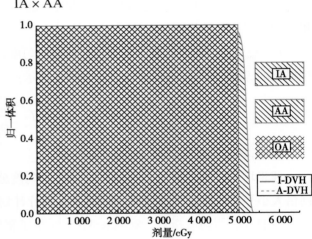

图 13-8-3　单靶区剂量体积直方图(DVH)示例

I-DVH. 理想 DVH;A-DVH. 实际 DVH;IA. 理想剂量体积直方图曲线下的面积;AA. 实际剂量体积直方图曲线下的面积;OA.IA 与 AA 的交叠面积。

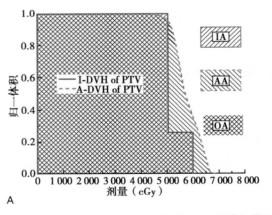
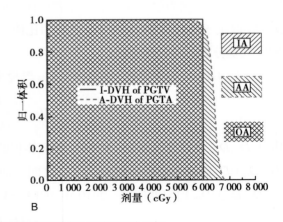

图 13-8-4　同步加量双靶区剂量体积直方图(DVH)示例

I-DVH. 理想剂量体积直方图;A-DVH. 实际剂量体积直方图;PTV. 计划靶区;PGTV. 计划肿瘤靶区;IA. 理想剂量体积直方图曲线下的面积;AA. 实际剂量体积直方图曲线下的面积;OA.IA 与 AA 的交叠面积。

(五)剂量梯度

放疗计划,特别是立体定向放疗计划要求剂量跌落陡峭。剂量梯度指剂量跌落快慢的程度,一般用剂量梯度指数来评价,下面介绍三种剂量梯度指数。

1. EFOD 剂量梯度指数　Lucullus Leung 等提出等效衰减距离(EFOD)来比较立体定向放疗

计划。剂量梯度公式 EFOD 如下(式 13-8-11):

$$\text{EFOD}=(\sqrt[3]{TVR_1}-\sqrt[3]{TVR_2}) \tag{式 13-8-11}$$

其中,$TVR=TV/V_{RI}$,TV 是靶体积,V_{RI} 是处方等剂量线的体积;R 是靶体积的等效半径;TVR_1 和 TVR_2 分别是感兴趣区 1 和感兴趣区 2 处的 TVR 值。

2. CGI 适形梯度指数 Wagner 等提出适形梯度指数(CGI)来计算靶体积之外的剂量衰减。适形梯度指数 CGI 公式如下(式 13-8-12~ 式 13-8-14):

$$\text{CGI}=(\text{CGI}_c+\text{CGI}_g)/2 \tag{式 13-8-12}$$

$$\text{CGI}_c=(TV/PIV)\times100\% \tag{式 13-8-13}$$

$$\text{CGI}_g=100-100(R_{eff,50\%Rx}-R_{eff,Rx}-0.3) \tag{式 13-8-14}$$

其中,TV 为靶体积;PIV 为处方等剂量线体积;CGI_c 和 CGI_g 分别代表适形值和梯度值;$R_{eff,50\%Rx}$ 为 50% 处方等剂量线的有效半径;$R_{eff,Rx}$ 为处方等剂量线的有效半径;式 13-8-14 中的 0.3 单位为 cm。

3. GI 剂量梯度指数 Ian Paddick 等提出了如下剂量梯度指数(GI)公式(式 13-8-15):

$$\text{GI}=\frac{PIV_{half}}{PIV} \tag{式 13-8-15}$$

其中,PIV_{half} 为 50% 处方等剂量线所覆盖的体积;PIV 为处方等剂量线所覆盖的体积。

4. 剂量分布贴合度 剂量分布贴合度指靶区外不同处方等剂量线贴合靶区的程度。中国医学科学院肿瘤医院提出了微分剂量贴合度指数和积分剂量贴合度指数来评价剂量分布的贴合度。微分剂量贴合度指数(dFI)公式如式 13-8-16 所示:

$$d\text{FI}=\frac{Integral\ Dose_{IDS}}{Integral\ Dose_{PTV}} \tag{式 13-8-16}$$

dFI 即不同等剂量线 / 面的积分剂量与靶区的积分剂量之比。其中,IDS 代表不同等剂量线 / 面所包绕的区域;PTV 代表靶区。

积分剂量贴合度指数(iFI)公式如式 13-8-17 所示:

$$i\text{FI}=\int_{x\%}^{100\%}d\text{FI}_{IDS}\delta(dose),\text{其中},x\%\text{ 为具有临床意义的最小剂量与处方剂量的百分比} \tag{式 13-8-17}$$

iFI 即从具有临床意义的最小剂量到 100% 处方剂量的微分剂量贴合度的积分。为简化计算,我们把不同等剂量进行归一,处方剂量作为归一剂量。理想的 iFI 值为 1,即射线的能量全部照射到靶区上。实际 iFI 总是>1,值越接近于 1 意味着正常组织受到越低的照射剂量,不同等剂量线越贴合靶区。

(六) 计划评分

在进行多个计划比较时常会遇到靶区受照情况较好,但对正常组织保护不如其他计划;或对正常组织整体保护较好,但靶区受照情况又劣于其他计划。在这些情况下,计划孰优孰劣的判断变得困难。

计划质量的整体评分公式如式 13-8-18 所示:

$$S_D=\sum_{j=1}^{k}S_j \tag{式 13-8-18}$$

其中,k 为用于评价的目标数量,S_D 为计划质量整体评分,S_j 为计划单项质量评分。

正相关指标质量评分公式如式 13-8-19 所示:

$$S=\begin{cases} 0 & M \leqslant X_1 \\ \dfrac{|M-X_1|}{|X_2-X_1|} \times P & X_1 < M < X_2 \\ P & M \geqslant X_2 \end{cases}$$ （式 13-8-19）

负相关指标质量评分公式如式 13-8-20 所示：

$$S=\begin{cases} 0 & M \geqslant X_2 \\ \dfrac{|M-X_2|}{|X_2-X_1|} \times P & X_1 < M < X_2 \\ P & M \leqslant X_1 \end{cases}$$ （式 13-8-20）

式 13-8-19 和式 13-8-20 中 M 为评价目标的实际值，X_1 和 X_2 是相应的参数下限和上限，P 是该评价目标的权重因子，如图 13-8-5 所示：

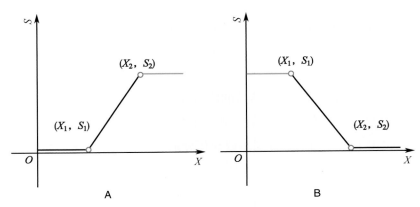

图 13-8-5　指标质量评分公式示意

A. 正相关指标质量评分示意图；B. 负相关指标质量评分示意图；X. 参数；S. 质量评分；X_1 和 X_2. 分别为参数下限和上限；S_1 和 S_2. 分别为参数取 X_1 和 X_2 时所对应的分值。

以肝癌计划评分为例（表 13-8-1）来说明评分公式（式 13-8-19 和式 13-8-20）的应用。靶区均匀度指数为 0，得分为 1；均匀度指数为 0.5，得分为 0。脊髓受照剂量 ≤ 15Gy，得分为 1；受照剂量 ≥ 40Gy，得分为 0。

表 13-8-1　肝癌计划评分表

部位	参数/单位	计划质量度量值范围				
		参数下限 X_1	参数区间	参数上限 X_2	最小分	最大分
PTV	适形度指数	1	1~2	2	0	1
PTV	均匀度指数	0	0~0.5	0.5	0	1
脊髓	D_{max}/Gy	15	15~40	40	0	1
脊髓 PRV	D_{max}/Gy	20	20~45	45	0	1
胃	V_{30}/%	0	0~30	30	0	1
胃	D_{max}/Gy	0	0~55	55	0	1
小肠	V_{50}/%	0	0~10	10	0	1
小肠	D_{max}/Gy	0	0~52	52		

部位	参数/单位	计划质量度量值范围				
		参数下限 X_1	参数区间	参数上限 X_2	最小分	最大分
左肾	V_{20}/%	0	0~20	20	0	1
右肾	V_{30}/%	0	0~20	20	0	1
十二指肠	V_{50}/%	0	0~10	10	0	1
十二指肠	D_{max}/Gy	0	0~56	56	0	1
正常肝	V_5/%	25	25~70	70	0	1
正常肝	V_{10}/%	20	20~50	50	0	1
正常肝	V_{30}/%	15	15~40	40	0	1
正常肝	D_{mean}/Gy	10	10~24	24	0	1

注：D_{max} 为最大剂量；D_{mean} 为平均剂量；Vx 为接受 x（单位:Gy）剂量照射的百分体积（单位:%）；PTV 为计划靶区；PRV 为计划危及器官体积。

二、靶区剂量学评价

靶区剂量学评价，首先要评价靶区剂量是否达到处方剂量的要求。理想的治疗计划是靶区内 100% 体积接受剂量规定的剂量，同时危及器官 100% 体积接受的剂量为 0，但实际很难达到。>95% 的靶区体积接受处方剂量的照射计划是临床可以接受的。但是，如果靶区与危及器官紧邻，且危及器官的限量要求特别严格，那么靶区达不到处方剂量的要求，则需要物理师与临床医生沟通，使靶区接受处方剂量的体积尽可能达到一个合理的范围。

其次要评价靶区的适形度。不同放疗计划，对靶区的适形度要求不同。对于头颈放疗的计划和大分割放疗计划，要求靶区适形度较高，要求靶区处方剂量线应完整包裹靶区，并且与靶区形状高度一致，达到剂量雕刻的水平。对于胸部的放疗计划，例如肺癌和食管癌，则对靶区的适形度要求不高，一般要求剂量分布局限于身体前后方向两侧一定范围。

还要评价靶区的均匀度。不同放疗计划，对靶区的均匀度要求不同。评价靶区内剂量冷点，冷点的数目、大小和位置。评价靶区的高剂量要看计划的具体情况。对于常规分割治疗大靶区的情况，靶区内 110% 的处方剂量区域应尽可能得少；如果有高剂量，要把它引导至 GTV 和 CTV 上。对于大分割治疗小靶区的情况，最大剂量可以超过处方剂量的 120%，甚至不做限制。

三、危及器官及其他正常组织剂量学评价

评价危及器官和其他正常组织剂量分布，应从以下几方面进行：对于串型器官，评价其最大耐受剂量线是否完全避开，即最大剂量不能超过耐受剂量；对于并型器官，评价其耐受剂量线收缩程度，即受到特定剂量照射的体积不能超过允许体积；对于混合型组织，要同时满足串、并联组织的要求，评价其最大耐受剂量和其耐受剂量线收缩程度；如果危及器官与靶区非常接近或已侵及，受量可能超出其常规耐受剂量限值，此时主管医生需根据具体情况予以取舍；对于其他正常组织，一般要求剂量尽可能低，尽量减少不必要的照射。另外，剂量评价时，对危及器官要逐个分析，不能有遗漏，否则容易出现重大事故。

另外,当剂量分割方案不同时,危及器官的剂量评价标准也不同。例如,对于肺癌的常规分割计划,一般要求脊髓的剂量不超过 40Gy,脊髓 PRV 的最大剂量为 45Gy,但是对于肺癌大分割计划,脊髓的限量会更加严格,一般要远远<40Gy。附录二列出了常见正常组织常规分割和大分割治疗时的耐受剂量,供大家参考。

四、射野参数评价

射野参数评价是计划评价中的重要内容。评价射野参数时需要考虑的问题包括:治疗计划是否可以实施,计划实施效率如何,是否充分考量计划实施的难易程度,是否布置了过多的射野或者设定过多的子野数目,治疗计划是否已无改进的余地等。

(一) 等中心评价

评价等中心是否避免放在两层 CT 之间;评价等中心是否避免放在颈部斜坡位置;评价等中心是否避免放在不均匀组织的交界处;评价等中心与摆位中心位置是否一致,是否需要校位。

(二) IMRT 射野参数评价

合理的射野数目以及合理的射野方向选择,能够减轻优化函数的调制压力。射野方向选择是否合理,一般从以下几点进行评价。

1. 评价射野数目是否合理　当靶区位于身体正中或左右对称型分布时,一般机架角 360° 均分为奇数个照射野。在靶区小、危及器官少的情况(如前列腺癌)下一般采用 5~7 个照射野;在靶区大、形状复杂,危及器官也较多的情况(如鼻咽癌)下可采用 9 个照射野。当靶区位于身体一侧时,如果靶区形状规则,可在机架角 360° 均分的基础上,删除身体对侧的射野,达到减少身体积分剂量的目的。

2. 评价入射方向是否合理　评价射野是否遵循就近布野的原则,IMRT 射野一般要在靶区距离外轮廓较近的方向入射。评价射野是否直接穿射所关注的正常组织,降低正常组织辐射剂量最直接、最有效的方法,是照射野尽量不穿射或者少穿射所关注的危及器官。如图 13-8-6 所示,图 13-8-6A 和图 13-8-6B 给出了乳腺癌两种布野方式示例图。图 13-8-6B 因为有一个照射野穿射肺,所以在临床上是不允许的。评价是否避免设置对穿野,因为在忽略射线衰减的情况下,两个对穿野只起到一个射野的作用。评价偏一侧的靶区是否尽量在同侧布野,减少治疗时间。对于偏中心靶区(尤其乳腺癌及肢体肿瘤),评价设置的射野角度是否会发生机械与患者的碰撞以及机械间的碰撞,特别是在非共面照射时,更应该注意这些问题。

3. 评价子野参数设置是否合理　理论上,照射野子野数目越多,靶区的适形度及均匀度越好,能更好地保护正常组织,但是子野数目的增多会使治疗时间延长、机器磨损增加。对于静态 IMRT 计划,影响治疗时间的主要因素为射野和子野的个数,因此需要评价 IMRT 计划的最大子野数和最小子野面积的设置是否合理,是否为最优化的子野数目和子野面积。

(三) VMAT 射野参数评价

1. 评价 VMAT 计划布野方法是否合理　机架旋转角度是否可实际执行,是否会与治疗床发生碰撞。

2. 评价胸部或腹部计划是否画 block(即添加人为 OAR)　对并型器官(如肺、肝等)的低剂量区进行限制。

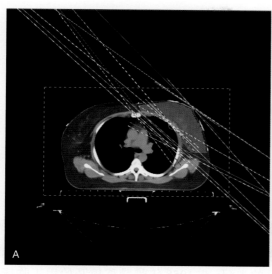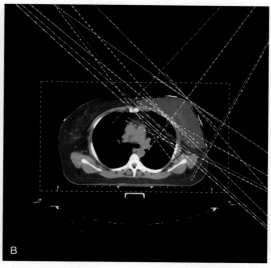

图 13-8-6 乳腺癌两种布野方式示例
A. 合理入射野；B. 不合理入射野。

3. 评价叶片运动速度　对于特定加速器，叶片运动速度是否在合理的范围内。

4. 评价 VMAT 子野参数是否合理　子野大小是否合理，叶片开合是否合理，是否存在多照射正常组织的问题。

(四) 特殊部位肿瘤和 SBRT 计划射野参数评价

1. 紧邻正常组织 / 器官的肿瘤布野评价　对于颅内肿瘤，肝部、鼻腔上侵至筛窦、蝶窦的肿瘤及体部淋巴瘤，肿瘤靶区可能紧邻重要正常组织 / 器官。当出现这种情况，需要判断是否需要使用非共面射野。如果需要，应特别注意机架和患者身体与床的空间位置关系，确保不发生碰撞。

2. 胸部肿瘤布野评价　对于胸部肿瘤，优先考虑与肺的受照体积相关的因素，评价布野是否位于身体前后方向两侧一定角度范围。

3. 乳腺癌布野评价　评价切线野方向是否符合肺受照射最少的原则；充分考虑肺部的呼吸动度，评价适形切线野是否外放 2cm。

4. SBRT 计划布野评价　评价 IMRT 野跟常规 IMRT 野数目相比是否有一定数目的增加；评价 VMAT 旋转弧跟常规旋转弧相比，弧度是否有一定程度的增加；评价弧的起始范围，是否存在机械条件的限制（碰撞等）。

五、执行效率评价

通过治疗计划系统逆向运算得出的机器跳数和治疗时间会随着治疗技术的不同而不同。机器跳数大，会导致漏射线增大，低剂量范围增大，从而增加诱发肿瘤的可能性。治疗时间长，患者相对舒适度降低，患者移动的可能性增大，从而引入治疗的不确定度。因此评价放疗计划机器跳数和执行时间具有重要意义。对于机器跳数和治疗时间，VMAT 计划相比 HT 计划有优势，VMAT 的治疗时间短、机器跳数少。

射束是否使用均整器对机器跳数和执行时间也有影响。对于同一 VMAT 计划，FFF 计划机器跳数稍多于 FF 计划机器跳数。这是因为采用 FFF 模式时，加速器剂量率高，例如 6MV FFF 射束的剂量率高达 1 400MU/min，10MV FFF 射束的剂量率高达 2 400MU/min，比 FF 模式的 600MU/min

高得多,可以大大缩短射束投照时间,减少靶区运动对剂量投照的影响。

(闫玲玲)

第九节　全身照射技术

一、导言

全身照射(total body irradiation,TBI)是特殊放射治疗技术,它使用高能 X(γ)射线对患者的全身多个组织器官进行相对均匀的剂量照射。1949 年 Jacobson 等进行小鼠骨髓细胞输入实验,开创了骨髓移植(bone marrow transplantation,BMT)的先河;在 1958 年骨髓移植开始用于临床,诺贝尔生理学或医学奖获得者 Dr.Murray 和 Dr.Thoma 在预处理方案中引入放射治疗,为骨髓移植与 TBI 的有机结合作出了卓越贡献。几十年来,TBI 已经成为异基因或自体基因移植的常规治疗流程中的重要一部分,TBI 联合大剂量化疗的预处理方案应用在患者的 BMT 或造血干细胞移植(hematopoietic stem cell transplant,HSCT)中,用来治疗某些白血病、恶性淋巴瘤和一些晚期全身转移的恶性肿瘤。

大剂量化疗药物合并使用 TBI 方案进行造血干细胞移植,可以达到根治白血病和淋巴瘤的目的,含有 TBI 的治疗方案比不含 TBI 的治疗方案具有更好的治疗效果。TBI 在骨髓移植或造血干细胞移植中的作用主要有三个方面:①杀灭机体内残存的恶性肿瘤细胞,尤其是那些位于中枢神经系统、睾丸等一般化疗药物不易到达部位的残存恶性细胞;②最大限度抑制机体的免疫反应,减低受体对移植物的排斥作用,使移植物能被受体接受;③杀灭受体骨髓细胞,使受体骨髓腔空虚,以利于移植的骨髓细胞存活。

尽管 TBI 是骨髓移植预处理方案的有效部分,但也带来了许多副作用。急性和亚急性并发症包括恶心、呕吐、腹泻、口干、溃疡、口腔黏膜炎、食管炎、肠炎和间质性肺炎;长期的不良反应包括静脉闭塞性疾病、甲状腺功能减退、心脏病、白内障、不孕不育、第二肿瘤的发生和抑制儿童患者生长发育等。其中,最常见的严重并发症是间质性肺炎,Keane 等研究表明接受单次大剂量(8~10Gy)TBI 的 BMT 患者有 50% 可发生间质性肺炎,其中半数患者死亡;Sampath 等的回顾性分析结果显示,如果没有肺挡,间质性肺炎的发生率将达 11.0%;多伦多总医院研究结果显示发生放射性肺炎的起始剂量为 7.5Gy,当剂量为 8.2Gy 时,放射性肺炎的发生概率为 5%,相应于 50% 和 95% 的概率的照射剂量分别为 9.3Gy 和 10.6Gy。

二、TBI 传统实施方法

TBI 涉及放射医学、放射生物学和剂量学等方面的问题较多,其剂量学参数不同于常规照射,受到治疗要求和照射技术等因素的影响,需要给予特殊考虑。TBI 传统实施方法是以直线加速器或钴 -60 治疗机作为辐射源,一般需要拉长源皮距,增加照射范围,并使用铅挡块屏蔽肺部。具体实施方法主要有单野照射法、拟弧照射法、治疗床移动法和双机照射法,下面分别简要介绍。

（一）单野照射法

单野照射的具体做法是机架旋转90°,延长源皮距至3~5m,准直器旋转45°角,其射野的对角线与患者人体长轴方向一致,形成水平照射。该技术被国内大多数医疗单位采用,患者取仰卧位或侧卧位,在前后(AP)/后前(PA)位两个方向,或前后(AP)/后前(PA)位加左右(LR)/右左(RL)位四个方向开展TBI,此方法简便、直观;单野的剂量学容易掌握,一般单位均可开展。如图13-9-1所示。

（二）拟弧（ARC）照射法

采用该方法时,患者体位取仰卧位、俯卧位,加速器机架分别给予零度角、顺时针和逆时针偏转一定角度的三野照射或两野夹角照射,模拟旋转弧照射。该方法在剂量学上较为复杂,为了使身体纵轴方向剂量均匀,需要对射线束进行均整。但该方法较好地解决了单野TBI技术所要求的较长的治疗范围问题(图13-9-2)。

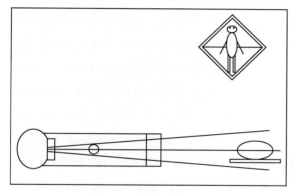

图 13-9-1　单野照射法示意

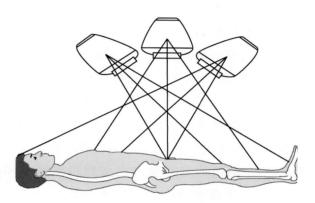

图 13-9-2　拟弧照射法示意

（三）治疗床移动法

在一张特殊的治疗床上,患者取仰卧位、俯卧位,通过计算机控制治疗床的移动,使身体各部位受到均匀照射,以完成TBI的治疗(图13-9-3)。移动床TBI技术在剂量均匀性、位置固定和患者舒适程度上有一定优势。

（四）双机照射法

使用双钴-60辐射源作为TBI治疗的专用设备,采取两野相对同时照射的方法,将患者置于两机之间,采取站立位,从而可以缩短照射时间,避免因患者变换体位造成的剂量误差(图13-9-4)。

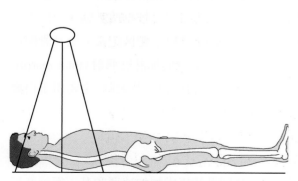

图 13-9-3　治疗床移动法示意

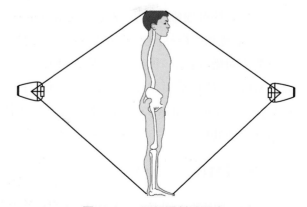

图 13-9-4　双机照射法示意

由于全身各部位厚度及组织密度的差别，传统照射技术的大照射野造成较大的剂量不均匀，并且对许多器官（如肺、肾、肝和肠道）带来明显的副作用。近年来随着电子计算机技术、医学影像信息和图像处理技术的发展，放疗新设备和新技术得到不断发展和完善，推动了肿瘤放射治疗学的飞速进展。调强放射治疗成为放射治疗技术的主流，放疗进入精确定位、精确计划和精确照射的时代。从 TBI 的临床目的来看，其主要是为了杀灭骨髓及一些特殊部位的恶性细胞，并不需要对全身范围进行相同剂量的照射，为了使 TBI 剂量分布更加均匀，减少 TBI 不良反应，达到更加精确的治疗，并且操作更为简单易行，近年来，国内外许多学者对调强技术应用于 TBI 进行了研究，本节主要介绍相关内容。

三、处方剂量及靶区定义

TBI 的处方剂量方案很多，大体分为单次照射（STBI）和分次照射（FTBI）。单次 10Gy 成为第一个广泛使用的单次照射方案。为了改善 TBI 治疗效果，降低复发率和治疗毒性，尤其是降低肺炎发生率，自 20 世纪 80 年代初以来，已经开展了许多比较不同处方剂量分次方案的研究。Thomas 等在一项前瞻性随机试验中，将 STBI（10Gy）与 FTBI（12Gy，连续 6 天 2Gy/d）进行了比较，显示 FTBI 方案在患者总体生存（OS）率方面的优势，FTBI（12Gy）计划的 2 年 OS 率为 65%，而 STBI（10Gy）计划的为 45%（$P=0.05$），两种治疗方案之间未观察到急性毒性的差异。Shank 等在一项前瞻性非随机试验中发现，与 STBI（10Gy）相比，FTBI（13.2Gy）方案共分为 11 次，每次 1.2Gy，每天 3 次照射，结果显示超分割治疗的放射性肺炎（radiation pneumonitis，RP）发生率较低（24% *vs.* 70%）；在急性非淋巴细胞白血病（ANLL）患者中，与 STBI 计划相比，FTBI 方案的一年无复发生存率（RFS）和 OS 率方面有显著差异，分别为 53% 和 17%（$P<0.001$），61% 和 17%（$P<0.01$）。Tomblyn 等回顾性分析了 623 例急性淋巴细胞白血病患者的预后情况，中位随访时间为 8.3 年（1.0~22.9 年），结论为分次照射计划改善了 1 年和 5 年总生存率（$RR=0.7$，$P=0.04$）和无进展生存率（$RR=0.7$，$P=0.02$），治疗相关死亡单次照射组要高于分次照射组（$RR=1.7$，$P=0.03$）。

选择不同分次照射方案受许多因素限制，如对放疗设备的占用，物理师、放疗医师和技术员的时间限制等。从近年来 TBI 技术发展的动向来看，FTBI 被广泛采纳。最常见的 TBI 处方剂量方案包括连续 3 天，每天 2 次 2Gy 照射（总剂量为 12Gy）；在 4~4.5 天内每天 2 次 1.5Gy 照射（总剂量为 12~13.5Gy）；在 3.5 天内每天 3 次 1.2Gy 照射（总剂量为 12~13.2Gy）；以及每天 1 次 3Gy 照射，共 4 天（总剂量为 12Gy）。

作为 BMT 前的预处理方案，TBI 照射前，患者一般已经接受了大剂量的化疗，可以杀灭多数器官内的恶性肿瘤细胞，为了减少危及器官的并发症，根据 TBI 的目的，其照射范围可以只包括骨髓、淋巴系统和中枢神经系统，调强技术使这种适形的 TBI 技术成为可能。根据两类临床应用来定义两类不同靶区：第一类应用是全骨髓照射（total marrow irradiation，TMI），靶区定义为全身骨骼部分，TMI 的方法可适用于多发骨髓瘤的预处理方案；第二类应用是全骨髓加淋巴照射（total marrow and lymphoid irradiation，TMLI），靶区主要包括骨骼、主要的淋巴链、肝、脾以及大脑，主要用于白血病治疗的预处理。

四、IMRT 实施方法

目前，国内外应用 IMRT 技术实施 TBI 的方法有两种，分别是基于常规加速器和基于螺旋断层治疗机的实施方法，下面分别予以介绍。

（一）常规加速器实施方法

基于常规加速器的全身调强照射要解决几个重要的技术限制问题，包括全身的照射范围、多中心的计划设计以及实施的精确性和效率。Aydogan 等初步建立了基于常规加速器的一种全骨髓照射方法，方法要点是分别在头、胸、腹 3 个部位设置 3 个中心，每个中心设置 9 个野的布野方式，共 3 个计划（图 13-9-5）。第一个计划的靶区包括颅骨、下颌骨和颈椎；第二个计划射野始于第一个计划射野的下缘，靶区包括胸骨、肋骨和胸椎；第三个计划靶区包括髋关节、股骨头、腰椎和上段股骨。设定的危及器官包括晶体、脑、肺、肝脏、肾脏、心脏、小肠和口腔，处方剂量给予 12.0Gy，采用"step and shoot"的静态调强照射模式，优化完第一个计划后作为基本计划优化后续计划，以避免剂量热点和射野衔接处剂量不均匀。结果显示靶区适形度较好，重要器官受量较低，肺平均剂量为 7.0Gy。

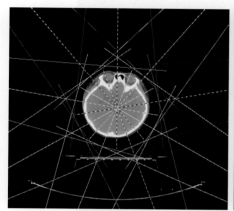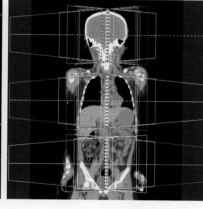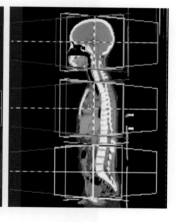

图 13-9-5　三中心方法布野示意

Wilkie 等对这种方法进行了模体剂量验证，分别采用热释光剂量计（TLD）测量和电离室、胶片测量的方法；模体计划显示危及器官剂量相比传统 TBI 下降 29%~65%，TLD 模体测量平均误差是 3.5%，验证计划的电离室测量结果误差在 3% 以内，胶片测量显示了准确的剂量分布。此种方法计划过程较复杂，治疗长度欠缺，3 个中心的计划最大治疗长度有 90~110cm，整个治疗时间约 70 分钟。

中国医学科学院肿瘤医院江波等于 2010 年提出应用常规加速器完成全身照射旋转平移调强治疗，并进行了相应的仿真模体实验（图 13-9-6）；该技术的基本要点是将治疗床沿身体长轴方向的平移与加速器机架旋转合理的结合，在不延长源皮距的情况下，为增加治疗长度，首先，在计划设计时将治疗床转到 90°，然后沿身体长轴设置多个中心点，在机架旋转平面内对每个中心点设置一个或几个射野，从而进行大范围的调强放射治疗，改善了射野衔接处的剂量分布。其结果显示，相比传统照射方法，应用该方法使高剂量区与靶区的适形度大大提高，90% 的靶区范围达到处方剂量 12.00Gy；与传统的 TBI 相比，危及器官剂量降低了 18.1%~57.5%，如在全骨髓照射、全骨髓和淋巴照射中肺的平均剂量分别为 7.24Gy、7.30Gy；模体实验证实了该方法的可实施性和剂量准确性，TLD 剂量测量平均误差分别为 4.5%、4.0%；治疗长度增加，可实现全身范围调强，完成整个照射过程约 60 分钟。

近年来，容积旋转调强治疗技术配合影像引导，兼顾了治疗的高效性和准确性，多弧照射、更好的靶区适形度和大范围快速投照能力使其应用在全身照射上成为可能。Aydogan 等和 Fogliata 等首先报道了应用 RapidArc 进行全身照射的剂量学研究；Aydogan 等应用 6 例患者 CT 图像进行

VMAT 计划,PTV 包括从头到股骨中部的身体所有骨骼,不包括四肢(除了肱骨),危及器官包括肺、心脏、肝脏、肾脏、肠、脑、眼和口腔;VMAT 计划由头颈部、胸部和盆腔部 3 个计划组成,每个计划设计 3 个 330° 弧,确保处方剂量(12Gy)至少覆盖 95%PTV 体积。结果显示计划实现了较高的靶区均匀性和适形度,危及器官受量明显降低,肺平均剂量为 5.6Gy,更重要的是提高了治疗效率,治疗时间缩短到 18 分钟左右。Murat Surucu 等应用 Rando 仿真体模,完成了容积旋转调强技术应用在 TMI 的剂量学研究,TLD 测量结果表明照射剂量符合计划计算剂量,在射野衔接处和包括肺在内的不均匀介质中的中位剂量差异 0.5%(范围:-4.3%~6.6%),并且相对于静态调强方式提高了大约 60% 的治疗效率。

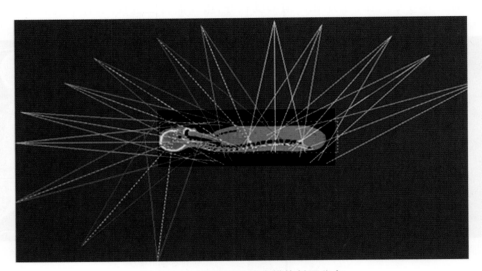

图 13-9-6　旋转平移技术模体射野分布

(二) 螺旋断层治疗机实施 TBI

　　螺旋断层治疗机(TOMO)将一台 6MV 医用直线加速器的主要部件安装在螺旋 CT 的滑环机架上,反向利用 CT 成像原理,运用高能 X 射线进行放射治疗。相比常规放疗,TOMO 可以实现更大范围的治疗,其最大治疗范围长达 160cm,截面直径可达 60cm。Hui 等首先阐述了 TOMO 实施 TBI 的可行性,研究了两种靶区情况:PTV$_1$ 包括整个身体,不包括肺、眼、心脏、肝脏和肾脏等危及器官;PTV$_2$ 包括除下肢骨之外的全身骨骼。处方剂量定为单次剂量 1.65Gy,总剂量 13.2Gy,95% 的处方剂量线覆盖 PTV;研究了 TOMO 不同设置参数(如螺距比、治疗断层厚度和强度调制因子)对剂量分布的影响,并在 Rando 模体中使用 TLD 测量剂量准确性。研究结果显示全身的剂量均匀性在 10% 以内,危及器官剂量降低 35%~70%,TLD 测量误差在 ±7% 以内。Wong 等研究了全骨髓照射和全骨髓加淋巴照射这两种情况,全骨髓加淋巴照射靶区涵盖全身骨骼和淋巴系统,包括肝和脾,还包括化疗药物不易浸入的残留庇护区如脑。计划中的危及器官中位剂量比传统 TBI 降低了 40.0%~86.7%,DVH 提示可以将处方剂量提高到 20Gy,还可以保持正常器官的剂量低于传统 TBI。他们用 10Gy 的剂量,按照 TMI 方式应用到了一个患多发性骨髓瘤的 53 岁女性患者,临床结果证实了治疗计划结果。接受 TMI 之后,患者经历了所预期的血细胞计数低谷,然后植入体成功再生,2 级恶心和 1 级呕吐症状仅在 TMI 治疗第二天暂时出现过,皮肤红斑、口腔黏膜炎、食管炎和肠炎都没出现。Schultheiss 等使用 TOMO 治疗了 6 例患者,该计划为 1.2Gy/ 次,共 10 或 11 次,前 3 天患者接受 3 次 /d 照射(间隔>4 小时),剩下的在第 4 天完成;其结果显示危及器官的平均剂量减少了 43%~78%，口腔、腮腺和小肠的平均剂量分别减少了 78%、70% 和 63%，大大减少了这些器官的不良反应。Wong 等报道了 13 例自体移植的多发性骨髓瘤患者应用 TOMO 进行 TMI 的预处理，剂量水平分布在 10Gy、12Gy、14Gy、16Gy；另外，报道了 8 例异体移植进行 TMLI 预处理的患者，给予处方剂量 12Gy。结果显示，在 TMI 的 13 例患者中，只观察到 1~2 级不良反应，6 例无呕吐，9 例无黏膜炎，6 例无疲劳感觉，8 例无腹泻；在另外 8 例进行 TMLI 的患者中，观察到 2~3 级不良反应，包括恶心、呕吐、黏膜炎、腹泻；在所有患者中，没有出现 4 级不良反应，全部移植成功。Rosenthal 等做了 TMLI 的 Ⅰ/Ⅱ 期临床试验，达到了较好的临床治疗效果，1 年总生存率和无病生存率分别为 75% 和 65%。Ashwin Shinde 等总共随访了 142 例主要为多发性骨髓瘤和急性白血病的患者，所有患者的中位随访时间为 2 年(0~8 年)，36 例多发性骨髓瘤患者在自体 HCT 之前接受 TMI，106 例晚期造血系统恶性肿瘤（主要是急性骨髓性白血病和急性淋巴细胞性白血病）在异基因 HCT 之前接受 TMLI。中位 TMI 剂量为 14Gy(10~19Gy)，每天 2 次以 1.5~2.0Gy 的剂量照射，剂量率为 200cGy/min。部分器官的平均剂量为肺(7.0Gy)、肾脏(7.1Gy)、甲状腺(6.7Gy)和晶状体(2.8Gy)。放射性肺炎（RP）的总发生率是 0.7%，没有发现照射引起的肾脏毒性，甲状腺功能减退的发生率为 6.0%，白内障的发生率为 7.0%。与传统 TBI 治疗相比，采用 TOMO TBI 技术可以降低危及器官剂量，并降低不良反应。

这些研究成果说明了利用 TOMO 进行 TBI 照射的可行性和潜在的巨大优势。TOMO 的最大照射范围为 60cm×160cm，照射范围以外的靶区，由于无重要危及器官，在实际的临床应用中可采用常规加速器前后野照射的方式来完成，但是在应用中对于衔接野处的剂量学分布应该予以重点关注。

五、质量控制

由于 TBI 的特殊性，该技术的实施与普通的调强治疗在计划设计、剂量验证和摆位误差验证方面有很大的不同，在照射过程中，怎样保证照射方案准确地实施是其技术 QC 的重要环节。

在进行 TBI 调强治疗中，实施治疗前的模体（均匀模体和非均匀模体）中的剂量验证是非常必要的，它可以有效地验证治疗计划制订和实施的准确性和可行性。绝对剂量验证所采用的非均匀介质一般是仿真人模体（如 Alderson Rando 模体），其采用与人体各组织、器官有相似的有效原子序数，电子质量密度和质量密度相应的组织等效材料制作加工而成，可模拟人体的肌肉、骨、肺和气腔等，类似标准人体外形或组织器官外形的模体，该种模体横向分切成相同厚度的薄层片，每层中备有测量小孔，以便放置热释光（TLD）等测量元件，照射完成后对 TLD 测量剂量与计划计算剂量进行分析比较。TLD 元件其分散度控制在 ±3% 之内，它体积小，占用空间少，可以一次多点放置，是一种 TBI 技术剂量测量较为常用的方法，但 TLD 测量流程步骤较多，应注意控制 TLD 测量与计划剂量的误差，误差可能主要来源于下面几个方面：①计划系统剂量计算建模主要考虑了常规照射时的条件，可能与 TBI 调强治疗的设置条件不同，导致计算的误差；②多个大射野在模体中的散射剂量与计划系统剂量计算之间的误差；③实验中的人为操作误差，包括 TLD 测量的流程操作、摆位中的位置偏差等；④实验中所用各种设备的固有误差，如 TLD 的读出仪的误差、加速器启动特性、叶片走位和漏射误差等。绝对剂量验证还可以在模体中，应用电离室进行点剂量的测量。另外，由于全身调强照射靶区太长，除 TOMO 外，需要将整个靶区分为头颈、胸腹以及盆腔三个部分分别进行计划设计，对于计划交界区的剂量分布应使用多种手段进行测量（如胶片、电离室等），以确保剂量均匀性和准确性。

　　TBI 调强治疗的相对剂量验证，一般可以采用二维验证模体、胶片或三维验证模体如 ArcCheck 等实施，将调强治疗计划移植到验证模体上，进行模体测量，测量值与计划值进行分析比较，以确定该计划剂量是否准确，计划是否可以实施。由于验证模体的最大测量长度不够，为尽可能多地采集到每部分中照射弧的剂量信息以及降低模体边缘散射对通过率的影响，可以采用软件中剂量 Merge 功能增加验证长度，以实现对治疗计划的全面验证。

　　全身照射调强放疗一般采用真空垫加热塑性头颈肩体膜固定的方式摆位，由于单次治疗时间较长，体位固定方法应尽量保证疗程中体位的一致、准确，并尽量保证患者的舒适。对于治疗前的位置验证，应用 MVCT 或 CBCT 的方法会提高位置准确性，但对于这种超长的靶区范围，其超过了非晶硅成像板的成像范围，可以分为几个部分进行验证。

六、小结

　　TBI 在骨髓移植或造血干细胞移植中的作用主要有杀灭机体内残存的恶性肿瘤细胞；最大限度抑制机体的免疫反应，减低受体对移植物的排斥作用，使移植物能被受体接受；杀灭受体骨髓细胞，使受体骨髓腔空虚，以利于移植的骨髓细胞存活。在 TMLI 中，骨骼和主要的淋巴区域接受照射可以对移植物提供充分的抑制免疫反应，但是不同于传统 TBI，这种调强的 TBI 照射方式对在所定义靶区以外的恶性细胞减少了照射剂量，这样可能会导致复发率的增高，但由于降低了放疗的副作用，这个可能的不利因素也许会被强化的系统化疗所弥补。TBI 的调强治疗方式的潜在优势在于，采用调强方式照射的 TMI 和 TMLI，其靶区剂量得到保证，正常器官受量降低，对每一个部位的总剂量都能个别地加以考虑，例如，易复发区域或对化疗抗拒的残留区在调强治疗时可以进行缩野加量；原先接受过照射的区域也可以勾画出来给予部分剂量而确保受到合理的剂量照射。同时，调强方式还可以有助于提升靶区剂量而不增加正常器官受量。迄今为止，与 TBI 的传统方法相比，这些调强技术的引入并未导致移植的延迟或失败，也没有增加复发的速度，应用 TOMO 的 Ⅰ 和 Ⅱ 期临床试验证明了 TMI 和 TMLI 的技术可行性和临床良好耐受性，但是，这些新方法可能会引入对治疗结果产生不利影响的新变量，例如，调强方式的剂量率显著高于 TBI 的剂量率，这可能会增加器官毒性，这需要更多的临床试验证据以确定 TBI 调强放疗合理的处方剂量、分次方案、照射剂量率、危及器官限量要求及器官毒性和临床治疗效果等。

（江　波）

参考文献

［1］ SOSA E, SCANAVACCA M, D'AVILA A, et al. A new technique to perform epicardial mapping in the electrophysiology laboratory [J]. J Cardiovasc Electrophysiol, 1996, 7 (6): 531-536.

［2］ SOSA E, SCANAVACCA M, D'AVILA A, et al. Endocardial and epicardial ablation guided by nonsurgical transthoracic epicardial mapping to treat recurrent ventricular tachycardia [J]. J Cardiovasc Electrophysiol, 1998, 9 (3): 229-239.

［3］ WEERASOORIYA R, JAIS P, SACHER F, et al. Utility of the lateral fluoroscopic view for subxiphoid pericardial access [J]. Circ Arrhythm Electrophysiol, 2009, 2 (4): e15-e17.

［4］ DYRDA K, PIERS S R, VAN HULS VAN TAXIS C F, et al. Influence of steroid therapy on the incidence of pericarditis and atrial fibrillation after percutaneous epicardial mapping and ablation for ventricular tachycardia [J]. Circ

Arrhythm Electrophysiol, 2014, 7 (4): 671-676.

［5］ D'AVILA A, NEUZIL P, THIAGALINGAM A, et al. Experimental efficacy of pericardial instillation of anti-inflammatory agents during percutaneous epicardial catheter ablation to prevent postprocedure pericarditis [J]. J Cardiovasc Electrophysiol, 2007, 18 (11): 1178-1183.

［6］ BAVACHAN B, KRISHNAN D. A Survey on image fusion techniques [J]. International Journal of Engineering Sciences and Research Technology, 2014, 3 (6): 337-343.

［7］ ICRU Report 62. Prescribing, recording, and reporting photon beam therapy (Supplement to ICRU Report 50) [R]. International Commission on Radiation Units and Measurements, 1999.

［8］ ICRU. Dose specification for reporting external beam therapy with photons and electrons. ICRU Report 29 [R]. International Commission on Radiation Units and Measurements, 1978.

［9］ ICRU. Prescribing, recording and reporting photon beam therapy. ICRU Report 50 [R]. Oxford University Press, 1993.

［10］ ICRU. Prescribing, recording, and reporting photon-beam intensity-modulated radiation therapy (IMRT). ICRU Report 83 [R]. Oxford University Press, 2010.

［11］ ICRU. Prescribing, recording, and reporting of stereotactic treatments with small photon beams. ICRU Report 91 [R]. Oxford University Press, 2017.

［12］ IAEA. International Atomic Energy Agency. Dosimetry of small static fields used in external beam radiotherapy. IAEA technical reports series [R]. vol 483. IAEA, 2017.

［13］ WANG C, DAI J, HU Y. Optimization of beam orientations and beam weights for conformal radiotherapy using mixed integer programming [J]. Phys Med Biol, 2003, 48 (24): 4065-4076.

［14］ 胡逸民. 肿瘤放射物理学 [M]. 北京: 原子能出版社, 1999.

［15］ FU W H, HU Y M, DAI J R. The influence of lateral electron disequilibrium on the radiation treatment planning for lung cancer irradiation [J]. Chinese Journal of Biomedical Engineering, 2004, 14 (1): 123.

［16］ MOHAN R. Field shaping for three-dimensional conformal radiation therapy and multileaf collimation [J]. Semin Radiat Oncol, 1995, 5 (2): 86-99.

［17］ 戴建荣, 杨勇, 胡逸民. 应用剂量梯度理论确定射线野参数 [J]. 中华放射肿瘤学杂志, 2000, 9 (3): 197.

［18］ DAI J, ZHU Y. Selecting beam weight and wedge filter on the basis of dose gradient analysis [J]. Med Phys, 2000, 27 (8): 1746-1752.

［19］ DAI J, ZHU Y, JI Q. Optimizing beam weights and wedge filters with the concept of the super-omni wedge [J]. Med Phys, 2000, 27 (12): 2757-2762.

［20］ DAI J, ZHU Y, WU X. Verification of the super-omni wedge concept [J]. Phys Med Biol, 2001, 46 (9): 2447-2455.

［21］ 胡逸民, 林宁, 张春利, 等. 楔形板临床应用的进一步探讨 [J]. 中国放射肿瘤学, 1988,(03): 54-57.

［22］ SHEROUSE G W. A mathematical basis for selection of wedge angle and orientation [J]. Med Phys, 1993, 20 (4): 1211-1218.

［23］ OLCH A J, GERIG L, LI H, et al. Dosimetric effects caused by couch tops and immobilization devices: report of AAPM Task Group 176 [J]. Med Phys, 2014, 41 (6): 061501.

［24］ HU Z, DAI J, LI L, et al. Evaluating and modeling of photon beam attenuation by a standard treatment couch [J]. J Appl Clin Med Phys, 2011, 12 (4): 3561.

［25］ SHAFFER R, NICHOL A M, VOLLANS E, et al. A comparison of volumetric modulated arc therapy and conventional intensity-modulated radiotherapy for frontal and temporal high-grade gliomas [J]. Int J Radiat Oncol Biol Phys, 2010, 76 (4): 1177-1184.

［26］ BORTFELD T, WEBB S. Single-Arc IMRT？ [J]. Phys Med Biol, 2009, 54 (1): N9.

［27］ STERNICK E S, BLEIER A R, CAROL M P, et al. Intensity modulated radiation therapy: What photon energy is best？ [C]//Proceedings of the International Conference on the Use of Computers in Radiation therapy (ICCR). XIIth Annual Meeting, Salt Lake City, UT. Madison, WI: Medical Physics Publishing, 1997: 418-419.

［28］ SÖDERSTRÖM S, EKLÖF A, BRAHME A. Aspects on the optimal photon beam energy for radiation therapy [J]. Acta Oncol, 1999, 38 (2): 179-187.

［29］ TYAGI A, SUPE S S, SANDEEP, et al. A dosimetric analysis of 6MV versus 15MV photon energy plans for intensity modulated radiation therapy (IMRT) of carcinoma of cervix [J]. Rep Pract Oncol Radiother, 2010, 15 (5): 125-131.

［30］ PIRZKALL A, CAROL M P, PICKETT B, et al. The effect of beam energy and number of fields on photon-based IMRT for deep-seated targets [J]. Int J Radiat Oncol Biol Phys, 2002, 53 (2): 434-442.

［31］ KUMAR L, YADAV G, RAMAN K, et al. The dosimetric impact of different photon beam energy on RapidArc radiotherapy planning for cervix carcinoma [J]. J Med Phys, 2015, 40 (4): 207-213.

［32］ YADAV G, BHUSHAN M, DEWAN A, et al. Dosimetric influence of photon beam energy and number of arcs on volumetric modulated arc therapy in carcinoma cervix: A planning study [J]. Rep Pract Oncol Radiother, 2017, 22 (1): 1-9.

［33］ NIEMIERKO A. Reporting and analyzing dose distributions: a concept of equivalent uniform dose [J]. Med Phys, 1997, 24 (1): 103-110.

［34］ 乐文友, 戴建荣, 高黎. 鼻咽癌调强放疗等效均匀剂量优化方法对腮腺的保护作用 [J]. 中华放射肿瘤学杂志, 2006, 15 (6): 484-488.

［35］ SHEPARD D M, EARL M A, LI X A, et al. Direct aperture optimization: a turnkey solution for step-and-shoot IMRT [J]. Med Phys, 2002, 29 (6): 1007-1018.

［36］ 关莹, 戴建荣, 金大伟, 等. 两种调强放疗计划设计模式的比较 [J]. 中华放射肿瘤学杂志, 2007, 16 (2): 147-151.

［37］ WU Q, ARNFIELD M, TONG S, et al. Dynamic splitting of large intensity-modulated fields [J]. Phys Med Biol, 2000, 45 (7): 1731-1740.

［38］ 郭晨雷, 徐英杰, 戴建荣. 乳腺癌容积调强弧形治疗的射野边界外放方法 [J]. 中华放射肿瘤学杂志, 2018, 27 (9): 845-849.

［39］ MIAO J, NIU C, LIU Z, et al. A practical method for predicting patient-specific collision in radiotherapy [J]. J Appl Clin Med Phys, 2020, 21 (8): 65-72.

［40］ MACKIE T R, HOLMES T, SWERDLOFF S, et al. Tomotherapy: a new concept for the delivery of dynamic conformal radiotherapy [J]. Med Phys, 1993, 20 (6): 1709-1719.

［41］ MACKIE T R, BALOG J, RUCHALA K, et al. Tomotherapy [J]. Sem Radiat Oncol, 1999, 9: 108-117.

［42］ MACKIE T R. History of tomotherapy [J]. Phys Med Biol, 2006, 51 (13): R427-R453.

［43］ WELSH J S, PATEL R R, RITTER M A, et al. Helical tomotherapy: an innovative technology and approach to radiation therapy [J]. Technol Cancer Res Treat, 2002, 1 (4): 311-316.

［44］ FENWICK J D, TOMÉ W A, SOISSON E T, et al. Tomotherapy and other innovative IMRT delivery systems [J]. Semin Radiat Oncol, 2006, 16 (4): 199-208.

［45］ SAW C B, KATZ L, GILLETTE C, et al. 3D treatment planning on helical tomotherapy delivery system [J]. Med Dosim, 2018, 43 (2): 159-167.

［46］ CHEN Y, CHEN Q, CHEN M, et al. Dynamic tomotherapy delivery [J]. Med Phys, 2011, 38 (6): 3013-3024.

［47］ KATAYAMA S, HAEFNER M F, MOHR A, et al. Accelerated tomotherapy delivery with TomoEdge technique [J]. J Appl Clin Med Phys, 2015, 16 (2): 4964.

［48］ LANGEN K M, PAPANIKOLAOU N, BALOG J, et al. QA for helical tomotherapy: report of the AAPM Task Group 148 [J]. Med Phys, 2010, 37 (9): 4817-4853.

［49］ KISSICK M W, FENWICK J, JAMES J A, et al. The helical tomotherapy thread effect [J]. Med Phys, 2005, 32 (5): 1414-1423.

［50］ SHIMIZU H, SASAKI K, KUBOTA T, et al. Interfacility variation in treatment planning parameters in tomo-therapy: field width, pitch, and modulation factor [J]. J Radiat Res, 2018, 59 (5): 664-668.

［51］ QIU J, LIU Z, YANG B, et al. Low-dose-area-constrained helical TomoTherapy-based whole breast radiotherapy and dosimetric comparison with tangential field-in-field IMRT [J]. Biomed Res Int, 2013: 513708.

［52］ SHIMIZU H, SASAKI K, TACHIBANA H, et al. Analysis of modulation factor to shorten the delivery time in helical tomotherapy [J]. J Appl Clin Med Phys, 2017, 18 (3): 83-87.

［53］ WESTERLY D C, SOISSON E, CHEN Q, et al. Treatment planning to improve delivery accuracy and patient throughput in helical tomotherapy [J]. Int J Radiat Oncol Biol Phys, 2009, 74 (4): 1290-1297.

［54］ LANGNER U W, MOLLOY J A, GLEASON J F JR, et al. A feasibility study using TomoDirect for craniospinal irradiation [J]. J Appl Clin Med Phys, 2013, 14 (5): 104-114.

［55］ MYERS P, STATHAKIS S, GUTIÉRREZ A, et al. Dosimetric comparison of craniospinal axis irradiation (CSI) treatments using helical tomotherapy, SmartarcTM, and 3D conventional radiation therapy [J]. Int J Med Phys Clin Eng Radiat Oncol, 2013, 2 (1): 30-38.

［56］ 徐英杰, 胡志辉, 黄鹏, 等. TomoDirect 技术在全脑全脊髓放疗中的应用 [J]. 中华放射医学与防护杂志, 2015, 35 (6): 445-448.

［57］ 刘志强, 胡志辉, 黄鹏, 等. 螺旋断层固定野调强放疗技术在中段食管癌放疗中的应用 [J]. 中华放射医学与防护杂志, 2016, 36 (6): 430-434.

［58］ DIETERICH S, FORD E, PAVORD D, et al. Practical radiation oncology physics: a companion to Gunderson and Tepper's clinical radiation oncology [M]. Philadelphia, PA: Elsevier Inc.

［59］ BENEDICT S H, YENICE K M, FOLLOWILL D, et al. Stereotactic body radiation therapy: the report of AAPM Task Group 101 [J]. Med Phys, 2010, 37 (8): 4078-4101.

［60］ HALVORSEN P H, CIRINO E, DAS I J, et al. AAPM-RSS Medical Physics Practice Guideline 9. a. for SRS-SBRT [J]. J Appl Clin Med Phys, 2017, 18 (5): 10-21.

［61］ SOLBERG T D, BALTER J M, BENEDICT S H, et al. Quality and safety considerations in stereotactic radiosurgery and stereotactic body radiation therapy: Executive summary [J]. Pract Radiat Oncol, 2012, 2 (1): 2-9.

［62］ WILKE L, ANDRATSCHKE N, BLANCK O, et al. ICRU report 91 on prescribing, recording, and reporting of stereotactic treatments with small photon beams: Statement from the DEGRO/DGMP working group stereotactic radiotherapy and radiosurgery [J]. Strahlenther Onkol, 2019, 195 (3): 193-198.

［63］ KHAN F M. Khan's the physics of radiation therapy [M]. 5th ed. Philadelphia, PA: Lippincott Williams and Wilkins, 2014: 19103.

［64］ YU C, SHEPARD D. Treatment planning for stereotactic radiosurgery with photon beams [J]. Technol Cancer Res Treat, 2003, 2 (2): 93-104.

［65］ ZHAO B, JIN J Y, WEN N, et al. Prescription to 50%-75%isodose line may be optimum for linear accelerator based radiosurgery of cranial lesions [J]. J Radiosurg SBRT, 2014, 3 (2): 139-147.

［66］ XU Y, MA P, XU Y J, et al. Selection of prescription isodose line for brain metastases treated with volumetric modulated arc radiotherapy [J]. J Appl Clin Med Phys, 2019, 20 (12): 63-69.

［67］ HANNA G G, MURRAY L, PATEL R, et al. UK consensus on normal tissue dose constraints for stereotactic radiotherapy [J]. Clin Oncol (R Coll Radiol), 2018, 30 (1): 5-14.

［68］ CHIN L S, REGINE W F. Principles and practice of stereotactic radiosurgery [M]. 2nd ed. New York: Springer, 2015.

［69］ MA L, MASON E, SNEED P K, et al. Clinical realization of sector beam intensity modulation for Gamma Knife radiosurgery: a pilot treatment planning study [J]. Int J Radiat Oncol Biol Phys, 2015, 91 (3): 661-668.

［70］ LEVIVIER M, CARRILLO R E, CHARRIER R, et al. A real-time optimal inverse planning for Gamma Knife radiosurgery by convex optimization: description of the system and first dosimetry data [J]. J Neurosurg, 2018, 129 (Suppl 1): 111-117.

［71］ DING C, SAW C B, TIMMERMAN R D. Cyberknife stereotactic radiosurgery and radiation therapy treatment planning system [J]. Med Dosim, 2018, 43 (2): 129-140.

［72］ MASI L, ZANI M, DORO R, et al. CyberKnife MLC-based treatment planning for abdominal and pelvic SBRT: Analysis of multiple dosimetric parameters, overall scoring index and clinical scoring [J]. Physica Medica, 2018, 56: 25-33.

［73］ LAGENDIJK J J, RAAYMAKERS B W, VAN VULPEN M. The magnetic resonance imaging-linac system [J]. Semin Radiat Oncol, 2014, 24 (3): 207-209.

［74］ RAAYMAKERS B W, JÜRGENLIEMK-SCHULZ I M, BOL G H, et al. First patients treated with a 1. 5 T MRI-linac: clinical proof of concept of a high-precision, high-field MRI guided radiotherapy treatment [J]. Phys Med Biol, 2017, 62 (23): L41-L50.

［75］ RAAYMAKERS B W, LAGENDIJK J J, OVERWEG J, et al. Integrating a 1. 5 T MRI scanner with a 6 MV accelerator: proof of concept [J]. Phys Med Biol, 2009, 54 (12): N229-N237.

高能光子束放疗计划设计

[76] KLEIJNEN J P, VAN ASSELEN B, BURBACH J P, et al. Evolution of motion uncertainty in rectal cancer: implications for adaptive radiotherapy [J]. Phys Med Biol, 2016, 61 (1): 1-11.

[77] STEMKENS B, GLITZNER M, KONTAXIS C, et al. Effect of intra-fraction motion on the accumulated dose for free-breathing MR-guided stereotactic body radiation therapy of renal-cell carcinoma [J]. Phys Med Biol, 2017, 62 (18): 7407-7424.

[78] KONTAXIS C, BOL G H, STEMKENS B, et al. Towards fast online intrafraction replanning for free-breathing stereotactic body radiation therapy with the MR-linac [J]. Phys Med Biol, 2017, 62 (18): 7233-7248.

[79] KONTAXIS C, BOL G H, KERKMEIJER L, et al. Fast online replanning for interfraction rotation correction in prostate radiotherapy [J]. Med Phys, 2017, 44 (10): 5034-5042.

[80] JONSSON J H, AKHTARI M M, KARLSSON M G, et al. Accuracy of inverse treatment planning on substitute CT images derived from MR data for brain lesions [J]. Radiat Oncol, 2015, 10: 13.

[81] JONSSON J H, JOHANSSON A, SÖDERSTRÖM K, et al. Treatment planning of intracranial targets on MRI derived substitute CT data [J]. Radiother Oncol, 2013, 108 (1): 118-122.

[82] JONSSON J H, KARLSSON M G, KARLSSON M, et al. Treatment planning using MRI data: an analysis of the dose calculation accuracy for different treatment regions [J]. Radiat Oncol, 2010, 5: 62.

[83] ZACHIU C, DE SENNEVILLE B D, MOONEN C, et al. Anatomically plausible models and quality assurance criteria for online mono-and multi-modal medical image registration [J]. Phys Med Biol, 2018, 63 (15): 155016.

[84] SHAW E, KLINE R, GILLIN M, et al. Radiation Therapy Oncology Group: radiosurgery quality assurance guidelines [J]. Int J Radiat Oncol Biol Phys, 1993, 27 (5): 1231-1239.

[85] VAN'T RIET A, MAK A C, THIAGALINGAM A, et al. A conformation number to quantify the degree of conformality in brachytherapy and external beam irradiation: application to the prostate [J]. Int J Radiat Oncol Biol Phys, 1997, 37 (3): 731-736.

[86] LOMAX N J, SCHEIB S G. Quantifying the degree of conformity in radiosurgery treatment planning [J]. Int J Radiat Oncol Biol Phys, 2003, 55 (5): 1409-1419.

[87] WEISS E, SIEBERS J V, KEALL P J. An analysis of 6-MV versus 18-MV photon energy plans for intensity-modulated radiation therapy (IMRT) of lung cancer [J]. Radiother Oncol, 2007, 82 (1): 55-62.

[88] WU Q, MOHAN R, MORRIS M, et al. Simultaneous integrated boost intensity-modulated radiotherapy for locally advanced head-and-neck squamous cell carcinomas. I: dosimetric results [J]. Int J Radiat Oncol Biol Phys, 2003, 56 (2): 573-585.

[89] YOON M, PARK S Y, SHIN D, et al. A new homogeneity index based on statistical analysis of the dose-volume histogram [J]. J Appl Clin Med Phys, 2007, 8 (2): 9-17.

[90] YAN L L, XU Y J, CHEN X Y, et al. A homogeneity index definition for evaluation of radiotherapy plans [J]. Journal of Applied Clinical Medical Physics, 2019, 20 (11): 50-56.

[91] LEUNG L H, CHUA D T, WU P M. A new tool for dose conformity evaluation of radiosurgery treatment plans [J]. Int J Radiat Oncol Biol Phys, 1999, 45 (1): 233-241.

[92] WAGNER T H, BOVA F J, FRIEDMAN W A, et al. A simple and reliable index for scoring rival stereotactic radiosurgery plans [J]. Int J Radiat Oncol Biol Phys, 2003, 57 (4): 1141-1149.

[93] PADDICK I, LIPPITZ B. A simple dose gradient measurement tool to complement the conformity index [J]. J Neurosurg, 2006, 105 (Suppl): 194-201.

[94] NELMS B E, ROBINSON G, MARKHAM J, et al. Variation in external beam treatment plan quality: An inter-institutional study of planners and planning systems [J]. Pract Radiat Oncol, 2012, 2 (4): 296-305.

[95] JACOBSON L O, MARKS E K, ET A. The role of the spleen in radiation injury [J]. Proc Soc Exp Biol Med, 1949, 70 (4): 740-742.

[96] MATHÉ G, AMIEL J L, SCHWARZENBERG L, et al. Adoptive immunotherapy of acute leukemia: experimental and clinical results [J]. Cancer Res, 1965, 25 (9): 1525-1531.

[97] THOMAS E, STORB R, CLIFT R A, et al. Bone-marrow transplantation (first of two parts)[J]. N Engl J Med, 1975, 292 (16): 832-843.

[98] THOMAS E D, STORB R, CLIFT R A, et al. Bone-marrow transplantation (second of two parts)[J]. N Engl J Med,

1975, 292 (17): 895-902.

［99］ THOMAS E D, CLIFT R A, HERSMAN J, et al. Marrow transplantation for acute nonlymphoblastic leukemic in first remission using fractionated or single-dose irradiation [J]. Int J Radiat Oncol Biol Phys, 1982, 8 (5): 817-821.

［100］ BARRETT A. Total body irradiation before bone marrow transplantation: a review [J]. Clin Radiol, 1982, 33 (2): 131-135.

［101］ HARTMAN A R, WILLIAMS S F, DILLON J J. Survival, disease-free survival and adverse effects of conditioning for allogeneic bone marrow transplantation with busulfan/cyclophosphamide vs total body irradiation: a meta-analysis [J]. Bone Marrow Transplant, 1998, 22 (5): 439-443.

［102］ BLAISE D, MARANINCHI D, MICHALLET M, et al. Long-term follow-up of a randomized trial comparing the combination of cyclophosphamide with total body irradiation or busulfan as conditioning regimen for patients receiving HLA-identical marrow grafts for acute myeloblastic leukemia in first complete remission [J]. Blood, 2001, 97 (11): 3669-3671.

［103］ BUNIN N, APLENC R, KAMANI N, et al. Randomized trial of busulfan vs total body irradiation containing conditioning regimens for children with acute lymphoblastic leukemia: a pediatric blood and marrow transplant consortium study [J]. Bone Marrow Transplant, 2003, 32 (6): 543-548.

［104］ CLIFT R A, BUCKNER C D, APPELBAUM F R, et al. Long-term follow-up of a randomized trial of two irradiation regimens for patients receiving allogeneic marrow transplants during first remission of acute myeloid leukemia [J]. Blood, 1998, 92 (4): 1455-1456.

［105］ KEANE T J, VAN DYK J, RIDER W D. Idiopathic interstitial pneumonia following bone marrow transplantation: the relationship with total body irradiation [J]. Int J Radiat Oncol Biol Phys, 1981, 7 (10): 1365-1370.

［106］ SAMPATH S, SCHULTHEISS T E, WONG J. Dose response and factors related to interstitial pneumonitis after bone marrow transplant [J]. Int J Radiat Oncol Biol Phys, 2005, 63 (3): 876-884.

［107］ VAN DYK J, KEANE T J, KAN S, et al. Radiation pneumonitis following large single dose irradiation: a re-evaluation based on absolute dose to lung [J]. Int J Radiat Oncol Biol Phys, 1981, 7 (4): 461-467.

［108］ WONG J, FILIPPI A R, DABAJA B S, et al. Total body irradiation: guidelines from the International Lymphoma Radiation Oncology Group (ILROG)[J]. Int J Radiat Oncol Biol Phys, 2018, 101 (3): 521-529.

［109］ SHANK B, CHU F C, DINSMORE R, et al. Hyperfractionated total body irradiation for bone marrow transplantation: Results in seventy leukemia patients with allogeneic transplants [J]. Int J Radiat Oncol Biol Phys, 1983, 9 (11): 1607-1611.

［110］ TOMBLYN M B, ARORA M, BAKER K S, et al. Myeloablative hematopoietic cell transplantation for acute lymphoblastic leukemia: analysis of graft sources and long-term outcome [J]. J Clin Oncol, 2009, 27 (22): 3634-3641.

［111］ HILL-KAYSER C E, PLASTARAS J P, TOCHNER Z, et al. TBI during BM and SCT: review of the past, discussion of the present and consideration of future directions [J]. Bone Marrow Transplant, 2011, 46 (4): 475-484.

［112］ APPELBAUM F R, BADGER C C, BERNSTEIN I D, et al. Is there a better way to deliver total body irradiation？ [J]. Bone Marrow Transplant, 1992, 10 (Suppl 1): 77-81.

［113］ AYDOGAN B, MUNDT A J, ROESKE J C. Linac-based intensity modulated total marrow irradiation (IM-TMI) [J]. Technol Cancer Res Treat, 2006, 5 (5): 513-519.

［114］ WILKIE J R, TIRYAKI H, SMITH B D, et al. Feasibility study for linac-based intensity modulated total marrow irradiation [J]. Med Phys, 2008, 35 (12): 5609-5618.

［115］ JIANG B, DAI J, ZHANG Y, et al. Feasibility study of a novel rotational and translational method for linac-based intensity modulated total marrow irradiation [J]. Technol Cancer Res Treat, 2012, 11 (3): 237-247.

［116］ AYDOGAN B, YEGINER M, KAVAK G O, et al. Total marrow irradiation with RapidArc volumetric arc therapy [J]. Int J Radiat Oncol Biol Phys, 2011, 81 (2): 592-599.

［117］ FOGLIATA A, COZZI L, CLIVIO A, et al. Preclinical assessment of volumetric modulated arc therapy for total marrow irradiation [J]. Int J Radiat Oncol Biol Phys, 2011, 80 (2): 628-636.

［118］ SURUCU M, YEGINER M, KAVAK G O, et al. Verification of dose distribution for volumetric modulated arc therapy total marrow irradiation in a humanlike phantom [J]. Med Phys, 2012, 39 (1): 281-288.

［119］ HUI S K, KAPATOES J, FOWLER J, et al. Feasibility study of helical tomotherapy for total body or total marrow irradiation [J]. Med Phys, 2005, 32 (10): 3214-3224.

[120] HUI S K, VERNERIS M R, HIGGINS P, et al. Helical tomotherapy targeting total bone marrow-first clinical experience at the University of Minnesota [J]. Acta Oncol, 2007, 46 (2): 250-255.

[121] WONG J Y, ROSENTHAL J, LIU A, et al. Image-guided total-marrow irradiation using helical tomotherapy in patients with multiple myeloma and acute leukemia undergoing hematopoietic cell transplantation [J]. Int J Radiat Oncol Biol Phys, 2009, 73 (1): 273-279.

[122] SCHULTHEISS T E, WONG J, LIU A, et al. Image-guided total marrow and total lymphatic irradiation using helical tomotherapy [J]. Int J Radiat Oncol Biol Phys, 2007, 67 (4): 1259-1267.

[123] WONG J Y, FORMAN S, SOMLO G, et al. Dose escalation of total marrow irradiation with concurrent chemotherapy in patients with advanced acute leukemia undergoing allogeneic hematopoietic cell transplantation [J]. Int J Radiat Oncol Biol Phys, 2013, 85 (1): 148-156.

[124] ROSENTHAL J, WONG J, STEIN A, et al. Phase 1/2 trial of total marrow and lymph node irradiation to augment reduced-intensity transplantation for advanced hematologic malignancies [J]. Blood, 2011, 117 (1): 309-315.

[125] SHINDE A, YANG D, FRANKEL P, et al. Radiation-related toxicities using organ sparing total marrow irradiation transplant conditioning regimens [J]. Int J Radiat Oncol Biol Phys, 2019, 105 (5): 1025-1033.

[126] STEIN A, PALMER J, TSAI N C, et al. Phase I trial of total marrow and lymphoid irradiation transplantation conditioning in patients with relapsed/refractory acute leukemia [J]. Biol Blood Marrow Transplant, 2017, 23 (4): 618-624.

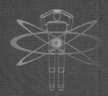

RADIATION
THERAPY
PHYSICS

第十四章
电子束放疗计划设计

电子束照射是放射治疗的重要技术,自 20 世纪 50 年代开始用于临床,到 70 年代随着直线加速器的商业化推广得到了较快发展。历史上使用电子束照射的很多应用已经被现代的 X 射线调强放射治疗(IMRT)或质子治疗(proton therapy)技术所取代,但电子束在治疗整个皮肤、浅表区域肿瘤及保护深部正常组织上仍有自己独特的优势。本章第一节是电子束放疗计划设计导言;第二节介绍电子束三维适形计划设计;第三节介绍电子束混合照射计划设计;第四节介绍全皮肤电子束照射。

第一节 导 言

现代医用直线加速器常用的电子束能量范围是 6~20MeV,主要用于治疗皮肤表面及深度<5cm 的浅表病变,在头颈部和乳腺疾病的治疗中发挥了重要作用,也可以用于肿瘤的术中放疗。高能电子束的剂量学特点在本书第六章做了详细的介绍,这里仅扼要回顾。电子束在术中放疗中的应用将在第二十二章介绍。

一、电子束的剂量学特点

作为带电粒子,临床常用的兆伏级电子比兆伏级光子更容易发生散射,特别是在空气中。因此电子束放疗时,常使用靠近患者表面的射束限制装置,以减少照射范围外的散射。为了限制电子束的照射形状,需进一步制作挡铅等插件放置在限光筒靠近皮肤端。当限光筒与患者皮肤的距离增大时,射野的剂量均匀性变差、半影变大。电子散射会随着初始电子能量和在介质中的深度而改变,电子束路径中的许多散射源(如限光筒)也会影响电子束输出剂量,计划系统建模时应予以考虑。

相对于 X 射线,电子束照射时皮肤剂量较高,这是电子束治疗的优势,但计划设计时也需要采取一定措施,避免严重的不良反应。电子束的入射角度、表面不规则性和组织不均匀性是影响电子束剂量分布的三大重要因素,计划设计时需特别注意。

为补偿人体不规则的外轮廓、减少部分电子束的穿透能力,使剂量线与靶区末端适形,常使用敷贴器(bolus)。敷贴器要易于成形、紧密地敷贴于人体表面、密度接近于软组织,常用的材料包括有机玻璃、石蜡和硅胶等。传统的敷贴器较为简单、厚度固定。为了增加不同深度靶区剂量的适形度和均匀性,近些年开展了电子束敷贴器适形治疗,可根据患者的 CT 影像和靶区位置信息反向设计复杂的敷贴器结构,并使用 3D 打印技术实现制作。

二、电子束计划设计的相关规范指导

为了消除以上不利因素的影响,规范电子束放射治疗,放疗相关协会组织制定了一系列的规范指导。美国医学物理学家协会(AAPM)TG25 报告介绍了临床电子束剂量特性和测量方法,规范了加速器电子束治疗所需的验收测试和治疗计划所需的基本信息及程序。此后,AAPM TG70 报告《临床电子束剂量学》,对 AAPM TG25 进行了补充,更新了绝对剂量测量的部分,并讨论了电子束在临床情况下的使用,涉及乳腺、胸壁、鼻、眼、头皮和腮腺等多部位。这些部位的电子束照射存在

以下几点共同的注意事项：

1. 强烈建议使用计算机辅助设计的治疗计划，尤其是涉及射野衔接、倾斜照射、表面不平整和靶区不均匀等情况。笔形束算法在这些情况下可能有一定的局限性，最好使用更准确的算法，例如蒙特卡罗算法。

2. 电子束射野边缘应考虑半影和呼吸运动，对于小射野，可能需要增加余量，特别是对于较高能量的情况。

3. 如果存在射野衔接，建议在治疗过程中至少将衔接点移动一次，以尽可能地减少热点和冷点。

4. 对于复杂的照射，要做好摆位固定，治疗前应进行模体的剂量测量和验证。

5. 为使远端等剂量线与靶区适形，对于不规则表面、组织缺陷等情况，建议使用敷贴器。因为电子束的表面剂量范围是 70%~90%，所以，如果要使表面达到处方剂量，敷贴器必不可少。

6. 设计用于光子治疗的眼罩等遮挡器不应用于电子束治疗。

2004 年，国际辐射单位和测量委员会（ICRU）发布了 71 号报告，对电子束治疗的处方、记录等内容做了详细的介绍。该报告将 ICRU 50 和 62 号报告中的光子治疗的概念和建议扩展到电子束治疗。71 号报告建议电子束放疗在靶区勾画之前应结合手术、病理和影像等信息确定患者的摆位和 CT 扫描，以便确定最佳的射束角度和射束能量。电子束计划应同光子束一样在 CT 图像上勾画肿瘤区（GTV）、临床靶区（CTV）、计划靶区（PTV）和危及器官（OAR）。

早期电子束计划设计，常见的处方是靶区剂量达到最大剂量的 90%。普及使用计划系统之后，计划设计者应为电子束治疗计划输入剂量处方。ICRU 71 号报告建议应选择剂量参考点来确定电子束计划的处方剂量，剂量参考点通常选择靶区的几何中心。剂量参考点确定后选择射线能量，使电子束在束轴上的最大剂量点位于 PTV 的中心附近。放疗计划应记录最大剂量点的值、PTV 中的最大和最小剂量、靶区和 OAR 的剂量分布及剂量 - 体积直方图。对于射野较小、形状不规则、斜入射的射束，应验证记录相同条件下水中的最大吸收剂量。

电子束全皮肤照射（TSI），其目的是尽可能均匀地照射整个皮肤表面。71 号报告建议对于简单的全皮肤照射患者，TSI 可以用一个能量电子束进行照射。某些患者病灶区的深度可能会随着体表的位置而变化，此时需要分为几个靶区，并使用不同能量的电子束照射。对于每个病灶区，应在靶区的中心附近选择一个剂量参考点，并尽可能使剂量参考点位于束轴上的最大剂量点位置。

三、电子束计划设计的新技术

尽管电子束治疗的基本原理一直未变，但是出现了几种新的治疗技术，包括电子束旋转照射、电子束多叶准直器（eMLC）、能量调制以及电子束联合 X 射线调强放疗等。

电子束旋转照射已经在少数几个中心使用了很长一段时间，主要用来治疗面积大、体表弯曲的浅表病变，如乳腺癌术后的胸壁及内乳区的照射。但是，由于技术的复杂性，尚未得到广泛应用。电子束旋转照射时应选择合适的 SSD 值，并注意避免旋转时限光筒与患者碰撞。随着直线加速器的发展，电子束旋转照射可能会得到更广泛的应用。

借助 X 射线 MLC 的设计理念，相关研究人员开发了电子束多叶准直器（eMLC），有助于减少挡铅的制造时间，消除工作人员暴露于有害物质的可能性，并为开展电子束调强治疗提供了可能性,如图 14-1-1 所示。考虑到此类系统的成本和调试的复杂性,其能否广泛应用于临床实践还有待观察。

使用能量调制的电子束已经在临床应用,并开发了相关的商用产品(Trumpet eIMRT,Standard Imaging),可根据 PTV 的形状和所需的剂量均匀性定制 bolus,将在本章第二节对此做更为详细的介绍。为了充分利用多种射线各自的优势,研究人员发展了电子束联合 X 射线调强放疗,将在本章第三节对此技术进行详细的介绍。

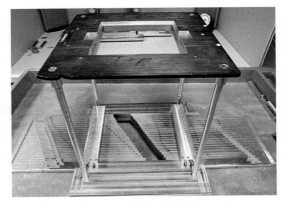

图 14-1-1　电子束多叶准直器(eMLC)

（苗俊杰）

第二节　电子束三维适形计划设计

直线加速器设计的进步改善了电子束的百分深度剂量、射野剂量的均匀性等物理特性。同时,随着 CT 技术、剂量算法的发展,电子束计划可以基于患者的 CT 图像数据进行计划设计,电子束计划设计从二维发展到三维适形阶段。三维适形计划的出现使电子束治疗进入了一个新的阶段。

一、CT 扫描和靶区勾画

CT 扫描定位是电子束适形计划设计的必备环节,CT 扫描可提供患者的三维数据信息,有助于准确地确定要治疗的目标。在开始模拟定位扫描之前,应尽可能地结合诊断、手术等信息,确定合理的扫描范围。在 CT 图像上,临床医师可参考 ICRU 71、ICRU 83 等报告关于靶区的定义,进行 GTV、CTV、ITV、PTV 等靶区及危及器官的勾画。

CT 数据可以使计划设计和剂量显示可视化,有助于确定射野角度和能量。在 CT 出现之前,不可能精确地确定电子束治疗的浅表区靶区形状及其剂量分布。CT 扫描定位还提供了笔形束、蒙特卡罗等剂量算法所需的组织密度信息,使电子束的剂量计算更加准确。

扫描 CT 图像可以解决患者体内组织不均匀性的问题,如图 14-2-1 所示的人体模型。由于鼻内部有空气腔,基于 CT 图像使用非均质后,鼻组织部分中的一些电子散射到内部空气腔中。与均质计算相比,鼻侧面的热点会有所减少。同时,由于鼻后侧气腔的存在,考虑不均匀性后电子束在鼻后侧的穿透深度更大。

二、射野参数设置

鉴于电子束的剂量学特点,临床大多使用单野照射。电子束的等剂量分布容易受到斜入射、空气间隙、人体曲面及体表标记线的影响,且电子束的输出剂量、百分深度剂量随照射条件的改变而变化,临床应用中应注意合理设置射野。

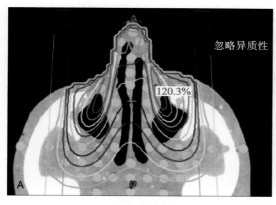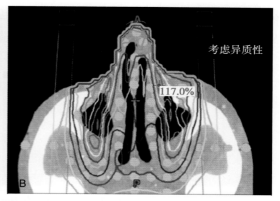

图 14-2-1　忽略（A）和考虑（B）组织不均匀性的剂量分布对比

（一）入射角度的选择

电子束计划设计时，应尽量保持射野中心垂直于入射表面，即射野垂直照射整个靶区。当靶区形状不规则或体表轮廓变化较大时，射野中心处的垂照角度可能需要修正。可在计划系统中打开射野的 BEV 视图，调整射野方向。当机架角变化时，BEV 视图上靶区的面积将发生变化，如图 14-2-2 所示。当 BEV 视图中靶区面积最大时，此时入射角度是较为理想的方向。选择入射角度时，还应考虑患者的摆位和加速器的附件设置，避免挡铅脱落、碰撞患者等危险的发生。

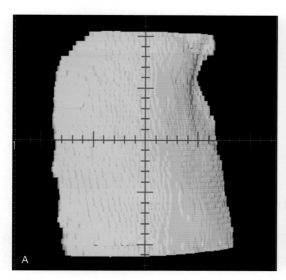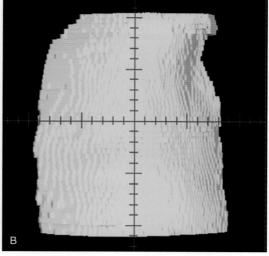

图 14-2-2　不同机架角时的靶区面积
A. 机架角 20° 时；B. 机架角 30° 时。

（二）射野的 SSD 设置

射野 SSD 的改变会影响治疗深度，其影响大小与射野大小相关。对于 15cm × 15cm 的射野，电子束的治疗深度（R_{90}）几乎不受到影响。对于较小的射野（如 6cm × 6cm），由于横向散射平衡的丧失，其治疗深度 < 15cm × 15cm 射野的治疗深度。电子束的 SSD 不同时，射野的宽度和半高宽也将发生变化，如图 14-2-3 所示。

考虑到治疗区域的轮廓高低起伏和直线加速器电子束治疗附件的结构尺寸，目前电子束计划常用的 SSD 值为 95~110cm。如果需要，也可以使用扩展的 SSD。在颈部侧向照射时，通常使用 115cm 的 SSD 以避免限光筒撞击患者的肩膀。电子束全身照射时，SSD 通常设置得较大以扩展射野大小。

需要特别注意 *SSD* 变化对输出量的影响。由于电子束输出量随 *SSD* 变化是按有效 *SSD* 计算,而有效 *SSD* 往往远小于光子束 *SSD*,同样的 *SSD* 变化造成电子束输出量变化会远大于 X 射束。

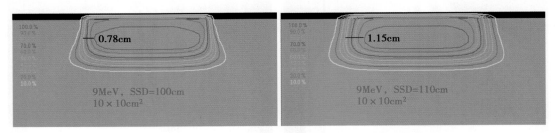

图 14-2-3 源皮距(*SSD*)为 100cm 和 110cm 时的剂量分布对比

(三)射野能量的确定

如果不做治疗计划,电子束能量选择主要考虑肿瘤治疗深度,一般取肿瘤治疗深度的 3 倍,再加 2MeV 或者 3MeV。例如,肿瘤深度 3cm,电子束能量取 11 或者 12MeV。能量选择时,可进一步考虑靶区剂量的最小值和照射野内危及器官的耐受量。如果靶区后面没有危及器官存在,则要求靶区被 90% 等剂量线覆盖。而当靶区后面有危及器官时,则可以考虑降低靶区的剂量覆盖率。例如电子束用于乳腺癌术后胸壁的照射时,只要求后侧胸壁剂量达到最大剂量的 70%~80%,从而使胸壁后侧的肺和心脏组织得到更好的保护。此外,射野斜入射时,体表轮廓下的有效深度会发生变化,如图 14-2-4 所示,选择能量时应特别注意。

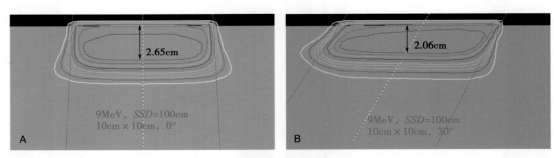

图 14-2-4 射野正入射(A)和斜入射(B)时的深度对比

如果做治疗计划,在计划系统中基于 CT 图像进行电子束计划设计时,可以基于上述经验值选择初始的能量进行剂量计算。然后,逐层查看剂量分布情况,根据靶区剂量分布及危及器官的受量情况,调整射线能量。如果靶区后侧缺量,且危及器官在耐受范围内,则可以尝试增加射线能量,再重复进行上述操作和判断以确定合适的能量。临床上,被照组织的密度与水的密度差别较大时(如空腔、骨),经验预判的初始能量一般会有一定的偏离。通常最多经过 2~3 次的尝试即可找到最为合适的射束能量,所需的时间主要是射野剂量计算的时间,使用笔形束算法时通常只需几十秒钟。

(四)射野大小的确定

与 X 射线束类似,电子束射野横向边缘存在半影。为了保证靶区的照射剂量,电子束计划设计时需要使射野超出靶区外放一定的距离。如果不做治疗计划,通常照射野大小的选择应以特定的等剂量曲线完全包围靶区为标准。由于电子束高剂量值的等剂量曲线随深度增加而内收,因此射野尺寸的选择应至少等于或大于靶区横径的 1.18 倍,并在此基础上根据靶区最深部分的宽度再放宽 0.5~1.0cm。

如果做治疗计划,在计划系统中要确定射野的大小,首先设置照射角度和 *SSD* 等射野参数,然后添加 block 遮挡,对靶区进行适形,考虑到射野半影的影响,通常要添加 5~10mm 的外放。在计划系统射野的 BEV 视图上(图 14-2-5),可以直观地看到靶区在 X 方向和 Y 方向的尺寸,进而选择合适的限光筒,确定射野大小。典型的限光筒尺寸为 6cm×6cm、10cm×10cm、14cm×14cm、20cm×20cm、25cm×25cm,选择的限光筒尺寸应大于适形外放后的靶区,通常要至少有大约 1cm 的余量,以便挡铅的制作。

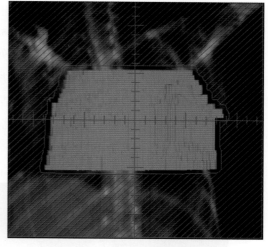

图 14-2-5　电子束射野的 BEV 视图

三、射野的适形及遮挡

(一)靶区的适形

电子束计划设计时,为保护正常器官,需要附加遮挡将标准照射野变为对靶区适形的不规则野。附加的遮挡可以固定在限光筒的末端,也可以直接放在患者的体表被遮挡部位。对靶区适形时可以使用均匀的外放,但一些靶区由于形状不规则及介质不均匀等因素的影响,剂量分布可能与靶区不适形,某些部位存在射野外放过大的问题,需要在 BEV 视图手动调整射野相应部分的外放大小,避免不必要的照射。

(二)限光筒插件

直线加速器的适形野是通过在特定大小限光筒的末端插入对靶区适形的挡块实现的,如图 14-2-6 所示为使用常见的低熔点铅挡块做屏蔽。限光筒通常由 2~3 个内空的钳口组成,其孔径逐渐缩小到最终准直的大小,要求末端允许插入挡块的厚度能够屏蔽能量最高的电子束。

挡块可以回收重复使用,为了避免混淆和保证治疗安全,条件允许时放疗单位可以使用最大能量所需的屏蔽厚度作为各能量电子束统一的屏蔽厚度。

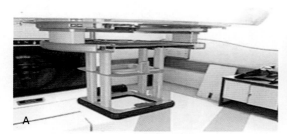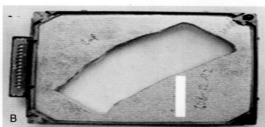

图 14-2-6　直线加速器的限光筒(A)和挡铅(B)示例

目前,大部分放疗科的模室可以自己设计制作挡块,一般过程为:根据医生勾画的体表标志或计划系统内导出的射野轮廓,用切割机的数字化仪定标器,把射野轮廓拾取到计算机中。根据射野轮廓的实际大小进行泡沫切割,将切割好的泡沫固定在专用的铅膜上,最后再进行低熔点铅的浇注、冷却、修整、验证等步骤。

(三)体表屏蔽

当将适形挡块放置在离患者较近的位置时,射野的半影将变小。但是,由于射束附加装置的尺寸和形状,通常必须将限光筒末端放置在离皮肤表面一定的距离处进行处理。此时,可以将挡块放置在患者皮肤表面上,形成较为陡峭的剂量跌落,此方法常用于保护重要器官。

1. 制作过程　体表挡块的制作过程,如图 14-2-7 所示,具体过程如下:

(1)使用系统工具创建固定厚度的 bolus。

(2)通过编辑计划文件将 bolus 结构转换为普通 ROI。

(3)在 BEV 视图,沿射野边缘手动勾勒所需的轮廓。

(4)减去射野形状轮廓,创建皮肤屏蔽结构 ROI。

(5)提取 ROI 结构中的三维坐标信息,制作蜡质结构。

(6)最后加工形成所需的挡铅结构。

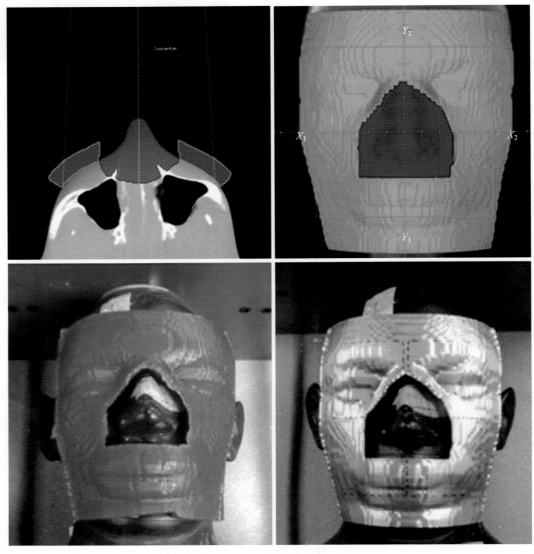

图 14-2-7　体表挡块的制作过程

2. 内遮挡　使用电子束治疗唇、颊黏膜和眼睑病变时,常需要使用内遮挡来保护周围的危及器官。在设计内遮挡时,重要的考虑因素是内遮挡有足够的屏蔽厚度的同时确保反向散射的电子不会增加界面的剂量。

3. 眼罩　放置在眼睑下方以保护下面眼睛的防护罩在设计和制造上具有挑战性,因为眼睑下方的空间有限,并且需要足够厚度的防护材料。眼罩的设计中常用钨(Z=74,密度为 17.3g/cm³)代替铅（Z=82，密度为 11.34g/cm³），可以制造出较薄的眼罩，能够屏蔽 9MeV 的电子束，此外钨的 Z 值比铅低，钨的反向散射比铅略低。图 14-2-8 为市售的眼罩，由钨或银制成，内侧涂有丙烯酸或石蜡等材料。该涂层具有两个作用：一是提供较光滑的内侧表面，不易刮擦敏感组织；二是该图层可以吸收反向散射的电子。这些反向散射的电子通常有较低的平均能量，只需较薄的低原子序数材料即可吸收绝大部分的反向散射剂量。

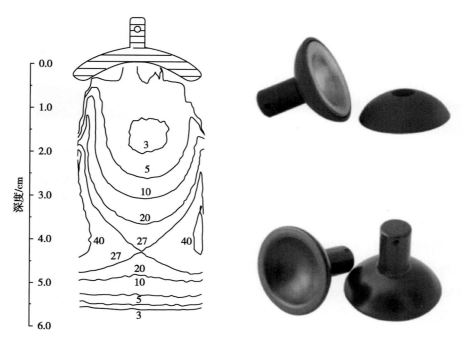

图 14-2-8　防护眼罩及其剂量分布

4. 小野计划设计　限光筒末端的挡块和皮肤之间一般存在一定厚度的气隙，气隙的存在会影响剂量分布和射野的半影。对于大野这个影响较小，但是当射野减小到侧向散射平衡所需的大小时，治疗范围 R_{90} 将减小，最大剂量点将向皮肤表面靠近。对于小野电子束计划，使用体表屏蔽可以有效减小上述影响，增加靶区的覆盖率，降低治疗 MU。

四、敷贴器

实际的患者表面是不平坦的，它可以是圆弧形的（如四肢、头颈部）或不规则形状的（如鼻子、手术缺陷），且内部组织结构不是均匀的，存在异质性，需要有针对性的处理。电子束敷贴器的主要作用是补偿人体不规则的外轮廓，降低电子束的穿透能力，提高皮肤剂量，如图 14-2-9 所示。敷贴器（bolus）通常放置于患者表面或体腔内，要求与皮肤的贴合性好，临床常用的敷贴器材料有石蜡、硅胶、聚苯乙烯和丙烯酸等。现代直线加速器的电子束能量对应的治疗深度间隔

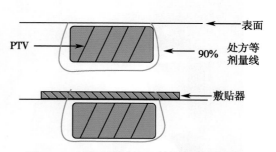

图 14-2-9　敷贴器结构及其提高表面剂量、降低射线穿透力的示意
PTV. 计划靶区。

约为 1cm，将这些能量与 5mm 厚的敷贴器相结合，可实现治疗深度达到 0.5cm 的精度。

使用计划系统可以设计敷贴器，使等剂量线与靶区末端表面适形，这种技术称为电子束敷贴器

适形治疗（bolus electron conformal therapy, BECT），如图14-2-10所示。临床上可使用定制的、可变厚度的石蜡加工敷贴器，能显著改善靶区后侧剂量分布的适形度，使远端90%剂量与靶区适形，减小靶区后侧邻近正常组织的剂量，提高PTV的剂量分布均匀性。

BECT治疗技术敷贴器的制作过程如下：

1. 在计划系统内勾画靶区、危及器官及体表轮廓等ROI。
2. 在计划系统内设置电子束射野参数。
3. 将ROI结构和射野信息导出。
4. 提取ROI的三维坐标参数和射野信息。
5. 使用逆向设计分析软件建立bolus结构。
6. 将bolus结构导入计划系统进行剂量验证。
7. 根据验证结果调整bolus结构形状。
8. 使用3D打印技术制作bolus实体结构。

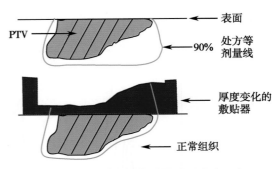

图14-2-10　电子束敷贴器适形治疗示意
PTV. 计划靶区。

五、应用实例

（一）胸壁电子束照射

电子束照射胸壁计划，放疗处方为43.5Gy，分15次（2.9Gy/次），使用大孔径CT对患者进行定位，患者取仰卧位，双手置于头顶，双臂两侧展开，在体表上勾画胸壁野的范围并用铅丝标记。电子束能量为6MeV，SSD设置为95cm，限光筒为25cm×25cm，照射角度为30°。为提高胸壁表面照射剂量，前9次垫5mm厚bolus作为组织补偿。本例直接照射时，由于部分胸壁较薄，患侧肺的V_{20}为31%。为了降低患侧肺的剂量添加制作了S-bolus，如图14-2-11所示。使用S-bolus后，患侧肺的V_{20}降至23%，满足临床要求，同时心脏的剂量也有所降低。

（二）眼睛部位电子束照射

靶区为眼睛附近的病变，处方剂量24Gy，单次剂量2Gy，要求晶体的剂量<9Gy。由于靶区较深，选择12MeV的电子束照射，SSD设置为95cm，限光筒为10cm×10cm。为了保护晶体在射野的中心部位增加了遮挡，从剂量分布可见患者右侧的晶体得到了很好的保护，如图14-2-12所示。

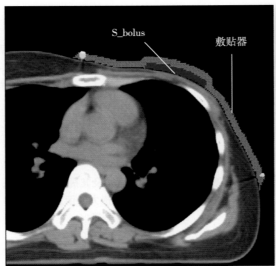
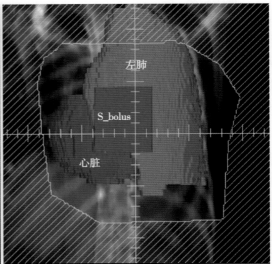

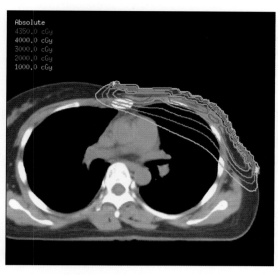

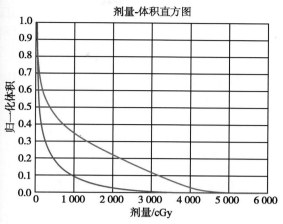

图 14-2-11　胸壁电子束照射计划

S-bolus. 降低肺剂量的小敷贴器。

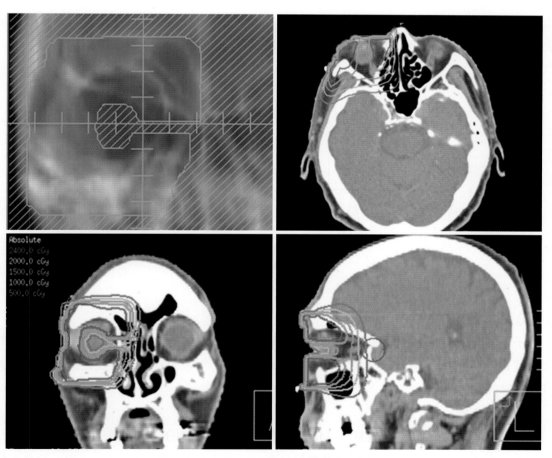

图 14-2-12　使用挡铅遮挡晶体及其剂量分布

（苗俊杰）

第三节　电子束混合照射计划设计

为了同时满足不同深度肿瘤的照射需求,需要将靶区分为多个部分,每部分使用不同能量的电子束照射。此外,为了扬长避短,电子束有时要与 X 射线照射技术联合使用。这些多射野的计划设计不可避免地涉及射野的衔接问题,如果处理不当可能会对患者造成伤害,本章将介绍电子束与电子束、电子束与光子束的混合照射。

一、电子束与电子束混合照射

电子束计划设计的目标是使处方剂量线能尽可能地覆盖靶区,同时减小危及器官的照射剂量,通常只需要单一射野即可实现。但是当靶区面积较大或者某一特定区域靶区深度发生明显变化时,需要多个射野联合照射才能实现目标,此时必须做好射野的衔接,避免衔接处欠量或者超量。

电子束照射的靶区一般位于患者皮肤表面或非常接近皮肤表面位置,通常要求该表面的剂量覆盖不能有缝隙。通过射野拼接,可能会在表面下方产生剂量热点,如图 14-3-1 所示,这些剂量热点能否被接受取决于它们的大小以及在患者体内的位置。

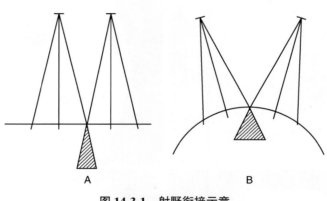

图 14-3-1　射野衔接示意
A. 平坦表面;B. 弧形表面。

(一)基本原则

电子束与电子束混合照射的基本原则是,根据射线束的能量及其随深度变化的特点,相邻射野采用共线(或间隔一定间隙)、改变照射角度等策略进行,最终使 50% 等剂量线在所需深度位置相交,形成较好的剂量分布。

(二)射野衔接

图 14-3-2 显示了两束相同能量(18MeV)、相同入射角度的电子束垂直照射在平坦表面上,射野间距离分别为 0、2.5mm 和 5.0mm 时的剂量分布。间隙为 0 时,会产生 120%~130% 的高剂量区域。随着间隙的增加,高剂量区域的大小会降低到更可接受的水平。

图 14-3-3 为两束不同能量(15MeV 和 9MeV)的电子束照射到平坦表面的剂量分布,当共线照射时出现的最高剂量约为 115% 剂量。

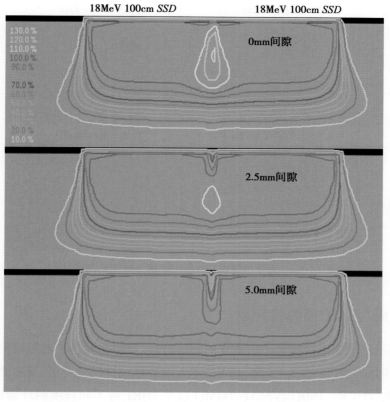

图 14-3-2　不同间隙宽度的相邻电子束射野的等剂量分布

SSD. 源皮距。

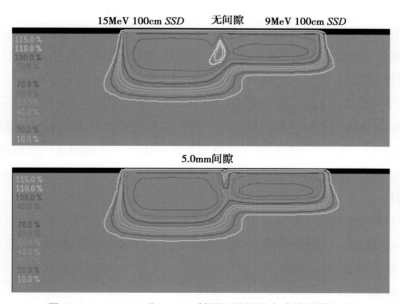

图 14-3-3　15MeV 和 9MeV 射野不同衔接方式的剂量分布

　　为减小两个射野边缘交叠区的高剂量,还可以将两个射野的中心轴偏离一定的角度,使射野边缘尽可能平行。如图 14-3-4 所示为两个射野偏移 3.2° 时的剂量分布。当射野能量相同时,衔接处剂量分布较为均匀。当射野能量不同时,由于两个射野的半影不再匹配,所以即使射野边缘匹配了,在高能一侧仍然存在热点。

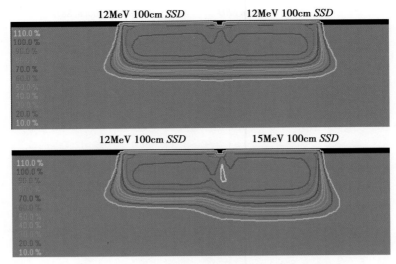

图 14-3-4　两个相邻射野入射角偏移 3.2° 时的剂量分布

二、电子束与光子束混合照射

为了充分利用电子束治疗和光子束治疗的剂量特点,有时需要扬长避短将两种射线结合起来使用。计划设计时应充分考虑两种射线不同技术下的计划设计规范要求,其中要涉及电子束计划设计和 X 射线的 2D、CRT、IMRT、VMAT、TOMO 以及 SBRT 等不同技术的计划设计,这些技术的具体实施规范和注意事项可见本书相应章节,这里不再展开介绍。

（一）CT 定位和靶区勾画

电子束与光子束混合照射,应先对患者进行模拟定位扫描 CT 图像。医师在 CT 图像上参考 ICRU 83 号报告和 ICRU 71 号报告的要求,分别勾画 X 射线照射的临床靶区和电子束照射的临床靶区,并根据治疗部位的肿瘤运动和摆位不确定度等信息对临床靶区进行外放形成计划靶区（PTV）。

（二）计划设计原则

电子束与光子束混合照射,浅表区域靶区使用电子束照射,当靶区部位深浅不一致时可能需要分成几个部分,每部分使用不同能量的电子束。较深部位的靶区使用 X 射线照射,根据临床要求选择不同的调制技术。整个设计过程要注意避免射野衔接区过高的剂量热点和过低的剂量冷点,最终使整个剂量分布满足靶区和危及器官的要求。

（三）处方设置

为了方便灵活调节剂量,应为每个电子束射野分别设置处方,X 射线多野照射时可为每个部位的 X 射线设置一个处方。一般要求处方剂量覆盖 95% 的 X 射线照射靶区,电子束对应靶区的处方剂量覆盖率一般要求为 90%~95%。

（四）射野的衔接

通常可以从治疗计划系统获得光子束计划的剂量分布,并以光子束计划的剂量分布确定电子束治疗野的照射位置,并处理衔接处的剂量热点和剂量冷点。X 射线单野照射时,通常使电子束和光子束照射野在皮肤表面共线相交。电子束照射野的侧向散射作用,会导致 X 射线野一侧出现剂量热点,电子束射野一侧出现剂量冷点,如图 14-3-5 所示。同时,可以看到剂量热点受到电子束源皮距的影响,电子束源皮距增大时衔接区域的剂量热点将变宽。

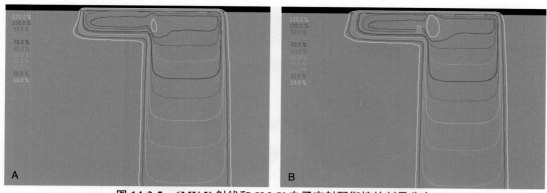

图 14-3-5 6MV X 射线和 9MeV 电子束射野衔接的剂量分布

A. 源皮距为 100cm;B. 源皮距为 110cm。

为了减小射线发散对衔接区的剂量影响,可将 X 射线的治疗中心设置在衔接层处。条件允许时,电子束的治疗中心也可以设置在衔接区附近。但是当电子束照射范围较大(例如胸壁靶区)时,中心设置在邻近层附近会使电子束射野可能无法覆盖整个靶区,此时需要综合考虑,合理选择中心位置。

由于电子束的半影要远大于光子束的半影,电子束和光子束的射野衔接区不如电子束与电子束的衔接区剂量分布平滑。为了使光子束与电子束的射野衔接区剂量分布平滑,可以对光子束边缘的剂量模糊化处理。图 14-3-6 为 6MV 的光子束射野与 12MeV 的电子束射野衔接,光子束有 4 个子野,其边缘分别左右移动了 0.4cm 和 0.9cm。通过对光子束射野的剂量平滑处理可以使剂量热点和剂量冷点控制在 10% 以内。

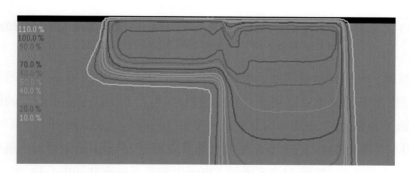

图 14-3-6 模糊化 X 射线射野边缘与电子束射野衔接的剂量分布

三、临床应用实例

1. 电子束照射乳腺癌瘤床 相关研究证明提高乳腺癌瘤床的剂量,对降低乳腺癌的复发率有益处。近年来,通过 CT 扫描和乳腺夹可以准确描绘瘤床的范围。临床可以选择 X 射线同步加量或 X 射线照射后再用电子束进行瘤床补量。本例为右侧乳腺癌,乳腺处方剂量为 50Gy,瘤床总剂量为 60Gy。电子束与 X 射线混合照射方案为:乳腺靶区使用混合调强技术,4 个切线方向的照射野,其中 2 个适形野占 80% 的剂量权重,2 个调强野占 20% 的剂量权重;X 射线治疗完成后使用 12MeV 的电子束垂直照射瘤床 10Gy。X 射线的同步加量照射方案中,4 个切线野设置同上述方案,额外增加一个射野照射瘤床,它们的 DVH 对比如图 14-3-7 所示。可见,电子束的瘤床补量方案与同步加量方案在靶区的均匀性上略有差别,危及器官的保护上几乎相同。

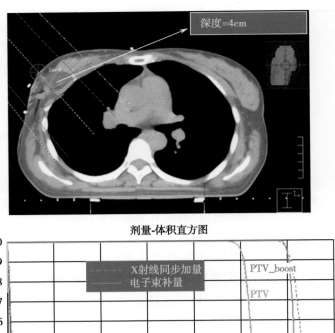

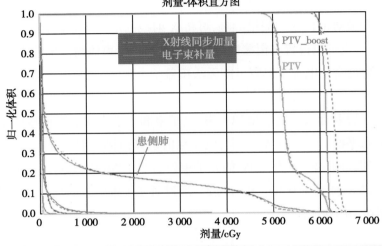

剂量-体积直方图

图 14-3-7 乳腺癌 X 射线混合调强后使用电子束进行瘤床补量与 X 射线混合调强的对比
PTV. 计划靶区；PTV-boost. 瘤床加量区的计划靶区。

2. 全头皮照射 全头皮照射需要照射整个头皮的浅表区,同时要保护深层的脑组织,具有一定的挑战性。只使用电子束也可以用于全头皮的照射,但是其中涉及多个射野的衔接、过渡区的匹配、特殊的屏蔽铅制作,整个过程非常复杂。一个可选的简单方案是使用光子束与电子束混合照射。该方案使用左右两个 6MV 的光子束照射外部头皮部分,光子束避免照射到脑组织,同时使用 2 个电子束照射左右的头皮,如图 14-3-8 所示。电子束和光子束有共同中心轴,电子束的外边缘与光子束的内边缘重叠 3mm,以使衔接区剂量更平滑。治疗过程中,移动衔接区的位置,以提高衔接区的剂量均匀性。为了确保头皮的照射剂量,光子束和电子束射野都添加 6mm 的 bolus。

3. 乳腺癌根治术后的胸壁、内乳及锁骨上区混合照射 根治术后放疗是乳腺癌的重要治疗手段。对淋巴结转移 ≥ 4 个或 T_3~T_4 期患者,术后放疗可以有效降低局部复发率,提高总体生存率,是目前乳腺癌治疗指南推荐的标准治疗模式。其中一种可选的放疗技术是使用电子束和光子束混合照射胸壁、内乳及锁骨上淋巴引流区。

本例中使用电子束照射胸壁和内乳,使用光子束的 VMAT 技术照射锁骨上区,放疗处方为 43.5Gy,分 15 次 (2.9Gy/ 次)。胸壁靶区采用 6MeV 电子束照射,照射角度为 30°;内乳靶区采用 12MeV 电子束照射,照射角度也为 30°;锁骨上靶区采用双弧 VMAT 照射,射野为 6MV X 射线。为了提高衔接处剂量分布的均匀性,12MeV 电子束与 6MeV 电子束具有相同的治疗中心且衔接处采用共线照射。VMAT 计划的射野中心放置于胸壁靶区和锁骨上靶区分界层,如图 14-3-9 所示。

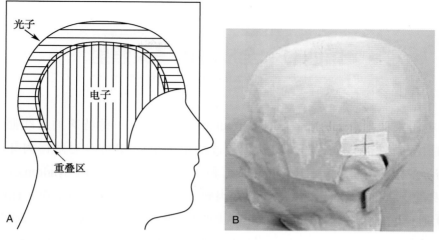

图 14-3-8 全头皮照射

A. 射野设置；B. 敷贴器设置。

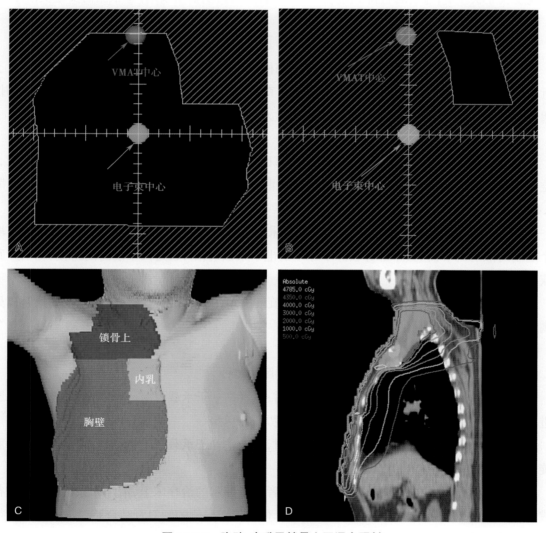

图 14-3-9 胸壁、内乳及锁骨上区混合照射

A. 胸壁射野的 BEV；B. 内乳射野的 BEV；C. 各部分靶区的相对位置；D. 混合照射的剂量分布。

（苗俊杰）

第四节　全皮肤电子束照射

全皮肤电子束照射(total skin electron irradiation,TSEI)是一种特殊的射线照射技术,它利用电子束的射程特性,采用能量较低、射程较浅的电子束(2~9MeV)对蕈样肉芽肿[granuloma fungoides,俗称蕈样霉菌病(mycosis fungoides)]和塞扎里综合征(Sézary syndrome)等深度较浅但范围涉及全身的皮肤T细胞淋巴瘤以及卡波西肉瘤(Kaposi sarcoma)进行治疗。TSEI技术总体上分为两类:①通过延长源皮距(2~7m)形成足够大的照射野治疗站立位患者;②以满足横向剂量分布要求的照射野对处于卧位的患者进行纵向平移照射。无论采用哪种TSEI技术,治疗的主要目标包括:①使剂量分布与靶区相一致;②对于患者实用、舒适且效率高;③为靶区提供足够的剂量;④实现皮肤症状缓解;⑤将毒性降到最低;⑥产生有益的长期临床效果;⑦根据需要重复治疗。

一、全皮肤电子束照射方案

TSEI开始于20世纪50年代,最早采用范德格拉夫加速器(又称静电加速器)生成窄缝电子束野近距离对患者进行平移扫描照射,随后在医用直线加速器上开展,发展出包括单机架角照射、双机架角照射和弧形照射等多种全皮肤电子束照射方法。

(一)照射方法

1. 单机架角照射方法　单机架角照射方法只采用一个水平机架角度进行照射,通过延长SSD以空气为散射体或在准直器下增加一个定制的散射调节器(其中部分去除了原装的电子束散射箔),在治疗距离处获得满足要求的治疗野。

2. 双机架角照射方法　双机架角照射方法采用两个机架角度的射野,同样是在准直器下增加一个定制的散射调节器(其中部分去除了原装的电子束散射箔),通过两个射野的拼接,在治疗距离处获得满足要求的治疗野。

3. 弧形照射方法　弧形照射方法采用机架旋转一定角度的旋转治疗弧射野,在治疗距离处获得满足要求的治疗野。

(二)治疗体位

TSEI的治疗体位包含站立多向、站立旋转和卧位三种。

1. 站立多向治疗体位　是指在进行TSEI时,患者站立于承载台上,承载台带动患者沿头脚方向进行旋转,射野分别从二、四和六均分圆周角度方向照射。

2. 站立旋转治疗体位　是指在进行TSEI时,患者站立于承载台上,承载台带动患者绕头脚轴线旋转,射野从360°方向上对患者进行照射。

3. 卧位治疗体位　是指在进行TSEI时,患者卧于特制的治疗床上,治疗床在机架下方进行照射或是治疗床位于机架下方的前后射野与治疗床位于机架一侧的倾斜野结合照射。

(三)治疗方案

目前TSEI主要由医用直线加速器实施,已发展出多种成熟的TSEI方案,以下将介绍最主要的三种方案:六向方案、旋转方案和移动方案。

1. 六向方案　在六向方案中,患者在治疗时采用站立多向治疗体位,早期为前后及左右四个方向,后出于剂量均匀性的考虑,改为在 0°、60°、120°、180°、240° 和 300° 六个方向的六向方案,如图 14-4-1 所示。

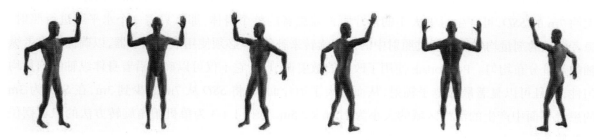

图 14-4-1　TSEI 六向方案的患者治疗体位

如果治疗室可以提供大约 7m 的 *SSD*,可将加速器机架放置在水平位置(射束轴垂直于患者的纵轴),每个治疗位置都对应到一个单一的治疗野。7m 的 *SSD* 提供的治疗区域大小涵盖了整个患者身体表面(边长 2m 或更大的正方形区域)。但在实际临床工作中,治疗室的尺寸在大多数情况下并不能保证 7m 左右的 *SSD*,通常可以获得的最大 *SSD* 为 3~4m。因此,最大射野(3m 的 *SSD* 对应边长为 1.05m 的正方形射野,4m 的 *SSD* 对应边长为 1.40m 的正方形射野)无法覆盖患者的整个身体表面。在这种情况下,Karzmark 等人提出了"斯坦福方法",将两个射野拼接形成一个可以覆盖患者整个身体表面的大野。通过旋转加速器机架,可以使两个射野部分重叠,这就是所谓的双机架角照射方法。双机架角照射方法中的每个射野机架旋转相同的度数但方向相反。*SSD* 为约 3m 时,可以使用 +20° 和 –20° 的机架角获得双机架角照射。图 14-4-2 给出了在六向方案中用于产生双机架角照射拼接的机架位置。Nisce 等人改进了斯坦福方法,引入了患者前置散射屏,可将常规加速器的 6MeV 电子束在患者皮肤表面降至适合 TSEI 的 2.5~3.5MeV。

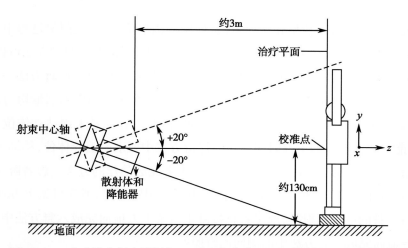

图 14-4-2　全皮肤电子束照射(TSEI)六向方案双机架角照射拼接照射示意

前面讨论的单野和双野拼接两种形式的六向方案均使用了 6 个治疗方向,以不连续的方式照射皮肤表面,得到的沿患者纵轴和横轴的剂量均匀性至关重要。剂量均匀性保证了在手、前臂、头部和下肢(位于治疗区域中心部分之外的患者身体部位)的皮肤中吸收的剂量与在躯干(位于治疗区域中心的患者身体区域)的皮肤中吸收的剂量具有可比性(精度为 10%)。为了提高剂量均匀性,在加速器机架中将安装特殊的散射调节器。但应该注意的是,在基于双机架角照射的方法中,散射调节器仅用于增加整个身体纵轴上的剂量均匀性。

2. 旋转方案　在旋转方案中,患者在治疗时采用站立旋转治疗体位,患者被放置在旋转平台上,在照射过程中,患者以恒定速度绕着身体的纵轴旋转。与六向方案类似,如果治疗室可以提供大约 7m 的 SSD,可产生足够大小的治疗野覆盖患者的整个身体,那么只需一个水平野进行照射。患者横轴的剂量均匀性可通过照射中的持续旋转来补偿,但必须使用散射调节器,以确保沿患者纵轴的剂量分布均匀。Podgorsak 使用了改良的散射调节器,它不仅可以确保沿着身体纵轴的剂量均匀性,而且可以显著散射电子辐射,从而扩大了治疗面积,将 SSD 从 7m 减少到 3m,在 SSD 为 3m 的患者平面中产生的治疗区域的大小为 2.5m × 2.5m。图 14-4-3 为单机架角旋转方法的患者摆位和几何条件。

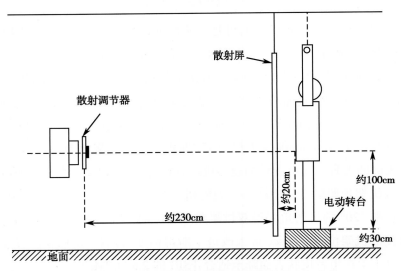

图 14-4-3　单机架角旋转方法的患者摆位和几何条件

Kumar 等人开发了双机架角旋转照射方法,使用双机架角照射,在照射过程中,患者绕其垂直轴旋转。与斯坦福方法一样,在不使用散射调节器的情况下,双机架角照射方法可以显著减少 SSD 的使用(减至 3m),这是前述单野旋转方法无法实现的。此外,如同单野旋转方法一样,患者在照射过程中的旋转运动消除了施加散射的必要性,从而提高了整个患者体内的剂量均匀性。

3. 移动方案　在六向方案和旋转方案的治疗过程中,患者都是采用站立体位,对于身体条件较弱的患者,可能无法在较长的治疗时间中始终保持方案中要求的治疗体位,移动方案提供了一种可以满足患者治疗体位要求的同时又能够支持体弱患者完成治疗的方案。患者卧于特制的可移动治疗床,在治疗过程中,在机架下方持续平移接受电子束射野扫描,或在机架下方通过多个治疗位置拼接获得覆盖全身的电子束射野,或患者直接卧于机架下方地面完成六野方法中的前后野照射,再卧于机架侧方地面完成六野方法中的侧向四野照射。

4. TSEI 方案的选择　TSEI 方案的选择涉及多方面因素,每个单位在方案选择上都应以自身的具体需求为根据。可能影响最终决定的一些因素主要包括治疗室内的可用空间、治疗效率和体弱患者的需求等。从文献发表情况看,采用六向方案(斯坦福方法 / 双机架角六野照射方法)及其改进方法的单位接近 90%,双机架角照射的角度在 ±10°～ ±25° 之间,主要取决于各单位采用的 SSD 及电子束射野的剂量学特性。采用旋转方案(包含单机架角旋转照射和双机架角旋转照射)的单位占 12%,采用移动方案的很少,但满足了部分体弱患者的实际临床需求。

二、全皮肤电子束照射剂量学

TSEI 主要针对深度较浅但范围涉及全身的皮肤病变,所以采用的标称电子束能量为 4~10MeV,到达皮肤表面的电子束能量为 3~7MeV。欧洲癌症研究和治疗组织(European Organisation for the Research and Treatment of Cancer,EORTC)皮肤淋巴瘤项目组的共识要求 80% 的等剂量线应至少距皮肤表面 4mm 深,而 20mm 深处的剂量应小于皮肤表面最大剂量的 20%。目前加速器为临床配备的电子束能量多以 6MeV 为最低,图 14-4-4 为 6MeV 野在 $SSD=200cm$、$SSD=100cm$ 和六野方法照射合成的百分深度剂量。由图 14-4-4 可以观察到患者入射平面处($SSD=200cm$)相对于标称 SSD 处($SSD=100cm$)PDD 曲线发生了前移,即能量下降了。完成六野方法照射后的合成 PDD 曲线相对于单野相同 SSD 处的 PDD 曲线也发生明显变化,由于电子束斜入射的影响,表面剂量显著提高。

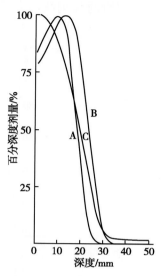

图 14-4-4　百分深度剂量图
A. 源皮距(SSD)等于 200cm 的百分深度剂量(PDD)曲线;B. $SSD=100cm$ 的 PDD 曲线;C.六野方法照射合成的 PDD 曲线。

由于加速器正常源皮距处的电子束最大射野无法满足对于全身范围的照射需求,所以需要延长源皮距、采用多个射野拼接或定制散射器以在患者治疗平面内实现长 200cm、宽 80cm 能够覆盖全身范围的射野,AAPM 23 号报告指出在长 160cm、宽 60cm 的中心区域内满足纵向均匀度 ±8%、横向均匀度 ±4%,欧洲癌症研究和治疗组织(EORTC)皮肤淋巴瘤项目组的共识要求在治疗距离处射野范围内纵向和横向均匀度均应满足 ±10%。图 14-4-5 为 6MeV 电子束在 $SSD=2m$ 和经 3mm 丙烯酸散射板后形成的高斯剂量分布,通常足以覆盖患者的宽度。沿着患者纵轴方向,两个呈一定角度的电子束射野(一野指向头部,另一野指向脚)拼接得到长约 200cm 的剂量均匀性满足 ±10% 的射野。相较于 X 射线,电子束在空气中的散射和扩散更加显著,在 SSD 较大时,灯光野无法正确表示电子束射野的边界,所以在考虑两电子束野剂量衔接时不能以灯光野为准,只能以探测器实际测量数据为参考。

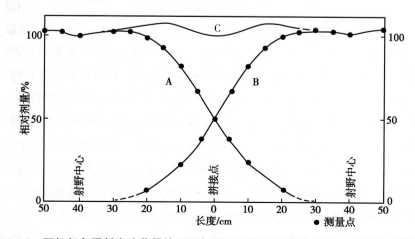

图 14-4-5　双机架角照射方法获得的两野(A 和 B)拼接形成的大野(C)的纵向剂量分布

X 射线污染是电子束野无法避免的特性,AAPM 23 号报告指出整个疗程的 X 射线污染水平应低于 4%(约 1.5Gy),EORTC 规定在骨髓水平的 X 射线污染剂量必须<0.7Gy。图 14-4-6 为电子束水平照射时横截面内的相对剂量分布,图中可见 X 射线污染主要集中于射线中心轴附近。X 射线污染由电子束与出射窗、散射箔、电离室、限束装置等之间的轫致辐射产生,可通过在入射至患者前避免被限束装置散射来减少。采用双机架角照射方法时,两野分别指向头脚两端,也可进一步降低合成射野的 X 射线污染比例。

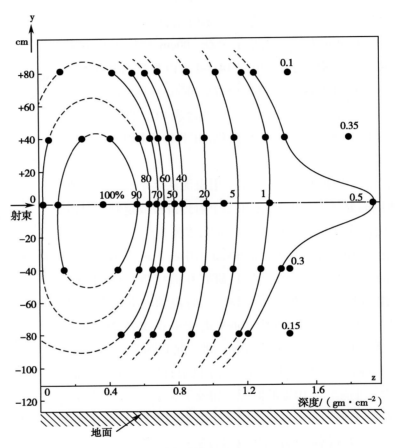

图 14-4-6　电子束水平照射时横截面内的相对剂量分布
X 射线污染主要集中于射线中心轴附近。

TSEI 所涉及的电子束能量较低,AAPM 23 号报告推荐使用有效深度浅(约 1mm)的薄窗型(≤0.05g/cm²)平行板电离室进行测量。如果平行板电离室无法获得计量校准机构的校准,可采用高能电子束(≥10MeV)与计量校准机构校准过的 Farmer 型电离室自行比对传递。与常规电子束照射不同,TSEI 患者所接受的剂量由多野照射的剂量累积而得到。AAPM 23 号报告推荐 TSEI 的剂量校准应分为 2 个步骤,如图 14-4-7 所示。首先测量位于水平轴上模体表面的校准点处,由双机架角六野照射方法中的 0° 双机架角射野产生的剂量,记为校准点剂量$(D_\mathrm{P})_\mathrm{Poly}$,电离室位于有机玻璃模体中深度 0.2mm 处。第二步是采用同样测量条件测量治疗状态皮肤剂量$(\overline{D}_\mathrm{s})_\mathrm{Poly}$,定义为直径30cm、高 30cm 的椭圆柱有机玻璃模体在双机架角六野照射全部完成后体表的平均剂量。剂量累积因子 MF(multiplication factor,MF)可通过校准点剂量和治疗状态皮肤剂量计算得出,对于双机架角六野照射方法,MF 的数值约为 2.5~3.1。

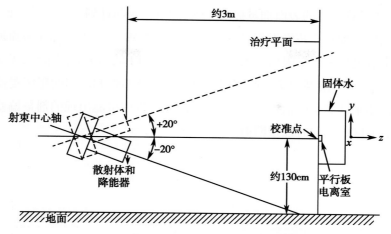

图 14-4-7　全皮肤电子束照射（TSEI）吸收剂量校准示意

$$(\overline{D_{\mathrm{S}}})_{\mathrm{Poly}} = (D_{\mathrm{P}})_{\mathrm{Poly}} \cdot \mathrm{MF} \qquad\qquad (式\,14\text{-}4\text{-}1)$$

根据式 14-4-1，对于 TSEI，可计算出每一照射野的单次剂量。设蕈样肉芽肿的治疗剂量为 8~9 周内给 32~36Gy，每一周期全身皮肤平均剂量为 4Gy。如果剂量累积因子为 3，两机架角的剂量权重相等，则每个周期 12 个照射野的每野单次剂量应为 $(\overline{D_{\mathrm{S}}})_{\mathrm{Poly}}/\mathrm{MF} = 4\mathrm{Gy}/3 = 1.33\mathrm{Gy}$。

虽然在治疗距离上总体表面剂量均匀度可达到 ±10%，但在垂直于水平轴的平面内以及在等同于患者尺寸的区域内，患者皮肤上存在剂量极度不均匀的局部区域。在具有尖锐的身体突起、弯曲的表面或多个射野重叠的区域中，可能会产生高剂量（120%~130%）。当皮肤被身体的其他部位遮盖或身体上的褶皱覆盖时，就会出现低剂量区域。通过患者治疗过程中的在体测量（in vivo measurements），可以确定明显欠量的区域以进行局部补量。如果需要治疗眼睑，可以使用内部眼罩，但考虑到铅引起的电子反向散射，应评估眼睑内部的剂量。

三、采用螺旋断层放射治疗实现全皮肤照射

螺旋断层放射治疗（HT）在优化治疗大范围病变方面有优势，Lin 等人利用 HT 进行全皮肤照射的模体实验研究，随后 Hsieh 等人报道了第一例临床患者 HT 全皮肤照射的治疗，后续还有多组相关研究发表。

部分研究将 CTV 定义为全身皮肤及皮下 5mm 范围，PTV 在 CTV 的基础上在不同的部位外放 5~10mm 得到，并采用厚度 3mm 或 7mm 的潜水衣以提高浅表剂量。部分研究直接将 PTV 定义为全身皮肤及皮下 3mm 范围，且不采用提高浅表剂量的建成材料。在普通的正常组织和危及器官外，还应将 PTV 内界向身体内部内收形成环状假器官和位于中心的安全区，并对上述结构进行剂量限制，从而将处方剂量限制于皮肤区域，避免对身体内部正常组织尤其是骨髓的照射。在计划系统中以体表皮肤外放 8~15mm 形成虚拟组织补偿，以避免由于 PTV 外放造成体外空气中的 PTV 部分在计划优化过程中的过度优化。

每次治疗前使用 MVCT 在线校位，可以监测由患者体位或体重变化导致的身体轮廓偏差，提高了患者摆位的精确度，也为计算患者实际受照剂量与计划计算剂量的偏差提供了基础条件。

利用 EBT 胶片进行治疗中的在体剂量测量结果显示，不采用体表建成材料导致计划系统高估体表剂量最高可达 25%；3mm 的潜水衣等效水厚度 0.87mm，测量结果大多数高于计算结果，最大超过

54%；7mm 的潜水衣可将模体的表面剂量提高 57%，测量结果与计划计算的平均误差为 5.3%。

与 TSEI 相比，螺旋断层全皮肤照射的深层器官剂量要高一些，报道的 4 级血液学毒性较多，危及器官的剂量通常满足临床剂量限值要求，但由于没有 TSEI 的相关数据报道，无法进行直接比较。而且对于每一次的治疗，螺旋断层全皮肤照射可以实现高鲁棒性和均匀的靶区覆盖；每次图像引导采集的图像还可以用来计算实际治疗的剂量，发现治疗过程中可能出现的剂量偏差；还可以在每次治疗时实现部分病变区域的同时加量照射。

（张　可）

参考文献

［1］ HOGSTROM K R, ALMOND P R. Review of electron beam therapy physics [J]. Phys Med Biol, 2006, 51 (13): R455-R489.

［2］ KHAN F M, DOPPKE K P, HOGSTROM K R, et al. Clinical electron-beam dosimetry: report of AAPM Radiation Therapy Committee Task Group No. 25 [J]. Med Phys, 1991, 18 (1): 73-109.

［3］ GERBI B J, ANTOLAK J A, DEIBEL F C, et al. Recommendations for clinical electron beam dosimetry: supplement to the recommendations of Task Group 25 [J]. Med Phys, 2009, 36 (7): 3239-3279.

［4］ ICRU. Prescribing, recording, and reporting electron beam therapy [J]. J ICRU, 2004, 4 (1): 2.

［5］ PURDY J A, CHOI M C, FELDMAN A. Lipowitz metal shielding thickness for dose reduction of 6-20 MeV electrons [J]. Med Phys, 1980, 7 (3): 251-253.

［6］ HOGSTROM K R, BOYD R A, ANTOLAK J A, et al. Dosimetry of a prototype retractable eMLC for fixed-beam electron therapy [J]. Med Phys, 2004, 31 (3): 443-462.

［7］ KLEVENHAGEN S C, LAMBERT G D, ARBABI A. Backscattering in electron beam therapy for energies between 3 and 35 MeV [J]. Phys Med Biol, 1982, 27 (3): 363-373.

［8］ EKSTRAND K E, DIXON R L. The problem of obliquely incident beams in electron-beam treatment planning [J]. Med Phys, 1982, 9 (2): 276-278.

［9］ KHAN F M, DEIBEL F C, SOLEIMANI-MEIGOONI A. Obliquity correction for electron beams [J]. Med Phys, 1985, 12 (6): 749-753.

［10］ KUDCHADKER R J, HOGSTROM K R, GARDEN A S, et al. Electron conformal radiotherapy using bolus and intensity modulation [J]. Int J Radiat Oncol Biol Phys, 2002, 53 (4): 1023-1037.

［11］ SALGUERO F J, ARRÁNS R, PALMA B A, et al. Intensity-and energy-modulated electron radiotherapy by means of an xMLC for head and neck shallow tumors [J]. Phys Med Biol, 2010, 55 (5): 1413-1427.

［12］ DIAMANTOPOULOS S, PLATONI K, DILVOI M, et al. Clinical implementation of total skin electron beam (TSEB) therapy: a review of the relevant literature [J]. Phys Med, 2011, 27 (2): 62-68.

［13］ KHAN F M. Basic physics of electron beam therapy [J]. Front Radiat Ther Oncol, 1991, 25: 10-29; discussion 61-63.

［14］ DONMEZ KESEN N, CAKIR A, OKUTAN M, et al. A comparison of TPS and different measurement techniques in small-field electron beams [J]. Med Dosim, 2015, 40 (1): 9-15.

［15］ ROSCA F. A hybrid electron and photon IMRT planning technique that lowers normal tissue integral patient dose using standard hardware [J]. Med Phys, 2012, 39 (6): 2964-2971.

［16］ LOW D A, STARKSCHALL G, BUJNOWSKI S W, et al. Electron bolus design for radiotherapy treatment planning: bolus design algorithms [J]. Med Phys, 1992, 19 (1): 115-124.

［17］ SU S, MORAN K, ROBAR J L. Design and production of 3D printed bolus for electron radiation therapy [J]. J Appl Clin Med Phys, 2014, 15 (4): 4831.

［18］ TUNG S S, SHIU A S, STARKSCHALL G, et al. Dosimetric evaluation of total scalp irradiation using a lateral electron-photon technique [J]. Int J Radiat Oncol Biol Phys, 1993, 27 (1): 153-160.

［19］ JOHNSON J M, KHAN F M. Dosimetric effects of abutting extended source to surface distance electron fields with photon fields in the treatment of head and neck cancers [J]. Int J Radiat Oncol Biol Phys, 1994, 28 (3): 741-747.

［20］ HODAPP N. The ICRU Report 83: prescribing, recording and reporting photonbeam intensity-modulated radiation therapy (IMRT)[J]. Strahlenther Onkol, 2012, 188 (1): 97-99.

［21］ GIBBONS J P, KHAN F M. Khan's the physics of radiation therapy [M]. Philadelphia: Lippincott Williams and Wilkins, 2014.

［22］ HARE H F, FROMER J L, TRUMP J G, et al. Cathode ray treatment for lymphomas involving the skin [J]. AMA Arch Derm Syphilol, 1953, 68 (6): 635-642.

［23］ KARZMARK C J, LOEVINGER R, STEELE R E, et al. A technique for largefield, superficial electron therapy [J]. Radiology, 1960, 74: 633-644.

［24］ GROLLMAN JR J H, BIERMAN A M, OTTOMAN R E, et al. Total-skin electron-beam therapy of lymphoma cutis and generalized psoriasis: clinical experiences and adverse reactions [J]. Radiology, 1966, 87 (5): 908-915 passim.

［25］ TETENES P J, GOODWIN P N. Comparative study of superficial whole-body radiotherapeutic techniques using a 4-MeV nonangulated electron beam [J]. Radiology, 1977, 122 (1): 219-226.

［26］ KUMAR P P, PATEL I S. Rotation technique for superficial total body electron beam irradiation [J]. J Natl Med Assoc, 1978, 70 (7): 507-509.

［27］ SEWCHAND W, KHAN F M, WILLIAMSON J. Total-body superficial electronbeam therapy using a multiple-field pendulum-arc technique [J]. Radiology, 1979, 130 (2): 493-498.

［28］ SZUR L, SILVESTER J A, BEWLEY D K, et al. Treatment of the whole body surface with electrons [J]. The Lancet, 1962, 279 (7244): 1373-1377.

［29］ WILLIAMS P C, HUNTER R D, JACKSON S M. Whole body electron therapy in mycosis fungoides: a successful translational technique achieved by modification of an established linear accelerator [J]. Br J Radiol, 1979, 52 (616): 302-307.

［30］ WU J M, LEUNG S W, WANG C J, et al. Lying-on position of total skin electron therapy [J]. Int J Radiat Oncol Biol Phys, 1997, 39 (2): 521-528.

［31］ PIOTROWSKI T, MILECKI P, SKÓRSKA M, et al. Total skin electron irradiation techniques: a review [J]. Postepy Dermatol Alergol, 2013, 30 (1): 50-55.

［32］ SPECHT L, SKOV L. Cutaneous Lymphomas [J]. Clin Oncol (R Coll Radiol), 2019, 31 (11): 797-807.

［33］ NISCE L Z, D'ANGIO G J, KIM J, et al. Weekly total-skin electron-beam irradiation for mycosis fungoides [J]. Radiology, 1973, 109 (3): 683-686.

［34］ PODGORSAK E B, PLA C, PLA M, et al. Physical aspects of a rotational total skin electron irradiation [J]. Med Phys, 1983, 10 (2): 159-168.

［35］ KUMAR P P, PATEL I S. Comparison of dose distribution with different techniques of total skin electron beam therapy [J]. Clin Radiol, 1982, 33 (5): 495-497.

［36］ GERBI B J, KHAN F M, DEIBEL F C, et al. Total skin electron arc irradiation using a reclined patient position [J]. Int J Radiat Oncol Biol Phys, 1989, 17 (2): 397-404.

［37］ DIAMANTOPOULOS S, PLATONI K, DILVOI M, et al. Clinical implementation of total skin electron beam (TSEB) therapy: a review of the relevant literature [J]. Phys Med, 2011, 27 (2): 62-68.

［38］ JONES G W, KACINSKI B M, WILSON L D, et al. Total skin electron radiation in the management of mycosis fungoides: Consensus of the European Organization for Research and Treatment of Cancer (EORTC) Cutaneous Lymphoma Project Group [J]. J Am Acad Dermatol, 2002, 47 (3): 364-370.

［39］ VAN DER MERWE D G. Total skin electron therapy: a technique which can be implemented on a conventional electron linear accelerator [J]. Int J Radiat Oncol Biol Phys, 1993, 27 (2): 391-396.

［40］ LIN C T, SHIAU A C, TIEN H J, et al. An attempted substitute study of total skin electron therapy technique by using helical photon tomotherapy with helical irradiation of the total skin treatment: a phantom result [J]. Biomed Res Int, 2013: 108794.

［41］ HSIEH C H, SHUENG P W, LIN S C, et al. Helical irradiation of the total skin with dose painting to replace total skin electron beam therapy for therapy refractory cutaneous CD4[+] T-cell lymphoma [J]. Biomed Res Int, 2013:

717589.

［42］ SARFEHNIA A, POON E, DAVIS S D, et al. A novel approach to total skin irradiation using helical Tomo Therapy [J]. Pract Radiat Oncol, 2014, 4 (5): 330-335.

［43］ HSIEH C H, TIEN H J, YU Y B, et al. Simultaneous integrated boost with helical arc radiotherapy of total skin (HEARTS) to treat cutaneous manifestations of advanced, therapy-refractory cutaneous lymphoma and leukemia-dosimetry comparison of different regimens and clinical application [J]. Radiat Oncol, 2019, 14 (1): 17.

［44］ HARALDSSON A, ENGLESON J, BÄCK SÅJ, et al. A Helical tomotherapy as a robust low-dose treatment alternative for total skin irradiation [J]. J Appl Clin Med Phys, 2019, 20 (5): 44-54.

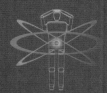

RADIATION
THERAPY
PHYSICS

第十五章
放射治疗的实施

放射治疗的实施是整个放疗流程中的重要一环。放射治疗师是治疗的实施者,治疗师每天与患者接触,操作治疗设备和使用各种摆位辅助装置,确保放疗计划得到正确和精准的执行,因此放射治疗师的责任心和专业素养对保证治疗精度是极为重要的。

放疗实施的具体过程包括 4 个步骤:治疗前的准备、摆位与体位固定、位置验证和出束照射。

第一节　治疗前的准备

患者进行放射治疗前,需要作好几个方面的准备工作,主要包括治疗前患者的准备、工作人员的准备、放疗设备的准备和摆位辅助装置的准备。

一、治疗前患者的准备

(一) 物质上的准备

建议患者穿着宽松、舒适、便于穿脱的衣物,换上拖鞋或戴鞋套,在指定的区域等候。手机、手表、钱包等随身物品提前从身上取下,避免影响摆位治疗。女性患者治疗前取下发卡、项链等饰品,束缚的头发松开,与模拟定位时保持一致。如患者有金属义齿,询问模拟定位时是否取出,通常建议在做模拟定位时取出义齿,以避免金属伪影。

治疗前,患者自查身上的体表标记线是否清晰,照射部位有无异常反应。

部分患者治疗时需要作特殊的身体准备,如禁食、喝水憋尿、排空肠道等,在治疗前须按照医嘱提前作好准备。如需进行膀胱容量监测,按照模拟定位时的饮水量和憋尿时间进行准备,用膀胱容量测量仪测量膀胱尿量,确保膀胱尿量达到治疗允许的范围。放疗中采取呼吸控制措施的患者,在治疗前要做好呼吸训练,熟悉呼吸控制装置的使用方法,以熟练配合治疗。

(二) 思想准备

治疗前做好患者宣教,让患者提前了解放疗实施的大体过程,减轻患者的紧张和焦虑情绪,树立完成治疗的信心。

患者放疗前应保持心情放松,避免身体紧张或肢体僵硬而影响摆位。现代三维放疗多采用精准的体位固定方式,患者治疗时须保持较长时间身体不动,治疗前患者需要有相应的心理准备。如头颈部肿瘤的放疗计划通常执行时间较长,且多采用头颈肩型面罩做体位固定,患者容易产生幽闭感,因此治疗前要作好患者的心理疏导,鼓励患者克服心理障碍,配合完成治疗。

患者要掌握出现紧急情况时的处理方式。治疗前告知患者若出现身体不适或紧急状况采取正确的方式示警,如挥手、抬腿、触发手持报警器等。

二、工作人员的准备

放射治疗师在治疗前要核对患者身份信息、详细检查治疗计划、核对治疗参数、明确摆位和体位固定情况、检查治疗中的注意事项等。

1. 核对患者身份信息　详细核对患者的姓名、病案号、性别、头像等基本身份信息。

2. 核对放疗计划　核对放疗计划的名称、疗程和分次。当患者有多个放疗计划时,需要明确每个治疗中心所对应的放疗计划。核对计划的处方剂量、照射野和主要的射野参数。新的放疗计划要检查所执行的放疗计划是否经过医生、物理师和治疗师三方签字确认,是否需要移动等中心进行校位(复位)。

3. 检查影像验证信息　查看当次治疗是否需要做放疗前影像验证;准备相应的影像采集装置。

4. 明确患者使用的体位固定方式和摆位要求　查看治疗记录单和模拟定位照片,熟练掌握摆位和体位固定的技术要求。

5. 检查患者的身体状态　治疗师与患者沟通,评估患者治疗前的身体状况,确认是否可以进行治疗。告知治疗中的注意事项,对于需要做特殊准备的患者(如憋尿等),再次和患者确认准备情况。

6. 其他注意事项　治疗前检查有无其他特殊要求,如患者是否有特殊疾病史、有无人工植入起搏器等特殊情形。对于危重病例,建议治疗时主管医生和值班护士到场协助。

三、放疗设备的准备

1. 当日开始治疗患者前,确保治疗设备已通过每日晨检(Daily QA)。

2. 设备状态检查　在临床应用模式下,检查设备的各项联锁信息是否正常;调取并载入患者治疗计划,再次核对计划参数,确保治疗计划可实施。

新的放疗计划需要检查各个照射野是否可以执行,如有转床、治疗偏中心等情况,可在机房内试转机架,确保计划可以执行。

3. 治疗机附属装置的准备

(1)影像验证装置:如机载 CT 成像装置类,提前完成 X 射线球管预热,设置好参考影像、成像参数、配准参数等。

(2)治疗机外挂装置:如机头附加装置(电子束限光筒、用于立体定向放疗的锥形限光筒、整体挡铅载具等),需要提前安装固定好,检查设备连接是否正常。

(3)呼吸控制类装置:需提前准备好接入治疗系统。能进行 6 个自由度校正的治疗床,在摆位前要确保治疗床的旋转角度归零位。

四、摆位辅助装置的准备

提前准备好放疗中用到的摆位辅助装置,如各种体位固定装置、组织补偿物等。检查确认患者个体化制作模具(热塑膜、发泡胶、真空袋等)的身份信息;设置并核对体位固定装置的各项参数。

检查体位固定装置的外观完整性,是否有损坏、变形等。如真空袋的真空状态,有无漏气,硬度是否有变化;发泡胶塑形垫和热塑膜有无变形,固定装置上的标记是否有缺如或损坏;组织补偿物的厚度和尺寸是否符合要求。

小结:放疗前的准备工作是放疗实施过程的第一步,作好充分的放疗前准备工作,能够有效保证治疗安全,提高放疗实施的工作效率。

(张　寅)

第二节　摆位与体位固定

摆位与体位固定是放疗实施过程中极其重要的步骤。摆位与体位固定是在放射治疗中,为保证患者治疗体位的稳定,而依据肿瘤部位、患者体型、照射方式等因素,借助于摆位辅助装置,使患者保持正确的治疗体位。摆位的主要目的是在每次治疗时重复模拟定位时的体位并能够保持体位不动,某种意义上说,放疗实施过程中的摆位就是对模拟定位时体位的重复。

一、摆位与体位固定的基本流程

虽然不同部位肿瘤的放疗体位固定方式差异较大,具体的摆位方法也各不相同,但基本遵循以下流程:

(一)摆位前的准备工作

摆位首先要遵循"双人摆位"的原则,即至少有两名治疗师进行摆位操作。并在摆位前做好以下准备:

1. 摆位辅助装置的准备　提前在治疗床上安置好患者使用的摆位辅助装置,并准确设置各项参数。建议采用固定卡条工具(如 Lock-bar、Indexing bar 等)将摆位辅助装置与治疗床保持位置固定。检查患者的体位固定模具,核对患者身份信息,检查模具的外观是否完整、有无变形,标记线是否清晰等。如果患者有口含器、眼睑保护罩等特殊辅助装置,提前取出进行检查,并告知患者如何使用。

2. 放疗设备的准备　治疗床的准备:将治疗床降至最低,前后和左右方向的平移都回到初始位置,如果是可 6 个自由度运动的治疗床,要检查 3 个方向的旋转角度是否归零。加速器机架回零,影像验证装置收回原位。检查 3 个方向的激光定位灯是否正常工作。

3. 摆位前患者的准备　建议患者参照模拟定位时的状态除去治疗区域的衣物。治疗师向患者简要讲解摆位与体位固定的过程,告知如何配合摆位和相关注意事项等。让患者保持身体和心态放松,积极配合摆位。

(二)摆位与体位固定

摆位过程中,操作的两名治疗师要默契配合,分工明确,并相互检查对方的摆位操作,以保证摆位和体位固定的准确(图 15-2-1)。

摆位操作的顺序:通常按照自下而上的顺序,先设置好患者身体下面的摆位辅助装置,然后让患者在装置上摆好体位,再放置患者上面的体位固定模具,最后根据需要来放置组织补偿物、射线遮挡物(如射线敏感器官的保护罩)等。摆位的过程中,要让患者以自然、舒适的状态躺在摆位辅助装置上,避免皮肤或肌肉的牵拉、挤压。

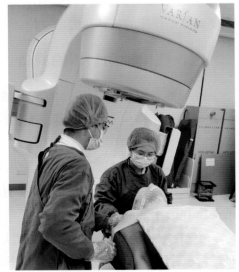

图 15-2-1　两名治疗师配合摆位示意

摆位和体位固定的操作方法与模拟定位时保持一致。目前三维放疗中广泛使用热塑膜、真空袋、发泡胶等个体化塑形工具做体位固定。以热塑膜为例,在摆位与体位固定过程中,通常要求身体两侧的热塑膜卡扣同时扣下,以避免一侧用力不均对身体造成牵拉而影响体位。不同的体位固定方式具体操作方法有所不同,但务必要求放疗实施过程中每个操作细节都与模拟定位时保持一致。

摆位过程中要注意区分摆位标记线和中心标记线(图 15-2-2)。通常先借助摆位标记线来辅助患者重复模拟定位时的体位,并做好体位固定。然后再移床使激光灯对准中心标记线。此时患者即到达计划设定的治疗位置。

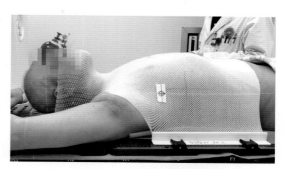

图 15-2-2　摆位标记线(患者体表上)与中心标记线(热塑膜上)

(三)摆位完成后的事宜

摆位完成后,询问患者是否有任何不适,并再次核对患者的身份信息和体位固定方式,检查是否需要放置组织补偿物、射线遮挡物等。

考虑到放疗机房内温度通常较低,根据实际情况,在不影响放疗实施的前提下,可在患者照射区域以外的部位覆盖衣物或毛毯等。

最后再次提醒患者,治疗过程中如果感觉不适立即举手示意或触发手持报警装置。告知患者治疗即将开始须保持体位勿动。治疗师离开治疗机房,并确保除患者本人外无其他人员滞留。

二、摆位与体位固定过程中的注意事项

1. 摆位过程中要坚持"双人摆位"的原则,由至少两名治疗师对放疗患者实施摆位和体位固定。两名治疗师在操作过程中既要密切配合,也要相互检查核对,即"双重确认(double check)",以保证摆位的准确。

2. 摆位与体位固定过程中,如发现患者体型变化、模具变化、辅助标记线变化等情况,要立即进行检查确认,评估是否会影响摆位的准确,部分情况可通过影像验证等方式来确认是否影响摆位精度。

3. 注意区分辅助标记线　放疗患者在模拟定位时,会在患者体表或体位固定模具上设置多条辅助标记线。这些标记线主要分为两种。一种是用来辅助放疗摆位的参考线,称为摆位标记线。在摆位时借助摆位标记线,让患者的体位得到准确的重复。例如画在患者身体正中位置的身体中线,即是用来辅助患者摆位时躺在治疗床的正中,避免身体偏移和扭曲。另一种标记线用来标记参考中心或治疗中心,一般为"十"字形的标记线,通常在身体的左右两侧和正中各有一条,通过 3 个"十"字在体表投射出三维空间上的治疗中心点,称为中心标记线。

摆位时借助摆位标记线完成摆位和体位固定,然后根据中心标记线移动治疗床,将患者送入计划设计的治疗位置。在某些特殊情况下,摆位标记线和中心标记线也可以是同一个标记线。如果遇到无法区分是哪种辅助标记线的情况,需要和模拟定位室的工作人员沟通确认。

4. 摆位过程中的人文关怀　摆位过程中,患者大多需要脱去治疗部位的衣物,应尽量保护患者隐私,摆位过程中除了患者和医务人员外,尽量避免其他人员进入治疗机房。摆位完成后,在不影响放疗实施的前提下,对于患者的裸露部位尽量覆盖衣物或毛毯等,既保护患者隐私也利于身体保暖。摆位和体位固定的过程中,要不时询问患者的感受,让患者保持心情放松,身体处于自然、舒

适的状态。此外,基于医院内感染控制的要求,建议使用一次性垫单覆盖患者接触的治疗床面、摆位辅助装置表面等,以满足卫生要求。

5. 摆位完成后,如果治疗中心偏一侧或新患者首次治疗,可能存在机架旋转过程中碰到治疗床或患者的风险,要在机房内试转机架一周,以保证治疗安全。

(张 寅)

第三节 位置验证

位置验证是在放疗摆位完成后,对患者体位、靶区位置的准确性进行的验证,是保证放疗实施精度的一个重要步骤。最常用的方式是借助影像学工具对患者的位置进行验证,又称为影像验证。

一、位置验证的方式

影像验证:在治疗前或治疗中采集患者的影像进行位置验证。常用的影像验证方式有电子射野影像(EPID)、机载 CT 影像(如千伏级锥形束 CT、兆伏级扇形束 CT 等)、X 射线透视成像、超声影像、体表光学成像、磁共振成像等。

除了影像验证的方式以外,还有少数非影像的验证方式,如体内植入无线信标来追踪肿瘤的位置。此外还可以基于治疗床值参数进行位置验证:通过摆位完成后治疗床值的重复性来间接反映摆位的准确性。但此种方式有一定局限性,可作为常规影像验证方式的补充。

二、影像验证的基本流程

传统的影像验证方式主要是验证胶片、EPID 等,属于二维的影像验证方式。近年来三维影像验证应用日趋普及,如锥形束 CT、扇形束 CT、体表光学成像等。各种影像验证方式虽然成像原理不同,在临床应用中都遵循基本相同的流程。

以目前放疗中常用的电子射野影像(EPID)和千伏级锥形束 CT(CBCT)两种方式为例,影像验证过程可分为影像采集、图像配准和误差修正三个步骤。

1. 影像采集 放疗摆位完成后,即开启机载影像模块,设置好影像采集范围和成像参数,准备采集影像。

影像采集的方式按照采集时机可分为治疗前的影像采集、治疗过程中的影像采集、治疗后的影像采集。临床上以前两种应用方式为主。治疗前的影像采集可以反映分次间的摆位误差;治疗中的影像采集主要反映了分次内的摆位误差。

影像采集参数的设置主要包含以下内容:

(1)影像采集的范围:原则上尽量将放疗靶区范围包含在内,如果靶区长度较长,超出影像采集的最大范围,应优先保证治疗中心区域。部分影像验证设备可以分段采集影像,借助软件作图像拼接的方式,以获取更大的影像采集范围。以 CBCT 为例,影像采集范围主要涉及扫描范围(FOV)和扫描长度两项参数。

(2)成像参数:成像参数的设置决定了验证影像的图像质量,并直接影响到后续的图像配准计算。EPID 主要设置曝光剂量(机器跳数)、曝光方式(单曝光、双曝光、治疗过程中的连续曝光)和成像角度(如常用正、侧位)。CBCT 的成像参数主要涉及 X 射线球管的管电压(单位:kV)、管电流(单位:mAs)、射线滤过方式,以及图像采集帧数、机架旋转角度范围、影像重建算法等。选择成像参数时,一方面要获取较高图像质量的影像,同时还应考虑尽可能减少射线成像剂量。

2. 图像配准　采集到的患者影像与参考影像做图像配准(图 15-3-1),并计算出位置偏移量。图像配准主要涉及以下几个方面:

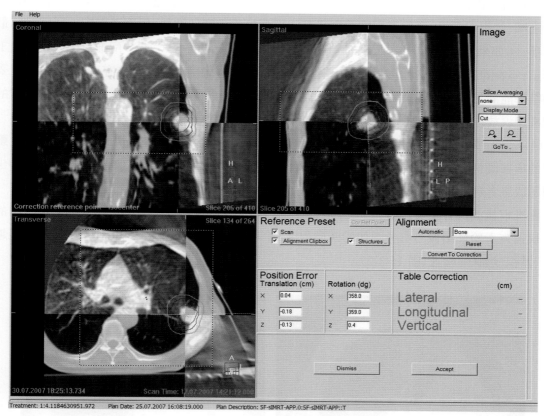

图 15-3-1　图像配准界面

(1)参考图像的确定:通常采用模拟定位时的影像(如 CT 影像、MR 影像或体表光学图像)作为参考图像。需要注意的是尽量采用与治疗时影像采集参数接近的定位影像作为参考图像,如患者模拟定位时有平扫 CT 和增强 CT 两套 CT 影像,考虑到治疗时不再注射造影剂,建议采用平扫 CT 影像作为参考图像;如采用磁共振影像验证时,应将同一种序列的 MR 影像作为参考影像;如采用 4D-CT 模拟定位,做常规 CBCT 影像验证时,应考虑采用最接近验证影像的密度投影(最大密度投影、最小密度投影、平均密度投影等)重建方式。

EPID 的配准通常将对应拍摄角度的 DRR 图像作为参考影像,设置 DRR 参考图像时要注意射线入射方向,如拍摄正位片时注意是前后位(AP)还是后前位(PA)。

CBCT 在设置参考图像的过程中,可同时在图像上标注出计划靶区(PTV)、感兴趣区(ROI)等解剖结构,为后续的图像配准作准备。

(2)配准范围的确定:图像配准的范围原则上应尽可能包含全部的计划靶区和必要的感兴趣区。同时,还应考虑避开一些可能会对配准造成干扰的区域,如分次间或分次内位置波动较大的区域,或不同分次密度出现变化的区域(如模拟定位时有造影剂的区域)。

(3)配准方式的选择:主要分为自动配准和人工配准两种方式。常用的自动配准方式有骨性配准、软组织配准、全像素配准、标记点配准等。不同厂家的软件设置和具体名称有所差别,但基本功能相似。

配准方式的选择主要基于以下原则:①如果靶区与附近的骨性组织相对位置固定,通常建议采用骨性配准,如头颈部肿瘤、靠近脊椎的肿瘤等;②如果靶区及周边骨性组织较少,且与附近的骨组织相对位置不固定,如乳腺部位的肿瘤、靠近膈肌的肿瘤等,建议采用软组织配准;③有些情况下,骨性配准、软组织配准、全像素配准等方式都能得到较为满意的结果,优先考虑配准所需时间最短的选项;④如果自动配准的结果无法达到要求,应考虑改变配准方式、调节配准范围或采取人工配准修正;⑤配准方式的选择不是绝对的,相同治疗部位的图像配准方法可能存在个体差异,只要配准的结果能满足要求即可。另外配准范围的设置也会影响配准方式的选择。因此首次治疗时的图像配准建议放疗医生、物理师、治疗师共同参与制订配准方案。

(4)配准结果的审核:图像的配准完成后,需要人工对配准的结果进行快速、准确的审核。配准结果的审核既包含了对图像配准计算结果的确认,也需要通过对照参考影像,发现摆位过程中出现的问题或患者解剖结构出现的变化。

配准审核的内容主要包括:治疗中心的确认、计划靶区的检查、感兴趣区和人体解剖结构的检查。快速查看验证图像与参考图像的匹配程度,并对重点区域进行检查。尤其是靶区和感兴趣区位置、体积、形状的检查(图 15-3-2)。

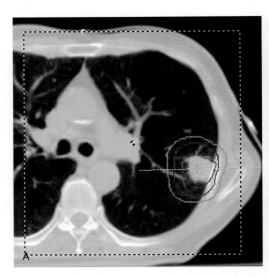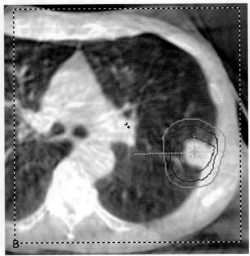

图 15-3-2 配准结果的审核
A. 参考 CT 影像;B. 锥形束 CT(CBCT)验证影像。

如果配准的结果出现旋转误差过大的情况(如超过 3°),应考虑患者体位出现了较大旋转或扭转,建议进行重新摆位。如果配准计算出的平移误差较大,如超过 10mm,也应查找原因,考虑是否需要重新摆位。

3. 误差修正 图像配准完成后,计算出两幅图像的位置偏移量,即此分次的摆位误差。摆位误差包含了左右(left-right,LR)、上下(superior-inferior,SI)和前后(anterior-posterior,AP)3 个方向的平移误差(shift error)和上述 3 个轴向的旋转误差(rotation error)。平移误差可以通过反向移动治疗床来抵消位置偏移。旋转误差需要具备 6 个自由度运动的治疗床来修正,而且修正的幅度也比较有限(通常为 3° 以内)。

误差的修正分为在线修正和离线修正两种方式。根据当次影像验证计算出的摆位误差,进行现场位置校正,称为在线修正。主要是修正了此分次的摆位误差。通常分次摆位误差超过 2mm,即建议进行在线修正。

摆位误差包含了系统误差和随机误差两部分。对于患者个体而言,系统误差是分次摆位误差的平均值,随机误差是分次间摆位误差的波动,用分次摆位误差的标准差表示。因此,当系统误差较大时,可通过计算连续多次摆位误差的平均值,人为修正抵消系统误差,实现离线误差修正,达到降低摆位误差的目的。

三、影像验证中的注意事项

1. 首次治疗时,建议主管医生、计划物理师和治疗师共同参与影像验证,商讨扫描范围,选择最佳的影像采集参数和配准方法,共同完成配准结果的评估。

2. 影像验证不只是能够修正摆位误差,还可以反映患者的体位信息和靶区信息。图像配准的过程中,如果发现靶区或 ROI 明显发生变化,包括位置变化或体积变化,应当立即联系告知放疗医生。

3. 影像验证的频率问题　多数情况下,每次治疗都做影像验证是不现实的。常规剂量分割的放疗计划建议第一周前 5 次治疗均做影像验证,根据前 5 次的摆位误差数据对系统误差进行修正,后续每周再做 1~2 次影像验证。如果是大剂量分割放疗,建议每次治疗均做影像验证;此外一些对位置精度要求较高的放疗计划,也建议每次治疗均做影像验证。

(张 寅)

第四节　出 束 照 射

出束照射是放疗实施过程中的最后一个步骤,是放疗设备加载各项治疗参数,严格执行放疗计划,给予射线照射的步骤。随着计算机控制技术和网络技术在放疗设备中的普及应用,大部分放疗设备已不需要人工录入治疗参数,所有的治疗参数可通过放疗网络管理系统自动加载至放疗设备。

一、出束照射的基本操作要求

目前放疗设备的自动化、智能化日益提高,在出束照射步骤中仍需做好以下工作:

1. 加载放疗计划后,再次核对患者身份信息和治疗计划信息。并确认治疗室内无异常,各项设备联锁状态正常。

2. 出束照射过程中,两名治疗师应密切协作,一人监控设备运行状态,核对治疗参数,另一人密切关注患者的身体状态(图 15-4-1)。

照射过程中要时刻监控设备的运行状态,检查是否有异常提示;同时核对每个照射野的常规治疗参数,如机器跳数(MU)、机架角度、准直器角度、转床角度、MLC 运动状态、钨门参数等。治疗中如发现任何设备异常或治疗参数异常,应立即暂停治疗,通知物理师来查证核实。

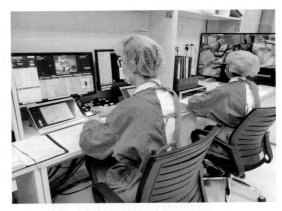

同时还要密切关注患者在照射过程中的身体状态,如发现有任何异常,应立即暂停治疗,快速进入机房内查看情况。如果患者身体突发紧急状况,按照相关的应急预案处置。治疗中还要注意设备运动部件与患者身体、治疗床的距离,避免发生碰撞。

3. 治疗结束后,两名治疗师进入机房内降下治疗床,解除患者体位固定,协助患者安全下床离开。最后保存治疗记录,包括填写纸质的放疗记录单和电子档案保存。

图 15-4-1　治疗实施过程中对设备状态和患者状态的监控

二、突发状况的处理

出束照射过程中的突发状况主要有三类:患者突发意外状况,如患者坠床、身体出现各种不适、突发危及生命的体征等;放疗设备的突发状况,如设备各种软硬件故障、网络中断等;放疗环境的突发状况,如意外断电、火灾、地震、突发自然灾害等。上述三类突发状况中,最常见也最重要的是治疗过程中患者突发状况的处置。无论发生何种情况,应首先把患者的安全放在第一位。

1. 患者突发意外状况　患者突发意外状况是指在放疗实施过程中患者突然出现身体异常不能继续治疗,甚至出现危及生命的体征等情况。患者突发意外状况时往往没有任何预兆,事发突然且症状凶险,非专业的急救人员很容易一时不知所措,难以快速、正确处置。因此应针对患者治疗中可能出现的各种突发状况,制订详细的应急预案,并定期组织相关人员进行培训和演练。此外,治疗前应告知患者治疗过程中可能发生的意外情形,遇到身体不适等情况时及时向工作人员反映,如举手示意、触发手持式报警器等(图 15-4-2)。

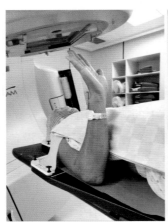
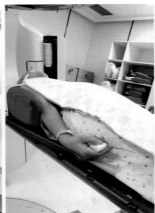
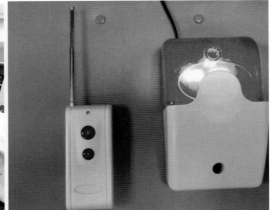

图 15-4-2　治疗过程中患者突发情况的示警方式

患者突发意外状况时的处置原则:①分工合作的原则,紧急状况发生时,在岗的两名治疗师中一人快速进入机房抢救患者,做急救处理,另一人电话联系主管医生和急救部门,寻求支援;②原地抢救的原则,患者突发意外状况后,尽量避免大范围移动患者,原地实施抢救,可快速降下治疗床,解开体位固定装置,并防止患者坠床;③分类处置的原则,根据事件发生的情况分类处置,如一般身体不适,可适当休息等状态改善后再治疗,咳痰、咯血等存在分泌物堵塞气道风险的情况,应尽快解除体位固定装置,让患者坐起清除分泌物以避免窒息,意识不清、狂躁不安、癫痫发作等情况,要注意患者坠床的风险,针对不同的情况提前制订各种应急预案,并做必要的培训演练;④公开透明的原则,事情发生后应保证患者家属知情权,取得家属的配合,必要时可叫上家属一起参与抢救。

2. 放疗设备突发状况的处置 如果设备发生故障或出现不明原因的报错、联锁等,基于保证治疗安全的原则,在故障未排除或报错原因未查明之前,暂不能继续治疗。另外治疗过程中如果发现任何治疗参数异常,如 MLC 运动不到位、射野 MU 数值与治疗计划不一致等情形,即使设备没有报错或联锁提示,也应立即暂停治疗,联系物理师来确认情况。

3. 放疗环境突发状况的处置 放疗环境出现的突发状况,常见的有停电、火灾、水灾、地震等。发生紧急情况时应立即中断治疗,尽快将患者从治疗床上安全放下,在家属的协助下离开治疗室,然后根据事件的严重程度按照医院的相关应急流程处置。当设备断电导致治疗床不能运动时,目前大多数加速器的治疗床上都安装了应急供电装置(UPS),可在外部断电的情况下提供降床的动力,部分机型虽没有 UPS 但提供了手摇降床的工具(图 15-4-3),可以手动降下治疗床。平时应定期进行意外停电的应急演练,熟练掌握断电情况下的降床操作。

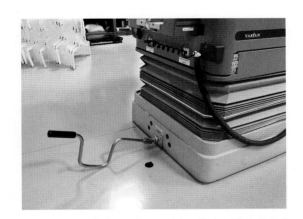

图 15-4-3 断电情况下使用手摇工具降下治疗床示意

(张 寅)

参考文献

[1] 林承光. 放射治疗技术学 [M]. 北京: 人民卫生出版社, 2016.

[2] WASHINGTON C M, LEAVER D. Principles and practice of radiation therapy [M]. 3rd ed. Amsterdam: Elsevier, 2009.

[3] MCDEROTT P N, ORTON C G. The physics & technology of radiation therapy [M]. 2nd ed. Madison, Wisconsin, Medical Physics Publishing Corporation, 2019.

[4] 李晔雄. 肿瘤放射治疗学 [M]. 5 版. 北京: 中国协和医科大学出版社, 2018.

[5] 蒋国梁. 放疗摆位重复性及固定体位的重要性 [J]. 中华放射肿瘤学杂志, 1993,(03): 63-65.

[6] 林承光. 肿瘤放射治疗技术操作规范 [M]. 北京: 人民卫生出版社, 2019.

[7] 戴建荣, 胡逸民. 图像引导放疗的实现方式 [J]. 中华放射肿瘤学杂志, 2006, 15 (2): 132-135.

[8] ASTREINIDOU E, BEL A, RAAJMAKERS C P, et al. Adequat margins for random setup uncertainties in head and neck IMRT [J]. Int J Radiat Oncol Biol Phys, 2005, 61: 938-944.

［9］REMEIJER P, GEERLOF E, PLOEGER L, et al. 3D Portal image analysis in clinical practice: an evaluation of 2D and 3D analysis technique [J]. Int J Rndiat Oncol Biol Phys, 2000, 46: 1281-1290.

［10］符贵山, 程斌, 覃仕瑞, 等. 放疗患者摆位误差与治疗床位置误差相关性分析 [J]. 中华放射肿瘤学杂志, 2016,(3): 266-269.

［11］PAWLICKI T, DUNSCOMBE P B, MUNDT A J, et al. Quality and safety in radiotherapy [M]. Boca Raton, FL: CRC Press, 2011.

［12］CHAN A J, ISLAM M K, ROSEWALL T, et al. The use of human factors methods to identify and mitigate safety issues in radiation therapy [J]. Radiother Oncol, 2010, 97 (3): 596-600.

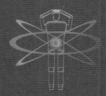

RADIATION
THERAPY
PHYSICS

第十六章
放疗信息系统

第一节 概 论

随着放疗技术的迅速发展,放疗规模和人员队伍的不断扩大,对放疗过程中安全和效率的要求变得越来越高。另外,由于放疗数据来源广泛,在疾病诊断及治疗过程中所产生的患者信息越来越多,对放疗数据的获取和记录也提出了更高的要求。因此,专业的放疗信息系统已成为放疗科必不可少的一部分,放疗信息化建设的迫切性也达到了前所未有的高度。作为医学物理师熟悉放疗信息系统相关的知识,对推进放疗信息化,保障放疗数据安全以及提高数据利用率是非常重要的。

一、信息和信息系统的概念

在现代社会的发展中,信息(information)发挥着越来越重要的作用,与物质、能源并列为当今三大资源。信息化的发展水平已成为衡量一个国家、地区综合实力的重要指标。针对信息化建设,国务院在"十三五"期间印发了《"十三五"国家信息化规划》,进一步明确了国家信息化建设的目标及其重要性。

信息是一个抽象的概念,已渗透到许多领域,不同学科对其概念有着不同的解释和理解。作为科学术语,信息最早出现在哈特莱(R.V.Hartley)于 1928 年撰写的《信息传输》一文中。20 世纪 40 年代,信息的奠基人香农(C.E.Shannon)指出:凡是能消除随机不确定性的任何事物都可以称为信息。一般认为,信息是关于客观事实的可通信的知识,信息既反映了客观世界各种事物的特征,还可以通过通信使事物之间产生联系。信息还能与人的认知能力相结合形成知识。我国的国家标准《信息与文献术语》对信息的定义是:"信息是被交流的知识。在通信过程中为了增加知识用以代表信息的一般消息。"

信息的概念不同于数据。数据又称为资料,是记录客观事物的可鉴别的符号。这些符号不仅包括数字,而且包括文字、图形、声音等。数据本身是没有意义的,具有客观性。数据经过处理后在形式上仍然是数据,经过解释后才有意义,才能成为信息。可以说,信息是经过加工并对客观世界产生影响的数据。

信息系统是一个人机一体化的综合系统,由人、硬件、软件和数据资源组成。其功能是及时正确地收集、加工、存储、传递和提供信息,目的是实现组织中各项活动的管理、调节和控制。信息、信息技术、信息人员都是信息资源,但不能单独发挥作用,只有按一定原则配置成信息系统这一有机整体,才能显示出价值。信息系统是人们开发利用信息资源的系统化手段。

二、放疗信息系统的概念

放疗信息系统也称为肿瘤信息系统(oncology information system,OIS),是医院最重要的临床信息系统之一。作为医院临床科室的专业信息系统,OIS 建设需要以医院网络设施环境为基础,并获得医院信息系统(HIS)以及其他临床子系统的支持,如 PACS、RIS 等。在此基础上,OIS 可以通过与这些系统之间的集成实现患者数据在不同系统之间的互通,从而减少信息孤岛。同时,OIS 也是医院最复杂的科室临床信息系统之一。与其他临床信息系统相比,OIS 主要有以下特殊性:①子系统多且功能复杂,由于每个患者从接诊到放疗结束都需要经过一套专业、复杂的放疗流程,如定位、靶区勾画、计划设计、摆位验证、治疗实施等,每个环节都会涉及多个子系统;②使用 OIS 的工作人员多,如医师、物理师、工程师、技师、护士、前台工作人员等,对使用人员的计算机熟练程度要求较高,培训难度大;③放疗新技术发展较快,OIS 需要不断更新版本以适用于新的放疗技术和放疗设备;④ OIS 中的主流产品均是国外系统(如 MOSAIQ、ARIA、LANTIS),这些系统提供的很多功能都无法满足国内实际的临床工作需求,也很难完全适应国内的放疗流程和工作模式。

放疗信息系统主要包括 3 个部分:记录验证(record and verify,R&V)系统、治疗管理系统(treatment management system,TMS)和电子病历(electronic medical record,EMR)。下面将对这 3 个部分逐一介绍。

R&V 系统的目的是在放射治疗过程中验证治疗参数,保证治疗时的机器参数与治疗计划所设定参数一致,确保放疗过程中的安全,降低错误风险。本章第二节将详细叙述记录验证过程以及 R&V 系统的意义和作用。

TMS 是以 R&V 系统为基础拓展开发的系统,包括很多子系统如影像管理、文档管理、预约管理、资源管理、收费等。TMS 对优化放疗流程,提高工作效率有很大帮助。比较遗憾的是,主流 OIS 均为国外产品,而国外放疗流程、工作方式与国内相比存在一定程度的差异,因此 OIS 提供的 TMS 在国内很难得到有效的应用。根据北京、上海、广州、成都等肿瘤医院放疗科的经验,在 R&V 系统的基础上,订制开发适合医院放疗科的信息集成平台(information integration platform,IIP),从而达到优化 TMS 并适合国内放疗管理模式的目的。本章第三节将详细叙述信息集成平台的功能和作用。

EMR 是现代医疗机构开展高效、优质的临床诊疗、科研以及医疗管理工作所必需的重要临床信息资源,是信息技术和网络技术在医疗领域的必然产物,也是医院病历现代化管理的必然趋势。EMR 在临床的初步应用,极大地提高了医院的工作效率和医疗质量。"电子病历"一词没有明确的定义,学术界至今仍缺乏统一的认识。国家卫生健康委员会、国家中医药管理局在 2009 年印发的《电子病历基本架构与数据标准(试行)》中将电子病历定义为"医疗机构以电子化方式创建、保存和使用的,重点针对门诊、住院患者(或保健对象)临床诊疗和指导干预信息的集成系统。是居民个人在医疗机构历次就诊过程中产生和被记录的完整、详细的临床信息资源"。在本章中,EMR 特指放疗科所使用的电子病历系统,其数据仅是患者所有临床数据集的一部分。EMR 中的数据包括患者的诊断描述、医疗管理和治疗结果等,这些数据以特定的电子格式(如结构化格式)存储于 OIS 中。国内大多数医院都会存在如下类似的问题:医院 HIS 系统已经有一套较完善的 EMR,医生每天都会使用并且非常熟练,但是为了完善 OIS 数据,提高 OIS 数据质量,放疗医生需要在 OIS 中的电子病历系统重复地录入一些已经存储于 HIS 的临床信息。因此,将放疗病历信息尽可能结构化并且减少重复录入的工作已成为国内 OIS 应用的一个非常重要的问题。

三、放疗信息系统的历史发展

肿瘤信息学(oncology informatics)属于生物医学信息学科(biomedical informatics)的分支。20 世纪 50 年代,Ledley 和 Lusted 在《科学》杂志上发表了一系列的文章,文章描述了在计算机的帮助下"信息"在医学领域的应用潜力,让"生物医学信息学"这一领域得到人们的广泛关注。

在随后的几十年里,生物医学信息学相关知识的扩展速度与信息技术(information technology, IT)领域的指数增长相当。1987 年,"医学信息学"作为主题词表被加入 MeSH(Medical Subject Headings,由美国国立医学图书馆编制的权威性主题词表)中。从那以后的 20 年里,这个术语下的文章数量以年均 12% 的速度增长,在 2007 年超过了 10 000 篇。在过去的 50 年中,生物医学信息学的发展已经渗透到医学的各个领域,从基础研究到临床应用。信息学的专门领域不断地发展以满足不同学科的独特需要,其分支包括生物信息学(bioinformatics)、临床转化研究信息学(clinical translational research informatics)、病理信息学(pathology informatics)、护理信息学(nursing informatics)、公共卫生信息学(public health informatics)、影像信息学(imaging informatics)、临床信息学(clinical informatics)以及肿瘤信息学等。在这些信息学分支中,肿瘤信息学是极其特殊的,它需要交叉多个信息学学科的知识,如临床转化研究信息学、病理信息学、护理信息学和影像信息学等,才能真正有效地应用于肿瘤学科。

早期的放疗信息系统(肿瘤信息系统)主要以记录验证(R&V)功能为主。物理师手动将治疗参数和容差参数输入到记录验证系统的数据库中,并在放疗过程中使用计算机自动检查所设定的治疗参数。随后 R&V 系统逐渐发展为由计划系统导入这些参数。治疗时,加速器系统将获取机器当前参数并传输至 R&V 系统,并在系统中比较预期和实际参数值是否匹配。如果无法匹配则会发出警告,并阻止治疗。近年来,新型的 R&V 系统可在不需要人工干预的情况下驱动直线加速器以及加速器相关的其他功能,具有更强大的驱动能力和兼容性,从而实现了 R&V 系统向治疗管理的拓展。R&V 系统的应用和发展有效地保证了患者放疗的安全,减少了放疗事故的发生。20 世纪 90 年代国际上使用最为广泛的放疗信息系统主要包括瓦里安公司的 VaRiS(后来变为 ARIA)、IMPAC 公司的 MultiAccess(后来变为医科达公司的 MOSAIQ)和 MDS Nordion 的 OnCentra(后来变为医科达公司的 OnCentra)。随着信息技术的进步,R&V 系统的功能逐步充实和完善,系统得到进一步拓展,实现了从 R&V 系统向肿瘤信息系统的转变。目前 OIS 不仅具备 R&V 功能,而且还包含 EMR、资源管理(resource management)、调度(scheduling)、工作流程管理(workflow management)、文档库(document repository)、影像管理(image management)、试验管理(trial management)、决策支持(decision support)等一系列功能。

四、医学物理师在 OIS 开发和应用中的重要性

专业的信息学家在放疗领域是非常稀缺的,因此放疗信息学的相关工作和责任通常由医学物理师来承担。医学物理师作为医生和信息技术之间的桥梁,有着较为丰富的经验。2006 年,Nikiforidis 等人曾报道物理师在参与医院信息系统的开发和实施中发挥了非常重要的作用。2009 年,Siochi 等人指出在放射治疗学科中,物理师是与信息学最相关且接受相关培训最多的人员。AAPM 成立了信息技术工作组(Working Group on Information Technology, WGIT),并在 2009 年发布了 201 号报告。报告中肯定了物理师在放疗信息学中的重要地位,并指出放射治疗是以患者为中心的工作,整个临床工作流程以及相关的 IT 架构都需要物理师,或对其有一定了解的医院 IT 工程师的支持,因为他们最了解患者数据的关键特性。

医学物理师在建模和图像分析的科研工作中积累了大量计算机编程经验,具备物理学和计算机科学两方面专业知识,这些知识领域中有许多是互补的,可以在肿瘤信息学中发挥巨大作用。一些物理师还为 DICOM 标准的发展作出了巨大贡献,还有一些物理师在医学影像信息学会以及放

射学和放射肿瘤学专业组织的 IT 委员会中扮演重要角色。在国外,物理师监督或参与某个部门或机构中 IT 专业人员的操作并不少见。由此可见,医学物理师在肿瘤信息学领域是极其重要的。

当前放射治疗正处于一个全新的时代,近十几年来,放疗新技术不断涌现,如 IMRT、VMAT、TOMO、CT/MR-IGRT、4DRT 等,所有这些新技术都导致放疗数据量的剧增,并带来更多与信息技术相关的需求。新需求需要新的放疗 IT 管理模式,而新模式的建立仅仅依靠 IT 人员是远远不够的,因为大多数 IT 人员对实际临床环境中关键需求的理解不够全面,而物理师既熟悉放疗工作流程,也了解数据交互的过程,因此最适合参与 OIS 的决策、开发和实施,使 OIS 能够更好地服务于患者和工作人员。另外,如前文所述,国外 OIS 提供的 TMS 很难适应国内放疗流程和工作模式。对于使用国外 OIS 的放疗科而言,需要重新梳理工作需求,结合 OIS 原有功能并对其拓展开发以实现本地化。在这个过程中,有着足够 IT 知识背景的物理师将发挥着不可替代的作用。

五、放疗信息系统的发展趋势

放疗技术和信息技术的进步必然推动 OIS 的发展,特别是信息技术的创新日新月异,数字化、网络化和智能化的深入发展必将大大拓展 OIS 发展空间。在未来的发展过程中 OIS 将会呈现出以下趋势:

(一) 云计算发展

云计算(clouding computing)是一种通过计算机网络按需提供计算资源的模式,其中计算资源包括计算能力、存储、应用和服务等。云计算模式分为用户端(客户端)和"云"端(服务提供方)。云计算中的用户端一般只作为显示终端,对软件和数据几乎没有要求,只需 WEB 浏览器即可,所有计算处理服务器都由"云"端提供,所有数据的存储、归档和备份都可以在"云"端实现。考虑放疗数据安全性和保密性的要求,未来的放疗科可以采用"私有云"的部署模式,从而避免数据泄漏的问题;同时,由于"私有云"可以部署在医院网络防火墙之内,能够更好地保证"云"服务的安全和效率。未来放疗领域中 OIS、TPS 等系统都可以通过网络使用第三方提供商的"云"端服务。在这种模式下,医院放疗科只需利用终端设备即可便捷地使用云计算服务,而不需要关心软硬件运行、维护与管理过程,为科室节省大量人力、物力的资源成本。

(二) 集成化发展

信息系统集成是指通过软件、硬件与通信技术使不同的信息系统之间建立关联,使数据资源达到充分共享,实现集中、高效、便利的管理。OIS 作为专业的科室信息系统,是医院信息化建设的重要组成部分。OIS 中许多重要数据都需要以医院信息系统为标准,如患者基本信息、身份识别信息等。这些数据必须与 HIS 保持完全一致,不能也不适合单独建立。仅依靠人工操作来完成这些工作是很容易产生错误的,系统集成可以有效地解决这类问题。推动 OIS 与 HIS 以及其他信息系统(如 PACS、RIS)的集成化不仅可以减少医生、护士重复录入的工作,提高工作效率,而且还可以将放疗电子病历、治疗记录等关键的结构化临床数据共享至 HIS,为医院大数据分析提供重要的数据资源。

(三) 智能化发展

智能决策支持系统(intelligent decision support system,IDSS)是现代信息系统的研究热点。由于医学信息的复杂性和动态性,决策所需信息的不足性,传统决策支持系统对非结构化的医学决策支持的突破很少。现如今,人工智能的快速发展,使得决策支持系统发展到了一个新阶段。越来越多的人工智能方法和技术应用到医学决策支持系统中,如专家系统、人工神经网络、深度学习和知识管理与知识图谱。OIS 智能化发展,可以提升医生、物理师的工作效能,优化放疗科的资源配置,为科室管理提供更科学的决策支持,使医生、物理师能够为更多患者服务,有更多精力投入到放射治疗的科学研究中。

(黄 鹏)

第二节 放疗的记录和验证

放疗过程中的记录(record)和验证(verify)是放疗信息系统(OIS)最为核心的功能。作为 OIS 的前身,R&V 系统通过与放疗设备的数据交互,可以有效地保障放疗实施的安全,其数据库中存储的结构化治疗记录是放疗流程管理系统(TMS)和电子病历(EMR)的基础数据来源。

一、放疗记录与验证的必要性

无论根治、辅助或是姑息放疗,放射治疗机(包括深、浅部 X 射线治疗机,钴 -60 治疗机和医用直线加速器等)的首要任务都是准确无误地执行患者的治疗计划。R&V 系统就是为了实现这一任务而设计开发的。"记录和验证",顾名思义是指在治疗过程中验证治疗机的参数和计划参数是否一致,并且记录整个放疗过程中所产生的数据,这些数据包括患者的基本信息、临床诊断信息、疗程、处方、射野、影像、治疗日程、治疗记录等。

近年来,放疗技术得到迅速发展,其主要原因之一是计算机技术的发展及其在放疗过程中的应用。当前计算机技术已广泛应用于放疗各个领域,特别是对于放疗数据的记录和验证而言,其帮助是非常巨大的。20 世纪 70—80 年代,为了保证放疗过程的准确性,很多数据的记录和验证均通过人工完成。现如今,随着计算机技术的深入发展,这些工作都可以通过计算机自动实现,并且可记录和验证的项目越来越多,准确率及效率远远超过人工。

放射治疗的全过程是一个多步骤、多环节的过程,涉及许多系统,这些系统之间通过专业的软、硬件以及人机界面实现相互通信。在通信过程中,系统之间的接口需无缝集成,且鲁棒性强,数据传输需精准且稳定性高,这样才能保证治疗计划实施的准确性。然而,在实际应用的过程中,这些系统仍然易出现软、硬件故障,多个供应商的组件不兼容或人为操作失误等异常情况。如果未检测到或忽略这些异常,则可能会对患者的治疗安全造成严重的不良后果。

随着新技术不断涌现,放疗技术日趋复杂,与其相关的参数设置也越来越多。尽管这些新技术可以降低放疗过程中发生某类错误的可能性,但同时也会为新错误的产生创造条件。新的放疗技术还会给质控工作带来更大挑战,例如新技术的某些机械和几何参数需要在更严格的容差范围内执行。不仅如此,有的新技术还会引起工作流程的改变,这种日常工作习惯的改变往往会增加使用人员的出错风险。从上述这些问题可以看出,在放疗过程中使用专业的 R&V 系统对所产生数据进行记录和验证是非常必要的,只有通过 R&V 系统的监控和管理,并配合适当的软件连锁才能有效地减少出错风险,避免医疗事故的发生。

二、R&V 系统的功能

从 R&V 系统名称即可看出,该系统的主要功能包括两部分:治疗实施的验证和治疗数据的记录。下面将对这两项功能做详细的介绍。

(一)治疗实施的验证

在模拟定位和治疗计划制定的环节中,与治疗相关的参数通过一定方式导入至 R&V 系统。在放疗实施过程中,验证这些参数与治疗机参数是否一致是 R&V 系统的主要任务之一。需要验证的参数一般包括:射线类型、射线能量、射野大小、MLC 设置、治疗时间(对钴 -60 机)和机器跳数 MU(对加速器)、准直器和机架转角、是否存在挡块或组织补偿器、楔形板设置、床位和床角等。

在整个放疗实施过程中,所验证参数的实际值和预设值之间可能会存在一定的偏差,这种偏差的可接受范围一般取决于:①患者的治疗方式,如高剂量的根治性治疗与用于缓解疼痛的低剂量姑息性放疗的精度要求不同;②治疗技术,如 IMRT、CRT、2D 或电子线计划对治疗机机械精度的要求不同;③参数类型,如钨门位置和叶片位置的到位精度要求不同。针对这些因素,R&V 系统提出了"容差表"的概念。作为 R&V 系统配置的一部分,医学物理师有责任定义一系列的"容差表",以提高放疗实施的安全性。当治疗机的参数设置与预期值不符或超出"容差表"中设定的范围时,R&V 系统将阻止治疗,并向使用人员发出相应的警告信息。

为了保证验证工作的顺利进行,治疗机控制台与 R&V 系统之间需要建立一个稳定性和准确性极高的通信接口。当 R&V 系统在治疗实施的验证过程中发现异常时,可通过该接口禁止治疗机出束。一旦接口失效或中断,R&V 系统将无法完成实时的参数验证。分次治疗结束后,如果治疗记录无法通过控制台回传至 R&V 系统,工作人员也可以在系统中手工记录分次实施情况。但这种记录只是基于系统中治疗处方的设定,并不是实际射束传输的结果。另外,尽管是手工记录治疗分次,R&V 系统仍然能通过处方以及射野的剂量追踪功能实现一些简单的验证,例如分次的累计剂量是否超出总剂量范围,治疗分次的间隔是否符合临床要求等。

MU 是治疗机最重要的参数之一,R&V 系统中 MU 参数一般通过 TPS 导入。对于一些简单的二维计划或基于模拟机手动计算的计划,MU 也可以通过手工输入的方式存入系统中。在治疗实施过程中,R&V 系统可以实时接收由控制台回传的已实施 MU,并验证 MU 与预期值是否一致。如果射束在达到预期 MU 前被终止,系统则需要记录当前实际实施的 MU,并在后续治疗中显示未完成的 MU,以确保治疗的延续性。

对于精准放疗而言,患者治疗位置的验证是必不可少的。R&V 系统中床位和床角的验证对提高患者治疗位置的重复性是十分有帮助的。通常的做法是,利用摆位验证影像(如 EPID 或 CBCT)在患者首次治疗时获取准确的治疗位置,并以首次治疗床位作为参考值,将后续治疗分次的床位与其比对,若超出容差范围,系统将给出警告或提醒。需要注意的是,在摆位过程中需要使用体位固定辅助装置(如体位固定条)来保证床位在患者左右和头脚方向的重复性,否则这两个方向的床位很容易超出容差范围,使其失去验证的意义。在一些特殊情况下,如患者体重下降明显或体型变化过大时,则需要重新校正患者的摆位,并将新的床位定义为参考值。对于 R&V 系统的床位容差表,国内多采用厂家提供的参考值或经验值,但由于不同医疗中心的设备条件、技术条件、人员素质以及业务水平等因素的限制,摆位重复性和精确性存在一定差异,因此根据医疗中心的实际情况调整 R&V 系统中的床位容差表是非常有必要的。此外,随着放疗设备和体位固定装置的不断更新,摆位精度也相应发生变化,R&V 系统中床位容差表也需及时更新以保证时效性。

(二)治疗数据的记录

1. 治疗数据的结构

所有 R&V 系统都具备一个存放不同类型数据的数据库,这些数据有的是通过其他系统导入(如 TPS、HIS 等)或手动输入,有的是通过治疗控制台捕获,还有的是通过 R&V 系统内部生成(如容差、日程、注释等)。了解这些数据的结构及其内部关系,不仅有助于理解放疗数据的记录过程,还能提高数据提取、数据分析和数据挖掘等工作的效率。

与放疗相关的"对象(object)"通常以分层结构的形式构建在数据库中,不同的对象在不同患者或不同实例中所采用的命名必须保持一致。不同厂商的 R&V 系统对不同对象的命名可能不同,但一般来说,对象的组织结构是相对标准的,例如患者基本信息一般位于组织结构的顶层,射野、MLC 等信息则位于较低层,如图 16-2-1 所示。图 16-2-2 显示了 MOSASIQ 系统数据库中部分表结构及关系。

此外,在 R&V 系统的培训阶段,对于数据库的相关内容,厂商需要对特定的使用人员(一般是系统管理员或数据管理员)给予足够全面的培训,使其了解数据库中各表、字段及其结构的含义,或提供 R&V 系统数据库的"数据字典"。

2. 典型治疗数据的记录

(1)患者 ID:患者 ID 是基本信息中最重要的数据,是患者的唯一识别码。在 R&V 系统中 ID一般不允许重复,且必须强制输入并用于区分不同患者。患者 ID 可以通过与 HIS 集成获取,从而保证该数据在 HIS 和 OIS 中的一致性。为了方便在放疗不同环节验证患者的基本信息,与 ID 相关的记录中需尽量附加患者照片,并可以通过 ID 生成条形码用作患者身份的识别。

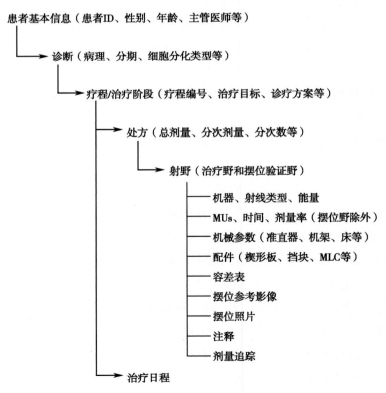

图 16-2-1 典型记录和验证(R&V)系统数据库层次结构

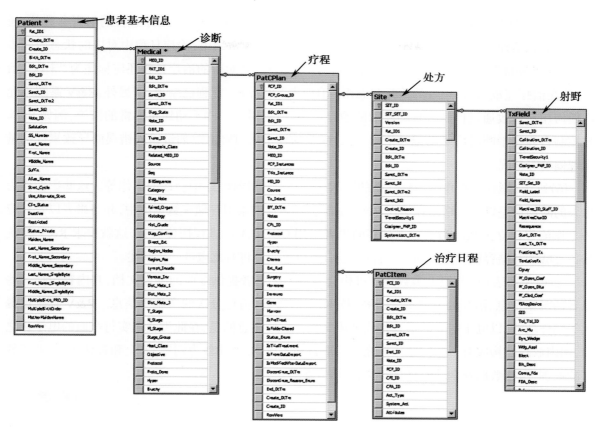

图 16-2-2　MOSASIQ 系统数据库中部分表结构及关系

（2）诊断和疗程：对于给定的患者，在 R&V 系统中其名下可能存在多种诊断（如原发和转移病灶的诊断）、多个疗程或多个治疗部位。如图 16-2-1 所示，"诊断（diagnosis）"位于 R&V 系统数据库组织结构中的上层，仅次于患者基本信息，是最关键的临床信息，病理、分期、肿瘤大小等信息均可以作为"诊断"的补充信息记录在数据库中。每一个诊断下可以包含多个"疗程（course）"，每一个疗程下则可以设定多个不同的"处方（prescription）"或"部位（site）"。有的 R&V 系统还允许定义额外的中间层，将一个疗程划分为多个治疗"阶段（phase）"。

（3）处方：处方数据中包含分次剂量、总剂量、分次数、治疗分次方式［如 daily（每日一次）、BID（每日 2 次）］、剂量类别（如深度剂量、百分体积剂量等）、治疗模式（如常规分割、超分割等）等信息，处方下存储了对应的计划或射野。每个计划或射野都可以为感兴趣的结构或点设置追踪剂量，并存于于数据库中。这些追踪剂量可以通过 TPS 导入，也可以通过人工输入。每次治疗前，R&V 系统通过计划或射野的追踪剂量计算当前治疗分次的累计剂量，并将其与处方总剂量比较，如果超出则触发软件联锁并阻止治疗。

（4）射野：R&V 系统中治疗野和摆位验证野的数据一般归属于同一类。在治疗过程中，与射野相关的数据均通过控制台回传至 R&V 系统并存入数据库，所包含内容如图 16-2-1 所示。系统对治疗数据记录的覆盖面较广，例如治疗实施中每个射野各控制点的 MLC 位置以及控制点的 MU，同时还记录了控制点对应的机器、分次序号以及执行时间等信息。对于 R&V 系统而言，深入和系统地记录每一个治疗分次中射野的执行数据，在一定程度上增加了数据库的复杂性和使用效率，但这些记录可以为放疗实施的回顾性分析和特殊事故的调查提供很大帮助。

（5）治疗日程：当某一分次的治疗实施完成时，R&V 系统除了记录治疗过程的射野参数外，还需同步更新治疗日程中的完成状态。如当天的治疗分次正常结束，治疗日程中对应的状态应同步为"分次已完成"；如该治疗分次是患者的最后一次治疗，其对应的治疗日程还应标注为"末次"治疗，并在治疗完成后，将患者的治疗状态由"治疗中"更新为"疗程已结束"。另外，R&V 系统不允许任何用户修改通过控制台自动获取的治疗记录，但提供了一些手动纠正异常的措施，例如 R&V 与控制台连接中断时可手动记录治疗分次，或手动校正由射野追踪剂量输入错误而导致累计剂量出现偏差等情况。

（6）影像：影像数据包括治疗计划的影像、摆位验证的影像、疗中会诊的影像等。这些影像作为患者的附加信息以专有格式存储在 R&V 系统中。影像的索引存储在数据库中，并与患者以及对应的工作流程建立关联。当前越来越多的患者采用 CBCT、MR 进行摆位验证，这就要求 R&V 系统具备足够的存储容量和高效的影像管理机制，本章第四节将对此做进一步阐述。

（7）电子图表：目前绝大多数放疗机构会为每一个患者提供纸质的图表文档，其内容包括一些患者的基本信息、治疗处方的摘要、治疗技术、射野参数、治疗分次的实施等信息。R&V 系统也提供了同样功能，以电子图表的形式替代纸质文档。需要注意的是，在此类文档实行全面的电子化之前，国内放疗机构应对一些问题作好充分的准备和考虑，如法律效力问题、安全和责任问题、电子签名的处理、医疗数据安全、网络故障时的备用方案等。

（黄 鹏）

第三节 放疗流程的信息化管理

随着放疗事业的快速发展，放疗流程的优化和管理问题日益受到重视，国内外也有许多相关主题的会议和文献报道对此问题展开讨论。越来越多的放疗工作人员和管理者发现，仅仅依靠 R&V 系统无法满足放疗全流程管理的需求。因此，放疗流程管理系统［或称为治疗管理系统（TMS）］的开发和应用得到越来越多的关注。经过十几年的发展，TMS 已成为 OIS 中必不可少的组成部分。TMS 以 R&V 系统所记录的数据为基础，结合 IT 技术和放射治疗特有的工作流程，将 OIS 扩展成为一个以患者为中心并且安全、及时、有效和公平的医疗服务系统。本节分为 3 个部分，第一部分介绍了放疗流程信息化建设过程中可能会遇到的一些困难和挑战；第二部分介绍了现代放疗临床实践模型及其组成部分，并对每个部分做了深入的讲解；第三部分以中国医学科学院肿瘤医院放疗科为例，介绍了放疗流程信息化管理的典型实例和应用效果。

一、放疗流程信息化面临的挑战

在医疗管理的历史中，纸质文档（包括一些图表、病历等）一直都是临床实践和工作流程的重要工具。2009 年 Saleem 等人的报道指出，尽管信息技术和信息管理系统不断发展，但这些纸质工具仍然是临床信息管理和传输的基本组成部分。纸质文档以及相关的流程之所以很难被替代，主要有两个因素：其一是在临床应用中，纸质文档是一种成本非常低的工具，具有可快速获取、通用性强、易使用和修改等特点，有的文档还具备一定的法律效力；其二是长期使用纸质文档流程的工作人员很难走出其现有的"舒适圈",与采用信息化管理系统改变工作流程和工作习惯相比,大多数人认为,维持现有模式可能会更安全、更有效。然而,随着放疗科临床需求的增加和信息量的快速增长,纸质流程的低效和高花费等弊端将会越来越明显。基于纸质工具的放疗流程既不利于构建安全和高效的通信环境,也不利于决策支持、质控改进、疗效分析以及人工智能应用等前沿工作的开展。

信息系统和信息技术在放射肿瘤学中的应用已经取得了长足的进步,TMS 功能也越来越丰富。为了实现现代放疗流程的信息化管理,满足使用人员和管理者的个性化需求,TMS 一般是由开发人员和使用人员共同设计。在 TMS 设计过程中,开发人员和使用人员将面临各种不同的挑战。首先,系统各功能模块的逻辑结构在不同应用场景或部门之间存在巨大差异,开发人员需要针对不同的应用,建立不同的模型和算法。其次,由于开发人员缺少一定的临床实践经验,所设计的功能模块常常会偏离实际应用,从而导致工作流程僵化,操作烦琐,应用效果适得其反,因此,TMS 的设计和实施需要有一定计算机知识背景的医师和医学物理师共同参与。再次,习惯了纸质流程的用户常常会错误地认为,TMS 能够完全模仿先前的工作流程,甚至产生一些不切实际的期望,最终由于用户预期与实际的操作体验相差过大,从而进一步增加了信息化流程推广的难度。最后,在系统开发前,参与开发的人员需从全局视角和长远眼光考虑 TMS 功能,所设计的程序如果只是盲目地为流程中某一环节提供优秀的功能,而该功能缺乏整体的集成性和连通性,那么这将大大降低 TMS 中信息存储和获取的效率,也较易形成信息"孤岛"。除此之外,由于国内外放疗流程和管理方式的差异,国外 OIS 中有许多功能模块无法适用于国内的工作流程。因此,一些大型的放疗机构(如北京、上海、广州、成都等)均根据各自科室的流程,个性化地设计和开发了信息集成平台(information intergration platform,IIP),并将其作为 TMS 一部分,从而达到优化放疗工作流程以及加强科室信息化管理的目的。

总而言之,TMS 的开发和设计是一个巨大的挑战,需要深入理解现代放疗的工作流和信息流,设计合理的逻辑算法和模型,才能保障其安全、高效地运行。

二、放疗临床实践的模型

现代放射肿瘤学的临床实践是一个高度复杂且不断发展的科学领域,并且随着计算机技术的引入以及发展,人们发现放疗流程、数据管理、IT 基础设施以及系统集成等领域的复杂性也越来越高。为了简化这种复杂性,Fong 和 Herman 等在 2007 年提出了一种广泛并具有代表性的模型,该模型将放疗的临床实践划分为 5 个相互关联的元素,即人件(peopleware)、流程、信息、软件和硬件,如图 16-3-1 所示。这 5 个元素的关系可简单地描述为:①"人"作为主体元素创建和参与了临床实践,设计了基于临床实践的放疗"流程";②放疗临床实践中产生了大量的"信息",并在"流程"中传递和使用;③"软件"即对应着放疗流程管理的信息系统,如 TMS、IIP,是管理信息流和工作流的重要工具;④软件的稳定运行需要可

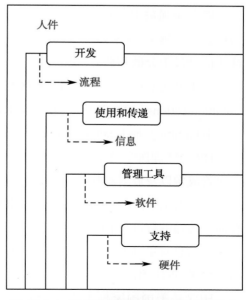

图 16-3-1　现代放射肿瘤学的临床实践包含的 5 个元素

靠的"硬件"设施的支持。5 个元素之间协同配合才能获得高效的放疗临床实践,下面将逐一介绍这 5 个元素。

(一) 人件

"人件"的概念最初是在 1977 年由 Neumann 提出的,1999 年 DeMarco 和 Lister 在其著作《*Peopleware: Productive Projects and Teams*》中使这一概念得到了普及。从英文名称可以看出,"人件"是一种与软件、硬件并列的概念,可以理解为在软件和硬件的开发、安装、使用和管理等环节中,与"人"(包括个体和群体)相关的活动,与具体的技术无关。在系统的开发中,归根结底,"人的因素"占据了主导地位。TMS 能否成功融入放疗工作流程,很大程度上受到设计、使用和管理系统等人员的影响,一旦忽视人的因素,以 TMS 为基础的新流程则可能会出现无法预料的或潜在的风险。因此,系统的好坏或 TMS 中某个功能模块能否得到广泛应用更多的因素不是在于技术,而在于"人",或者说在于对"人的因素"的重视程度、组织方式等。在放疗流程信息化的建设中,科室领导或管理者需要扩大视角,从全局角度出发推进信息化,促成各部门之间达成共识,在必要的时候需成立信息化专项小组,明确各自的分工,组织全科人员参与并积极配合,最终开发出来的系统才能更契合科室的临床工作流程。

(二) 流程

任何放疗的临床实践都需要遵循基本的业务或临床流程,TMS/IIP 可以帮助优化以及改进这些流程。然而,在开发设计 TMS/IIP 之前需作好必要的准备工作,如梳理流程中所涉及的环节,确定各环节的用户对象及所应用的位置(前台、诊室、计划室、治疗室等),规划需要获取的数据项和数据类型等。放疗主流程相关的环节可以分为以下几个部分:患者登记、会诊、模拟定位、靶区勾画、治疗计划、治疗实施。除此之外,还有一些额外的并且必不可少的放疗环节,如日程管理(预约管理)、查房、收费、治疗计划的审查和剂量验证、放疗设备的质量控制和运行维护、随访等。本节第三部分将对放疗流程中的典型环节展开详细的描述,并以中国医学科学院肿瘤医院放疗科为例,展示实际应用效果。

(三) 信息

随着调强放射治疗、图像引导与自适应放疗等技术的普遍应用,放疗流程中需要存储和处理的信息越来越多,且来源广泛,这些信息可能来自不同功能的子系统或不同厂家的系统。为了避免这些信息过于分散和孤立,提高通信效率,放疗信息的存储和传输需遵循一定的标准。目前有三种方式用于制定和改进系统之间或系统与设备之间的通信标准,分别是 DICOM(Digital Imaging and Communications in Medicine)/DICOM-RT(DICOM-Radiation Therapy)、HL7(Health Level Seven)和 IHE(Integrating the Healthcare Enterprise)。

DICOM 即医学数字成像和通信,是医学图像和相关信息的国际标准,被广泛应用于放射医疗、心血管成像以及放射治疗诊断设备(X 射线、CT、磁共振、超声等),该标准涵盖了医学数字图像的采集、归档、通信、显示及查询等内容。DICOM-RT 是对 DICOM 的补充扩展,是放疗领域的数字影像存储和传输的标准,由美国电气制造商协会(NEMA)成立的放射治疗标准工作组制定,该标准定义了 7 个信息对象:RT 图像、RT 剂量、RT 结构集、RT 计划以及 RT 治疗记录的 3 个组成部分(外照射治疗记录、近距离治疗记录和治疗综合记录)。

HL7 是美国国家标准学会(American National Standards Institute, ANSI)认可的非营利组织,HL7 卫生信息交换标准为电子医疗数据的交换、集成、共享和检索提供了全面的框架和传输协议,进一步规范了临床医学和管理的信息格式,降低了系统互联成本,提高了数据共享度。

IHE 是由医疗专业人员和企业共同发起一项计划,旨在改进医疗计算机系统之间共享信息的方式。IHE 的目标不是开发新的标准,而是通过提高已有通信标准之间的协同使用水平,如 DICOM 和 HL7,来满足特殊临床需要,以便为患者提供最佳服务。用 IHE 技术框架统一起来的医疗系统可以更好地与其他系统通信、更易于实施,并且能使医疗服务人员更高效地使用相关信息。

(四) 软件

从某种程度来说,临床的整个流程和信息均是由软件(TMS/IIP)控制和管理的。TMS/IIP 从立项、确定功能、设计到成功开发、投入使用,并在使用过程中不断修改、增补和完善,直到不再适应新的需求而被淘汰,被新系统所替代,这一过程称为软件的生命周期。TMS/IIP 生命周期一般可以分为 5 个阶段:规划、分析、设计、实施、运行维护。

1. 规划 TMS/IIP 规划阶段的任务是对科室的环境、现行系统的状况做初步调查,根据科室目标和发展战略,分析各部门的信息需求,确定 TMS/IIP 的功能、规模、资源。最后,根据需求的轻重缓急、现有资源状况和应用环境的约束,合理安排建设方案和实施计划,并编写 TMS/IIP 设计任务书。

2. 分析 TMS/IIP 分析阶段的任务是根据上一阶段任务书所确定的范围,对现行系统做详细调研,描述现行系统的业务流程,指出现行系统的局限性和不足之处,确定新系统的基本目标和逻辑功能要求。分析阶段又称为逻辑设计阶段,这个阶段是整个放疗信息化建设的关键阶段,也是与一般工程项目的重要区别所在。该阶段的主要工作是从临床业务调研入手,分析临床工作流程、数据与数据流程、功能与数据之间的关系,并根据临床实践的需求,确定新系统的逻辑模型,编写系统分析报告。系统需求说明书是此阶段必不可少的文件,其内容既要通俗易懂,又要详尽准确,用户可通过此说明书了解拟建系统的功能,判断是不是其所要求的系统,该文件既是系统设计的依据,也是将来验收系统的依据。

3. 设计 设计阶段的任务是根据系统需求说明书中规定的功能要求,考虑实现逻辑模型的具体设计方案,即设计新系统的物理模型,所以该阶段又称为物理设计阶段。如果说分析阶段的任务是回答 TMS/IIP "应该做什么"的问题,那么系统设计阶段则回答的是"怎么做"的问题,其主要工作是根据系统分析报告所确定的逻辑模型,结合实际条件,确定新系统的物理模型,即新系统实现的技术方案,包括总体设计、数据库设计、输入输出设计、模块结构和功能设计等,并编写系统设计报告。

4. 实施 实施阶段是将设计的 TMS/IIP 付诸实践的阶段。该阶段的任务是根据系统设计所确定的物理模型,将设计方案转换为临床中实际运行的人机信息系统。其主要工作包括程序的编写和调试、计算机等设备的安装和调试、人员培训、数据文件转换、系统调试与转换等。TMS/IIP 实施是按实施计划分阶段完成的,每个阶段都应有相应的实施进度报告。

5. 运行维护 TMS/IIP 正式投入运行后,为了使其高效地工作,必须加强运行的日常管理。这些工作主要由系统管理员或数据管理员负责,其内容包括数据收集、数据整理、数据安全保证;简单的硬件管理和设施管理;整个系统运行情况的记录,如业务处理的效率、文件存储率、更新率等;意外情况发生的时间、原因以及处理结果等。另外,还需根据临床实践中 TMS/IIP 运行的反馈,及时对系统进行修改、调整和完善,使其能够不断适应新环境和新需求。

(五) 硬件

可靠的硬件和网络基础设施是 TMS/IIP 良好运行的关键。对于科室而言,信息系统的硬件一且出现故障或连接中断,所造成的损失是无法估量的。信息系统的核心硬件通常放置于网络中心机房或数据中心机房,主要包括大中型服务器、存储以及网络设备等。

服务器一般包括数据库服务器、应用服务器、存储服务器和其他服务器。数据库服务器承担着数据的接收、处理和存储等工作,是整个硬件的核心。数据的安全及高效使用都与该服务器密切相关,因此数据库服务器需尽量选择性能好,且安全性、稳定性和可扩展性更高的配置。建议为数据库服务器配备高主频、多核心、性能稳定的处理器和高频率的内存。另外,考虑到数据库服务器的重要性,建议搭建故障转移集群。一旦其中一台数据库服务器出现故障,另一台数据库服务器将自动接管所有业务,保障临床工作的不间断。应用服务器是应用的接口层,主要用于处理大量的业务接入请求和业务逻辑,其性能要求不太高,但作为业务应用接入的必经途径,对稳定性和可靠性有较高要求。存储服务器一般连接存储设备,用于大容量存储的管理。存储服务器对性能要求不是很高,但对网络速度及网络可靠性的要求比较高。其他服务器一般运行非关键性应用,如域控服务器、备份服务器等,可允许一定时间的中断,性能配置可较低。

数据是放疗信息化的生命线,而存储则是保证这条生命线的基础。随着各类放疗数据的飞速膨胀,信息系统也慢慢地从以应用为中心逐渐转变为以数据为中心。用户可根据科室规模配置合理大小和性能的存储,高性能的存储对于提升信息系统访问速度和数据处理能力是有很大帮助的。信息系统的存储不同于普通计算机的存储,应充分考虑冗余备份,以确保硬盘故障时减少数据丢失的风险。放疗患者名下有大量的非结构化数据文件,如 CT、CBCT、MR、申请单、各种文档报告及签字扫描件等,均需要长期保存。配置数据存储时需考虑长远的使用效率,可将其分为在线数据存储和离线存储,并根据临床需求配比容量。在线存储需选用存取性能高、读写速度快、传输接口大的型号。对于读写速度快的存储设备,单盘容量偏小,因此在线存储总容量是存在一定限制的。离线存储作为数据的长期存储,被读取的频率较低,建议选用读写速率稍低的大容量存储,其单盘容量更高,总容量限制较小。

网络设备包括路由器、中心交换机、分支交换机等。在搭建网络环境时,应注意关键性的网络参数,如带宽、丢包率、延迟和抖动等。服务器、存储通常通过双光纤通道与光纤交换机连接,从而组成高速、安全的存储局域网。放疗系统对网络性能要求很高,治疗实施的数据和影像数据都需要通过网络实时记录在数据库和存储设备中,采用 1 000Mb/s(兆比特每秒)级别网速是放疗网络最基本的要求。

三、放疗流程信息化管理实例

根据科室实际需求个性化地设计和定制 TMS 可以更好地实现放疗流程的信息化管理。然而,商用 TMS 功能大多以通用性为主,无法实现定制化开发。IIP 是以商用 TMS 为基础,并结合科室需求而定制开发的软件,可以弥补 TMS 功能不足,解决国外 TMS 本地化应用困难等问题。下面以中国医学科学院肿瘤医院放疗科(以下简称为 CAMS-DRO)为例,介绍放疗信息化管理的具体实例和应用效果。

(一) 信息化架构

CAMS-DRO 采用 MOSAIQ 系统作为 OIS,并以此为基础开发放疗 IIP。IIP 为网页版系统,采用浏览器 / 服务器(B/S)架构模式,使用人员可以在医院内网任意电脑中登陆 IIP。与 MOSAIQ 系统不同,IIP 无授权数量的限制,并且还能兼容任意 TPS 系统,如操作系统为 Solaris 系统的 Pinnacle 计划系统。值得注意的是,为了保证数据库的统一性,方便放疗数据的分析和应用,IIP 中所有重要的结构化数据均会通过后台程序同步至 MOSAIQ 系统中。

IIP 操作便利,患者的放疗进度和预约状态在系统中一目了然,在系统中加入定制化的逻辑算法可以合理地分配加速器资源和员工资源,如图 16-3-2、图 16-3-3 所示。图 16-3-2 是医师和物理师的工作主页,显示了医师或物理师名下所负责的患者列表,与患者相关的重要预约信息均可在工作主页中快速获取。图 16-3-2 中不同色系的标签页和进度条对应着不同的放疗环节,如绿色对应"模拟定位",蓝色对应"放疗计划",紫色对应"计划审查",橙色对应"放疗实施"。这些标签页将处于不同放疗环节的患者进行了分类,每个标签页下所显示的内容均可根据医师或物理师的关注度定制,大大提高了医师或物理师的工作效率。图 16-3-3 为患者主页,可以看出,IIP 系统中的层级结构与 MOSAIQ 系统类似,依次是诊断、疗程和部位。然而,与 MOSAIQ 系统不同的是,IIP 中每个部位下只允许存在一套放疗流程,也就是说每个部位下最多只能包含一次模拟定位、一个放疗计划和一个加速器的预约等放疗环节。

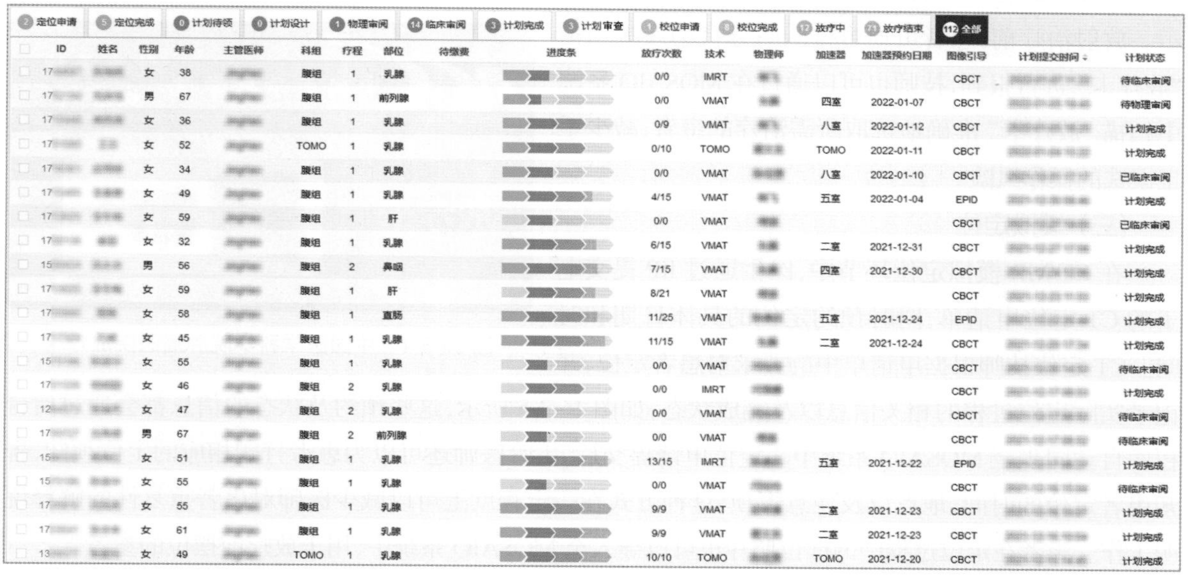

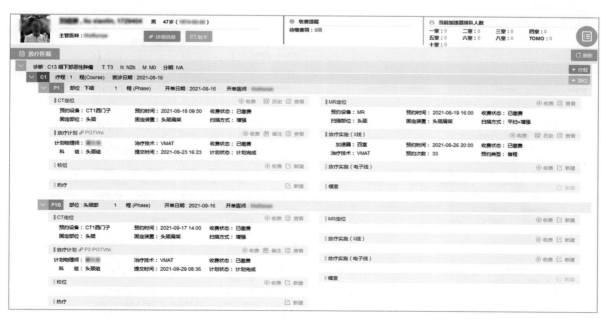

图 16-3-2　医师和物理师信息集成平台(IIP)工作主页

图 16-3-3　信息集成平台(IIP)患者主页

（二）登记注册

患者的基本信息，特别是病历号（唯一识别码）是患者在 OIS 中最重要的信息之一。一旦发生错误，不仅影响后续放疗环节的相关工作，产生安全风险，还容易造成费用错漏、管理混乱等问题。获取患者基本信息最准确和高效的方式是通过系统的集成，将医院 HIS 系统中患者的基本信息复制到 OIS 中。在实际应用过程中，医生或报到台只需在 IIP 中输入患者病历号，即可快速获取患者的基本信息，同时 IIP 后台程序会将这些信息同步至 MOSAIQ 系统中。在后续的模拟定位环节，MOSAIQ 系统再通过与 CT、MR 控制系统的集成，将患者基本信息准确地同步至 CT 和 MR 定位影像中，并用于 TPS 靶区勾画和计划制定。上述这种方式可以有效地保证 HIS、OIS 和 TPS 中患者基本信息的准确性和一致性。

在登记注册环节中，每一个放疗患者还需要采集头像照片并存储在 IIP 和 MOSAIQ 系统中，以用于治疗环节的患者识别。在此环节，工作人员还会为患者制作二维码形式的"放疗卡"，如图 16-3-4 所示。放射治疗前，患者可通过排队叫号自助终端扫描"放疗卡"进行报到，技师也可以通过在 MOSAIQ 系统中扫描"放疗卡"准确地选取所需治疗的患者，减少手工误选的操作风险。

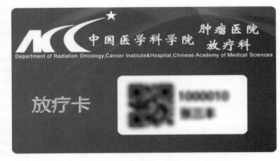

图 16-3-4 中国医学科学院肿瘤医院放疗卡

（三）模拟定位

在 CT/MR 模拟定位环节中，医生通过 IIP 提交电子的 CT 定位申请单，同时预约定位的具体日期和时间。CT 定位技师根据申请单中的要求对患者定位，并记录实际定位过程的相关信息以及完成状态，如图 16-3-5 所示，这些预约及状态的信息都会通过后台程序自动同步至 MOSAIQ 系统中。定位申请提交后，主管医师还可以为患者打印相应的定位须知，告知患者定位的时间、地点以及注意事项，这种方式在一定程度上可以减少医师对患者重复性的解释说明工作。患者在定位过程中的摆位照片也可以导入至 MOSAIQ 系统中，用于放疗前摆位的参考。

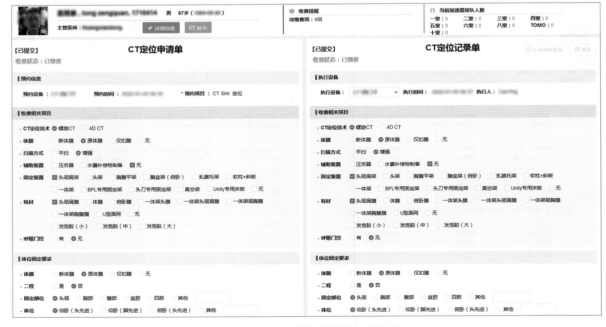

图 16-3-5 CT 定位申请单和记录单

（四）治疗计划

在治疗计划环节中，医师同样也通过 IIP 提交电子的计划申请单。计划申请单的模板功能既提高了医师的工作效率，同时也规范了申请单的内容，如靶区和危及器官的命名、处方和危及器官限量的格式等。由于参与做计划的物理师较多，需根据科室制定的计划分配规则在 IIP 中设计相应的逻辑算法，实现公平合理的计划分配，例如根据治疗技术将计划随机分配给不同小组的物理师；患者在不同疗程的计划需分配给同一物理师；实时调节物理师每轮计划的任务数等。另外，在系统后台中加入配置参数可以使计划的分配更加灵活高效，以适应不同工作任务调整的应用场景。

CAMS-DRO 计划制定的流程如图 16-3-6 所示。根据该流程，IIP 中的计划状态可划分为 5 种：①"计划待领"表示医生提交计划，但物理师未接收；②"计划设计"表示物理师已接收计划，并且已开始计划的制定；③"待物理审阅"表示治疗计划已优化完毕，需要高年资物理师审阅；④"待临床审阅"表示计划已通过高年资物理师审阅，需要主管医师做进一步审阅和评估；⑤"计划完成"表示计划已出单并已导入至 MOSAIQ系统。这些计划状态的变动均可通过医院短信平台通知到责任医师或物理师，以提醒他们完成相应的工作任务。

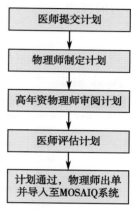

图 16-3-6　CAMS-DRO 放疗计划的制订流程

（五）加速器治疗

为了减少加速器预约的爽约率，避免一些不确定因素导致首次治疗日期的变动，CAMS-DRO 将加速器的预约定于物理师接收计划的环节。物理师在收到医师提交的计划时，确定该计划所需的放疗技术，然后通过 IIP 中的加速器预约模块为患者预约治疗室和首次放疗的日期。如图 16-3-7 所示，加速器预约模块将综合考虑各加速器的功能特性、治疗技术、部位、体位固定装置、摆位验证方式等条件，筛选出可使用的加速器资源。物理师根据加速器资源分布情况选择合适的加速器并输入需要预约的次数（一般与治疗次数相等），完成患者的加速器预约。加速器预约模块中包含一定的逻辑规则，如根据科室的要求定义每台加速器每天治疗人数或时长的上限；根据历史治疗记录估算各加速器不同技术的平均治疗时长；加速器资源相差较大时系统优先选择资源充足的加速器等。

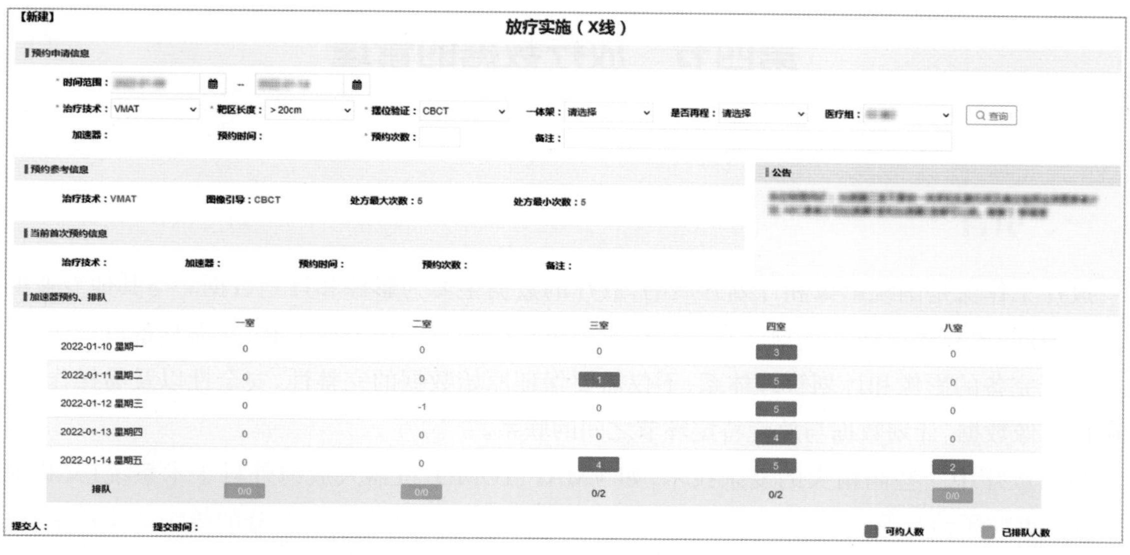

图 16-3-7　信息集成平台（IIP）中加速器预约和排队模块

在放疗患者高峰期时，加速器资源紧缺，经常出现物理师无可预约加速器的情况。为了解决这一问题，加速器预约模块中增加了"排队"功能，用于顺序等候加速器的预约，如图16-3-7、图16-3-8所示。当加速器预约名额已用完时，物理师可以选取患者治疗计划所用的加速器室进行排队。一旦出现预约名额，系统将根据时间顺序自动地预约"排队"队列中的患者。通过这种方式，一方面可以避免出现争抢加速器预约名额的现象，减少资源浪费；另一方面物理师不会因为加速器预约受限而影响计划制定的进度；再者，加速器资源的管理者还可通过实时了解（短信通知）加速器"排队"的情况，动态调整每日各加速器室的可用资源，以达到缓解预约压力的目的。

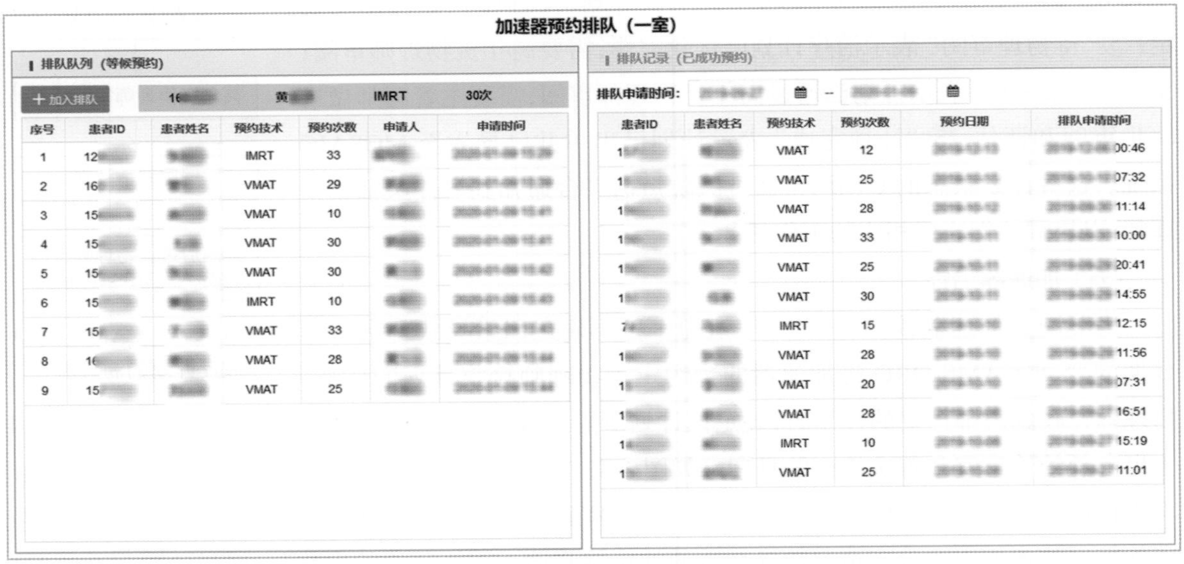

图 16-3-8　信息集成平台（IIP）中加速器排队列表

（黄　鹏）

第四节　放疗数据的管理

一、引言

放疗工作流是围绕影像和计划开展的，放疗的数据主要为影像和计划数据。与其他专业的工作流程不同，放疗的影像和计划通常与治疗实施过程中的特定环节相关联，并需具备可视化功能。建立一个完备的影像和计划管理体系，不仅需要保证原始数据的完整性、安全性以及易操作性，还需确保影像数据、计划数据与放疗特定环节之间的联系。

当前放疗中一些高精尖的复杂技术，如 VMAT、TOMO、机器人放射外科手术系统（又称射波刀）、质子重粒子治疗等，已被快速地引入临床实践，并几乎取代了绝大部分的传统放疗技术，这些技术所对应的治疗计划，其数据的复杂度和数量级远远超过传统计划。新技术所涉及的影像也不再是单一的 2D 影像数据或独套 CT 数据集,而是种类更多、数据量更大的影像集,包括 4D-CT、4D-CBCT、MR 等,并且这些多模态的影像集还需要同时关联与计划相关的靶区、危及器官等结构集。除此之外,更多更先进的图像引导技术也被引入至放疗实施环节中,并且使用频次大幅增加,从而也导致了 TMS/OIS 中放疗数据的成倍增长。这些放疗新技术的发展对影像和计划数据的管理提出了更高的要求,也带来了更大的挑战。

放疗数据的存储时期较长,在大多数国家均超过十年。我国《医疗机构管理条例实施细则》中明确规定,门诊患者病历数据的保存期不少于 15 年,住院病历保存期则不少于 30 年。因此,TMS/OIS 需具备足够强大的影像存储以及管理能力。不仅如此,当前放疗临床实践相关的网络结构越来越复杂、覆盖范围越来越广泛。放疗科的网络常被视为与医院信息中心同级别的网络结构或者是医院中央网络结构的卫星单元。放疗影像、计划的存储和管理不仅只服务于本地,还需考虑对其他科室甚至是院外的数据共享和互访。综上所述,放疗科需要一种长期稳定的、可扩展的影像和计划管理策略。

二、放疗的 DICOM 数据

当前医学领域中大多数影像信息都是以无胶片的形式生成、处理和传递的,其管理均以医学数字成像和通信(DICOM)标准为基础。医学影像相关的制造商也都是以此标准设计和开发软件系统。DICOM 标准可以确保不同系统之间影像数据的连通性,还可以确保不同临床环境中各系统的互操作性。该标准定义了用于短期或长期存储的数据格式以及用于数据交换的通信协议,而这些正是构成数字图像存档的基础,即图像存档和通信系统(PACS)。

DICOM-RT 是 DICOM 标准的扩展,放疗数据的一些特定要求在 DICOM-RT 对象(objects)中得到了特殊的处理。以下是 DICOM 标准定义并广泛使用的 DICOM-RT 对象:

RT-Dose

RT-Structure

RT-Plan

RT-Ion Plan

RT-Image

RT-Treatment Record

    RT-Beams Treatment Record

    RT-Brachy Treatment Record

    RT-Ion Beams Treatment Record

RT-Treatment Summary Record

随着 DICOM 标准的发展,DICOM-RT 对象也在 DICOM 标准委员会第七工作组(放疗)的推动下不断地补充着新的元素。目前 DICOM 第 147 号补充文件中定义和建立了许多新的用于放射治疗的对象,这些新的对象也称作"第二代 DICOM-RT 对象"(处于草案阶段,尚未正式发布),例如,放疗计划的重新制定、自适应计划、放疗计划审阅等。

三、影像管理策略

在放疗科建立无胶片环境的影像管理策略一般可划分为两类。

（一）基于应用程序的影像管理和归档

"基于应用程序的影像管理和归档"模式是以应用程序为基础,在专用软件及其关联的硬件中创建影像,并提供相应的修改、批准或签名等功能,如图16-4-1所示,但是这些影像数据与患者的临床数据或治疗实施环节之间并未建立关联。归档的影像数据也未集中管理,而是在各自专有的数据库中存储。每一个应用程序均对应了一种影像数据库,数据过于分散,不利于医师和物理师查阅和回顾分析。此外,该模式还需要耗费大量的管理资源。例如,需要各自独立的冗余系统才可保证数据的安全性;数据只能通过多次的系统迁移才可传输至将来更新后的影像系统中。

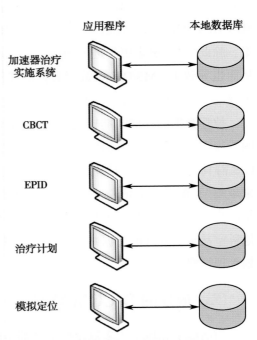

图 16-4-1 基于应用程序的影像管理和归档架构
CBCT. 锥形束 CT;EPID. 电子射野影像设备。

上述模式的缺陷是显而易见的,对其最常见的改进措施是使用诊断 PACS 进行集中归档,如图 16-4-2 所示。所有应用程序的影像数据均汇总于同一个数据库,同时还可以与医院的 HIS、RIS 之间实现对接,医师和物理师可以方便快捷地调阅、审核各类放疗影像。然而这种改进的模式应用于影像诊断科(放射科)时是可以完全满足临床需求的,但对于放疗科而言仍存在一定的缺陷。诊断 PACS 系统的设计与开发通常没有考虑管理 DICOM-RT 对象(如 RT-Dose、RT-Structure Set、RT-Plan、RT-Ion Plan、RT-Treatment Record)及其与影像数据的关系,因此诊断 PACS 系统很难实现将影像数据与各种不同的放疗 DICOM 对象关联,也很难实现与各放疗环节关联。另外诊断 PACS 本身的组织特性还会带来另外一个问题,即需标定特定诊断会话的识别号,而放疗影像源通常不支持该数据字段,从而导致部分诊断 PACS 无法兼容放疗影像数据,需对诊断 PACS 系统进行二次开发或在放疗影像数据中增加该字段才可满足放疗影像管理的需求。

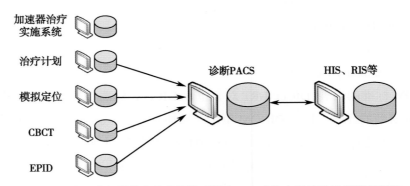

图 16-4-2 使用诊断图像存档和通信系统(PACS)集中归档的影像管理架构
CBCT. 锥形束 CT;EPID. 电子射野影像设备;PACS. 图像存档和通信系统;
HIS. 医院信息系统;RIS. 放射信息系统。

（二）基于 DICOM-RT PACS 和 TMS/OIS 的影像管理和归档

"基于 DICOM-RT PACS 和 TMS/OIS 的影像管理和归档"模式同样也是采用应用程序创建影像，随后以 DICOM 标准传输至放疗专用的中央存储系统 DICOM-RT PACS。与此同时，TMS/OIS 中创建相应的治疗环节，并在临床参数与中央存储系统中影像数据之间建立关联。如图 16-4-3 所示，治疗的记录验证由 TMS/OIS 控制，影像数据源的应用程序与其分离，两者通过 DICOM-RT PACS 建立关联，事实证明这种影像管理模式可以完全兼容放疗影像以及 DICOM-RT 所应用的临床场景。

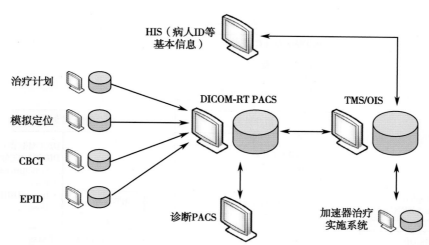

图 16-4-3　基于 DICOM-RT PACS 和 TMS/OIS 的影像管理和归档架构

CBCT. 锥形束 CT；EPID. 电子射野影像设备；PACS. 图像存档和通信系统；HIS. 医院信息系统；TMS. 治疗管理系统；OIS. 肿瘤信息系统；DICOM-RT. 医学数字成像和通信（DICOM）标准的扩展，适用于放疗（RT）数据。

图 16-4-4 显示了"基于 DICOM-RT PACS 和 TMS/OIS 的影像管理和归档"模式的通用工作流程。该流程中治疗计划以及治疗实施过程中所产生的 DICOM 数据均独立于各个应用程序。影像数据首先导入至 TMS/OIS，并与临床和治疗数据相关联。理想情况下，该采集过程是在治疗实施的过程中自动传输的。然后，TMS/OIS 将影像数据和 DICOM 对象传输至 DICOM-RT PACS，并在 TMS 中删除或临时保留一段时间。TMS/OIS 中只保留影像的部分历史记录，包括注释、影像批准、影像识别号等信息，这些信息也均可通过 PACS 节点地址和 UID 表示。这种管理模式可以为长期的归档工作提供更为干净的架构，减少数据的冗余。当需要回顾性地评估患者放疗剂量分布时，所有影像和计划数据均可以通过 DICOM-RT PACS 直接访问，不需要再使用原始应用程序（如治疗计划系统、摆位验证影像系统、CT 定位影像系统等）。此外，在 RT-PACS 中，与许多 PACS 一样，可以保存原始的非 DICOM 对象，例如 Word、JPG、MP3、AVI 和 MPG 文件。需要注意的是，在影像和计划相关数据的存储时，应尽量使用 DICOM 结构化形式或 DICOM 图像对象中的 PDF/A 文档格式。在任何情况下，存储文件都应该严格避免使用诸如 MS-Word 这样的专有格式，这类格式使文件存储复杂化，并过度依赖应用软件的版本。

四、计划管理策略

放射治疗计划在 TPS 中的原始文件是最重要的患者放疗数据之一，一旦丢失，无论对于患者还是医师、物理师都将是巨大的损失。定期归档 TPS 中患者的治疗计划,不仅可以保证 TPS 中患者检索和计划优化的效率,还可以节省存储空间。另外,对归档文件的多重备份和容灾备份还能更进一步地保证放疗计划数据的安全。由于归档计划的数据量大,计划整理和归档工作烦琐,并且归档工作一般由专人完成,缺少有效的独立核对等问题,如何保证放疗计划数据归档的效率以及避免计划数据的丢失已成为放疗信息管理的一个重要问题。

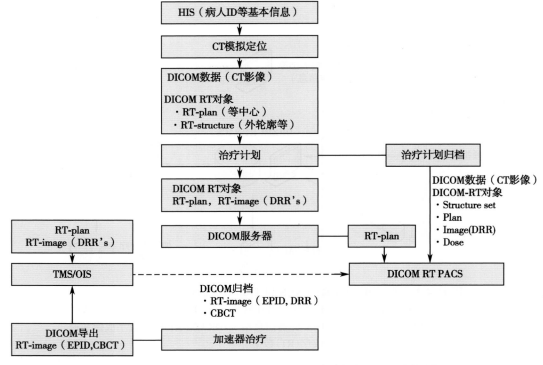

图 16-4-4　基于 DICOM-RT PACS 和 TMS/OIS 的影像管理和归档模式的工作流程
CBCT. 锥形束 CT;EPID. 电子射野影像设备;PACS. 图像存档和通信系统;HIS. 医院信息系统;TMS. 治疗管理系统;OIS. 肿瘤信息系统;DICOM-RT. 医学数字成像和通信(DICOM)标准的扩展,适用于放疗(RT)数据;DRR. 数字重建放射摄影。

以中国医学科学院肿瘤医院放疗科(CAMS-DRO)为例,为了提高计划数据管理和归档的工作效能,有效地保证计划数据的完整性和安全性,科室设计和开发了基于 TPS 和 R&V 系统的计划数据归档系统(Plan Data Archiving System,PDAS)。下面将详细介绍 CAMS-DRO 是如何采用 PDAS 实现治疗计划的管理和归档的。

(一)系统架构

CAMS-DRO 使用的 TPS 为 Pinnacle3 V16.2(Philips Medical System,USA)计划系统,该系统提供了脚本(script)功能,可以实现在计划系统中批量、规范、快速地处理患者的计划数据;记录验证系统为 MOSAIQ V2.80(Elekta Medical Systems,USA)肿瘤信息管理系统。图 16-4-5 为 PDAS 架构图。PDAS 由两大模块组成,分别是计划归档模块和计划丢失检测模块,其中计划归档模块包括 4 个部分:数据整理、数据压缩、归档核对和计划恢复。该软件采用浏览器/服务器(B/S)架构模式,其中,数据整理、归档核对和计划丢失检测模块均采用 Java 和 HTML 语言编写,数据压缩模块采用计划系统 script 实现,计划恢复通过 TPS 中解压缩模块实现。主程序的服务器运行在

Windows 2016 操作系统的平台上,数据库管理系统为 MySQL。

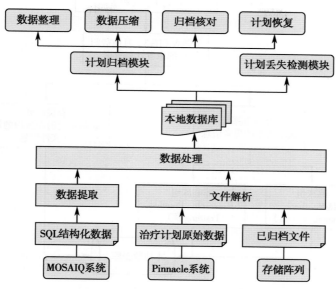

图 16-4-5　计划数据归档系统(PDAS)架构
SQL. 该结构化数据库的名称。

(二)计划归档模块

　　放疗科计划归档流程及 PDAS 实现方法如下:①计划物理师完成治疗计划的制定后,在 TPS 中整理患者计划,整理工作包括检查计划、射野、影像等命名是否符合放疗科规范,删除计划制定过程的过渡计划等;②在 TPS 中建立待归档计划组,定期将处于放疗实施阶段或放疗结束的患者计划汇总至该组,PDAS 中的数据整理模块将自动分类并核对待归档组中的计划,标记不规范的计划并提醒系统管理员或计划物理师;③ PDAS 中的数据压缩模块通过 script 对整理后的计划进行校验,将与治疗计划相关的参数、影像、结构等原始文件打包,并在 TPS 服务器中生成压缩文件,该文件以患者为单位逐个生成,并根据患者的姓名、病历号以及最新的计划编辑时间对其命名;④通过 FTP 协议将压缩文件从服务器传输至存储阵列,并删除待归档组中的原始计划数据,在这个过程中,归档核对模块需要完成检查压缩文件是否正常,命名是否规范,传输过程中是否有文件缺损或遗漏,删除的原始计划是否与归档计划完全一致等核对工作;⑤对于待恢复的患者治疗计划,可通过病历号在存储阵列中找到对应的计划压缩文件,将文件拷贝至 TPS 服务器,利用系统的解压缩工具即可实现计划的恢复。

(三)计划丢失检测模块

　　治疗计划的丢失常发生在归档流程中①、②两个环节,因此 PDAS 中计划丢失检测模块设计为定期读取 R&V 系统中一段时间内放疗计划的首次实施记录,并检测该记录中的治疗计划是否可以在对应时间范围内匹配到 TPS 中的原始计划或存储阵列中的归档文件,图 16-4-6 为计划丢失检测的流程图。

　　根据计划数据丢失检测的情况,将临床中的治疗计划分为六类:首程计划丢失、首程计划未归档、首程计划已归档、再程计划丢失、再程计划未归档、再程计划已归档,具体规则见表 16-4-1。

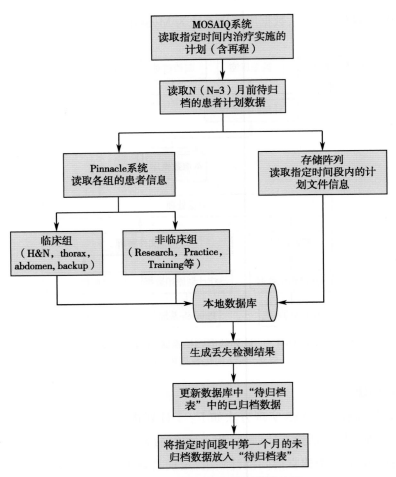

图 16-4-6 治疗计划丢失检测模块流程

表 16-4-1 PADS 中计划丢失检测结果的分类

计划归档分类	分类规则
首程计划丢失	TPS 中无计划,存储阵列中无归档文件
首程计划未归档	TPS 中有计划,存储阵列中无归档文件
首程计划已归档	TPS 中无计划,存储阵列中有归档文件
再程计划丢失	TPS 中无再程计划,存储阵列中仅有首程归档文件
再程计划未归档	TPS 中有再程计划,存储阵列中无再程归档文件
再程计划已归档	TPS 中无再程计划,存储阵列中有再程归档文件

(四) PDAS 使用效果

图 16-4-7 显示的是使用 PDAS 中数据整理模块对放疗科某月待归档计划进行归类整理的部分结果。每一条记录代表患者的一个计划,同一患者采用相同背景颜色。"修改时间"栏中不同的背景颜色代表了不同的异常情况。例如,图中绿色背景颜色的计划,代表该计划为已归档后的恢复计划(restored plan),这类计划不需要重复归档。

图 16-4-8 显示了部分待归档计划经过数据压缩处理后的结果,红色字体的文件代表压缩校验异常,如文件大小超出范围导致计划无法恢复至 TPS。同时 PDAS 读取了与计划相关的患者的姓

名、病历号以及计划最新的编辑时间,并按一定规范命名压缩文件。图 16-4-8 还显示了归档核对模块的部分核对结果,图中"√"为通过,表示 TPS 中计划与归档计划一致;"×"为异常,表示 TPS 中待归档计划在存储阵列中没有归档文件;"!"为警告,表示归档文件对应的计划已不在待归档计划组。

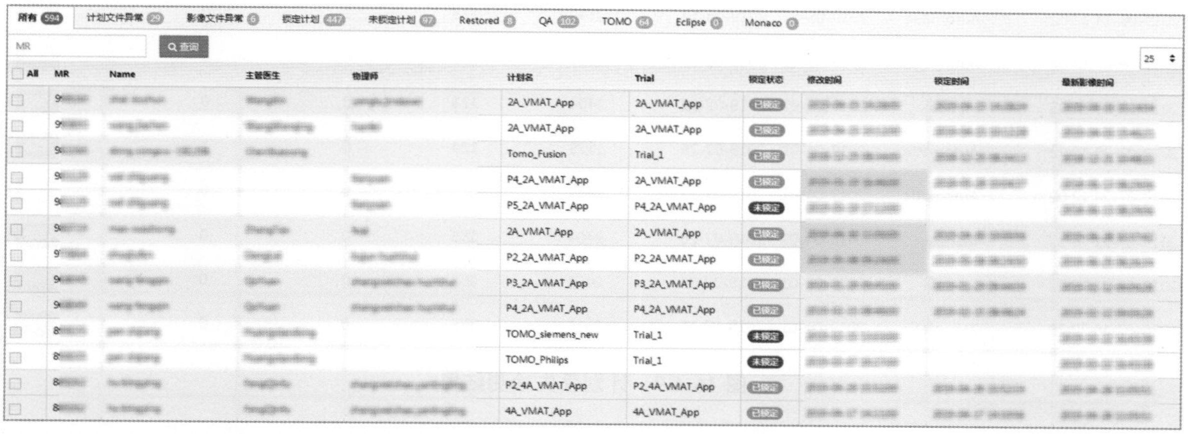

图 16-4-7　某月放疗科计划数据整理的部分结果

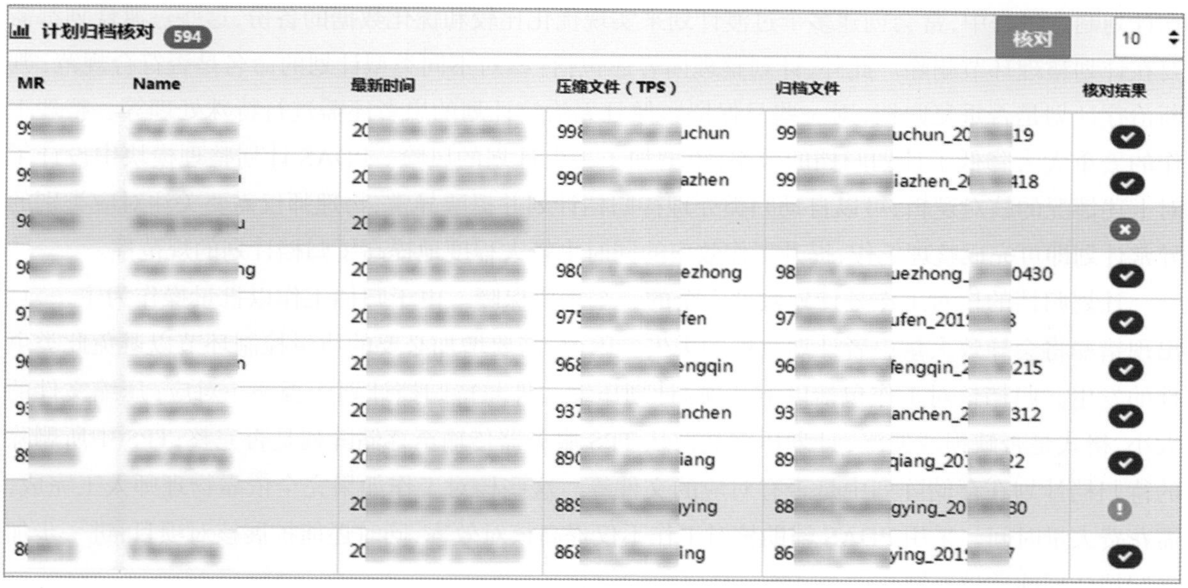

图 16-4-8　数据压缩及归档核对的部分结果

图 16-4-9 为计划丢失自动检测模块的结果。如图所示,丢失检测模式分自动(automatic)和手动(manual)两种。自动模式设定为每周定期检测计划丢失情况。计划丢失检测的结果包括检查计划总数、待归档计划数、首程丢失计划数、再程丢失计划数,点击详情可以查看丢失计划的具体信息。计划丢失检测模块以读取 R&V 系统中一段时间内放疗计划的首次实施记录为起始节点,定时匹配 TPS 和存储阵列中的患者计划来确定是否存在计划丢失。需要注意的是,只要治疗计划仍在 TPS 中就会存在丢失的风险,而当计划归档至存储阵列(具备双重备份和灾难备份)中,则可认为治疗计划不会丢失。因此,对治疗计划做丢失检测时,如果所匹配到的计划是在 TPS 中,则将此类计划的信息存入数据库的"待归档表"中,在下一轮的计划丢失检测中仍需重复检测此表中的计划

是否丢失,只有当这类计划最终归档至存储阵列时,才可将其从"待归档表"中释放。

执行时间	执行方式	丢失检测范围	检查计划总数	待归档计划数	首程丢失计划数	再程丢失计划数	详细日志
2019-08-21 12:02	Automatic	2019-05-01 - 2019-08-21	2283	122	0	0	详情
2019-08-15 10:19	Manual	2019-05-01 - 2019-08-15	2399	122	0	0	详情
2019-08-14 12:02	Automatic	2019-05-01 - 2019-08-14	2143	123	1	0	详情
2019-08-07 12:02	Automatic	2019-05-01 - 2019-08-07	1980	123	0	0	详情
2019-07-30 16:05	Manual	2019-04-01 - 2019-07-29	2404	123	0	0	详情
2019-07-30 12:02	Automatic	2019-04-01 - 2019-07-29	1825	124	0	1	详情
2019-07-23 12:02	Automatic	2019-04-01 - 2019-07-22	2423	0	0	0	详情
2019-07-21 16:17	Manual	2019-04-01 - 2019-07-20	2404	155	0	0	详情
2019-07-21 12:41	Manual	2019-04-01 - 2019-07-20	2402	155	0	0	详情
2019-07-16 17:29	Automatic	2019-04-01 - 2019-07-15	2313	155	0	0	详情

图 16-4-9 计划丢失检测结果

在 PDAS 投入临床使用之前,TPS 中的计划整理是归档流程中耗时最长的环节。为了节省存储空间以及提高归档计划的恢复效率,归档的治疗计划通常仅为治疗实施的最终计划。而物理师在计划制定过程中,常会创建多个过渡计划来实现优化比较和优化数据的备份,这些过渡计划都需要在计划整理环节删除。此外,计划整理内容还包括:核对不同类型计划的命名是否符合规范;判断治疗计划是否重复归档;对一些只保留影像且无治疗计划的患者还需进行特殊处理等。整理工作的繁重大大降低了计划归档的效率,也增加了丢失计划的风险。PDAS 计划整理模块中设计了对上述情况的核对逻辑,可以自动归类处理待归档计划并提醒异常,物理师仅需要关注对应类别的异常计划即可完成整理工作,提升工作效率的同时也较大程度地提高了归档计划的规范性。

计划归档的核对工作是计划数据安全的一个重要保障。由于归档工作以批量操作为主,一旦出现错漏将会导致大量患者计划数据的丢失。因此,需要增加必要的质量控制环节以避免此类事件的发生。归档核对工作包括以下几项:计划压缩文件与待归档计划能否一一对应;压缩文件的大小、格式是否缺损或遗漏;计划压缩文件从 TPS 服务器传输至存储阵列是否完整;TPS 中所删除的待归档计划在存储阵列中是否有对应的文件等。这些核对工作如果完全依靠物理师人工完成,需花费大量时间。采用 PDAS 辅助核对工作不仅提高核对效率,同时还能扩展核对项目,进一步加强归档计划的质量控制。

(黄 鹏)

第五节 放疗信息系统的验收和持续质控

与放疗大型设备类似,放疗信息系统(OIS)同样也属于受国家或地区相关法规约束的"医疗器械"。当放疗科引进或更新 OIS 时,对其进行严格的验收测试(acceptance testing)和调试(commissioning),并在日常工作中采取必要的措施加强质量控制,可以有效地减少或消除模拟定位、靶区勾画、计划制定以及治疗实施等方面的差错和不确定性。如前文所述,放疗信息系统(OIS)包括 R&V 系统、TMS 和 EMR 三部分。其中,R&V 系统与 TPS、治疗控制系统直接关联,数据实时通讯,对其稳定性和安全性的要求最高。因此,OIS 的验收测试、调试以及持续质量控制主要针对 R&V 系统,TMS 和 EMR 的检测项目较少。

一、OIS 质量控制的重要性

随着计算机技术的进步,OIS 已成为结构复杂、数据密集型的系统,其功能已从简单的记录验证扩展为具有众多子系统的综合型肿瘤患者护理系统。在提高患者护理效率和安全性以及降低放疗临床实践中的出错率等方面,OIS 发挥着无可替代的关键作用。然而,作为一种新兴的复杂技术,OIS 在临床工作中需要面临众多的挑战,并可能导致全新的放疗差错,甚至放疗事故。近年来,有很多文献报道的一些放疗事件或侥幸事件都可以直接或间接地归因于 OIS 的使用。根据纪念斯隆·凯特琳癌症中心(Memorial Sloan Ketterring Cancer Center)的经验,在 2001—2004 年 OIS 上线使用的过渡期中,放疗实施的错误频率降低了 34%,但与此同时,由 OIS 引发的错误增加明显,占比高达 55%。另外,放射肿瘤学安全信息系统数据库中同样也可以找到许多由 OIS 引起放疗事故的案例。这些已发生的或是潜在的安全性事故表明,OIS 在投入临床应用以前,医学物理师应对其进行周密严谨的验收测试和调试,并在日常的临床实践中制定持续的质控措施,以保证 OIS 使用的安全,减少错误概率。

回顾近十几年的文献、报告和标准,与 OIS 验收和质量控制相关的出版物并不多见。国际电工委员会(International Electrotechnical Commission,IEC)在 2005 年出版了 IEC 62274 ed.1.0,即《放射治疗记录和验证系统的安全性》标准。尽管该标准已出版多年,但并未得到放疗信息领域的广泛认可。很少有 OIS 厂商向用户提供遵守该标准的证明,用户通常也无法获取明确的证据来证实所购买的 OIS 符合 IEC 62274 ed.1.0 所定义的要求。国际原子能机构(International Atomic Energy Agency,IAEA)2013 年发布了针对放疗记录验证系统的报告,即 IAEA Human Health Reports No.7。该报告在 IEC 62274 ed.1.0 标准的基础上对 R&V 系统的验收测试、调试以及质量保证工作做了更进一步的细化和阐述。国家食品药品监督管理局 2009 年根据 IAEA 报告制定了设计和构建放疗记录验证系统应遵循的医药行业标准 YY 0721—2009,即《医用电气设备放射治疗记录与验证系统的安全》。国家癌症中心/国家肿瘤质控中心 2019 年发布了《放射治疗记录与验证系统质量控制指南》,进一步细化了记录验证系统的质控内容。下面将以 IEC 62274 ed.1.0 标准以及 IAEA Human Health Reports No.7 报告为基础,介绍 OIS 的验收测试、调试以及持续质控。

二、OIS 安装及验收概要

(一)安装

在安装新的 OIS 时,由于工作流程和现有设备的不同,不同单位所遇到的问题也会不同。更换或者升级 OIS 所面临的问题可能会更加复杂,从旧系统到新系统的平稳过渡需要较长时间的磨合,且应尽量减少因系统替换而导致患者治疗中断的时间。安装和实施 OIS 需科室各类人员的协调和参与,根据 IAEA 报告建议安排如下:

1. 由于引进新的 OIS 将对整个治疗计划和治疗实施流程带来巨大的改变,所以放疗科管理人员以及医学物理师必须积极参与。

2. 必须指定一名管理员（原则上是一名医学物理师）负责 OIS 安装、临床使用以及后续工作。

3. 至少指定一名"后备人员"，在 OIS 投入临床使用后，需始终有一名熟悉系统细节的工作人员。

4. 指定一名计算机或 IT 专家（放疗科或信息科的人员）在 OIS 安装、管理及后续工作中提供技术支持。

5. 指定一名制造商工程师，需根据本地需求确定 OIS 最佳配置，保证 OIS 与其他设备的接口以及培训 OIS 的正确使用。

（二）验收测试和调试

OIS 中的记录验证模块位于 TPS 与治疗机之间，是两者的桥梁。OIS 与放疗设备之间的互操作是验收测试和调试所面临的主要问题，所以 OIS 的系统配置必须保证由本地 TPS 输入至 OIS 的数据与 OIS 输出至本地治疗机中的数据完全一致。在 TPS 验收测试时，医学物理师们会使用一些"通用数据"（如 IAEA-TECDOC-1540 中提供的 IAEA 测试包）作为测试例，然而这种方式并不适用于 OIS 的验收。与 TPS 不同，OIS 很难明确区分"验收测试"和"调试"。根据 IAEA 的建议，OIS 调试时应包括保证系统正常投入临床使用的测试、数据输入和验证核查等工作，这些工作必须与制造商在最终安装 OIS 时一起执行，因此，OIS 调试工作与部分的验收测试工作是合并在一起完成的。

OIS 验收测试程序可分为两种，分别是"型式测试（type tests）"和"现场测试（site tests）"。IEC 定义的"型式测试"是指制造商在工厂对能代表设计模型的单个设备或软件所进行的特定测试，这个测试并非由用户完成，而是由制造商在工厂内完成，用户则需要检查和确认制造商对 OIS 所做型式测试的结果，详见本节第三部分。IEC 定义的"现场测试"是指 OIS 安装后在医院场地进行的验收测试，目的有两个：其一是证明 OIS 符合用户和制造商定义的规格，同时表明现场安装的硬件和软件与制造商在工厂所做的型式测试结果一致，其二是培训用户安全和正确地操作 OIS，详见本节第四部分。

（三）系统配置

OIS 的配置（configuration）是 OIS 初步安装后要做的重要工作。它需要 OIS 管理员、本地计算机专家（放疗科或信息科）、使用人员代表（医师、物理师、技师、护士、维修工程师等）以及厂家工程师的密切配合才能完成，表 16-5-1 总结了 OIS 配置包括的主要项目。

表 16-5-1　放疗信息系统（OIS）配置的主要项目

序号	项目内容
1	定义机器的名称、射线类型、能量和剂量率等
2	识别治疗机中所有机械参数的内部变量，包括可能的附件，如托架、MLC、楔形板等
3	定义参数允许的方向、范围（最小值、最大值）以及相关特性（例如楔形板位置和方向、远程自动摆位的容差或禁用）
4	设定并验证映射表，确保 TPS、OIS 以及治疗机中的参数（如名称、比例尺、方向）能够一一对应
5	设定数据交换的参数，如外部设备的 IP 地址、端口、输入 / 输出过滤器、数据存档和检索的路径等
6	根据专业类别和科室规程定义 OIS 用户的使用权限
7	根据不同治疗类型的精度要求定义容差表
8	定义每台 OIS 工作站中的缺省选项，如屏幕显示、打印机、患者治疗排程表等

三、OIS 验收测试

OIS 验收测试包括型式测试和现场测试。型式测试是由制造商在工厂内完成，其测试结果可以以用户手册的形式提供给 OIS 用户。需要注意的是，如果用户手册中无此类文档，那么在现场验收测试环节，OIS 管理员务必要求安装人员提供该文档，以确保制造商提供的 OIS 符合相关规定和标准。IEC 62274 ed.1.0 标准以及 IAEA Human Health Reports No.7 报告也都要求制造商在安装 OIS 时向用户提供型式测试的结果。

现场测试是由 OIS 制造商安装工程师和用户共同完成的测试，以确定 OIS 是否符合规定标准。现场测试应在 OIS 安装完成后立即进行，此外，在安装新版本时也应重复验收测试的工作。

表 16-5-2 列举了 IEC 和 IAEA 建议的验收测试项目，包括型式测试和现场测试，表中各项的序号与 IEC 标准和 IAEA 报告保持一致，型式测试项目需要制造商勾选"是"或"否"来说明 OIS 是否合规，现场测试项目需要用户勾选"是"或"否"来说明 OIS 是否符合要求。

表 16-5-2　国际电工委员会（IEC）和国际原子能机构（IAEA）建议的验收测试项目（包括型式测试和现场测试）

序号	测试要求	测试类型	是否合规	
4.1	开发期间的测试 OIS 应符合 IEC 60601-1-4 标准的要求。制造商应测试软件危害、评估风险，并确认和验证软件的风险控制。另外，制造商还应提供符合此标准的证明，证明中需明确该标准所涉及的各项要求。每项测试都应有相应的测试规范，其中包含所有必要的输入数据、测试细节，以确保重复性和预期结果 ● 通过检查附件来确认合规性	型式测试 现场测试	是 □	否 □
4.2	安装期间的测试 制造商应提供一份安装测试文件，并作为技术说明的一部分 ● 通过检查附件来确认合规性	现场测试	是 □	否 □
6.1	辐射量 所需要的、显示的或打印的辐射量值应包含其单位。辐射单位应符合国际单位制。描述剂量实施的单位［如机器跳数（monitor units，MU）］应与治疗机使用的单位一致 ● 通过检查显示信息、输出信息来确认合规性	型式测试 现场测试	是 □	否 □
	日期和时间 显示或打印日期时，其格式不应取决于操作人员对格式的要求，年份的显示应为四位数 ● 通过测试和检查显示信息、输出信息来确认合规性	型式测试 现场测试	是 □	否 □
6.2	当显示或打印时间时，OIS 应以 24 小时制表示；如果使用 12 小时制，则应明确指出上午或下午。时间测量应包括单位（小时、分钟、秒） ● 通过测试和检查显示信息、输出信息来确认合规性	型式测试 现场测试	是 □	否 □
	当输入、显示或打印时间时，应标记时间的名称。为防止与数字混淆，不得使用时间名称的单字母缩写（如 h、m、s） ● 通过测试和检查显示信息、输出信息来确认合规性	型式测试 现场测试	是 □	否 □
	时间功能模块应在跨年、闰年等过渡期正确执行 ● 通过测试和检查显示信息、输出信息来确认合规性	型式测试	是 □	否 □
6.3	坐标系和比例尺 操作人员应能够根据 IEC 61217 标准使用放疗设备的刻度和坐标系来执行所有 OIS 功能。此外，如果比例尺和坐标系采用 IEC 61217 以外的标准，则需明确是何标准，所使用的单位应与放疗设备中的单位一致 ● 通过测试和检查显示信息、输出信息、附件来确认合规性	型式测试 现场测试	是 □	否 □
	刻度的显示方法和格式应在使用手册中说明 ● 通过检查附件来确认合规性	型式测试	是 □	否 □

序号	测试要求	测试类型	是否合规	
6.4	**防止未经授权的使用** 应采取措施防止未经授权的变更。如果数据能够被已授权人员修改,那么应采取一定措施防止未经授权的人员修改该数据 • 通过测试和检查附件、使用说明来确认合规性	型式测试 现场测试	是 □	否 □
	如果允许网络连接,需满足以下要求 (1)只有经授权的设备或个人才能访问 OIS(例如通过用户名和密码的控制) • 通过测试和检查附件、使用说明来确认合规性	型式测试 现场测试	是 □	否 □
	(2)应限制通过网络获取治疗处方以及包含患者身份信息的其他数据,防止未经授权的访问 • 通过测试和检查附件、使用说明来确认合规性	型式测试 现场测试	是 □	否 □
	(3)制造商应在使用说明中推荐病毒防护手段 • 通过检查附件来确认合规性	型式测试	是 □	否 □
6.5	**数据传输的正确性** 制造商应在技术说明中明确 OIS 数据传输协议。OIS 应具备一定的保护机制防止传输或接收治疗机数据(不包括硬拷贝的数据)时发生错误。当数据未按预期传输时,OIS 应给予警示信息提醒操作人员 示例:DICOM 3 或 FTP 的数据传递都包含错误检测,其他专有格式的数据传递应包含输入或输出数据集的校验 • 通过检查协议规范和附件来确认合规性	型式测试	是 □	否 □
6.6	**数据接受** 对于治疗机参数和其他治疗相关的数据,只有在操作人员审核其正确性和完整性以后才可用于治疗 • 通过测试和检查附件来确认合规性	型式测试 现场测试	是 □	否 □
	在设计允许的情况下,OIS 应通过输入授权标志来审核或批准治疗机参数和其他治疗相关的数据 (1)对数据的任何修改将导致授权标志无效 (2)批准的数据被修改后,应重新输入授权标志 (3)OIS 应能够保存授权标志的历史记录 (4)用户手册应描述如何正确、安全地使用上述功能 • 通过测试和检查附件来确认合规性	型式测试 现场测试	是 □	否 □
6.7	**删除和编辑数据** OIS 应通过权限限制治疗历史记录的删除和编辑。治疗记录的变更细节应保留在系统中,并突出显示以确保得到使用人员的关注,例如加入可视化的指示器 • 通过测试来确认合规性	型式测试 现场测试	是 □	否 □
6.8	**备份数据** OIS 应具备数据备份方案,可将所有数据备份至主存储以外的独立存储中,以确保主存储故障时数据仍可使用。注意:备份方案应考虑软件系统故障时的数据恢复 • 通过测试和检查附件来确认合规性	型式测试 现场测试	是 □	否 □
6.9	**数据归档** OIS 应具备数据长期归档方案,以确保将来方便快捷地访问旧数据 注意:存档是将数据从主存储转移或复制到独立存储介质的过程。规范化归档过程是非常必要的,使用 DICOM 或 HL7 等既定标准可以使归档工作更加独立,不用依赖供应商和存储介质 • 通过测试和检查附件来确认合规性	型式测试 现场测试	是 □	否 □
7	治疗机参数验证	型式测试 现场测试		

序号	测试要求	测试类型	是否合规	
7.1	**治疗阻止** 治疗机参数与设定参数超出容差范围时,OIS 应予以阻止 • 通过测试来确认合规性	型式测试 现场测试	是 ☐	否 ☐
7.2	**越权** OIS 如果提供越权功能,用户应: (1) 确认越权参数 (2) 提供已授权证明 OIS 中应记录越权的事实 • 通过测试来确认合规性	型式测试 现场测试	是 ☐	否 ☐
7.3	**治疗数据的传输** 如果 OIS 可以将设定的治疗参数传输至治疗机,则在首次使用该参数前或任意参数被修改后,OIS 都应提示操作人员确认所传输的数据是否正确 注意:对于新的或修改后的治疗参数,此确认可能是通过禁止执行该参数对应的首个治疗分次来强制执行,因此操作人员需要通过独立的信息源来验证该治疗参数正确与否 • 通过检查协议规范和附件来确认合规性 IAEA 注:如果 OIS 和治疗机之间的通信是双向的,并且具备检查一致性的反馈机制,则本条款可能无关紧要	型式测试	是 ☐	否 ☐
7.4	**附件信息** 附件应提示操作人员:OIS 使用是否正确取决于与不同放疗系统(如 TPS、模拟定位系统以及治疗系统等)的连接。这些系统中出现任何变更都需要对 OIS 进行相关测试,以保证 OIS 操作和数据传递的准确性 • 通过检查附件来确认合规性	型式测试	是 ☐	否 ☐
8	**治疗记录和报告** OIS 应提供每个患者的治疗记录和报告,包括每个已治疗分次的所有治疗机参数 注:治疗记录和报告的指南可参考 ICRU 第 50、58 和 62 号报告 • 通过测试来确认合规性	型式测试 现场测试	是 ☐	否 ☐
9	**精度** 制造商应说明所记录的治疗参数在 OIS 中的精度 • 通过测试来确认合规性	型式测试 现场测试	是 ☐	否 ☐
10	**异常运行和故障情况**	型式测试	是 ☐	否 ☐
10.1	**常规硬件诊断** 制造商应提供必要的工具或设备以便检查 7.1 中所述功能以及 OIS 和治疗机之间的通信。附件应包含对这些工具或设备的功能介绍。如果这些工具或设备需要用户定期使用,则应提供使用说明,并对这些工具或设备的使用频率给出建议 • 通过检查附件来确认合规性	型式测试	是 ☐	否 ☐
10.2	**数据和代码** 可执行程序的代码、治疗机参数和其他治疗相关的数据应具有校验或其他等效的保护措施,以确保如果出现硬件故障、病毒、维修期间意外的数据改动或其他未经授权的数据篡改等类似情况时,OIS 不会使用这些数据。一旦系统检测到错误,制造商应通过屏幕提示或使用手册的方式,向用户提供数据恢复的操作说明 • 通过检查附件来确认合规性	型式测试	是 ☐	否 ☐

第十六章 放疗信息系统

序号	测试要求	测试类型	是否合规	
11	软件设计中的人为错误 OIS 属于 PEMS（Programmable Electrical Medical System，可编程医用电气系统），应适用 IEC 60601-1-4 中定义的软件开发过程和风险管理要求 • 通过测试和检查系统文件来确认是否符合 IEC 60601-1-4 的要求	型式测试	是 □	否 □
	制造商应在使用手册中说明，用户可随时报告 OIS 测试或使用期间发现的软件操作错误 • 通过检查附件来确认合规性	型式测试	是 □	否 □
12	软件版本变更 当制造商向用户提供 OIS 新版本时，需满足以下要求 （1）制造商应向用户提供新版本 OIS 的使用手册，该手册需包含新版本 OIS 的安装说明，以及安装成功后所需的全部测试，另外使用手册还应建议用户保存软件更新的记录。制造商也需要为每个用户提供软件更新的记录 （2）使用旧版本数据可能导致 OIS 报错，那么需要： • 制定方案将旧数据转换为新的版本格式 • 制定方案禁用旧数据 （3）新版本 OIS 的安装可能导致机器参数或其他治疗数据的删除，安装前应警告操作人员并要求其备份全部数据 （4）如果当前版本 OIS 中创建的数据需要用于下一个版本，制造商应提供数据迁移的服务，否则需向用户提供数据迁移的详细说明 （5）使用手册应说明如何将 OIS 恢复至新版本安装之前的状态 • 通过测试（2）和（3）和检查附件（1）~（5）来确认合规性	型式测试	是 □	否 □
13	软件使用中的人为错误 使用手册应向用户提供安全操作所需的综合说明，包括但不限于 IEC 标准其他条款和子条款中的特定信息 使用手册应提醒用户：OIS 各功能模块的使用人员接受了充分的培训，并了解所执行模块的具体功能 • 通过检查附件来确认合规性	型式测试	是 □	否 □

四、调试和持续质控

如前文所述，原则上，OIS 不存在额外的"调试"环节，"调试"一般与"验收测试"合并在一起完成。在验收测试工作完成后，OIS 即可开展临床应用。需要注意的是，在此之前医学物理师或系统管理员应检查先前设计的 OIS 工作流程，并确保所有使用人员清楚其各自的工作内容，而制造商也需要在首批患者治疗期间提供至少一名工程师或产品专家在场协助。

如何组织各部门工作人员配合 OIS 上线使用不在本书的讲解范围内，但此项工作在 OIS 的安全使用中是至关重要的。任何新工作流程的应用都需要一个过渡期，在此期间系统管理员应负责指导 OIS 的使用，并密切监视系统的日常应用情况。表 16-5-3 列出了在此期间以及过渡期之后的持续质控项目。随着工作人员专业知识的增加，这些质控项目可能需要根据所遇到的实际问题进行调整。

如果 OIS 代替了部分病历数据的手动录入，那么系统管理员还需要定期检查 OIS 所存储数据的准确性和完整性。其方式为：管理员从 OIS 数据库中提取数据，获取放疗相关的数据指标（如患者量、射野数量、计划 MU 与治疗 MU 值、异常值等），从而评估 OIS 中数据的合理性。

在一些特殊情况下，OIS 管理需严格遵守特定的质控程序，如下所示：

表 16-5-3　放疗信息系统（OIS）持续质控项目

序号	项目内容
1	比较 OIS 中存储的数据和 TPS 输出的数据，由已授权人员批准（电子签名）输入或传输至 OIS 中的处方、计划以及射野，同时补充治疗处方相关的正式文件
2	在首次治疗前和每次治疗参数修改后，负责治疗的工作人员（治疗师 / 技师）需严格审核 OIS 数据。在此过程中，工作人员可将补充信息（如患者摆位或特殊附件使用等）添加至 OIS 中
3	在患者摆位和治疗过程中，应特别注意 OIS 显示的异常值或信息，特别是附件是否使用、附件方向、MLC 设置、MU 值以及治疗序列中的射野
4	应特别注意警告信息和任何治疗参数的修改，如束流参数、分次数、分次剂量、治疗排程以及在其他治疗机上重新制定计划等
5	定期检查（通常每周）所有患者在参考点记录的累积剂量，以确保与处方或预期的剂量值一致
6	在治疗结束后，由授权人员系统性地停用患者的治疗状态，并生成治疗记录或报告（包括主要治疗参数，如部位、剂量、分次数、治疗天数等）作为参考，建议尽可能实现将这些信息自动导入至患者电子病历中
7	定期（通常每天）检查 OIS 记录的意外情况，如强制执行或异常治疗终止等
8	追溯所有遇到的问题，定期分析，以调整工作流程和培训内容

1. 更新 TPS 软件或 TPS 所使用的数据（如果与 OIS 有直接的数据交互）
- 修改了 TPS 中机器参数或射束数据；
- 软件版本更新。

2. 更新 OIS 软件或 OIS 所使用的数据
- OIS 内部配置变动；
- OIS 参数设置变动；
- 软件版本更新。

3. 治疗机或模拟定位机变动
- 增加或移除设备；
- 现有设备增加新功能或新配件；
- 现有设备移除功能或配件；
- 治疗 / 定位控制软件更新。

4. 向 OIS 发送数据或从 OIS 接收数据的应用程序变动。

5. 网络基础设施变动。

对 OIS 所做的测试项在很大程度上取决于对软件变动内容的深入理解。因此，对于 OIS 版本更新，用户必须提前获取与新版本相关的详细内容，仔细审查以确认对现有 OIS 使用可能产生的影响。需要注意的是，由于某些本地软件的变动或升级也可能会间接影响到 OIS 使用。医学物理师和系统管理员应准备相关的"虚拟患者"或"测试例"，完成 IAEA 报告所建议的端对端测试。

OIS 的质量控制很大程度上是基于对 OIS 相关风险的前瞻性分析，以及过渡期所发现问题的反应性适应（reactive adaptation）。质控过程中最大的难点是使工作人员对这些风险保持一个长期的认识。系统管理员应定期培训使用人员，并不断调整和改进培训内容来提高他们的风险意识。尽管 OIS 对整个治疗过程进行了记录验证，降低了放疗出错事件的发生，但操作人员仍应清醒地意识到该系统存在很多潜在风险，每时每刻都需要对患者治疗的安全高度负责。

（黄 鹏）

［ 1 ］ STARKSCHALL G, SIOCHI R A C. Informatics in radiation oncology [M]. Boca Raton, Florida, United States: CRC Press, 2013.

［ 2 ］ 胡逸民, 张红志, 戴建荣. 肿瘤放射物理学 [M]. 北京: 原子能出版社, 1999.

［ 3 ］ 黄梯云, 李一军, 叶强. 管理信息系统 [M]. 6 版. 北京: 高等教育出版社, 2016.

［ 4 ］ 薛华成. 管理信息系统 [M]. 6 版. 北京: 清华大学出版社, 2012.

［ 5 ］ 杨选辉, 郭路生, 王果毅. 信息系统分析与设计 [M]. 2 版. 北京: 清华大学出版社, 2019.

［ 6 ］ 国家标准. 信息与文献术语: GB/T 4894—2009. 2010.

［ 7 ］ 卫生部国家中医药管理局. 电子病历基本架构与数据标准 (试行), 2009.

［ 8 ］ International Atomic Energy Agency. Lessons learned from accidental exposures in radiotherapy. Safety reports series no. 17 [R]. IAEA, 2000.

［ 9 ］ World Health Organization (WHO). Radiotherapy risk profile: technical manual [R]. WHO, 2008.

［10］ 国家肿瘤诊疗质控中心放疗质控专家委员会, 赫捷, 王绿化, 等. 放射治疗质量控制基本指南 [J]. 中华放射肿瘤学杂志, 2018, 27 (4): 335-342.

［11］ 黄鹏, 徐英杰, 田源, 等. 放疗计划自动独立核对软件的实现及应用 [J]. 中华放射肿瘤学杂志, 2019, 28 (12): 909-913.

［12］ PODGORSAK E B. Radiation oncology physics: a handbook for teachers and students [M]. Vienna, Austria: International Atomic Energy Agency, 2005.

［13］ NIKIFORIDIS G C, KAGADIS G C, ORTON C G. Point/counterpoint. It is important that medical physicists be involved in the development and implementation of integrated hospital information systems [J]. Med Phys, 2006, 33 (12): 4455-4458.

［14］ SIOCHI R A, BALTER P, BLOCH C D, et al. Information technology resource management in radiation oncology [J]. J Appl Clin Med Phys, 2009, 10 (4): 16-35.

［15］ SIOCHI R A, BRACK C D, ORTON C G. Point/counterpoint. The chief information technology officer in a radiation oncology department should be a medical physicist [J]. Med Phys, 2009, 36 (9): 3863-3865.

［16］ GIBBONS J P. Khan's the physics of radiation therapy [M]. 6th ed. Philadelphia: Lippincott Williams and Wilkins, 2019.

［17］ FORD E, CONROY L, DONG L, et al. Strategies for effective physics plan and chart review in radiation therapy: Report of AAPM Task Group 275 [J]. Med Phys, 2020, 47 (6): e236-e272.

［18］ FORD E C, TEREZAKIS S, SOURANIS A, et al. Quality control quantification (QCQ): a tool to measure the value of quality control checks in radiation oncology [J]. Int J Radiat Oncol Biol Phys, 2012, 84 (3): e263-e269.

［19］ KUTCHER G J, COIA L, GILLIN M, et al. Comprehensive QA for radiation oncology: report of AAPM Radiation Therapy Committee Task Group 40 [J]. Med Phys, 1994, 21 (4): 581-618.

［20］ HUQ M S, FRAASS B A, DUNSCOMBE P B, et al. The report of Task Group 100 of the AAPM: Application of risk analysis methods to radiation therapy quality management [J]. Med Phys, 2016, 43 (7): 4209.

［21］ 医疗机构管理条例实施细则 [J]. 1995, 11 (5): 317-319, 302.

［22］ FRIDSMA D B, EVANS J, HASTAK S, et al. The BRIDG project: a technical report [J]. J Am Med Inform Assoc, 2008, 15 (2): 130-137.

［23］ FRIEDMAN C P. A "fundamental theorem" of biomedical informatics [J]. J Am Med Inform Assoc, 2009, 16 (2): 169-170.

［24］ BERNSTAM E V, HERSH W R, JOHNSON S B, et al. Synergies and distinctions between computational disciplines in biomedical research: perspective from the Clinical and Translational Science Award programs [J]. Academic Medicine, 2009, 84 (7): 964-970.

［25］ BUTTE A J. Translational bioinformatics: Coming of age [J]. Journal of the American Medical Informatics Association, 2008, 15: 709-714.

［26］ MANDAL A, ASTHANA A K, AGGARWAL L M. Development of an electronic radiation oncology patient information management system [J]. J Cancer Res Ther, 2008, 4 (4): 178-185.

［27］ PALTA J R, EFSTATHIOU J A, BEKELMAN J E, et al. Developing a national radiation oncology registry: From acorns to oaks [J]. Pract Radiat Oncol, 2012, 2 (1): 10-17.

［28］ AMMENWERTH E, GRÄBER S, HERRMANN G, et al. Evaluation of health information systems-problems and challenges [J]. Int J Med Inform, 2003, 71 (2-3): 125-135.

［29］ FONG L, HERMAN M. TU-C-AUD-09: Comprehensive assessment methodology for radiation oncology information systems [J]. Medical Physics, 2007, 34: 2551.

［30］ FORD E C, GAUDETTE R, MYERS L, et al. Evaluation of safety in a radiation oncology setting using failure mode and effects analysis [J]. Int J Radiat Oncol Biol Phys, 2009, 74 (3): 852-858.

［31］ 汤姆·迪马可, 蒂莫西·利斯特. 人件 (英文版)[M]. 3 版. 北京: 机械工业出版社, 2015.

［32］ GRÉMY F. Hardware, software, peopleware, subjectivity. A philosophical promenade [J]. Methods Inf Med, 2005, 44 (3): 352-358.

［33］ GREMY F, FESSLER J M, BONNIN M. Information systems evaluation and subjectivity [J]. Int J Med Inform, 1999, 56 (1-3): 13-23.

［34］ HERMAN M G, WILLIAMS A L, DICELLO J F. Management of information in radiation oncology: an integrated system for scheduling, treatment, billing, and verification [J]. Semin Radiat Oncol, 1997, 7 (1): 58-66.

［35］ FORD E C, GAUDETTE R, MYERS L, et al. Evaluation of safety in a radiation oncology setting using failure mode and effects analysis [J]. Int J Radiat Oncol Biol Phys, 2009, 74 (3): 852-858.

［36］ FRAASS B, DOPPKE K, HUNT M, et al. American Association of Physicists in Medicine Radiation Therapy Committee Task Group 53: quality assurance for clinical radiotherapy treatment planning [J]. Med Phys, 1998, 25 (10): 1773-1829.

［37］ LAW M Y, LIU B. Informatics in radiology: DICOM-RT and its utilization in radiation therapy [J]. Radiographics, 2009, 29 (3): 655-667.

［38］ SIOCHI R A, BALTER P, BLOCH C D, et al. Information technology resource management in radiation oncology [J]. J Appl Clin Med Phys, 2009, 10 (4): 16-35.

［39］ ACKERLY T, GESOAND M, SMITH R. Radiotherapy DICOM packet sniffing [J]. Australas Phys Eng Sci Med, 2008, 31 (3): 243-251.

［40］ BODA-HEGGEMANN J, LOHR F, WENZ F, et al. kV cone-beam CT-based IGRT: a clinical review [J]. Strahlenther Onkol, 2011, 187 (5): 284-291.

［41］ DICOM Standards Committee, Working Group 7 Radiotherapy Extensions. Digital Imaging and Communications in Medicine (DICOM) Supplement 29: Radiotherapy Treatment Records and Radiotherapy Media Extensions [R]. DICOM Standards Committee, 1999.

［42］ DICOM Standards Committee, Working Group 7, Radiation Therapy. Digital Imaging and Communications in Medicine (DICOM) Supplement 199: second generation radiotherapy--RT radiation records [R]. DICOM Standards Committee, 2020.

［43］ LAW M Y, LIU B. Informatics in radiology: DICOM-RT and its utilization in radiation therapy [J]. Radiographics, 2009, 29 (3): 655-667.

［44］ LAW M Y, LIU B, CHAN L W. Informatics in radiology: DICOM-RT-based electronic patient record information system for radiation therapy [J]. Radiographics, 2009, 29 (4): 961-972.

［45］ SHAKESHAFT J. Picture archiving and communications system in radiotherapy [J]. Clin Oncol (R Coll Radiol), 2010, 22 (8): 681-687.

［46］ STARKSCHALL G. Design specifications for a radiation oncology picture archival and communication system [J]. Semin Radiat Oncol, 1997, 7 (1): 21-30.

［47］ International Atomic Energy Agency. Record and Verify Systems for radiation treatment of cancer: acceptance testing, commissioning and quality control. IAEA Human Health Reports No. 7 [R]. IAEA, 2013.

［48］ NYATHI T, COLYER C, BHARDWAJ A K, et al. Post-upgrade testing on a radiotherapy oncology information system with an embedded record and verify system following the IAEA Human Health Report No. 7 recommendations [J]. Phys Med, 2016, 32 (6): 854-858.

［49］ ZHANG B, CHEN S, D'SOUZA W D, et al. A systematic quality assurance framework for the upgrade of radiation oncology information systems [J]. Phys Med, 2020, 69: 28-35.

[50] HUANG G, MEDLAM G, LEE J, et al. Error in the delivery of radiation therapy: results of a quality assurance review [J]. Int J Radiat Oncol Biol Phys, 2005, 61 (5): 1590-1595.

[51] PATTON G A, GAFFNEY D K, MOELLER J H. Facilitation of radiotherapeutic error by computerized record and verify systems [J]. Int J Radiat Oncol Biol Phys, 2003, 56 (1): 50-57.

[52] AMOLS H I. New technologies in radiation therapy: Ensuring patient safety, radiation safety and regulatory issues in radiation oncology [J]. Health Phys, 2008, 95: 658-665.

[53] International Atomic Energy Agency. Lessons learned from accidental exposures in radiotherapy. Safety reports series No. 17 [R]. IAEA, 2000.

[54] International Commission On Radiological Protection. Prevention of accidental exposures to patients undergoing radiation therapy, ICRP Publication 86 [R]. Oxford: Pergamon Press, 2000.

[55] International Commission On Radiological Protection. Preventing accidental exposures from new external beam radiation therapy technologies, ICRP Publication 112 [R]. Oxford: Pergamon Press, 2009.

[56] 国家食品药品监督管理局. 医用电气设备放射治疗记录与验证系统的安全: YY 0721—2009 [S]. 2009.

[57] 国家食品药品监督管理局. 医用电气设备第 1-4 部分: 安全通用要求: 可编程医用电气系统: YY/T 0708—2009 [S]. 2009.

[58] 国家癌症中心/ 国家肿瘤质控中心. 放射治疗记录与验证系统质量控制指南 [J]. 中华放射肿瘤学杂志, 2020, 29 (11): 925-931.

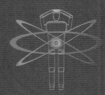

RADIATION
THERAPY
PHYSICS

第十七章
患者放疗流程的质量控制

放射治疗是一个多专业、多阶段、多数据、多人员的复杂流程。不同专业的工作人员需要相互协作、紧密交流,不同数据库之间需要进行大量数据的精确传输,不同设备需要定期进行严格的质量控制,才能实现精确放疗。AAPM、ASTRO、ETRO、IAEA 等组织发布的放射治疗质量控制指南强调对放疗设备性能参数等进行质量控制,但放射治疗中发生的差错并不仅源自设备和软件故障,更多发生于放疗流程的各阶段之中。放疗流程包括定位、靶区勾画、计划设计、验证及治疗等诸多阶段,在实施中需要放疗医师、物理师或技术员的参与,此外,放疗还需要使用多种不同的治疗或辅助治疗设备。任意一个阶段发生问题都可能导致放疗差错,差错如果没有被及时发现和纠正,可能危及患者的治疗效果和生命安全,甚至引发严重事故。

为了及时发现差错,避免事故,必须针对每位患者的治疗流程开展质量控制工作。流程质控的基础是端到端测试,即在任何新技术用于患者之前,用模体模拟患者,遍历流程的各个阶段,在模体内放置探测器和 / 或标志物,确认流程执行顺畅,治疗位置和治疗剂量均是准确的。在此基础上,针对每位患者,要审查他(她)放疗全流程的各种记录,要独立核对或者实验测量验证计划剂量的准确性,要验证、监测每个分次的治疗位置。对于采用特殊复杂技术的患者,还要在体测量实际照射剂量。本章阐述放疗记录审查和剂量验证内容;端到端测试在介绍各种放疗技术的章节已有介绍,这里不再赘述。

第一节　放疗流程记录审查概论

一、放疗记录审查概念

现代放疗流程的各个阶段如串联电路一样连接,任何一个差错都会导致患者治疗的效果不佳,甚至是患者治疗的严重损伤。差错如果没有被及时的发现和纠正,就会危及患者的治疗效果和生命安全,甚至引发放疗事故。世界卫生组织(WHO)、国际原子能机构(IAEA)和国际辐射防护委员会(ICRP)都发表过由差错而造成的严重伤害和死亡的报告。因此,为了减少发生差错的可能性,不少研究建议对放疗记录进行审查。放疗记录审查(treatment record review)是指工作人员独立审查每个患者放疗流程各个阶段的记录,是放疗质量控制工作的重要内容之一。如图 17-1-1 所示,审查是在一个阶段结束后,下一个阶段开始前进行。与其他阶段不同,治疗实施阶段通常有多个分次,持续数周,所以不仅在治疗结束时要审查治疗记录,还要在治疗阶段中定期(如每周)审查记录。

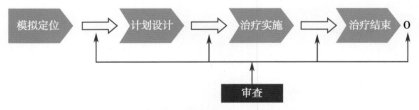

图 17-1-1　放疗流程各个阶段的审查

二、放疗记录审查的作用

差错是操作失误,人在执行一项任务时,无意地没有能够执行操作规程,具体表现可能是某个操作步骤没做到位,或者遗忘漏掉了某个操作步骤,或者不同操作步骤的顺序出错。犯错是人的天性,关键是建立屏障,阻止差错往下传递,避免酿成重大事件。大多数重大事件是一系列事件的综合结果,每个独立事件一般不会产生严重伤害,只有当一系列事件都发生时重大事件才会发生。审查放疗记录能及时发现潜在的差错,避免差错甚至事故,给患者造成伤害。

有文献探索分析事故或差错的原因。Gopan 等研究在 3 年潜在的严重近乎事件中,只有 38% 被计划审查环节发现。IAEA SRS No.17 分析 92 例放疗事故中,26 例(28%)与计划设计有关。WHO 于 2008 年调查 3 125 例放射性事故受害者中,55% 与计划设计有关;4616 例未造成确认伤害的事件中,9% 与计划有关,38% 与信息传输有关。美国放射肿瘤学会在放射肿瘤事件学习系统(RO-ILS)2016 年第 4 季度报告显示在 2 681 例放疗事故中治疗计划是最容易出错的环节,占 28%,治疗实施出错占 26%。Grace Huang 等分析在加拿大玛格丽特公主医院治疗的患者记录,发现在 28 136 例接受治疗的患者中,每名患者的错误率为 1.97%。Bissonnette 等回顾该医院的 1 063 份治疗事件报告,发现每 100 个放疗疗程的平均治疗事件概率为 1.7%。

三、放疗记录审查内容

放疗记录审查内容主要是针对放疗流程中三个主要阶段(模拟定位、计划设计和治疗实施)记录进行审查。AAPM TG-275 报告建议了光子 / 电子模拟定位阶段、计划设计阶段和治疗实施阶段需要审查的差错项。初步统计,模拟定位阶段审查有 11 项;计划设计阶段审查有 77 项,分为 11 类,包括轮廓 6 项、处方 11 项、科室规程 13 项、剂量分布 11 项、剂量验证 3 项、等中心 3 项、图像引导设置 10 项、工作安排表 1 项、重新计划或自适应计划 7 项、偏差 1 项和 TPS 至 OIS 的数据传输 11 项;治疗实施阶段审查有 36 项,分为 4 类,包括文档和通信 12 项、计划参数 10 项、治疗进展 10 项和图像引导 4 项。详细的审查内容见本章第二节、第三节和第五节。

四、放疗记录审查方法

针对这些审查内容,研究者提出了不同的审查方法,主要分为手工审查和自动审查,如图 17-1-2。

(一)手工审查方法

手工审查方法是仅依靠工作人员仔细审阅相关记录,根据相关规程和自己的知识、经验做出判断,发现潜在的差错项。AAPM TG-275 号报告工作组调查

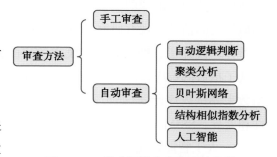

图 17-1-2 放疗记录审查方法的分类

表明,每日审查计划数小于 15 例的单位达到 96.8%;初始计划审查需要时间大于 1 天的单位达到 66.5%。手工审查方法可以有效降低放疗差错的发生,但是由于审查项目多,受人的工作状态影响,审查效果有待提高。

(二)自动审查方法

因为手工审查存在不足,国内外同行开展了放疗流程审查自动化的探索。关于患者放疗记录的自动审查方法大致分为:自动逻辑判断,聚类分析,贝叶斯网络,结构相似指数分析和人工

智能。

1. 自动逻辑判断方法是依据核对表的形式，计算机软件通过简单的逻辑判断，自动审查适合做逻辑判断的审查项。AAPM TG-275 报告详细地列举了放疗流程的核对项目，哪些项目推荐使用手工，哪些项目推荐使用自动。不少医院根据本单位放疗流程特点，开发自动审查软件进行审查。国内外也有商业软件可供选择。自动逻辑判断方法已经在临床上得到实际应用，并且在不断完善中，协助物理师发现放疗计划中的差错，减少医疗事故的发生。

2. 聚类分析是根据"物以类聚"的道理，对数据按特征进行合理的分类，没有任何模式可供参考，即在没有先验知识的情况下进行。从系统数据库中提取特定肿瘤患者的治疗计划，所有计划均通过手工独立核对，未发现异常。提取所有治疗计划的参数（如单次处方剂量、射野角度等），将这些参数作为聚类分析的特征；采用 Matlab/Python 等编写程序算法，执行聚类分析；采用基于距离的方法实现孤立点检测，突出显示异常计划，提醒计划核对人员；对于有孤立点的计划，回顾性分析，寻找原因，从而改进计划。该方法辅助手工审查，减少可能产生的差错，已经在前列腺癌计划、鼻咽癌计划和乳腺癌计划中得到研究和应用。

3. 贝叶斯网络是一种概率图模型，由联合概率分布组成，联合概率分布定义了在给定其他已知信息集的情况下一个事件的概率。在给定一组初始临床信息的情况下，使用网络发现获得某些放疗参数的概率。传播网络中的低概率对应标记为要调查的潜在错误。为了建立我们的网络，需要采访医学物理学家和其他领域的专家，以确定相关问题的概念及变量之间逻辑关系，并构建网络拓扑，这些变量就是网络结构中的节点。接下来，填充网络的条件概率表，使用了软件（如 Hugin Expert）从来自基于放射肿瘤学的临床信息数据库系统的未识别数据的子集中学习参数分布，计算每个节点变量的条件概率。最后采用相关参数（如 ROC 曲线下的面积）评估其效果。该网络结构已经应用于肺癌、脑瘤和乳腺癌等放疗计划的差错检查中，证明该模型作为决策支持系统一部分的可行性和有效性，可识别放疗计划中的潜在差错和减少误报的可能性，减少识别差错根源的时间，减轻"大海捞针"式的烦琐工作。

4. 结构相似度指数（structural similarity index measure, SSIM）是基于图像亮度、对比度和结构相似性评估两个图像的质量，用均值作为亮度的估计，标准差作为对比度的估计，协方差作为结构相似程度的估计。现有研究已将该指数和伽马分析一起使用，以识别两个剂量分布图像中的差错或差异。设计了三种测试误差模式（绝对剂量误差，剂量梯度误差和剂量结构误差）来表征 SSIM 及其子指数的响应，并建立指数与不同剂量误差类型之间的相关性；建立相关性后，通过计算每个指数来测试放疗计划（如头颈计划、脑部 SRT 计划）；与伽玛分析结果进行比较以确定它们的相似性和差异。SSIM 对于定量评估放疗中剂量分布差错具有潜力价值。

5. 人工智能是使用计算机来模拟人的某些思维过程和智能行为，包含机器学习和人工神经网络。有学者提出可使用距离靶区直方图（distance-to-target histogram, DTH）及 DVH 数据，通过主成分分析和回归等方法建立 DVH 预测模型，实现放疗计划质量保证，并应用于新病例计划设计。有学者研究提供了一种计算机辅助的自动方法，基于乳腺癌同步加量 VMAT 计划，提取其几何特征并使用人工神经网络，建立个体化三维剂量预测模型。并使用该模型建立计划质量控制方法，个体化地评估计划质量。有学者研究人为引入差错（如解剖变化、定位差错、计划差错和执行差错）建立人工神经网络模型，评估不同类型差错分类的效果。研究表明人工神经网络是一种潜在的有前途的审查工具，可用于识别放疗中差错项和严重程度。

但是,这些自动审查方法存在一些问题尚未解决,导致审查方法在临床应用上受限,还需要做更深入的研究。存在的主要问题如下。

(1)目前所使用的自动审查方法灵敏度低,许多差错无法找出。初始计划审查的灵敏度约62%,治疗记录审查的灵敏度约为43%。

(2)上述自动审查方法应用范围有限,复杂差错需要资深的专业人员手工查找,效率低。聚类分析、贝叶斯网络和结构相似度指数设计中加入多种差错,结构都会变复杂,检查差错的效率会降低,需要较多的人力资源,临床实践效果不佳,依然需要手工审查。

(3)除自动逻辑判断方法在临床上实际使用以外,其他方法都是探索性质。但是自动逻辑判断方法仅能发现简单差错。

五、国内外开展审查工作的情况

(一)国内开展审查工作的情况

国内放疗单位目前主要审查治疗计划,极少审查模拟定位记录和治疗实施记录。国内在 2010 年发布行业标准《放射治疗计划系统质量保证指南》,规定了计划审查要求。审查主要集中在计划参数和 TPS 系统中的一致性。黄鹏等根据其所在单位放疗中心的特点开发了自动审查工具 AutoReview,审查计划内容包括一致性、命名规范、计划参数、处方剂量、危及器官、摆位参数、射野排程、参考影像、优化参数和剂量计算。由于各省市医保政策不同,部分省市都没有单独的收费项目,开展审查的情况尚不完善。

(二)发达国家开展审查工作的情况

AAPM TG-275 号报告工作组调查了放疗记录审查工作的开展情况,向其会员发了调查表,收到 1 526 名会员填写的调查表。这些会员 85.8% 来自美国,4% 来自加拿大,10.2% 来自其他 35 个国家。调查问卷包括 103 个选择题,其中 55 个描述参与者临床实践特征,48 个侧重外照射计划和治疗记录的审查。99.3% 执行计划审查,0.7% 没有执行;47.9% 手工执行计划审查,4.7% 自动执行计划审查,47.4% 手工和自动相结合执行计划审查;92.4% 执行治疗记录审查,7.6% 没有执行治疗记录审查;44% 手工执行治疗记录审查,11.8% 自动执行治疗记录审查,44.2% 手工和自动相结合执行治疗记录审查。关于做好审查工作,AAPM TG-275 报告建议改进审查的实施、改进审查的内容和提高审查的效能;临床实践中应尽可能早地将"审查"纳入工作流程,如模拟定位自查、计划设计自查等,而不是仅仅依赖于治疗计划和治疗记录的审查。表 17-1-1 对比中国和部分发达国家开展放疗记录审查的情况。

表 17-1-1　中国和部分发达国家开展放疗记录审查的情况

国家 / 地区	审查 / 阶段		
	模拟定位阶段	计划设计阶段	治疗实施阶段
中国	几乎无单位	部分单位	几乎无单位
部分发达国家	几乎无单位	绝大多数单位	部分单位

（马　敏）

第二节 放疗定位记录审查

一、放疗定位记录审查的必要性

相关研究表明,绝大部分放疗差错发生在治疗实施前的阶段。Clark 等分析了 5 年期间的 2 506 个错误事件报告,发现报告的临床事件中有一半以上源于治疗准备过程。有研究认为起源于定位阶段的差错虽然数量不高,但比起源于其他阶段的差错可能带来更严重的后果,影响整个放疗过程。定位阶段的定位记录、体位固定参数记录等均是容易出现差错的内容,这些差错将直接传递到后续的放疗过程中,可能影响患者的治疗效果、危及生命安全,甚至引发放疗事故。国际原子能机构(IAEA)发表的一份与放疗模拟定位有关的事故报告中描述 2007 年 10 月美国 Karmanos 癌症中心伽马刀治疗中心,一名患者在模拟定位阶段因头脚方向被设置错误导致 MRI 图像左右翻转,物理师在导入图像至 TPS 时并没有发现这个错误,最终导致患者治疗等中心左右偏离 18mm。

早在 1999 年 AAPM TG40 报告就建议放疗机构应制定严格的质量管理计划,进行图表审查和人工审查,此外它还提供了需要开展的审查项目内容,包括患者信息识别、处方剂量、计划和治疗参数等。然而目前对于放疗过程记录审查的工作主要集中在计划阶段和治疗阶段,通过对计划、治疗阶段记录进行审查继而发现与定位阶段有关的差错。建立单独的放疗定位记录审查方法,防止放疗定位过程中发生差错并增加在治疗前识别差错的可能性,完善放疗全过程审查制度,具有重要临床意义。

二、放疗定位记录审查的内容

定位阶段的工作内容是摆位和体位固定、图像采集、肿瘤运动管理、图像融合、图像传输等,工作内容不同、差错项不同、审查项目也不同。笔者结合 AAPM TG-275 报告、相关文献研究以及中国医学科学院肿瘤医院的放疗过程,归纳总结了放疗模拟定位阶段审查项目和内容以及解决方案,如表 17-2-1 所示。

表 17-2-1 放疗模拟定位阶段审查项目、内容及解决方案

项目	内容	解决方案
患者信息	患者信息核对	人工独立核查 条形码 生物识别技术
摆位和体位固定	错误的摆位	制定详细的审查表 独立核查 员工技能充分培训 在线剂量验证
	患者膀胱准备、肠道准备、口腔准备	
	不同图像模态定位时使用了不同的体位	
	体位固定设备使用错误	
	体位固定参数表记录差错	
	参考标记点位置错误或标记线缺失	

项目	内容	解决方案
图像采集	图像质量差、图像伪影	员工技能培训 独立核查 设备质量保证
	扫描协议错误	
	扫描范围错误	
	FOV 未包全完整外轮廓和体位固定装置	
	图像方位错误	
	是否使用对比剂	
呼吸运动管理	是否遵循主管医师的指令	独立核查 患者呼吸训练 设备质量保证
	屏气、呼吸门控、4D CT 等呼吸运动管理方法的参数记录	
	患者是否配合好	
图像配准	多模态图像模拟定位，主图像设置	员工技能培训 设备质量保证
	因图像质量差或技术水平导致图像配准效果差	

准确的患者信息核对在放疗各个阶段均非常重要，错误的身份识别将导致严重后果。患者信息核对内容包括：识别患者身份，核对患者放射治疗数据集，核对患者使用的治疗辅助装置等。对于患者身份识别，最简单有效的方法是向患者提问核对。个人信息条形码的放疗应用也非常普遍，患者刷条形码后，技师电脑自动显示患者姓名、照片、治疗计划等信息。但条形码一旦丢失或被盗，其身份就容易被他人冒充或取代。生物识别技术通过人类独特的生物特征（如指纹、面部、虹膜等）进行身份识别，比传统的身份鉴定方法更准确、安全、便捷。欧洲部分放疗中心已启用生物识别技术对患者进行身份核对，指纹识别装置分别安装在治疗中心入口和机房门口，治疗中心入口识别患者指纹后，系统通知治疗室该患者已到达；机房门口识别患者指纹后，治疗设备自动调出患者 ID、照片、治疗计划等数据集。

摆位和体位固定环节出现差错可能导致患者体位重复性差，肿瘤部分体积受照剂量下降、正常组织剂量超量，将直接影响到放疗疗效，精准放疗实施的前提是精准的摆位和体位固定。Tai Keung Yeung 等分析了 1992 年 11 月至 2002 年 12 月期间的 624 起放疗差错事件来源，263 例（占 42.1%）与"文档"记录错误有关，其中 51 例源自模拟定位阶段。

应制定完善的操作规程，综合治疗部位、治疗技术、患者生理状态等因素设计最佳的体位，提高患者舒适度和体位重复性。还应设计详细的摆位和体位固定审查表，包含摆位说明、使用的辅助装置类型和参数、体位照片、体表标记说明等。定位技师如实填写完整的参数记录单并独立审查，减少因文档信息错误或信息不足导致的治疗体位错误。还需对患者进行有效的沟通，向患者详细说明应保持的体位及原因，包括膀胱或肠道准备等。

图像采集环节出现差错，可能导致图像信息错误、图像质量差、图像伪影等，继而影响靶区勾画和计划设计，从而产生严重后果。Sandie Smith 等对两个癌症中心 15 年的错误事件报告进行分类统计发现，图像采集环节的错误事件总数占所有类型第三位（图 17-2-1），是模拟定位阶段出错比例最高的环节。对于成像设备，需要按相应规程和指南定期进行质量管理和维修保养，保证优秀的图像质量，避免出现图像伪影。对于操作成像设备的工作人员，需要定期进行技术规程培训和技能水平考核,尤其是新设备、新技术投入使用时,工作人员的培训程度与差错概率直接相关。

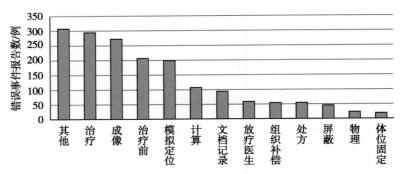

图 17-2-1　Sandie Smith 等对错误事件报告的分类统计

对于呼吸运动管理环节,AAPM TG-76 号报告中指出因呼吸运动管理技术的复杂性,工作人员应对使用的设备和技术接受培训,了解设备的操作规程,熟悉技术运用流程。呼吸运动管理设备的交付和使用需要经过严格的质量控制程序,质控结果应进行记录和存储,以确保设备使用安全有效。还需建立呼吸运动管理参数审查表并如实记录,以便后续治疗阶段准确执行。

放疗多模态医学图像配准是指将 MRI、PET 超声等图像与 CT 定位图像进行配准,建立不同图像之间的空间位置关系,确保不同图像上勾画的靶区和危及器官能够对准位置。多模态图像采集后应与医生和物理师确认主图像的选择;配准效果直接决定了靶区和危及器官定义的准确性,配准质量与工作人员水平、图像质量等息息相关,需要对工作人员进行规范化培训、对成像设备进行质量管理。

三、小结

目前放疗模拟定位阶段的记录审查工作开展很少,与放疗审查有关的工作大多是对计划设计、治疗阶段等进行审查,将差错进行统计分析后发现部分差错源自模拟定位阶段。因此,有必要专门开展放疗模拟定位记录审查工作。更早、更具针对性地找出放疗定位阶段中出现的差错。

(曹　莹)

第三节　治疗计划审查

一、治疗计划审查的概念及必要性

治疗计划审查是指(高年资)物理师审查另外一位物理师设计的患者治疗计划,审查治疗计划的各项参数是否正确,是否合理;治疗计划的质量是否满足临床要求,是否已是最优。目的是及时发现差错和不足,避免差错和不足传递到治疗环节,确保患者治疗的安全和质量。除了专门负责审查的物理师,负责患者的医师和治疗师也应起到一定的审查作用。为了保证审查工作效果,不仅人员要独立,审查方式和工具也要尽可能独立。加之审查的基本方法是逐一核对计划中各项参数,所以计划审查有时又被称为独立核对。但需注意的是,审查和独立核对并不是等同的,前者包含后者。除了独立核对,审查还可以用推理、分析和讨论等方式进行。

尽管 TPS 在投入临床使用前经过了严格的验收测试,日常的 TPS 质控工作也可以保证剂量计算和数据传输的准确性,但是这些工作只是保证患者计划质量的一个必要条件,而非充分条件。TPS 质控工作中所做的测试都是有限的,不能覆盖每位患者的情况。每位患者的治疗计划均意味着一套新的输入、新的操作和新的结果,同样也就可能带来新的误差,甚至是差错。治疗计划的审查是医学物理师的一项重要职责,对于此项工作,发达国家一般都有明确的标准要求,并且针对每一个患者均有相关的费用项目。例如在美国,仅有两个专门用于医学物理工作的 CPT(current procedural terminology)收费代码,而治疗计划审查工作则是其中之一。我国在 2010 年开始建立行业标准,由于各省市医保情况不同,大多数省市都没有单独的收费项目。

放疗新技术的发展给治疗计划的设计和实施带来了更多的风险和安全隐患。IAEA SRS NO.17 总结了 92 例放疗事故,其中有 26 例发生于治疗计划阶段。WHO Radiotherapy Risk Profile 分析了 3 125 例放射性事故,有 1 702 例(55%)的事故原因属于计划设计阶段,在 4 616 例侥幸事件(near-miss incidents)中,有 420 例(9%)是与计划相关。最近的研究同样表明,大部分的出错事件来源于治疗前的环节。Clark BG 等分析了三年期间 1 805 例放疗事件报告,发现有一半以上是在放射治疗前发生。Novak 等人追溯了放疗事故的起因,确定了侥幸事件的检测流程,并研究发现侥幸事件的起点多发于治疗计划过程(33%)。美国放射肿瘤学会(ASTRO)在放射肿瘤事件学习系统(RO-ILS)2016 年第 4 季度报告中同样显示了在 2 681 例放疗事故中治疗计划是最容易出错的环节。Ford 等人研究了 15 种不同的治疗计划质控措施,结果表明物理师对治疗计划和相关文档的审查是最有效的质控手段。可以看出,为了防止出现放疗计划相关的事故,加强计划的质量控制是非常必要的,而治疗计划的审查作为最有效的质控措施之一,应该成为每个放疗单位的常规工作。

二、治疗计划的审查流程和审查内容

(一)审查流程

AAPM TG275 报告建议每个患者都应在治疗开始之前完成治疗计划的审查,并且审查工作应融入整个放疗流程中。根据临床实践流程,设计合理的审查工作流程和沟通渠道可以确保治疗计划的审查应用于每一位患者,并且将审查过程中发现的问题及时准确地传递给计划物理师和主管医师。另外,借助 R&V 系统或其他放疗管理系统的强制功能,可以实现未通过或未完成治疗计划审查的患者无法实施放射治疗。事实上,在临床应用过程中只有通过软件的强制措施,而不是依靠规范或规程,才能够更好地避免遗漏或忽略计划审查的现象发生。审查的工作流程建议安排如下。

1. 计划物理师完成治疗计划设计并自查后,打印电子计划单,同时传输至 R&V 系统并关联治疗处方。

2. 在 R&V 系统中设置软件联锁,并要求电子计划单至少通过两名物理师(一般为计划物理师和审查物理师)的电子签名,治疗计划才能实施,否则 R&V 系统将阻止治疗。

3. 治疗计划导入至 R&V 系统后,计划物理师通过 OIS(或 IIP)发送计划审查请求,并通过系统(或短信)通知审查物理师。

4. 审查物理师根据审查请求列表逐个检查、核对患者的治疗计划，并在 OIS 中标志完成状态，记录问题计划的出错细节。

5. 科室定期（如每月、每季度）总结审查结果，通报问题计划和出错计划，分析错误原因。

（二）审查内容

治疗计划的审查内容可分为两大部分，一部分内容是审查 TPS 中的计划，包括评估计划参数的安全和质量特性；另一部分是审查 R&V 系统中的计划，包括计划参数与 TPS 系统中的一致性，以及 R&V 系统中新增参数的准确性，如摆位、排程、剂量追踪等。细分两部分内容，可将审查工作划分为以下 10 项：轮廓、处方、等中心、计划参数、优化 / 剂量计算参数、剂量分布、科室规程、一致性（TPS 和 OIS）、图像引导设置、R&V 系统新增参数。各项的详细检查项目如表 17-3-1 所示。

表 17-3-1　光子 / 电子外照射治疗计划审查的详细检查项

审查内容分类	详细检查项
轮廓	靶区
	危及器官（OAR）
	全身 / 外部轮廓（如适用）
	计划靶区（PTV）和危及器官边界
	优化过程中使用的感兴趣区（ROI）
	高密度材质、伪影的处理
处方	单次剂量与临床要求一致
	总剂量 / 分次
	部位
	偏侧性
等中心	等中心位置
	参考点与激光灯指示位置一致
	等中心与参考点的位移距离
	多中心的设置
计划参数	所有射野的射线类型、射线束能量、加速器类型、等中心点选择一致
	CT- 电子密度表
	治疗床位置
	治疗床模型
	射野角度（布野方向）
	射野可执行性
	各射野关联的处方
	跳数（MU）合理性
	多叶准直器（MLC）间距
	剂量率

审查内容分类	详细检查项
计划参数	射野大小
	射野形状
	碰撞风险
	楔形板角度、方向
	组织补偿(bolus)使用(厚度及关联射野)
	电子线计划源皮距(SSD)
	乳腺计划切线野设置
	2D 计划的剂量归一点
	ROI 密度转换
优化/剂量计算参数	靶区的计划优化目标
	危及器官的计划优化目标
	计算引擎
	网格大小
	重要危及器官在剂量计算框内
剂量分布	剂量体积直方图(DVH)
	靶区剂量覆盖
	危及器官的保护
	剂量分布合理
	热点(高剂量点)
	考虑心脏起搏器(如适用)
科室规程	命名规范
	容差表
	射野实施时长
	子野数/控制点数
	其他
一致性[治疗计划系统(TPS)和肿瘤信息系统(OIS)]	R&V 系统中射野 ID 或名称与 TPS 一致
	R&V 系统中计划参数与 TPS 一致
	R&V 系统中处方剂量与 TPS 一致
	R&V 系统中锥形束 CT(CBCT)中心与 TPS 中等中心(ISO)一致
	计划文档(报告单)与 R&V、TPS 系统一致

审查内容分类	详细检查项
图像引导设置	摆位 / 摆位野参数设置
	参考影像［CT/ 数字重建放射摄影（DRR）］
	位置验证的 ROI
	参考影像等中心
R&V 系统新增参数	治疗射野在 R&V 系统中的排程
	射野 / 排程的审批
	处方的审批
	R&V 系统中治疗分次方式的设置
	R&V 系统中剂量追踪的设置
	R&V 系统中剂量断点的设置
	R&V 系统中电子计划单的审批
	其他

三、审查工作的改进

（一）人工审查的缺陷

治疗计划的审查涉及多个系统，检查项目多，耗时长，特别是影像和一些特殊文件的加载、不同系统之间的切换占用了大量的审查时间。另外，随着新技术快速发展和患者放疗的日趋复杂，很多审查项目仅依靠人工检查是很难完全覆盖的。再加上不同物理师的个人经验不同，如果完全依赖人工的话，容易出现审查标准不统一、审查项目不全面、审查结果有偏差等情况。因此，如何提高治疗计划审查的效果和效率，加强审查流程和内容的规范化已成为物理学家们广泛重视和关注的问题。Siochi 等开发了 EQS（electronic QA system）工具实现了部分审查项目自动化，该软件可以直接读取治疗计划数据，并将其与 R&V 系统数据库中的参数进行比较，除了验证数据完整性外，还可以检查数据的逻辑一致性和各种计算的准确性，最后该软件可将审查结果导入至患者的电子病历中。Yang 等设计了 EcCK 自动核对工具，该工具通过 MATLAB 和 C# 编写并采用了多种不同计算机技术实现，包括关系数据库、DICOM、动态 HTML 和图像处理，同样通过获取 TPS 和 R&V 系统相关数据，并根据预定义的逻辑规则执行自动核对，核对结果通过不同颜色编码的报告显示。从这些研究可以看出，定制开发自动化的治疗计划审查工具可以有效地提高审查效能，并推动审查的规范化。下面以中国医学科学院肿瘤医院为例，介绍自动审查软件（AutoReview）的实现方式。

（二）自动审查软件（AutoReview）的设计和应用示例

AutoReview 是基于 Pinnacle3 V16.2（Philips Medical System，USA）计划系统以及 MOSAIQ V2.62（Elekta Medical Systems，USA）肿瘤信息管理系统进行开发的，主要由六部分组成：数据提取、文档解析、数据处理、审查主程序、审查报告和参数配置，图 17-3-1 为 AutoReview 架构图。该系统采用服务器 / 浏览器（B/S）架构模式，使用 Java 和 HTML 语言编写程序，主程序的服务器运行在 Windows 2016 操作系统的平台上，数据库管理系统为 MySQL。审查物理师可以在医院局域网内的任意工作站上,通过浏览器访问服务器,实现治疗计划的自动审查。

AutoReview 涉及的数据格式主要包括三类:① MOSAIQ 系统数据库中的结构化数据;② PDF、Word 等文档数据;③ Pinnacle 计划系统中的原始计划数据(如 Trial、Plan、Image 等)。第一类数据通过 SQL 查询语句并结合 Cyrstal Report 工具的方式获取;第二类数据先通过分析数据库中的文档路径编码确定其存储位置,再利用 Apache 提供的读写工具对文档进行解析获取;第三类数据则是通过 Java 提供的 I/O 读写接口工具解析原始计划文件获取。不同格式和来源的数据最终会通过一定的数据处理规则以结构化的数据形式存入本地数据库。

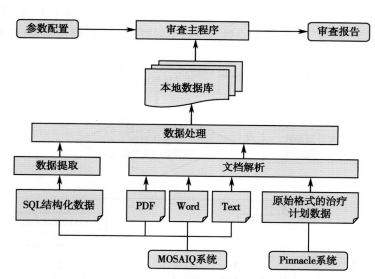

图 17-3-1　自动审查软件(AutoReview)架构

根据上面介绍的治疗计划审查流程,AutoReview 以监控 MOSAIQ 系统中电子计划单的状态变化作为起始节点,并将治疗计划分为三类:待审查、已审查和其他,具体分类规则如表 17-3-2 所示。其中"待审查"计划为需要审查的治疗计划;"已审查"计划为已完成审查的治疗计划;"其他"计划则是 AutoReview 无法审查的治疗计划(如一些关键信息的缺失导致 AutoReview 无法识别等),这类计划需返回至计划物理师,重新自查。对于"待审查"的治疗计划,通过读取 MOSAIQ 系统中的相关信息并解析电子计划单内容,AutoReview 可以准确地获取 MOSAIQ 系统和 Pinnacle 系统中"待审查"治疗计划的所有参数,并将其存入本地数据库。然后针对不同的审查项目,制定相应的审查逻辑,实现自动化地审查。AutoReview 软件的审查流程图如图 17-3-2 所示,其中红色虚线所示区域为 Pinnacle 系统中的治疗计划相关数据的获取,蓝色虚线所示区域为 MOSAIQ 系统中的数据获取。

表 17-3-2　自动审查软件(AutoReview)中治疗计划的分类

治疗计划分类	分类规则
待审查	MOSAIQ 系统中计划物理师已签名计划单并关联治疗处方
已审查	MOSAIQ 系统中有两名物理师签名计划单并关联治疗处方
其他	MOSAIQ 系统中的计划单未签名或未关联治疗处方

AutoReview 自动审查的结果分为 4 类:①已通过,表示该项目符合审查逻辑,无错误或异常值;

②未通过,表示该项目所涉及的参数有误或存在异常值;③警告,表示该项目可能存在潜在风险,需要进一步的人工审查;④ N/A,表示治疗计划不需要审查此项目。AutoReview 具体实现结果如图 17-3-3、图 17-3-4 所示。图 17-3-3 为采用 AutoReview 对某一例治疗计划执行自动审查的结果。其中不同颜色的符号代表了不同的审查结果。由于图 17-3-3 所示的治疗计划单次处方剂量与医生录入在 R&V 系统中的单次处方剂量不一致,因此"处方剂量"项审查结果显示为"不通过"(红色叉号);治疗计划中脊髓的最大剂量超过临床常规限制,因此"危及器官"项显示为"警告"(橙色感叹号),需要审查物理师对此项目做进一步的检查;其他项目均无异常值,结果显示为"通过"(绿色对勾)。图 17-3-4 为自动审查结果的部分详情数据,例如"一致性"的审查项目中显示了每个射野的详细参数信息,如加速器、射线类型、能量、技术、控制点数以及每个射野第一个控制点的 MLC 形状等。

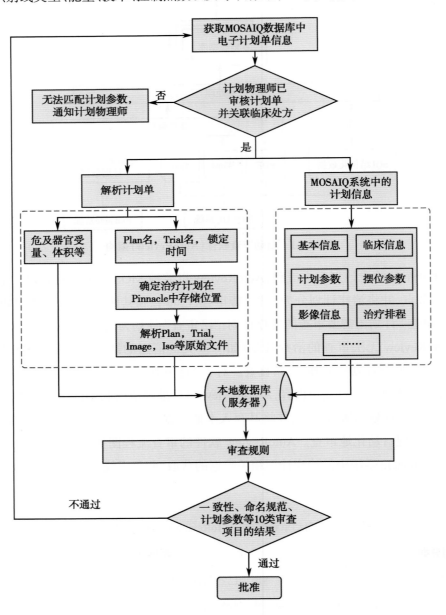

图 17-3-2 治疗计划自动审查流程

红色虚线区域为 Pinnacle 系统的数据获取,蓝色虚线区域为 MOSAIQ 系统的
数据获取;Plan、Trail、Image、ISO 均为原始文件的名称。

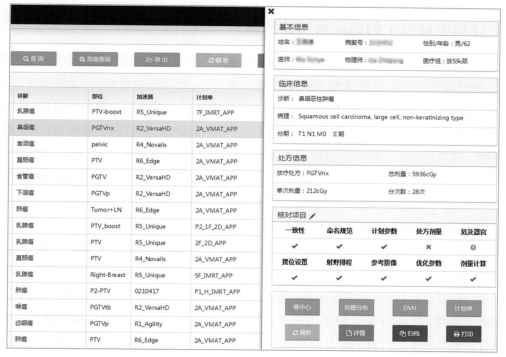

图 17-3-3　自动审查软件（AutoReview）自动审查某一例治疗计划的最终结果

（以下为图 17-3-4 的内容）

一致性

参数名	TPS	MOSAIQ	核对结果
Machine	R2_VersaHD	R2_VersaHD	✔
Modality	Photons	Xrays	✔
Energy	6	6	✔
BeamType	Dynamic Arc	Dynamic Arc	✔
SegmentNum	91	91	✔
SSD	91.6381	91.6	✔
MU	426.5	426.5	✔
Gantry	180.1~180.0	180.1~180.0	✔
Collimator	0	0	✔
Couch	0	0	✔
X1	11.9147	-20	✔
Y1	12.5	-12.5	✔
X2	11.5623	20	✔
Y2	9.5	9.5	✔
MLC	MLC_TPS	MLC_MOSAIQ	✔

A1_G180.1-180　　A2_G180-180.1　　TPS　　MOSAIQ

命名规范

核查内容	核查结果	评估标准	详情
处方命名	✔	按科室规范命名处方	SiteName : PGTVnx
计划命名	✔	按科室规范命名治疗计划	Plan : 2A_VMAT_App　　Trial : 2A_VMAT_App
射野命名	✔	按科室规范命名射野	ID : A1　　Name : A1_G180.1-180　......

图 17-3-4　自动审查软件（AutoReview）自动审查某一例治疗计划的部分详情数据

　　另外，AutoReview 还具备批量审查、打印报告、定期归档、图片提取等功能，进一步地完善了治疗计划审查工作。系统的参数配置模块，如多叶准直器（MLC）配置、钨门配置、坐标系配置、各审查项目的容差配置等，也可以更好地保证 AutoReview 的通用性和拓展性。

四、计划中易发生的错误及具体实例

通过治疗计划审查发现的错误通常可以分为两类。一类是规范性错误,也称为一般性错误,例如计划名、射野名等命名不规范;TPS 中床面位置设置错误;摆位野参数错误;布野角度非最优;射野角度存在碰撞风险;R&V 系统中剂量追踪设置错误等。另一类错误是安全性错误,也称为严重性错误,例如处方单次剂量错误;解剖结构勾画不全;等中心错误;治疗野参数错误;重要危及器官超过限量等。规范性错误一般不会直接引起放疗事故,但如果忽略这类错误,很有可能会导致其他错误,甚至引发安全性错误而出现医疗事故。对于规范性的错误,科室应定期总结通报,尽可能减少其发生概率;对于安全性错误,则需引起全科重视,审查物理师应及时分析原因,并对计划制定的工作流程和规程查漏补缺,杜绝再次发生的可能。图 17-3-5 显示的是中国医学科学院肿瘤医院放疗科 2017—2018 年通过治疗计划审查发现问题计划的统计,其中纵坐标为错误率,横坐标为月份。这些问题计划中,绝大多数以规范性错误为主。从图 17-3-5 每月的审查结果可以看出,每年的 3、4 月以及 9、10 月为问题计划出现率较高的时期。这是因为在这两个时间段里,放疗科每年都会有新进修物理师入科学习。对于刚入科学习的进修物理师,他们需要一定的适应期和磨合期来熟悉放疗科的治疗计划系统和治疗计划设计规程,因此在这两个时间段内,治疗计划的错误率会高于其他时间。

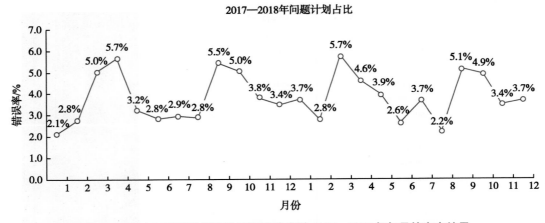

图 17-3-5 中国医学科学院肿瘤医院放疗科 2017—2018 年每月的审查结果

下面介绍几个临床实践中容易出现的安全性错误。

(一) 危及器官勾画不全

图 17-3-6 显示的是一例食管患者的二程放疗计划。主管医师在二程计划中延长了靶区长度,但是由于工作的疏漏,医师未勾画出新增靶区对应层面中的脊髓结构,调强计划的优化过程是以所勾画的轮廓体积作为优化参数,未勾画的脊髓区域没有参与优化的过程,从而导致这部分脊髓未得到有效的保护。从 DVH 数据来看(图 17-3-6B),脊髓最大剂量未超过临床限值,但实际上部分未勾画的脊髓已超出耐受剂量,如图 17-3-6A 所示剂量分布(红色箭头所示)。

(二) 治疗计划的单次剂量与处方要求不一致

图 17-3-7 显示的是一例乳腺 TOMO 计划。主管医师给定的处方总剂量为 5 250cGy,单次剂量 350cGy,共 15 次,如图 17-3-7A 所示。由于计划物理师调用了总剂量相同的计划模板,但忘记修改处

方剂量参数,制定治疗计划时采用的为模板中的单次剂量和次数,总剂量虽与处方要求一致,但单次剂量为525cGy,总次数10次(图17-3-7B)。从剂量分布和DVH上看,计划符合临床要求,但计划所用的单次剂量远大于医生的处方剂量,一旦按照15次执行该计划,将会导致非常严重的安全性事故。

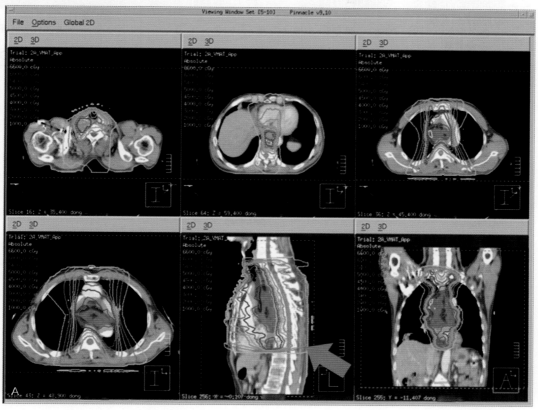

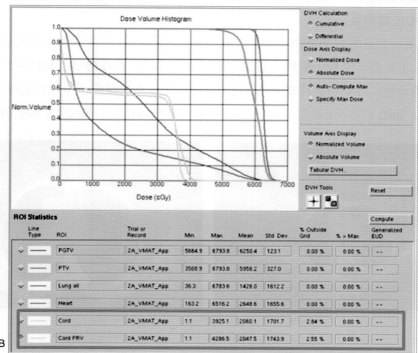

A. 剂量分布;B. 剂量体积直方图(DVH)。

图 17-3-6　危及器官勾画不全的错误计划示例(一例食管癌患者的二程放疗计划)

		开始	状态
诊断: IV: 2 - 左乳房恶性肿瘤			
Infiltrating ductal carcinoma			
肿瘤放疗 疗程: 1		2017/9/11	A 2017/9/11 JPX
放疗处方: GTV1 - TOMO - x06 剂量: 5,250 cGy @ (350 cGy x 15)			
计划			
P1_H_IMRT_APP.PDF			A 2017/9/11 CC+

A

Sex	FEMALE
Date of Birth:	Oct 10, 1959
Disease Name:	CT20170831102312
Plan State:	APPROVED
Machine Name:	0210417
Field Width:	2.51 cm, Dynamic
Pitch:	0.287
Sinogram Segments:	6.2
Planning Modulation Factor (Actual):	2.600 (2.128)
IVDT Name	SIEMENS
IVDT Description	SIEMENS
IVDT Creation Date	Apr 9, 2014
Relative Movable Laser Positions:	X = -0.1 cm, Y = 1.7 cm, Z = 0.1 cm
Plan Calculation Grid:	FINE (0.137 x 0.137 cm)
Approved By:	

5.25 Gy Fractions

Number of Fractions	Duration (sec)	Gantry Rotations	Gantry Period	Expected MU	Couch Travel (cm)	Couch Speed (cm/sec)	Planned Field Widths
10	603.0	19.0	31.8	8,619	13.7	0.02265	6.4

B

A. 临床处方要求；B. 实际治疗计划。

图 17-3-7　单次剂量与处方要求不一致的治疗计划示例（一例乳腺癌患者 TOMO 计划）

（三）等中心位置错误

图 17-3-8 是一例乳腺癌患者的 IMRT 计划。在 CT 定位时，患者体表除了放置用于标记等中心位置的铅点，还放置了铅丝。铅丝主要用于标记重要解剖边界或瘢痕，以指导靶区勾画、射野范围或 bolus 边界设定。计划物理师在 CT 影像中设置等中心点时混淆了铅丝和定位铅点，导致等中心位置的错误。如图 17-3-8A 是错误的等中心位置，图 17-3-8B 是正确的等中心位置。

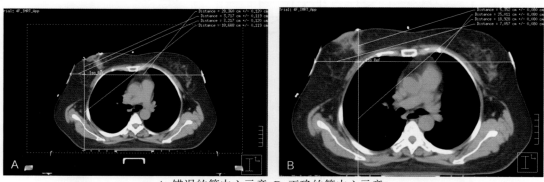

A. 错误的等中心示意；B. 正确的等中心示意。

图 17-3-8　一例乳腺癌患者的调强适形放疗（IMRT）计划

（四）计划导入至 R&V 系统错误

1. 图 17-3-9 是通过 AutoReview 发现的一例问题计划,该计划在 TPS 中的 MU 和 MLC 形状与 R&V 系统中不一致。分析其原因,是物理师将计划导入至 R&V 系统后,主管医师要求物理师修改计划。随后物理师在导入新计划时,由于操作不熟练,未能将 R&V 系统中的旧计划替换为新计划。

一致性				
A1_G180.1-030	参数名	TPS	MOSAIQ	核对结果
A2_G030-180.1	Machine	R1_Agility	R1_Agility	✔
	Modality	Photons	Xrays	✔
	Energy	6	6	✔
	BeamType	Dynamic Arc	Dynamic Arc	✔
	SegmentNum	54	54	✔
	SSD	90.6898	90.7	✔
	MU	280.9	271.6	✘
	Gantry	30.0~180.1	30.0~180.1	✔
	Collimator	0	0	✔
	Couch	0	0	✔
	X1	4.3615	-20	✔
	Y1	3.5	-3.5	✔
	X2	3.2541	20	✔
	Y2	11	11	✔
	MLC	MLC_TPS	MLC_MOSAIQ	✘

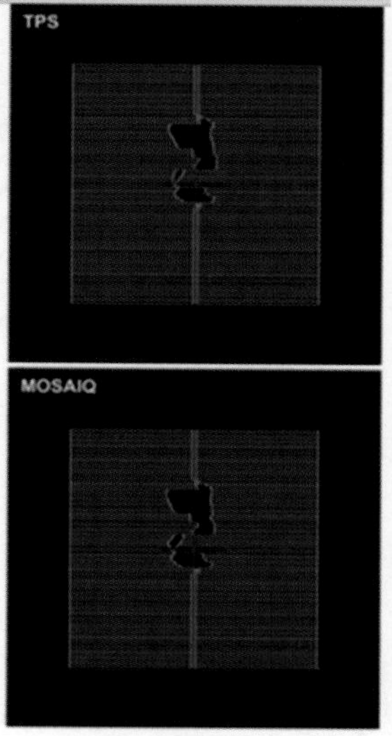

命名规范			
核查内容	核查结果	评估标准	详情
处方命名	✔	处方名不含中文字符	SiteName：PGTV
计划命名	✔	按照料室规范格式命名	Plan：2A_VMAT_App　Trial：2A_VMAT_App
射野命名	✔	按指定的射野格式命名	ID：A1　Name：A1_G180.1-030 ____
锁定状态	✔	计划已锁定	Locked by：liu__

图 17-3-9　自动审查软件（AutoReview）发现的治疗计划的跳数（MU）和多叶准直器（MLC）形状在 R&V 系统和治疗计划系统（TPS）中不一致示例

2. 图 17-3-10 是一例食管癌患者的 VMAT 计划。该计划包括两段分开的靶区,计划设计中对两段靶区分别设置了处方,每个处方对应 2 个治疗野。但在计划导入至 R&V 系统的过程中,由于计划物理师的疏漏,仅导入了一个处方的射野,未导入另一个处方的 2 个治疗野。若按照此方案执行,将有一段靶区未受到照射。

（五）钨门参数设置错误

图 17-3-11 是一例乳腺混合调强计划,计划物理师在做计划时,切线野 Y_1 方向的钨门远超出 PTV 范围。由于相对的 MLC 叶片并不能完全闭合,当钨门范围过大,导致相对叶片合缝的位置存在较大漏射,致使患者正常组织接受了额外的剂量。

Plan Summary Sheet

Beam Setup

Beam	Machine	Energy	Modality	Prescription	Isocenter	SSD (cm) Start / Avg	MU Per Fraction
A1_G180.1–180	R4_Novalis	6 MV X–...	Photons	Prescription_1	Iso	87.32 / 84.89	**290.4**
A2_G180–180.1	R4_Novalis	6 MV X–...	Photons	Prescription_1	Iso	87.30 / 84.89	**285.2**
A3_G340–180	R4_Novalis	6 MV X–...	Photons	Prescription_2	Iso	88.33 / 85.32	**177.9**
A4_G180–340	R4_Novalis	6 MV X–...	Photons	Prescription_2	Iso	87.30 / 85.32	**199**

Beam	X1	X2	Y2	Y1	Gantry Start / Stop	Couch	Coll	Block	Wedge	Bolus	Comp
A1_G180.1–180	5.5	5.7	16.0	4.5	180.1/180.0	0.0	0.0	MLC	None	No	No
A2_G180–180.1	5.6	5.2	16.0	4.5	180.0/180.1	0.0	0.0	MLC	None	No	No
A3_G340–180	5.4	6.1	–6.5	16.0	340.0/180.0	0.0	0.0	MLC	None	No	No
A4_G180–340	5.6	5.4	–7.0	15.0	180.0/340.0	0.0	0.0	MLC	None	No	No

Collimators (cm) (Control Pt 1)

Prescriptions

Prescription_1

Prescribe 214 cGy per fraction to 97.8 % of "PGTV–up" mean dose for 28 fractions.
Actual "PGTV–up" mean dose from all prescriptions/beams is 6137.71 cGy.
2 beams are assigned to this prescription.

Prescription_2

Prescribe 214 cGy per fraction to 97.9 % of "PGTV–down" mean dose for 28 fractions.
Actual "PGTV–down" mean dose from all prescriptions/beams is 6166.9 cGy.
2 beams are assigned to this prescription.

A

```
·┌ 诊断: Ⅲ: 0 - 未成对 食管恶性肿瘤
📁Squamous cell carcinoma, NOS
├ 📁肿瘤放疗 疗程: 1
│  ├ 📁放疗处方: PGTV - VMAT - x06 剂量: 5,992 cGy @   214 cGy × 28
│  │  ├ 📁计划
│  │  │  └ 📄4A_VMAT_APP.PDF
│  │  ├ 摆位
│  │  ├ 📁治疗野
│  │  │  ├ A1 - A1_G180.1-180 - 6 X VMAT 91 控制点
│  │  │  └ A2 - A2_G180-180.1 - 6 X VMAT 91 控制点
│  │  ├ LEFT - - 6 X 摆位
│  │  ├ ANTER - - 6 X 摆位
│  │  └ CBCT - - CT
```

B

A. 治疗计划单;B. 在 R&V 系统中仅导入 2 个治疗野。

图 17-3-10　食管癌患者的 4 野容积调强放疗(VMAT)计划示例

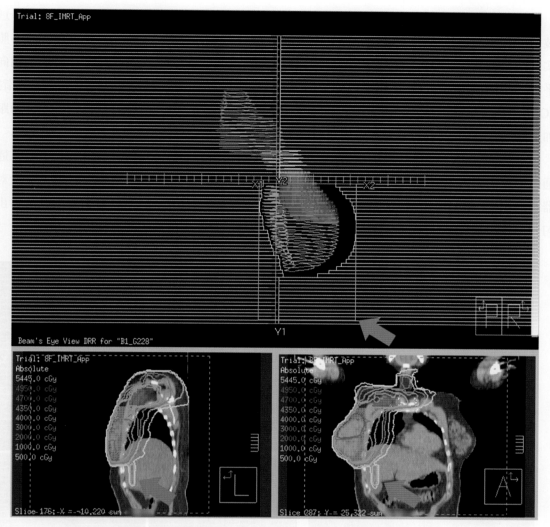

图 17-3-11　乳腺混合调强计划切线野钨门参数设置错误示例

（黄　鹏）

第四节　剂　量　验　证

剂量验证是开展精确放疗的重要质控措施,它通过比较测量的和计算的剂量(分布),检查剂量计算的准确性,探测计划实施过程中可能出现的误差和错误,从而确保治疗的安全和质量。

一、开展剂量验证的必要性

剂量的准确性是影响放射治疗效果的重要因素。剂量验证用于评估该治疗计划是否能达到预期的剂量分布,以确保靶区剂量覆盖率满足治疗处方要求并保证正常组织与器官的剂量在预期范围内。在放射治疗中,治疗计划设计和实施的准确性受多方面影响,为了减小治疗不确定性,预防潜在错误的发生,在实际治疗前物理师对患者治疗计划进行剂量验证是十分必要的。

调强放疗技术(IMRT),包括固定野调强、容积旋转调强(VMAT)、断层调强(Tomotherapy)等,在技术实现上比三维适形放疗(3D-CRT)和传统二维放疗要复杂得多。IMRT 使用众多的小照射野实现剂量适形,在剂量计算和治疗实施阶段的不确定度比 3D-CRT 大,包括:①小野缺乏侧向电子平衡,射野内剂量梯度较大,输出因子需采用灵敏体积小的电离室测量;②治疗时多个子野衔接,MLC 叶片到位不准确造成剂量偏差;③ MLC 透射线对剂量贡献增大,特别是钨门不能自动跟随的加速器,而这部分剂量贡献在部分计划系统中不能准确模拟。

另一方面,IMRT 设计计划时的策略与 3D-CRT 不同。3D-CRT 照射野内剂量输出均匀,通常是通过调整射野方向来避开对危及器官的照射。而 IMRT 可通过强度调节和 MLC 遮挡减少对危及器官的照射(图 17-4-1),为了同时保证靶区达到处方剂量和保护危及器官,照射野内剂量输出不均匀,照射野内存在高梯度区,所以 IMRT 对剂量计算和治疗实施的准确性要求更高。

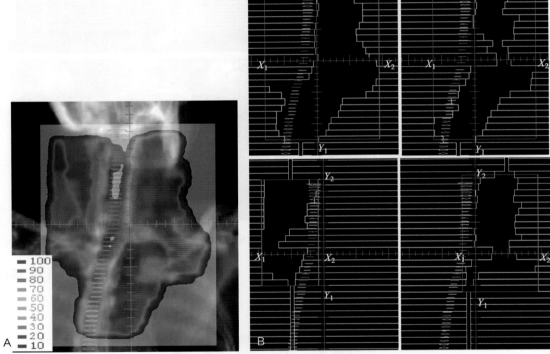

A. 单个射野强度分布;B. 部分子野射野方向观截图。
图 17-4-1　IMRT 射野强度分布和子野

总体来说,开展 IMRT 过程中的不确定度主要来源于以下几个方面。①模拟定位:定位图像的几何精度,CT 值 - 电子密度转换曲线的准确性;②计划设计:计划系统建模的准确性包括 MLC 叶片端面效应、MLC 凹凸槽效应、MLC 透射因子、射野半影、小野输出因子、治疗头散射、百分深度剂量、离轴比等,剂量算法的准确性,剂量计算的网格间距,非均匀组织的修正;③数据传输:治疗计划从计划系统传输到记录验证系统和加速器的数据精度和可靠性;④治疗实施:加速器机械到位精度(尤其是 MLC 到位精度),射束输出的稳定性,治疗摆位的准确性,治疗过程中的器官运动。

综上所述,IMRT 治疗的不确定度不单单来源于某一个阶段,而是开展放疗过程中所有阶段不确定度的累加。IMRT 治疗计划的射野参数比 3D-CRT 要复杂得多,因此,每一例 IMRT 计划在设计和执行时的不确定度差异也更大,是个体化的。即使已经严格完成模拟定位机、计划系统、加速器、记录验证系统、信息管理系统等系统的验收、调试和流程端到端测试,以及定期完成常规质量控制,在开展 IMRT 放疗的过程中,个体化的剂量验证仍是不可缺少的。

二、剂量验证方法

剂量验证通常在模体中测量,将患者计划射野移植到模体,重新计算剂量分布,然后在加速器上执行计划,通过剂量计测量模体受照的实际剂量,对比计算值,按照一定的标准判定两者是否相符。这是一种离线测量方法,可以在患者治疗前实施,提前发现治疗过程中可能出现的偏差或错误。

测量时,可采用实际机架角度测量,也可将所有射野的角度归为 0° 测量,分析单个射野的剂量分布或多野合成剂量分布。当采用将射野归 0° 测量时,建议不只分析合成剂量分布,因为多野合成剂量分布可能造成不同射野剂量误差的相互抵消。

根据测量的维度,可以将剂量验证方法分为点剂量验证和剂量分布验证。点剂量验证测量单个或多个位置处绝对剂量,而剂量分布验证采用胶片、探测器矩阵或其他剂量计测量二维、三维剂量分布。早期 IMRT 计划的剂量分布验证是用电离室测量点剂量,用胶片测量二维剂量分布,目前常用的方法则是使用专门的半导体或电离室探测器阵列进行二维、三维剂量分布的测量与验证,也有一部分使用电子射野影像系统及配套的剂量分析软件进行验证。同时,根据探测器测得的强度分布在患者 CT 图像上重建三维剂量分布,基于患者解剖信息的验证方法也正逐步推广。AAPM TG-120 和 TG-218 号报告详细介绍了 IMRT/VMAT 验证相关的剂量学、模体、剂量分析等相关技术问题,可用作临床使用参考。

(一) 点剂量验证

点剂量测量是剂量验证中最基本的方法。通常采用指形电离室和配套模体测量。相比其他剂量计而言,指形电离室具有优秀的稳定性、剂量线性、较小的角度依赖性和能量依赖性。剂量验证用的电离室宜选用低原子序数的室壁材料(组织或空气等效材料),以减少不同测量位置处能谱变化的影响。IMRT 射野强度由众多的小子野的强度叠加而成,由于侧向电子失衡,一般选用体积小的电离室用于剂量验证。表 17-4-1 列出了部分商用的小体积指形电离室及厂家提供的参数表,有效长度是有效体积沿电离室轴向的长度,有效直径是其垂直于轴向的直径。指形电离室的中心电极和室壁采用圆柱形对称设计,测量时应使其轴向与射线束中心轴相垂直,从而减小电离室的灵敏度受射野入射方向的影响。如果治疗计划中有非共面射野,应考虑电离室在斜入射时灵敏度的变化。

表 17-4-1 部分商用小体积指形电离室有关参数

厂家	型号	灵敏体积 /cm³	有效长度 /mm	有效直径 /mm	漏电流 /×10⁻¹⁵A
Capintec	PR-05PW	0.07	5	4	10
PTW	T31006	0.015	5	2	4
	T31002	0.012 5	8.5	5.5	4

厂家	型号	灵敏体积 /cm³	有效长度 /mm	有效直径 /mm	漏电流 /×10⁻¹⁵A
IBA Dosimetry	CC01	0.01	3.6	2	0.75
	CC04	0.04	3.6	4	0.5
	CC08	0.08	4	6	4
	CC13	0.13	5.8	6	4
Standard Imaging	A1/A1SL/M1/T1	0.05	4.35	4	1
	A16	0.007	1.8	2.4	1

由于电离室具有一定的灵敏体积,实际测得的数值并不是一个点位的绝对剂量,而是该灵敏体积内的平均剂量。为更符合实际测量条件,建议在计划中勾画出电离室的灵敏体积,计算体积平均剂量,而不是只选取灵敏体积中心点的剂量作为计算剂量。电离室的灵敏体积可以根据电离室结构勾画,也可以用 CT 扫描电离室后将影像传输到计划系统后勾画。采用体积平均剂量作为计算剂量的优势是可以采用灵敏体积稍大的电离室测量,从而减少摆位误差的敏感度。

测量时,可以将电离室放置在模体的不同位置分别测量靶区内和危及器官内的剂量。电离室应放置在剂量均匀的区域,AAPM TG-218 推荐电离室灵敏体积内的最高剂量和最低剂量应不超过该体积内平均剂量的 ±5%,以减少电离室体积平均效应带来的误差。

(二) 二维剂量分布验证

点剂量验证采用指形电离室测量绝对剂量,测量准确度高,但由于它只测量单个位置处的剂量,因此无法提供评估计划整体准确性的信息。与点剂量验证相比,剂量分布验证可以测得计划执行的面剂量分布。目前商用测量二维剂量分布的剂量计有胶片、探测器阵列和电子射野影像系统等,均可用于测量相对剂量分布。半导体和电离室探测器阵列也可以经绝对剂量刻度后测量绝对剂量分布。

胶片是一种重要的二维剂量计,可以测量模体内任意平面的二维剂量分布,广泛用于兆伏级 X 射线的相对剂量测量。与其他二维剂量计相比,胶片的空间分辨率高,是测量 IMRT 剂量分布的"金标准",尤其在测量小野、SRT 治疗野时具有明显优势。目前用于剂量验证的胶片主要有 X 射线胶片(比如 XV、EDR2)和 Gafchromic 辐射自显色胶片(比如 EBT2、EBT3)。使用胶片测量时,应当注意胶片灵敏度与其出厂批次有关。对于不同批次的胶片,需分别建立不同的灵敏度校准曲线。X 射线胶片的灵敏度还与洗片条件有关,光学密度值受显影温度影响较大。辐射自显色胶片受照射后自动显色,不需要额外的冲洗过程,可以在室内光线下使用,有效简化了胶片剂量验证的流程。但目前辐射自显色胶片的均匀性不如 X 射线胶片,常见的解决办法是扫描受照射前的胶片作为本底,用以修正照射后的光学密度值,可以有效提高其测量剂量的准确性。不同类型的胶片,剂量测量的量程差异较大。XV 胶片量程较小,通常在 0.01~0.8Gy,需要按比例减少射野跳数以避免剂量响应达到饱和,而 EDR2 胶片的量程可达 7Gy,适用于绝大部分 IMRT 计划的剂量验证。辐射自显色胶片的光学密度值的线性范围更大,用红色通道扫描时,EBT2 胶片的测量范围为 0.01~10Gy,绿色通道则可达 40Gy。

虽然胶片剂量计具有很高的空间分辨率,但冲洗胶片非常耗时,即使采用自显色胶片,也需要在照射后避光保存数小时后才能扫描分析,无法立刻得到验证结果,用于临床日常剂量验证时效率较低。二维探测器阵列将多个电离室或半导体探测器排成二维矩阵,连接计算机采集和分析数据,可以实时测量。同时,阵列校准方便,校准后可重复用于大量射野的测量,简化了验证流程,有效地提高了测量效率。由于阵列中每个探测器的结构无法做到完全一致,各探测器间的剂量响应存在稍许差异,在阵列用于临床剂量验证前应校准各探测器的相对灵敏度,通常以中心点探测器的灵敏度为参考值归一。由于半导体探测器的能量依赖性,针对加速器不同的能量档,半导体探测器阵列需要建立相应的灵敏度校准矩阵,并且需要定期检查或重新校准,因为半导体探测器受高能射线长期照射后晶格发生畸变,灵敏度随累积剂量增加逐步下降。与胶片相比,二维探测器阵列的空间分辨率要低得多,目前商用阵列的探测器间距一般在 0.7~1cm,因此一般只用于 IMRT 的日常剂量验证;加速器调试阶段仍需要采用胶片测量以获得更丰富的细节。对于 SRT 的日常剂量验证,由于射野较小,则需要分辨率更高的专用探测器阵列,如 SunNuclear 公司新推出的 SRSMapcheck,探测器间距达到 2.47mm,最大测量射野 7.7cm × 7.7cm,专门用于小野的剂量测量。平板型探测器阵列最初设计时用于测量垂直入射野的剂量分布,验证时通常将所有射野的机架角度设置为 0° 测量,多野合成可能造成不同射野剂量误差的相互抵消,通常需要同时分析单个射野剂量分布和合成剂量分布。如果采用射野实际机架角度测量,则存在射野斜入射的情况,需要配合专用的模体测量并对每一个射野做角度响应修正。

(三) 三维剂量分布验证

虽然二维剂量分布验证可以测量单个平面内的剂量误差,但该误差对三维剂量分布的影响是未知的。凝胶剂量计可以一次测量人形模体内任意一点的剂量,空间分辨率高,可以测量真正的三维剂量分布。但该技术目前仍然存在局限性,包括化学不稳定性、凝胶剂量计的制作过程烦琐、凝胶照射后的剂量读取还没有简便方法,以及使用成本过高,只供一次性使用。该技术还在研究开发阶段,没有大范围应用到临床中。

除凝胶剂量计外,一些新开发的采用非平面结构的探测器阵列,比如采用正交平板的探测器阵列(Delta 4)或采用圆桶面的探测器阵列(ArcCheck),可以用来测量 IMRT 和 VMAT 的三维剂量分布。虽然不是真正意义的 3D,但能提供比平面探测器矩阵更丰富的信息。

(四) 基于解剖信息的三维剂量分布验证

传统采用均匀模体移植计划的验证方法,缺失患者的解剖信息,不包含组织不均匀性的影响,部分验证采用单一机架角度测量,因此验证的通过率与真实治疗时患者实际受量误差没有足够的相关性。

随着计算机软硬件技术的发展,一些用于引导治疗摆位的影像设备也被开发用于剂量验证,这些成像设备通常是与治疗束同源的 MV 成像设备,包括电子射野影像系统(EPID)和 Tomotherapy 的 MVCT 探测器。根据治疗束穿过患者身体后的强度分布反向投影计算出患者体内的吸收剂量,可以实现在体测量三维剂量分布,评价基于解剖结构的剂量差异。采用成像设备做在体测量,可验证患者每个治疗分次的实际受量。

根据二维探测器阵列或 EPID 测得的射野强度分布,采用正向剂量算法,如笔形束、筒串卷积/叠加剂量算法等,也可在患者 CT 图像上重建三维剂量分布。测量时,不摆放模体或患者,执行患者治疗计划。探测器测得的信号经响应修正后作为输入的射野强度分布,在患者 CT 图像上计算剂量。剂量计算可采用独立的剂量计算平台,也可以使用原计划系统。采用原计划系统的好处是可以避免因独立剂量计算算法与原计划系统剂量算法不同带来的剂量误差,但计划系统本身的射野模型、剂量算法等可能带来的误差会被掩盖。

剂量扰动算法也可重建基于解剖信息的三维剂量分布,它根据探测器阵列测量与计划系统计算得到的模体内的剂量分布差异,修正患者计划的计算剂量,作为患者的实际受照剂量分布。其可靠性主要取决于生成扰动矩阵的模体测量准确性以及扰动修正算法本身的准确性。

(五) 其他剂量验证方法

上述剂量验证方法均属实验性质,临床也在使用计算性质的剂量验证方法,包括机器跳数独立计算核对程序、蒙特卡罗模拟计算软件和根据加速器日志文件重建剂量分布的软件。这些计算方法可以节省测量时间,能验证 TPS 剂量计算精准度,但不能(完整)反映患者治疗情况的真实程度,因此不能完全独立应用,只能作为实验剂量验证方法的补充。

三、剂量分布比较方法

剂量分布可以看作是一个矩阵,矩阵中每个点不仅包含剂量信息,还包括空间位置坐标,因此比较两个剂量分布,不仅需要比较剂量差异,还需要考虑空间位置关系。常见剂量分布比较方法有剂量差异分析、DTA 分析、剂量差异 /DTA 综合分析以及 γ 分析方法。这些方法均逐点比较两个剂量分布,最终分析结果表示为剂量差异或距离差别小于一定阈值(如标准为 3%/2mm 表示剂量差异 ≤ 3%、距离差别 ≤ 2mm)的点的通过率。

(一) 剂量差异分析

剂量差异分析是比较两个剂量分布差异最直接的方法,可以快速给出剂量偏高或偏低的区域。剂量差异定义为 $\delta(\vec{r}_e) = [D_e(\vec{r}_e) - D_r(\vec{r}_e)]/D_r(\vec{r}_e)$,其中 $D_e(\vec{r}_e)$ 为 $\vec{r}_e$ 处的评估剂量,$D_r(\vec{r}_e)$ 为 $\vec{r}_e$ 处的参考剂量。剂量差异分析流程如图 17-4-2 所示,当该点剂量差异小于剂量差异标准(ΔD)时表示通过。由于需要计算同一位置处的剂量差异,因此当评估和参考剂量分布中点位的空间坐标不同时,需要插值后比较。剂量差异分析适合于低剂量梯度区的剂量一致性的评估,在这些区域,剂量随位置变化缓慢,因此剂量差异分析结果能够反映两个剂量分布之间的剂量差异,空间位置的偏差对测量结果影响不大。相反,在高剂量梯度区,微小的位置偏差也会造成巨大的剂量差异,因此在这些区域,单纯的剂量差异分析方法不是很适用,它容易高估两个剂量分布之间的差异。

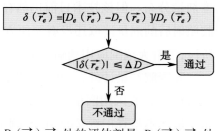

$D_e(\vec{r}_e)$. $\vec{r}_e$ 处的评估剂量;$D_r(\vec{r}_e)$. $\vec{r}_e$ 处的参考剂量;$\delta(\vec{r}_e)$. $\vec{r}_e$ 处的剂量差异;ΔD. 剂量差异通过标准。

图 17-4-2　剂量差异分析流程

(二) DTA 分析

Van Dyk 等在 1993 年首次引入 DTA(distance-to-agreement)的概念用于治疗计划的质控,指出在高剂量梯度区使用剂量分布的距离来评估两个剂量分布之间的差异比用剂量差异更为适合。Harms 等将该概念转换成了算法,他们定义 DTA 为在参考剂量分布中某一点与被评估剂量分布具有相同剂量且距离最近的点之间的距离。如果将两个剂量分布中相同剂量的两点之间的距离定义为 $r(\vec{r}_e, \vec{r}_r) = \vec{r}_e(D_e) - \vec{r}_r(D_e)$,则 DTA$(\vec{r}_e) = \min\{r(\vec{r}_e, \vec{r}_r)\} \forall \{\vec{r}_r\}$。DTA 分析流程如图 17-4-3 所示,当相同剂量点之间的最近距离小于 DTA 通过标准(Δd)时表示该点通过。不同于剂量差异分析,DTA 分析需要在被评估剂量分布中搜索来找到与参考剂量具有相同剂量的最近点,相当于计算该点与被评估剂量分布中具有相同剂量的等剂量线的最近距离。DTA 分析是评估高剂量梯度区剂量一致性的理想方法。但它不适用于低剂量梯度区,因为在这些区域,即使具有较小剂量差异的两点之间的距离也相当远,灵敏度过高。由于大部分剂量分布还是以低剂量梯度区为主,所以单纯采用 DTA 分析意义不大。

(三)剂量差异 /DTA 综合分析

考虑到剂量差异分析和 DTA 分析分别适用于低剂量梯度区和高剂量梯度区的分析,可在比较剂量分布时结合两种方法,互为补充。剂量差异 /DTA 综合分析流程如图 17-4-4 所示,只要测量点通过剂量差异和 DTA 其中任意一项测试,就可以认为该点通过测试;只有两项测试均未通过时才认为该点不符合要求。剂量差异 /DTA 综合分析提供了评估整个剂量分布准确性的简便方法,但无法量化评估不通过点的剂量差异程度。

(四)γ 分析

Low 等发展了 γ 分析方法来量化评估剂量分布差异,从几何的角度评估两个剂量分布之间的位移。对于几何维数为 n 的剂量分布,加上剂量维度,位移计算需要在一个 (n+1) 维的空间中进行。为了能够量化计算,剂量和距离需要分别除以 ΔD 和 Δd 归一后得到无量纲数值。参考剂量分布和被评估剂量分布中两点 $\vec{r}_e$ 和 $\vec{r}_r$ 之间的位移定义为 $\Gamma(\vec{r}_e,\vec{r}_r)=$

$\sqrt{\dfrac{r^2(\vec{r}_e,\vec{r}_r)}{\Delta d^2}+\dfrac{\delta^2(\vec{r}_e,\vec{r}_r)}{\Delta D^2}}$,其中 $r(\vec{r}_e,\vec{r}_r)$ 为两点之间的几何距离,$\delta(\vec{r}_e,\vec{r}_r)$ 为两点之间的剂量差异。γ 值定义为 $\gamma(\vec{r}_e)=\min\{\Gamma(\vec{r}_e,\vec{r}_r)\}\forall\{\vec{r}_r\}$。γ 分析流程如图 17-4-5 所示,当 γ 值在 0~1 之间时,说明该点通过分析;大于 1 时为不通过。在判断分析点是否通过时,γ 分析与剂量差异 /DTA 综合分析的结果基本是一致的。但由于综合分析只考虑与参考剂量分布几何位置相同或剂量相同的点,而 γ 分析搜索参考剂量分布 (n+1) 维空间中所有的点,因此在某些情况会出现该点综合分析不通过,而 γ 分析显示通过。图 17-4-6 是剂量差异 /DTA 综合分析和 γ 分析两种方法分析结果的比较,图 17-4-6A 为参考剂量分布,假设

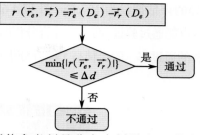

$\vec{r}_e(D_e)$. 评估参考剂量分布中剂量为 D_e 的点的位置;$\vec{r}_r(D_e)$. 参考剂量分布中剂量为 D_e 的点的位置;$r(\vec{r}_e,\vec{r}_r)$. 参考剂量分布和评估剂量分布中相同剂量的两点之间的距离;Δd 为 DTA 通过标准。

图 17-4-3　DTA 分析流程

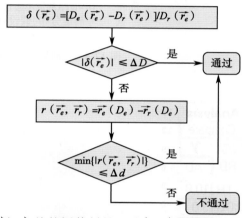

$D_e(\vec{r}_e)$. $\vec{r}_e$ 处的评估剂量;$D_r(\vec{r}_e)$. $\vec{r}_e$ 处的参考剂量;$\delta(\vec{r}_e)$. $\vec{r}_e$ 处的剂量差异;ΔD. 剂量差异通过标准;$\vec{r}_e(D_e)$. 评估剂量分布中剂量为 D_e 的点的位置;$\vec{r}_r(D_e)$. 参考剂量分布中剂量为 D_e 的点的位置;$r(\vec{r}_e,\vec{r}_r)$. 参考剂量分布和评估剂量分布中相同剂量的两点之间的距离;Δd 为 DTA 通过标准。

图 17-4-4　剂量差异 /DTA 综合分析流程

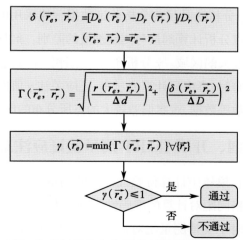

$\delta(\vec{r}_e,\vec{r}_r)$. 参考剂量分布和评估剂量分布两点 $\vec{r}_e$ 和 $\vec{r}_r$ 之间的剂量差异;$r(\vec{r}_e,\vec{r}_r)$. 两点之间的几何距离;ΔD. 剂量差异通过标准;Δd.DTA 通过标准。

图 17-4-5　γ 分析流程

(0,0)点处的评估剂量为 100cGy,图 17-4-6B 为计算得到的 γ 分布图,如果标准设为 3%/2mm,则采用 γ 分析时该点能通过验证,而采用综合分析时不能通过验证。也正因为如此,对于整个剂量分布验证的结果,γ 分析的通过率一般会稍高于综合分析(图 17-4-7)。

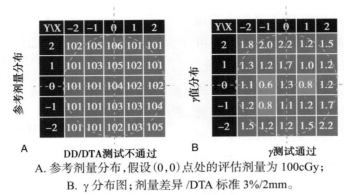

参考剂量分布

γ值分布

A. DD/DTA测试不通过　　B. γ测试通过

A. 参考剂量分布,假设(0,0)点处的评估剂量为 100cGy;

B. γ 分布图;剂量差异 /DTA 标准 3%/2mm。

图 17-4-6　剂量差异 /DTA 综合分析和 γ 分析比较示意

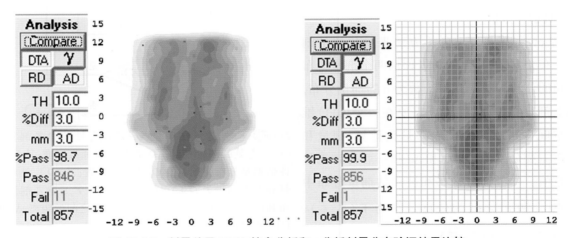

图 17-4-7　剂量差异 /DTA 综合分析和 γ 分析剂量分布验证结果比较

γ 分析法是目前分析验证数据普遍采用的方法,此方法将剂量差异和距离差别二者结合起来,以逐点分析计算剂量与测量剂量的差别。剂量差异适用于剂量梯度小的区域,而距离差别适用于剂量梯度大的区域。γ 分析还可定量评估不通过点的剂量差异程度。因此采用 γ 分析方法比较两个剂量分布时,不应只计算通过率,还应关注 γ 值的直方图和区域分布,统计其最大值、最小值、平均值和中位数等数据,观察偏差较大的点所分布的区域,为判定剂量分布之间的一致程度提供更多参考。

四、开展 IMRT 剂量验证应注意的问题和建议

在模体中计算待验证计划的剂量分布时,应使用与临床计划相同的剂量算法。由于剂量计算的网格间距对计算的准确性影响较大,剂量计算时应采用较小剂量网格,一般不超过 3mm。

对于支持测量绝对剂量分布的剂量计,剂量分布的比较应采用绝对剂量比较模式。每次剂量验证时对剂量计做绝对剂量校准,以消除剂量响应和加速器剂量输出变化对验证结果的影响。

探测器阵列方向依赖性可以忽略或能够准确修正时,应按实际机架角度测量,分析多野合成剂量。探测器阵列方向依赖性无法修正时,应逐野测量,并分析单野剂量分布。

剂量差异的计算采用全局归一，在测量平面内的高剂量低梯度区（剂量高于最大剂量的90%）内选择归一点，或采用处方剂量归一。局部归一比全局归一要求更为严格，主要用于IMRT技术调试及验证不通过时查找原因，一般不用于日常剂量验证。

比较剂量分布时需要设置剂量阈值，排除无临床意义但影响剂量验证分析结果的低剂量区域。比如，当计划中危及器官剂量限值大于处方剂量10%时，可以将剂量阈值设定为10%。如果不设置剂量阈值，当采用全局归一时，大量位于低剂量区域的测量点会抬高测量的通过率；而采用局部归一时，验证不通过的点可能大量集中在低剂量区域（图17-4-8）。

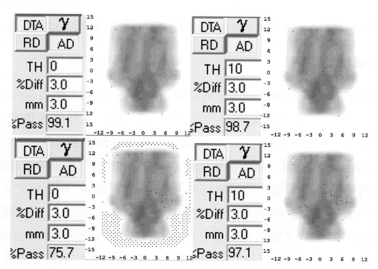

图 17-4-8　剂量阈值分别设置为 0% 和 10% 的验证结果
图中上半部分为全局归一，下半部分为局部归一。

容差限值和干预限值是判断计划是否通过验证，是否可用于治疗的基础。通常可以采用放射治疗和医学物理相关学术组织推荐的通用容差限值和干预限值，因为通用限值一般是大量已发表结果的总结和共识，代表目前IMRT实施普遍所能达到的精度。国家癌症中心/国家肿瘤质控中心最新发布的《调强放疗剂量验证实践指南》建议点剂量验证的容差限值和干预限值分别为 $\leq \pm 3\%$ 和 $\leq \pm 5\%$；剂量分布比较采用绝对剂量比较模式、3%/2mm标准、10%剂量阈值时，γ 通过率的容差限值和干预限值分别为 $\geq 95\%$ 和 $\geq 90\%$。当剂量验证结果超出容差限值的范围时，应查找造成误差的原因。当点剂量验证结果超过干预限值的范围时，不能进行治疗。当剂量分布验证结果超出干预限值的范围时，可检查不通过的点分布的区域，如果不通过的点广泛分布在靶区或危及器官内，且剂量差异有临床意义时计划不能用于患者治疗；如果不通过的点无临床意义，可与医师沟通确定是否可以用于治疗。

当剂量验证结果超出容差限值和干预限值时，应分析造成误差的潜在原因。根据IMRT的不确定度主要来源检查治疗计划和计划系统、验证设备的摆位和校准、加速器等是否符合要求。当计划本身调制的复杂度超过常规情况，比如采用过多的子野数量或过小的子野面积，导致剂量验证无法通过时，应当考虑修改优化参数降低复杂度，重新优化计划。

（胡志辉）

第五节　治疗记录审查

在治疗实施阶段,影响患者治疗精准度的因素很多,如治疗参数错误、摆位偏差、所使用的体位固定装置与定位时不一致等。尽管现代 R&V 系统已经得到较为广泛的应用,但由于放疗技术日趋复杂和精细,每日治疗负荷重等,治疗实施阶段的差错仍时有发生。因此必须采取措施减少差错的发生,定期审查患者的治疗记录是保证治疗安全、减少差错发生的最有效措施之一。

一、治疗记录审查概要

治疗实施阶段的中心任务是保证患者计划得到正确实施,使患者体内实际照射的剂量分布与计划设计的剂量分布一致。治疗实施阶段主要包括两方面内容:①放疗技师通过体位固定装置对患者进行摆位;②放疗技师根据 R&V 系统中所设定的治疗计划参数操作治疗机实施治疗。当治疗机工作状态正常,治疗计划已通过高年资物理师的审查,那么治疗实施的精准度主要依赖于放疗技师的操作。放疗技师是治疗实施的主要执行者,每天与患者接触、查看和记录治疗单、操作治疗机和 R&V 系统,这种长期重复性和高负荷的工作很容易产生人为差错。尽管治疗控制系统以及 R&V 系统的发展可以减少治疗实施阶段的差错概率,但是仍然无法完全避免治疗差错。本节中所述的“治疗差错”是指任何可能偏离最初治疗意图的现象,例如床位偏离正常范围较大、射野能量或 MU 不正确、治疗部位错误等。Grace Huang 等人回顾性分析了加拿大最大的放射治疗中心玛格丽特公主医院在治疗实施阶段的差错,发现在 28 136 例接受治疗的患者中,每名患者的差错率为 1.97%,而 Bissonnette 等人分析了该放疗中心 1 063 份治疗差错报告,发现每 100 个放疗疗程的平均治疗差错率为 1.7%。通常而言,发现治疗差错是一个人工的过程,很大程度上依赖对治疗记录的回顾性审查。

AAPM TG-40 以及 TG-275 报告建议各放疗机构应根据本单位实际情况制定治疗记录审查规程,同时还详细列举了与治疗记录审查相关的项目。报告指出治疗记录的审查工作主要由医学物理师负责,医师、技师也应积极参与,以完善审查项目。对于正在治疗的患者,其治疗记录审查应保证至少每周一次,首次审查应在前三个治疗分次内完成。大分割治疗的患者应有更严格的治疗记录审查频次,例如对于小于 6 次的大分割治疗,建议审查每一次的治疗记录。由于审查工作繁重,如果完全依靠人工,将会占用大量的人力资源和工作时间。因此,随着计算机技术的进步,一些医学物理师均根据各自放疗机构的实际临床情况,开发了自动治疗记录审查工具,以提高审查的可靠性和效能,帮助医师和物理师更快更准确地定位可能发生的错误和潜在风险。Xia 等人开发了分析电子治疗记录和报告治疗事件的工具,既可以高效地评估临床治疗记录,还可以用于失效模式和影响分析(FMEA)。中国医学科学院肿瘤医院放疗科也根据本单位临床实践的需求,设计和开发了自动治疗记录审查工具,本节第四部分将对此做详细的阐述。

二、治疗实施阶段的失效模式

随着 R&V 系统的拓展应用,放疗电子化程度越来越深入和广泛,类似书写错误、记录遗漏等事件发生的可能性越来越小,纸质图表审查中常出现难以辨认的文本、符号等情形,如今也已很少发生。现代 R&V 系统能够为各种先进的治疗技术提供详尽的电子治疗记录,包括放疗实施的 MU、机架、准直器设置、床位以及治疗附件(楔形板)等参数,除此之外,还可存储各类影像数据、电子文档以及附件等。信息化的发展已为"治疗记录审查"环节提供了全面而又易获取的基础数据,医师、物理师和技师可通过这些数据及时发现治疗中存在的问题和潜在风险,以确保患者治疗实施的安全。

TG-275 报告中采用 FMEA 方法(TG-100)分析治疗记录审查的事件报告,确定了治疗实施阶段中 20 种与医学物理师审查相关的失效模式和原因,如表 17-5-1 所示,其中 RPN 为风险优先数,是确定发生概率(O)、后果严重性(S)和发生后不能探测到的概率(D)三个值的乘积。

表 17-5-1　物理师在治疗记录审查环节中发现的失效模式以及对应原因、风险优先数(RPN)值

编号	失效模式	原因	RPN 值
1	执行剂量错误	• 患者无法维持治疗体位; • 一个或多个射野未治疗; • 无治疗文档记录	216
2	未执行正确的图像引导(IGRT)	• 技师未遵循医嘱执行图像引导	136.1
3	执行剂量错误	• 治疗文档记录不清楚或不全面; • 一个或多个射野未治疗; • 无治疗文档记录	123.8
4	执行剂量错误	• 医师改变处方剂量,但未与计划物理师或技师沟通	121.9
5	起搏器未监控	• 治疗文档或医嘱中无在体剂量测量要求	113.7
6	未执行正确的 IGRT	• 主管医师未按规范审查影像	108
7	偏侧性 / 治疗部位错误	• 仅限第一周:患者体位标记错误	103.9
8	偏侧性 / 治疗部位错误	• 治疗前未实施图像引导	102.1
9	在多个部位治疗时,治疗野执行错误	• 治疗文档记录不清楚或不全面	98.8
10	治疗分次未按预期执行	• 在非临床模式下治疗患者,并且没有记录	96
11	起搏器未监控	• 技师忽视了在体剂量测量	85.1
12	偏侧性 / 治疗部位错误	• 仅限第一周:与先前治疗混淆	79.5
13	偏侧性 / 治疗部位错误	• 技师注意力不集中	64.5
14	偏侧性 / 治疗部位错误	• 治疗文档准备不足,如:无摆位验证影像	54
15	治疗射野错误	• 患者先前的治疗分次未全部执行,而在新的治疗阶段中,技师错误地执行了先前的计划数据; • 部分射野漏治	45.7
16	对于特定治疗部位,导入 R&V 系统中的射野不全	• 处方书写或系统录入有误	41.3
17	偏侧性 / 治疗部位错误	• 床位被强制执行,并且无文档记录(假定仅发生一次,并非每个治疗分次都出现)	33.9
18	执行剂量错误	• 技师在治疗时强制执行了剂量或跳数(MU),且无相关文档记录	24.1
19	定位、计划阶段的差错	• 定位或计划阶段的差错未被相应阶段的审查发现,导致差错传递到治疗实施阶段	138.2
20	治疗装置使用错误,如 bolus、vaclock 等	• 与医嘱不一致,如:医师计划终止 bolus 使用,但摆位医嘱未及时更新	97.8

三、治疗记录审查项目

参考 AAPM TG275 报告和 TG40 报告,结合中国医学科学院肿瘤医院临床实践经验,将治疗记录审查项目分为以下十类:治疗一致性、治疗完整性、图像引导、强制执行(越权)、床位、处方及治疗进度、文档、治疗模式、剂量验证和体内植入物,每个审查项目的具体内容如表 17-5-2 所示。

表 17-5-2　治疗记录审查的项目分类及具体内容

序号	项目分类	具体审查项目
1	治疗一致性	• 当前所使用的治疗参数与治疗计划是否一致
2	治疗完整性	• 所有治疗野是否完全执行; • 计划总跳数(MU)是否超出和缺少; • 治疗是否意外中断
3	图像引导	• 首次治疗是否执行图像引导; • 摆位等中心是否与计划等中心一致; • 扫描条件的选择是否符合临床要求; • 图像引导频次是否遵医嘱正常执行; • 配准偏差是否超出临床要求; • 是否及时审阅摆位影像
4	强制执行(越权)	• 是否存在强制执行(越权)的记录,如: (1)床位超过容差; (2)MU、钨门大小等射野参数不一致; (3)单次剂量超过处方要求; (4)分次模式不符
5	床位	• 床位偏差是否异常
6	处方及治疗进度	• 治疗处方是否合理,是否符合科室规程; • 剩余排程是否与处方一致; • 分次模式(每天一次或每天两次)是否与处方一致; • 长时间未治疗或不再治疗的分次是否处理
7	文档	• 治疗相关文档记录是否齐全,如电子计划文档、治疗单等; • 特殊治疗的文档记录是否全面,如立体定向放疗(SBRT)、全身照射(TBI)、全皮肤电子束照射(TSE)等; • 文档是否已审批
8	治疗模式	• 所有治疗分次是否为临床模式治疗; • QA 模式的执行人员是否是物理师或工程师; • 是否在非临床模式下治疗患者,如果是,需补充说明文档
9	剂量验证	• 大分割患者是否在首次治疗前完成治疗计划的剂量验证; • 常规分割患者是否按科室规程完成治疗计划的剂量验证
10	体内植入物	• 注意体内植入物的受照剂量,尤其是心脏设备

四、治疗记录自动审查

从本质上来讲,治疗记录审查无法做到治疗计划审查那样全面,如果治疗记录的审查人员以计划审查项为标准,手动审查所有患者每个分次的治疗记录,那么将会花费大量的时间和精力,这种做法是不切实际的。由于这个原因,很多放疗机构的治疗记录审查工作只能通过简化审查项目或延长审查间隔的方式来实施。然而,随着计算机技术以及放疗信息化的发展,越来越多审查项目可以实现自动化,完全依赖人工检查的项目占比逐渐降低,自动化的审查工具可以使医学物理师们从繁重的治疗记录审查工作中解放出来,让他们只需关注软件所提示的异常值或生成的错误报告。

以中国医学科学院肿瘤医院放疗科为例,在 AutoReview(见本章第三节)的基础上,医学物理师设计和开发了治疗记录自动审查模块,不仅扩展了审查范围,还可以缩短审查间隔(每天审查),有效地保障了患者治疗实施的安全。下面简单介绍下该模块的设计和实现方法,以及临床应用效果。

治疗记录审查模块的架构及数据库设计与 AutoReview 中计划审查模块类似(见本章第三节)。治疗记录自动审查的流程如图 17-5-1 所示。由于治疗记录审查模块是计划审查模块的延续,所有

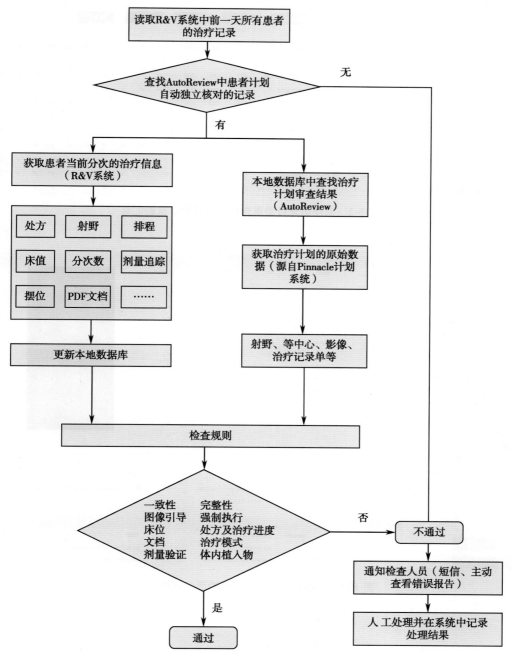

图 17-5-1　治疗记录自动审查流程

数据均存储在同一数据库中,因此该模块在读取前一天信息系统中所有患者治疗分次的记录后,即可在本地数据库中查找计划审查记录,并将其与治疗记录一一对应,从而实现更全面更准确的治疗记录审查。治疗记录审查模块的应用效果如图 17-5-2、图 17-5-3、图 17-5-4 所示。图 17-5-2 显示了一段时期内系统检测到的异常治疗记录,并根据之前所述的治疗记录审查项进行了分类,异常结果还可通过短信或邮件的形式发送至相关责任人。图 17-5-3 是治疗分次异常结果的部分详情展示,使用人员可通过点击图 17-5-2 中的"详情"进入该界面,查看每个项目的详细情况,从而可以更快速准确地确定治疗事件和原因。图 17-5-4 是每日审查结果的汇总,用于审查工作的统计以及回顾性分析。

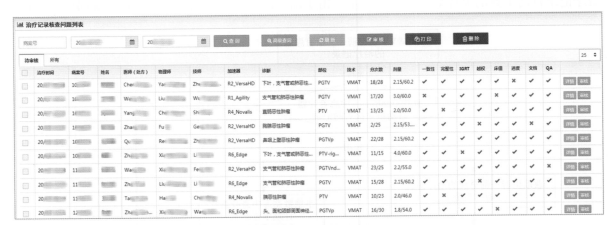

图 17-5-2　治疗记录自动审查模块中异常记录的汇总

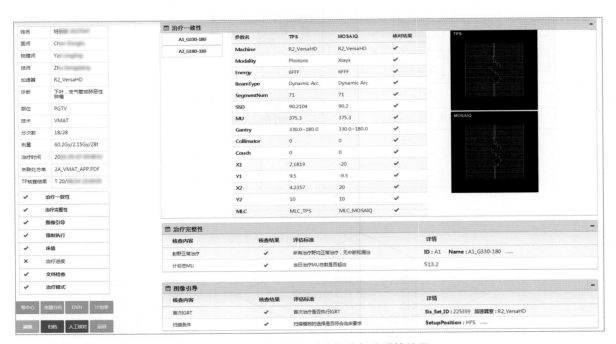

图 17-5-3　治疗分次自动审查的部分详情结果

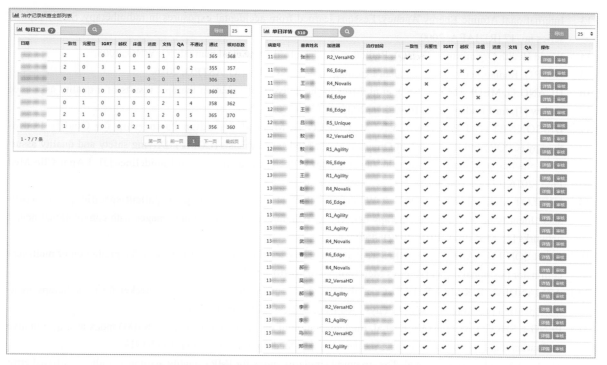

图 17-5-4　治疗记录自动审查模块中每日审查结果的汇总

（黄　鹏）

参考文献

［1］America, ASTRO. Safety is no accident: a framework for quality radiation oncology and care 2012.

［2］ALITE F, SOLANKI A A. Patient safety and quality: management for the radiation oncologist [M]//SMALL W JR, TARBELL N J, YAO M. Clinical radiation oncology: indications, techniques, and results. 3rd ed. New Jersey, the United States: Wiley-Blackwell, 2017.

［3］MULLINS B T, MCGURK R, MCLEOD R W, et al. Human error bowtie analysis to enhance patient safety in radiation oncology [J]. Pract Radiat Oncol, 2019, 9 (6): 465-478.

［4］FORD E C, EVANS S B. Incident learning in radiation oncology: A review [J]. Med Phys, 2018, 45 (5): e100-e119.

［5］HOWELL C, TRACTON G, AMOS A, et al. Predicting radiation therapy process reliability using voluntary incident learning system data [J]. Pract Radiat Oncol, 2019, 9 (2): e210-e217.

［6］HARTVIGSON P E, GENSHEIMER M F, SPADY P K, et al. A radiation oncology-specific automated trigger indicator tool for high-risk, near-miss safety events [J]. Pract Radiat Oncol, 2020, 10 (3): 142-150.

［7］FORD E C, TEREZAKIS S, SOURANIS A, et al. Quality control quantification (QCQ): a tool to measure the value of quality control checks in radiation oncology [J]. Int J Radiat Oncol Biol Phys, 2012, 84 (3): e263-e269.

［8］GOPAN O, ZENG J, NOVAK A, et al. The effectiveness of pretreatment physics plan review for detecting errors in radiation therapy [J]. Med Phys, 2016, 43 (9): 5181.

［9］KALET A M, GENNARI J H, FORD E C, et al. Bayesian network models for error detection in radiotherapy plans [J]. Phys Med Biol, 2015, 60 (7): 2735-2749.

［10］WOLFS C, CANTERS R, VERHAEGEN F. Identification of treatment error types for lung cancer patients using convolutional neural networks and EPID dosimetry [J]. Radiother Oncol, 2020, 153: 243-249.

［11］FORD E, CONROY L, DONG L, et al. Strategies for effective physics plan and chart review in radiation therapy: Report of AAPM Task Group 275 [J]. Med Phys, 2020, 47 (6): e236-e272.

［12］马攀, 戴建荣. 放射治疗质量管理新方法 [J]. 中华放射肿瘤学杂志, 2015 (6): 732-735.

［13］ International Atomic Energy Agency. Lessons learned from accidental exposures in radiotherapy. Safety reports series no. 17 [R]. IAEA, 2000.

［14］ World Health Organization (WHO). Radiotherapy risk profile: technical manual [R]. WHO, 2008.

［15］ ASTRO. Radiation Oncology Incident Learning System (RO-ILS)[R]. ASTRO, 2016.

［16］ HUANG G, MEDLAM G, LEE J, et al. Error in the delivery of radiation therapy: results of a quality assurance review [J]. Int J Radiat Oncol Biol Phys, 2005, 61 (5): 1590-1595.

［17］ BISSONNETTE J P, MILOSEVIC M, CARLONE M, et al. Canadian Partnership for Quality Radiotherapy (CPQR) and the Canadian Organization of Medical Physicists (COMP): Driving safety and quality assurance practice in Canada through the development of technical quality control guidelines [J]. J Appl Clin Med Phys, 2016, 17 (5): 548-549.

［18］ NYFLOT M J, THAMMASORN P, WOOTTON L S, et al. Deep learning for patient-specific quality assurance: Identifying errors in radiotherapy delivery by radiomic analysis of gamma images with convolutional neural networks [J]. Med Phys, 2019, 46 (2): 456-464.

［19］ CARLSON J N, PARK J M, PARK S Y, et al. A machine learning approach to the accurate prediction of multi-leaf collimator positional errors [J]. Phys Med Biol, 2016, 61 (6): 2514-2531.

［20］ AZMANDIAN F, KAELI D, DY J G, et al. Towards the development of an error checker for radiotherapy treatment plans: a preliminary study [J]. Phys Med Biol, 2007, 52 (21): 6511-6524.

［21］ PENG J, SHI C, LAUGEMAN E, et al. Implementation of the structural SIMilarity (SSIM) index as a quantitative evaluation tool for dose distribution error detection [J]. Med Phys, 2020, 47 (4): 1907-1919.

［22］ MA C, WANG R, ZHOU S, et al. The structural similarity index for IMRT quality assurance: radiomics-based error classification [J]. Med Phys, 2021, 48 (1): 80-93.

［23］ LUK S, MEYER J, YOUNG L A, et al. Characterization of a Bayesian network-based radiotherapy plan verification model [J]. Med Phys, 2019, 46 (5): 2006-2014.

［24］ 黄鹏, 田源, 胡志辉, 等. 利用聚类分析方法辅助核对患者放疗计划 [J]. 中华放射肿瘤学杂志, 2016, 25 (11): 1218-1222.

［25］ 黄鹏, 徐英杰, 田源, 等. 放疗计划自动独立核对软件的实现及应用 [J]. 中华放射肿瘤学杂志, 2019,28 (12): 909-913.

［26］ KALAPURAKAL J A, ZAFIROVSKI A, SMITH J, et al. A comprehensive quality assurance program for personnel and procedures in radiation oncology: value of voluntary error reporting and checklists [J]. Int J Radiat Oncol Biol Phys, 2013, 86 (2): 241-248.

［27］ 沈九零, 李光俊, 李丽琴, 等. 放疗独立核对的实施和发展 [J]. 中华放射肿瘤学杂志, 2017, 26 (6): 715-718.

［28］ LUCAS P J, van der GAAG L C, ABU-HANNA A. Bayesian networks in biomedicine and health-care [J]. Artif Intell Med, 2004, 30 (3): 201-214.

［29］ LI G, WU D, XU Z, et al. Evaluation of an accelerated 3D modulated flip-angle technique in refocused imaging with an extended echo-train sequence with compressed sensing for imaging of the knee: comparison with routine 2D MRI sequences [J]. Clin Radiol, 2021, 76 (2): 158. e13-158. e18.

［30］ MCCARTHY J, HAYES P. Some philosophical problems from the standpoint of artificial intelligence [J]. Readings in Artificial Intelligence, 1981, 4: 431-450.

［31］ ZHU X, GE Y, LI T, et al. A planning quality evaluation tool for prostate adaptive IMRT based on machine learning [J]. Med Phys, 2011, 38 (2): 719-726.

［32］ YUAN L, GE Y, LEE W R, et al. Quantitative analysis of the factors which affect the interpatient organ-at-risk dose sparing variation in IMRT plans [J]. Med Phys, 2012, 39 (11): 6868-6878.

［33］ YUAN L, WU Q J, YIN F F, et al. Incorporating single-side sparing in models for predicting parotid dose sparing in head and neck IMRT [J]. Med Phys, 2014, 41 (2): 021728.

［34］ CHEN X, MEN K, CHEN B, et al. CNN-based quality assurance for automatic segmentation of breast cancer in radiotherapy [J]. Front Oncol, 2020, 10: 524.

［35］ 国家食品药品监督管理局. 放射治疗计划系统质量保证指南: YY/T 0798—2010 [S]. 2010.

［36］ CLARK B G, BROWN R J, PLOQUIN J, et al. Patient safety improvements in radiation treatment through 5 years of incident learning [J]. Pract Radiat Oncol, 2013, 3 (3): 157-163.

［37］ NOVAK A, NYFLOT M J, ERMOIAN R P, et al. Targeting safety improvements through identification of incident origination and detection in a near-miss incident learning system [J]. Med Phys, 2016, 43 (5): 2053-2062.

［38］ KUTCHER G J, COIA L, GILLIN M, et al. Comprehensive QA for radiation oncology: report of AAPM Radiation Therapy Committee Task Group 40 [J]. Med Phys, 1994, 21 (4): 581-618.

［39］ The British Institute of Radiology, the Institute of Physics and Engineering in Medicine, the National Patient Safety Agency, et al. Towards safer radiotherapy [R]. The British Institute of Radiology, the Institute of Physics and Engineering in Medicine, the National Patient Safety Agency, the Society and College of Radiographers and The Royal College of Radiologists, 2008.

［40］ FORD E, CONROY L, DONG L, et al. Strategies for effective physics plan and chart review in radiation therapy: Report of AAPM Task Group 275 [J]. Med Phys, 2020, 47 (6): e236-e272.

［41］ MCNUTT T R, MOORE K L, WU B, et al. Use of big data for quality assurance in radiation therapy [J]. Semin Radiat Oncol, 2019, 29 (4): 326-332.

［42］ YEUNG T K, BORTOLOTTO K, COSBY S, et al. Quality assurance in radiotherapy: evaluation of errors and incidents recorded over a 10 year period [J]. Radiotherapy and Oncology, 2005, 74 (3): 283-291.

［43］ JONES R T, HANDSFIELD L, READ P W, et al. Safety and feasibility of STAT RAD: Improvement of a novel rapid tomotherapy-based radiation therapy workflow by failure mode and effects analysis [J]. Pract Radiat Oncol, 2015, 5 (2): 106-112.

［44］ World Health Organization (WHO). World Alliance for Patient Safety Progress Report 2006-2007 [R]. WHO, 2008.

［45］ SMITH S, WALLIS A, KING O, et al. Quality management in radiation therapy: A 15 year review of incident reporting in two integrated cancer centres [J]. Technical Innovations and Patient Support in Radiation Oncology, 2020, 14: 15-20.

［46］ MUTIC S, PALTA J R, BUTKER E K, et al. Quality assurance for computed-tomography simulators and the computed-tomography-simulation process: report of the AAPM Radiation Therapy Committee Task Group No. 66 [J]. Med Phys, 2003, 30 (10): 2762-2792.

［47］ GROUP A T. The Management of respiratory motion in radiation oncology. Report of AAPM Task Group 76. 2006, AAPM REPORT NO. 91 [R]. AAPM Task Group 76, 2006.

［48］ KUTCHER G J, COIA L, GILLIN M, et al. Comprehensive QA for radiation oncology: report of AAPM Radiation Therapy Committee Task Group 40 [J]. Med Phys, 1994, 21 (4): 581-618.

［49］ HUQ M S, FRAASS B A, DUNSCOMBE P B, et al. The report of Task Group 100 of the AAPM: Application of risk analysis methods to radiation therapy quality management [J]. Med Phys, 2016, 43 (7): 4209.

［50］ 国家肿瘤诊疗质控中心放疗质控专家委员会, 赫捷, 王绿化, 等. 放射治疗质量控制基本指南 [J]. 中华放射肿瘤学杂志, 2018, 27 (4): 335-342.

［51］ 黄鹏, 徐英杰, 田源, 等. 放疗计划自动独立核对软件的实现及应用 [J]. 中华放射肿瘤学杂志, 2019, 28 (12): 909-913.

［52］ CLARK B G, BROWN R J, PLOQUIN J L, et al. The management of radiation treatment error through incident learning [J]. Radiother Oncol, 2010, 95 (3): 344-349.

［53］ NOVAK A, NYFLOT M J, ERMOIAN R P, et al. Targeting safety improvements through identification of incident origination and detection in a near-miss incident learning system [J]. Med Phys, 2016, 43 (5): 2053-2062.

［54］ SIOCHI R A, PENNINGTON E C, WALDRON T J, et al. Radiation therapy plan checks in a paperless clinic [J]. J Appl Clin Med Phys, 2009, 10 (1): 43-62.

［55］ YANG D, WU Y, BRAME R S, et al. Technical note: electronic chart checks in a paperless radiation therapy clinic [J]. Med Phys, 2012, 39 (8): 4726-4732.

［56］ YANG D, MOORE K L. Automated radiotherapy treatment plan integrity verification [J]. Med Phys, 2012, 39 (3): 1542-1551.

［57］ FRAASS B, DOPPKE K, HUNT M, et al. American Association of Physicists in Medicine Radiation Therapy Committee Task Group 53: quality assurance for clinical radiotherapy treatment planning [J]. Med Phys, 1998, 25 (10): 1773-1829.

［58］ SHARPE M B. IAEA Technical Reports Series No. 430: commissioning and quality assurance of computerized planning systems for radiation treatment of cancer [R]. IAEA, 2004.

［59］ VAN DYK J, BARNETT R B, CYGLER J E, et al. Commissioning and quality assurance of treatment planning computers [J]. Int J Radiat Oncol Biol Phys, 1993, 26 (2): 261-273.

［60］ VAN DYK J. Quality assurance of radiation therapy planning systems: current status and remaining challenges [J]. Int J Radiat Oncol Biol Phys, 2008, 71 (1 Suppl): S23-S27.

［61］ HALABI T, LU H M. Automating checks of plan check automation [J]. J Appl Clin Med Phys, 2014, 15 (4): 4889.

［62］ FORD E C, FONG DE LOS SANTOS L, PAWLICKI T, et al. Consensus recommendations for incident learning database structures in radiation oncology [J]. Med Phys, 2012, 39 (12): 7272-7290.

［63］ MOORE K L, KAGADIS G C, MCNUTT T R, et al. Vision 20/20: Automation and advanced computing in clinical radiation oncology [J]. Med Phys, 2014, 41 (1): 010901.

［64］ MIFTEN M, OLCH A, MIHAILIDIS D, et al. Tolerance limits and methodologies for IMRT measurement-based verification QA: Recommendations of AAPM Task Group No. 218 [J]. Med Phys, 2018, 45 (4): e53-e83.

［65］ MORAN J M, DEMPSEY M, EISBRUCH A, et al. Safety considerations for IMRT: executive summary [J]. Med Phys, 2011, 38 (9): 5067-5072.

［66］ SMITH J C, DIETERICH S, ORTON C G. Point/counterpoint. It is still necessary to validate each individual IMRT treatment plan with dosimetric measurements before delivery [J]. Med Phys, 2011, 38 (2): 553-555.

［67］ BORTFELD T, BÜRKELBACH J, BOESECKE R, et al. Methods of image reconstruction from projections applied to conformation radiotherapy [J]. Phys Med Biol, 1990, 35 (10): 1423-1434.

［68］ WEBB S. Optimization by simulated annealing of three-dimensional conformal treatment planning for radiation fields defined by a multileaf collimator [J]. Phys Med Biol, 1991, 36 (9): 1201-1226.

［69］ BRAHME A. Optimization of stationary and moving beam radiation therapy techniques [J]. Radiother Oncol, 1988, 12 (2): 129-140.

［70］ MACKIE T R, HOLMES T, SWERDLOFF S, et al. Tomotherapy: a new concept for the delivery of dynamic conformal radiotherapy [J]. Med Phys, 1993, 20 (6): 1709-1719.

［71］ STEIN J, BORTFELD T, DÖRSCHEL B, et al. Dynamic X-ray compensation for conformal radiotherapy by means of multi-leaf collimation [J]. Radiother Oncol, 1994, 32 (2): 163-173.

［72］ WANG X, SPIROU S, LOSASSO T, et al. Dosimetric verification of intensity-modulated fields [J]. Med Phys, 1996, 23 (3): 317-327.

［73］ LOW D A, MORAN J M, DEMPSEY J F, et al. Dosimetry tools and techniques for IMRT [J]. Med Phys, 2011, 38 (3): 1313-1338.

［74］ DONG L, ANTOLAK J, SALEHPOUR M, et al. Patient-specific point dose measurement for IMRT monitor unit verification [J]. Int J Radiat Oncol Biol Phys, 2003, 56 (3): 867-877.

［75］ LOW D A, PARIKH P, DEMPSEY J F, et al. Ionization chamber volume averaging effects in dynamic intensity modulated radiation therapy beams [J]. Med Phys, 2003, 30 (7): 1706-1711.

［76］ BOUCHARD H, SEUNTJENS J. Ionization chamber-based reference dosimetry of intensity modulated radiation beams [J]. Med Phys, 2004, 31 (9): 2454-2465.

［77］ ZHU X R, JURSINIC P A, GRIMM D F, et al. Evaluation of Kodak EDR2 film for dose verification of intensity modulated radiation therapy delivered by a static multileaf collimator [J]. Med Phys, 2002, 29 (8): 1687-1692.

［78］ DOGAN N, LEYBOVICH L B, SETHI A. Comparative evaluation of Kodak EDR2 and XV2 films for verification of intensity modulated radiation therapy [J]. Phys Med Biol, 2002, 47 (22): 4121-4130.

［79］ PAI S, DAS I J, DEMPSEY J F, et al. TG-69: radiographic film for megavoltage beam dosimetry [J]. Med Phys, 2007, 34 (6): 2228-2258.

［80］ CHILDRESS N L, DONG L, ROSEN I I. Rapid radiographic film calibration for IMRT verification using automated MLC fields [J]. Med Phys, 2002, 29 (10): 2384-2390.

［81］ HAN Z, NG S K, BHAGWAT M S, et al. Evaluation of MatriXX for IMRT and VMAT dose verifications in peripheral dose regions [J]. Med Phys, 2010, 37 (7): 3704-3714.

［82］ JURSINIC P A, SHARMA R, REUTER J. MapCHECK used for rotational IMRT measurements: step-and-shoot, TomoTherapy, RapidArc [J]. Med Phys, 2010, 37 (6): 2837-2846.

[83] VAN ESCH A, DEPUYDT T, HUYSKENS D P. The use of an aSi-based EPID for routine absolute dosimetric pretreatment verification of dynamic IMRT fields [J]. Radiother Oncol, 2004, 71 (2): 223-234.

[84] MCDERMOTT L N, WENDLING M, SONKE J J, et al. Replacing pretreatment verification with in vivo EPID dosimetry for prostate IMRT [J]. Int J Radiat Oncol Biol Phys, 2007, 67 (5): 1568-1577.

[85] LING C C, ZHANG P, ARCHAMBAULT Y, et al. Commissioning and quality assurance of RapidArc radiotherapy delivery system [J]. Int J Radiat Oncol Biol Phys, 2008, 72 (2): 575-581.

[86] KAURIN D G, SWEENEY L E, MARSHALL E I, et al. VMAT testing for an Elekta accelerator [J]. J Appl Clin Med Phys, 2012, 13 (2): 3725.

[87] CARRASCO P, JORNET N, LATORRE A, et al. 3D DVH-based metric analysis versus per-beam planar analysis in IMRT pretreatment verification [J]. Med Phys, 2012, 39 (8): 5040-5049.

[88] GODART J, KOREVAAR E W, VISSER R, et al. Reconstruction of high-resolution 3D dose from matrix measurements: error detection capability of the COMPASS correction kernel method [J]. Phys Med Biol, 2011, 56 (15): 5029-5043.

[89] XING L, CHEN Y, LUXTON G, et al. Monitor unit calculation for an intensity modulated photon field by a simple scatter-summation algorithm [J]. Phys Med Biol, 2000, 45 (3): N1-N7.

[90] LEAL A, SÁNCHEZ-DOBLADO F, ARRÁNS R, et al. Routine IMRT verification by means of an automated Monte Carlo simulation system [J]. Int J Radiat Oncol Biol Phys, 2003, 56 (1): 58-68.

[91] FAN J, LI J, CHEN L, et al. A practical Monte Carlo MU verification tool for IMRT quality assurance [J]. Phys Med Biol, 2006, 51 (10): 2503-2515.

[92] AGNEW A, AGNEW C E, GRATTAN M W, et al. Monitoring daily MLC positional errors using trajectory log files and EPID measurements for IMRT and VMAT deliveries [J]. Phys Med Biol, 2014, 59 (9): N49-N63.

[93] NELMS B E, ZHEN H, TOMÉ W A. Per-beam, planar IMRT QA passing rates do not predict clinically relevant patient dose errors [J]. Med Phys, 2011, 38 (2): 1037-1044.

[94] MORAN J M, RADAWSKI J, FRAASS B A. A dose gradient analysis tool for IMRT QA [J]. J Appl Clin Med Phys, 2005, 6 (2): 62-73.

[95] LOW D A, HARMS W B, MUTIC S, et al. A technique for the quantitative evaluation of dose distributions [J]. Med Phys, 1998, 25 (5): 656-661.

[96] SR H W B, LOW D A, WONG J W, et al. A software tool for the quantitative evaluation of 3D dose calculation algorithms [J]. Med Phys, 1998, 25 (10): 1830-1836.

[97] LOW D A, DEMPSEY J F. Evaluation of the gamma dose distribution comparison method [J]. Med Phys, 2003, 30 (9): 2455-2464.

[98] MOODIE T, SYKES J, GAJEWSKI R. A revision of the γ-evaluation concept for the comparison of dose distributions [J]. Phys Med Biol, 2014, 59 (23): 7557-7561.

[99] EZZELL G A, BURMEISTER J W, DOGAN N, et al. IMRT commissioning: multiple institution planning and dosimetry comparisons, a report from AAPM Task Group 119 [J]. Med Phys, 2009, 36 (11): 5359-5373.

[100] SANGHANGTHUM T, SURIYAPEE S, KIM G Y, et al. A method of setting limits for the purpose of quality assurance [J]. Phys Med Biol, 2013, 58 (19): 7025-7037.

[101] XIA J, MART C, BAYOUTH J. A computer aided treatment event recognition system in radiation therapy [J]. Med Phys, 2014, 41 (1): 011713.

[102] HUANG G, MEDLAM G, LEE J, et al. Error in the delivery of radiation therapy: results of a quality assurance review [J]. Int J Radiat Oncol Biol Phys, 2005, 61 (5): 1590-1595.

[103] BISSONNETTE J P, MEDLAM G. Trend analysis of radiation therapy incidents over seven years [J]. Radiother Oncol, 2010, 96 (1): 139-144.

[104] 胡逸民, 张红志, 戴建荣. 肿瘤放射物理学 [M]. 北京: 原子能出版社, 1999.

[105] CUNNINGHAM J, COFFEY M, KNÖÖS T, et al. Radiation Oncology Safety Information System (ROSIS)--profiles of participants and the first 1074 incident reports [J]. Radiother Oncol, 2010, 97 (3): 601-607.

[106] LEVESON N G, TURNER C S. An investigation of the Therac-25 accidents [J]. Computer, 1993, 26 (7): 18-41.

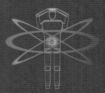

RADIATION
THERAPY
PHYSICS

第十八章
轻离子治疗系统和技术

根据国际电工委员会（IEC）的标准规范（IEC 60601-2-64：2014，201.3.218），轻离子是原子序数小于或等于氖（Z≤10），并由其质子数、核子数和电离态确定的离子种类。轻离子治疗一般采用质子治疗和碳离子治疗。质子和碳离子在组织内形成布拉格峰（Bragg peak）型的百分深度剂量分布，以物理的方式改变了靶区与正常组织间的剂量比例。相对于 X 射线，质子和碳离子可以在维持相同的靶区剂量的条件下，降低射线对正常组织的损害。由于轻离子治疗的优势，全球轻离子治疗系统迅速增加，接受轻离子治疗的患者数量逐渐增加。本章将从概论、轻离子治疗系统、轻离子束剂量算法、轻离子放疗计划优化方法和轻离子束计划设计共五个小节介绍轻离子治疗系统和技术。

第一节　概　　论

轻离子治疗的基本原理是基于轻离子在组织中的深度剂量分布，最初是在 1946 年由加利福尼亚大学伯克利分校的 Ernest Orlando Lawrence 的学生 Wilson 提出的。与光子束不同，轻离子束在其传输路径沉积的能量随深度而增加，并在组织中形成具有"布拉格峰"的深度剂量分布。对于单束，轻离子对正常组织的剂量将比光子低得多。当前先进的光子放疗技术，诸如，固定野调强放疗（IMRT）、容积旋转调强放疗（VMAT）、螺旋断层放疗（TOMO）可以实现非常好的靶区覆盖率，但是代价是患者会处于更高的"剂量浴（dose bath）"中。相对于光子放疗，轻离子治疗可以以对正常组织较低的辐射剂量，即较低的正常组织并发症概率（NTCP），实现对肿瘤相同的辐射剂量，即相同的肿瘤控制率（TCP）；或者可以增加肿瘤的辐射剂量，即更高的 TCP，并保持与光子放疗预期相同的NTCP。基于轻离子治疗的各种优势，轻离子治疗技术在全世界范围内逐渐得到越来越多的关注和发展。

一、轻离子与物质相互作用

在轻离子放射治疗中，为了能够达到 30cm 的水等效深度，质子的能量要达到 216MeV，碳离子能量要达到 421MeV/u。这种能量范围内的轻离子与物质之间的相互作用主要包括三种方式。第一，轻离子与介质原子核外电子发生非弹性碰撞，导致原子电离或激发，此过程为电离损失。第二，轻离子受介质原子核库仑场的作用，运动轨迹发生偏转，这个称为多重库仑散射（MCS）。最后，轻离子会与整个原子核或原子核的组成部分发生核相互作用。

在轻离子放射治疗中，轻离子与人体组织相互作用产生纵向和横向剂量分布。纵向分布主要由第一种方式电离损失引起，从而导致轻离子的速度变慢。横向分布主要是由第二种方式多重库仑散射引起的，并导致离子束变宽。第三种方式核相互作用降低了主离子束的强度，并促进形成纵向和横向的剂量分布。前两种方式存在经过检验且相对简单的理论：Bethe-Bloch 理论和 Molière 理论。相比之下，核相互作用理论是复杂的。然而，核相互作用相对很少见，在水中的发生率约为 1%/cm。通常，对于质子放疗而言，只有 20% 的质子在停止之前会发生核相互作用。对于剂量分布的计算，需要将核相互作用作为一种修正引入到剂量模型中。

当轻离子通过介质（例如水、组织）时，它们会与介质中原子的轨道电子发生库仑相互作用，使原子电离并释放电子，释放的电子继续电离其他相邻原子，产生雪崩效应（avalanche effect）。轻离子与穿过的介质相互作用后沉积能量,轻离子在介质中沉积能量的过程不是线性的。Bethe-Bloch公式给出了离子沉积的能量在介质中的变化速率的公式(式18-1-1)。

$$\frac{1}{\rho}\frac{dE}{dX} = k \cdot \frac{Z}{A} \cdot \left(\frac{Z}{\beta}\right)^2 \cdot \left[13.8 + \ln\left(\frac{\beta^2}{1-\beta^2}\right) - \beta^2 - \ln(I)\right] \qquad \text{(式 18-1-1)}$$

从物理学的角度来看,轻离子在介质中单位质量的沉积能量的单位为焦耳每千克(J/kg)。在放射治疗中,沉积的能量称为“剂量”,以 Gy 为单位,1Gy 等于 1J/kg。从这个公式(式18-1-1)可以看出轻离子在组织内剂量变化的几个特征。首先,剂量变化取决于介质的密度(ρ)及其原子序数与原子量之比(Z/A)。其次,剂量变化与离子速度(β)的平方成反比。因此,如图 18-1-1A 中轻离子的单能束的深度剂量分布所示,当轻离子具有高速度时,沉积较少的剂量,而当速度降低时,沉积越来越多的剂量。在进入介质中时(从图 18-1-1A 的左侧开始),轻离子具有最高的能量,因此具有最高的速度。当穿过介质时,轻离子与轨道电子相互作用逐渐失去能量(即失去速度),并沉积越来越多的剂量,最终轻离子的能量和速度处于最低范围的末端,由于沉积剂量与速度的平方成反比,沉积剂量迅速上升,形成特征性的布拉格峰。当深度剂量曲线超出此峰值时,轻离子没有了能量,因此剂量迅速降至零。对于碳离子束,在布拉格峰跌落即将结束时,有一个低剂量的拖尾区,这是由核反应产生的 ^{10}C 和 ^{11}C 等形成的。轻离子布拉格峰的位置对于治疗肿瘤至关重要,如图 18-1-1B 所示,在临床实施轻离子束放疗过程中,必须将窄的原始布拉格峰展宽到覆盖所有肿瘤区域(即布拉格峰的展宽技术 SOBP,详见本章第二节)。

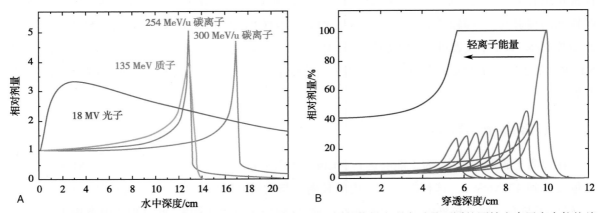

A. 高能 X 射线和质子及碳离子的单能束的深度剂量分布;B. 不同的能量和强度重叠不同的原始光束展宽布拉格峰覆盖肿瘤示意图。

图 18-1-1 轻离子治疗的物理优势

以上主要以深度剂量曲线的形式阐述了轻离子在纵向上的相互作用。如图 18-1-2 中的笔形束横截面图所示,进入介质时,轻离子束具有一定的宽度,但在穿透介质时会逐渐变宽。类似地,对于能量损失曲线,轻离子束开始时仅缓慢变宽(“发散”),但是在布拉格峰的区域中,发散变得更加明显,从而导致布拉格峰中及其周围的球形剂量分布。由于轻离子和原子核均带正电,因此轻离子会受到来自原子核的排斥力,因此会偏离其路径。与轨道电子相互作用的情况相反,原子核要重得多,因此可以使轻离子偏转更多,

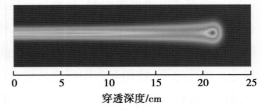

图 18-1-2 质子笔形束(177MeV)的横截面

这种效应被称为"多重库仑散射（MCS）"。

多重库仑散射（MCS）是轻离子由于与原子核的电磁相互作用而发生的随机偏转，是关于许多轻离子经历多重碰撞后的统计表述。轻离子束在介质中的横向分布主要取决于 MCS 的分布。图 18-1-3 示出了一个简单的实验，测量平面上的横向分布反映了从轻离子束射入薄板出现的角度分布，其可以由 MCS 理论来描述。角度分布具有高斯核心和具有很慢的下降速度的尾部，其中核心包含约 99% 的质子，因此高斯近似足以满足大多数轻离子放射治疗问题。MCS 理论可以计算高斯分布宽度参数，它是入射离子种类和能量以及靶的厚度和原子性质的函数。

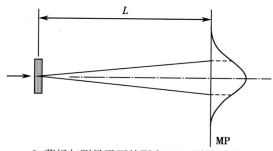

L. 薄板与测量平面的距离；MP. 测量平面。

图 18-1-3　轻离子束在薄板上的多重库仑散射

Molière 理论在代数上很复杂，这里我们只针对质子讨论最简单的情况，即由单个元素（原子量 A、原子序数 Z）组成的靶，其厚度足够薄以至于质子（电荷数 z、动量 p、速度 v）的能量损失可忽略不计。我们假设 Z 大，因此原子电子的散射可以忽略不计。在给定已知能量的质子进入质量厚度为 t（单位 g/cm^2）的介质的情况下，可以得出质子束的 Molière 特性多重散射角如式 18-1-2 所示。

$$\theta_M = \frac{1}{\sqrt{2}}(\chi_c \sqrt{B}) \qquad （式 18\text{-}1\text{-}2）$$

其中 χ_c 为单散射角（single scattering angle），B 为减少的靶厚度（reduced target thickness）。Hanson 对其进行了高斯近似，得出高斯近似后的特征角如式 18-1-3 所示。

$$\theta_0 = \theta_{Hanson} \equiv \frac{1}{\sqrt{2}}(\chi_c \sqrt{B-1.2}) \qquad （式 18\text{-}1\text{-}3）$$

Highland 对 Molière/Bethe/Hanson 理论进行参数化，得出式 18-1-4。

$$\theta_0 = \theta_{Highland} \equiv \frac{14.1 MeV}{pv} \sqrt{\frac{t}{\rho X_0}} \left[1 + \frac{1}{9}\log_{10}\left(\frac{t}{\rho X_0}\right) \right] rad \qquad （式 18\text{-}1\text{-}4）$$

ρX_0 是介质的质量辐射长度（单位 g/cm^2）。通过这个公式（式 18-1-4）可以看出，高斯宽度主要随介质厚度的平方根而变化，同时需要与介质厚度的对数成正比的校正因子，称为单次散射校正，考虑了较大角度的单次散射的影响。

除了与核外电子相互作用之外，轻离子还会以第三种方式与原子核相互作用，包括弹性和非弹性核相互作用。轻离子与原子核的弹性和非弹性相互作用是相当复杂的过程，本节只对其进行简单介绍。

首先，这两种情况都涉及轻离子直接撞击原子核，轻离子从中发生弹性偏转（原子核保持完好无损），或者轻离子充分扰动原子核，从而发生核反应（非弹性碰撞）。两者都对入射轻离子和介质中原子核本身产生重要影响。图 18-1-4 示出了入射轻离

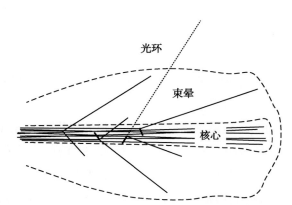

图 18-1-4　轻离子束的核心（core）、束晕（halo）和光环（aura）

从入射侧开始发生以下反应：$^1H(p,p)p$、$^{16}O(p,2p)^{15}N$、$^{16}O(p,pn)$ ^{15}O 和 $^{16}O(p,p)^{16}O$；虚线是 10% 和 0.01% 的等剂量线。

子束与介质之间的反应,其中弹性和非弹性碰撞的产物(反冲核)将束流的横向范围扩大了。对于质子束,实际上以每厘米穿透1%的速度从束流中"丢失"。因此,对于射程为20cm的射束,到达布拉格峰的深度时,约20%的质子将因核相互作用而损失,这对布拉格峰的形状产生了重要的影响。

其次,由于非弹性核相互作用,轻离子与介质原子核的非弹性碰撞产生了次级中子。在轻离子治疗领域,中子的产生也是一直令人担心的方面,因为与其他辐射相比,中子对人体组织会产生很严重的辐射损伤[详见下文"相对生物效应(RBE)"概念]。相关研究也对放疗质子束的中子成分及其潜在的生物学作用进行评估。

最后,轻离子与介质原子核的非弹性碰撞也可以产生短寿命的放射性核素,例如 ^{15}O 和 ^{11}C。尽管它们的产量很小,但是这些放射性核素可以作为正电子发射体,以通过常规的正电子发射断层扫描仪对轻离子放疗后的患者进行成像,从而检验经过质子束或碳离子束放疗的结果。

综上所述,对于轻离子与物质相互作用,其纵向的深度剂量分布和横向的剂量轮廓主要取决于三个方式:与轨道电子相互作用产生的电离损失、多重库仑散射(MCS)以及核相互作用。

二、轻离子的相对生物效应(RBE)

为了深入了解轻离子束对人体组织的辐射效应,需要了解轻离子与人体组织相互作用的生物效应。

如上所述,在布拉格峰区域中,能量的沉积速率达到最大。这里引入能量沉积密度的概念,也就是"线性能量转移(LET)",即每微米沉积的能量(keV/μm)。LET 与单位距离的能量沉积 dE/dX 正相关,dE/dX 越高,LET 越高。因此,布拉格峰区域的 LET 比平台区域更高。LET 的增加还影响射线破坏细胞的能力,并导致更高的相对生物效应(RBE)。因此,RBE 越高,辐射损伤组织的效率就越高。由于人们对辐射及其生物学效应的了解是基于 X 射线和 γ 光子辐射,因此参考辐射为 6MV 的 X 射线或 ^{60}Co 衰变产生的 1.17MeV 和 1.33MeV 的 γ 光子。在这一部分,我们主要以质子为例对轻离子的 RBE 进行阐述。

RBE 定义为轻离子辐射与参考辐射之间产生相同生物效应的吸收剂量之比,如式 18-1-5 所示。

$$RBE = \frac{D_{ph}^{isoeffect}}{D_{ion}^{isoeffect}} \qquad\qquad (式 18-1-5)$$

其中$D_{ph}^{isoeffect}$是 X 射线或 γ 光子辐射达到给定效应(例如体外细胞死亡 50%)所需的剂量,而$D_{ion}^{isoeffect}$是达到同等效应所需的轻离子辐射剂量。

从式 18-1-5 可以清楚地看出,RBE 大于 1 意味着,对于相同的轻离子剂量和参考辐射的剂量(单位 Gy 或 J/kg),轻离子辐射将具有增强的生物效应。

尽管 RBE 的概念相对简单,但在实践中它是一个复杂的问题。RBE 依赖于许多参数,包括 LET、剂量、观察终点(endpoint)、细胞/组织类型以及其辐照组织的微观和宏观环境。通常,随着 LET 的增加,RBE 也会增加,因此质子束的布拉格峰区域的 RBE 会略高于平台区域的 RBE。并且,体外测得的 RBE 值很可能与体内测得的 RBE 值不同。质子束 RBE 的体外测量的许多结果已经发表,所有结果都清楚地表明,在布拉格峰区域,尤其是在 LET 最高的远端衰减区域,RBE 升高。对于非常低的质子能量(在布拉格峰曲线的末端),RBE 的各种测量值在 2~4 之间,但是在平台区域则为 0.9~2.1,在所有研究中的平均值约为 1.2。然而,当在体内进行此类测量时,RBE 值趋于降低一些,在平台区域的 RBE 值为 0.7~1.6(平均约为 1.1)。

总而言之,尽管已在体内测量到质子有相当高的 RBE 值,并且布拉格峰中的 RBE 更高,但是目前公认的处理质子治疗的 RBE 的方法是假定全局 RBE 为 1.1。即,当对肿瘤质子放疗开处方剂量时,通常所输送的物理剂量要比光子照射所输送的物理剂量少约 10%。

对于碳离子放疗,从 RBE 的角度来看,它与质子放疗的区别很大。尽管质子治疗的全局 RBE 取值 1.1 在临床上已被证明是合理的解决方案,但是碳离子却并非如此。碳离子的情况是 RBE 在平台区域的略高于 1,并在布拉格峰中达到 3~4。因此,尽管对于质子放疗可以在全局 RBE 为 1.1 的情况下安全有效地工作,但是要有效安全地使用碳离子进行治疗,必须将这种效果纳入碳离子放疗的计划中,以使物理深度剂量曲线得到修改,从而在整个肿瘤中获得均匀的生物有效剂量。

三、轻离子治疗的发展和应用概况

自 Wilson 提出利用轻离子束布拉格峰治疗癌症至今七十多年,轻离子治疗技术取得巨大进步。对于质子放疗,1954 年在伯克利放射实验室用质子束治疗第一批患者,其中,患者患有转移性乳腺癌,并接受了垂体质子照射以抑制激素,布拉格峰本身没有被利用,取而代之的是,使用 340MeV 质子束,使用交叉发射技术对患者进行治疗,即仅使用深度剂量曲线的平台区域。1990 年第一套放疗专用的质子治疗系统在洛马林达大学医学中心(Loma Linda University Medical Center)投入使用,使质子治疗系统从实验室走向医院。1991 年第一个旋转机架在洛马林达大学医学中心安装并调试,方便了多角度治疗和旋转治疗。2007 年第一个医用超导加速器(Varian)投入使用,促进了加速器小型化。2008 年 IBA 和美国哈佛大学附属麻省总医院研发成功质子束扫描调强技术,使剂量分布的适形度达到极致。2012 年第一套加速器集成到旋转机架上的质子治疗系统上市(Mevion),使系统最小化,大幅降低了整套系统的投资门槛。2016 年第一套无旋转机架质子治疗系统投入使用(P Cure),促进了治疗室设备小型化,大幅降低了治疗室设备价格。对于碳离子放疗,日本于 1994 年建立了世界上第一个碳离子治疗中心;2012 年在德国海德堡重离子与质子治疗中心(HIT)安装了世界上第一个旋转机架,长度和重量分别约为 25m 和 600t;NIRS 于 2017 年在 HIMAC 安装了世界上第一个用于重离子放射治疗的超导旋转机架,通过使用超导磁体,该旋转机架的长度和重量分别降至约 13m 和 300t。

近年来,接受轻离子治疗的患者数量以及全球轻离子治疗中心的数量都在逐渐增加。图 18-1-5 示出了基于 PTCOG 网站统计的接受轻离子治疗的患者人数。在轻离子治疗的患者中,有 87% 接受质子治疗,11% 接受碳离子治疗,少于 2% 接受其他离子治疗。图 18-1-6 至图 18-1-8 示出了基于 PTCOG 网站统计的全球的轻离子治疗系统的发展现状。如图 18-1-6 所示,上图是全球每年运行的质子治疗系统和碳离子治疗系统的数量统计,下图是全球每年新增的质子治疗系统和碳离子治疗系统的数量统计,横坐标是开始治疗的时间;图 18-1-7 是治疗系统中加速器类型的数量统计以及采用轻离子类型(质子或碳离子)的数量统计;图 18-1-8 示出了全球各区域轻离子治疗系统的数量统计。

根据以上统计数据,可以得出如下结论。

(1)随着加速器技术的逐渐成熟以及患者需求量逐渐增大,全球轻离子治疗系统数量逐步递增,未来五年内在建和拟建的装置增长明显;

(2)质子治疗系统无论是总数量,还是每年增长的数量都远高于碳离子治疗系统;

（3）碳离子治疗系统所占比例较少，并且大部分是依托具有大型同步加速器的科研机构，未来五年内在建和拟建的装置大部分采用质子治疗系统；

（4）运行的系统中回旋加速器占主导地位，在建和拟建的系统中同步加速器的比例相对变化不大，随着小型化系统的需求，同步回旋加速器所占比例明显升高；

（5）全球轻离子治疗系统发展方面，美国与欧洲各国规模较大，日本也很可观，中国规模较小，但发展速度快。

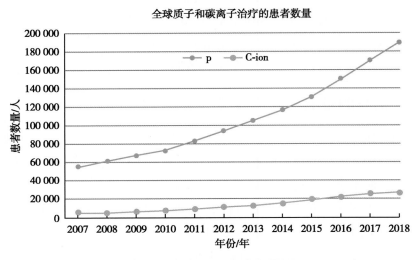

图 18-1-5　质子和碳离子治疗的患者数量（PTCOG2019）

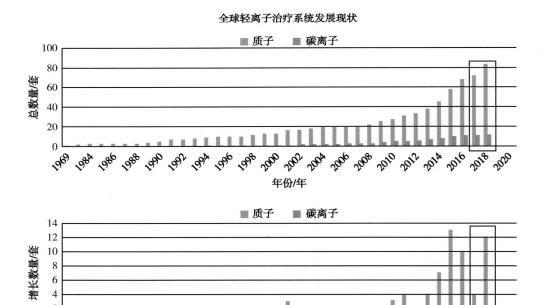

图 18-1-6　全球轻离子治疗系统的数量统计（PTCOG2019）

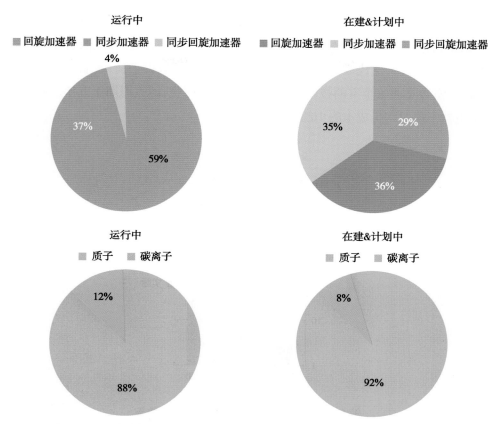

图 18-1-7　全球轻离子治疗系统类型以及轻离子类型的比例（PTCOG2019）

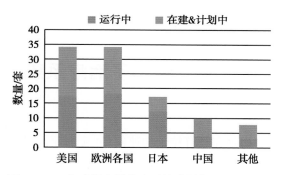

图 18-1-8　全球轻离子治疗系统发展（PTCOG2019）

　　轻离子治疗系统,尤其是质子治疗系统的数量是快速增长的,然而轻离子治疗的发展还面临着许多问题和挑战。其中一个主要问题是轻离子治疗系统的应用程度与需求还相差太远。如图18-1-9所示,Bortfeld统计了2002年和2012年患者人数,其中2012年需要质子治疗的患者人数约100万,实际治疗1万人,仅1%的患者需求得到满足。根据该统计方法,我们估计,2020年全球需要质子治疗的患者人数约148万,实际治疗2.6万人,约1.8%的患者需求得到满足;中国需要治疗的人数约35万,实际治疗人数接近1 000,约占0.3%。另一个主要问题是与光子放疗相比,轻离子治疗系统的成本仍然较高,并且主要由治疗系统和建筑成本决定。由于高昂的成本,绝大多数质子治疗中心亏损运行,只有极少数质子治疗中心能做到运行平衡。与大型(多室)系统相比,小型(单室紧凑型质子回旋加速器)系统的成本比较低,但因为只有单室,每年的患者数量将受到限制。多离子放疗系统(碳离子和质子)的资金和运行成本更高:比质子中心高出约50%。就目前轻离子治疗的发展,降低成本的趋势显得非常重要。为了降低成本同时保证患者治疗效果,需要研发实用型轻离子治疗系统,宜具备以下五个特点:技术足够先进,包括扫描调强和图像引导等先进技术;适度小型化/紧凑型,在机房建设成本下降和系统价格上升之间取得平衡;配置灵活,用户可根据患者情况选择治疗室数量和每个室的技术配置;初期投资能回收,回收周期十五年左右;运行成本不高,保修费加电费不超过购机成本的10%。

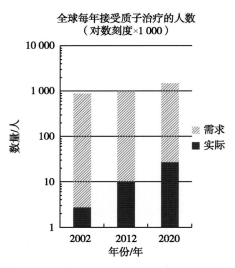

图 18-1-9　全球接受质子治疗的需求人数与
实际治疗人数

（夏文龙）

第二节　轻离子治疗系统

　　轻离子治疗系统的开发最初是在具有粒子加速器(回旋加速器或同步加速器)的核物理实验室进行的,例如,美国加州大学的伯克利(Berkeley)实验室、美国麻省理工学院的剑桥(Cambridge)实验室、瑞士的保罗谢尔研究所(Paul Scherrer Institute,PSI)等。1990年在美国加州的洛马林达大学医学中心建立了第一个以医院为基础的具有机架的质子治疗设施。并且,商业公司也开始开发轻离子医用加速器,并提供包括机架在内的全套设施。如今,回旋加速器和同步加速器是公司提供的两种典型加速器,并且已被证明是临床设施中可靠的机器。本节将重点从系统组成、加速器基本原理和轻离子束实施技术三个方面介绍轻离子治疗系统。

一、轻离子治疗系统组成

　　轻离子治疗系统是一种具有多个子系统的大型医疗设备。如图18-2-1所示,其主要组成是束流产生系统、束流传输系统和束流治疗实施系统。

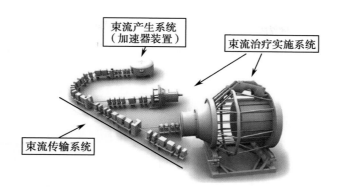

图 18-2-1　轻离子治疗系统的基本组成部分

束流产生系统(加速器装置)是轻离子治疗系统的"引擎"。粒子加速器负责将轻离子加速到能够达到放射治疗所需深度的能量。常用的束流产生系统包括回旋加速器和同步加速器,而较新的设计(例如直线加速器)也已提出,但目前仍未在任何轻离子治疗系统中使用。束流传输系统主要由偏转磁铁、聚焦磁铁和真空管道组成。束流治疗实施系统由轻离子束治疗机架和治疗头组成。如果是旋转束,就可以多角度治疗或者旋转治疗。相反,如果是固定束,就只能固定角度治疗。如果也要实现多角度治疗,就得采用能旋转的患者支撑装置。治疗机架可以是旋转的,或者固定的。

二、加速器基本原理

为了将轻离子束用于放射治疗,需要将质子加速至约 230MeV,碳离子要加速至约 450MeV/u。加速器使用静电场或射频(RF)电场来加速带电粒子。从静电加速器获得的能量对于轻离子治疗应用而言太低,RF 电场克服了这一限制。对于直线加速器(linac),需要具有许多加速 RF 腔的直线加速器来加速轻离子达到放射治疗的能量。这将占用较大的空间,并耗费大量的建造成本。为了减小加速器的尺寸并降低建造成本,1932 年劳伦斯发现在恒定磁场中运动的粒子以不依赖其能量的频率在圆形轨道上运动,即在相同磁场中两个不同能量的同一粒子具有不同的轨道半径但具有相同的轨道频率。该轨道频率与电荷 q 和磁场 B 成正比,与粒子质量 m 成反比,如式 18-2-1 所示。

$$f = \frac{qB}{2\pi m} \tag{式 18-2-1}$$

基于此原理的加速器称为回旋加速器。相对于直线加速器,回旋加速器可以使用一个 RF 腔加速粒子,大大降低了占用空间。并且,回旋加速器所需的 RF 频率较低,可以连续产生电场,可提供连续波(CW)束流。如图 18-2-2 所示,回旋加速器根据其工作频率是否恒定分为两个类型,包括等时回旋加速器和同步回旋加速器。回旋加速器加速结构(电极)称为"D 形盒",这是因为它们在早期的形状像字母"D"。这些"D 形盒"又可以充当法拉第笼来屏蔽内部的电场,并在两个"D 形盒"之间形成加速的缝隙,粒子每次越过该间隙都会加速。加速的结果是,粒子的轨道半径将增加,其轨迹将呈螺旋形。因此,回旋加速器是一个结构紧凑的加速器,该加速器使用单个磁体和一个以恒定频率运行的单个加速腔。但是,当粒子速度增加时,粒子的相对论效应导致粒子质量的增加就不可以忽略了(对于质子:在 10MeV 以下为 1%,在 10~100MeV 为 11%,在 >100~230MeV 为 25%)。粒子质量的增加导致粒子轨道频率降低,因此在恒定频率下,粒子对于 RF 系统逐渐不同步,这种加速粒子不同步的问题限制了可以实现的最终动能。1945 年 Veksler 和 McMillan 提出在保持旋转对称磁场的同时在加速过程中降低 RF 系统的频率,以补偿粒子质量的增加。基于这种原理的加速器称为同步回旋加速器(或调频回旋加速器),同步回旋加速器解决方案有助于超越加速粒子以前的动能极限。

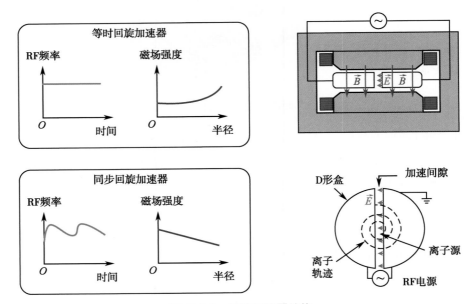

图 18-2-2　回旋加速器结构

除回旋加速器外,同步加速器是用于轻离子治疗的第二类加速器。同步加速器是与同步回旋加速器同时由 Veksler 和 McMillan 发明的。如图 18-2-3 所示,在同步加速器中,粒子在加速过程中轨道半径保持恒定,并且粒子在具有偏转磁体的准圆形轨道中传输。在加速过程中,粒子回旋频率增加,在轨道半径恒定的情况下,需要增加磁场强度,这可以从公式(式 18-2-1)推导得出。因此,偏转磁场和 RF 系统的频率都需要脉冲化。

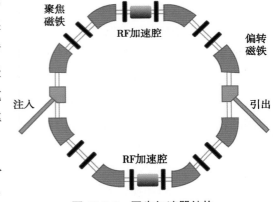

图 18-2-3　同步加速器结构

回旋加速器可以在一个加速阶段中将粒子从离子源(非常低的动能)加速到最终的动能。然而,同步加速器需要粒子具有一定的初始能量(例如,1~7MeV),因此在束流注入同步加速器之前,需要第一个预加速器(也称为注入器)。典型的同步加速器由多个二极偏转磁铁和四极聚焦磁铁组成,而回旋加速器通常只有一个磁体。因此,同步加速器的占地面积通常大于回旋加速器的占地面积。尽管如此,基于同步加速器质子治疗系统的供应商日立公司提出了一种直径为 5.1m 的非常紧凑的同步加速器,而之前的设计为 7.8m。

除了粒子与 RF 场之间需要同步(或纵向稳定性)的条件外,横向聚焦和稳定性的要求对于所讨论的回旋加速器和同步加速器也至关重要。其中,横向聚焦方法主要包括弱聚焦、扇形聚焦和强聚焦。弱聚焦方法依赖于旋转对称磁场强度随磁体半径缓慢减小来实现,主要用于同步回旋加速器。在等时回旋加速器中,平均磁场强度必须随磁体半径增加以补偿相对论效应下粒子质量的增加,因此旋转对称场将不会提供任何聚焦。Thomas 在 1938 年提出了由磁极形成峰和谷的周期性结构产生垂直磁力,从而在每个进入和离开磁极扇区的入口处将粒子推回到中位平面,实现扇形聚焦。对于同步加速器的横向稳定性,1950 年 Christofilos 及 1952 年 Courant、Livingston 和 Snyder 提出了通过多个四极聚焦磁铁实现束流的强聚焦(或交替聚焦)。

回旋加速器和同步加速器之间的重要区别是束流的时间结构。束流的时间结构由 RF 频率决定。对于等时回旋加速器,RF 频率恒定,因此束流为连续波(CW)。在同步回旋加速器中,RF 频率是变化的,因此束流被脉冲化,脉冲速率可以达到几千赫兹。对于同步加速器,束流也被脉冲化,但是脉冲速率要低得多,脉冲频率可以从慢循环同步加速器的 0.5Hz 到快循环同步加速器的约 30Hz。脉冲束流的束流强度通常低于连续波束流,这主要是因为只有在 RF 脉冲周期的部分期间,粒子才能被捕获到稳定的轨道中。束流强度限制是轻离子治疗系统被动散射实施技术的重要因素,因为需要束流在到达肿瘤体积之前先通过多种散射材料。然而,现在大多数轻离子治疗系统都采用主动扫描方法进行治疗,这种主动扫描方法也称为笔形束扫描。对于笔形束扫描,重要的是要对束流强度进行快速而可靠的控制,因为要在肿瘤体积中沉积的每个束斑具有不同的剂量权重。这在等时回旋加速器中相对容易,在等时回旋加速器中,可以直接在离子源处控制束流强度。对于同步回旋加速器,可以通过调整离子源或 RF 电压来调整脉冲束流强度。由于来自同步回旋加速器的脉冲为千赫兹量级,因此这对于笔形束扫描也是足够的。对于同步加速器,由于其脉冲频率为赫兹量级,因此需要在从每个脉冲提取过程中进行强度调整。与回旋加速器的系统相比,同步加速器束流强度的快速调节被认为更加困难。

回旋加速器和同步加速器之间还有一个重要区别是束流能量特性。同步加速器的一个优点是束流可变能量特性,并且束流更容易达到更高的能量。最近的研究表明,可以在 30Hz 的 RF 周期内完成束流脉冲的能量变化,并且加速器周期可以与呼吸周期同步。等时回旋加速器和同步回旋加速器通常是固定能量的机器,需要外部降能器和能量选择系统(ESS)才能将轻离子能量从标称值(例如,质子治疗系统能量 230MeV 或 250MeV)降低到较低的能量从而用于浅部肿瘤。降能器(通常由碳制成)会产生次级中子和伽马射线,必须考虑辐射屏蔽。

表 18-2-1 给出了两类加速器的对比。通过表 18-2-1 中的比较可以得出,回旋加速器具有可以输出连续束、剂量率高、剂量率变化范围大、治疗时间短、占用空间小等优点;同步加速器具有能量可变(不需要额外的降能器)、束流品质高等优点。在用于质子治疗时,两种加速器的造价相近。

表 18-2-1　回旋加速器和同步加速器特征的对比

项目	回旋加速器	同步加速器
束流特征	连续束 / 脉冲束	脉冲束
输出能量	固定(需要降能器)	可变
剂量率	高	低
能散	约 0.5%	<0.1%
治疗时间	短	长
重量(用于质子治疗)	约 200 吨	50~80 吨
成本(用于质子治疗)	约 1 000 万美元	约 1 000 万美元
所占空间(非超导)	小($D \approx 4m,p$)	大($D \approx 7m,p;D \approx 20m,C$)

注:D.diameter,直径;p.proton,质子;C.carbon,碳离子。

　　图 18-2-4 和图 18-2-5 示出了几例具有代表性的商用加速器装置。图 18-2-4 中 A 为第一台商业性的用于质子治疗的 IBA C230 经典回旋加速器；图 18-2-4B 为近年上市的用于质子治疗的 Varian ProBeam 超导回旋加速器，引出质子能量为 250MeV；图 18-2-4C 为用于质子治疗的 Mevion S250 同步回旋加速器，其最大的特点就是小型化。图 18-2-5 的 A 图为 MD Anderson 的用于质子治疗的 HITACHI 同步加速器，具有 70~270MeV 的引出能量范围；图 18-2-5 的 B 图为用于质子、碳离子治疗的海德堡重离子与质子治疗中心（HIT）的同步加速器，其引出质子最高能量为 250MeV，引出碳离子最高能量为 430MeV/u，占地面积近 5 000m^2，具有两个固定角度的治疗室和一个机架治疗室；图 18-2-5 的 C 图为上海市质子重离子医院的 Siemens 同步加速器，它可以引出 50~220MeV 的质子和 85~430MeV/u 的碳离子，从碳离子切换至质子的时间小于一分钟，具有三个水平角度的治疗室和一个 45° 的治疗室。

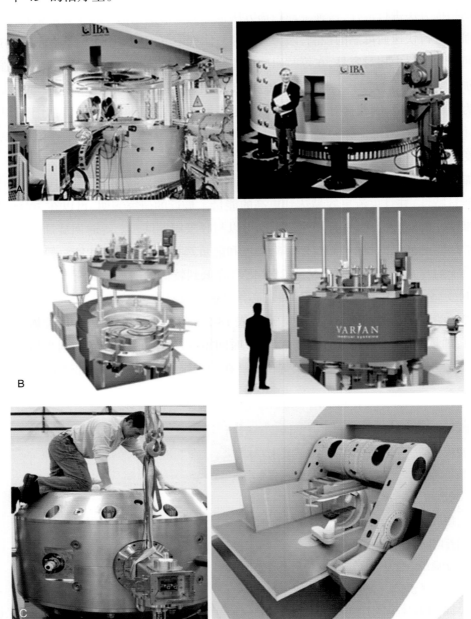

A. IBA C230 经典回旋加速器；B. Varian ProBeam 超导回旋加速器；C. Mevion S250 同步回旋加速器。

图 18-2-4　用于质子治疗的回旋加速器

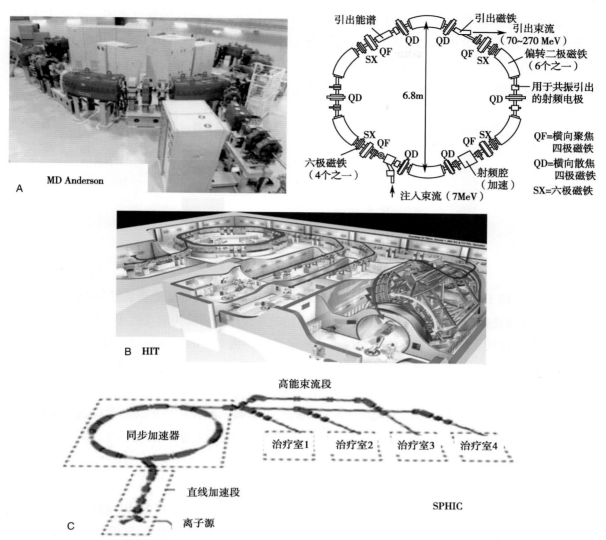

A. MD Anderson 用于质子治疗的 HITACHI 同步加速器；B. 海德堡重离子与质子治疗中心（HIT）用于质子、碳离子
治疗的同步加速器；C. 上海市质子重离子医院（SPHIC）用于质子、碳离子治疗的 Siemens 同步加速器。

图 18-2-5　用于质子、碳离子治疗的同步加速器

三、轻离子束治疗实施技术

在轻离子被回旋加速器或同步加速器加速后，它们通过束线被输送到治疗室。到达治疗室的
轻离子束是单能量的，其横向扩展范围仅为几毫米。轻离子束的临床使用既需要在横向上将束扩
展到有用的均匀区域，又需要在深度方向上产生均匀的剂量分布。治疗机头的主要功能是将轻离子
束整形，产生临床上有用的三维（3D）剂量分布。目前国际上轻离子治疗的实施技术主要分为两种
束流扩展方法。第一个是被动扩展（passive spreading），包括适用于治疗小视野的单散射技术（single
scattering）、治疗较大视野的双散射技术（dual scattering）；第二个是主动扩展（active spreading），其主
要是指适用于适形和调强并且不需要补偿器和准直孔的笔形束扫描技术（pencil beam scanning）。

在被动扩展技术中，通过在路径上放置散射材料，使轻离子束扩展，单散射将束流扩展至覆盖
小视野，对于更大的视野，需要双散射来保证均匀剂量分布。在使用被动扩展技术的系统中，散射
体经过特殊设计，以使束流在指定的散射区域上具有均匀的穿透力和均匀的强度，从而能够应用于

临床。同时,对束流的能量进行调制,以使布拉格峰的位置扩展到靶区的深度范围。通常,以这样的方式设计的散射系统可以快速或瞬时地将束流范围分布到整个靶区。图18-2-6示出了被动散射技术的示意图,束流首先通过机械射程转换装置,例如射程调制器(range modulator),然后通过散射体(scatterer)的散射,最后经过定制的准直器和补偿器结合使剂量适形分布。

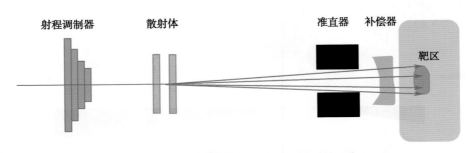

图 18-2-6　束流被动扩展技术(被动散射)示意

从单能轻离子束的深度剂量曲线可以发现,由于布拉格峰太尖而不能覆盖任何合理大小的靶区。通过射程调制组合多种能量的轻离子束,将原始的布拉格峰转换为展宽的布拉格峰(SOBP)的均匀深度剂量区域。展宽的布拉格峰通过束流输运系统的机架中的射程调制轮(range modulating wheel)来获得。射程调制轮属于射程调制器中的一种。不同深度的布拉格峰根据不同的权重相加,可产生均匀剂量。根据要覆盖的靶区的大小,可以通过更改添加峰的数量来调整均匀区域的范围。轻离子治疗中应用了几种射程调制技术:能量叠加、射程调制轮和脊形滤波器(ridge filter)。

实际上,布拉格峰的形状很复杂,并且取决于传递系统的能量扩散和散射特性。使用测得的布拉格曲线,SOBP可以使用以下公式(式18-2-2)描述。

$$\text{SOBP}(R,d) = \sum_{i=1}^{N} w_i \cdot \text{PP}(R_i,d) \tag{式 18-2-2}$$

其中 $\text{PP}(R_i,d)$ 是原始峰深度剂量曲线,R_i 为射程,w_i 是布拉格峰 i 对 SOBP 的相对贡献,由布拉格峰中最大剂量与 SOBP 平稳剂量之间的比给出,N 是布拉格峰的数量,$\text{SOBP}(R,d)$ 是射程 R 的展宽深度剂量曲线。

通过优化权重 w_i,使 $\text{SOBP}(R,d)$ 与理想的均匀剂量分布之间的差异最小化。所有的布拉格峰都会增加皮肤的剂量。由于布拉格曲线的上升形状,远端峰的皮肤剂量较小,但权重较大,近端峰具有较大的皮肤剂量,但它们对 SOBP 的贡献较小。这些效应导致皮肤剂量随调制宽度几乎线性增加。皮肤剂量还取决于 SOBP 范围,皮肤剂量随 SOBP 范围的增加而降低。优化权重时,需要使剂量尽可能平坦,也要使远侧剂量衰减尽可能快。如果将所需的均匀剂量区域的范围限制在远端两个峰之间的中点,则可以使剂量分布完全平坦,但远端剂量下降会变得相对缓慢。增加远端峰的权重,同时减少第二个峰的权重,可以使衰减更快,所得的剂量分布在均匀区域的远端获得一个热点,而在近端获得一个冷点。这些情况都应在治疗计划算法中加以模拟。

在主动扩展技术中,磁铁偏转导向轻离子束,在计算机控制下,束流在连续层上逐个体元扫描靶区,如图18-2-7所示。临床靶区的尺寸通常与未调整的轻离子束的尺寸不同。从加速器引出的束流的尺寸将在毫米量级,并且将具有较窄的能谱,这会导致靶区中毫米量级的剂量分布。因此,该束流必须通过三维扫描靶区以实现适形的剂量分布,这称为束流扫描的扩展方法。束流扫描主要是指笔形束扫描(PBS),其可以定义为移动具有特定性质的轻离子束并可能更改该轻离子束的一个或多个属性的行为,目的是将由轻离子束沉积的剂量扩展到整个靶区中。这些属性主要包括束流位置、大小、射程和强度,这些都被调整为在正确的位置和时间沉积适当的剂量,并使靶区外部的剂量最小化。加速器系统中的物理设备用于控制这些属性。例如,可以使用磁场或其他机械运动技术来控制靶区上的束流位置和大小。当束流经过靶区时,它将沿着束流轨迹将剂量传递到靶区的子体积,直到剂量分布完全覆盖靶区。束流传输的目的是根据处方来沉积剂量,该处方提供了在靶区的每个区域递送所需剂量。束流参数可以在逐个位置的基础上进行更改,例如,两个位置可以具有不同的射程或束流强度。在横向方向上,有多种方法可以使束流在目标上移动,其中一些方法包括:通过机械运动进行扫描、通过磁场变化以偏转束流轨迹、机械运动和磁场扫描组合等方法。

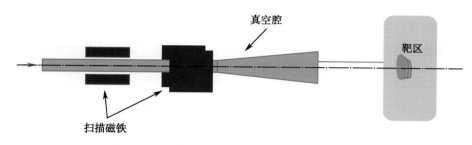

图 18-2-7 束流主动扩展技术(笔形束扫描)示意

表 18-2-2 示出了散射(scattering)技术和扫描(scanning)技术的对比,针对表中的每个对比项可以得出两种实施技术的特点。

表 18-2-2 散射技术和扫描技术的对比

项目	散射(scattering)技术	扫描(scanning)技术
束流修正器(beam modifier)	有	无
二次辐射(secondary radiation)	有	无
累积剂量(integral dose)	高	低
调强质子治疗(IMPT)	较难	容易
器官运动敏感度(sensitivity to organ motion)	较低	较高
计划的复杂程度	简单	复杂
束流引出能量(output energy)	受影响	无影响

其中,散射技术具有以下特点:①每个患者需定制相应的束流修正器,从而使靶区达到适形的剂量分布,它需要另行加工制作,使用后需单独隔离保存,这样不仅延长了整个疗程的时间而且提高了治疗成本;②高能轻离子束流轰击到散射材料或束流修正器会产生中子,这些二次辐射会提高患者的累积剂量;③由于展宽的布拉格峰的治疗深度是常数,在无法实施多角度照射的情况下,由于组织的密度不均匀,相对于扫描技术,在靶区达到处方剂量时散射技术会增加靶区前端正常组织的剂量;④调强质子治疗可以从多个角度给治疗野从而达到更好的剂量分布,然而对于散射技术,多个治疗野需要多个束流修正器,实施过程费时费力;⑤当器官运动时,骨组织的移动会改变布拉格峰的位置,由于扩展束流的拖尾效应(smearing effect),散射技术对器官运动的敏感度较低;⑥散射技术中束流形状由补偿器和准直器修正,其治疗计划的参数少,计算简单;⑦经过散射材料和束流修正器后,轻离子束损失能量。扫描技术具有以下特点:①由于不需要准直

器、补偿器或其他的束流修正器,可以减少治疗前期准备时间并降低治疗成本;②由于没有散射材料,扫描技术产生较少的中子,减少了患者的累积剂量;③没有散射材料和束流修正器,束流能量不会降低;④扫描束逐个体元扫描靶区,对于正常组织有更低的辐射损伤;⑤扫描束使 IMPT 成为可能,在多个角度的治疗野下,通过改变束流强度或者扫描速度,在靶区上可以形成均匀的剂量分布,同时可以降低正常组织的累积剂量;⑥扫描束需要更精确的患者定位和固定,由于器官运动,扫描束增大了脱靶的风险;⑦在做治疗计划时,扫描束具有更多的优化参数,增加了计划和计算的复杂性。

通过对比两种实施技术可以得出,散射技术具有对器官运动敏感度低、计划计算简单等优点;扫描技术具有不需要患者定制的准直器和补偿器、二次辐射低、累积剂量低、更适用于调强治疗、束流引出能量不受影响等优点。扫描束技术是目前最先进的轻离子治疗实施技术,正逐渐取代散射束技术。

(夏文龙)

第三节 轻离子束剂量算法

本节将重点介绍轻离子束剂量算法,主要包括笔形束算法(pencil beam algorithms)和蒙特卡罗算法(Monte Carlo algorithms)两类,以下将分别介绍两种算法、二者之间的区别以及它们的应用。

一、笔形束算法

笔形束算法的基本剂量计算要求从辐射场到一组任意分布的点计算剂量,该辐射场由与患者的几何关系,和与输送变量关联的剂量关系定义。剂量算法会计算出每个轻离子束的单位强度 Q 的点剂量,Q 值以粒子数或者机器跳数(MU)表示。从轻离子束到点 i 的剂量可以定义为

$$D_i = \sum_j Q_j \times D_{ij} \qquad (\text{式 18-3-1})$$

其中 D_{ij} 是从束斑 j 到点 i 的每单位强度的剂量,而 Q_j 是束斑强度。在优化问题中,该公式(式18-3-1)可以将强度转换为剂量。

本节主要描述扫描束技术中笔形束扫描输送系统的剂量计算,这其中包括散射束技术中布拉格峰展宽(SOBP)场的公式。对于两者,剂量算法的核心在物理或实现上几乎没有差异。PBS 场是许多半高宽(FWHM)约为 10mm 的轻离子束斑的集合。束斑较大的尺寸不允许直接使用"笔形束"表示,这会降低分辨率和准确性。因此,通过将笔形束叠加成束斑得到公式 D_{ij},然后将其相加以表示整个轻离子场。笔形束模型是模拟介质中剂量传输的最实用的模型。笔形束模型是精确模型的分段几何和物理近似的表示,其中每个笔形束通过沿束轴的局部效应,可以对患者体内的所有剂量沉积过程进行足够准确的近似。笔形束算法使用一组窄束,对辐射场的所有自由度建模,填充辐射场的物理空间,然后将患者近似建模为围绕束轴的"平板(slab)"几何形状中笔形束的一组相互作用。

笔形束模型在计算机程序中模拟剂量计算过程简单描述如下:首先,创建一组初始化的剂量计算点,其中包含基于 CT 数据集的位置和在该位置累积的剂量;其次,将场分解为笔形束;然后,创

建一个跟踪对象,该对象保持解析物理相互作用所必需的几何形状和状态作为深度的函数;进而,将点放置在笔形束的坐标系中沿束轴移动,并且每条轨迹都指向深度排序的下一个点的深度,沿体积逐步跟踪笔形束;最后,根据轨迹和物理模型的结果,计算得出剂量。

二、蒙特卡罗算法

蒙特卡罗算法是模拟介质中粒子相互作用最准确的方法。模拟粒子经过连续的步骤,在每个步骤中,都会根据基础材料确定某些物理事件的统计概率。相互作用的类型是根据每个步骤之后的概率确定的。相互作用可能导致粒子在下一步更改方向的位置发生散射,也可能存在需要单独跟踪的次级粒子,或者可能由于吸收而终止轨迹。蒙特卡罗模拟的结果取决于所选的步长。蒙特卡罗代码通常使用各种方法来确保适当的步长,特别是在边界附近(材料变化)。根据代码的灵活性,可以允许用户定义最大允许步长。蒙特卡罗模拟能够在逐个粒子的基础上考虑相互作用的物理原理。这是使用理论模型、参数化以及电磁相互作用和核相互作用的实验横截面数据完成的。蒙特卡罗精度取决于对特定粒子、能量区域或材料的物理学的详细了解。因此,应将蒙特卡罗模拟视为黄金标准。

对于被动散射轻离子治疗中的剂量计算,蒙特卡罗模拟通常从治疗头入口处开始,并对每个粒子的分布(能量、位置等)进行分析描述。直接测量一些参数可能很困难,可能不得不依赖制造商的信息。如果计划系统规定了治疗头组件(例如调制轮)的设置,则可以相应地模拟相空间。如果计划系统仅规定射程和调制宽度,则转换为治疗头设置通常由治疗控制软件完成。因此,该算法需要纳入蒙特卡罗代码。孔径和补偿器也由计划系统设定,并可以在蒙特卡罗中建模。

为了模拟扫描束,可以使用四维蒙特卡罗技术来不断更新磁场强度,这需要研究扫描束传递参数。然而,这些过程对于标准的患者剂量计算,通常不是必需的。因为扫描束传输的剂量计算通常不需要治疗头模型,可以基于治疗头出口处的相空间,因此可以为治疗头出口处的扫描束定义束流模型。扫描束的表征可以仅基于在水中测量的深度剂量曲线。通过拟合测量的原始布拉格曲线的宽度,可以推导出作为能量函数的束流能量展宽。通常可以忽略除了治疗头中产生的轻离子之外的二次粒子。计划系统将提供束流的能量、权重和位置矩阵,作为蒙特卡罗程序的输入。

三、两种算法的区别

射程是轻离子治疗的关键临床参数,射程不确定性是普遍关注的问题。大多数笔形束算法根据为单个轻离子束计算的患者体内水等效深度来预测射程。这忽略了相对于布拉格峰深度的不均匀性位置。笔形束算法和蒙特卡罗算法的剂量计算之间的差异主要归因于多重库仑散射。如果轻离子束穿过复杂的不同密度的结构,则会导致射程变化,这是笔形束算法剂量计算引擎无法很好描述的。尽管如此,笔形束算法和蒙特卡罗算法之间的总体射程差异通常很小,因为这两个系统都是使用水中的测量值进行调试的。然而,由于组织界面的原因,局部可能会出现显著差异。笔形束算法对复杂的几何形状和密度变化不太敏感,尤其是在存在横向异质性的情况下。

当使用笔形束算法时,计算水中轻离子束的射程不准确可能是主要问题,但与蒙特卡罗算法相比,绝对剂量方面也存在预期差异,其中原因与射程差异相似,主要归因于多重库仑散射。笔形束算法会计算等效于水的路径长度而不是物理距离的轻离子束展宽。计算散射的增加导致剂量分布的整体加宽,从而导致中高剂量区域剂量的减少。因此,通过蒙特卡罗模拟得出的目标剂量通常低于笔形束算法计算的剂量。分析算法中对散射的低估取决于密度不同的组织的位置,头颈部和肺部患者的平均目标剂量差异可高达4%,乳腺和肝脏患者的平均目标剂量差异可低至2%。结果表明,由于 MCS,对于小射野(直径<5cm),在蒙特卡罗算法和笔形束算法之间可能存在更大的剂量差异,从而导致射野中心的剂量减少。

四、剂量算法的应用

在笔形束算法的实际应用中,主要考虑孔径、射程补偿器、布拉格峰的堆叠以及束流产生系统的某些属性。在散射系统中,其产生的场是从"虚拟"源发出的,并且产生的源的大小与束流中射程转换材料的厚度成比例。治疗所需的 SOBP 场需要使用射程补偿器,该射程补偿器将整个场区域的初始射程,移动到将场的远侧边缘放置在远侧目标体积表面之外所必需的射程。因此,射程补偿器沿射程的横向范围呈现出各种厚度的材料。在扫描系统中,由正交磁体扫描的轻离子束可以照射任意区域,而不需要机械准直孔。束流能量的变化允许控制患者体内布拉格峰的位置,因此也不需要射程补偿器。通过改变束流强度(电荷)可以在整个目标体积中进行剂量调制。因此,扫描束具有三个控制量:能量、位置和强度(电荷)。通常假设 PBS 系统在离散的能量层中将其剂量输送给患者,因为能量的变化可能需要对射束进行机械操作,并且束线磁场系统的变化缓慢。

蒙特卡罗算法需要在定义明确的位置跟踪每个粒子。在散射系统中,轻离子在治疗头出口或患者表面的分布是复杂的,因为离开治疗头的轻离子在治疗头中的束成形装置中经历了散射和相互作用,这使得定义相空间通常是不可行的。因此,对于被动散射轻离子治疗中的剂量计算,蒙特卡罗模拟通常从治疗头入口开始,对每个粒子的分布(能量、位置等)进行分析描述。直接测量某些参数可能很困难,并且可能必须依靠制造商的信息。如果计划系统规定了治疗头组件的设置,则可以相应地模拟相空间。在扫描系统中,为了模拟扫描束,可以使用四维蒙特卡罗技术不断更新磁场强度,这需要研究束扫描传递参数。对于标准的患者剂量计算,通常不需要这样做。用于扫描束传输的剂量计算通常不需要治疗头模型,而可以基于治疗头出口处的相空间。与散射系统不同,由于束流路径中散射材料的数量有限,通常可以定义一个束流模型以在治疗头出口进行扫描。已经证明,可以根据水中的测得的深度-剂量曲线来获得扫描传输束的特征。例如,可以通过拟合原始布拉格曲线的宽度来推断光束的能量散布与能量的关系。计划系统将提供能量、权重和位置的矩阵,并可以将其转换为蒙特卡罗输入设置。

(夏文龙)

第四节　轻离子放疗计划优化方法

本节将从散射束的计划优化、扫描束的计划优化和其他优化方法三个方面介绍轻离子放疗计划优化方法。

一、散射束的计划优化

展宽的布拉格峰(SOBP)是具有均匀散射束的轻离子放疗计划的基础。它用于实现所需剂量与靶区的纵向适形性。为了在散射束治疗系统中产生期望的深度剂量分布的临床相关 SOBP，必须结合使用各种组件以产生相应的束参数。由于布拉格峰曲线的形状随束能量而变化，因此需要针对组织中的不同范围分别优化 SOBP 中各个峰的权重，以避免 SOBP 区域不平坦。治疗计划的优化过程需要多次迭代调整来寻找令人满意的解决方案。

首先，选择照射方向，并根据需要选择覆盖靶区的范围和 SOBP 调制宽度。射程补偿器的设计是为了使处方剂量与靶区的远端相符，并且在射野未对准和组织不均匀的情况下，可以进行调整以防止靶区剂量不足，例如，使用补偿器扩展技术。一旦完成这些步骤，就基于轻离子束的注量分布，进行正向计算以确定来自散射束的剂量。然后，计划者的任务是迭代地调整多个射束的相对贡献或"权重"，并组合它们的剂量，以使最终的分布适合特定的一组要求。在重复治疗的情况下，可能会降低危及器官的耐受性，并且可能必须使用其他方向，需要在各种危及器官的照射之间选择临床上的最佳平衡。

二、扫描束的计划优化

笔形束扫描（PBS）治疗可以使轻离子束剂量分布与靶区达到最高的适形度，并最大限度地保护了正常组织。在散射束治疗技术中，每个 SOBP 射野向整个靶区提供均匀的剂量，而扫描束治疗技术的各个扫描射野可以实现任意不均匀剂量分布（例如，IMPT 技术）或相对均匀剂量分布［也称为"单野均匀剂量（SFUD）"］。类似于 X 射线的调强放疗（IMRT），这些多个射野的贡献相结合以产生临床所需的治疗剂量分布。与 IMRT 的重要区别在于，轻离子深度剂量分布的布拉格峰除了沿横向方向进行调制外，还沿轴向对剂量的深度方向进行调制。尽管存在这种差异，但 PBS 计划和 IMRT 计划在放疗计划优化方面具有类似的数学表述。

为了将通用的优化方法应用于 PBS 计划优化，需要考虑 PBS 技术上的特点，并在优化方法中加入相应的约束条件。将患者图像数据划分为感兴趣的区域（ROI），其中可以包括靶区、危及器官（OAR）以及其他组织区域。ROI 进一步分为体素（voxel）。PBS 束的总剂量分布计算为固定在沿着扫描路径的各个位置的"静态"笔形束的贡献之和。从单个笔形束到 ROI 的各种体素的剂量以剂量影响矩阵 D_{ij} 的形式表示，其中 i 是体素编号，j 是束编号。然后，将任一体素的总剂量计算如式 18-4-1 所示。

$$d_i = \sum_j x_j \cdot D_{ij} \qquad\qquad (式 18-4-1)$$

其中 x_j 是束 j 的相对"权重"，与在布拉格峰的位置处传递的轻离子总数成正比。权重 x_j 是在治疗计划中需要确定的优化变量。由于涉及大量（数千或数万个）此类笔形束，PBS 计划需要数学优化方法。计划优化的输出是一组光束权重分布，通常称为强度或注量图。在 IMRT 中，单个二维注量图表征了一个射野，而对于 PBS，许多不同能量的射束从相同方向照射靶区，并针对每种能量的射束优化放疗计划。在 IMPT 优化过程中，可以应用各种各样的算法，分为约束方法和无约束方法。在无约束方法的情况下，不应用剂量学上的硬约束，即，将所有治疗目标制定为优化目标。产生物理上有意义的计划始终需要满足的唯一约束是变量约束 $x_j \geq 0$。但是，可以通过相对简单的方法（例如梯度投影方法）来处理这些约束。PBS 的约束优化方法仍然面临挑战，因为存在大量变量（$10^3 \sim 10^5$）和大量体素（$10^5 \sim 10^7$）。如果仅使用线性目标和约束，则可以应用线性规划框架（linear programming framework）。但是，大多数治疗计划系统使用非线性目标和约束，这些系统通常基于准牛顿法，例如有限内存的 Broyden-Fletcher-Goldfarb-Shanno（BFGS）算法。目前商用软件通用的约束方法包括序列二次规划（sequential quadratic programming，RayStation，Raysearch Laboratories）和增广拉格朗日法（augmented Lagrangian methods，Pinnacle，Philips Healthcare）。

三、其他优化方法

这部分介绍轻离子治疗的其他优化方法，主要包括多目标优化（MCO）方法和鲁棒（Robust）优化方法。

（一）多目标优化

优化理论是围绕单准则优化问题建立的，其中存在一个优化目标，而其他问题考虑因素均作为约束条件。在放射治疗中，以处方剂量覆盖靶区的主要目标与将危及器官的剂量保持在最低限度的其他目标直接冲突。这要根据患者的具体情况进行权衡（对于正在考虑的治疗计划，如果允许某些器官的 NTCP 增加一定量，TCP 会有多少收益），多目标优化（MCO）可以针对一个病例在优化后提供多种优化结果。MCO 用于放射治疗计划的主要方法有两种：优先（prioritized）优化和帕累托表面（Pareto surface）方法。

优先优化是根据重要性对目标进行排名来处理多个目标的方法。例如，将不同目标分为第一优先级、第二优先级……第 n 优先级，按优先级优化可解决以下针对 n 个优先级的优化问题，最终优化的结果是单一结果，并且不同目标的优先顺序将影响最终结果。

帕累托表面方法没有优先考虑目标，而是平等对待每个目标。与优先优化不同，帕累托表面方法不会产生单个计划，而是会产生一组以各种方式权衡目标的最佳计划。给定一组目标和约束，如果可行的话，计划被认为是帕累托最优的，并且不存在另一种可行的计划，该计划对于一个或多个目标严格来说是更好的，至少对于其余目标是同样好的。假设正确选择了目标，那么帕累托最优计划就是计划者和医生感兴趣的计划。

（二）鲁棒优化

从临床治疗的角度来看，轻离子治疗的最佳计划需要"鲁棒性"，即，设计方式应使在治疗过程中由各种不确定因素而导致与计划的轻微偏差不会影响治疗结果的质量。换句话说，只要与计划的偏差不超过假定的水平，鲁棒的治疗计划将提供临床上可接受的剂量分布。针对不同的治疗方式，已经开发出减轻患者摆位和轻离子射程不确定性影响的方法，包括被动散射轻离子治疗中的补偿器拖尾效应（smearing）或选择合适的束流角度。

对于 IMPT 的鲁棒优化策略，已经开发了可靠的治疗计划方法，将不确定性直接纳入 IMPT 优化问题。关于鲁棒的 IMPT 优化的大多数文献都集中在射程和摆位的不确定性上。在某些方面，以前已经对这些方法进行了研究，以将摆位误差和器官运动纳入 IMRT 计划设计中。文献提出的鲁棒优化方法的共同点在于，它们都需要考虑不确定性的模型。通常假设 IMPT 计划的注量图可以高精度地传送。但是，注量图存在不确定性，会影响剂量分布。在数学上，这可以描述为剂量影响矩阵 D_{ij} 中的不确定性。特别是，将诸如射程和摆位误差之类的几何不确定性建模为剂量影响矩阵 D_{ij} 中的不确定性。

（夏文龙）

第五节　轻离子束计划设计

在轻离子治疗计划设计期间,为了满足射束和临床要求的条件需要调节多个参数。这些参数主要分为"射束"和"放疗计划"的参数,其中射束相关的参数包括射程、调制、孔形状、射程补偿器形状、拖尾(smearing)、气隙/喷口延伸距离、等中心位置、射束方向(机架角度,治疗床旋转)和修补场(patching field),治疗计划相关的参数包括射束数量、相对射束权重、每个治疗分次的射束组合和密度覆盖的轮廓(治疗床、金属制品、固定装置等)。在临床实践中,计划设计者将首先选择射束方向,然后再决定更详细的方面,例如孔径形状和射束射程。本节将从散射束放疗计划设计和扫描束放疗计划设计两个方面介绍轻离子束放疗计划设计。

一、散射束放疗计划设计

对于散射束放疗计划设计,对于每个射束方向,治疗计划期间的目标是使剂量在横向和深度方向上均与靶区紧密接近。

在横向方向,通过使用定制孔形状或多叶准直器(MLC)来适形,靶区可以具有复杂的 3D 形状,因此可以在射束方向视图(BEV)中确定最佳的孔形状。影响横向安全边际(margin)的两个方面是靶区深度处的轻离子束半影以及由于摆位误差和肿瘤运动引起的靶区位置的预期不确定性,半影取决于轻离子束的具体情况,并随射程和入射深度而变化。首先,孔径形状将是 BEV 中靶区形状的简单几何扩展。通常,计划设计者必须局部改变孔径形状。由于在射程补偿器以及患者体内发生了多次库仑散射,因此靶区和孔径边缘之间的均匀边际通常不会导致处方等剂量水平与靶区之间的均匀边际。这需要孔径的局部扩张和收缩。此外,对相邻 OAR 的剂量限制也可能需要计划者手动更改孔径形状。孔径的可实现形状还取决于形成机加工的限制(例如钻头的直径),TPS必须准确模拟这些限制。如果使用 MLC,那么孔径形状受 MLC 叶片厚度的限制。TPS 内的剂量计算可向计划者提供有关孔径形状是否适当的反馈。

在深度方向,进行计划设计时,轻离子束预估射程与治疗进行时的所需射程之间可能会有差异,所以必须在靶区的远侧和近侧都使用安全边际。选择射程以确保针对该射束方向能够以处方剂量覆盖远侧靶区。通常,SOBP 的射程由远端 90% 等剂量线定义。覆盖靶区的所需射程是通过在 BEV 中以射线跟踪靶区射程内的水等效深度(更确切地说是轻离子束阻止能力)来确定的。射束从虚拟源位置发出,并且从进入患者的位置到靶区的远端累积。应用于此要求射程的不确定度为射程的 3.5% 加上额外的 1 毫米,这是临床上通常仍然使用的值,但这在不同医院之间可能会略有不同。因此,以厘米为单位的处方射程 R 的计算如公式 18-5-1 所示。

$$R = 1.035 \cdot \max(R_i) + 0.1 \qquad \text{(式 18-5-1)}$$

其中,R_i 为每条射束 i 的射程。

通过远端 90% 的等剂量线定义射程意味着如果这些射程不确定性存在,则小部分靶区将接受低至该射束方向处方剂量的 90% 而非 100% 的剂量。接受太低剂量的靶区的体积将受到限制,因为在通常情况下,远端适形性永远不会低于毫米量级。同样,多个射束方向的使用减轻了可能的剂量不足的幅度。计划设计者选择处方的调制宽度确保以处方剂量近端覆盖靶区。射束的所需调制宽度也可以通过射束追踪来确定,但是在远端和近端都具有射程不确定性。对于由多个射束组成的治疗计划,即使并非每个射束都能确保靶区近端和远端的覆盖,原则上也可以实现足够的靶区覆盖。在临床实践中,对治疗计划中的每个射束都进行调整是费时费力的,并且提高计划质量的幅度不大。射程补偿器确保靶区远端的覆盖(适形),通过在不影响靶区覆盖范围的情况下尽可能多地局部拉回 SOBP,这样可以增加对 OAR 和远离靶区的正常组织的保护。因为使用调制轮需要恒定的调制宽度,靶区覆盖范围的近端可能不如远端表面适形。TPS 提供了一种确定射程补偿器的 3D 形状的方法,它可以对射程补偿器的存在及其对患者中特定于射束的剂量分布的影响进行建模。如上所述,必须在处方射程内考虑射程补偿器的最小厚度。确定作为 BEV 位置函数的射程补偿器厚度的典型方法是将射束追踪到靶区的远端边缘。然后,沿着每条射束,射程补偿器的厚度由式18-5-2 确定。

$$RC_i = \max(R_i) - R_i \qquad (式 18\text{-}5\text{-}2)$$

这种射程补偿器设计方法忽略了患者体内多个库仑散射的影响,在执行基于此射程补偿器的剂量计算时要考虑到这一点,其结果可能是远端剂量适形性不足。

前面详细介绍了如何选择射束的参数,更重要的是,这些参数如何影响靶区覆盖范围和对正常组织的剂量。轻离子束放疗计划设计还有一个关键因素是射束方向的选择。旋转机架的应用可以允许选择多种入射方向,对于等中心式旋转机架,射束始终对准等中心点,患者体内等中心位置的选择是治疗计划的重要方面,通常将等中心放置于接近靶区的中心。但是,根据 TPS 提供的成像信息以及在任何治疗日通过成像获取的影像信息,始终选择将其放置在患者治疗时可以准确再现的位置。选择射束方向的许多考虑因素在光子放射治疗中也起作用,但由于轻离子的射程有限且给定射束方向的入射端剂量较高,因此射束方向的选择在轻离子治疗中更为重要。一个明显的考虑是从解剖结构上避开 OAR。由于皮肤是一种非常敏感的 OAR,并且轻离子束不具有光子束的保护皮肤的效应,因此计划设计者要考虑这一点以防止射束在患者皮肤上重叠。另一方面,对于轻离子束,在患者皮肤处缺乏建成效应,使得可以选择使用通过射束方向的定位固定装置,而不会显著增加皮肤剂量。但是,定位固定装置会增加外侧半影和对正常组织的剂量。通常,计划者应避免选择经过陡峭的密度梯度的射束方向,也应避免平行于耳道或颅底等精细复杂的解剖结构的射束方向,因为它们可能会影响剂量计算算法的准确性。由于射程不确定和剂量遮蔽效应,射束应尽可能避免经过患者体内的高密度材料,如果不可避免地要通过这些高密度材料进行治疗,则可使用多个射束方向来减轻可能的剂量不准确性。为了防止出现孔径投影误差,治疗计划者需要了解治疗喷嘴和治疗床的确切几何形状,必要时选择安全的射束方向。通常,避免倾斜穿过治疗床(小于45°角)进行治疗,这样的射束方向将增加半影。如果在治疗实施时不正确地表示患者的解剖结构发生变化,则射束会发生射程变化,如果有临床上显著的剂量学影响,则需要设计新计划,这属于轻离子束自适应放疗。

二、扫描束放疗计划设计

扫描束(PBS)轻离子放疗中没有 SOBP,也不需要准直器或补偿器。PBS 放疗计划设计的特点在于,射束权重的自动优化是在每个轻离子束的基础上执行的,从而确保每个射束单独将剂量传递到靶区。每个射束都可以向靶区传递不均匀的剂量分布,将所有射束组合在一起,以确保达到所需的靶区剂量分布。PBS 的主要剂量学优势是,它允许在每个射束的基础上设置射程和调制宽度。对于每个单独的射束,将考虑射程不确定性和摆位不确定性(拖尾)及其对特定位置的所需射程和调制宽度的影响,从而在靶区近端和远端保护正常组织。

PBS 的计划设计过程的主要步骤包括:①确定患者体内所有可传递的布拉格峰的可能集合,可以从中选择的合适射束方向;②从该组布拉格峰中预选对于将剂量输送到靶区最有用的布拉格峰,并为所有布拉格峰分配一组初始相对权重;③基于对初始射束权重的初步计算优化布拉格峰对应的扫描束的权重。基于初始射束权重的初步计算,靶区的剂量分布不是均匀的。通常在靶区的中间剂量太大,而在边缘则剂量太少,这主要是由靶区形状不规则、尺寸较大以及相邻射束重叠而造成的。为了提高整个靶区的剂量均匀性,需要应用优化程序来找到一组满足此条件的布拉格峰值射束权重。优化过程中,远端和横向边缘的布拉格峰通常具有较高的权重,这样可以使整个靶区范围具有更加均匀的剂量。

对于常规的轻离子放疗,很少实施单野计划(眼部肿瘤的治疗除外),其主要原因有两个:首先,多个方向的射束可以改善整个靶区的总体剂量均匀性;其次,可以提高轻离子放疗计划的"鲁棒性"。因此,轻离子束放疗越来越多地使用多角度方向的调强放疗,即调强质子放疗(IMPT)或多射野优化(MFO)。IMPT 的放疗计划设计的策略包括以下方面:首先,关于扫描束和 IMPT 放疗计划,在优化过程中需要考虑简并(degeneracy)问题。从根本上讲,简并仅意味着针对要解决的特定优化问题可以有很多(有可能是完全不同的)解决方案。一般而言,简并会随着优化过程中定义的目标和约束的数量增加而减少。因此,如果优化过程的唯一目标是达到靶区的处方剂量,那么解决方案将高度简并(即有许多不同的计划设计方案),而如果问题是实现足够的靶区覆盖度,同时又不增加多个相邻的关键器官的剂量,那么解决方案的简并度将迅速降低。这种简并概念可以使计划设计者提供 IMPT 放疗计划的多种替代计划。其次,IMPT 的简并度对实现临床可接受的放疗计划所需的射野数量的影响。一些 IMPT 计划比较的研究表明,增加射野数量对于提升计划质量并没有什么优势,通常可以使用较少的射野数量为病例(即使是复杂病例)创建临床上可接受且高度适形的剂量分布。最后,在 IMPT 优化中,初始优化条件的设置是很重要的。在 TPS 中,大多数算法都是基于对靶区和危及器官的剂量约束,找到最适合所有约束条件的最接近初始条件的解决方案。因此,如果计划设计者想在最终计划中加上其他条件,则必须对初始条件重新进行定义。

(夏文龙)

参考文献

[1] ERTNER D S, TSUJII H. Particle radiation therapy using proton and heavier ion beams [J]. J Clin Oncol, 2007, 25: 953-964.

[2] SUIT H, DELANEY T, GOLDBERG S, et al. Proton vs carbon ion beams in the definitive radiation treatment of cancer patients [J]. Radiother Oncol, 2010, 95: 3-22.

[3] WILSON R R. Radiological use of fast protons [J]. Radiology, 1946, 47: 487-491.

[4] DURANTE M, PAGANETTI H. Nuclear physics in particle therapy: a review [J]. Rep Prog Phys, 2016, 79: 096702.

[5] PAGANETTI H. Proton therapy physics [M]. Boca Raton, Florida, U. S. A: CRC Press, 2012.

[6] LOMAX A J. Charged particle therapy: the physics of interaction [J]. The Cancer Journal, 2009, 15: 285-291.

[7] PAGANETTI H, BORTFELD T, DELANEY T F. Neutron dose in proton radiation therapy: in regard to Eric J. Hall (Int J Radiat Oncol Biol Phys 2006; 65: 1-7)[J]. Int J Radiat Oncol Biol Phys, 2006, 66 (5): 1594-1595; author

reply 1595.

［8］ HALL E J. Intensity-modulated radiation therapy, protons, and the risk of second cancers [J]. International Journal of Radiation Oncology Biology Physics, 2006, 65: 1-7.

［9］ GOTTSCHALK B. Neutron dose in scattered and scanned proton beams: in regard to Eric J. Hall (Int J Radiat Oncol Biol Phys 2006; 65: 1-7)[J]. Int J Radiat Oncol Biol Phys, 2006, 66 (5): 1594; author reply 1595.

［10］ KNOPF A, PARODI K, PAGANETTI H, et al. Quantitative assessment of the physical potential of proton beam range verification with PET/CT [J]. Physics in Medicine and Biology, 2008, 53: 4137-4151.

［11］ PARODI K, PAGANETTI H, SHIH H A, et al. Patient study of in vivo verification of beam delivery and range, using positron emission tomography and computed tomography imaging after proton therapy [J]. Int J Radiat Oncol Biol Phys, 2007, 68: 920-934.

［12］ PAGANETTI H, NIEMIERKO A, ANCUKIEWICZ M, et al. Relative biological effectiveness (RBE) values for proton beam therapy [J]. International Journal of Radiation Oncology Biology Physics, 2002, 53: 407-421.

［13］ JERMANN M. Particle therapy statistics in 2014 [J]. International Journal of Particle Therapy, 2015, 2: 50.

［14］ CHU W T, LUDEWIGT B A, RENNER T R. Instrumentation for treatment of cancer using proton and light-ion beams [J]. Rev Sci Instr, 1993, 64: 2055-2122.

［15］ WILSON R. A brief history of the Harvard University Cyclotrons [M]. Cambridge, MA: Harvard University Press, 2004.

［16］ VON ESSEN C F, BLATTMANN H, BODENDOERFER G, et al. The Piotron: Ⅱ. Methods and initial results of dynamic pion therapy in phase Ⅱ studies [J]. Int J Radiat Oncol Biol Phys, 1985, 11 (2): 217-226.

［17］ EGGER E, SCHALENBOURG A, ZOGRAFOS L, et al. Maximizing local tumor control and survival after proton beam radiotherapy of uveal melanoma [J]. Int J Radiat Oncol Biol Phys, 2001, 51 (1): 138-147.

［18］ PEDRONI E, BACHER R, BLATTMANN H, et al. The 200 MeV proton therapy project at the Paul Scherrer Institute: Conceptual design and practical realisation [J]. Med Phys, 1995, 22 (1): 37-53.

［19］ SLATER J M, ARCHAMBEAU J O, MILLER D W, et al. The proton treatment center at Loma Linda University Medical Center: rationale for and description of its development [J]. Int J Radiat Oncol Biol Phys, 1992, 22 (2): 383-389.

［20］ LIVINGSTON M S, LAWRENCE E O. The production of high speed light ions without the use of high voltages [J]. Phys Rev, 1932, 40: 19-35.

［21］ VEKSLER V. Concerning some new methods of acceleration of relativistic particles [J]. Phys Rev, 1945, 9: 153.

［22］ MCMILLAN E M. The synchrotron: a proposed high energy particle accelerator [J]. Phys Rev, 1945, 68: 143.

［23］ THOMAS L H. The paths of ions in the cyclotron [J]. Phys Rev, 1938, 54: 580.

［24］ COURANT E D, LIVINGSTON M S, SNYDER H S. The strong-focusing synchrotron: a new high energy accelerator [J]. Phys Rev, 1952, 88: 1190-1196.

［25］ HIRAMOTO K, COUTRAKON G. Synchrotron technology for particle therapy system [C]. Chiba, Japan: PTCOG 49 Educational Workshop, 2010.

［26］ 夏文龙, 胡伟刚, 戴建荣, 等. 粒子治疗技术的进展 [J]. 中华放射肿瘤学杂志, 2017, 26 (8): 951-955.

［27］ FRANZ J B, MGH Technical Team, IBA Proton Therapy Group. Operation of a cyclotron based proton therapy facility [C]. Japan: Cyclotrons 2004 Conference, 2004.

［28］ ProBeam Superconducting Cyclotron [DB/OL][2016-05-10]. http://www. varian. com/oncology/solutions/proton-therapy.

［29］ Mevion S250 Proton Therapy System [DB/OL][2016-05-10]. http://www. mevion. com.

［30］ 质子重离子设备及主要技术 [EB/OL][2016-05-10]. http://www. sphic. org. cn.

［31］ BLOM M, GLIMELIUS B, LORIN S, et al. Development of a scanning system for Protontherapy in Uppsala [C]// Proceedings of the 6th EPAC. Stockholm, Sweden: the 6th EPAC, 1998: 2450-2451.

［32］ LOMAX A. TU-C-BRA-01: An overview of proton therapy [J]. Med Phys, 2007, 34 (6): 2552.

［33］ HOGSTROM K R, MILLS M D, ALMOND P R. Electron beam dose calculations [J]. Phys Med Biol, 1981, 26 (3): 445-459.

［34］ HONG L, GOITEIN M, BUCCIOLINI M, et al. A pencil beam algorithm for proton dose calculations [J]. Phys

Med Biol, 1996, 41 (8): 1305-1330.

[35] KINEMATSU N. Alternative scattering power for Gaussian beam model of heavy charged particles [J]. Nucl Instrum Methods Phys Res B, 2008, 266: 5056-5062.

[36] GOTTSCHALK B. On the scattering power of radiotherapy protons [J]. Med Phys, 2010, 37 (1): 352-367.

[37] KIMSTRAND P, TILLY N, AHNESJÖ A, et al. Experimental test of Monte Carlo proton transport at grazing incidence in GEANT4, FLUKA and MCNPX [J]. Phys Med Biol, 2008, 53 (4): 1115-1129.

[38] POON E, SEUNTJENS J, VERHAEGEN F. Consistency test of the electron transport algorithm in the GEANT4 Monte Carlo code [J]. Phys Med Biol, 2005, 50 (4): 681-694.

[39] PETTI P L. Evaluation of a pencil-beam dose calculation technique for charged particle radiotherapy [J]. Int J Radiat Oncol Biol Phys, 1996, 35 (5): 1049-1057.

[40] URIE M, GOITEIN M, WAGNER M. Compensating for heterogeneities in proton radiation therapy [J]. Phys Med Biol, 1984, 29 (5): 553-566.

[41] URIE M, GOITEIN M, HOLLEY W R, et al. Degradation of the Bragg peak due to inhomogeneities [J]. Phys Med Biol, 1986, 31 (1): 1-15.

[42] SCHUEMANN J, DOWDELL S, GRASSBERGER C, et al. Site-specific range uncertainties caused by dose calculation algorithms for proton therapy [J]. Phys Med Biol, 2014, 59 (15): 4007-4031.

[43] SOUKUP M, ALBER M. Influence of dose engine accuracy on the optimum dose distribution in intensity-modulated proton therapy treatment plans [J]. Phys Med Biol, 2007, 52 (3): 725-740.

[44] TITT U, ZHENG Y, VASSILIEV O N, et al. Monte Carlo investigation of collimator scatter of proton-therapy beams produced using the passive scattering method [J]. Phys Med Biol, 2008, 53 (2): 487-504.

[45] GRASSBERGER C, DAARTZ J, DOWDELL S, et al. Quantification of proton dose calculation accuracy in the lung [J]. Int J Radiat Oncol Biol Phys, 2014, 89 (2): 424-430.

[46] SCHUEMANN J, GIANTSOUDI D, GRASSBERGER C, et al. Assessing the clinical impact of approximations in analytical dose calculations for proton therapy [J]. Int J Radiat Oncol Biol Phys, 2015, 92 (5): 1157-1164.

[47] GENG C, DAARTZ J, LAM-TIN-CHEUNG K, et al. Limitations of analytical dose calculations for small field proton radiosurgery [J]. Phys Med Biol, 2017, 62 (1): 246-257.

[48] PAGANETTI H. Four-dimensional Monte Carlo simulation of time-dependent geometries [J]. Phys Med Biol, 2004, 49 (6): N75-81.

[49] PAGANETTI H, JIANG H, TROFIMOV A. 4D Monte Carlo simulation of proton beam scanning: modelling of variations in time and space to study the interplay between scanning pattern and time-dependent patient geometry [J]. Phys Med Biol, 2005, 50 (5): 983-990.

[50] SHIN J, PERL J, SCHÜMANN J, et al. A modular method to handle multiple time-dependent quantities in Monte Carlo simulations [J]. Phys Med Biol, 2012, 57 (11): 3295-3308.

[51] PETERSON S, POLF J, CIANGARU G, et al. Variations in proton scanned beam dose delivery due to uncertainties in magnetic beam steering [J]. Med Phys, 2009, 36 (8): 3693-3702.

[52] PETERSON S W, POLF J, BUES M, et al. Experimental validation of a Monte Carlo proton therapy nozzle model incorporating magnetically steered protons [J]. Phys Med Biol, 2009, 54 (10): 3217-3229.

[53] KIMSTRAND P, TRANEUS E, AHNESJÖ A, et al. A beam source model for scanned proton beams [J]. Phys Med Biol, 2007, 52 (11): 3151-3168.

[54] GRASSBERGER C, LOMAX A, PAGANETTI H. Characterizing a proton beam scanning system for Monte Carlo dose calculation in patients [J]. Phys Med Biol, 2015, 60 (2): 633-645.

[55] URIE M, GOITEIN M, WAGNER M. Compensating for heterogeneities in proton radiation therapy [J]. Phys Med Biol, 1984, 29 (5): 553-566.

[56] LOMAX A. Intensity modulation methods for proton radiotherapy [J]. Phys Med Biol, 1999, 44 (1): 185-205.

[57] OELFKE U, BORTFELD T. Inverse planning for photon and proton beams [J]. Med Dosim, 2001, 26 (2): 113-124.

[58] NILL S, BORTFELD T, OELFKE U. Inverse planning of intensity modulated proton therapy [J]. Z Med Phys, 2004, 14 (1): 35-40.

[59] LAHANAS M, SCHREIBMANN E, BALTAS D. Multiobjective inverse planning for intensity modulated radio-

therapy with constraint-free gradient-based optimization algorithms [J]. Phys Med Biol, 2003, 48 (17): 2843-2871.

［60］ROMEIJN H E, DEMPSEY J F, LI J G. A unifying framework for multi-criteria fluence map optimization models [J]. Phys Med Biol, 2004, 49 (10): 1991-2013.

［61］CRAFT D, HALABI T, BORTFELD T. Exploration of tradeoffs in intensity-modulated radiotherapy [J]. Phys Med Biol, 2005, 50 (24): 5857-5868.

［62］HONG T S, CRAFT D L, CARLSSON F, et al. Multicriteria optimization in intensity-modulated radiation therapy treatment planning for locally advanced cancer of the pancreatic head [J]. Int J Radiat Oncol Biol Phys, 2008, 72 (4): 1208-1214.

［63］THIEKE C, KÜFER K H, MONZ M, et al. A new concept for interactive radiotherapy planning with multicriteria optimization: first clinical evaluation [J]. Radiother Oncol, 2007, 85 (2): 292-298.

［64］MONZ M, KÜFER K H, BORTFELD T R, et al. Pareto navigation: algorithmic foundation of interactive multi-criteria IMRT planning [J]. Phys Med Biol, 2008, 53 (4): 985-998.

［65］CLARK V H, CHEN Y, WILKENS J, et al. IMRT treatment planning for prostate cancer using prioritized prescription optimization and mean-tail-dose functions [J]. Linear Algebra Appl, 2008, 428 (5-6): 1345-1364.

［66］EHRGOTT M. Multicriteria optimization [M]. Berlin: Springer, 2005.

［67］JEE K W, MCSHAN D L, FRAASS B A. Lexicographic ordering: intuitive multicriteria optimization for IMRT [J]. Phys Med Biol, 2007, 52 (7): 1845-1861.

［68］UNKELBACH J, CHAN T C, BORTFELD T. Accounting for range uncertainties in the optimization of intensity modulated proton therapy [J]. Phys Med Biol, 2007, 52 (10): 2755-2773.

［69］PFLUGFELDER D, WILKENS J J, OELFKE U. Worst case optimization: a method to account for uncertainties in the optimization of intensity modulated proton therapy [J]. Phys Med Biol, 2008, 53 (6): 1689-1700.

［70］UNKELBACH J, BORTFELD T, MARTIN B C, et al. Reducing the sensitivity of IMPT treatment plans to setup errors and range uncertainties via probabilistic treatment planning [J]. Med Phys, 2009, 36 (1): 149-163.

［71］FREDRIKSSON A, FORSGREN A, HÅRDEMARK B. Minimax optimization for handling range and setup uncertainties in proton therapy [J]. Med Phys, 2011, 38 (3): 1672-1684.

［72］CHEN W, UNKELBACH J, TROFIMOV A, et al. Including robustness in multi-criteria optimization for intensity-modulated proton therapy [J]. Phys Med Biol, 2012, 57 (3): 591-608.

［73］LIU W, ZHANG X, LI Y, et al. Robust optimization of intensity modulated proton therapy [J]. Med Phys, 2012, 39 (2): 1079-1091.

［74］LIU W, FRANK S J, LI X, et al. Effectiveness of robust optimization in intensity-modulated proton therapy planning for head and neck cancers [J]. Med Phys, 2013, 40 (5): 051711.

［75］LIU W, MOHAN R, PARK P, et al. Dosimetric benefits of robust treatment planning for intensity modulated proton therapy for base-of-skull cancers [J]. Pract Radiat Oncol, 2014, 4 (6): 384-391.

［76］FREDRIKSSON A, BOKRANTZ R. A critical evaluation of worst case optimization methods for robust intensity-modulated proton therapy planning [J]. Med Phys, 2014, 41 (8): 081701.

［77］LI H, ZHANG X, PARK P, et al. Robust optimization in intensity-modulated proton therapy to account for anatomy changes in lung cancer patients [J]. Radiother Oncol, 2015, 114 (3): 367-372.

［78］ALBER M, MEEDT G, NÜSSLIN F. On the degeneracy of the IMRT optimisation problem [J]. Med Phys, 2002, 29: 2584-2589.

［79］LACER J, DEASY J, BORTFELD T, et al. Absence of multiple local minima effects in intensity modulated optimisation with dose-volume constraints [J]. Phys Med Biol, 2003, 48: 183-210.

［80］LLACER J, AGAZARYAN N, SOLBERG T D, et al. Degeneracy, frequency response and filtering in IMRT optimization [J]. Phys Med Biol, 2004, 49 (13): 2853-2880.

［81］WEBB S. The physical basis of IMRT and inverse planning [J]. Br J Radiol, 2003, 76 (910): 678-689.

［82］STENEKER M, LOMAX A, SCHNEIDER U. Intensity modulated photon and proton therapy for the treatment of head and neck tumors [J]. Radiother Oncol, 2006, 80 (2): 263-267.

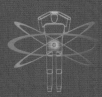

RADIATION
THERAPY
PHYSICS

第十九章
闪速放疗技术

闪速放疗（FLASH radiotherapy）顾名思义，是指利用超高剂量率进行超快速放疗的技术，其所用的超高剂量率一般 ≥ 40Gy/s，比常规剂量率高 3~4 个数量级，照射时间通常 ≤ 500ms。超高剂量率的研究最早可以追溯到 1959 年，当时，Nature 期刊发表了杜威利博格的一篇研究，他们发现细菌在超高剂量率照射下，放射敏感性降低。但直到 2014 年，法国居里研究所 Favaudon 等人重新发现了这种超高剂量率的毒性限制特性，才正式将其命名为闪速放疗。近年来，许多研究报道在这种超高剂量率模式下，正常组织的不良反应显著减轻，而且还可以保持和常规放疗相当的抗肿瘤反应。除此之外，闪速放疗通常可以在 0.5s 内完成照射，最大限度地减少了由分次内器官或组织运动带来的治疗剂量投递的不确定性。相应地，放疗的实体肿瘤靶区或转移淋巴结靶区的外放边界可以缩小，从而减少不必要的正常组织的照射。鉴于闪速放疗在放射生物学上有利的效应及其"冻结"生理运动的潜力，未来可能成为癌症治疗中的重要进步。然而，闪速放疗效应的生物学基础仍然未知，其应用于临床的安全性也有待更多实验的研究和评估。最近几年已陆续发表了几百篇有关闪速放疗的文章和评论，以闪速放疗为专题的研讨会也分别在美国加州、华盛顿和瑞士召开，可以看出闪速放疗吸引着越来越多的放疗学者们的关注。本章将从超高剂量率的实现方式和闪速放疗保护效应的影响因素及生物学机理等方面介绍这项新技术，由于这些研究尚处于初步阶段，本章重在介绍一些研究组目前发表的实验方法和成果，虽有待时间检验，但相信可以给广大同行以启发。

第一节　超高剂量率实现方式

超高剂量率主要通过实验专用加速器和改造后的临床医用加速器来实现。其射线类型可以是电子束和质子束，甚至光子束。实验专用电子加速器主要有 PMB-ALCEN 公司生产的 Oriatron eRT6 和 Kinetron。这种加速器与临床放射治疗机的不同之处，首先在于它的射线剂量率范围很广且可调，可以从常规放射治疗剂量率（~0.1Gy/s）到非常高的剂量率（~200Gy/s）；其次，它没有像常规加速器那样的标准的剂量监测电离室系统，因为超高的剂量率会导致饱和效应，因此需要独立的适应高剂量率的剂量检测方法。值得一提的是，该公司以 Oriatron eRT6 为设计原型的闪速治疗加速器 FLASHKNiFE 已经在 2020 年 6 月首次发布，目前处于临床试验阶段。临床医用加速器改造的电子束闪速治疗加速器主要以设计外置电路控制加速器脉冲为主，通过调整电子枪灯丝电流的参数和磁控管磁体电流参数来实现超高剂量率的输出。光子束闪速放疗技术的实现则以美国斯坦福大学医学院、印第安纳大学医学院和美国能源部 SLAC 国家加速器实验室共同开发的新一代医用加速器（Pluridirectional High-energy Agile Scanning Electron Radiotherapy，PHASER）为代表。下面根据射线类型的不同，初步介绍这些超高剂量率的实现方式及剂量监测和测量系统。

一、电子束闪速放疗实现技术

（一）实验专用加速器

2014 年初洛桑大学医院建立了一台超高剂量率的原型机 eRT6。它是为了进行临床前研究而根据现有的加速器专门改造而成，不能直接作为标准的临床设备使用。其主要部件包括调谐器、磁控管、八腔驻波加速波导和人机界面。eRT6 加速器电子束源为热离子发射枪，为了产生高剂量率的电子束，这款加速器专门设计了在高束流下的工作模式（最大峰值电流约 300mA，平均值为 30μA）。而常规的电子治疗模式的峰值和平均值分别在 1mA 和 0.1μA 左右，与闪速放疗模式相差几百倍。eRT6 加速器工作时电子束首先通过一个 50μm 宽的镍箔窗口离开加速管，然后经过直径为 1.24cm 的圆形孔径的初级石墨准直器，最终产生一个固定的水平电子束。剂量测量仪器和生物实验装置放置在源皮距 SSD 为 0.1~4m 之间的辐照工作台上。

eRT6 加速器为放射生物学领域研究剂量率效应提供了非常实用的灵活性，它的射束平均剂量率（$\dot{D}_m$）（1s 或 1min 内平均投递剂量）和每个脉冲内的平均剂量率（$\dot{D}_p$）（每脉冲剂量除以其时间宽度 w）可以在很大范围内变化。这些变化通过调节相应的参数如脉冲宽度（w, 0.05~2.2μs），脉冲重复频率（f, 5~200Hz）和脉冲峰值电流（与 $\dot{D}_p$ 相关）等实现。其中脉冲峰值电流与输入电流有关，输入电流可通过控制施加在电子枪栅格上（0~300V）的张力（GT, tension applied on the grid）来调节。同时，实验者也可以根据实验需求选择输出任意数量的脉冲。由于任何参数的变化，都会导致除了剂量率以外的射线特性的变化，如能量、射野大小等，因此需要确定特定的功能模式以方便进行调试。如闪速放疗模式是机器全力开启的情况，此时 f、w、和 GT 均为最大值，对应的 $\dot{D}_m$ 和 $\dot{D}_p$ 可达到最大。相反，常规模式可通过使用低重复频率（10Hz），最低输入电流来获得。

对于剂量测量，由于超高速率可能会导致饱和效应，所以该研究团队联合使用 Gafchromic EBT3 胶片和 V700 Epson 平板商用扫描仪进行射束分布和百分深度剂量（PDD）的测量等。使用来自 PTW 公司的 Advanced Markus 平行板电离室［PTW-Freiburg, GmbH，弗莱堡（Freiburg），德国］对输出稳定性进行评价。需要注意的是每次使用之前，电离室和剂量计都要进行检查和校准。

在闪速放疗模式下，除了可以使用 Gafchromic EBT3 胶片，该团队的另外一篇评估 Gafchromic EBT3 胶片用于超高速率原型机中参考剂量测量的适用性的研究中提到，热释光剂量仪（TLD）也可以用来进行超高剂量率的测量，详细方法见相关参考文献。

对于射束的监测，实验专用加速器不是为临床使用，所以没有一个传输监测电离室来控制射束。然而，设计人员在机器上安装了四个不同的探头，可以用来评估其正常功能。相应的采集信号是电子枪电流（EGC）、高频反射功率（RHF）、出射电流（BC）和准直器电流（CC）。为了监测和测量这些输出信号，可以使用 PXIe-1071 示波器系统。该系统包括一个底盘和两个示波器卡 NIPX IE-5114。每个卡有两个输入通道，允许同时测量四个输出信号。示波器里定制版的 LabVIEW 应用程序可以测量、显示和记录四个输出信号，这样就可以同时进行可视化监测、参数检查和电荷传递测量。

闪速放疗模式和常规放疗模式在源皮距为 0.5m 和 1m 的固体水模中的射线束离轴比接近。如果绘制闪速放疗模式和常规放疗模式的百分深度剂量曲线，会发现闪速放疗模式的 PDD 对 SSD 的依赖性较小。例如当源皮距从 1m 到 0.5m 时，常规放疗模式的 R_{50} 移了 5% 而闪速放疗不到 1%。

（二）临床加速器改造

使用临床加速器产生闪速放疗射束，有不同的改造方案。Lempart 等通过优化医科达 Precise 医用加速器的电子枪灯丝电流、调制器充电速率以及偏转磁铁电流等参数，完成了一台临床加速器的改造。这类型改造方案需要首先自行设计一个电子控制电路将其与加速器闸流管相连，从而实现加速器单个脉冲出数的监测和控制。具体来说，在加速器机架角度为 180° 时的十字交叉的位置上放置 PIN 二极管，将二极管接收到的信号反馈到包含有两级放大器的自行设计的电路中。电路中的互阻抗放大器将光电流转换成一个小电压信号,随后进行放大,用以实现施米特(Schmitt)触发。当实际所需射束脉冲投递完毕,微控制单元(MCU)计数完成,该电路可产生一个 5V 的脉冲作为输入信号中断微控制单元继续计数,并将逻辑信号发回光电耦合电路,从而阻止其他的射束脉冲到达加速器闸流管,同时阻止磁控管产生射频波来加速电子。其次,除上述描述的外加控制电路之外,相应的控制系统参数也需要进行修改。例如可通过手动调节电子枪灯丝电流的参数来使输出达到最大值。此外,由于电子枪灯丝电流的变化导致射束强度的变化,输出最大值的实现还必须调整直线加速器磁控管的磁体电流等。

临床加速器改造后闪速放疗模式下的射束的一致性和重复性测量同样可以使用 EBT3 胶片。测量时将其放在加速器原电动楔形板的位置,此时电动楔形板已被空槽取代,以方便放置胶片。同时将 EDP 20-3G 探测二极管放在射野十字线的位置上。加速器预热后,需要进行多次剂量测量。需要注意的是,在加速器预热后的前 10 分钟,输出剂量很高并且相对稳定;而之后,输出剂量开始下降并且不稳定。测量时间的前 9 分钟,二极管和胶片的标准差分别为 1% 和 4%;整个 20 分钟的测量,二极管和胶片的标准差分别为 7% 和 11%。

闪速放疗模式下的输出参数(剂量率和每脉冲剂量)以及 PDD,使用的是放置在聚苯乙烯模体中的 EBT3 胶片来完成的。测量位置分别在射野十字线处,MLC 的顶部和楔形板处。PDD 曲线的测量深度受 MLC 和楔形板可用空间的限制。十字线处和 MLC 处的 PDD 与 8MeV 的临床射束非常接近,最大剂量均在 15mm 处,不过闪速放疗射束的入射剂量比 8MeV 的临床射束高。但是,闪速放疗模式在楔形板处的最大剂量是在模体的表面,之后随着深度的增加,剂量在逐渐下降。

二、质子闪速放疗技术

居里研究所的研究人员对被动散射体法的质子回旋加速器实现质子闪速放疗照射的方式主要是,通过优化原有的被动散射系统来增加质子束的宽度。他们使用一个 230MeV 的质子回旋加速器(IBA)将质子束传送到两个治疗室和一个通用的(散射和扫描束)治疗机头。使用又薄又扁的铅箔偏转并增宽质子束,然后定义加速器出口处的射束电流来提高剂量率以达到闪速放疗条件。然后,在距离实验测试点上方 85cm 处放置一个散射箔,使照射区域形成一个 12mm×12mm、±5% 的注量均匀性的方野,满足小鼠的照射。除此之外,他们还使用了脊形滤波器系统(ridge filter),实现从单能束中获得扩展的布拉格峰(spread-out Bragg peak,SOBP),以覆盖靶区范围。而且这个系统相比于传统调制方法能够显著缩短照射时间(传统调制方法的照射时间为其 5~10 倍)。

目前,IBA 公司的 ProteusPLUS 质子系统和 Varian 公司的 ProBeam 质子系统均已实现现有机型的闪速治疗技术,正在进行科研或临床前试验阶段。

三、光子束闪速放疗技术

美国能源部 SLAC 国家加速器实验室和斯坦福大学开发的 PHASER 系统提出了 X 线闪速放疗临床转化的一种实现方式。它的核心创新技术包括:①高度紧凑、经济、高效的直线加速装置和射频电源,可产生比常规医用加速器高数百倍的射束输出量;②拥有一套快速的射频电源分配系统,可供给 16 个固定光束阵列,而这些光束阵列为高度适形的放射治疗提供了非共面(锥形几何)射束的补充,替代了机械方面的机架旋转;③全电子化的 SPHINX(scanning pencil-beam high-speed intensity-modulated X-ray source)系统,替代了基于 MLC 的机械准直器调强系统;④与全环诊断级的多排 CT 结合,与非共面的射野共享一个等中心。该系统目前处于研究阶段。

另外的 X 射线闪速放疗技术研发还有来自中国工程物理研究院应用电子学研究所和清华大学的专家技术团队。其中工程物理研究院的 X 射线闪速放疗是利用位于成都的超导自由电子激光装置(简称 CTFEL)的注入器,采用拉近距离的方式,以较小射野为代价,建立的 MV 级 X 射线闪速放疗实验研究平台,平均剂量率 2 000Gy/s 内可调。清华大学的超高剂量率 X 射线平台则是将多机头强流加速器装置小型化,每个机头安装一套磁铁原件和真空管道,以实现机器小型化且满足多病种治疗需求。

(任雯廷)

第二节　闪速放疗保护效应的影响因素和生物学机制

一、闪速放疗保护效应的影响因素

目前,闪速放疗各项临床前研究在诸如辐射源类型、总剂量、平均剂量率、脉冲内剂量率、脉冲特性、分次放疗模式等因素方面缺乏一致性,而这些因素均可能潜在地影响闪速放疗保护效应的归因。因此,引发闪速放疗保护效应的关键因素尚不清楚。

不过,对于平均剂量率这个关键因素,如果能使用一系列不同的剂量率进行对比研究,将有助于阐明它在多大程度上可有效地进行闪速放疗保护效应的调节。例如有研究发现,在平均剂量率 ≥ 30Gy/s 时,闪速放疗的神经保护效应是明显的,而最大化这种效应,需要平均剂量率 ≥ 100Gy/s。当然,也有研究提到使用平均剂量率为 35Gy/s 的闪速放疗却比 0.1Gy/s 的常规剂量率放疗增加了组织毒性。这些看似矛盾的结果除了有待于继续探索闪速放疗保护效应的条件之外,也不排除不同的研究使用的剂量率计算方法不同,并未达到诱发闪速放疗保护效应的条件。再者如果只使用平均剂量率这个单一指标可能无法解释所有相关的实验现象,特别是体外实验数据。很可能还有许多别的因素,比如组织特异性、肿瘤模型或者实验特殊性,又或者射线照射模式和设置的不同导致的剂量测量异质性等参与其中。所有这些混杂因素的加入都会增加平均剂量率作为单一指标评估闪速放疗保护效应的情况的难度,当然也就很难仅仅通过此变量探索到有益的闪速放疗保护效应。

闪速放疗保护效应也必须考虑辐射源的影响。现在主要的闪速放疗保护效应来自电子直线加速器的电子束,此外,最近的研究发现质子和 X 射线也可以产生闪速放疗效应。但是,质子束在每个微脉冲内的剂量率($\approx 10^3$Gy/s)与电子闪速放疗($\approx 10^6$Gy/s)相比,降低了几个数量级,这可能是一些质子束源的闪速保护效应失败的原因。因此,为了产生闪速放疗保护效应,可能理想的照射射束脉冲频率应该在 100Hz 左右(图 19-2-1)。而且,在每一个脉冲之内,应以脉冲内能达到的足够高的剂量和剂量率进行(≥ 1Gy,$\geq 10^6$Gy/s)。这样一来,总治疗时间就会达到极短的零点几秒。当然,这些是否能成为诱发闪速放疗保护效应的关键变量,还需要更多的研究来进一步论证。不过目前,触发闪速放疗保护效应的超高速放疗剂量率参数的更准确定义应是根据瞬时脉冲内剂量率($\geq 10^4$Gy/s)和总暴露时间小于 100ms(即 ≤ 0.1 秒)来定义的。

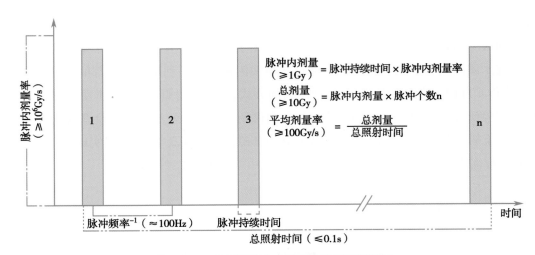

图中的文字标注：

脉冲内剂量率（≥10⁶Gy/s）

脉冲内剂量（≥1Gy）= 脉冲持续时间 × 脉冲内剂量率

总剂量（≥10Gy）= 脉冲内剂量 × 脉冲个数n

平均剂量率（≥100Gy/s）= 总剂量 / 总照射时间

1 2 3 n

脉冲频率⁻¹（≈100Hz） 脉冲持续时间

总照射时间（≤0.1s）

时间

图 19-2-1　理想的脉冲式闪速放疗剂量照射图
图中给出了可能影响闪速放疗效应的一些重要因素

二、生物学机制

目前，关于闪速放疗照射后正常组织毒性降低的生物学机制尚不明确，但已经出现了一些不互相排斥的假说。

（一）氧耗竭假说

氧耗竭假说认为，闪速放疗照射和常规照射之间的差异反应可能是由超高剂量率下氧的放射化学耗竭和随后赋予照射组织的照射电阻导致的。人们普遍认为低氧组织比氧合良好的组织具有更强的抗辐射能力。这是因为在分子氧的存在下，间接辐射引起的 DNA 损伤能被"固定（fixation）"。具体来说，就是射线粒子与 DNA 分子周边其他化学物质（主要是水分子）发生作用，会产生大量的高反应活性的羟基自由基，羟基自由基结合到 DNA 中引起的损伤，就是间接辐射引起的损伤，通常这种损伤很容易修复。然而由于分子氧的存在，羟基自由基就会与之反应生成氢过氧自由基，氢过氧自由基具有诱发永久性损伤的潜力，因此这种 DNA 损伤就像是被固定了下来。在闪速放疗中，局部组织在极短的时间内接受大剂量辐射，分子氧在羟基反应时已被耗尽，而新的氧还来不及补充，这导致了放射生物缺氧的一个窗口期，因此会产生瞬态辐射抵抗（transient radioresistance）。相反，这种现象在常规照射时不会出现，因为常规照射是用很小的脉冲和更长的照射时间来完成的，氧气消耗有限且有足够的时间富氧。因此，在照射组织内的氧浓度是保持不变的。

此外，最近的研究发现关于闪速放疗氧耗竭的保护机制，还可以通过限制有毒的活性氧自由基（reactive oxygen species，ROS）的产生来实现。目前已有的初步的，但令人鼓舞的证据表明，常规放疗产生的毒性部分是由活性氧产生的，而在闪速放疗之后这些物质的产生变少了。不过这类研究受限于活性氧的测量难度，不能在生理环境下直接展开。但体外实验使用闪速放疗和常规放疗技术同时照射含有 4% 的氧的水，闪速放疗可明显降低活性氧浓度。由此猜想，闪速放疗保护效应可能是"瞬间"的耗氧，以及随后由闪速触发的低水平活性氧，构成了能够改变整个生物级联驱动正常组织毒性的主要机制之一。

氧耗竭假说似乎解释了闪速放疗对正常组织的毒性降低的原因，然而，它很难解释闪速放疗如何能和常规放疗一样保持相同的肿瘤反应。虽然肿瘤与正常组织相比更缺氧,但大多数并不完全缺氧。因此,在闪速放疗之后,肿瘤内的氧也会发生放射化学的氧耗竭反应,因此预计肿瘤也会产生抗辐射性。但目前的实验数据似乎并没有发现肿瘤的抗辐射性。关于这个现象,一种可能的解释认为,肿瘤组织与正常组织在接受闪速放疗或传统放疗时,瞬间产生的有机氢过氧化物和自由基在开始时处于相同的水平,然而,它们的清除速率出现差异,这种差异造成了闪速放疗有利的治疗表现(图19-2-2)。此外,肿瘤组织和正常组织中的氧化还原代谢的差异在闪速放疗中被放大可能也是原因之一。闪速放疗会使机体内清除有机氢过氧化物的系统过载,而常规放疗的低剂量率所产生的有机氢过氧化物和自由基的总产出要低得多(4个数量级的差别),可能不足以揭示肿瘤组织与正常组织在氧化代谢方面的差异。

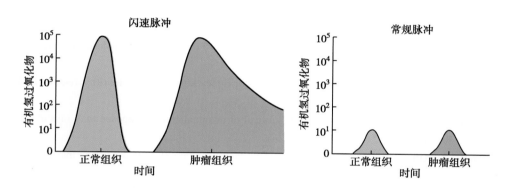

图 19-2-2　闪速放疗和常规放疗分别照射后,正常组织和肿瘤组织内有机氢过氧化物清除机制的差异示意

现在有关氧耗竭假说的数据绝大多数都是从不同剂量率照射后的细胞存活响应中推断出来的,未来需要更直接的方式测量组织在超高剂量率辐照后的潜在的氧通量。但是,闪速放疗引起的缺氧时间是很短暂的,据推测闪速放疗后通过组织扩散重新达到富氧的时间只有 10^{-3} 秒,如此短的一个缺氧时间很难通过缺氧介导的转录反应来探测,其他缺氧的化学标记如哌莫硝唑等可以尝试用来检测这种急性缺氧期。

(二)免疫假说

免疫假说认为,闪速放疗激活的独特的免疫应答方式是闪速放疗保护效应的潜在机制。常规放疗常常采用分次模式,与一次完成所有剂量的照射模式相比,会导致更大比例的循环淋巴细胞被照射。比如一个 2Gy/次、30 分次的照射,会导致血池(blood pool)的 98.8% 暴露在 0.5Gy 剂量以上。这被照射的血池的总体积会决定循环血池中染色体畸变的情况,也就是辐射损伤情况。因此,根据闪速放疗这种极短的照射时间的特点,它会导致很少的淋巴细胞被照射,并减少随后的染色体畸变的诱导。不过,尽管淋巴细胞暴露的数量少,但是闪速放疗会使他们暴露的剂量高。假如这个独特的免疫应答机制有助于闪速放疗保护效应,那么采用分次模式的闪速放疗,至少在一定程度上会使这种保护效应被减少。

最近一项研究加强了这一假说。该研究对闪速放疗和常规放疗后的小鼠做全基因组微阵列分析,发现闪速放疗后小鼠的免疫系统广泛激活和成熟,而常规放疗受到抑制。也有研究发现,闪速放疗后肿瘤微环境中 T 淋巴细胞的聚集情况有改善,而用免疫功能低下的动物来比较闪速放疗和常规放疗的治疗效果研究中,肿瘤反应并没有差异。还有研究报道,与肿瘤免疫反应相关的转化生长因子 TGF-β 信号转导在闪速放疗照射后的小鼠中相较常规放疗显著减少。值得注意的是,目前所有证据仅能证明免疫反应和闪速放疗效应是相关关系,不能证明是因果关系。此外,闪速放疗保护效应在离体细菌和细胞培养模型中也可以观察到,可这些模型缺乏功能性免疫系统,这说明免疫机制可能只是闪速放疗效应底层机制的一部分,今后还需要更多的研究来揭示免疫反应或其他生物反应(如 DNA 损伤反应或炎症反应)造成的闪速放疗和常规放疗效应的差别,寻找闪速放疗效应的潜在机制。

总之,尽管闪速放疗具备巨大的潜力,甚至有可能彻底改变临床放射治疗的未来。但是目前还不清楚其生物学机制,且技术条件尚不成熟,如何可靠、稳定地发挥闪速放疗保护效应还需要更多的研究支持。

(任雯廷)

参考文献

[1] DURANTE M, BRÄUER-KRISCH E, HILL M. Faster and safer? FLASH ultra-high dose rate in radiotherapy [J]. Br J Radiol, 2018, 91 (1082): 20170628.

[2] DE KRUIJFF R M. FLASH radiotherapy: ultra-high dose rates to spare healthy tissue [J]. Int J Radiat Biol, 2020, 96 (4): 419-423.

[3] BERRY R J, HALL E J, FORSTER D W, et al. Survival of mammalian cells exposed to X rays at ultra-high dose-rates [J]. Br J Radiol, 1969, 42 (494): 102-107.

[4] FAVAUDON V, CAPLIER L, MONCEAU V, et al. Ultrahigh dose-rate FLASH irradiation increases the differential response between normal and tumor tissue in mice [J]. Sci Transl Med, 2014, 6 (245): 245ra93.

[5] MONTAY-GRUEL P, ACHARYA M M, PETERSSON K, et al. Long-term neurocognitive benefits of FLASH radiotherapy driven by reduced reactive oxygen species [J]. Proc Natl Acad Sci U S A, 2019, 116 (22): 10943-10951.

[6] MONTAY-GRUEL P, PETERSSON K, JACCARD M, et al. Irradiation in a flash: Unique sparing of memory in mice after whole brain irradiation with dose rates above 100Gy/s [J]. Radiother Oncol, 2017, 124 (3): 365-369.

[7] SIMMONS D A, LARTEY F M, SCHÜLER E, et al. Reduced cognitive deficits after FLASH irradiation of whole mouse brain are associated with less hippocampal dendritic spine loss and neuroinflammation [J]. Radiother Oncol, 2019, 139: 4-10.

[8] VOZENIN M C, DE FORNEL P, PETERSSON K, et al. The advantage of FLASH radiotherapy confirmed in mini-pig and cat-cancer patients [J]. Clin Cancer Res, 2019, 25 (1): 35-42.

[9] BOURHIS J, SOZZI W J, JORGE P G, et al. Treatment of a first patient with FLASH-radiotherapy [J]. Radiother Oncol, 2019, 139: 18-22.

[10] MAXIM P G, TANTAWI S G, LOO B W JR. PHASER: A platform for clinical translation of FLASH cancer radio-therapy [J]. Radiother Oncol, 2019, 139: 28-33.

[11] BOURHIS J, GRUEL P M, JORGE P G, et al. Clinical translation of FLASH radiotherapy: Why and how? [J]. Radiother Oncol, 2019, 139: 11-17.

[12] JACCARD M, DURÁN M T, PETERSSON K, et al. High dose-per-pulse electron beam dosimetry: Commis-sioning of the Oriatron eRT6 prototype linear accelerator for preclinical use [J]. Med Phys, 2018, 45 (2): 863-874.

[13] JACCARD M, PETERSSON K, BUCHILLIER T, et al. High dose-per-pulse electron beam dosimetry: Usability and dose-rate independence of EBT3 Gafchromic films [J]. Med Phys, 2017, 44 (2): 725-735.

[14] LEMPART M, BLAD B, ADRIAN G, et al. Modifying a clinical linear accelerator for delivery of ultra-high dose rate irradiation [J]. Radiother Oncol, 2019, 139: 40-45.

[15] PATRIARCA A, FOUILLADE C, AUGER M, et al. Experimental Set-up for FLASH Proton Irradiation of Small Animals Using a Clinical System [J]. Int J Radiat Oncol Biol Phys, 2018, 102 (3): 619-626.

[16] VENKATESULU B P, SHARMA A, POLLARD-LARKIN J M, et al. Ultra high dose rate (35 Gy/sec) radia-tion does not spare the normal tissue in cardiac and splenic models of lymphopenia and gastrointestinal syndrome [J]. Sci Rep, 2019, 9 (1): 17180.

［17］ FOUILLADE C, CURRAS-ALONSO S, GIURANNO L, et al. FLASH irradiation spares lung progenitor cells and limits the incidence of radio-induced senescence [J]. Clin Cancer Res, 2020, 26 (6): 1497-1506.

［18］ BUONANNO M, GRILJ V, BRENNER D J. Biological effects in normal cells exposed to FLASH dose rate protons [J]. Radiother Oncol, 2019, 139: 51-55.

［19］ MONTAY-GRUEL P, BOUCHET A, JACCARD M, et al. X-rays can trigger the FLASH effect: Ultra-high dose-rate synchrotron light source prevents normal brain injury after whole brain irradiation in mice [J]. Radiother Oncol, 2018, 129 (3): 582-588.

［20］ GIRDHANI S, ABEL E, KATSIS A, et al. FLASH: A novel paradigm changing tumor irradiation platform that enhances therapeutic ratio by reducing normal tissue toxicity and activating immune pathways [J]. Cancer Res, 2019, 79 (13 Suppl): LB-280.

［21］ RAMA N, SAHA T, SHUKLA S, et al. Improved tumor control through T-cell infiltration modulated by ultra-high dose rate proton FLASH using a clinical pencil beam scanning proton system [J]. Int. J. Radiat. Biol, 2019, 105: S164-S165.

［22］ BEYREUTHER E, BRAND M, HANS S, et al. Feasibility of proton FLASH effect tested by zebrafish embryo irradiation [J]. Radiother Oncol, 2019, 139: 46-50.

［23］ WILSON J D, HAMMOND E M, HIGGINS G S, et al. Ultra-high dose rate (FLASH) radiotherapy: Silver bullet or fool's gold？ [J]. Front Oncol, 2019, 9: 1563.

［24］ SMYTH L, DONOGHUE J F, VENTURA J A, et al. Comparative toxicity of synchrotron and conventional radiation therapy based on total and partial body irradiation in a murine model [J]. Sci Rep, 2018, 8 (1): 12044.

［25］ WILSON P, JONES B, YOKOI T, et al. Revisiting the ultra-high dose rate effect: implications for charged particle radiotherapy using protons and light ions [J]. Br J Radiol, 2012, 85 (1018): e933-e939.

［26］ SPITZ D R, BUETTNER G R, PETRONEK M S, et al. An integrated physico-chemical approach for explaining the differential impact of FLASH versus conventional dose rate irradiation on cancer and normal tissue responses [J]. Radiother. Oncol, 2019, 139: 23-27.

［27］ MCKEOWN S R. Defining normoxia, physoxia and hypoxia in tumours-implications for treatment response [J]. Br J Radiol, 2014, 87 (1035): 20130676.

［28］ DEWEY D L, BOAG J W. Modification of the oxygen effect when bacteria are given large pulses of radiation [J]. Nature, 1959, 183 (4673): 1450-1451.

［29］ EWING D. Breaking survival curves and oxygen removal times in irradiated bacterial spores [J]. Int J Radiat Biol Relat Stud Phys Chem Med, 1980, 37 (3): 321-329.

［30］ WEISS H, EPP E R, HESLIN J M, et al. Oxygen depletion in cells irradiated at ultra-high dose-rates and at conventional dose-rates [J]. Int J Radiat Biol Relat Stud Phys Chem Med, 1974, 26 (1): 17-29.

［31］ MICHAELS H B, EPP E R, LING C C, et al. Oxygen sensitization of CHO cells at ultrahigh dose rates: prelude to oxygen diffusion studies [J]. Radiat Res, 1978, 76 (3): 510-521.

［32］ HENDRY J H, MOORE J V, HODGSON B W, et al. The constant low oxygen concentration in all the target cells for mouse tail radionecrosis [J]. Radiat Res, 1982, 92 (1): 172-181.

［33］ LING C C, MICHAELS H B, EPP E R, et al. Oxygen diffusion into mammalian cells following ultrahigh dose rate irradiation and lifetime estimates of oxygen-sensitive species [J]. Radiat Res, 1978, 76 (3): 522-532.

［34］ HAMMOND E M, ASSELIN M C, FORSTER D, et al. The meaning, measurement and modification of hypoxia in the laboratory and the clinic [J]. Clin Oncol (R Coll Radiol), 2014, 26 (5): 277-288.

［35］ VARIA M A, CALKINS-ADAMS D P, RINKER L H, et al. Pimonidazole: a novel hypoxia marker for complementary study of tumor hypoxia and cell proliferation in cervical carcinoma [J]. Gynecol Oncol, 1998, 71 (2): 270-277.

［36］ BOURHIS J, SOZZI W J, JORGE P G, et al. Treatment of a first patient with FLASH-radiotherapy [J]. Radiother Oncol, 2019, 139: 18-22.

［37］ YOVINO S, KLEINBERG L, GROSSMAN S A, et al. The etiology of treatment-related lymphopenia in patients with malignant gliomas: modeling radiation dose to circulating lymphocytes explains clinical observations and suggests methods of modifying the impact of radiation on immune cells [J]. Cancer Invest, 2013, 31 (2): 140-144.

［38］ DURANTE M, YAMADA S, ANDO K, et al. Measurements of the equivalent whole-body dose during radiation therapy by cytogenetic methods [J]. Phys Med Biol, 1999, 44 (5): 1289-1298.

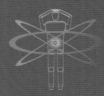

RADIATION
THERAPY
PHYSICS

第二十章
近距离治疗技术

第一节 导　言

近距离放射治疗（brachytherapy）是一种将密封放射源临时或永久放置在靶区内或靶区附近进行照射的放射治疗方法。与体外放射治疗（EBRT）相比，这种治疗方法能准确地将更高的剂量集中到需要照射的组织，有助于改善局部控制。它可以作为单一的治疗方法，也可与 EBRT、手术和／或化疗相结合，与 EBRT 不同的是，它是一种侵入性的治疗模式，多数情况需要在麻醉下放置施源器。

按所使用放射源剂量率的高低，一般将近距离放射治疗分为高剂量率（HDR）和低剂量率（LDR）两种治疗模式。高剂量率的近距离治疗需采用远程后装技术进行，将在本章介绍。低剂量率近距离治疗包括腔内和粒子植入等形式。低剂量率腔内治疗国内外已基本停用，本书不做介绍；粒子植入内容将在第二十一章介绍。

一、近距离治疗的发展历程

近距离放射治疗起源于放射性元素的发现。1896 年贝克勒尔首先发现了放射性现象，1898 年居里夫妇提炼出了放射性镭元素，确认了辐射的来源。贝克勒尔亲自体验皮肤暴露于辐射的影响，记录了他皮肤反应的演变。1901 年 Danlos 等首次使用镭源敷贴治疗红斑狼疮，标志着近距离放射治疗的开始。之后，腔内和插植技术相继开展，近距离放射治疗应用到了其他类型的疾病。

人工放射性核素的发现和远程后装设备的发明是近距离治疗技术发展史中两个非常重要的进程。1934 年人工放射性核素的发现，拓宽了放射源的选择范围，近距离治疗进入使用人工放射性核素的新时代；20 世纪 60 年代，远程后装治疗设备出现，降低了工作人员的照射剂量，为近距离治疗提供了更多的灵活性。由于工作人员已不需要直接与放射源接触，人们开始探索使用高活度的放射源来进行分次治疗，以缩短治疗时间。20 世纪 70 年代后，高剂量率的微型步进源（剂量率大于 12Gy/h）开始在临床使用。放射源的微型化不仅有利于缩小施源器的尺寸，使施源器置入尤其是组织间插植更加方便，治疗过程也更灵活，改变源驻留位置和驻留时间就可以实现剂量分布的优化，获得个体化的剂量分布。20 世纪 90 年代初出现的脉冲剂量率（PDR）近距离治疗与 HDR 类似，都是采用单一的微型源，但该源剂量率在 1~3Gy/h，治疗实施大约 10 分钟，按照一定照射间隔重复治疗，从放射生物学的角度模拟经典的低剂量率连续照射治疗模式。

随着计算机技术和影像技术的发展，近距离治疗进入到图像引导治疗的时代，不仅可以更准确地定义靶区和相邻正常组织，还可以引导施源器的置入。与此同时，近距离治疗过程中的体内剂量监测技术也在不断进步，有研究者使用一些新型探测器建立起实时近距离治疗剂量监测系统，使近距离治疗更加准确和安全。近几年，人工智能技术也已进入近距离治疗领域，应用到治疗决策、引导施源器植入、重建施源器、靶区勾画、治疗计划和质控等过程中。这些技术的研发和应用表明，近距离治疗的技术水平还在不断提高。

二、近距离治疗的分类

近距离治疗可以按照放射源的植入方式、放射源在治疗部位的治疗持续时间和剂量率三个方面来分类,具体分类情况见表 20-1-1~ 表 20-1-3。

表 20-1-1　近距离治疗按放射源的植入方式分类

植入方式	描述
腔内	将放射源放置到肿瘤附近的人体自然腔体内(如鼻腔、鼻咽、阴道、子宫、直肠等)
插植	将放射源直接植入到肿瘤体积中(如乳腺)
表面敷贴	将放射源放置在要治疗的组织上
管内	将放射源放置到人体自身管道内(如气管、食管)
术中	在手术中将放射源植入治疗靶区组织内
血管内	将放射源放入血管中

表 20-1-2　近距离治疗按治疗持续时间分类

治疗持续时间	描述
暂时	放射源在短时间内给予剂量,在达到处方剂量后移除放射源
永久	放射源在整个衰变期都在给予剂量,直至完全衰变

表 20-1-3　近距离治疗按剂量率分类

剂量率	范围 /(Gy·h^{-1})
低剂量率(LDR)	0.4~1
中剂量率(MDR)	>1~12
高剂量率(HDR)	>12

三、近距离治疗的剂量学特点

近距离治疗与体外放射治疗相比,其治疗距离非常短,所以距离平方反比定律是近距离治疗剂量学中占主导地位的影响因素。根据该定律,随着距放射源距离 r 的增加,剂量急剧下降,与 r^2 成反比。即近源处剂量随距离的变化值远大于远源处,例如由距源 1cm 移动到距源 2cm 处,剂量将下降到原来的 25%;而由距源 3cm 移动到距源 4cm 处,剂量仅下降到原来的 55%。

由此可见,遵循平方反比定律,近源处高剂量,靶区内剂量分布不均匀,靶区外剂量梯度陡峭是近距离治疗剂量分布的主要特点。因此,近距离治疗中,一般不使用剂量均匀性的概念。

放射肿瘤学中定义了各类靶区(具体介绍见第十三章第二节)。在外照射情况下,考虑摆位等误差的存在,为了保证临床靶区(CTV)获得足够的剂量,CTV 通常会外扩一定边界获得计划靶区(PTV),整个 PTV 范围将接受处方剂量的照射。这会使 CTV 周围较大范围内的正常组织均接受较高剂量的照射,可能诱发辐射损伤。在近距离放射治疗中,每次治疗前重新放置施源器至靶区内或靶区附近,它会跟随靶区的生理运动,这表示放射源也会随着靶区的运动而一起运动。因此,近距离治疗中 CTV 和 PTV 之间的外扩边界可以缩到最小。此外,照射剂量在放射源周围按照平方反比定律迅速降低。如果放射源按计划精确定位,肿瘤将获得足够高的剂量,而周围的正常组织受到较低剂量的照射。在施源器放置合理的情况下,改变放射源的驻留位置和时间,可以获得临床所需的各种形状的剂量分布,包括凹形剂量分布。因此,当施源器的放置可以通过图像引导精确定位到肿瘤组织中时,近距离治疗在剂量分布上甚至可以超过质子、碳离子放疗,某种意义上是最精确的放射治疗。

(徐英杰)

第二节　放射源与设备

一、放射源

(一)常用的放射源

早期的近距离治疗主要是使用镭或氡源来进行。如今,人工放射性核素如 ^{192}Ir、^{125}I、^{103}Pd 等,它们在射线能量、源设计的灵活性、源的大小和半衰期等方面具有特殊的优势,临床应用更为普遍。表 20-2-1 列出了临床常用的光子源,通常用于体内病变的治疗,半衰期较长的 ^{60}Co 和 ^{192}Ir 源用于高剂量率后装治疗,半衰期较短的 ^{125}I、^{103}Pb 和 ^{131}Cs 源用于低剂量率粒子植入治疗;表 20-2-2 分别列出了临床常用的 β 源,主要用于浅表病变的敷贴治疗。

现代近距离治疗使用的放射源多为各种形式的密封源,放射性核素以不同的形态封装在铂或不锈钢的包壳中。包壳可以起到两方面的作用:一方面能避免放射性物质的泄露;另一方面可以吸收放射性物质所放出的除 γ 射线外的其他辐射(β 源除外),如 β 射线、α 射线及低能光子。放射源可做成不同的样式,如管状、针型、丝状、球型、粒子型或者是连着导丝的步进源。

表 20-2-1　近距离治疗常用光子放射性核素的物理参数

核素名称	符号	半衰期	平均辐射能量 /keV	防护半值厚度 /mmPb	$\Gamma_{\delta=10\text{keV}}$ 常数 * ($\times 10^{-18}$ Gy m^2 (Bq s)$^{-1}$)
钴 Cobalt	^{60}Co	5.27a	1 252	12	85
铱 Iridium	^{192}Ir	73.83d	372.2	3	32
碘 Iodine	^{125}I	59.4d	28	0.025	9.9
钯 Palladium	^{103}Pb	16.97d	21	0.008 5	9.0
铯 Cesium	^{131}Cs	9.7d	30	0.022	4.3

注:* 空气比释动能常数是 δ>10keV 时的计算值。

表 20-2-2　近距离治疗常用 β 放射性核素的物理参数

核素名称	符号	半衰期	最大辐射能量 /keV
磷 Phosphorus	^{32}P	14.3d	1 710
钌 Ruthenium/ 铑 Rhodium*	^{106}Ru/^{106}Rh	373.6d/29.8s	39.4/3 500
锶 Strontium/ 钇 Yttrium*	^{90}Sr/^{90}Y	29a/64h	546/2 280

注：*两种核素处于放射性平衡状态。

(二) 放射源强度的描述

近距离治疗放射源的强度可以用多个物理量来描述，如活度、参考照射量率、表观活度、参考空气比释动能率和空气比释动能强度。

1. 活度　活度是通过描述放射性核素衰变情况来确定放射源强度的物理量，早期使用的单位是居里(Ci)，国际单位制单位是贝克勒尔(Bq)。放射源任意特定点的照射量率与其活度和照射量率常数成正比。不过，使用这种描述方法必须对放射源自身及包壳的过滤进行校正，并且照射量率常数的准确性无法确认，这些都可能引入误差。

2. 参考照射量率　美国国家辐射防护与测量委员会(NCRP)建议根据特定距离(比如 1m)处空气中的照射量率来直接表示任意 γ 放射源的强度。当所选择的距离足够大时，放射源和探测器均可以视为点，最大化地降低源校准对于源和探测器结构的依赖，故而这种放射源强度描述可以简单地通过在足够大的距离处测量自由空气中的照射量率来获得。

3. 表观活度　当某一特定放射源在 1m 处的照射量率与相同核素的裸点源在 1m 处产生照射量率相同时，这个裸点源的活度定义为该放射源的表观活度(apparent activity，A$_{app}$)，或称等效活度。其值是通过该放射源在 1m 处测量的照射量率除以裸点源在 1m 处的照射量率常数来确定的。

尽管最初的源刻度是根据照射量率进行的，但近距离治疗源的供应商可以用表观活度来表示放射源强度。为了让用户根据表观活度来计算照射量率，其使用的照射量率常数必须与供应商使用的相同。因此，照射量率常数在这一转换中被用作虚拟常数；即，只要它与表观活度相乘所获得的照射量率与最初校准所确定的照射量率相同，则它取任意的值都可以。

4. 参考空气比释动能率和空气比释动能强度　1985 年，ICRU 38 号报告定义了参考空气比释动能率(RAKR)，作为描述近距离治疗中光子源强度的量，定义为在距离源中心 1m 的参考距离处对空气的衰减和散射进行修正后的比释动能率，即真空中的比释动能率。对于近距离治疗中常常使用的刚性源(与可延展的线源不同)，从源中心到 1m 参考点的方向必须与源的长轴成直角。

参考空气比释动能率的国际单位制(SI)单位为 Gy/s，但这一单位对于近距离治疗中使用的放射源而言并不实用，ICRU 38 号报告中使用的单位为 μGy/h，ICRU 58 号报告提出可使用 mGy/h 或 μGy/h。

1987 年，美国医学物理学家协会在 AAPM 32 号任务组的第 21 号报告中提出用空气比释动能强度(S_k)来描述近距离放射治疗源。其值 S_k 定义为自由空间中沿源垂直平分线上距源距离为 r 处的空气比释动能率与距离 r 的平方的乘积(图 20-2-1)，计算公式如下：

$$S_k = \dot{K}(r)r^2 \tag{式 20-2-1}$$

测量距离 r 必须选择得足够大，以便可以将源视为点源，同时保证所使用探测器的尺寸不会影响结果。空气比释动能强度的推荐单位为 μGy·m^2/h，并用符号 U 表示，1U=1μGy·m^2/h=1cGy·cm^2/h。

参考空气比释动能率和空气比释动能强度是直接对近距离治疗源周围自由空间辐射场的度量,已经事先考虑了放射源和源封装部分的影响,不需要使用中间常数。目前推荐使用这两个物理量来描述放射源强度。

(三) 放射源的校准

某些近距离放射治疗源,供应商所标定的校准值具有很大的不确定性,有时高达 ±10%,所以在初次安装或更换放射源后需要进行放射源强度的校准。放射源校准的目的不仅是要检查供应商所提供的校准值,还要确保其可追溯到国家认证的标准。如 AAPM 报告 40 号任务组所提到的,"每个准备开展近距离治疗的机构都应具有独立验证制造商提供的放射源强度的能力"。

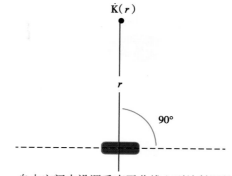

r. 自由空间中沿源垂直平分线上到放射源的距离;$\dot{K}(r)$. r 处的空气比释动能率。

图 20-2-1　空气比释动能强度(S_k)定义示意

基于空气比释动能率的放射源强度测量通常有 3 种方法:①在空气中使用适当校准的电离室测量得到空气比释动能率;②使用由参考空气比释动能率 K_R 或等效的空气比释动能强度 S_k 校准的井型电离室进行测量;③使用具有确定几何形状且提供了修正因子的固体模体进行测量。

对于目前近距离治疗中最常用的 ¹⁹²Ir 放射源,推荐使用井型电离室进行校准。需要注意的是,所使用井型电离室的源空气比释动能强度校准因子应由国家认证的校准机构来确定。为了保证校准因子的稳定性,推荐使用专为放射治疗设计的开放式井型电离室,不建议使用核医学科使用的加压井型电离室。

井型电离室的测量结果与源在电离室内的位置有关,使用者在对源进行测量时必须确定将源放置于井型电离室内中心轴上的最佳测量位置。对于 HDR 后装机,通常需要将源导入到电离室内,并以最小步进距离移动,寻找出井型电离室的最大灵敏位置作为测量点。

二、后装治疗设备

开展后装治疗所需的设备包括后装治疗机、后装计划系统、施源器和防护器材。

(一) 后装治疗机

后装治疗机是放射源的驱动装置。尽管来自不同制造商的后装机在性能参数上存在一些差异,但在基本结构上有很多共同点(图 20-2-2),均包括:①一个可安全储存放射源的屏蔽容器,不治疗时放射源回收到此处;②一套可将放射源从储存容器移动到治疗位置的装置,包括驱动装置、通道选择器和计时器;③一套在出现问题时可将放射源收回屏蔽容器的应急装置,该装置必须包括手动收回机制;④一个控制台,可对治疗进行编程,并控制设备运行。

现代的后装机通常配备多个通道,控制台通过驱动装置将放射源从屏蔽容器导出到分度器,由分度器控制放射源的出入通道,再沿着该通道连接的传输管将源传输到施源器内进行照射,由计时器控制源驻留时间,照射结束后再由驱动装置将源收回到屏蔽容器。应急系统可在任何有必要的时刻将放射源撤回到安全位置,提高了整个治疗过程的安全性。此外,所有的治疗数据,包括中断,均能记录在日志中,可通过打印文件随时进行检查。

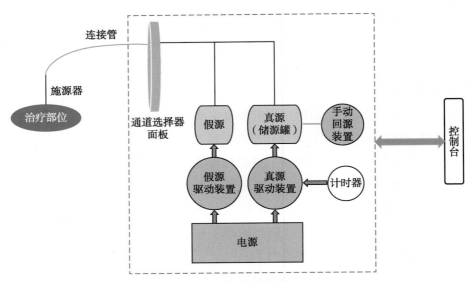

图 20-2-2　后装机基本结构示意

有了后装治疗机,施源器的放置均可在无辐射的环境下完成,不需要因为考虑辐射而尽量缩短放置施源器的时间,可同时配合图像引导装置,如超声、MR 等,来实现更精确的施源器定位,最终在肿瘤剂量分布方面获得改善。

能使用高活度放射源是后装治疗机的另一个重要作用。对患者而言,可以减少治疗时间,提高患者治疗的舒适度;对于医疗机构而言,可以在单位时间内治疗更多患者。这些是高剂量率(HDR)后装治疗能逐步取代低剂量率治疗的重要原因。

(二) 后装计划系统

后装治疗的计划系统有三个主要的功能:放射源定位、剂量计算和优化、显示剂量分布。物理师在计划系统中建立起施源器和患者病变间的位置关系(图 20-2-3),确定放射源的驻留位置和驻留时间,并通过计划系统向临床医生显示直观的靶区和危及器官剂量分布(图 20-2-4),提供剂量体积直方图(DVH,图 20-2-5)及相关剂量参数,方便临床医生完成剂量评估。

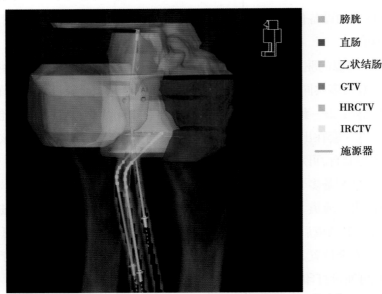

- ■ 膀胱
- ■ 直肠
- ■ 乙状结肠
- ■ GTV
- ■ HRCTV
- ■ IRCTV
- ── 施源器

GTV. 实体肿瘤区;HRCTV. 高危临床靶区;IRCTV. 中危临床靶区。

图 20-2-3　施源器与靶区和危及器官 3D 重建示意

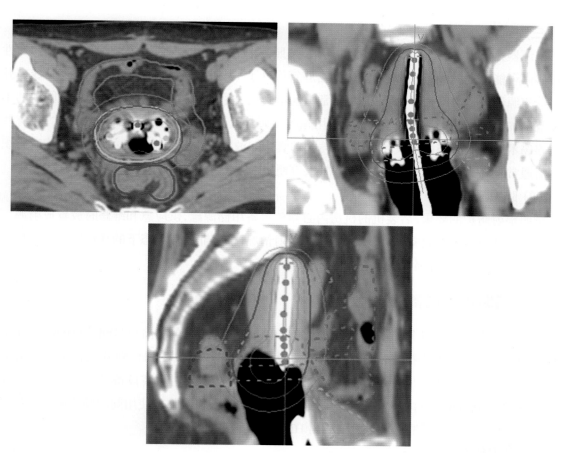

图 20-2-4　三维后装剂量分布示意

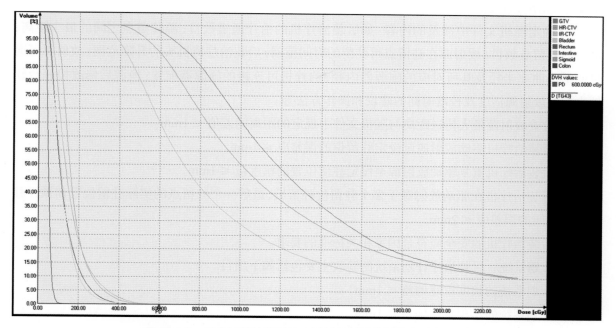

图 20-2-5　三维后装计划系统中显示的剂量体积直方图（DVH）

　　除了上述主要功能，现代的三维后装计划系统还有图像重建、图像融合、靶区勾画等功能，使临床医生能更精准地进行靶区勾画，提高治疗的精准度。

(三) 施源器

施源器是放射源在患者体内运行的通道,按照需求的不同设计成不同样式,例如:按照女性子宫在体内可能出现的倾角,宫颈癌常用的宫腔管设计了 15°、30° 和 45° 三个弯曲度;直肠浅表肿瘤使用的施源器设计为圆柱形,为了避免正常直肠壁受到过量照射,有的圆柱施源器可在圆柱的不同角度范围加入铅屏蔽;治疗气管病变所使用施源器通常设计成直径为 5~6mm 的柔性软管;有些治疗乳腺癌术后病变的施源器设计为球囊样式,球囊中间放入一根或多根导管;需要植入病变组织的施源器通常设计为空心的不锈钢针或塑料针,方便植入。

(四) 防护器材

按照辐射防护的要求,后装机的机房内必须放置备用储源罐,供应急和维修时放置放射源。此外还需安装环境监测电离室,监测治疗室内的辐射情况,确保非治疗状态下的环境安全。机房门需配置门机联锁,门口应有辐射指示灯。

三、后装治疗设备的质控

近距离放射治疗尤其是 HDR 后装治疗,由于其单次剂量大、单次治疗时间短(10min 左右)、分次数少的特点,一旦出现错误,将可能是导致患者和 / 或工作人员受到计划外大量辐射照射的重大医疗事故。为了近距离后装治疗的安全准确实施,物理师需要对后装设备进行严格的质量保证(QA)和质量控制(QC),其内容包括对新安装或升级后的设备投入临床使用前的验收调试工作以及临床使用过程中的日常检测。此处主要列出 HDR 后装设备的质控项目。

(一) 新设备的验收调试

1. 后装治疗机　依据国家癌症中心 / 国家肿瘤质控中心发布的《后装治疗机的质量控制和质量保证》指南,后装治疗机的验收项目主要包括以下几项。

(1)确定随机文件中涉及的内容:如后装治疗机的治疗通道数目;源驻留点之间的最小距离;最大的驻留点数目;放射源在驻留点可驻留的时间范围;后装治疗机机头的升降范围;放射源可通过的最小曲率半径及其所对应的施源器内径;治疗机可连接的施源器配置;换源后修改控制台软件中有关放射源活度及校准时间的建议和操作方法等。

(2)检查放射源最大传送距离与随机文件中规定的距离间差值 ≤ 1mm。

(3)后装治疗机驱动放射源至设定驻留位的误差应 ≤ 1mm。

(4)后装治疗机重复驱动放射源至设定驻留位置的精度应 ≤ 1mm。

(5)后装治疗机在驱动放射源于多个驻留位驻留后,最后一个驻留点的实际驻留位置和预设驻留位置之间的误差应 ≤ 2mm。

(6)后装治疗机的安全应符合国家相关标准的要求。

2. 计划系统　后装治疗计划系统的验收主要包括如下项目。

(1)计划系统的长度重建偏差 ≤ 1mm。

(2)计划系统的体积重建偏差 ≤ 1mm。

(3)计划系统中施源器重建精度 ≤ 1mm。

(4)计划系统的剂量计算值偏差 ≤ 5%。

(5)计划系统计算的等剂量曲线所包围的面积与测量获得的对应等剂量曲线包围的面积重叠率 ≥ 90%。

(6)检查随机文件中涉及的内容,包括计划系统所支持的后装机型、适用范围、剂量计算方法、接口协议等。

3.施源器　收到新的施源器后,可按照如下步骤完成施源器的验收。

(1)核实该产品是否与订购的产品一致,配件是否齐全。

(2)查看使用说明,并充分了解其内容。

(3)检查施源器包装及其表面是否存在破损和污染,施源器的外观和尺寸是否与说明书一致。

(4)检查施源器的机械性能,检查它与连接管的连锁是否正常,并核实施源器和连接管的长度是否正确。当特定施源器与特定连接管存在强制连接规范,需进行验证。

(5)检查施源器能否按照使用说明中的说明正常使用。

(6)注意施源器的灭菌说明并仔细遵守,避免意外损坏施源器。对于无菌施源器及其附件应符合无菌要求。

(二)日常质量控制

依据国家癌症中心/国家肿瘤质控中心发布的《后装治疗机的质量控制和质量保证》指南,后装治疗机及施源器的 QC 项目见表 20-2-3,表中还列出了对质控项目实施频率和行动阈值的建议。

表 20-2-3　后装治疗机的质量控制(QC)项目(包含频率与容差)

说明	最低要求	
	测试频率	行动阈值
安全系统		
开机和自检	每天一次	—
监视器、对讲机和打印机	每天一次	—
辐射监测仪	每天一次	—
辐射指示灯	每天一次	—
应急设备	每天一次	—
警示标志	每天一次	—
紧急停止	每季度一次	—
治疗中断	每季度一次	—
门联锁装置	每季度一次	—
电源中断	每季度一次	—
施源器与导管连接长度	每年一次	—
污染测试	每年一次	—
泄漏辐射	每年一次	—
应急程序练习	每年一次	—
手动回源曲柄功能	每年一次	—
物理参数		—
放射源校正	换源	>5%
源位置	每季度一次	>1mm
治疗管长度	每年一次	>1mm
辐射定时器	每年一次	>0.1s(驻留 10s)
控制系统中的日期、时间和源强度	每天一次	—

对计划系统的日常质控主要体现在每个患者的计划检查,具体项目将在第二十一章第三节中列出,此处不做赘述。

对于施源器的日常质控,除了表 20-2-3 中所列项目,还需要在每次使用前进行相应的检查,检查项目主要包括:是否使用了正确的施源器,施源器及配件的外观是否完整,功能是否正常,是否能与传输管正常连接,是否按照正确的方式进行过清洁及消毒灭菌,若使用了屏蔽需要同时检查屏蔽的位置是否正确。

(徐英杰)

第三节　近距离治疗计划设计

一、剂量学系统

在近距离治疗成为肿瘤治疗方式的早期,没有影像工具辅助的时代,临床观察是首要的研究方法,并据此为放射治疗程序制定了一系列的规则和条例。针对放射活度分布的逻辑和程序,不同的研究人员建立了不同的规则,即我们所说的"系统"。这些规则包括了放射源强度、几何形状和时间剂量模式等信息,通过对特定放射源的安排来将处方剂量输送到指定的感兴趣点或区域。对于腔内近距离放射治疗,最常用的剂量学系统包括斯德哥尔摩系统(Stockholm System)、巴黎系统(Paris System)、曼彻斯特系统(Manchester System);对于插植近距离放射治疗,最常用的剂量学系统包括曼彻斯特系统或帕特森帕克系统(Manchester System or Patterson Parker System)、昆比系统(Quimby System)、巴黎系统(Paris System)。

经典的剂量学系统多是在使用低剂量率镭源治疗的基础上发展得到的。随着近距离治疗技术的进展,对于现代 HDR 近距离治疗方式,这些剂量学系统已经不适用,处方剂量的给予方式依据于计算机生成的剂量分布。但很多临床治疗经验是基于这些剂量学系统而获得的,在计划设计和给予剂量的过程中仍需借鉴这些系统。

二、2D 治疗计划设计

计算机的出现使手工计划方法向基于计算机的计划方法转变,2D 计划即是在经典剂量学系统的基础上发展而来的,它与经典剂量学系统最大的不同在于,它基于患者 2D X 射线图像进行设计,可以进行个体化优化。2D 计划设计过程包括的主要步骤有 X 射线成像、施源器重建、处方设置、剂量计算和优化、计划打印和传输。

2D X 射线图像的主要作用一方面是实现放射源的定位,另一方面是剂量计算后进行计划评估,比如评估某些剂量参考点的剂量。X 射线定位技术,多采用正交成像、立体变角等方法来实现放射源的定位。2D 成像技术很容易识别高密度和低密度以及高原子序数结构,比如患者的骨性结构,置入患者体内的如施源器和放射源这类金属结构,以及影像中的一些空洞结构,但对于不同密度的软组织结构则难以区分和辨识。所以该成像技术在对施源器的识别上存在一定优势,但其局限性也是一目了然的。

施源器的重建即是放射源的定位,这一步骤用以实现放射源从 X 射线图像坐标系到患者坐标系的转换。在获取患者 X 射线图像时,通常会在施源器内放置假源标记,用以识别和区分不同的施源器通道。对于使用多通道施源器的情况,所获取的影像中可能会出现某些通道的投影重叠的现象。出现这种情况时定位放射源将麻烦且耗时。

2D 计划的处方设置源于经典剂量学系统,比如宫颈癌腔内计划的处方剂量点为曼彻斯特系统中定义的 A 点。但对于已经开始个体化的 2D 计划,仅考虑个别点的剂量是不够的。针对处方剂量和计划评估,ICRU 分别发布了 38 号报告(针对腔内近距离治疗)和 58 号报告(针对插植近距离治疗),除了关注感兴趣点的剂量,还提出了参考区和治疗区的概念,推荐了腔内治疗和插植治疗的相关参数,为 2D 近距离计划设计提供了重要的指导。

三、2D 计划向 3D 计划的转换

无论腔内治疗,还是组织间插植或其他治疗模式,仅使用 2D 影像来进行计划均会有一些缺陷,主要有如下几点。

1. 2D 图像中仅可看到骨性及高密度标记物,无法依据图像确定临床靶区(CTV)的范围,故无法判断参考体积是否完整覆盖了 CTV。

2. 针对单个患者,几乎无法使剂量分布适形于 CTV,因为 CTV 不可见。

3. 无法在图像中确定危及器官(OAR)的具体范围及其所受剂量,仅凭几何关系推导获得的点剂量不能真实表示其所受剂量的真实水平。

对于腔内治疗,利用 CT、MR,以及 PET 的 3D 成像,研究人员对基于 2D 图像计划的这些缺陷进行了量化。他们发现 2D 计划可能导致 CTV 剂量过低,特别是晚期肿瘤,同时还低估了直肠和膀胱所受的最大剂量,没有考虑到其他一些关键正常组织(如乙状结肠和小肠)所受的剂量,并且相对于 3D 计划,个体化设计 2D 计划适应患者解剖结构的潜力有限。组织间插植等治疗模式也存在类似的问题。

在过去的 20 年中,基于各种模态 3D 图像的计划方法正在逐步取代 20 世纪下半叶早期开发的使用 2D 图像的计划方法,且逐渐完善。与传统的 2D 方法相比,基于 3D 图像的治疗计划,与远程近距离治疗相结合,能够改善患者的预后。首先,当使用 MRI 或 PET/CT 来确定病变的范围时,CTV 是可见的,可通过适当调整施源器中放射源驻留位和驻留时间,在必要时还可结合其他近距离治疗模式(如腔内与插植的结合),来获得最适形于靶区的剂量分布。其次,在 3D 图像中 OAR 是可见的,可以进行勾画获得其剂量体积直方图(DVH)数据,由此获得的剂量学参数与患者预后的相关性理论上应该更可靠和准确。除此之外,基于所勾画的结构可以实现正向或逆向的计划优化。目前,计划优化采用的目标函数是基于物理剂量,将来可考虑直接使用放射生物反应数据来作为优化目标。对于多次近距离治疗患者,可每次治疗前均实时采集 3D 图像并基于该图像进行计划设计,实现自适应计划。不同的研究者通过将基于 3D 图像的适形计划与使用经典系统的 2D 计划进行剂量学的对比,3D 计划存在较为明显的优势。2D 到 3D 近距离计划的过渡虽然相对缓慢但稳定,在过去的十几年里,人们做出了重大努力,加快了 CT 和 MRI 在近距离治疗中的临床引入。

四、3D 治疗计划设计

3D 成像方式包括超声、CT、MRI,以及功能成像,例如 MRS、PET 和 SPECT。这些成像方式

可以单独使用,也可以相互配合使用。无论使用哪种模态的图像,近距离治疗的基本工作流程(图 20-3-1)是一致的,本小节将对治疗计划相关的一些主要步骤进行介绍。

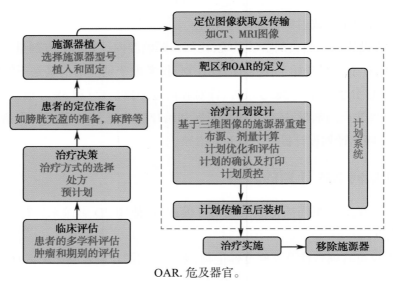

OAR. 危及器官。

图 20-3-1　3D 近距离治疗流程

(一) 定位图像获取

施源器的植入和存在,以及手术引起的肿胀,均可能会使患者的解剖结构发生实质性的变化,因此,近距离治疗计划所使用的定位图像均是在施源器(如管、针等)置入后采集的。而在置入施源器之前,患者需要先做好身体准备(如排空直肠等),医生通常会先对患者进行局部麻醉,之后再置入施源器。施源器的置入常常需要一些辅助设备,如置入妇科施源器前需触诊和妇科检查、前列腺插植使用超声引导、支气管施源器的置入使用支气管镜引导等。

施源器置入后即可获取患者图像来进行模拟定位。这一过程的挑战在于如何确保植入的施源器在成像到治疗这一段时间间隔中的位置稳定性。有些治疗机房配备了成像设备,如 C 形臂透视和锥形束 CT,用来验证植入施源器的稳定性。有些做法是直接在治疗机房完成所有流程,可以在不移动患者的情况下进行成像和治疗。不过,常规的做法是,植入后先在成像机房采集图像,准备好治疗计划后,再将患者带到治疗室实施治疗。所以整个过程必须非常小心,最大限度地减少施源器移位的概率。组织间插植的施源器通常被认为更稳定,腔内植入的施源器比较容易滑出,通常需要一些辅助装置,比如使用可平移的转运床,在转运床板上附带施源器固定装置,这些措施可相应减少施源器在转运过程中的移位概率。

下面将简单介绍近距离治疗计划中常用的几种成像方法,以及使用多模态图像时的配准与融合。

1. US 成像　在近距离治疗中 US 最常见的用途是治疗前列腺癌。通过经直肠超声(TRUS),用户能够获得前列腺的双平面(即横向和纵向)超声图像。现也有研究者尝试将其用于宫颈癌的近距离治疗,辅助靶区勾画。多数情况下,TRUS 的探头安装在一个稳定装置上,由一个步进装置控制,进行可重复的确定步长的运动。典型的横断位图像的步长为 5 或 2.5mm。前列腺在 US 中的清晰度优于 CT,并且除了前列腺,直肠壁和尿道也能在 US 图像中清晰地显示。但是 US 图像难以对施源器进行定位,它无法清晰识别那些不垂直于 US 射束方向的施源器,这使得 US 图像通常仅用于引导施源器植入，或在计划设计时与其他模态的图像（如 CT 图像）配合使用。

2. CT 图像　有研究者较早就意识到了 CT 图像在近距离治疗方面的潜力，通过它可准确定位病变部位，可对放射源进行定位和计划，还可根据患者的解剖结构计算 3D 剂量分布。Lee 等人在 1980 年报道了将 CT 用于宫颈腔内治疗，Elkon 等人在 1981 年报道了将 CT 用于组织间插植治疗。CT 在近距离治疗中的应用标志着近距离治疗进入了三维治疗时代。

CT 主要通过两个方面来引导近距离治疗：①通过指导施源器的植入来确保施源器放置于靶体积内的最佳位置；②帮助勾画靶区体积和危及器官。

使用 CT 进行模拟定位的患者需置入 CT 兼容的施源器，避免出现伪影。为了施源器的精确定位和重建，建议的 CT 扫描层厚为 3mm。大部分的正常组织在 CT 上能清晰地显示，如直肠、膀胱等，但对于某些肿瘤边界 CT 图像不能清晰地显示，如宫颈癌、前列腺癌等，在靶区勾画中需要其他图像的辅助。

3. MR 图像　MR 已经与 CT 并驾齐驱，发展成为一种强大的成像方式，它提供多个平面的解剖图像。CT 提供的是横轴图像（可重建其他平面或三维的图像），而 MRI 可以直接在轴面、矢状面、冠状面或斜面扫描（例如，可以沿着施源器的剖面进行扫描）。这使得 MR 可获得最佳视图，便于放射治疗的诊断或靶区勾画。与 CT 相比，它还具有无电离辐射、更高的对比度和更好的软组织肿瘤成像等优点，比如对于宫颈癌、前列腺癌等软组织类的肿瘤，MR 可以获得清晰的肿瘤边界，更好地对肿瘤进行 3D 定位，并能分辨正常解剖结构和瘤周水肿。它也存在一些缺点，包括空间分辨率较低；无法对骨骼或钙化进行成像；扫描采集时间较长增加了产生运动伪影的可能性；对金属物体的磁干扰；必须使用 MR 兼容的施源器等。MR 和 CT 影像间是具有互补性的，在计划设计中可配合使用。

MR 在放射治疗计划中的应用，特别是近距离治疗计划，总体上进展缓慢。不过鉴于 MR 图像在妇科肿瘤中的应用优势，欧洲放射肿瘤学会近距离治疗学组（GEC-ESTRO）妇科工作组和美国图像引导的近距离放射治疗工作组都提出了妇科肿瘤的靶区勾画指南，并推荐 MR 作为妇科近距离放射治疗的首选成像方式。

4. 多模态图像的配准与融合　新一代的计划系统是基于 3D 图像数据集（通常是 CT 或 MR）进行的 3D 计划。通过使用配准工具，其他模态的图像信息可以应用于主图像集的坐标系中。比如，PET/CT 图像可以配准到计划 CT，磁共振波谱也可以与基于 CT 的计划相结合。

计划系统中的图像融合工具通常基于手动或自动的刚体配准算法。考虑到器官运动以及施源器的植入，在不同模态的图像中，患者的解剖结构很可能会有一些形状的改变，因此，配准的精度以及配准后解剖结构的残余位置误差取决于对准点。在使用这些配准工具时，必须了解它们的局限性。有些 3D 治疗计划系统还配置了形变配准的工具。形变图像配准中的一个主要假设是，对于被配准的两套图像，一套图像的每个点都适当地对应于另一套图像中的某个点。当一套图像上有施源器而另一套图像上没有施源器时，形变配准的问题变得很复杂。在形变算法能够充分发挥其潜力之前，还需要进一步的工作来验证这些算法的准确性。

（二）靶区和 OAR 的定义

与外照射治疗计划相似，在 3D 近距离计划中，感兴趣的解剖结构同样被勾画出来，定义为 PTV 和 OAR。在近距离治疗中，考虑到植入组织中的施源器会随器官一起运动，所以 PTV 和 CTV 通常被认为是一样的。显然，3D 图像应用改善了对肿瘤的定位，能更有效地避让 OAR，并可以更精确地报告治疗实施情况和剂量反应曲线。

(三) 治疗计划设计

1. 施源器重建　与 2D 计划类似,施源器的重建同样是 3D 治疗计划中最重要的步骤之一,它将治疗时放射源的运动轨迹和驻留位置与患者的解剖结构(如靶区和危及器官)联系起来,它的不确定性将直接导致最终治疗计划中 DVH 的不确定性。有研究发现,宫颈癌腔内治疗时,在 OAR(如直肠和膀胱)包绕肿瘤组织的区域,施源器 1mm 的误差可能导致 OAR 的 DVH 参数发生 6% 的偏移。

图 20-3-2 显示了带施源器的 CT 与 MR 图像,可以看出,CT 图像上能清楚看到施源器的位置,施源器的重建比较方便,但 MR 图像上的施源器位置不好分辨,重建时难度较大。对于这个问题,研究者从 MR 扫描方向和序列、施源器的材质等方面入手,做了各种尝试,可以使 MR 图像上的施源器重建精度有所提高,但施源器的顶端定位仍然比较困难,可以考虑使用 X 透视影像来辅助施源器重建过程,或者额外扫描 CT 图像,通过图像配准结合 CT 图像进行重建。对于组织间插植技术,比如前列腺的 HDR 近距离治疗,有研究发现采用电磁跟踪系统(EMT)进行施源器重建,可以用来减少施源器重建的不确定性,定位精度在亚毫米级,且该系统可以搭配经直肠超声系统(TRUS)使用。对于复杂形状的施源器,如妇科肿瘤所使用的管环施源器,调用施源器库中的施源器模板进行重建可以提高重建精准度。

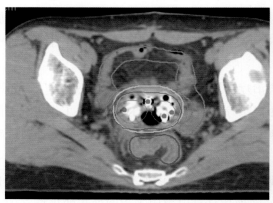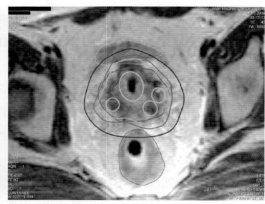

图 20-3-2　带施源器的 CT 与 MR 示意

值得注意的是,若使用多通道施源器,重建时需对多个通道进行编号,在治疗时需按照该编号连接相对应的连接管来实施治疗。

若对施源器进行手动重建,重建前需要输入与施源器重建有关的两个参数。一个参数是施源器与连接管相连的长度信息(length),该值输入的正确与否关系到计划的准确性。若输入值小于实际长度,将导致治疗时剂量被输送到错误的部位;若输入值大于实际长度,则将导致治疗机报错而中断治疗(无法通过出源之前的长度检测)。另一个参数为盲端(offset),即所重建的施源器顶点与顶端源驻留位之间的距离。厂商会提供每种施源器通道的盲端数据,但在施源器的初次使用之前,建议用户对盲端数据进行测量和核实。

2. 剂量计算　目前近距离治疗的剂量计算方法仍主要是基于 AAPM TG-43 号报告的剂量计算公式,并在大多数的商业近距离治疗计划系统中使用。TG-43 公式最初用于永久性粒子植入的 LDR 治疗,但现在也被广泛用于 HDR 和 PDR 近距离治疗。该公式基于一个简单的几何形状,使用一个半径为 15cm 的水球,放射源放置在其中心。这种计算模式不考虑组织不均匀性,假定材料是均匀的水模体。但即使这样,它仍然为临床上遇到的几乎所有情况提供了一个非常好的剂量计算近似值。

2012 年,AAPM 发布了 TG-186 报告,为基于模型的剂量计算算法(MBDCA)的早期使用者提供指导,以确保近距离治疗的剂量计算一致性。自此,近距离治疗的剂量计算开始考虑组织不均匀性。

3. 计划优化和评估 在 HDR 近距离治疗中,剂量分布是通过调整放射源在施源器内的驻留位置及驻留时间来控制的,故计划优化通常指在使用了经典剂量学系统后再手动修改剂量分布。然而,如今的计划优化更多是指使用计算机算法来改变或优化参数。即正向计划优化是直接修改剂量分布,逆向计划优化是使用算法优化目标函数来获得剂量分布。

较常使用的正向优化方法包括手动优化和图形优化。手动优化是通过手动修改驻留时间来调整剂量分布;图形优化是直接使用鼠标拖拽剂量线来调整剂量分布,再通过数学模型修正驻留时间。需要注意的是,使用图形优化时必须谨慎操作,因为用户很难正确评估拖动剂量线导致的驻留时间的变化,尽管用户是在 2D 平面进行的剂量线操作,但整个体积的剂量分布都将发生变化。

主要的逆向优化方法包括模拟退火优化(inverse planning simulated annealing,IPSA)和混合逆向计划优化(hybrid inverse planning optimization,HIPO)。IPSA 是基于感兴趣区域(ROI)的优化,与体外调强放射治疗的概念相同,在将危及器官结构的剂量降至最低的同时,建立对靶区高度适形的剂量分布。IPSA 优化有一个重要参数是驻留时间偏差约束(DTDC),它的取值范围为 0~1,可通过它控制驻留点之间的剂量变化,其值较大时,可限制驻留时间的较大变化。HIPO 通过驻留时间梯度限制改进了计划优化,可以控制驻留时间内的高峰值和低峰值。它相对于 IPSA 的最大不同在于它可以锁定某些通道的驻留时间不参与优化。这一功能允许用户锁定已满足剂量要求的施源器通道驻留时间,然后将优化过程集中在需要进一步改进剂量分布的区域,仅优化未锁定施源器通道上的驻留时间。

与外照射剂量优化不同的是,近距离治疗的剂量优化过程并不能补偿因为施源器植入位置不当而引起的剂量分布缺陷。因此施源器植入的质量非常重要,植入的范围应完全覆盖所需治疗的区域且保留适当的边界(1~2cm)。

在 3D 图像上进行计划的重要好处之一就是能够确定剂量分布与解剖结构的空间对应关系。计划评估时可以查看每幅图像上的等剂量分布,并检查剂量分布是否对靶区适形,是否避让了危及器官,比如,可以简单目测评估是否存在剂量冷点,若存在可查看其位置。

3D 计划系统可以生成 DVH,因此,任何勾画了轮廓的器官都可以用它的 DVH 剂量参数指标来量化评估其剂量分布。目前,当使用正向计划方法时需要先有一个计划才能获得 DVH,通过将 DVH 剂量参数与临床预期值进行比较获得的差异来指导计划的修改,之后再进行新的评估,直到满足临床要求。若使用逆向计划优化方法来进行计划,可直接使用剂量学指标作为输入参数来优化剂量分布。

4. 计划质控 近距离治疗的单次剂量通常较高,由未参与计划设计的物理师对计划进行独立核对是非常有必要且通常是强制性的。需检查的项目包括以下几项。

(1)一般信息:在计划打印单中确认患者姓名和病案号;该计划的治疗次数;每分次的剂量(单

位:cGy)。

(2)施源器:施源器导管编号的一致性;施源器通道数量,施源器的尺寸,编号方案;使用 3D 工具验证施源器通道的几何形状(检查通道的交叉情况)。

(3)剂量分布:优化方法;处方。

(4)放射源强度:对照衰变表检查放射源强度[使用空气比释动能强度,或参考空气比释动能比(RAKR),或使用活度值 GBq(或 Ci)]。

对于所需检查的项目,可以建立表格方便计划完成后进行核对。国际原子能组织(IAEA)给出了检查项目表的示范(表 20-3-1)。

表 20-3-1　国际原子能组织建议的检查项目示范表

检查项目		是	否
患者基本信息(姓名、生日、病案号等)		☐	☐
影像序列是否正确并传输		☐	☐
MRI 的接收顺序应为:先接收横断位图像,然后接收其他图像		☐	☐
施源器重建是否正确	长度输入是否正确	☐	☐
	盲端是否正确	☐	☐
	管道编号是否正确	☐	☐
靶区和 OAR 的勾画是否完整,是否符合临床规范		☐	☐
处方剂量是否依照临床指南(如 D_{90},A 点,5mm 组织深度)		☐	☐
处方剂量点是否放置正确		☐	☐
是否定义了剂量报告中需要的点(如 ICRU 点、A 点、施源器表面剂量点)		☐	☐
DVH 的参数是否报告(如靶区的 D_{90},D_{98},D_{50},D_{100};OAR 的 $D_{0.1cc}$,D_{2cc})		☐	☐
根据肿瘤部位,TRAK 的大小和参考体积是否合理		☐	☐
计划系统中放射源强度的单位是否为 cGym^2/h		☐	☐

注:OAR. 危及器官;D_x.x% 的靶区体积所接受的剂量;TRAK. 总参考空气比释动能;ICRU 点 .ICRU 38 号报告中提出的剂量参考点;A 点 . 曼彻斯特系统中定义的处方剂量点。

(徐英杰)

第四节　近距离治疗的剂量计算方法

一、近距离治疗剂量计算方法的历史发展

近距离治疗的传统剂量计算方法是基于表观活度(A_{app})、照射量率常数和组织衰减因子等物理

量。这些物理量主要根据核素的基本特性确定,没有考虑放射源在包壳结构和源内部结构上的差异,因而计算精度不高。

为了提高计算精度,1995年美国医学物理学家协会(AAPM)发布了TG-43报告,推荐使用一种新的方法进行剂量计算。该方法所采用的剂量率常数及其他参数均是针对特定型号的放射源,并由直接测量或蒙特卡罗计算得到。这完全取代了过去使用的半经验主义剂量计算模型,从而显著提升了近距离照射剂量计算方法的临床标准化。随着近距离治疗剂量学的快速发展,AAPM于2004年发布了TG-43更新版报告,更新内容主要包括:①在空气比释动能强度的定义中,添加了截止能量(一般为5keV)并强调了源与探测器间的介质为真空;②取消使用表观活度定义放射源强度;③在一维剂量计算公式中,取消各向异性常数;④指导使用实验或蒙特卡罗模拟方法将原TG-43报告中的参数推导至更长或更短距离。在TG-43更新版之后,AAPM又陆续发布了两个补充文件,增加了多个低能光子散射的放射源模型。自发布至今,TG-43报告一直是近距离照射剂量计算的标准方法,也是所有商业软件临床应用的基础。但是该报告的剂量计算模式始终是基于纯水模型,通过剂量分布的叠加来计算的,并未考虑组织不均匀性以及施源器材料的影响。近距离治疗所使用的放射源能量通常小于1MeV,与物质相互作用的主要形式是光电效应。由于光电效应截面近似与光子能量的立方成反比,与靶材料原子序数Z的4~4.8次方成正比,因此能量越低,光电效应截面贡献越大,不同介质之间的质量衰减和质能吸收系数的差异也越大(图20-4-1),特别是在光子能量低于200keV时,基于纯水模型的剂量计算将产生较大误差(5%以上)。

现代的近距离治疗正处于一个快速发展的时期,包括三维图像的使用、新放射源的开发和新技术的应用等发展。而研究人员对近距离治疗剂量计算中非均匀介质影响的研究兴趣也促使了近距离治疗计划系统中基于模型的剂量计算算法的开发和实施。AAPM在2009年成立了第186号任务组,并于2012年发布了TG-186报告,专门讲述了近距离治疗中基于模型的剂量算法(model-based dose calculation algorithms,MBDCA)的研究现状和使用建议。该算法摒弃了纯水模体,建立了非水介质的辐射传输模型,可以更加精确地计算出实际传递给患者的剂量分布。

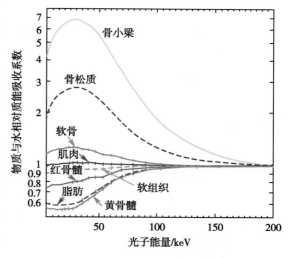

图 20-4-1 不同组织与水的相对质能吸收系数与光子能量的关系
原子组分与密度参考 ICRU 44 和 89 号报告。

二、基于模型的剂量计算

MBDCA用于近距离治疗后,近距离治疗的剂量计算开始考虑非均匀介质的影响。与体外放疗类似,目前在近距离治疗商业软件中所使用的MBDCA主要有:筒串卷积(collapsed-cone convolution)、叠加卷积(superposition convolution)、蒙特卡罗方法(MC methods)以及最近的基于网格的玻尔兹曼求解器(grid-based Boltzmann solver,GBBS),这些算法的基本内容已在第十二章阐述,本节将重点关注MBDCA在近距离照射中所遇到的主要问题。

(一)剂量指定介质的选择

在对近距离治疗中非水介质的辐射传输进行模拟,定义计算点的吸收剂量时,物理师在应使用

水中剂量 D_w 还是实际介质中剂量 D_m 来表示这一问题上存在争议。由于历史上放疗临床经验建立在 D_w 的基础之上，使用 D_w 可以方便地与以前的经验进行比较；同时在放射生物学中感兴趣的生物靶区是肿瘤细胞，其主要成分是水，与 D_w 更为接近；剂量验证也是基于 D_w。因此有观点认为在剂量学评估时有必要将 D_m 换算成 D_w。

在现有指南和报告中通常会给出两者的换算方法。

1. 对于 ^{192}Ir 和兆伏级体外照射来说，次级粒子射程较长，难以建立带电粒子平衡。根据 Bragg-Gray 理论，假设计算点周围的等效水腔直径远小于次级粒子射程，则

$$D_m/D_w = (\overline{S_{col}}/\rho q)_m / (\overline{S_{col}}/\rho)_w \qquad (式\ 20\text{-}4\text{-}1)$$

转换因子为质量阻止本领比。

2. 对于低能放射源，如 ^{125}I、^{103}Pd、^{131}Cs 及能量在 50kV 以下的电子放射源，次级粒子射程非常短（<1mm），上述理论难以适用，可通过带电粒子平衡条件计算碰撞比释动能，从而等效得出吸收剂量。当等效水腔的直径大于射程时，可得

$$D_m/D_w = (\overline{\mu_{en}}/\rho)_m / (\overline{\mu_{en}}/\rho)_w \qquad (式\ 20\text{-}4\text{-}2)$$

转换因子为质能吸收系数比。

在近距离照射能量范围之内，不同组织中的质量阻止本领比变化很小，在软组织中其变化小于 ±5%，然而质能吸收系数比的变化很大，从图 20-4-1 可以看出在不同组织中质能吸收系数比的差别甚至可达一个数量级。由此可知，两种剂量的换算对于介质组成非常敏感，且存在能量依赖性差异。对于能量极低的放射源，甚至需要考虑细胞尺度（10μm）的介质成分变化，细胞质和细胞核的质能吸收系数比差异可达 10%，在进行剂量换算时，作为生物靶区的细胞已不适合等效为均匀水腔，关于细胞内剂量的详细算法可见 AAPM TG-186 报告。

（二）散射截面的分配

在 MBDCA 辐射传输模型中需要对每个体素进行相互作用截面的分配。如前所述，近距离照射的光子能量低，光电效应占优势，其作用截面与原子序数的 4~4.8 次方成正比，因此为了精确进行剂量计算，除电子密度之外，还需要知道介质的原子序数。

通过传统的单能 CT 图像可以获得介质的电子密度，但却难以分辨具有相似密度的介质并得到确切的原子序数。此外，电子密度的转换是基于 CT 图像的 CT 值，但 CT 值的组织等效关系仅针对高能光子，在兆伏级剂量计算中，即使 CT 值误差较大也仅造成几个百分点的剂量误差。然而对于近距离照射，由于目前相关研究较少，这一影响尚不明确。同样地，CBCT 图像虽可用于传统 TG-43 报告的水中剂量计算，但 CT 值的组织密度校正尚不成熟，不可用于在介质中的剂量计算。

目前已知的可以提供精确的电子密度信息和化学成分信息的方法是使用双能 CT 或能谱 CT，期待未来有更多的研究将其应用于近距离照射的剂量计算。

除成分信息难以获得之外，组织成分的变化也为 MBDCA 剂量计算带来挑战。例如乳房主要由脂肪和乳腺组成，脂肪的有效原子序数为 6.67，乳腺为 7.27，不同患者两者的体积变化范围很大，研究表明乳腺体积比例可由 0% 变化至 75%，导致组织成分个体化差异很大；再如前列腺和乳房中的钙化、水肿、脂肪组织的成分变化均会造成有效原子序数的变化，进而导致剂量计算结果的差异；另外施源器和屏蔽体所使用的金属和其他物质会导致剂量的降低。

针对上述种种困难和挑战，TG-186 报告建议在组织成分分配时，先由临床医生勾画可辨别的组织轮廓，然后根据 CT 图像信息对每个轮廓使用已知的均匀结构成分进行覆盖。当现有的图像

不足以区分组织结构时,可根据 CT 图像给出的平均质量密度 ρ 推算出各成分的比重,以乳房中脂肪和乳腺为例,乳腺的比重为 $w_G=(1-\rho_A/\rho)/(1-\rho_A/\rho_G)$,其中 ρ_A 为脂肪密度,ρ_G 为乳腺密度,脂肪比重则为 $w_A=1-w_G$。若从图像中无法获得任何成分信息,推荐使用报告给出的组织成分信息,如表 20-4-1 所示。在重建放射源和施源器时,为确保施源器、放射源及其他设备建模准确,要求 CT 图像网格分辨率小于 1mm,对于低能放射源,分辨率要达到 1~10μm,同时建议使用供应商提供的并经第三方独立认证的施源器库。另外对于图像伪影,必须要单独勾画并进行密度校正。

表 20-4-1　人体组织成分信息表

| 组织 | 质量分数 /% | | | | | 质量密度 /g·cm⁻³ |
| | 基本元素 | | | | Z>8 的元素(括号内为质量分数) | |
	H	C	N	O		
前列腺	10.5	8.9	2.5	77.4	Na(0.2),P(0.1),S(0.2),K(0.2)	1.04
脂肪	11.4	59.8	0.7	27.8	Na(0.1),S(0.1),Cl(0.1)	0.95
腺体	10.6	33.2	3.0	52.7	Na(0.1),P(0.1),S(0.2),Cl(0.1)	1.02
男性平均软组织	10.5	25.6	2.7	60.2	Na(0.1),P(0.2),S(0.3),Cl(0.2),K(0.2)	1.03
女性平均软组织	10.6	31.5	2.4	54.7	Na(0.1),P(0.2),S(0.2),Cl(0.1),K(0.2)	1.02
皮肤	10.0	20.4	4.2	64.5	Na(0.2),P(0.1),S(0.2),Cl(0.3),K(0.1)	1.09
皮质骨	3.4	15.5	4.2	43.5	Na(0.1),Mg(0.2),P(10.3),S(0.3),Ca(22.5)	1.92
眼晶体	9.6	19.5	5.7	64.6	Na(0.1),P(0.2),S(0.3),Cl(0.1)	1.07
肺(膨胀)	10.3	10.5	3.1	74.9	Na(0.2),P(0.2),S(0.3),Cl(0.3),K(0.2)	0.26
肝	10.2	13.9	3.0	71.6	Na(0.2),P(0.3),S(0.3),Cl(0.2),K(0.3)	1.06
心脏	10.4	13.9	2.9	71.8	Na(0.1),P(0.2),S(0.2),Cl(0.2),K(0.3)	1.05
水	11.2	0	0	88.8	—	1.00

三、MBDCA 剂量计算的使用规程

在近距离治疗中,患者、放射源和施源器之间可以有无数种组合,传统 TG-43 报告不考虑不均匀介质的情况,可以为每种组合提供参考并设定一个统一的标准,但若使用 MBDCA 进行剂量计算,则必须要制定一个新的适用于 MBDCA 的使用规程。TG-186 建议的使用规程在 TG-43 报告和已有的 TPS QC/QA 建议的基础上,还应执行如下两个级别的调试测试。

第一阶段:使用 TG-43 报告给出的模型,并严格遵照报告所要求的条件进行 MDBCA 剂量计算,将结果与 TG-43 报告进行对比,若误差超过 2% 必须要仔细检查、分析原因并报告说明,获得临床接受。

第二阶段:在一个特定虚拟的仿临床场景的模体中进行 MBDCA 剂量计算,并与标定的剂量分布作对比验证,注意标定的剂量分布必须是通过可靠的蒙特卡罗程序算得,一般两者差异不超过 2%,除了屏蔽的半影区域(即靠近被屏蔽几何体的边缘处)已经过证实是由 TPS 的原因导致的之外,其他区域满足 2mm 距离协定和 5% 点剂量误差标准。

四、临床从 TG-43 向 MBDCA 过渡的建议

通过 MBDCA 和 TG-43 在 HDR 近距离放射治疗中的临床应用对比,已证明 MBDCA 的计算精度有所提高。但对于应如何在临床上整合这些先进剂量算法的问题,尚没有达成一致的方法。

对于几种常见的临床应用,如前列腺癌或妇科癌症的 HDR ^{192}Ir 近距离放射治疗,其治疗部位较深,同时盆腔组织与水的密度较为近似,若不存在实质性钙化或高原子序数的物质,如金属敷贴器或屏蔽物等,MBDCA 与传统 TG-43 的剂量差距平均小于 5%,没有实质性差异。然而,对于一些其他疾病部位,如乳腺癌、皮肤癌、肺癌和食管癌等,或是治疗深度浅缺乏全散射条件,或是治疗部位邻近或位于不同密度组织的交界处,MBDCA 和 TG-43 的差异会较为明显。

总之,近距离照射的非均匀组织剂量算法已有了一定的发展,但目前依然面临诸多问题。传统的 TG-43 剂量计算尽管以水为计算模型,但其依旧是所有临床治疗的基础,暂时不可替代。TG-186 报告建议继续按照已建立的 TG-43 剂量公式给定剂量处方。不过,它也建议使用 MBDCA 进行剂量计算,并收集剂量学数据,以便与临床结果相关联,并通过存储库(可由相关的专业协会协调)进行汇集。一旦有了足够的数据,专业协会就可以对 MBDCA 的影响进行强有力的剂量学评估,并发布基于证据的指南,鼓励从 TG-43 剂量算法迁移到 MBDCA 算法。

（徐英杰,傅 琪）

参考文献

[1] WILLIAMSON J F. Brachytherapy technology and physics practice since 1950: a half-century of progress [J]. Phys Med Biol, 2006, 51 (13): R303-R325.

[2] RIVARD M J, VENSELAAR J L, BEAULIEU L. The evolution of brachytherapy treatment planning [J]. Med Phys, 2009, 36 (6): 2136-2153.

[3] ARONOWITZ J N. Afterloading: the technique that rescued brachytherapy [J]. Int J Radiat Oncol Biol Phys, 2015, 92 (3): 479-487.

[4] NATH R, ANDERSON L L, LUXTON G, et al. Dosimetry of interstitial brachytherapy sources: recommendations of the AAPM Radiation Therapy Committee Task Group No. 43. American Association of Physicists in Medicine [J]. Med Phys, 1995, 22 (2): 209-234.

[5] BEAULIEU L, CARLSSON TEDGREN A, CARRIER J F, et al. Report of the Task Group 186 on model-based dose calculation methods in brachytherapy beyond the TG-43 formalism: current status and recommendations for clinical implementation [J]. Med Phys, 2012, 39 (10): 6208-6236.

[6] MUENKEL J, XU Z, TRAUGHBER B J, et al. Feasibility of improving patient's safety with in vivo dose tracking in intracavitary and interstitial HDR brachytherapy [J]. Brachytherapy, 2021, 20 (2): 353-360.

[7] BRENNEN T, GALLI L, CUTAJAR D L, et al. BrachyView: development of an algorithm for real-time automatic LDR brachytherapy seed detection [J]. Phys Med Biol, 2020, 65 (21): 215015.

[8] FONSECA G P, JOHANSEN J G, SMITH R L, et al. In vivo dosimetry in brachytherapy: Requirements and future directions for research, development, and clinical practice [J]. Phys Imaging Radiat Oncol, 2020, 16: 1-11.

[9] BANERJEE S, GOYAL S, MISHRA S, et al. Artificial intelligence in brachytherapy: a summary of recent developments [J]. Br J Radiol, 2021, 94 (1122): 20200842.

[10] International Commission on Radiological Units and Measurements. Prescribing, recording, and reporting brachytherapy for cancer of the cervix (ICRU report No. 89)[R]. International Commission on Radiological Units and Measurements, 2016.

［11］ KIRISITS C, RIVARD M J, BALTAS D, et al. Review of clinical brachytherapy uncertainties: analysis guidelines of GECESTRO and the AAPM [J]. Radiother. Oncol, 2014, 110 (1): 199-212.

［12］ TANDERUP K, NESVACIL N, PÖTTER R, et al. Uncertainties in image guided adaptive cervix cancer brachytherapy: impact on planning and prescription [J], Radiother. Oncol, 2013, 107 (1): 1-5.

［13］ TANDERUP K, PÖTTER R, LINDEGAARD J C, et al. PTV margins should not be used to compensate for uncertainties in 3D image guided intracavitary brachytherapy [J]. Radiother Oncol, 2010, 97 (3): 495-500.

［14］ TANDERUP K, MÉNARD C, POLGAR C, et al. Advancements in brachytherapy [J]. Adv Drug Deliv Rev, 2017, 109: 15-25.

［15］ GEORG D, KIRISITS C, HILLBRAND M, et al. Image-guided radiotherapy for cervix cancer: high-tech external beam therapy versus high-tech brachytherapy [J]. Int J Radiat Oncol Biol Phys, 2008, 71 (4): 1272-1278.

［16］ GEORG D, HOPFGARTNER J, GÒRA J, et al. Dosimetric considerations to determine the optimal technique for localized prostate cancer among external photon, proton, or carbon-ion therapy and high-dose-rate or low-dose-rate brachytherapy [J]. Int J Radiat Oncol Biol Phys, 2014, 88 (3): 715-722.

［17］ ITAMI J. Modern development of high-dose-rate brachytherapy [J]. Jpn J Clin Oncol, 2020, 50 (5): 490-501.

［18］ GIBBONS J P. Khan's the physics of radiation therapy [M]. 6th ed. Philadelphia: Lippincott Williams and Wilkins, 2019.

［19］ THOMADSEN B. Comprehensive brachytherapy: physical and clinical aspects [J]. Med Phys, 2013, 40 (11).

［20］ International Commission on Radiological Units and Measurements. Dose and volume specifications for reporting intracavitary therapy in gynecology (ICRU report No. 38)[R]. International Commission on Radiological Units and Measurements, 1985.

［21］ NATH R, ANDERSON L, JONES D, et al. Report No. 021: specification of brachytherapy source strength [R]. American Association of Physicists in Medicine (AAPM), Radiation Therapy Committee Task Group 32, 1987.

［22］ KUTCHER G J, COIA L, GILLIN M, et al. Comprehensive QA for radiation oncology: Report of AAPM Radiation Therapy Committee Task Group 40 [J]. Med. Phys, 1994, 21 (4): 581-618.

［23］ NATH R, ANDERSON L L, MELI J A, et al. Code of practice for brachytherapy physics: Report of the AAPM Radiation Therapy Committee Task Group 56 [J]. Med. Phys, 1997, 24 (10): 1557-1598.

［24］ International Atomic Energy Agency. Calibration of photon and beta ray sources used in brachytherapy [R]. International Atomic Energy Agency, 2002.

［25］ DEMPSEY C, SMITH R, NYATHI T, et al. ACPSEM brachytherapy working group recommendations for quality assurance in brachytherapy [J]. Australas Phys Eng Sci Med, 2013, 36 (4): 387-396.

［26］ GLASGOW G P, BOURLAND J D, GRIGSBY P W, et al. Report No. 041: remote afterloading technology [R]. American Association of Physicists in Medicine (AAPM), Radiation Therapy Committee Task Group 41, 1993.

［27］ VANSELAAR J, PEREZ-CALATAYUD J, EDITORS. A Practical guide to quality control of brachytherapy equipment. ESTRO Booklet No. 8 [M]. Brussels: ESTRO, 2004.

［28］ 国家癌症中心/国家肿瘤质控中心. 后装治疗机的质量控制和质量保证 [J]. 中华放射肿瘤学杂志, 2020, 29 (9): 705-711.

［29］ HEYMANN J. The so-called Stockholm method and the results of treatment of uterine cancer at Radiumhemmet [J]. Acta Radiol, 1935, 16: 129-148.

［30］ PIERQUIN B, WILSON F, CHASSAGNE D. Modern Brachytherapy [M]. New York: Masson, 1987.

［31］ TOD M, MEREDITH W J. A dosage system for use in the treatment of cancer of the uterine cervix [J]. Br J Radiol, 1938, 11: 809-824.

［32］ TOD M, MEREDITH W J. Treatment of cancer of the cervix uteri, a revised Manchester method [J]. Br J Radiol, 1953, 26 (305): 252-257.

［33］ PARKER H M. A Dosage System for Interstitial Radium Therapy. Part Ⅱ—Physical Aspects [J]. Br J Radiol, 1938, 11: 252-266.

［34］ PATERSON J R. The treatment of malignant disease by radium X-rays being a practice of radiotherapy [M]. London: Edward Arnold, 1948.

［35］ PATERSON R, PARKER H. A dosage system for gamma ray therapy. 1934 [J]. Br J Radiol, 1995, 68 (808): H60-H100; discussion H59.

［36］ PATERSON J R, PARKER H M. A dosage system for interstitial radium therapy [J]. Br J Radiol, 1952, 25: 505-516.

［37］ QUIMBY E H, CASTRO V. The calculation of dosage in interstitial radium therapy [J]. Am J Roentgenol Radium Ther Nucl Med, 1953, 70 (5): 739-749.

［38］ EDMUNDSON GK. Geometry based optimization for stepping source implants [M]//MARTINEZ A A, ORTON C G, MOULD R F. Brachytherapy HDR and LDR. Columbia: Nucletron Corp, 1990.

［39］ VAN DER LAARSE R. The stepping source dosimetry system as an extension of the Paris System [M]// MARTINEZ A A, ORTON C G, MOULD R F. Brachytherapy from Radium to Optimization. Veenendaal: Nucletron International BV, 1994.

［40］ International Commission on Radiological Units and Measurements. Dose and Volume specification for reporting interstitial therapy (ICRU report No. 58)[R]. International Commission on Radiological Units and Measurements, 1997.

［41］ GEBARA W J, WEEKS K J, HAHN C A, et al. Computed axial tomography tandem and ovoids (CATTO) dosimetry: three-dimensional assessment of bladder and rectal doses [J]. Radiat Oncol Investig, 1998, 6 (6): 268-275.

［42］ MAJOR T, FODOR J, TAKÁCSI-NAGY Z, et al. Evaluation of HDR interstitial breast implants planned by conventional and optimized CT-based dosimetry systems with respect to dose homogeneity and conformality [J]. Strahlenther Onkol, 2005, 181 (2): 89-96.

［43］ NICKERS P, LENAERTS E, THISSEN B, et al. Does inverse planning applied to Iridium 192 high dose rate prostate brachytherapy improve the optimization of the dose afforded by the Paris system？[J]. Radiother Oncol, 2005, 74: 131-136.

［44］ KIM R Y, SHEN S, DUAN J. Image-based three-dimensional treatment planning of intracavitary brachytherapy for cancer of the cervix: dose-volume histograms of the bladder, rectum, sigmoid colon, and small bowel [J]. Brachytherapy, 2007, 6 (3): 187-194.

［45］ PÖTTER R, FIDAROVA E, KIRISITS C, et al. Image-guided adaptive brachytherapy for cervix carcinoma [J]. Clin Oncol, 2008, 20: 426-432.

［46］ LIN L L, MUTIC S, LOW D A, et al. Adaptive brachytherapy treatment planning for cervical cancer using FDG-PET [J]. Int J Radiat Oncol Biol Phys, 2007, 67 (1): 91-96.

［47］ MAYADEV J, VISWANATHAN A, LIU Y, et al. American Brachytherapy Task Group Report: A pooled analysis of clinical outcomes for high-dose-rate brachytherapy for cervical cancer [J]. Brachytherapy, 2017, 16 (1): 22-43.

［48］ KIM Y J, KANG H C, KIM Y S. Impact of intracavitary brachytherapy technique (2D versus 3D) on outcomes of cervical cancer: a systematic review and meta-analysis [J]. Strahlenther Onkol, 2020, 196 (11): 973-982.

［49］ PÖTTER R, TANDERUP K, SCHMID M P, et al. MRI-guided adaptive brachytherapy in locally advanced cervical cancer (EMBRACE-I): a multicentre prospective cohort study [J]. Lancet Oncol, 2021, 22 (4): 538-547.

［50］ WAHL R L, HERMAN J M, FORD E. The promise and pitfalls of positron emission tomography and single-photon emission computed tomography molecular imaging-guided radiation therapy [J]. Semin Radiat Oncol, 2011, 21 (2): 88-100.

［51］ VERMA V, CHOI J I, SAWANT A, et al. Use of PET and other functional imaging to guide target delineation in radiation oncology [J]. Semin Radiat Oncol, 2018, 28 (3): 171-177.

［52］ SMET S, NESVACIL N, KNOTH J, et al. Hybrid TRUS/CT with optical tracking for target delineation in image-guided adaptive brachytherapy for cervical cancer [J]. Strahlenther Onkol, 2020, 196 (11): 983-992.

［53］ VIGNEAULT E, MBODJI K, RACINE L G, et al. Image-guided high-dose-rate brachytherapy boost to the dominant intraprostatic lesion using multiparametric magnetic resonance imaging including spectroscopy: Results of a prospective study [J]. Brachytherapy, 2016, 15 (6): 746-751.

［54］ SIEBERT F A, KIRISITS C, HELLEBUST T P, et al. GEC-ESTRO/ACROP recommendations for quality assurance of ultrasound imaging in brachytherapy [J]. Radiother Oncol, 2020, 148: 51-56.

［55］ MENDEZ L C, RAVI A, MARTELL K, et al. Comparison of CTVHR and organs at risk contours between TRUS and MR images in IB cervical cancers: a proof of concept study [J]. Radiat Oncol, 2020, 15 (1): 73.

［56］ SMET S, NESVACIL N, KNOTH J, et al. Hybrid TRUS/CT with optical tracking for target delineation in image-guided adaptive brachytherapy for cervical cancer [J]. Strahlenther Onkol, 2020, 196 (11): 983-992.

［57］ LEE K R, MANSFIELD C M, DWYER S J 3rd, et al. CT for intracavitary radiotherapy planning [J]. AJR Am J Roentgenol, 1980, 135 (4): 809-813.

［58］ ELKON D, KIM J A, CONSTABLE W C. CT scanning and interstitial therapy [J]. J Comput Tomogr, 1981, 5: 268-272.

［59］ KIM Y, HSU I C, LESSARD E, et al. Dose uncertainty due to computed tomography (CT) slice thickness in CT-based high dose rate brachytherapy of the prostate cancer [J]. Med Phys, 2004, 31 (9): 2543-2548.

［60］ HAIE-MEDER C, PÖTTER R, VAN LIMBERGEN E, et al. Recommendations from Gynaecological (GYN) GEC-ESTRO Working Group (I): concepts and terms in 3D image based 3D treatment planning in cervix cancer brachytherapy with emphasis on MRI assessment of GTV and CTV [J]. Radiother Oncol, 2005, 74 (3): 235-245.

［61］ VISWANATHAN A N, THOMADSEN B, American Brachytherapy Society Cervical Cancer Recommendations Committee, et al. American Brachytherapy Society. American Brachytherapy Society consensus guidelines for locally advanced carcinoma of the cervix. Part I: general principles [J]. Brachytherapy, 2012, 11 (1): 33-46.

［62］ BERGER D, DIMOPOULOS J, GEORG P, et al. Uncertainties in assessment of the vaginal dose for intracavitary brachytherapy of cervical cancer using a tandem-ring applicator [J]. Int J Radiat Oncol Biol Phys, 2007, 67 (5): 1451-1459.

［63］ HELLEBUST T P, TANDERUP K, BERGSTRAND E S, et al. Reconstruction of a ring applicator using CT imaging: impact of the reconstruction method and applicator orientation [J]. Phys Med Biol, 2007, 52 (16): 4893-4904.

［64］ TANDERRUP K, HELLEBUST T P, LANG S, et al. Consequences of random and systematic reconstruction uncertainties in 3D image based brachytherapy in cervical cancer [J]. Radiother Oncol, 2008, 89 (2): 156-163.

［65］ RICHART J, CARMONA-MESEGUER V, GARCÍA-MARTÍNEZ T, et al. Review of strategies for MRI based reconstruction of endocavitary and interstitial applicators in brachytherapy of cervical cancer [J]. Rep Pract Oncol Radiother, 2018, 23 (6): 547-561.

［66］ ZHOU J, ZAMDBORG L, SEBASTIAN E. Review of advanced catheter technologies in radiation oncology brachytherapy procedures [J]. Cancer Manag Res, 2015, 7: 199-211.

［67］ HELLEBUST T P, KIRISITS C, BERGER D, et al. Recommendations from Gynaecological (GYN) GEC-ESTRO Working Group: considerations and pitfalls in commissioning and applicator reconstruction in 3D image-based treatment planning of cervix cancer brachytherapy [J]. Radiother Oncol, 2010, 96 (2): 153-160.

［68］ BEAULIEU L, CARLSSON TEDGREN A, CARRIER J F, et al. Report of the Task Group 186 on model-based dose calculation methods in brachytherapy beyond the TG-43 formalism: current status and recommendations for clinical implementation [J]. Med Phys, 2012, 39 (10): 6208-6236.

［69］ MORÉN B, LARSSON T, TEDGREN Å C. Optimization in treatment planning of high dose-rate brachytherapy: Review and analysis of mathematical models [J]. Med Phys, 2021, 48 (5): 2057-2082.

［70］ HEPEL J T, ARTHUR D, SHAITELMAN S, et al. American Brachytherapy Society consensus report for accelerated partial breast irradiation using interstitial multicatheter brachytherapy [J]. Brachytherapy, 2017, 16 (5): 919-928.

［71］ KIM R Y, SHEN S, DUAN J. Image-based three-dimensional treatment planning of intracavitary brachytherapy for cancer of the cervix: dose-volume histograms of the bladder, rectum, sigmoid colon, and small bowel [J]. Brachytherapy, 2007, 6 (3): 187-194.

［72］ International Atomic Energy Agency. The transition from 2-D brachytherapy to 3-D high dose rate brachytherapy: training material [R]. International Atomic Energy Agency, 2015.

［73］ International Commission on Radiological Units and Measurements. Tissue substitutes in radiation dosimetry and measurement (ICRU report No. 44)[R]. International Commission on Radiological Units and Measurements, 1989.

［74］ International Commission on Radiological Protection. Basic anatomical and physiological data for use in radiological protection: Reference values (ICRP Publication No. 89)[R]. International Commission on Radiological Protection, 2002.

［75］ International Commission on Radiological Protection. Report on the Task Group on Reference Man (ICRP Publication No. 23)[R]. International Commission on Radiological Protection, 1975.

［76］ International Commission on Radiological Units and Measurements. Photon, electron, proton and neutron interaction data for body tissues (ICRU report No. 46)[R]. International Commission on Radiological Units and Measurements, 1992.

［77］ WOODARD H Q, WHITE D R. The composition of body tissues [J]. Br J Radiol, 1986, 59 (708): 1209-1218.

第二十章

近距离治疗技术

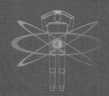

第二十一章
放射性粒子植入

放射性粒子植入治疗将放射性粒子永久性或者暂时性植入肿瘤内部，利用放射性粒子持续照射肿瘤，达到治愈或者控制肿瘤的目的。

放射性粒子植入（seed implantation）的历史最早可以追溯到 1901 年，法国巴黎的圣路易斯医院（Saint-Louis Hospital）的 Danlos 和 Bloch 医生和居里夫妇合作尝试将放射性核素植入肿瘤内部进行治疗。巴黎临床生物学实验室的 Pasteau 和 Degrais 于 1909 年，成功地将放射性核素植入前列腺肿瘤内。1917 年，美国纽约的纪念斯隆 - 凯特林癌症中心的 Barringer 医生也成功地完成了前列腺放射性核素植入手术，并取得了很好的效果。20 世纪 50 年代早期，美国爱荷华州立大学医院提出用注射胶体金的方法治疗前列腺肿瘤，效果显著。早期的粒子植入由于对低剂量放射生物效应的理解不够深入，手术过程缺少图像引导手段等，在很大程度上依赖于医师的临床经验，手术效果不稳定，并一度被外照射取代。

20 世纪 80 年代，^{125}I、^{103}Pd 等人工放射性核素逐步应用于粒子植入治疗，随着对持续低剂量率照射放射生物效应理解的深入，临床医师能够更加准确地给定处方剂量，用于指导手术过程，大大提高了临床治疗效果。随着医学影像技术的发展，超声、CT 和磁共振图像应用于粒子植入治疗，将粒子植入治疗带入精确放疗的新纪元。利用金属外壳封装放射性核素以及使用与之配套的穿刺针等辅助手术器具，进一步降低了粒子植入手术的难度。1983 年，Holm 等人提出利用经直肠的超声图像作为手术引导图像，通过穿刺针和与超声探头固定在一起的模板将粒子植入前列腺。这一技术随后被 Blasko 和 Ragde 等人进一步改进和推广，取得了很好的治疗效果。2001 年北京大学第三医院王俊杰教授团队率先成功完成国内首例经会阴超声引导放射性 ^{125}I 粒子植入治疗前列腺癌。历时 20 年的发展，我国广大医学专家已取得了许多原创性研究成果，例如可携带放射性粒子食管支架置入食管治疗食管癌、介入穿刺按扇形置入粒子治疗肺部肿瘤等。

第一节　放射性粒子物理特性及剂量计算

一、粒子物理特性和结构

早期粒子植入治疗使用的放射性核素是 ^{226}Ra，其他的还有 ^{192}Ir、^{60}Co 和 ^{198}Au 等。20 世纪 80 年代以后，越来越多地使用 ^{125}I 和 ^{103}Pd 等放射性核素。放射性粒子的核素选择准则包括：①核素发出的射线在人体组织中有足够穿透力；②核素发出的射线易于防护；③核素的半衰期不宜过长；④核素容易封装成微型放射源。

图 21-1-1 所示为常用的放射性粒子结构示意图。如图所示，放射性粒子一般是制成像针一样的棒状物，放射性核素吸附在金属或者树脂材料表面，然后利用钛金属封装。

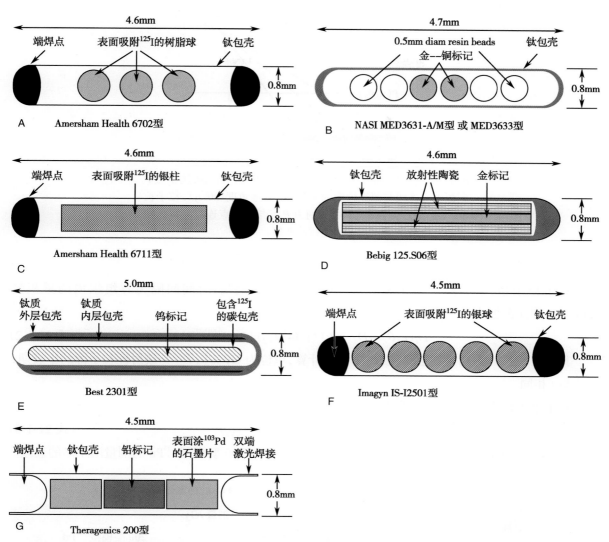

A. 6702 型;B. 3631 型或 3633 型;C. 6711 型;D. I25.S06 型;E. 2301 型;F. IS-I2501 型;G. 200 型;A、B、E 和 G 源的
钛包壳厚度是 0.06mm;C 源和每层包壳厚度是 0.04mm;其余的源的包壳厚度是 0.05mm。

图 21-1-1 粒子源示意

二、剂量计算

根据 AAPM TG-43 报告,粒子植入治疗中,二维剂量率[$\dot{D}(r,\theta)$]计算公式为(式 21-1-1):

$$\dot{D}(r,\theta)=S_{\mathrm{K}}\cdot\varLambda\cdot\frac{G_{\mathrm{L}}(r,\theta)}{G_{\mathrm{L}}(r_0,\theta_0)}\cdot g_{\mathrm{L}}(r)\cdot F(r,\theta) \qquad (\text{式 21-1-1})$$

其中 r 为从源中心到测量点 P 的距离,单位为 cm;r_0 为参考距离,1cm;θ 为测量点 P 到源中心连线与源纵轴线的夹角,单位为度或者弧度;θ_0 为参考角度,90° 或 π/2(图 21-1-2);S_{K} 为空气比释动能率强度,单位 Gy·m²·h⁻¹,为方便记,用符号 U 来代表这个复合单位,即 1U=1μGy·m²·h⁻¹=1cGy·cm²·h⁻¹;$\varLambda$ 为水中参考点 $P(r_0,\theta_0)$ 的剂量率和空气比释动能率强度 S_{K} 的比值;$G_{\mathrm{L}}(r,\theta)$ 为计算点的几何函数值;$G_{\mathrm{L}}(r_0,\theta_0)$ 为参考点的几何函数值;$g_{\mathrm{L}}(r)$ 为径向剂量函数,由光子散射和衰减在横断面上引起的剂量衰减;$F(r,\theta)$ 为二维各向异性函数,即剂量随横断面极角变化的关系,如图 21-1-2 所示。

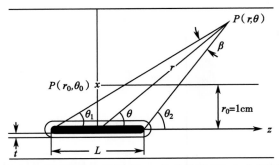

r. 从源中心到测量点 P 的距离;r_0. 参考距离(1cm);θ. 测量点 P 到源中心连线与源纵轴线的夹角;θ_0. 参考角度(90°);L. 粒子长度;t. 金属壳厚度;θ_1 和 θ_2. 分别为 P 点与源端点连线与源纵轴线的夹角;β. P 点与源端点连线的夹角。

图 21-1-2　剂量计算坐标系

对于粒子植入治疗,从粒子植入起,经过一定时间之后(时间间隔为 t)组织内的累积量 $[D_t(r,\theta)]$ 为(式 21-1-2):

$$D_t(r,\theta) = \dot{D}_0(r,\theta)\,(1.443T_{1/2})\,(1-e^{-0.693t/T_{1/2}}) \tag{式 21-1-2}$$

其中,$\dot{D}_0(r,\theta)$ 为初始剂量率,按式 21-1-1 计算,单位为 $\mathrm{Gy\ h^{-1}}$;$T_{1/2}$ 为放射性粒子源的半衰期,单位与 t 相同。

对于永久粒子植入,组织接受的总的照射剂量为(式 21-1-3):

$$D(r,\theta) = \dot{D}_0(r,\theta)\,(1.443T_{1/2}) \tag{式 21-1-3}$$

表 21-1-1 所示为活度 1U 的常用的 6711 型模型 ^{125}I 和 200 型模型 ^{103}Pd 的剂量随距离的衰减。

表 21-1-1　放射性粒子 ^{125}I 和 ^{103}Pd(活度为 1U)的剂量分布

距离 /cm	剂量 /Gy	
	6711 型模型 ^{125}I	200 型模型 ^{103}Pd
0.5	77.98	20.19
1.0	18.74	3.91
1.5	7.71	1.33
2.0	3.90	0.56
2.5	2.19	0.27
3.0	1.32	0.13
3.5	0.83	0.07
4.0	0.54	0.04
4.5	0.37	0.02
5.0	0.26	0.01
5.5	0.19	—
6.0	0.14	—
6.5	0.10	—
7.0	0.08	—

(梁　斌)

第二节　治疗计划设计及优化

放射性粒子植入治疗成功的关键是放射性粒子在治疗肿瘤靶区内合理排列,放射剂量的合理规划,确保肿瘤组织的剂量达到临床要求,同时将周围敏感组织和危及器官的剂量尽可能低。因此,需要在手术前或手术中进行治疗计划设计,根据预期的剂量分布及植入粒子的个数和位置,引导粒子植入的实施。正向治疗计划设计是一个不断试错修改(trial and error)的过程,耗时较长,而且在很大程度上依赖于物理师的临床经验。粒子植入逆向计划设计优化算法可以快速地得出最优的治疗计划,不仅减轻了医师的负担,减少了患者的痛苦,同时也确保了粒子植入的疗效。

单个粒子的剂量分布与距离平方成反比,且不可优化;因此,粒子植入治疗计划设计中需要优化的变量为粒子的位置。粒子可以植入的位置也并不是连续变量,通常在计划设计之前已经由植入设备确定。例如在前列腺粒子植入中,可以植入粒子的位置由网格状模板确定。治疗计划的优化设计可以等效为从这些离散化的可选位置中确定植入粒子的位置。通过以上论述可以看出,粒子植入优化属于离散优化的问题,基于梯度的优化问题求解方法不再适用。对于离散优化问题,通常需要用到随机性、启发式或者混合整数优化算法。

一、随机性优化算法

随机性优化算法包括模拟退火算法(simulated annealing,SA)和遗传算法(genetic algorithm,GA),分别由 J.Pouliot,G.Yang 和 Y.Yu 等提出。模拟退火算法最初的思想由 Metropolis 在 1953 年提出,Kirkpatrick 在 1983 年成功地将其应用在组合最优化问题中。模拟退火算法思想来源于固体退火原理:将固体加温至充分高温度,再让其徐徐冷却,加温时固体内部粒子随着温度升高而变为无序状,内能增大,而徐徐冷却时粒子渐趋有序,在每个温度都达到平衡态,最后在常温时达到基态,内能减为最小。具体的执行步骤如下。

第 1 步:由一个产生函数从当前解产生一个位于解空间的新解;为了便于计算,减少算法耗时,通常选择由当前新解经过简单的变换即可产生新解的方法。对于粒子植入治疗计划设计,采用对构成新的治疗计划的粒子全部或部分元素进行置换、互换等。

第 2 步:计算修改后治疗计划的剂量分布,并与原来的计划对比。

第 3 步:判断修改之后的治疗计划是否被接受,判断的依据是治疗计划中的靶区和 OAR 中剂量分布,以及穿刺针和粒子数量的变化。

第 4 步:当新的治疗计划被确定接受时,用新的治疗计划代替当前计划,同时修正目标函数值并进入下一次迭代。

模拟退火算法用于优化粒子位置需要考虑以下问题:①解的表示和解的邻域,合理的解的表现形式和邻域结构的选取能够直接影响算法的收敛性和收敛速度;②冷却进度表参数的选取,理论上,我们希望温度越高越好,但是我们知道这样会浪费大量的搜索时间,因此必须对算法消耗的时间和得到的方案的质量进行权衡;③算法的停止准则,控制算法结束的方法有很多,比如零度法、循环总数控制法、基于不改进规则控制法、接受概率控制法、邻域法等。

遗传算法是根据生物进化思想而启发得出的一种全局优化算法,由 J.Holland 于 1967 年提出。遗传算法的主要特点是直接对结构对象进行操作,不存在对目标函数和约束条件解析性的限定;具有内在的隐并行性和更好的全局寻优能力;采用概率化的寻优方法,能自动获取和指导优化的搜索空间,自适应地调整搜索方向,不需要确定的规则。

遗传算法以一种群体中的所有个体为对象,并利用随机化的技术来对一个被编码的参数空间进行高效搜索。染色体编码、初始群体的设定、适应度函数的设计、遗传操作设计和控制参数的设定五个要素组成了遗传算法的核心内容。其中,选择、交叉和变异构成了遗传算法的遗传操作。

遗传算法的流程见图 21-2-1,基因编码就是把问题的有效解表示成"染色体",具体到粒子植入治疗计划设计问题,有效解为一串表示可能布粒子点是否有粒子的 01 序列。在遗传算法之初,给出一群"染色体",即是初始解,然后把这些初始解置于问题的"环境"中,并按适者生存的原则,根据相应判优函数从中选择出较适应环境的"染色体"进行复制。再通过交叉、变异等过程产生更适应环境的新一代"染色体"群。这样一代代地进化下去,直到满足终止条件得到最终的解。

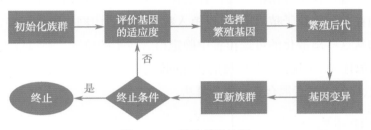

图 21-2-1 遗传算法流程

二、混合整数规划算法

混合整数规划算法由 E.Lee,D'Souza 等人提出。该算法将所有可能位置的粒子编码为 1 和 0,分别表示在该位置植入和不植入粒子。根据对靶区最大最小剂量值、OAR 最大剂量以及穿刺针数量的要求确定多目标函数和约束条件,通过分支定界法(branch and bound method)求解模型。该优化方法首先根据剂量计算模型计算出所有可能粒子对感兴趣区域(ROI)的各个体素辐射剂量(D_{ij})(式 21-2-1):

$$D_{ij}=D(r)=\frac{S_{K}\lambda}{r^2}g(r)\varPhi_{an} \quad (i\in S_{p},j\in \mathrm{ROI}) \qquad (式 21-2-1)$$

其中,r 为粒子(i)与体素(j)的距离,S_{p} 为所有可能位置粒子的集合。

模型采用二值变量(B_{i})表示可能的粒子位置是否植入粒子:0 表示该位置没有粒子;1 表示该位置存在粒子。对于给定的粒子配置下,所有粒子对 ROI 中体素点的累加剂量值(D_{j})为:

$$D_{j}=\Sigma_{i=1}^{N} B_{i}\times D_{ij} \quad (j\in \mathrm{ROI},B_{i}=0\ 或\ 1) \qquad (式 21-2-2)$$

其中 N 为可能位置的粒子总数。

计划设计的优化目标是确定适当的粒子分布位置使靶区内剂量达到处方剂量,危及器官承受的剂量在可接受的范围内,同时尽可能地减少治疗计划使用的穿刺针和粒子,由此确定优化模型的目标函数和约束条件为:

$$\mathrm{Min}\ obj = \alpha\times \Sigma_{j\in T}(D_{p}-D_{j})\times \varTheta(D_{p}-D_{j})+\beta\times \Sigma_{j\in OAR}D_{j}+\gamma\times N_{needle}+\delta\times N_{seed} \qquad (式 21-2-3)$$

$$\text{s.t.} \quad D_j \leqslant c \times D_p \quad j \in OAR$$

其中，α，β，γ 和 δ 为对应权重，需要根据临床需要进行调整。Θ 为阶跃函数，当 $(D_p - D_j) > 0$ 时为 1，反之为 0。N_{Seed} 和 N_{Needle} 分别计划使用的粒子和针的个数。约束条件中 c 为常数，根据 OAR 的敏感程度调整。

分枝定界法是求解整数规划问题常用的一种有效解法，它不仅适用于求解纯整数规划问题，同时也适用于求解混合整数规划问题，特别是对于约束条件较多的大型问题更显示其优越性。分枝定界法的基本思想是：先不考虑原整数规划问题中的整数性约束，去解其相应的松弛问题，对于最大化问题，松弛问题的最优值就是原问题最优值的上界。如果松弛问题的最优解满足整数性约束，则它就是原问题的最优值的最优解。否则，就在不满足整数性约束的变量中，任选一个变量，将新的约束条件分别加入原问题中，把原问题分枝为两个子问题，并分别求解子问题的松弛问题。若子问题的松弛问题的最优解满足整数性约束，就不再分枝，其相应的目标函数值就是原问题目标函数值的一个下界。对不满足整数性约束的子问题，如果需要的话，继续按上述方法进行新的分枝，并分别求解其相应的松弛问题直至所有的子问题不再分枝，从而求得原问题的最优解。具体的实现步骤为：

第 1 步：放宽或取消原问题的某些约束条件，如求整数解的条件。如果这时求出的最优解是原问题的可行解，那么这个解就是原问题的最优解，计算结束。否则这个解的目标函数值是原问题的最优解的上界。

第 2 步：将放宽了某些约束条件的替代问题分成若干子问题，要求各子问题的解集合的并集要包含原问题的所有可行解，然后对每个子问题求最优解。这些子问题的最优解中的最优者若是原问题的可行解，则它就是原问题的最优解，计算结束。否则它的目标函数值就是原问题的一个新的上界。另外，各子问题的最优解中，若有原问题的可行解的，选这些可行解的最大目标函数值，它就是原问题的最优解的一个下界。

第 3 步：对最优解的目标函数值已小于这个下界的子问题，其可行解中必无原问题的最优解，可以放弃。对最优解（不是原问题的可行解）的目标函数值大于这个下界的子问题，都先保留下来，进入第 4 步。

第 4 步：在保留下的所有子问题中，选出最优解的目标函数值最大的一个，重复第 1 步和第 2 步。如果已经找到该子问题的最优可行解，那么其目标函数值与前面保留的其他问题在内的所有子问题的可行解中目标函数值最大者，将它作为新的下界，重复第 3 步，直到求出最优解。

三、启发式优化算法

启发式优化算法由 S.Yoo 和 V.Chaswal 等人提出。该算法首先计算所有可能位置的粒子对靶区和 OAR 的平均剂量，以平均剂量作为各个粒子对靶区和 OAR 的剂量贡献度。根据优化目标，以 OAR 和靶区的平均剂量的比值为评价准则，选取当前可用粒子中对评价准则函数值最小的粒子，直到靶区中不小于处方剂量的体积（覆盖度）达到 95% 以上。这个评价准则利用了粒子和靶区以及 OAR 的相对位置关系，靠近靶区中心同时远离 OAR 的粒子具有较高的优先度，但同时，相邻位置的粒子具有相近的优先度，由此可能导致粒子聚集，引起局部剂量值过高。针对这一问题，S.Yoo 等人提出一种根据已经选中粒子的剂量场约束选取范围的（YH）机制：选中粒子之后更新剂量场，根据等剂量线限制可用粒子的选择范围，如果当前没有可用粒子，同时靶区覆盖度未达到

95%,调整约束条件,移除所有靶点重新布源。对于针数的限制问题,S.Yoo 提出根据靶区的体积按照经验公式得出适合的穿刺针数,当针数达到这一阈值之后,将可选粒子的位置限制在已有穿刺针上,同样如果当前没有可用粒子,同时靶区覆盖度尚未达到 95%,增加针数阈值,移除所有粒子重新优化。

在此研究的基础上,Liang 对 YH 算法进行了改进,提出了一种双重迭代修正(DIR)算法,DIR算法改进了 YH 算法的粒子判优规则,在选择当前最优粒子时利用粒子对靶区内剂量分布均整度的影响防止粒子聚集;DIR 算法的双重迭代过程利用贪婪算法总是基于当前剂量选择最优粒子的特性减少了单个穿刺针粒子(只包括一个粒子的穿刺针),修正过程在兼顾治疗计划质量的前提下进一步减少了穿刺针的个数。以下以前列腺粒子植入计划为例说明算法流程。

DIR 算法流程图如图 21-2-2 所示。首先,计算每个可能位置的粒子对靶区、正常组织和危及器官中每个体素的剂量值。对于前列腺粒子植入而言,ROI 包括前列腺靶区(prostate),靶区之外5mm 的边缘区域(margin)以及危及器官尿道(urethra)和直肠(rectum),记为 PMUR。然后,使用贪婪优化算法选取粒子得到一个初步的计划,记为 Plan P。在 Plan P 的基础上,使用双重迭代继续优化,得到的计划记为 Plan R。最后进一步对 Plan R 进行修正,得到最终计划。

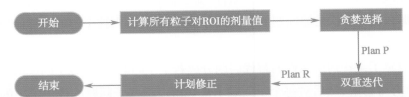

ROI. 感兴趣区;Plan P. 使用贪婪算法得到的初步计划;Plan R. 使用双重迭代得到的优化计划。

图 21-2-2　DIR 算法流程

所有可能位置的粒子的集合记为 S_p,被选中构建计划粒子的集合记为 S_s,在最开始的阶段,S_p包含所有粒子,S_s 为空集。粒子对前列腺、尿道、直肠和边缘区域的平均剂量为(式 21-2-4):

$$\overline{P_i} = \frac{\sum_{j=1}^{N_p} D_{ij}}{N_p} \ (i \in S_p, j \in \text{prostate}) \qquad \overline{U_i} = \frac{\sum_{j=1}^{N_u} D_{ij}}{N_u} \ (i \in S_p, j \in \text{urethea})$$

$$\overline{R_i} = \frac{\sum_{j=1}^{N_r} D_{ij}}{N_r} \ (i \in S_p, j \in \text{rectum}) \qquad \overline{M_i} = \frac{\sum_{j=1}^{N_m} D_{ij}}{N_m} \ (i \in S_p, j \in \text{margin})$$

(式 21-2-4)

N_p,N_u,N_r 和 N_m 为 ROI 中各个组织的体素个数。对于一组选中的粒子的集合 S_s(粒子个数为N_s),对 PMUR 的总剂量为(式 21-2-5):

$$D'_j = \sum_{i=1}^{N_s} D_{ij} \ (i \in S_s, j \in \text{PMUR}) \qquad \text{(式 21-2-5)}$$

贪婪算法选择粒子的流程如图 21-2-3 所示。贪婪算法每次迭代选择一个粒子(将一个粒子从S_p 中移动到 S_s 中)直到满足终止条件。每次迭代过程中,应用评价准则(C_i)筛选出当前粒子剂量分布情况下的最优粒子 $o(o \in S_p)$。如果当前剂量分布已经满足达到终止条件,停止贪婪选择过程,得到 Plan P。反之,当前最优粒子 o 被选中,添加到 S_s 中。同时更新当前剂量分布 $D'_j(j \in \text{PMUR})$:

$$D'_j = \sum_{i=1}^{N_s} D_{ij} + D_{oj} \ (i \in S_s, j \in \text{PMUR}, o \in S_p) \qquad \text{(式 21-2-6)}$$

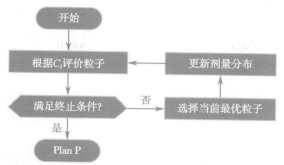

C_i. 应用评价准则;Plan P. 使用贪婪算法得到的最优计划。

图 21-2-3 贪婪选择流程

粒子对 ROI 中每个组织的平均剂量体现了粒子对该组织的剂量贡献,考虑到优化目标中对靶区剂量均整度的要求,粒子评价度函数定义为(式 21-2-7~式 21-2-9):

$$C_i = \frac{\overline{U_i} + \overline{R_i} + \overline{M_i}}{\overline{P_i}} \times Dev_i \quad i \in S_p \qquad (式 21-2-7)$$

$$Dev_i = \frac{\sqrt{\sum_{j=1}^{N_p}(D'_j + D_{ij} - (\overline{D'} + \overline{P_i}))^2}}{N_p} \quad (i \in S_p, j \in \text{prostate}) \qquad (式 21-2-8)$$

$$\overline{D'} = \frac{\sum_{j=1}^{N_p} D'_j}{N_p} \quad (j \in \text{prostate}) \qquad (式 21-2-9)$$

其中 Dev_i 为粒子 i 被选中之后靶区内的剂量方差,$\overline{D'}$ 为当前靶区内的平均剂量。

粒子评价度函数中平均剂量的比值体现了在照射靶区的同时避免对危及器官的损害的临床要求,按照这个评价准则,靠近靶区中心同时远离危及器官的粒子具有较高的优先度。由于平均剂量的比值利用了粒子和靶区以及危及器官的相对位置关系,相邻位置的粒子具有相近的优先度。粒子评价度函数中的剂量方差乘子利用了迭代过程中靶区内部剂量分布的信息,被选中粒子相邻位置的粒子会显著增大靶区内的剂量方差,从而降低了这些粒子的优先度,避免了粒子的聚集。

贪婪选择过程的终止规则根据处方剂量(D_p)对靶区的覆盖度和危及器官的损害程度确定。处方剂量对靶区的覆盖度(P_{100})定义为靶区内的剂量大于或者等于处方剂量的体积百分比。危及器官的损害程度用 120%(U_{120})和 80%(R_{80})处方剂量覆盖尿道和直肠的体积百分比评估(式 21-2-10~式 21-2-12):

$$P_{100} = \frac{\sum_{j=1}^{N_p} \Theta(D'_j - D_p)}{N_p} \quad j \in \text{prostate} \qquad (式 21-2-10)$$

$$U_{120} = \frac{\sum_{j=1}^{N_u} \Theta(D'_j - 120\% \times D_p)}{N_u} \quad j \in \text{urethra} \qquad (式 21-2-11)$$

$$R_{80} = \frac{\sum_{j=1}^{N_r} \Theta(D'_j - 80\% \times D_p)}{N_r} \quad j \in \text{rectum} \qquad (式 21-2-12)$$

通过实验发现,当 P_{100} 达到 90% 时,靶区内低剂量区域主要集中在与危及器官相邻的区域。这时,增加 P_{100} 必然会导致 U_{120} 和 R_{80} 的快速增加。因此,为了在有效地减小对危及器官的损害的同时增大靶区的覆盖度,终止规则确定如下。

阶段 1：当 $P_{100}<95\%$ 时（阈值根据确定），不评估危及器官的受量，直接选中添加当前最优粒子。

阶段 2：当 $P_{100}>95\%$ 时，计算加入当前最优粒子之后 $P_{100}(\Delta P_{100})$，$U_{120}(\Delta U_{120})$ 和 $R_{80}(\Delta R_{80})$ 的变化（式 21-2-13~ 式 21-2-16）：

$$\Delta P_{100} = \frac{\sum_{j=1}^{N_p} \Theta(D'_j + D_{oj} - D_p)}{N_p} - P_{100}\ (j \in \text{prostate}, o \in S_p) \qquad (\text{式 21-2-13})$$

$$\Delta U_{120} = \frac{\sum_{j=1}^{N_u} \Theta(D'_j + D_{oj} - 120\% \times D_p)}{N_u} - U_{120}\ (j \in \text{urethra}, o \in S_p) \qquad (\text{式 21-2-14})$$

$$\Delta R_{80} = \frac{\sum_{j=1}^{N_r} \Theta(D'_j + D_{oj} - 80\% \times D_p)}{N_r} - R_{80}\ (j \in \text{rectum}, o \in S_p) \qquad (\text{式 21-2-15})$$

是否保留当前粒子根据以下公式（式 21-2-16）确定：

$$R = \frac{\Delta U_{120} + \Delta R_{80}}{\Delta P_{100}} \qquad (\text{式 21-2-16})$$

如果 R 较大，意味着当前最优粒子对危及器官损害较大，对靶区覆盖度的贡献较小，在这种情况下，当前粒子被移除，迭代终止。反之，保留当前选中的粒子继续迭代过程。对于前列腺粒子植入，R 的阈值（T_R）定为 10，也就是说增加 1% 的靶区覆盖度的同时 U_{120} 和 R_{80} 的增量总和应该不超过 10%，R 的阈值也可以根据不同的考虑进行修改和调整。

贪婪选择的过程没有约束穿刺针数目，实验发现贪婪选择过程得到的计划 Plan P 包含一定数目的单个针粒子：一根穿刺针上只有一个粒子，这种情况不利于临床治疗。双重迭代过程的目的就是使用已有针道上的粒子替换掉这些单个针粒子来减少治疗计划使用的穿刺针。

如图 21-2-4 所示，双重迭代的输入为 Plan P，计划使用的穿刺针的个数为 $Needle_p$。首先，Plan P 中所有单个针粒子被移除，同时感兴趣区域中的剂量分布减去对应粒子的剂量，更新剂量分布。然后应用相同的判优准则和终止条件，再次执行贪婪选择过程，得到临时计划 Plan T，Plan T 中使用穿刺针的数目为 $Needle_t$。如果 Plan T 比 Plan P 使用的穿刺针少（$Needle_t < Needle_p$），用 Plan T 替代 Plan P，作为下一次迭代的输入。否则，双重迭代终止。

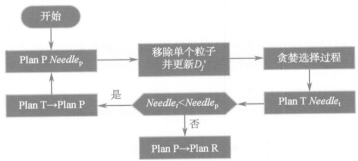

Plan P. 双重迭代过程的输入计划；$Needle_p$.Plan P 使用穿刺针的数目；Plan T. 贪婪选择过程得到的临时计划；$Needle_t$.Plan T 中使用穿刺针的数目；Plan R. 双重迭代过程得到的最优计划；D'_j. 剂量分布。

图 21-2-4　双重迭代流程

对于贪婪选择过程，每一步选择的粒子都是针对当前剂量分布的最优粒子。在双重迭代过程中，被移除的单个粒子，对于更新之后的剂量场可能不是最优选择，从而不会被再次选中。与之相反，如果选中的粒子在已经存在的穿刺针上，不需要增加新的穿刺针，就被保留下来。经过上述双重迭代,迭代最终得到 Plan R。

在此基础上,对 Plan R 进一步修正:在不影响剂量分布前提下,用已经存在的穿刺针上的粒子代替单个针粒子。计划修正过程每次迭代尝试替换一个单个针粒子,并遍历所有单个针粒子。修正过程根据 P_{100},U_{120},R_{80} 和靶区的非均匀度指数(dose non-uniformity ratio,DNR)来评估。DNR 定义为 P_{150} 与 P_{100} 的比例,其中 P_{150} 是靶区内剂量大于或者等于150%处方剂量的体积比(式21-2-17、式21-2-18):

$$DNR = \frac{P_{150}}{P_{100}} \qquad (式 21\text{-}2\text{-}17)$$

$$P_{150} = \frac{\sum_{j=1}^{N_p} \Theta(D'_j - 150\% \times D_p)}{N_p} \quad j \in \text{prostate} \qquad (式 21\text{-}2\text{-}18)$$

计划修正过程的流程如图 21-2-5 所示,首先移除单个针粒子,并在当前剂量分布中减去对应的粒子的剂量,然后在已经存在的针上选择当前剂量分布情况下的最优粒子,计算 U_{120},R_{80} 和 DNR 的变化(ΔURD)(式21-2-19):

$$\Delta URD = U'_{120} - U^0_{120} + R'_{80} - R^0_{80} + DNR' - DNR^0 \qquad (式 21\text{-}2\text{-}19)$$

替换的评价准则定义为:$P_{100}' > 95\%$,$\Delta URD < T_{\text{urd}}$。

阈值 T_{urd} 通过权衡穿刺针数目,对危及器官的保护以及靶区内剂量分布的均整度确定。对于前列腺粒子植入计划设计,T_{urd} 确定为 10%。

DIR 算法针对前列腺粒子植入计划提出,优化结果如图 21-2-6 所示。由于算法模型具有较好的普适性,实验表明该算法同样可以被应用于其他位置的粒子植入治疗计划设计。以下应用腮腺肿瘤(图 21-2-7)和纵隔肿瘤(图 21-2-8)两种典型部位的粒子植入来验证算法的普适性。不同于前列腺粒子植入,腮腺肿瘤粒子植入的计划图像为 CT,模板平行于轴状位图像。图 21-2-7 所示为单层 CT 图像中靶区,穿刺针以及可以植入粒子的位置。可以看出由于颌骨等面部骨骼的遮挡,靶区的形状通常比较不规则。针对图示病例应用 DIR 算法得到的治疗计划的粒子的分布,以及 100% 和 120% 处方剂量等剂量线如图 21-2-7 所示,150% 等剂量覆盖的区域很小,在图中没有画出。从图 21-2-7 中可以看出,应用 DIR 算法具有很好的稳定性,能够针对不规则靶区制定出一个有效可行的治疗计划。另一种比较有代表性的是纵隔肿瘤,纵隔肿瘤的体积一般比较大,这里用纵隔肿瘤来验证算法对于体积较大的肿瘤的适应性。图 21-2-8 所示为纵隔肿瘤的粒子和剂量分布。从图中可以看出,DIR 算法同样适用于体积较大的肿瘤的粒子植入。

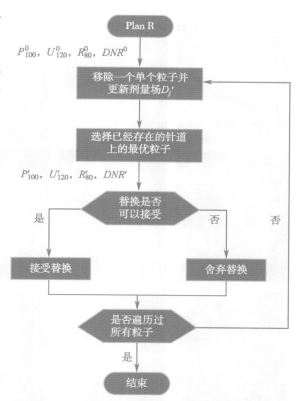

Plan R. 需进一步修正的计划;P^0_{100},U^0_{120},R^0_{80},DNR^0,P'_{100},U'_{120},R'_{80},DNR'. 分别为替换之前和之后的 P_{100},U_{120},R_{80} 和 DNR;P_{100}.靶区内的剂量大于或者等于处方剂量的体积百分比;U_{120}.120% 处方剂量覆盖尿道的体积百分比;R_{80}.80% 处方剂量覆盖直肠的体积百分比;DNR.P_{150} 与 P_{100} 的比例,其中 P_{150} 是靶区内剂量大于或者等于 150% 处方剂量的体积比。

图 21-2-5　计划修正流程

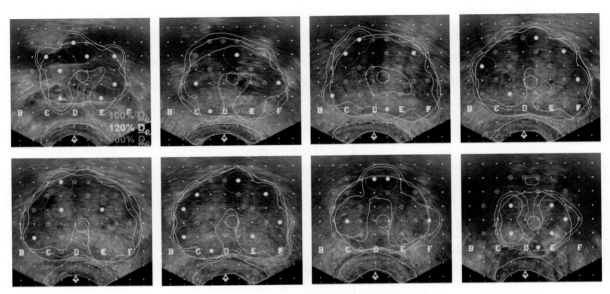

图 21-2-6　前列腺粒子植入 DIR 算法优化结果

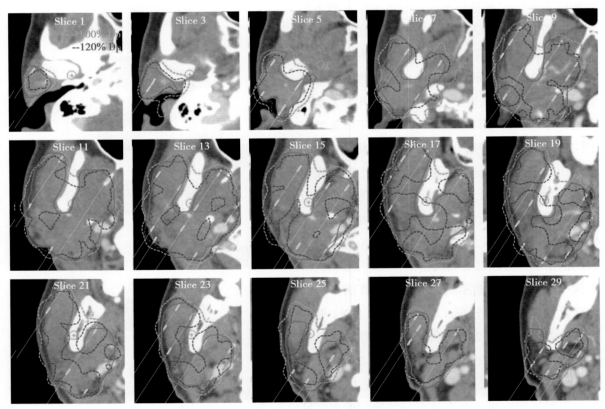

图 21-2-7　腮腺肿瘤粒子和剂量分布

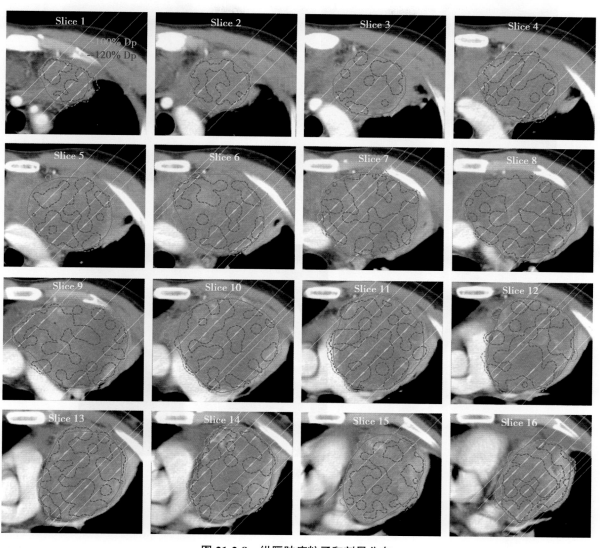

图 21-2-8　纵隔肿瘤粒子和剂量分布

（梁　斌）

第三节　粒子植入计划实施

一、实施方式

根据靶区类型以及对应的实施方式分类,粒子植入可以分为以下两种类型:①间质植入,通过手术将放射源或导管插入靶区中或附近,例如前列腺(图 21-3-1)、腮腺肿瘤等;②腔内植入,利用敷贴器(例如乳腺气球敷贴器,图 21-3-2)将辐射源放到体腔中靠近目标组织的位置。

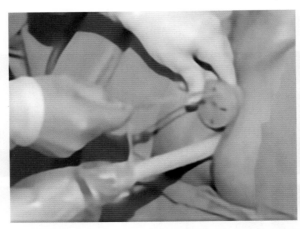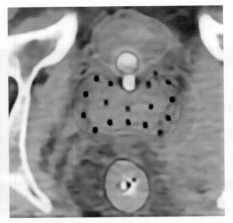

图 21-3-1 前列腺粒子植入

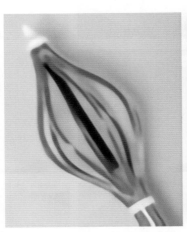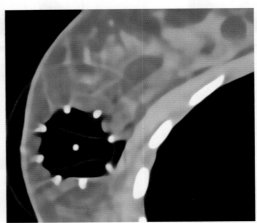

图 21-3-2 乳腺粒子植入

二、图像引导

粒子植入的图像引导包括术前计划设计和术中实施导航两部分,可以说,近年来粒子植入的发展在一定程度上得益于图像引导技术的发展。对于术前计划设计来说,图像引导技术的发展使得医师能够更加准确地定位、勾画靶区,提高了治疗计划的准确度,同时能够更加有效地避开危及器官,提高治疗计划的可行度;另外,术中图像引导技术的应用使得在实施粒子植入的过程中实时监测粒子是否处于治疗计划预定的位置成为可能,极大地提高了手术的可靠性。目前,较为成熟,应用较为广泛的引导图像主要包括超声、CT 和 MR。

超声具有良好的实时性、微创、无电离辐射和低成本等优势,被广泛地应用于前列腺、头颈部等部位的粒子植入,尤其适用于术中实时导航。然而,由于成像机理的限制,超声图像分辨率低,有一定程度的形变且视野狭窄。图 21-3-3 为前列腺粒子植入经直肠的超声导航装置及超声图像,图 21-3-4 为头颈部粒子植入超声导航示意图。

相比于超声图像,CT 与 MRI 图像具有分辨率高,成像视野宽,软组织解剖结构清楚等优点。但是由于这些图像不能实时成像,因此 CT 与 MRI 图像一般用于术前治疗计划设计。如图 21-3-5 所示为CT 图像,基于这些图像勾画的靶区和危及器官,以及在这些图像和 ROI 的基础上制订的治疗计划。

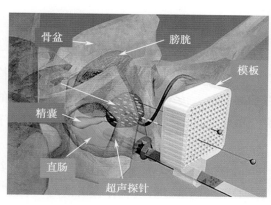
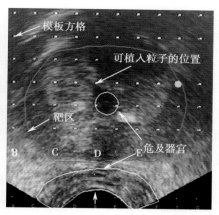

图 21-3-3 前列腺超声导航装置

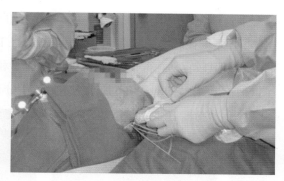

图 21-3-4 头颈部粒子植入超声导航示意

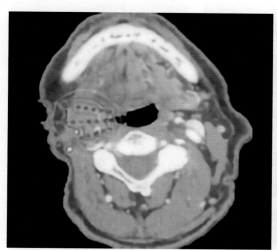
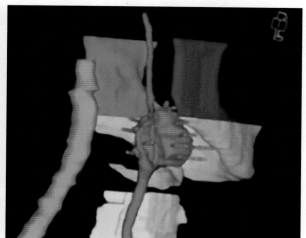

图 21-3-5 基于 CT 的治疗计划设计

  通过以上分析可以看出,CT 与 MRI 图像能更加清楚地显示靶区和危及器官的解剖结构,但是实时性较差,一般用于治疗计划设计;相对应的超声图像具有良好的实时性,但是信息较少且具有一定的形变,一般用于术中实时导航。如何将计划图像与导航超声图像配准是粒子植入图像引导的一个关键技术,一直是国内外学者研究的热点。有兴趣的读者可以进一步参考图像配准领域的资料,这里不做展开。

三、术后评估

由于粒子植入手术过程中临床的复杂性，粒子的实际位置与术前计划之间往往存在一定的偏差，从而导致靶区或者邻近危及组织中的剂量分布与原计划存在差异。因此，需要在术后检测粒子的实际位置，评估剂量分布，并及时纠正可能存在的问题。传统的人工拾取粒子进行验证的方法在准确度和效率方面存在严重的不足。需要研究三维粒子自动识别方法，快速、准确识别粒子的质心及方位，达到精确剂量验证的目的。

北美近距离治疗学会建议，所有接受粒子植入治疗的患者都应在术后进行剂量验证，并记录靶区和相邻危及组织实际受到的剂量。原因如下：①靶区剂量过低或者存在所谓的"冷点"，可以在相应的位置及时补种粒子；②术后剂量验证为医师提供了治疗计划评估的有效手段；③对比术后实际剂量分布与术前或者术中计划的差异，帮助医师积累经验，提高手术技巧。

常用的术后剂量验证方法是通过确定粒子植入的准确位置，应用粒子的剂量计算模型来计算靶区和相邻组织中的剂量。不少学者根据不同模态图像的特点包括超声、MRI、CT 以及 SPECT 图像等，提出了相应的粒子检测算法。CT 图像由于其较容易获得，成本低，能同时对粒子和靶区以及危及组织成像等特点，成为术后粒子检测最常用的图像模态。如图 21-3-6 所示为术后粒子分布在不同模态图像的显示。

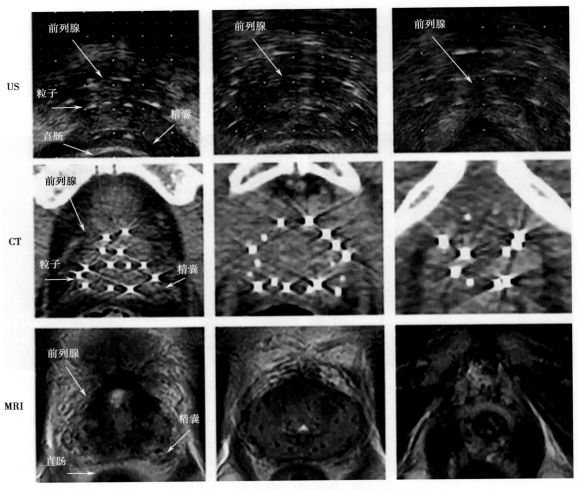

图 21-3-6　术后粒子分布在不同模态图像的显示

（梁　斌）

第四节 3D 打印在粒子植入中的应用

近年来粒子植入治疗技术的发展主要得益于物理特性优良的核素的研制成功,以及图像引导技术的引入与发展。目前,放射性粒子植入放射治疗技术的临床应用面临的主要问题在于手术过程的不确定带来的偏差,例如植入针道的角度偏差,穿刺过程中植入针的形变,都有可能造成植入粒子位置的偏差。这就造成治疗方案设计与治疗实施过程存在程度不同的脱节,手术前的计划和治疗过程无法关联;同时植入粒子过程依赖于医生的临床经验,粒子植入精度和效率不高,植入结果及疗效因人而异。近年来兴起的 3D 打印和手术机器人的技术为解决这一问题提供了新的思路。

3D 打印技术,也称为增材制造(additive manufacturing),是一种运用粉末状金属或塑料等黏合材料通过逐层堆叠累积的方式制造三维实体的快速成形技术。目前已经广泛应用于整形外科、骨科等临床科室,具体的手术包括骨折复位模板、置钉导航模板、内固定接骨板等。2012 年,北京大学口腔医院张建国教授团队完成国内首例应用 3D 打印的粒子植入手术。

应用 3D 打印的粒子植入手术的具体流程如下。首先在进行手术前,扫描患者的 CT 图像,完成靶区勾画,以及粒子植入治疗计划设计,如图 21-4-1 所示。根据患者的 CT 图像,应用 3D 打印技术打印与患者具有很好贴合度的模板。根据治疗计划确定的穿刺针的进针位置,在模板表明预留进针的孔洞。由于模板具有一定的厚度,同时可以确定穿刺针的进针方向,如图 21-4-2 所示。手术时将 3D 打印模板固定于患者体表,根据模板进行穿刺并放置粒子,如图 21-4-3 所示。

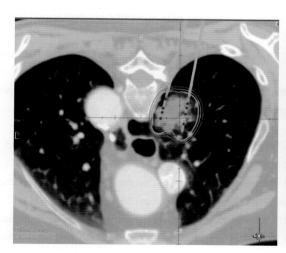
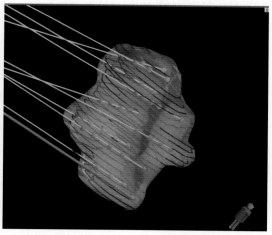

图 21-4-1 粒子植入治疗计划设计

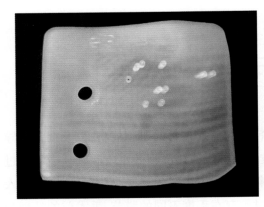

图 21-4-2　3D 打印模板

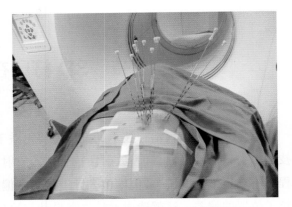

图 21-4-3　根据 3D 打印模板穿刺布源示意

（梁　斌）

参考文献

［1］ HOLM H H, JUUL N, PEDERSEN J F, et al. Transperineal 125iodine seed implantation in prostatic cancer guided by transrectal ultrasonography [J]. The Journal of Urology, 1983, 130 (2): 283-286.

［2］ RAGDE H, BLASKO J C, SCHUMACHER D, et al. Use of Transrectal ultrasound in transperineal 125iodine seeding for prostate cancer: methodology [J]. Journal of Endourology, 1989, 3 (2): 209-218.

［3］ 杨瑞杰, 张红志, 王俊杰. 放射性粒子组织间永久性植入的物理学特性 [J]. 中国肿瘤临床与康复, 2008, 15 (6): 566-568.

［4］ YANG R J, WANG J J, ZHANG H Z. Dosimetric study of Cs-131, I-125, and Pd-103 seeds for permanent prostate brachytherapy [J]. Cancer Biotherapy and Radiopharmaceuticals, 2009, 24 (6): 701-705.

［5］ NATH R, ANDERSON L L, LUXTON G, et al. Dosimetry of interstitial brachytherapy sources: recommendations of the AAPM Radiation Therapy Committee Task Group No. 43 [J]. Medical Physics, 1995, 22 (2): 209-234.

［6］ 赵楠, 杨瑞杰, 王俊杰. 125I 放射性粒子植入计划定制研究 [J]. 中华放射医学与防护杂志, 2014, 34 (001): 54-58.

［7］ SAW C B, SUNTHARALINGAM N, WU A. Concept of dose nonuniformity in interstitial brachytherapy [J]. Int J Radiat Oncol Biol Phys, 1993, 26 (3): 519-527.

［8］ BROOKE A, KENDRICK D, MEERAUS A. Release 2. 25, GAMS, a User's Guide [M]. San Francisco: The Scientific Press, 1992.

［9］ NAG S, BEYER D, FRIEDLAND J, et al. American Brachytherapy Society (ABS) recommendations for transperineal permanent brachytherapy of prostate cancer [J]. International Journal of Radiation Oncology Biology Physics, 1999, 44 (4): 789-799.

［10］ 赵银龙, 钟莉莉, 李俊峰, 等. 放射性粒子植入临床治疗进展 (综述)[J]. 医学检验与临床, 2010, 21 (3): 91-93.

［11］ 王俊杰. 放射性粒子种植治疗前列腺癌 (基础篇)[J]. 中国微创外科杂志, 2002, 2 (2): 82-84.

［12］ ZELEFSKY M J, WORMAN M, COHEN G N, et al. Real-time intraoperative computed tomography assessment of quality of permanent interstitial seed implantation for prostate cancer [J]. Urology, 2010, 76 (5): 1138-1142.

［13］ VAN GELLEKOM M P, MOERLAND M A, WIJRDEMAN H K, et al. Quality of permanent prostate implants using automated delivery with seedSelectron versus manual insertion of RAPID Strands [J]. Radiother Oncol, 2004, 73 (1): 49-56.

［14］ DAI J R, ZHU Y P. Conversion of dose-volume constraints to dose limits [J]. Physics in Medicine and Biology, 2003, 48 (23): 3927-3941.

［15］ LAHANAS M, BALTAS D, ZAMBOGLOU N. Anatomy-based three-dimensional dose optimization in brachytherapy using multiobjective genetic algorithms [J]. Med Phys, 1999, 26 (9): 1904-1918.

［16］ POULIOT J, TREMBLAY D, ROY J, et al. Optimization of permanent 125I prostate implants using fast simulated annealing [J]. Int J Radiat Oncol Biol Phys, 1996, 36 (3): 711-720.

［17］ POULIOT J, LESSARD E, HSU I C. Advanced 3D planning, in brachytherapy physics [M]. 2nd ed. Melville, NY:

Amer Inst of Physics, 2005: 393-413.

［18］ YANG G, REINSTEIN L E, PAI S, et al. A new genetic algorithm technique in optimization of permanent ^{125}I prostate implants [J]. Med Phys, 1998, 25 (12): 2308-2315.

［19］ YU Y, SCHELL M C. A genetic algorithm for the optimization of prostate implants [J]. Med Phys, 1996, 23 (12): 2085-2091.

［20］ METROPOLIS N, ROSENBLUTH A W, ROSENBLUTH M N, et al. Equation of state calculations by fast computing machines [J]. The Journal of Chemical Physics, 1953, 21 (6): 1087.

［21］ KIRKPATRICK S, JR GELATT C D, VECCHI M P. Optimization by simulated annealing [J]. Science, 1983, 220 (4598): 671-680.

［22］ 王小平, 曹立明. 遗传算法: 理论, 应用及软件实现 [M]. 西安: 西安交通大学出版社, 2002.

［23］ LEE E K, ZAIDER M. Mixed integer programming approaches to treatment planning for brachytherapy-application to permanent prostate implants [J]. Annals of Operations Research, 2003, 119 (1): 147-163.

［24］ LEE E K, ZAIDER M. Intraoperative dynamic dose optimization in permanent prostate implants [J]. International Journal of Radiation Oncology Biology Physics, 2003, 56 (3): 854-861.

［25］ LEE E K, GALLAGHER R J, SILVERN D, et al. Treatment planning for brachytherapy: an integer programming model, two computational approaches and experiments with permanent prostate implant planning [J]. Physics in medicine and biology, 1999, 44 (1): 145-165.

［26］ D'SOUZA W D, MEYER R R, THOMADSEN B R, et al. An iterative sequential mixed-integer approach to automated prostate brachytherapy treatment plan optimization [J]. Phys Med Biol, 2001, 46 (2): 297-322.

［27］ DAKIN R J. A tree-search algorithm for mixed integer programming problems [J]. The Computer Journal, 1965, 8 (3): 250-255.

［28］ CLAUSEN J. Branch and bound algorithms-principles and examples [D]. Kobenhavn, Denmark: University of Copenhagen, 1999: 1-30.

［29］ YU Y, ZHANG J B, CHENG G, et al. Multi-objective optimization in radiotherapy: applications to stereotactic radiosurgery and prostate brachytherapy [J]. Artificial Intelligence in Medicine, 2000, 19 (1): 39-51.

［30］ SOURD F, SPANJAARD O. Multi-objective branch and bound: application to the bi-objective spanning tree problem [J]. NFORMS Journal on Computing, 2008, 20 (3): 472-484.

［31］ YOO S, KOWALOK M E, THOMADSEN B R, et al. A greedy heuristic using adjoint functions for the optimization of seed and needle configurations in prostate seed implant [J]. Phys Med Biol, 2007, 52 (3): 815-828.

［32］ YOO S, KOWALOK M E, THOMADSEN B R, et al. Treatment planning for prostate brachytherapy using region of interest adjoint functions and a greedy heuristic [J]. Phys Med Biol, 2003, 48 (24): 4077-4090.

［33］ CHASWAL V, THOMADSEN B R, HENDERSON D L. Development of an adjoint sensitivity field-based treatment-planning technique for the use of newly designed directional LDR sources in brachytherapy [J]. Phys Med Biol, 2012, 57 (4): 963-982.

［34］ CHASWAL V, YOO S, THOMADSEN B R, et al. Multi-species prostate implant treatment plans incorporating ^{192}Ir and ^{125}I using a Greedy Heuristic based 3D optimization algorithm [J]. Med Phys, 2007, 34 (2): 436-444.

［35］ LIANG B, LIU B, ZHOU F G, et al. A novel approach to intra-operative planning for prostate brachytherapy [C]// IFMBE Proceedings. Beijing: World Congress on Medical Physics and Biomedical Engineering, 2012: 1853-1856.

［36］ NATH R, BICE W S, BUTLER W M, et al. AAPM recommendations on dose prescription and reporting methods for permanent interstitial brachytherapy for prostate cancer: Report of Task Group 137 [J]. Medical Physics, 2009, 36 (11): 5310-5322.

［37］ DAVIS B J, HORWITZ E M, LEE W R, et al. American Brachytherapy Society consensus guidelines for transrectal ultrasound-guided permanent prostate brachytherapy [J]. Brachytherapy, 2012, 11 (1): 6-19.

［38］ 杨瑞杰, 姜玉良, 李金娜, 等. 复发性直肠癌 CT 引导 [125]I 粒子植入的剂量学验证 [J]. 中国肿瘤, 2009, 18 (10): 848-850.

［39］ 杨瑞杰, 杨瑞学, 王俊杰. 放射性粒子植入计划系统剂量计算准确性验证 [J]. 中华放射医学与防护杂志, 2011, 31 (4): 493-495.

［40］ HUANG M W, LIU S M, ZHENG L, et al. A digital model individual template and CT-guided 125I seed implants for malignant tumors of the head and neck [J]. J Radiat Res, 2012, 53 (6): 973-977.

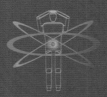

RADIATION
THERAPY
PHYSICS

第二十二章
术中放疗设备和技术

第一节 导 言

一、术中放疗概念

术中放疗（interoperative radiation therapy）是指手术中对可见肿瘤、瘤床区或易复发转移部位，在直视下进行大约 15~20Gy 的单次大剂量照射。术中放疗过程大致分三个阶段：第一阶段，根据术后情况，确定术中放疗方案；第二阶段，确定治疗参数（如限光筒/施源器尺寸和摆放位置，铅挡位置，射线束能量，剂量等）；第三阶段，摆放限光筒/施源器等治疗组件，实施治疗。

1909 年，Beck 最先将术中放疗应用于肠道肿瘤患者，这标志着术中放疗的开端；20 世纪 30 年代，使用千伏级 X 射线设备的术中放疗技术得到进一步发展；20 世纪 60 年代，钴-60 和高能电子束设备被用于术中放疗，随后在美国得到发展，并扩展到欧洲、亚洲；20 世纪 80 年代，在放疗外照射机房中，开始用固定式直线加速器实施高剂量率术中放疗；近 30 年，随着高能电子束术中放疗、高剂量率近距离术中放疗、低能 X 射线术中放疗技术的应用，术中放疗发展较快，临床运用越来越广泛。

根据使用的放射源不同，术中放疗专用设备主要分三类：第一类是使用 6~20MeV 高能电子束的直线加速器；第二类是使用低能 X 射线的微型加速器和 X 射线机；第三类是使用放射性核素的高剂量率近距离设备。

二、术中放疗技术的理论优势

（一）术中放疗能提高治疗增益比

无论是根治性放疗，还是姑息性放疗，治疗的最终目的都是在确保靶区周围正常组织，特别是危及器官受照射剂量最少的同时，给肿瘤区域较高的治疗剂量。治疗增益比表示因某种治疗技术引起的肿瘤局部控制率与周围正常组织损伤率之比，其与肿瘤和正常组织受到照射剂量之比成正比。提高治疗增益比的方法有：增高肿瘤的治愈剂量，增加肿瘤的放射敏感性，以及减少正常组织的损伤。术中放疗可以在手术条件下将邻近靶区的危及器官和其他正常组织推离照射野，降低其受照剂量，进而提高治疗增益比。

（二）术中放疗适应证广

随着近年术中放疗技术的发展，越来越多的患者接受了术中放疗，其安全性得到了肯定。术中放疗适用于不能切除的肿瘤和肿瘤切除后容易局部复发的情况，它可以作为综合治疗的一部分或单纯术中放疗，弥补外科手术的局限性。

目前，应用术中放疗较多的肿瘤有胰腺癌术后和不能手术者、软组织肉瘤、胃癌保脾根治术后、头颈部肿瘤放疗后复发、早期肝癌术后、早期乳腺癌保乳术后、直肠癌术后放化疗后复发和复发性妇科肿瘤等。以乳腺癌为例，乳腺癌保乳术后联合局部术中放疗，其近期疗效和美容效果好、不良反应小、并发症少见。

（三）术中放疗疗程更短

术中放疗在手术时一次完成，是一种有效又大大缩短疗程的治疗手段（表 22-1-1）。仍以乳腺癌为例,临床有两种术中放疗模式:①早期乳腺癌保乳术后患者,切缘只接受 20Gy 的术中放疗剂量,不需要接受术后外照射,一次术中放疗替代术后常规 25 次 50Gy 的外照射,大大缩短疗程;②切缘接受 8~10Gy 的术中放疗剂量,全乳接受 45~50Gy 的术后外照射剂量,术中放疗部分替代外照射,缩短疗程。

表 22-1-1　术中一次放疗剂量和术后常规放疗次数及剂量对照表

术中放疗 1 次剂量 /Gy	相当于术后常规放疗次数 / 次（剂量 /Gy）
10	9（16）
15	16（31）
20	25（50）
25	37（73）

（四）术中放疗的辐射防护更容易

在外照射的辐射防护中,使用经过屏蔽优化设计的放射治疗机房,屏蔽放射源释放的 X（γ）光子和粒子。术中放疗电子直线加速器的辐射防护较术中低能 X 射线设备复杂,目前术中可用的电子直线加速器是移动式小型专用直线加速器,只产生电子束。这类加速器的防护主要通过直线加速器配备的射线束方向上的自屏蔽系统实现。因此,术中放疗电子直线加速器辐射防护与传统外照射加速器相比,相对容易。

Daves 等报道,在标称工作负荷条件下,使用移动式术中放疗加速器 Mobetron,可以在一个几乎没有或完全没有屏蔽的普通手术室中实施术中放疗。

（马　攀）

第二节　电子束术中放疗

电子直线加速器是最主要的术中放疗专用设备。它产生的电子束射程有限,在照射术中放疗靶区的同时,可以有效地避免照射靶区后方正常组织,最大治疗深度超过 3cm。与千伏级 X 射线相比,高能电子束设备治疗深度大、适应证广,但对辐射防护要求较高。

一、术中放疗专用电子直线加速器简介

自 20 世纪 70 年代末电子束术中放疗日益增多,开始时使用常规外照射加速器在放疗机房中进行,需要消毒机房,并将麻醉的患者从手术室推至放疗机房,治疗后再推回手术室缝合。这种治疗模式增加了术中放疗患者感染的风险,还需要协调好术中放疗和常规放疗患者的时间,不利于术中放疗技术的开展。2003 年专用移动式术中放疗加速器上市后,不仅可以直接在常规的手术室治疗患者,不再需要转运患者,而且这类专用加速器可以在手术室内不同手术间移动,极大地方便了术中放疗的应用。

Siemens ME（图 22-2-1）是专用于术中放疗的传统电子直线加速器,相较于传统外照射加速

器,它的机架旋转角度范围较小,辐射防护相对容易。Hogstrom 等和 Nyerick 等分别报道了该设备的设计和物理学特性。Mills 等综述了该设备在手术室的辐射防护要求。对于直径为 7cm 的圆形照射野,6MeV、9MeV、12MeV、15MeV 和 18MeV 的电子束 90% 的剂量深度分别为 1.7cm、2.6cm、3.7cm、4.5cm 和 5.0cm。此外,由于该加速器机架旋转角度范围有限,无法满足术中放疗照射的需求而常用于外照射,在术中放疗中很少使用。

为了便于在手术室完成术中放疗,且增加机架旋转范围,专用于术中放疗的移动式直线加速器被发明了出来。图 22-2-2 中 A、B 和 C 分别是 Mobetron、Novac 和 LIAC 加速器。Mobetron 是美国 IntraOp 公司产品,有 2 个旋转自由度和 3 个平移自由度。配备有方形和圆形限光筒(直径 3~10cm,0.5cm 递增),倾

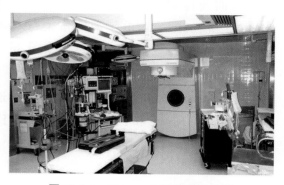

图 22-2-1　Siemens ME 直线加速器

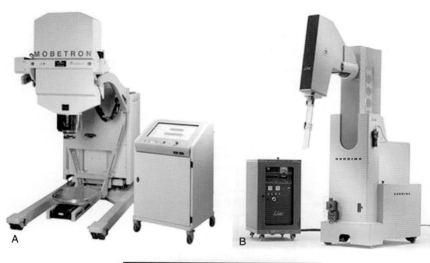

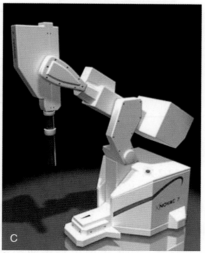

A.Mobetron(IntraOp Medical Corporation,570 Del Rey Ave,Sunnyvale,CA 94085,USA);B,C. 分别为 LIAC 和 Novac(Sit Sordina 术中放疗 Technologies Spa,Galleria del PozzoRosso,13,36100 Vicenza Ⅵ,Italy)。

图 22-2-2　可移动式术中放疗直线加速器

斜角是 0°、15° 和 30°。限光筒与 Mobetron 之间对位方式是软连接。配备有 4MeV、6MeV、9MeV 和 12MeV 四档能量。

LIAC 和 Novac 是两种产于意大利的可移动式电子直线加速器。LIAC 左右方向偏转 ±60°，前后方向偏转 −15° 和 30°。LIAC 有两个型号：12MeV 款（电子束能量 6MeV、8MeV、10MeV 和 12MeV）和 10MeV 款（电子束能量 4MeV、6MeV、8MeV 和 10MeV）。Novac 两个方向的旋转角度都是 45°，配备有 4MeV、6MeV、8MeV 和 10MeV 四档能量。与 Mobetron 不同的是，Novac 和 LIAC 加速器与限光筒之间使用的是硬连接。

此外，Mobetron 的射线阻挡器集成在加速器下方，随着加速器的旋转能自动调整位置实现射线的阻挡。而 Novac 和 LIAC 则需要手动将独立的射线阻挡器推至射线束下方。

二、术中放疗流程

使用不同设备开展术中放疗的流程基本一致，以 Mobetron 加速器为例，开展术中放疗的基本流程如下（图 22-2-3）。

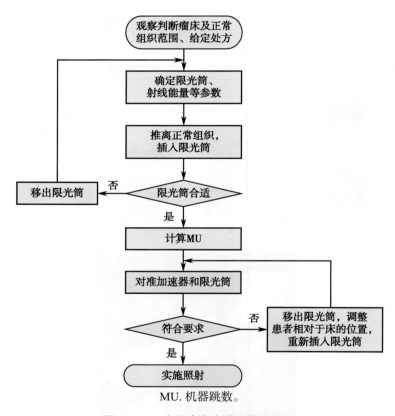

MU. 机器跳数。

图 22-2-3　电子束术中放疗基本流程

1. 外科医生和放疗科医生根据患者手术和病理检查结果，结合肉眼观察、手触摸等方式确定肿瘤残留大小、肿瘤部位及肿瘤附近的正常组织和器官范围，依据经验推断靶区剂量。

2. 根据靶区深度，确定射线束能量。如果需要提高表面剂量或降低深部剂量，限光筒末端还需加装不同厚度的补偿片；根据靶区的位置和大小，选用合适直径和末端倾角的限光筒。

3. 将靶区周边正常器官推至照射野外，对准靶区插入限光筒（图 22-2-4）。如果限光筒带倾角,需要调整倾角位置,使限光筒末端与靶区贴合。对于无法移出野外的重要器官,还需使用铅皮遮挡。

4. 插入限光筒后,观察限光筒相对于肿瘤及周围正常组织的位置关系,如果限光筒大小或末端倾角不合适,需要将之前放入的限光筒移出,并返回步骤2;如果限光筒大小、末端倾角合适,则进行步骤5。

5. 通过确定的射线束能量、限光筒及其末端倾角大小、处方等治疗参数,放疗物理师通过查百分深度剂量表、射野输出因子表,计算机器跳数。

6. 移动加速器或治疗床,并使用其对位引导系统对准加速器和限光筒(图22-2-5)。由于该过程需要改变手术室内仪器设备的相对位置关系,此时需要在麻醉医师、外科医师、护士和放疗物理师的共同参与下,密切观察各个设备连线,紧密配合完成加速器或手术床的移动,完成加速器和限光筒的对准。如果能通过对准系统完成加速器和限光筒的对准,则进行步骤7;如果无法对准,则可能是由于患者相对于治疗床的位置关系不当,床的基座阻挡了加速器和床的相对移动。此时,需要移出限光筒,调整患者相对于床的位置,重新插入限光筒,并对准加速器和限光筒。

7. 设置治疗参数,操作加速器完成照射。

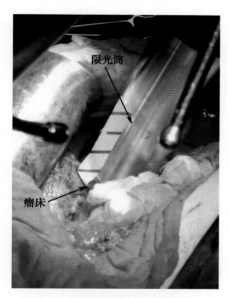

**图 22-2-4　对准靶区插入限光筒使限光
筒末端与靶区贴合**

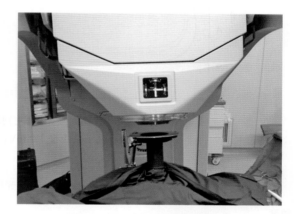

图 22-2-5　对准加速器和限光筒

三、限光筒及对位方式

术中放疗加速器产生的电子束先由一个固定的锥形初级准直器准直,最终的准直通过一组不同直径的圆柱形或矩形限光筒实现。临床应用中,需要注意限光筒的材料和端面特性,及大野照射的方法。

(一) 限光筒材料

术中放疗加速器配备的限光筒主要由两种材料加工而成:透明塑料和不锈钢。

透明塑料加工的限光筒的优势:①透明,可通过限光筒筒壁观察肿瘤;②可实现快速硬连接;③可兼容 X 射线成像。不足之处:①筒壁较厚,需要更大的手术开口,由于塑料的射线屏蔽性能较差,限光筒的壁更厚(5mm)才能达到射线屏蔽要求;②塑料材质,易磨损易碎;③不耐高温,只能使用低温的灭菌方法。

不锈钢材料加工的限光筒的优势：①筒壁薄，手术开口可以更小，由于不锈钢本身的射线屏蔽性能佳，这类限光筒的筒壁可以做得很薄（2mm）就能达到射线屏蔽要求；②结实耐用，术中放疗限光筒要重复使用，不锈钢材质不易磨损；③灭菌方便，术中放疗限光筒每次使用后都需要灭菌，不锈钢材质对灭菌方法无特殊要求。不足之处：①不锈钢材质遮挡视线，无法穿过筒壁观察限光筒下方肿瘤和限光筒末端的相对位置，只能通过限光筒上方的圆孔观察；②不兼容 X 射线成像。

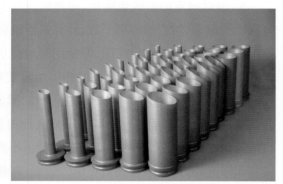

图 22-2-6　术中放疗限光筒

（二）限光筒端面

根据限光筒端面的特征，可分为直端面限光筒和斜端面限光筒（图 22-2-6）。同样直径大小的斜端面限光筒较直端面限光筒的照射野大，但是必须注意，此类限光筒的剂量分布是不对称的，以一定的角度延伸到超出限光筒尖端的组织中（图 22-2-7），穿透深度更小（表 22-2-1）。

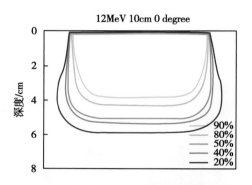
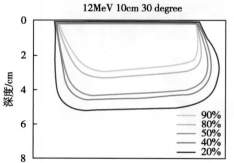

图 22-2-7　直端面限光筒（左）和斜端面限光筒（右）剂量分布
电子束能量 12MeV；限光筒直径 10cm。

表 22-2-1　Mobetron 1000 限光筒的 90% 剂量深度（治疗深度）　　单位：cm

角度和能量	限光筒直径														
	3.0cm	3.5cm	4.0cm	4.5cm	5.0cm	5.5cm	6.0cm	6.5cm	7.0cm	7.5cm	8.0cm	8.5cm	9.0cm	9.5cm	10.0cm
0°															
4MeV	1.08	1.08	1.02	1.02	1.04	1.01	1.01	1.01	1.00	0.97	1.01	1.05	1.12	0.92	1.01
6MeV	1.84	1.87	1.87	1.90	1.87	1.84	1.84	1.84	1.82	1.81	1.82	1.85	1.91	1.73	1.84
9MeV	2.55	2.75	2.87	2.94	2.79	2.80	2.81	2.79	2.75	2.79	2.76	2.79	2.85	2.68	2.79
12MeV	2.99	3.19	3.41	3.56	3.59	3.68	3.65	3.64	3.63	3.63	3.64	3.70	3.78	3.44	3.66
15°															
4MeV	0.96	0.95	0.94	0.92	0.94	0.93	0.96	0.96	0.96	0.93	0.93	0.94	0.93	0.92	0.90
6MeV	1.63	1.74	1.75	1.78	1.75	1.77	1.77	1.77	1.78	1.78	1.76	1.76	1.75	1.73	1.74

角度和能量	限光筒直径														
	3.0cm	3.5cm	4.0cm	4.5cm	5.0cm	5.5cm	6.0cm	6.5cm	7.0cm	7.5cm	8.0cm	8.5cm	9.0cm	9.5cm	10.0cm
9MeV	2.13	2.30	2.50	2.57	2.62	2.65	2.65	2.68	2.68	2.71	2.63	2.60	2.59	2.62	2.68
12MeV	2.46	2.67	2.94	3.14	3.28	3.36	3.46	3.48	3.49	3.46	3.50	3.46	3.44	3.44	3.43
30°															
4MeV	0.77	0.74	0.74	0.79	0.79	0.78	0.78	0.78	0.79	0.78	0.76	0.76	0.72	0.73	0.75
6MeV	1.25	1.32	1.40	1.46	1.47	1.46	1.45	1.47	1.47	1.45	1.43	1.44	1.37	1.39	1.43
9MeV	1.55	1.69	1.84	2.03	2.09	2.16	2.15	2.15	2.14	2.15	2.13	2.14	2.10	2.05	2.13
12MeV	1.84	1.98	2.15	2.47	2.53	2.66	2.76	2.84	2.81	2.82	2.81	2.80	2.78	2.78	2.83

（三）大野照射

标准（圆形）限光筒通常由制造商提供，直径在 3~10cm，步长为 1cm，有些制造商提供 0.5cm。对于肿瘤直径大于 10cm 的术中放疗，实现方法有以下两种。

一种是通过配置制造商选配的加大型限光筒实现。例如，制造商（IntraOp）提供了照射野尺寸为 7cm×12cm、8cm×15cm 和 8cm×20cm 的加长型限光筒，该限光筒配备有额外的均整器，其输出量减少为原来的约 1/2，治疗深度（R_{90}）减少约 2mm，Janssen 等人描述了这类限光筒的原型。

另一种是通过限光筒衔接实现。图 22-2-8 示出两个术中放疗限光筒衔接方法，该方法分两步照射肿瘤：步骤 1，照射图中左侧肿瘤区域，使用挡铅遮挡剩余肿瘤区域（阴影区域）；步骤 2，原地翻转挡铅，遮挡已照射的肿瘤区域，照射图中右侧肿瘤区域。

限光筒衔接需要注意衔接的缝隙，根据衔接的缝隙大小分为：无缝衔接、有缝衔接和重叠衔接。衔接缝隙的大小与电子束能量有关。Beddar 等研究结果表明，对于能量低于 6MeV 的电子束，无缝衔接的两个照射野会产生显著的低剂量区，因此建议重叠 2mm 衔接；而对于较高能量的电子束，相邻衔接的两个照射野即可产生较优的剂量分布。但是，如果考虑到衔接时挡铅摆放的误差（当衔接时有 2mm 的缝时，4MeV 电子束在 2.5mm 深度处剂量降低了 60%，9MeV 电子束在 5mm 深度处剂量降低了 70%），为了避免靶区内低剂量区的产生，建议重叠衔接、重叠照射。

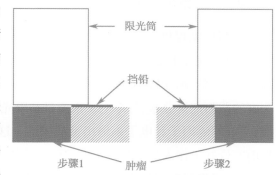

图 22-2-8　术中放疗限光筒衔接方法示意

（四）对位方式

外科医师和放射治疗医师将灭菌的限光筒直接插入靶区上方的手术开口后，需要将加速器移动到正确的位置和角度，以实现治疗头与限光筒的对位。对位方式有两种：硬连接对位，此时限光筒被机械地锁定在加速器治疗头上，这意味着必须将加速器移动到限光筒的上方，并在不移动限光筒的情况下，小心地将限光筒与治疗头连接（图 22-2-9A）；软连接对位，限光筒通过支架和夹具牢牢固定在手术床上（图 22-2-9B），加速器移动至限光筒上方后通过激光引导对位系统实现对位，此种连接技术避免了硬连接对位过程中移动的加速器对患者造成的伤害。

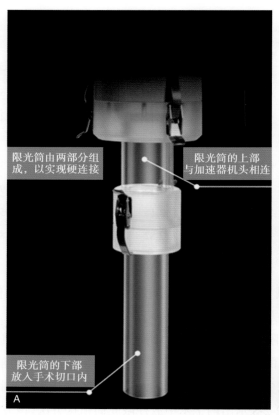
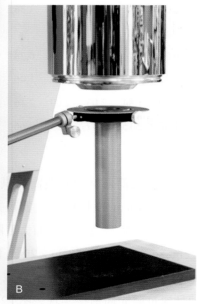

限光筒由两部分组成，以实现硬连接

限光筒的上部与加速器机头相连

限光筒的下部放入手术切口内

A

B

图 22-2-9　限光筒及对位方式

四、设备验收调试

按照厂家提供的验收规程，完成辐射防护、安全连锁、机械运动、束流特性、对位系统、配件等方面的验收后，才能进行调试。在术中放疗设备的调试阶段，需要测量未来临床工作中所需的所有剂量学数据。AAPM TG-72 报告给出了调试期间需要测量的项目清单，包括深度剂量分布和多个深度的截面剂量分布、每个电子束能量和限光筒的输出因子、所选限光筒外部不同深度处的漏射曲线、空气间隔因子和电子束输出量的校准。这些测量需要占用大量时间，照射很高剂量，为此必须提前安排好工作人员和具备足够辐射屏蔽的测量室。对于使用 6 个能量和 16 个限光筒的加速器，Hensley 报告照射剂量为 5 145Gy。对于拥有大约 40 个限光筒和 3~4 个能量的可移动式电子直线加速器，推断该照射剂量为 6 000~7 000Gy。如果允许使用标准加速器数据库，只需要抽取较少限光筒进行验证，可以大大减少时间和照射剂量。此类数据库可以由制造商或医学物理学会授权的工作组提供。

由于移动式电子直线加速器没有摆位辅助装置，如光野或激光灯，所以很难找到电子束中心轴和模体表面的交点。限光筒的输出因子在这个交点下方一定的深度测量，因此斜端面限光筒的测量比较困难，必须非常小心。三维水箱通常具备自动寻找射线束中心的功能，它起作用的前提是射线束相对于中心轴对称。由于剂量分布不对称（图 22-2-5），这个方法在斜端面限光筒测试时无法使用。Runz 等人使用安装在水箱驱动器上的模板，将限光筒端面与水面对齐，并确定探测器相对于电子束中心轴的位置。

五、日常质量控制

术中放疗是单次高剂量照射,所以必须在每天甚至每个患者治疗前,测量术中放疗系统的输出量。只有在仔细验证输出量足够稳定后,才能降低测量频率。为了适应手术室快节奏、繁忙的工作,并将剂量测量频率限制在可接受的水平,应采用快速且易于重复的测量方法。Hensley 描述了安装在参考限光筒末端的测量模体,所有能量射线束的输出量可以在该模体单一深度测量。

为了验证射线束能量,需要在两个预定义的深度测量。Mobetron 提供了一个带有模体的质量控制限光筒,实现两个深度(PDD 曲线 100% 和约 50% 剂量深度)的剂量测量。由于术中放疗加速器的剂量率高,绝缘材料(例如塑料)中的电荷积累会改变电离室测量的电流。因此,模体应该由导电材料制成,或者由一层层的绝缘平板组成,这些平板只会在局部积聚很少的电荷。

Beddar 报告了 20 天输出量的测量结果,所有 Mobetron 电子束 4 个能量输出量变化在 ±2% 范围内,并且在三年内校准的偏差在 1.1%~2.3%。他还评估了上述两种深度测量能量方法的灵敏度,当 $D_{max}/D_{50\%}$ 值发生变化时,PDD 曲线的位移有 ±1mm。

六、囊状施照器

由于常规限光筒形状多为圆形和方形,末端是开放的,射线照射形成的剂量分布呈平直分布(图 22-2-7),不适用于术后囊状瘤床。例如,乳腺癌术后瘤床呈球囊状(图 22-2-10)。在实施乳腺癌电子束术中放疗时,需要先游离待照射组织,再使用手术缝合线将其缝合为荷包状。然后,再使用限光筒对准"荷包"照射。该过程虽然实现了乳腺癌电子束的术中放疗,但是操作复杂、创伤大、正常的乳腺组织受到射线照射。

戴建荣和马攀发明了囊状施照器。囊状施照器由限光筒、囊及囊内的散射箔和剂量调制器构成,可以将电子束平直剂量分布转化为中空的囊状分布,囊的外形可以根据肿瘤分布的特点设计。如图 22-2-11 所示的球囊状施照器,是囊状施照器的一种。它包括 3 个组成部分:①上部的圆柱形限光筒,用于将电子束限制在一定的范围内;②中部的散射箔,用于散射电子束;③底部的空心球壳,用于容纳调制器和支撑球囊状瘤床。球囊状施照器具备下列三方面的特征:①具备球面的外形;②能够将电子束散射到球面外形;③能够调制射线束在球面上产生均匀的剂量分布。

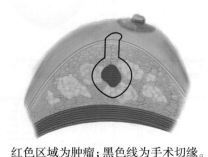

红色区域为肿瘤;黑色线为手术切缘。

图 22-2-10 乳腺癌术后球囊状瘤床

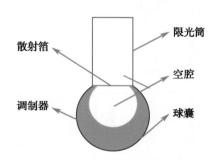

图 22-2-11 球囊状施照器结构示意

对于单一方向来源的电子束而言,为了产生适合球囊状肿瘤治疗的剂量分布,需要有较大的散射角。设计球囊状施照器的理论依据是当高能电子束穿过物质时,由于受到物质中原子核与入射电子之间库仑力的作用而发生散射,导致电子从入射方向偏移。高能电子与物质相互作用的散射角与物质原子序数的平方成正比,与物质厚度成正比。

因此,球囊状施照器中散射箔的材料可以选择高原子序数的材料,例如高原子序数的金属钨。在另一方面,增加散射箔的厚度也能增大散射角,但是散射箔的厚度越大射线的剂量率越低,所以需要对散射箔的厚度进行优化,保证在较大的散射角范围内产生足量射线的同时,又保持较高的剂量率。

图 22-2-12 示出均匀立方体模体中经过直径为 5cm 的球囊状施照器中心轴的冠状位(垂直于入射电子束方向)和横断位(平行于入射电子束方向)蒙特卡罗计算的剂量分布。从 0° 到 120°,每隔 30° 选择一个方向,绘出剂量随深度变化曲线。

球囊状施照器具有旋转对称性和轴对称性,因此在冠状位上所有方向的剂量随深度变化曲线旋转对称,而横断位的剂量随深度变化曲线是左右对称。冠状位的剂量分布与球壳的适形度很好,而横断位的剂量分布在接近施照器球壳开口和末端的区域,适形度随着能量的增加而变差。所选方向的曲线随着能量的增加而发散,这意味着低能射线束的适形度更好。对应于 4MeV、6MeV、9MeV 和 12MeV 射线束,中心轴(0°)方向上 50% 剂量的深度分别为 2mm、4mm、6mm 和 8mm,而这些深度在 120° 方向上变为 0° 方向的一半。此外,在 120° 方向上,由于散射电子能量偏低,剂量随深度变化较快。经过调制,对应于 4MeV、6MeV、9MeV 和 12MeV 原剂量率为 1 000cGy/min 的射线束,剂量率分别约为 30cGy/min、40cGy/min、50cGy/min 和 60cGy/min。

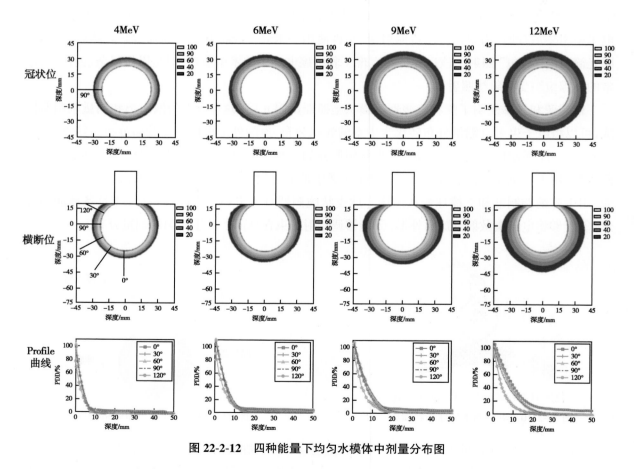

图 22-2-12　四种能量下均匀水模体中剂量分布图

图 22-2-13 示出了球囊状施照器和 Intrabeam 50mm 直径施照器的深度剂量分布。球囊状施照器的剂量分布具有多样性(四个能量射线束 50% 等剂量曲线的深度分别为 2mm、4mm、6mm 和

8mm,而 Intrabeam 的是 6mm),临床可根据需要选择。此外,与 Intabeam 相比,12MeV 射线束的梯度变化更小,即剂量分布更均匀。Sethi 等报道了 Intrabeam 系统 50mm 直径施照器的剂量率是 45cGy/min,而球囊状施照器 12MeV 射线束的剂量率增加了 33%,达到 60cGy/min。

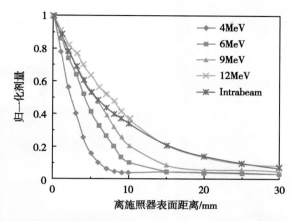

图 22-2-13 球囊状施照器和 Intrabeam 50mm 直径施照器深度曲线

（马 攀）

第三节 低能 X 射线术中放疗

20 世纪 30 年代,50~100kV 的 X 射线设备开始在术中放疗中应用。低能 X 射线设备设计紧凑,移动方便,操作灵活。低能 X 射线剂量学特点是:表面剂量最高、较电子束剂量跌落快,没有电子束的剂量坪区,导致靶区内剂量不均匀、靶区后正常组织剂量高。与高能加速器相比,低能 X 射线设备的主要优点是对辐射防护的需求低,缺点是剂量急剧下降,导致只有很薄的肿瘤组织能被照射。

一、低能 X 射线设备

（一）Intrabeam

临床常用的低能 X 射线术中放疗设备 Intrabeam 系统［Carl Zeiss Meditec AG,Göschwitzer Str.51-52,07745,耶拿,德国（Jena,Germany）,图 22-3-1］的射线源是 30kV、40kV 和 50kV 的 X 射线。在一个具有 6 个自由度的串联机械臂上,安装着重量轻、体积小（1.8kg,7cm × 11cm × 14cm）的 X 射线产生装置。Dinsmore 等人详细描述了该类型的 X 射线系统。射线的产生原理与普通 X 射线机类似,阴极产生的电子经高压电场加速,在偏转后经过长 100mm、外径 3.2mm 的空心探针,以偏转扫描方式击中一个半球形的金靶,产生类似球形的剂量分布。

（二）Xoft Axxent

低能 X 射线设备 Xoft Axxent 系统,也适用于术中放疗(图 22-3-2)。由于 Xoft Axxent 射线源尺寸小（长 15mm,直径 2.25mm）,它可通过一根直径为 5.4mm 的柔性水冷导管放置在施源器内部。导管可以在施源器内部步进,与后装放射源在后装施源器中的步进相同,通过控制射线源在施源器中停留的位置和时间,形成不同形状的剂量分布（例如球形或者圆柱形）,以适应肿瘤形状。Xoft

Axxent 系统的理论应用范围较 Intrabeam 系统要广。

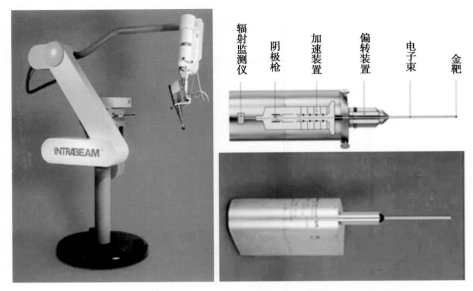

图 22-3-1　德国 Zaiss 公司 Intrabeam 系统, 微型 X 射线加速器及其结构示意

辐射监测仪　阴极枪　加速装置　偏转装置　电子束　金靶

与 Intrabeam 系统不同的是, Xoft Axxent 系统的射线源是有寿命的。在 10 次治疗(或治疗 170 分钟)后需要更换放射源, 更新放射源后需要进行新的校准和质量保证。

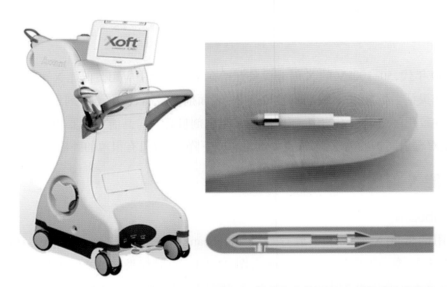

图 22-3-2　美国 iCAD 公司 Xoft Axxent 系统和 X 射线发生装置及 X 射线发生器结构示意

二、施源器

(一) Intrabeam

施源器的选择要考虑术后瘤床的形状和大小这两个因素。不同形状和大小的施源器产生的射线束的剂量分布、剂量率和能量不同。图 22-3-3 示出不同形状施源器产生的剂量分布, 球形施源器适用于乳腺癌术中放疗; 平面施源器适用于皮肤癌、肉瘤等术中放疗; 针形施源器适用于中枢神经系统肿瘤的术中放疗。球形施源器用于乳腺癌的研究最多, 其余施源器的研究结果较少。下面我

们详细介绍临床应用中球形施源器的重要剂量学参数、治疗时间和治疗深度。

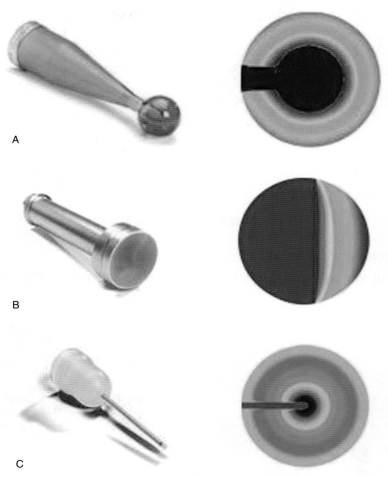

A. 球形施源器;B. 平面施源器;C. 针形施源器。

图 22-3-3　Intrabeam 系统不同形状施源器产生的剂量分布

表 22-3-1 列出在 Intrabeam 球形施源器表面照射 20Gy 剂量所需要的时间。如图 22-3-4 所示不同大小施源器的百分深度剂量曲线中,50% 等剂量深度(低能 X 射线处方剂量深度)为 3~5mm,这说明了低能 X 射线的治疗深度是毫米级的。欧阳斌等报告了 Intrabeam 系统 X 射线源的深度剂量率、各向同性的测量结果,验证了系统数据准确性,同时也提到 X 射线剂量梯度大、治疗范围局限等限制其临床应用范围。

表 22-3-1　不同大小 Intrabeam 球形施源器照射 20Gy 剂量需要的时间

施源器直径 /mm	治疗时间 /min
15	7.07
20	11.53
25	17.43
30	24.98
35	18.57
40	26.80
50	48.82

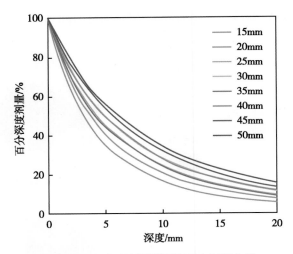

图 22-3-4　球形施源器百分深度剂量曲线

（二）Xoft Axxent

图 22-3-5 示出 Xoft Axxent 系统配备的适用于乳腺癌、皮肤癌和妇科肿瘤治疗的施源器。

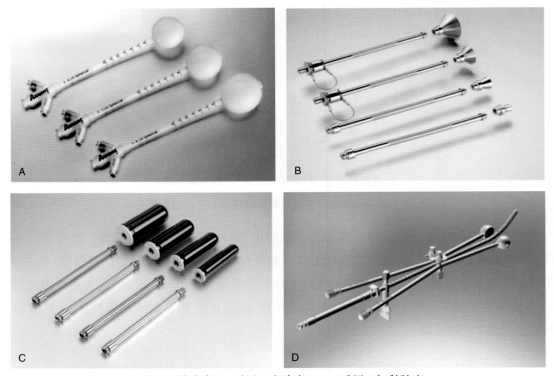

A. 适用于乳腺癌；B. 适用于皮肤癌；C, D. 适用于妇科肿瘤。

图 22-3-5　Xoft Axxent 系统配备的适用于不同肿瘤治疗的施源器

图 22-3-6 示出 Xoft Axxent S700 在 40kV、45kV 和 50kV 管电压下的辐射剂量函数与 HDR ^{192}Ir、LDR ^{125}I 和 LDR ^{103}Pd 近距离放射治疗源的径向剂量函数的比较。Xoft Axxent 射线束剂量下降梯度较近距离放射源 ^{192}Ir 和 ^{125}I 更陡，随着深度的增加，由于束流硬化 Xoft Axxent S700 射线束的穿透力在增加。

表 22-3-2 列出 Intrabeam 和 Xoft Axxent 参数。这两个低能 X 射线设备最大的区别是：

① Intrabeam 使用塑料的球形施源器,Xoft Axxent 使用充满水的球形施源器;② Xoft Axxent 能量和剂量率较高。然而,低能 X 射线术中放疗中,相较于设备类型的不同,施源器的摆放对技术不确定度的影响更大。术中放疗在很大程度上依赖于医生在瘤腔内放置施源器的经验,此时需要外科医生和放疗科医生共同参与,才能更大程度地降低这种不确定度,保证术中放疗质量。

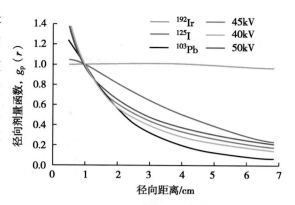

图 22-3-6　Xoft Axxent 径向剂量与近距离放射治疗源的比较

表 22-3-2　Intrabeam 和 Xoft Axxent 参数对照表

系统名称	Intrabeam	Xoft Axxent
制造商	Carl Zeiss Surgical	iCad
临床应用	皮肤、乳腺、颅内、椎体	皮肤、乳腺、妇科
治疗时间	25~40min（球形） 5~30min（平面）	10~25min（水球） 5~10min（平面） 10~15min（妇科）
加速电压和管电流	50kV,0.04mA	50kV,0.3mA
半价层 /mmAl	0.1（无施源器） 0.8~1.3（球形施源器） 1.6~2.1（球形和 1~2cm 水）	0.5（无施源器） 1.6（妇科）
射线源形状	点源（探针尖,旋转）	点源（导管,步进）
施源器大小	15~50mm 球形 10~60mm 平面	30~60mm 水球 10~50mm 平面 20~35mm 圆柱

三、皮肤剂量

使用低能 X 射线设备治疗时,必须确保术后瘤腔与施源器表面紧密贴合。同时,又要保证皮肤远离施源器表面,以使皮肤剂量低。球形施源器用于乳腺癌术中放疗时,当处方剂量设置在施源器表面,在距离表面 10mm 和 20mm 处,剂量分别减少到处方剂量的 28%~37% 和 11%~20%。图 22-3-7 示出距离 Intrabeam 3.5cm 直径球形施源器表面不同距离的剂量,Vaidya 等建议在使用此设备治疗时,皮肤应该距离施源器表面至少 1cm。

四、设备验收调试

如图 22-3-4 和图 22-3-6 所示,低能 X 射线设备的最大剂量学特征是剂量跌落速度快,对于测量设备的位置摆放要求较电子束高。在设备的验收调试阶段,需要在距离射线源几厘米或更近处,测量剂量分布,此时射线源和探测器的摆位精度需要到 0.1mm。在标准的水模体中,很难实现这种精度的摆位。Intrabeam 系统提供了一种特殊的水模体 PAICH,该模体中具有射线源支撑装置,能够在水平和垂直方向移动射线源,并以 45° 步进连续旋转 360°。系统配备的是适用于低能 X 射线剂量测量的 PTW 34012 电离室。

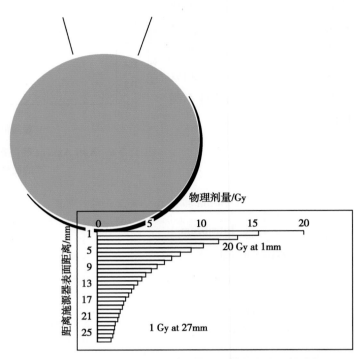

图 22-3-7　Intrabeam 3.5cm 直径球形施源器表面不同距离的剂量

电离室配合水箱测量是放疗设备调试中剂量测量的金标准,而固体水在日常质控工作中使用更为便捷。不同厂商提供的固体水材料不同,其水等效性决定于被测射线束与模体材料的相互作用。对于外照射的兆伏级 X 射线,康普顿散射占主要;对于低能 X 射线,光电效应占主要(第四章)。如果使用兆伏级 X 射线的测量模体,需要考虑模体水等效性存在的差异。

五、日常质量控制

Intrabeam 系统中电子束在偏转后打靶,才能形成预定的剂量分布,一旦电子束偏转出现问题,剂量分布将会发生很大的变化。因此,制造商提供了两个日常 QC 工具:PDA(光电二极管阵列)和PAICH 模体。射线源能够完全插入这两个工具中,实现自屏蔽,可以在无屏蔽的环境中进行 QC。PDA 包含 5 个二极管,测量输出的各向同性。

每个患者治疗之前需要执行各向同性和输出量的检测,这项工作可以在大约 10 分钟内完成。除了日常检测外,Eaton 还建议每六个月重新评估环境剂量,检查电离室稳定性;每年测试电子束的偏转,水或固体水中使用电离室测量输出量,水中使用电离室或 TLD 测量各向同性,水中使用电离室或胶片测量 *PDD*;此外,他建议每两年或者电离室校准后,使用同等能量的 X 射线设备进行互验。

Xoft Axxent 系统使用与后装治疗机相同的步进式照射,因此该系统质控时需要验证射线源步进的位置和精度。制造商配备的 QC 工具包括一个模体,它由 3 块丙烯酸固体水组成,具有屏蔽层。中间的固体水厚 5.2mm,中心有孔可容纳放射源,板上有在射线下成像的位置标记网格,可以通过视觉或通过曝光胶片来检查射线源的位置。在该板上方放置一张胶片,可以检测射线源位置或剂量的各向同性。下面的固体水中包含一个电离室,位于射线源中心的下方。

QC 工具还包括一个井型电离室,每次治疗前需要在井型电离室中测量输出量,Rivard 等测量发现,在所有工作电压下,施源器剂量率的标准偏差＜0.3%。此外,对于每一个新的射线源和施源器,在临床使用前都需要测量射线源和施源器通道的长度,并标定系统控制臂中相应的参数。

(马 攀)

第四节　术中放疗技术比较与选择

如前文所述,术中放疗技术包括高能电子束术中放疗、高剂量率近距离术中放疗和低能 X 射线术中放疗。这三种技术之间的差异以及临床如何选择,是本小节介绍的内容。

一、肿瘤部位

表 22-4-1 列出临床可用的术中放疗技术之间存在的差异。由于高能电子束术中放疗受限于限光筒直径,因此不适合治疗位于狭窄空腔内的肿瘤,例如鼻窦。然而,高剂量率近距离术中放疗和低能 X 射线术中放疗,由于具有更高的自由度和更小的施源器,更适合这种情况。高能电子束术中放疗中,放置限光筒的时间和出束治疗时间较少,治疗深度更深,只要肿瘤位于限光筒可以放置的部位,临床更倾向于使用这种技术。如果遇到一些肿瘤位于加速器无法实现的角度,例如腹膜后区域,外科医生会选择将患者手术体位由仰卧位改为俯卧位后,实施高能电子束术中放疗。

表 22-4-1　三种术中放疗技术的差异

项目	高能电子束术中放疗	高剂量率近距离术中放疗	低能 X 射线术中放疗
出束治疗时间	2~4min	5~30min	30~45min
术中放疗整个流程时间	30~45min	45~120min	45~120min
治疗部位	限光筒可以放置的部位	距离施源器表面 ≤ 0.5~1.0cm 区域内	距离施源器表面 ≤ 0.5~1.0cm 区域内,小体积的靶区
表面剂量	低(75%~93%)	高(200%)	很高(300%)
2cm 深度处剂量	高(70%~100%)	低(30%)	很低(20%)
剂量均匀性	≤ 10%	≥ 100%	≥ 150%

二、肿瘤深度

高能电子束、高剂量率放射性核素和低能 X 射线的剂量分布特征不同。表 22-4-1 显示了高剂量率近距离术中放疗和低能 X 射线术中放疗的表面剂量高于高能电子束术中放疗,临床医生更倾向于使用高剂量率近距离治疗显微镜下的小瘤床。但是,高剂量率近距离治疗(使用表面敷贴器)不适合治疗厚度超过 0.5~1.0cm 的残余肿瘤,此时可以使用插值高剂量率近距离治疗厚度大于 0.5cm 的大肿瘤。

如表 22-2-1 所示,中国医学科学院肿瘤医院 Mobetron 1000 术中放疗电子直线加速器各种能量 90% 治疗深度。表明在肿瘤残余深度>1cm 时,高能电子束术中放疗深度剂量具有优势。

对于任何术中放疗方法,放疗医生和外科医生必须解决肿瘤切除后液体积聚的问题,这可能会改变深度剂量特性。为了消除这种风险,有必要在治疗过程中持续抽吸瘤床附近的液体。

三、照射野大小和治疗时间

巨大的肿瘤,如腹膜后和四肢肉瘤,在完全切除的情况下,适合接受术中放疗。对于高剂量率近距离术中放疗,可以定制施源器,基本上没有尺寸限制。需要注意的是,高剂量率近距离术中放疗的治疗时间,取决于瘤床的大小和放射源的活度,通常从 5 到 30 分钟不等。大面积高剂量治疗会延长治疗时间,超过 120 分钟。

较大的瘤床通常用高能电子束术中放疗,可以采用本章第二节介绍的高能电子束大野照射技术。高能电子束术中放疗使用的限光筒是标准尺寸和形状,只能使用铅片遮挡无法通过手术方式移出照射野的危及器官。

对于直径为 3~5cm 的小靶区,低能 X 射线术中放疗的治疗时间从 30 分钟到 60 分钟不等。低能 X 射线术中放疗不适用于大瘤床。表 22-3-2 列出了低能 X 射线术中放疗可用的施源器大小,直径在 10~60mm。

(马　攀)

第五节　术中放疗成像和计划设计

20 世纪 70 年代以来,影像和放疗计划技术的发展给外照射放疗带来了重大改进,促使外照射放疗全面进入了精确定位、精确计划和精确治疗的"三精放疗时代"。然而,在术中放疗领域,影像和计划的发展却滞后很多,本小节将介绍术中放疗室内成像及术中放疗治疗计划系统的相关内容。

一、手术室内成像

术中放疗计划系统发展滞后的主要原因是,在手术室很难安装成像系统。手术室内成像面临的挑战:手术室内空间有限,灭菌要求严格,手术时长有限制,手术中患者体位不便于成像,手术金属工具和手术台部件会引起图像伪影。此外,对于每周只治疗少数患者的术中放疗系统而言,室内成像系统的使用率较低。为了提高成像设备使用率,可以在配置时增加除了术中放疗之外的其他成像需求。

(一) CT 和 MRI

尽管滑轨 CT(CT on rail)技术已逐渐应用于放射治疗领域,但目前国际上只有奥地利的一个术中放疗手术室配置了该设备。常规移动式 C 形臂 X 射线机能够采集 CBCT 图像,但是这些设备图像的重建体积极小,很难实现术中放疗区域周围组织的成像。新的 C 形臂机采用了大型平板探测器成像和机器人定位技术,能够获得更大的重建体积,更容易在手术室使用(图22-5-1)。PAIR患者成像设备将床与一个大孔径(60cm)成像环集成在一起,并安装在固定于天花板的机械臂上(图22-5-2)。当患者躺在床上时,成像环沿着床的方向移动,通过一个大型平板探测器采集CBCT图像。图像采集完成后,机械臂将患者和床一起移动到加速器下方,该过程中患者相对于床不发生移动,不需要重新定位。

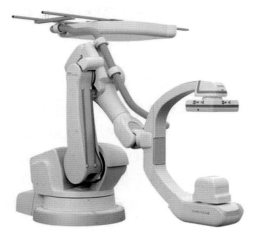

图22-5-1　安装在机械臂上的成像设备
（Siemens Artis zeego）

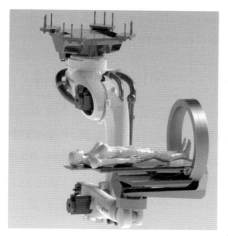

图22-5-2　PAIR患者成像设备
（Medton G.m.b.H.）

CBCT图像用于放疗治疗计划设计,在进行CT值与电子密度转换时,会引入不确定度。这个不确定度的来源之一是图像采集参数不同(如管电压、管电流),但更重要的来源是由于患者不同部位的扫描体积不同,而引入不同比例的散射线。在重建过程中,散射线会产生较大的背景噪声、条纹和杯形伪影。减少由散射线引入误差的方法:不同部位使用不同的校准曲线,手动设置不同组织区域密度,将扇形束CT电子密度映射到CBCT,把施源器和肿瘤位置从CBCT映射到术前采集的常规CT上设计计划。然而,由于金属手术工具和手术台部件会在CBCT图像上产生大量伪影,严重影响CBCT图像质量,最终导致无法在CBCT图像上计算术中放疗剂量。

MRI技术由于具有高于CT的软组织分辨能力,不会产生CT检测中的骨性伪影,无辐射成像以及具备功能成像等优势,一直是肿瘤图像引导放射治疗(IGRT)的研究热点。近年来,以ViewRay和Elekta/Philips MRI-Linac为代表的MRI引导放疗系统已经开始了临床应用。在放疗时,使用MRI引导放疗系统采集实时磁共振影像,是治疗中实时运动管理和在线自适应放疗的可选解决方案。虽然,手术室内也可安装MRI系统,但是由于术中放疗加速器很多部件与磁场不兼容无法和MRI系统安装在同一手术室内,需要在术中采集图像时移动手术床,增加了采集图像难度。此外,因MRI系统购置成本高,噪声明显,扫描环境相对封闭,影响心脏起搏器,体内有金属植入物(如假肢、人工心瓣膜、人工股骨头等)患者无法接受检查,扫描环境要求高等劣势也限制了其在术中放疗图像采集中的应用。

（二）超声

超声成像由于具备无辐射、软组织分辨率高的优势,被最早用于前列腺癌外照射放疗中。应用范围较广的Clarity®超声引导系统(Elekta Ltd.,斯德哥尔摩,瑞典)配备了红外追踪超声探头,可以获取治疗中的3D图像。术中放疗成像要求:首先,需要在手术室内实施;其次,需要对可见肿瘤、瘤床区或易复发转移部位成像。超声成像除了能满足这两大需求外,还具备成像速度快、不会引入金属手术工具和手术台部件引起的图像伪影、方便移动、设备使用率高、购置成本低等优势。综合考虑上述因素,在术中放疗手术室内理想的成像设备是超声。马攀等建立了使用多功能限光筒完成术中放疗的 3D 模拟定位和超声引导放疗方法,并在模体上开展了试验。

超声图像无法对骨头和空腔成像,将超声术中放疗成像限制在了软组织肿瘤的应用范围内,例如,腹部胰腺癌、肝癌、贲门癌等肿瘤的术中放疗。超声系统获得的图像没有电子密度信息,在电子束治疗范围内的软组织密度可近似设置为 $1g/cm^3$。此外,也可以通过与术前 CT 图像配准,获取相应组织电子密度信息后,应用在术中放疗剂量计算中。

二、术中放疗计划系统

到目前为止,还没有一个商业化的术中放疗计划系统使用到室内影像。唯一商业化的术中放疗计划系统将外科导航系统与 CT 图像绘制工具结合在一起,用于模拟手术腔,定义限光筒位置和角度,并计算剂量分布(GMV-RADIANCE®)。使用该系统可以在术前 CT 图像上,设计预计划、模拟术中放疗手术流程以及重建剂量分布。系统支持将限光筒末端电子束的相空间文件作为源模型,进行蒙特卡罗模拟剂量计算。此外,该系统还提供报告工具,可连接验证和记录系统,输出 DICOM RT 文件。

三、术中放疗报告

在缺乏术中放疗计划系统和电子化文档工具的情况下,需要手工记录术中放疗治疗参数。在设计术后外照射放疗计划的时候,依据这些参数重建术中放疗解剖部位和剂量分布,以便给肿瘤照射足够剂量的同时,更好地保护危及器官。因此,记录应包括解剖示意图,治疗部位和铅挡区域,限光筒的尺寸和位置,入射角度,电子束能量,bolus 信息,空气间隙或其他任何改变剂量分布的参数。

四、术中放疗技术展望

虽然术中放疗技术已经发展了一百余年,但目前仍然存在下列不足。

(一)高度依赖医生个人经验

观察术中放疗基本流程,我们发现术中放疗治疗参数(限光筒/施源器尺寸和摆放位置、补偿器厚度、铅挡位置、射线束能量、剂量等)都是医生在上手术台后,短时间内根据经验决定的,特别是当靶区附近有很多重要器官的时候,由于其相对位置关系复杂密切,医生的经验水平决定了这些参数能否正确选择。

Ciocca 等对意大利多家医院做研究发现,由限光筒和射线遮挡装置(铅挡)摆放位置错误而造成的医疗失误的发生率高达 5%。即使是有经验的医生,当碰到靶区附近有很多重要器官时(如胰腺癌),由于无法获取三维剂量分布,在限光筒尺寸、处方剂量深度的选择上有时也会倾向于保守。

(二)无法评估三维剂量

术中放疗剂量计算信息是基于医生的经验获取的,放疗物理师通过查百分深度剂量表、射野输出因子表,手工计算一个点的剂量,无法评估受照射组织的 3D 剂量分布。然而,对于靶区附近有很多重要器官、相对位置关系复杂密切的术中放疗,三维剂量评估的误差将增大。

平端面限光筒的高剂量区与筒径范围基本一致,而倾斜端面限光筒的高剂量区则与筒径范围相差较大,所以很难通过限光筒准确判断高剂量区位置,这就进一步增加了选择难度。而这些参数选择错误会对放疗效果产生严重影响,严重指数高达 8 分(FMEA,最高 10 分)。

多篇文献报道术中放疗存在单次照射无法给予根治剂量,照射范围不全,剂量不均匀等弊端,有时可能无法达到预期效果,需配合术后(外照射)放疗补量才能达到更好的治疗效果。由于缺少术中 3D 图像和剂量分布信息,因此术后放疗计划设计时无法叠加术中放疗剂量分布,从而无法准确判断补量范围和剂量大小。这样有可能导致靶区剂量不足或重要器官超过耐受剂量,影响术后外照射效果。

(三)流程复杂

术中放疗涉及多学科专业人员,包括外科医生、放疗医生、放疗物理师、麻醉师、护理人员、病理学家和放疗技师,需要在多个科室的密切配合下才能顺利完成。术中放疗流程复杂,参与人员众多,因此增加了术中放疗中发生错误的概率。赵胜光等对其所在医院的术中放疗风险进行 FMEA 研究发现,限光筒安放位置错误和限光筒尺寸选择错误发生概率可能达到 30%。

如上所述,由于术中放疗设备的结构、功能简单,术中放疗高度依赖医生个人经验,无法评估三维剂量,流程复杂,一定程度上限制了术中放疗的开展范围。术中放疗加速器技术发展应该聚焦上面的问题,在影像定位、精确计划设计和治疗实施三个方面有突破性的发展。

术中放疗发展的方向应该与外照射技术发展方向一致,包括图像引导、自动化和智能化。未来的术中放疗系统应该具备可视化、可定量化、自动化的功能。能够让医生看到肿瘤位置,量化肿瘤与正常组织相对位置,便于术前模拟手术路径;能够实时获取图像,便于监测手术进展和采取最优手术方案;能够定量评估手术结果,确保制定最优的术中精确放疗计划;能够精确摆放限光筒或施源器等治疗组件,提高摆位效率和精度,确保术中放疗计划精确实施。

(马 攀)

参考文献

[1] CALVO F A, MEIRINO R M, ORECCHIA R. Intraoperative radiation therapy first part: rationale and techniques [J]. Crit Rev Oncol Hematol, 2006, 59 (2): 106-115.

[2] GUNDERSON L L, ASHMAN J B, HADDOCK M G, et al. Integration of radiation oncology with surgery as combined-modality treatment [J]. Surg Oncol Clin N Am, 2013, 22 (3): 405-432.

[3] DAVES J L, MILLS M D. Shielding assessment of a mobile electron accelerator for intraoperative radiotherapy [J]. J Appl Clin Med Phys, 2001, 2 (3): 165-173.

[4] HOGSTROM K R, BOYER A L, SHIU A S, et al. Design of metallic electron beam cones for an intraoperative therapy linear accelerator [J]. Int J Radiat Oncol Biol Phys, 1990, 18 (5): 1223-1232.

[5] NYERICK C E, OCHRAN T G, BOYER A L, et al. Dosimetry characteristics of metallic cones for intraoperative radiotherapy [J]. Int J Radiat Oncol Biol Phys, 1991, 21 (2): 501-510.

[6] MILLS M D, ALMOND P R, BOYER A L, et al. Shielding considerations for an operating room based intraoperative electron radiotherapy unit [J]. Int J Radiat Oncol Biol Phys, 1990, 18 (5): 1215-1221.

[7] JANSSEN R W, FADDEGON B A, DRIES W J. Prototyping a large field size IORT applicator for a mobile linear accelerator [J]. Phys Med Biol, 2008, 53 (8): 2089-2102.

[8] BEDDAR A S, BRIERE T M, OUZIDANE M. Intraoperative radiation therapy using a mobile electron linear accelerator: field matching for large-field electron irradiation [J]. Phys Med Biol, 2006, 51 (18): N331-N337.

[9] BEDDAR A S, BIGGS P J, CHANG S, et al. Intraoperative radiation therapy using mobile electron linear accelerators: report of AAPM Radiation Therapy Committee Task Group No. 72 [J]. Med Phys, 2006, 33 (5): 1476-1489.

[10] HENSLEY F W. Dose consumption for quality assurance and maintenance at a dedicated IORT accelerator [J]. J

Appl Clin Med Phys, 2009, 10 (4): 188-206.

［11］ RUNZ A, WAGENKNECHT K, ECHNER G, et al. A positioning tool for reproducible measurements of beveled IORT applicators on accelerators without room-related position indicators [J]. Radiother Oncol, 2011, 99 (Suppl 1): S24.

［12］ BEDDAR A S. Stability of a mobile electron linear accelerator system for intraoperative radiation therapy [J]. Med Phys, 2005, 32 (10): 3128-3131.

［13］ MA P, LI M, CHEN X, et al. Ultrasound-guided intraoperative electron beam radiation therapy: A phantom study [J]. Phys Med, 2020, 78: 1-7.

［14］ SETHI A, EMAMI B, Jr SMALL W, et al. Intraoperative Radiotherapy with INTRABEAM: technical and dosimetric considerations [J]. Front Oncol, 2018, 8: 74.

［15］ GUNDERSON L L, WILLET C G, CALVO F, et al. Intraoperative irradiation techniques and results [J]. Current Clinical Oncology, 2011, 2: 27-50.

［16］ 欧阳斌, 肖振华, 王振宇, 等. 低能 X 射线术中放疗系统剂量学特点和潜在临床应用局限性 [J]. 中华放射肿瘤学杂志, 2016, 25 (8): 867-871.

［17］ RIVARD M J, DAVIS S D, DEWERD L A, et al. Calculated and measured brachytherapy dosimetry parameters in water for the Xoft Axxent X-Ray Source: an electronic brachytherapy source [J]. Med Phys, 2006, 33 (11): 4020-4032.

［18］ VAIDYA J S, BAUM M, TOBIAS J S, et al. The novel technique of delivering targeted intraoperative radiotherapy (Targit) for early breast cancer [J]. Eur J Surg Oncol, 2002, 28 (4): 447-454.

［19］ EATON D J. Quality assurance and independent dosimetry for an intraoperative X-ray device [J]. Med Phys, 2012, 39 (11): 6908-6920.

［20］ 戴建荣, 马攀, 李明辉, 等. 一种术中图像引导放疗的模拟定位装置和方法: CN2017103374912 [P]. 2019-10-25.

［21］ MA P, LI M, CHEN X, et al. Ultrasound-guided intraoperative electron beam radiation therapy: A phantom study [J]. Phys Med, 2020, 78: 1-7.

［22］ MARTIGNANO A, MENEGOTTI L, VALENTINI A. Monte Carlo investigation of breast intraoperative radiation therapy with metal attenuator plates [J]. Med Phys, 2007, 34 (12): 4578-4584.

［23］ OSHIMA T, AOYAMA Y, SHIMOZATO T, et al. An experimental attenuation plate to improve the dose distribution in intraoperative electron beam radiotherapy for breast cancer [J]. Phys Med Biol, 2009, 54 (11): 3491-3500.

［24］ CIOCCA M, CANTONE M C, VERONESE I, et al. Application of failure mode and effects analysis to intraoperative radiation therapy using mobile electron linear accelerators [J]. Int J Radiat Oncol Biol Phys, 2012, 82 (2): e305-e311.

［25］ GOODMAN K A, HAJJ C. Role of radiation therapy in the management of pancreatic cancer [J]. J Surg Oncol, 2013, 107 (1): 86-96.

［26］ JINGU K, TANABE T, NEMOTO K, et al. Intraoperative radiotherapy for pancreatic cancer: 30-year experience in a single institution in Japan [J]. Int J Radiat Oncol Biol Phys, 2012, 83 (4): e507-e511.

［27］ RUANO-RAVINA A, CANTERO-MUÑOZ P, ERASO URIÉN A. Efficacy and safety of intraoperative radiotherapy in breast cancer: a systematic review [J]. Cancer Lett, 2011, 313 (1): 15-25.

［28］ VUJASKOVIC Z, WILLETT C G, TEPPER J E, et al. Normal-tissue tolerance to IOERT, EBRT, or both: animal and clinical studies [M]. Totowa, NJ, United States: Humana Press, 2011.

［29］ 赵胜光, 沈文同, 张毅斌, 等. 失效模式和效果分析用于术中放疗风险管理模式初探 [J]. 中华放射肿瘤学杂志, 2013, 22 (2): 147-150.

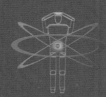

RADIATION
THERAPY
PHYSICS

第二十三章
硼中子俘获治疗技术和设备

第一节 硼中子俘获治疗原理

硼中子俘获治疗(boron neutron capture therapy,BNCT)是一种基于核俘获和裂变反应的放射疗法,其基本原理是利用超热中子(0.4eV~10keV)照射靶向性聚集在肿瘤细胞内的 ^{10}B,形成不稳定的核素 ^{11}B,进而发生裂变并产生载能重离子,从而将肿瘤细胞摧毁。其基本核反应如图 23-1-1 所示,具体可表示为式 23-1-1。

$$^{10}_{5}B+n_{th} \rightarrow ^{11}_{5}B \begin{cases} ^{4}_{2}He+^{7}_{3}Li+2.79MeV(6.1\%) \\ ^{4}_{2}He+^{7}_{3}Li+0.48MeV\gamma+2.31MeV(93.9\%) \end{cases}$$ （式 23-1-1）

^{10}B(n,α)^{7}Li 核反应具有以下鲜明特点:

(1)^{10}B 与热中子反应截面为 3 837barn(1barn=10^{-24}cm^2),远远大于人体基本组成元素(C、H、O、N 等)的反应截面。

(2)产生的 α 粒子和 ^{7}Li 具有高 LET 值。

(3)产生粒子射程很短,作用范围接近于单个细胞大小(10μm)。

因此 BNCT 具有选择性杀伤肿瘤细胞而不损伤周围正常细胞的优势,适合治疗多次复发、局部浸润或区域转移等复杂病例。BNCT 的治疗过程主要分为两步:首先将硼化药物注射或服入人体内,使 ^{10}B 富集在肿瘤细胞中;然后将加

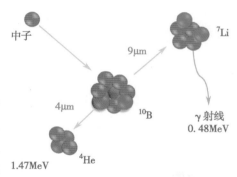

图 23-1-1　硼中子俘获治疗(BNCT)原理示意

速器或反应堆产生的中子经慢化整形变为超热中子,照射到病变组织,与 ^{10}B 发生俘获反应。与质子重离子治疗相比,BNCT 提供了结合物理与生化标靶能力,可以在分子与原子尺度攻击肿瘤,实现个体化的、靶向性的重离子治疗;与化学靶向治疗相比,BNCT 提供了近乎 100% 的癌细胞致死率,并且可以利用中子束限制杀伤范围,提供更为安全有效的治疗方式。在治疗时间方面 BNCT 同样优势明显,传统放疗和质子治疗一般需要 20~30 次照射,治疗 4~6 周;重离子治疗需要 1~10 次照射,治疗时间 1 天至 2 周不等;而 BNCT 仅需 1~2 次照射,即 1~2 天的治疗时间,对于患者治疗极为方便省时,对于医院也可大大提高周转速度。

（傅 琪）

第二节 硼中子俘获治疗的剂量

不同于传统的光子和电子治疗,BNCT 治疗过程中不仅有一次射线,比如 γ 射线、快中子和热中子,还包括复杂的二次射线,包括 α 粒子、^{7}Li、反冲质子、β 射线(次级电子)以及次级光子等,剂量组成十分复杂,总结起来主要包括以下四个部分:①硼剂量 D_B,由 ^{10}B(n,α)^{7}Li 反应产生;②质子剂量 D_p,由 ^{14}N(n,p)^{14}C 反应产生;③中子剂量 D_n,包括热中子和快中子剂量(中子与氢散射产

生反冲质子);④γ剂量 D_γ:来自 $^1\mathrm{H}(\mathrm{n},\gamma)^2\mathrm{H}$ 反应及射束污染。其中前两项理论上不可通过测量得到,只能通过热中子注量以及 $^{10}\mathrm{B}$ 和 $^{14}\mathrm{N}$ 在组织中的含量间接计算得出。总的吸收剂量为:

$$D_\mathrm{T} = D_\mathrm{B} + D_\mathrm{p} + D_\mathrm{n} + D_\gamma \tag{式 23-2-1}$$

由于生物效应受到辐射类型与能量、剂量与剂量率大小、照射条件及个体差异等因素影响,相同的吸收剂量未必产生同等程度的生物效应。对于光子和电子治疗,辐射生物学效应是相对统一的;然而对于 BNCT 来说,四种剂量成分辐射类型和能量完全不同,引起的生物学效应也差异很大,不能简单使用平均吸收剂量大小来衡量,必须要考虑每个剂量成分生物效应对应的权重因子,才能得到统一的当量剂量 D_w:

$$D_\mathrm{w} = w_\mathrm{c}D_\mathrm{B} + w_\mathrm{p}D_\mathrm{p} + w_\mathrm{n}D_\mathrm{n} + w_\gamma D_\gamma \tag{式 23-2-2}$$

其中硼剂量的权重因子 w_c 为复合权重因子,不仅包含了 $^{10}\mathrm{B}$ 与热中子核反应的发生概率,也包含反应粒子击中细胞核的概率,这取决于所使用的硼化药物种类以及在组织中发生核反应的位置,相关研究表明 w_c 的不确定性为 16%~36%;w_p 包含了 $^{14}\mathrm{N}$ 与热中子反应的发生概率,同时与质子能量有关;w_n 根据中子能量不同变化幅度可达 4 倍;w_γ 的权重因子为 1。

从上述剂量组成可知,BNCT 的剂量计算必须要完整模拟中子、质子以及各种带电粒子的相互作用,只有基于蒙特卡罗的剂量计算方法才能满足此要求,目前所有中子治疗的计划系统都采用了蒙特卡罗模拟,其中已应用于临床的治疗计划系统有:BNCT-RTPE、MacNCTplan、JCDS、SERA 和 NCTPlan,正在研发的治疗计划系统有:THORPlan、MCDB、BDTPS、MiMMC 和 MINERVA。

由于各种射线在不同介质中相互作用差别很大,特别是对于中子来说,不同的核素的散射截面变化十分剧烈,例如在人体中氢和氮的原子密度会对中子剂量产生显著影响,因此要想准确模拟中子和光子输运并确定剂量分布,必须要确定组织实际的成分和密度,建立患者 3D 计算模型。ICRU 44 号和 46 号报告提供了多种组织的参考成分数据和密度,可确保各种试验的一致性。3D 计算模型的建立通常基于 CT 和 / 或 MR 影像,由于带电粒子与物质相互作用范围很小,因此图像分辨率和层厚都将影响剂量计算精度。

另外,在 BNCT 中主要依靠中子与硼相互作用产生剂量,而且硼具有很大中子反应截面,会显著降低中子注量,因此在模拟计算中还要确定 $^{10}\mathrm{B}$ 在肿瘤和正常组织中的浓度。根据药代动力学研究,可对正常组织和肿瘤的硼浓度进行合理的预期假设,脑组织中 $^{10}\mathrm{B}$ 的浓度为 $30\mu\mathrm{g/g}$ 时,可使头部模体中最大热中子注量减少约 10%,同时热中子的剂量成分也相应减少。近年来,PET 图像也被推荐用于提供硼浓度信息。在 BNCT 照射前,给患者注射 $^{18}\mathrm{F}$-BPA(放射性标记硼化药物 BPA)显影剂,并通过正电子断层扫描(PET)获取患者的影像数据,可以得到患者肿瘤与正常组织中硼浓度的比值(T/N)。因此,预先获取 $^{18}\mathrm{F}$-BPA PET 数据有助于确定患者是否适合进行 BNCT,并为治疗计划提供有关 $^{10}\mathrm{B}$ 分布的重要输入参量。在 BNCT 治疗实施过程中(照射前和照射中)也需要监测硼浓度,进行血液中硼浓度随时间变化的跟踪测量(每 15 分钟或半小时取样测量一次)。一般采用电感耦合等离子体原子光谱仪(ICP-AES)对血液样品中的硼浓度(血硼浓度)直接进行测量,再由患者的 T/N 反推患者肿瘤组织中的实际硼浓度值。此外,还可以使用其他一些手段来检测或对硼分布进行成像,比如:瞬发伽马中子活化分析技术(PGNNA)、伽马照相机、中子自动成像(neutron autoradiography)、次级离子质谱仪(secondary ion mass spectrometry)、电子能损谱仪(electron energy loss spectrometry)以及阿尔法谱仪(Alpha spectrometry)等。

在 BNCT 剂量测量方面,由于 BNCT 治疗的辐射场为混合场,涉及多种不同辐射与物质的作用,需要同时针对γ射线、快中子、热中子等的测量仪器;既需要测量射线的能谱分布,又需要测量不同射线所产生的剂量大小,还需要考虑不同射线的相对生物效应以及不同介质的生物学效应。ICRU 26 号和 45 号报告分别描述了生物学和医学中的中子剂量和快速中子治疗临床剂量,此外国际上还针对 BNCT 制定专门的报告。

根据 BNCT 对混合辐射场测量的要求,可利用微剂量(microdosimetry)理论和方法,研制能够同时测量γ射线、快中子、热中子的探测器。目前用于 BNCT 中子源的剂量特性测量和在线束流强度监控的主要是气体填充辐射探测器,比如双电离室、反冲质子正比计数器、BF_3 和 ^3He 正比计数器、裂变电离室等,其中双电离室是 BNCT 剂量测量中应用最多的探测器。它具有两个电离室,一个采用组织等效塑料外壁(如 A-150),内部充入组织等效气体(按体积:64.4% CH_4、32.5% CO_2 和 3.1% N_2),对于中子敏感;另一个是石墨外壁内充 CO_2 气体,对于γ射线敏感。因此双电离室可以同时测量出中子和γ射线两种剂量成分,其工作原理可简述为如下两个公式(式 23-2-3 和式 23-2-4)。

$$N_u Q_u = h_u D_g + k_u D_n - t_u \varphi_{th} \qquad (式 23-2-3)$$
$$N_t Q_t = h_t D_g + k_t D_n - t_t \varphi_{th} \qquad (式 23-2-4)$$

其中 Q_u 和 Q_t 分别是两个电离室收集到的电荷量,并经过了温度和气压修正。D_g 和 D_n 分别为参考介质(一般为空气或水)中γ和中子的吸收剂量校准。φ_{th} 是测量位置的热中子注量。N_u 和 N_t 分别为两个电离室的校准因子,校准数据一般由人工提供,并直接应用于束流设计验证和临床前的剂量测量,需要强调的是,在临床应用中这些校准因子必须根据可追溯的标准独立确定。h_u 和 h_t 是两个电离室分别对于感兴趣的γ辐射场灵敏度与校准的γ辐射场灵敏度之比,双电离室的初始校准是在一个γ辐射场中,这里主要考虑了γ能谱变化的影响,特别是电离室对局部γ辐射场的空间扰动。同理,k_u 和 k_t 是两个电离室分别对于感兴趣的中子辐射场灵敏度与校准的γ辐射场灵敏度之比。t_u 和 t_t 是两个电离室分别对于单位热中子通量的灵敏度。上述灵敏度参数的确定和使用可详见 ICRU 26 号和 45 号报告。另外还有一些其他探测器在特定场景下也被用于 BNCT 的束流特性和临床剂量学测量,如闪烁体探测器、热释光探测器、半导体探测器、自供电中子探测器等,具体可参考探测器使用说明,此处不再一一介绍。

(傅 琪)

第三节　医用中子源

BNCT 对于中子源提出了很高的要求:①为了产生足够放射剂量以消灭肿瘤细胞,需要出射足够数量的热中子与硼发生反应;②为了减少正常组织的受照剂量,要求出射的中子束中γ射线和快中子的污染尽可能少;③出射的中子束还需具有较高的准直性和稳定性。表 23-3-1 列出了适用于治疗脑部或软组织肿瘤的 BNCT 医用中子源推荐参数及要求,采用了硼化药物 BPA 及相关权重因子。

表 23-3-1　硼中子俘获治疗中子源推荐性能特征

特征	理想设备性能
中子及光子束流污染	$<2 \times 10^{-12}$Gy·cm^2 [a]
有效治疗深度	>8cm
能量	0.4eV<E<10~20keV
准直度(计算流强与注量之比)	$J/\varphi > 0.75$
束流孔径	可调节大小形状,对于脑部,直径为 0~16cm
强度,超热中子注量	$\geq 2 \times 10^{9}$n/(cm^2·s) [b]
治疗时间	约 10min
患者摆位	长而突出的准直器、大空间治疗室、射野校准工具,实现身体任何部位的束流照射
束流控制	可传递处方 ±1% 误差范围内所需中子积分注量
	保护工作人员和患者的安全连锁系统
患者支持	用于监控患者的视频和音频通信,紧急情况下的快速出口

注:a. 中子和光子的权重因子分别采用 3.2 和 1 时,等效为 2.8×10^{-12}Gy·cm^2;b. 对于深部脑肿瘤,建议更高中子强度或者使用更先进的硼化药物以降低组织中含量(或提高肿瘤选择性),尽可能缩短治疗时间。

　　最初用于 BNCT 实践的是反应堆中子源,但是其设施复杂、体积较大、造价与维护费用高,同时还面临营业执照、安全等制度性困难,很难在一般的医疗机构中推行。目前更适合作为医用中子照射器的主要有两种:加速器中子源、紧凑型中子发生器。相比于反应堆中子源,它们具有更多优势,如占地面积小、可产生多种能量中子、中子束开启关闭方便等,但是它们面临的一个共性问题是中子产额低,在应用于 BNCT 之前仍需经过更多的研究和测试。

　　加速器中子源产生中子所利用的核反应主要有四种:^{7}Li(p,n)^{7}Be、^{9}Be(p,n)^{9}B、^{9}Be(d,n)^{10}B、^{13}C(d,n)^{14}N,前两种反应为吸热反应,后两种反应为放热反应,相关特征列于表 23-3-2。四种核反应各具优缺点,首先 ^{7}Li(p,n)^{7}Be 核反应是研究最多、最具有应用前景的核反应,其反应截面在 2.25MeV 左右有一个峰值,约为 580mbar,一般采用 2.5MeV 的质子束轰击厚锂靶,使质子在靶中慢化至 2.25MeV 峰值能量,从而增加中子产额。该反应产生中子的最大能量和平均能量分别为 786keV 和 550keV,远小于反应堆产生中子的能量,可使后续中子的慢化和整形结构简单化和小型化,然而该反应的缺点是锂金属的熔点非常低(181℃),不适合作为靶材,同时反应产物具有放射性。

　　对于 ^{9}Be(p,n)^{9}B 核反应,在质子能量为 2.5MeV 时中子产额低于 ^{7}Li(p,n)^{7}Be 核反应,若要获得相当的中子产额,需将质子的能量提升到 4MeV 左右,这会增加加速器成本,同时该反应产生的中子能量较高(最大能量 2.12MeV,0° 方向平均能量 1.06MeV),不利于后续的慢化和整形设计。

　　作为放热反应,^{9}Be(d,n)^{10}B 和 ^{13}C(d,n)^{14}N 两种核反应都具有无反应阈值限定的优点,并且在较低能量下具有较大的中子产生截面,然而缺点是反应释放的能量高,导致产生的中子能量较高。相比较而言,后者核反应的低能中子占比高,且碳靶材的热机械性能更好。

表 23-3-2　基于加速器的硼中子俘获治疗的 4 种带电粒子核反应的特征

核反应	轰击能量 /MeV	中子产生率 / $(n \cdot mA^{-1} \cdot s^{-1})$	计算的 0° 方向中子平均能量 /MeV	$E_n < 1MeV$ 的比例 /%	计算的最大中子能量 /MeV	靶材熔点 /℃	靶材导热系数 / $(W \cdot m^{-1} \cdot K^{-1})$
$^7Li(p,n)^7Be$	2.5	9.3×10^{11}	0.55	100	0.786	181	85
$^9Be(p,n)^9B$	4.0	1.0×10^{12}	1.06	50	2.12	1 287	201
$^9Be(d,n)^{10}B$	1.5	3.3×10^{11}	2.01	50	5.81	1 287	201
$^{13}C(d,n)^{14}N$	1.5	1.9×10^{11}	1.08	70	6.77	3 550	230

　　医用加速器中子源主要由 3 个部分组成：粒子加速器系统、中子生成靶和中子慢化整形系统。其工作流程可简述为，加速器系统加速带电粒子到一定能量，轰击靶材产生中子束，再经慢化整形系统输出适用于患者治疗的中子束。图 23-3-1 是日本筑波大学 BNCT 装置示意图。

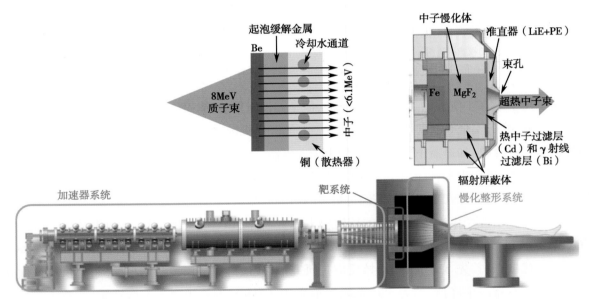

图 23-3-1　日本筑波大学硼中子俘获治疗（BNCT）装置示意（本图来源于 2019 年 AIP 会议文集，由作者 Kumada 提供）

　　在加速器类型上，可用于 BNCT 的主要有 3 种：回旋加速器、静电加速器和射频直线加速器。根据上述核反应可知，加速器需要产生较高的束流强度（数十毫安），才能使到达肿瘤位置处热中子注量达到约 $10^9 n/(cm^2 \cdot s)$ 量级，从而满足治疗要求。回旋加速器虽然具有小型化、加速效率高、成本低等优点，但是其加速粒子束的流强较小，为了提高中子产额，只有将带电粒子加速到几十兆电子伏，由此产生的中子能量较高，慢化整形系统也会较为复杂。静电加速器是利用直流高压静电场对带电粒子进行加速的装置，其结构简单紧凑，产生的中子能量低，因此中子慢化和安全屏蔽相对简单，但目前的难点集中在高压腔静电击穿及靶体系统的设计。射频直线加速器是利用射频电磁场加速粒子，一般由离子源、低能传输线、射频四极场加速器、漂移管直线加速器以及高能束流传输线组成，可加速强流束，产生较高的中子注量，但是在高功率运行过程中容易发生打火、真空度降低等问题，长期运行稳定性还有待进一步加强。筑波大学 BNCT 装置所采用的是射频直线加速器,工作在脉冲模式,最大占空比 20%,最大脉宽 1ms,可加速质子达 8MeV,平均流强大于 1.5mA。

加速器中子源靶系统的设计和开发需要考虑中子物理学、机械学和热力学等诸多方面。首先,当靶受到带电粒子束照射时,必须产生足够数量的中子;其次,照射到靶上的带电粒子束斑应尽可能大且均匀以分散热负载,但又不能太大以限制在靶边缘附近产生的中子的损失;再次,带电粒子束在靶中损失能量时会产生热量,必须设计散热系统,以确保靶温度合适且保持机械稳定;最后,整个靶和冷却组件须集成到慢化整形系统中,从而减轻注量减小或所需的中子能谱改变等对中子场产生的不利影响。根据上述四种核反应可知,靶材主要是锂靶和铍靶两种选择。锂靶熔点低(181℃)且热导率小[85W/(m·K)],固态锂靶的冷却十分具有挑战性,而液态锂靶技术较为复杂,目前仍有待于进一步研究。另外,锂靶还有一个不可忽略的问题是靶中生成物 ^{7}Be 具有放射性(半衰期约 53 天),存在与靶放射性和系统污染有关的风险。与锂靶相比,铍靶具有更好的热力学性质:熔点 1 287℃,热导率 201W/(m·K)(表 23-3-2),同时反应产物没有放射性,筑波大学 BNCT 装置采用的就是一种具有三层结构的新型铍靶系统,分别为铍层(0.5mm 厚)、起泡缓解层(0.5mm 厚)和铜制散热器,如图 23-3-1 所示,这种设计不仅可以防止靶材由于质子辐照产生的巨大热量而熔化,也可避免在短期使用中出现靶材起泡。

中子慢化整形系统,是 BNCT 装置中用于形成适合患者治疗的中子束不可或缺的组件。由于加速器产生的中子具有一定的能量分布,并伴有 X 射线和 γ 射线,因此需要慢化整形系统将中子的能量降低至超热范围,同时尽量避免快中子、X 射线和 γ 射线带来的污染,并最终确保输送至治疗靶区的中子剂量不超过正常组织耐受剂量。慢化结构的优化多基于蒙特卡罗模拟,优化原则是在合理的治疗时间内和保证安全的前提下,使肿瘤细胞的辐照剂量尽可能大。常用的基于 ^{7}Li(p, n)^{7}Be 反应的中子慢化材料有铝、聚四氟乙烯;中子反射和屏蔽材料有铅、聚乙烯;热中子过滤材料有碳酸锂。筑波大学 BNCT 装置的慢化整形系统由中子减速器、热中子过滤器、伽马射线过滤器、准直器、辐射屏蔽等组成(详见图 23-3-1)。首先,中子减速器主要功能是去除快中子,其包含一个铁制的快中子过滤器和氟化镁制成的慢化器。经减速慢化后的热中子,以及慢化过程中产生的 γ 射线,分别由镉和铋制成的热中子过滤器和 γ 射线过滤器进行过滤。最后,通过安装在末端的准直器,将待处理的中子聚焦并送入直径为 12mm 的射束孔径,准直器主要由含氟化锂的聚乙烯块组成。实验表明,当加速器引出平均流强为 1.0mA 时,经慢化系统射出的超热中子(0.5eV~10keV)通量为 3.6×10^8n/(cm^2·s)。

中子发生器主要基于氘氘(D-D)或氘氚(D-T)核反应,产生的中子能量分别为 2.45MeV、14MeV,当入射 D$^+$ 离子能量为 100keV,流强 1A 时,理论上中子产额分别可达 10^{11}n/s、10^{13}n/s。如图 23-3-2 所示,紧凑型中子发生器主要由离子源、加速电极和靶电极三部分组成,离子源一般采用 13.5MHz 射频驱动等离子体源。其工作流程可简述为:石英管包裹的铜电极在氘气(或氘氚混合气体)中放电产生 D$^+$ 离子(或 D$^+$ 和 T$^+$ 混合离子),通过单间隙加速电极将离子束引出,照射到带有冷却的钛靶上,靶表面积累的离子与入射的离子反应从而产生中子,这种靶称为束流负载靶。实际上从离子源引出的束流通量密度可高达 100mA/cm^2,然而为了达到最佳中子反应率,靶电极所接受的束流能量密度不能超过 700W/cm^2,当离子束能量为 100keV 时,束流通量密度应低于 7mA/cm^2。因此为了提高中子产额,就需要增大离子束与靶的反应面积。在离子源腔体外通常会包围多条永磁体,利用磁场控制腔内等离子形成大范围均匀分布,并采用多重束流引出系统使离子束分散入射到靶表面,从而实现高中子产额。中子发生器出射的中子同样需经过慢化整形系统才能用于治疗,其结构和设计原理与加速器中子源类似,具体细节可参考文献。文献中报道的慢化整形系统出口处的归一化中子注量一般在 $10^{-6} \sim 10^{-5} n/(cm^2 \cdot s)$ 的数量级,要达到肿瘤部位中子注量为 $1 \times 10^9 n/(cm^2 \cdot s)$ 的治疗要求,则中子发生器的中子产额需达到 $1 \times 10^{14} n/s$。虽然 D-T 反应中子发生器的中子产额在相同的入射 D^+ 离子流强和能量下比 D-D 反应中子发生器的要高两个数量级,但是氚具有放射性且价格昂贵,靶中的氚衰变产生的氦积累到一定程度也会影响加速间隙的真空度,容易造成加速间隙打火击穿,此外 D-T 反应产生的中子能量过高,这不仅对慢化系统提出了更高的挑战,而且慢化过程中损失的中子也更多,最终引出的热中子强度甚至低于 D-D 反应中子发生器。美国劳伦斯伯克利国家实验室(Lawrence Berkeley National Laboratory,LBNL)为 BNCT 研制的 D-D 中子发生器产额可达 $1 \times 10^{12} n/s$,但该中子强度要想应用于 BNCT 仍然太低。蒙特卡罗模拟结果显示,该中子发生器产生的中子经慢化整形系统后,在 2~3cm 组织深度所对应剂量率为 0.56Gy/h,治疗时间约为 60h。为缩短治疗时间,提高中子剂量率,他们将该中子发生器产生的中子先经过 ^{235}U 裂变反应进行中子倍增,然后再慢化整形,可使中子剂量率提升至 10.1Gy/h,对应治疗时间缩短为 3.4h。

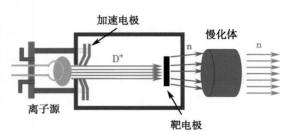

图 23-3-2　中子发生器结构示意

(傅　琪)

第四节　硼中子俘获治疗的发展

自 Locher 于 1936 年首次提出将中子俘获反应应用于癌症治疗以来,BNCT 的发展已有 80 多年的历史。由于缺少靶向药物和合适的中子源,最初 BNCT 的临床研究进展十分缓慢。Kruger 在 1940 年发表了第一个关于 BNCT 的实验,他在体外用硼酸和中子辐射处理肿瘤碎片,在植入小鼠体内后,这些肿瘤与对照组相比显示出较低的移植效率,对照组分别仅用硼酸或热中子治疗。同年 Zahl 等人在小鼠肉瘤的油性悬浮液中注射硼酸或硼后,研究了体内 BNCT 的效率。在这些早期生物学实验的十年之后,BNCT 首次在人体中进行了临床应用,BNCT 的临床应用历史可分为三个阶段。

1. 1951 年至 1961 年,美国开展了早期临床应用。1951 年布鲁克海文国家实验室(Brookhaven National Laboratory)利用反应堆实现了首例人类脑胶质瘤的 BNCT 临床试治,在之后的十年时间里又陆续对四十多名患者进行了三组治疗。然而由于当时使用的是不具选择性的无机硼化合物,许多患者疗效不佳且表现了出严重的副作用,如头皮出现放射性皮肤病和深层溃疡等,因此 BNCT 的临床研究一度搁浅。

2. 1968 年至 20 世纪 80 年代末,随着第二代硼化药物的出现,BNCT 治疗效果有了显著提高。日本 Hatanaka 研究团队率先使用 BSH 药物,并将 BNCT 与外科手术相结合,使脑肿瘤患者五年生存率升至 58%;之后 Mishima 等人开始使用 BPA 药物以及热中子束治疗黑色素瘤,同样取得了非常理想的效果。

3. 20 世纪 90 年代至今,前期临床试验所获的积极成果促使许多国家和地区开启了新一轮 BNCT 临床研究,其中一些前瞻性早期临床试验至今仍在进行,治疗病例数已超过 1 500 例。

回顾历史可以看出,BNCT 的实现是充满挑战性的,必须依靠多学科的协同合作,包括医学、生物学、核物理、医学物理学、化学、药理学、数学、信息科学。如今 BNCT 的发展主要受到硼化药物和中子源两大关键性因素的影响。

硼化药物的肿瘤选择性直接决定了 BNCT 治疗的效果,硼化药物的基本原理是将 ^{10}B 转化成肿瘤细胞在细胞分裂过程中所需的氨基酸。为了最大限度地减少正常组织的受照剂量且能保证杀死肿瘤细胞,在硼化药物的研制过程中,需重点关注 3 个参数: ①硼 ^{10}B 在肿瘤中的含量达到 20~35mg/g; ②肿瘤与正常组织的硼含量比值大于 3; ③药物基本无毒或毒性足够低。目前临床主要使用的有两种含硼化合物,分别为巯基硼笼化物($Na_{12}B_{12}H_{11}SH$,BSH)和二羧硼基苯丙氨酸(p-boronophenylalanine,BPA)。它们自首次合成以来已有 50 多年的历史,临床的应用也已超过 30 年,而且主要用于治疗脑恶性肿瘤患者和恶性黑色素瘤患者。因此亟需研发新的、更具肿瘤选择性的硼化药物,才能将 BNCT 的应用扩展到各种癌症中。然而一个新药物的引入是一个漫长的过程,需要企业足够的研发热情以及大量的资金投入,目前第三代硼化药物(如 GB-10)正处于研发阶段。

由于 BNCT 所需的中子注量很高,过去绝大部分临床试验是在研究用途的反应堆装置上进行的,然而反应堆无法在医院中应用,未来将主要发展基于加速器的中子源。加速器中子源应用于 BNCT 的研究始于 20 世纪 80 年代,最初由美国麻省理工学院(Massachusetts Institute of Technology)建成了一台能量 4MeV、流强 4mA、功率 10kW 的质子串级静电加速器,以用于靶的设计和慢化体的设计研究,同时也提供了足够强的中子注量来进行 BNCT 的放射生物学研究。随后,英国伯明翰大学(University of Birmingham)建成了一台高频高压静电加速器,研究得出与入射质子束方向垂直的出射中子具有更低的能量,从而显著缩小了慢化和过滤结构。20 世纪 90 年代末期,LBNL 研究人员提出了一种基于静电四极场加速器的超热中子源的设计方案,可惜由于资金短缺而未能最终建成原型机。但有关慢化和过滤体材料的研究取得了较大的进展,包括提出使用最具前景的氟化锂、氟化铝和铝作为过滤材料,这种材料获得的超热中子的能谱在较高能量处有一个峰值,可以在一定程度上提高治疗比,而基于典型反应堆所获得超热中子的能谱则较为平坦;同时这种装置预期所能获得的中子注量并不亚于反应堆。

随着加速器领域的不断进步,如今全球 BNCT 已经进入快速发展新阶段。如表 23-4-1 所示,日本、英国、意大利等国家已纷纷开始建造基于加速器的 BNCT 研究装置,并积极推进 BNCT 加速器装置的临床转化与注册报批。2020 年 3 月,日本硼中子俘获治疗的医疗设备和硼药物获得厚生劳动省的批准,并获得了医疗器械和药物的保险覆盖。同时日本南东北综合医院硼中子俘获治疗(BNCT)研究中心宣布开始进行 BNCT 相关的诊疗,治疗对象为无法切除的局部晚期或局部复发性头颈癌(不包含脑肿瘤),这意味着 BNCT 首次正式进入临床应用阶段,开启了 BNCT 临床发展新篇章。

表 23-4-1　国际上主要的硼中子俘获治疗加速器中子源装置及其参数

单位	加速器类型(建造状态)	靶种类	加速粒子种类	束流能量/MeV	束流强度/mA
日本京都大学研究堆研究所(KURRI)	回旋加速器(建成)	铍靶	质子	30	1
俄罗斯科学院西伯利亚分院核物理研究所(BINP)	串列式静电加速器(建成)	固态锂靶	质子	2.0	2
英国伯明翰大学	高频高压静电加速器(建成)	固态锂靶	质子	2.8	1
以色列索雷克核研究中心(SARAF)	射频直线加速器(建成)	液态锂靶	质子	4.0	1
意大利核物理研究院(INFN)	射频直线加速器(在建)	铍靶	质子	5.0	30
日本筑波大学	射频直线加速器(建成)	铍靶	质子	8.0	10
阿根廷国家原子能委员会(CNEA)	静电四极场加速器(在建)	固态锂靶	质子	2.5	30
中国东莞中子科学中心	射频直线加速器(建成)	锂靶	质子	3.5	46
中国南京中硼联康医疗科技有限公司	串列式静电加速器(建成)	锂靶	质子	2.5	10

在中国,目前也有多家科研院所、医院以及民营资本正在开展合作,积极涉足 BNCT 领域,比如东莞中子科学中心、南京中硼联康医疗科技有限公司、厦门弘爱医院、北京凯佰特科技股份有限公司等。

总的来说,加速器中子源是医用 BNCT 装置的发展趋势,但目前仍然面临诸多挑战,如中子产额的提高、长期高负荷运行的稳定性、靶技术的突破、中子污染屏蔽、放射性废物处置等,因此要想发展成为成熟的放疗技术,还要经过很长的探索之路。

（傅　琪）

参考文献

[1] BARTH R F, SOLOWAY A H, FAIRCHILD R G. Boron neutron capture therapy for cancer [J]. Cancer Research, 1990, 263 (4): 100-107.

[2] BARTH R F, CODERRE J A, VICENTE M G, et al. Boron neutron capture therapy of cancer: current status and future prospects [J]. Clin Cancer Res, 2005, 11 (11): 3987-4002.

[3] SAUERWEIN W, WITTIG A, MOSS R. Neutron capture therapy: principles and applications [M]. Berlin, Heidelberg: Springer, 2012.

[4] KIGER W S, KUMADA H. Treatment planning [M]//SAUERWEIN WAG, WITTIG A, MOSS R, et al. Neutron capture therapy: principles and applications. Heidelberg: Springer-Verlag, 2012.

[5] GOORLEY J T, KIGER W S 3rd, ZAMENHOF R G. Reference dosimetry calculations for neutron capture therapy with comparison of analytical and voxel models [J]. Med Phys, 2002, 29 (2): 145-156.

[6] IMAHORI Y, UEDA S, OHMORI Y, et al. Fluorine-18-labeled fluoroboronophenylalanine PET in patients with glioma [J]. J Nucl Med, 1998, 39 (2): 325-333.

[7] KABALKA G W, SMITH G T, DYKE J P, et al. Evaluation of fluorine-18-BPA-fructose for boron neutron capture treatment planning [J]. J Nucl Med, 1997, 38 (11): 1762-1767.

［8］ NICHOLS T L, KABALKA G W, MILLER L F, et al. Improved treatment planning for boron neutron capture therapy for glioblastoma multiforme using fluorine-18 labeled boronophenylalanine and positron emission tomography [J]. Med Phys, 2002, 29 (10): 2351-2358.

［9］ VOORBRAAK W P, JÄRVINEN H, AUTERINEN I, et al. Recommendations for the dosimetry of boron neutron capture therapy (BNCT)[R]. The JRC, 2003.

［10］ CODERRE J A, MAKAR M S, MICCA P L, et al. Derivations of relative biological effectiveness for the high-LET radiations produced during boron neutron capture irradiations of the 9L rat gliosarcoma in vitro and in vivo [J]. Radiat Res, 1993, 27: 1121-1129.

［11］ KREINER A J, BERGUEIRO J, CARTELLI D, et al. Present status of accelerator-based BNCT [J]. Rep Pract Oncol Radiother, 2016, 21 (2): 95-101.

［12］ BLUE T E, YANCH J C. Accelerator-based epithermal neutron sources for boron neutron capture therapy of brain tumors [J]. J Neurooncol, 2003, 62 (1-2): 19-31.

［13］ LISKIEN H, PAULSEN A. Neutron production cross section and energies for the reactions ^{7}Li (p, n) ^{7}Be and ^{7}Li (p, n) ^{7}Be [J]. Atomic Data and Nuclear Data Tables, 1975, 15: 57-84.

［14］ KUMADA H, TAKADA K, NAITO F, et al. Beam performance of the iBNCT as a compact linac-based BNCT neutron source developed by University of Tsukuba [C]//International conference on the application of accelerators in research & industry, AIP Publishing, 2019: 050013.

［15］ HALFON S, PAUL M, ARENSHTAM A, et al. High-power liquid-lithium target prototype for accelerator-based boron neutron capture therapy [J]. Appl Radiat Isot, 2011, 69 (12): 1654-1656.

［16］ BARTH R F, CODERRE J A, VICENTE M G, et al. Boron neutron capture therapy of cancer: current status and future prospects [J]. Clin Cancer Res, 2005, 11 (11): 3987-4002.

［17］ NIGG D W. Computational dosimetry and treatment planning considerations for neutron capture therapy [J]. J Neurooncol, 2003, 62 (1-2): 75-86.

［18］ MINSKY D M, KREINER A J, VALDA A A. AB-BNCT beam shaping assembly based on ^{7}Li (p, n) ^{7}Be reaction optimization [J]. Appl Radiat Isot, 2011, 69 (12): 1668-1671.

［19］ MINSKY D M, KREINER A J. Beam shaping assembly optimization for (7) Li (p, n)(7) Be accelerator based BNCT [J]. Appl Radiat Isot, 2014, 88: 233-237.

［20］ VERBEKE J M, VUJIC J, LEUNG K N. Neutron beam optimization for boron neutron capture therapy using the D-D and D-T high-energy neutron sources [J]. Nucl Technol, 2000, 129: 257-278.

［21］ CERULLO N, ESPOSITO J, LEUNG K-N, et al. An irradiation facility for Boron Neutron Capture Therapy application based on a radio frequency driven D-T neutron source and a new beam shaping assembly [J]. Rev Sci Instrum, 2002, 73 (10): 3614.

［22］ KOIVUNORO H, BLEUEL D L, NASTASI U, et al. BNCT dose distribution in liver with epithermal D-D and D-T fusion-based neutron beams [J]. Appl Radiat Isot, 2004, 61 (5): 853-859.

［23］ DURISI E, ZANINI A, MANFREDOTTI C, et al. Design of an epithermal column for BNCT based on D-D fusion neutron facility [J]. Nucl Instrum Methods Phys Res A, 2007, 574: 363-369.

［24］ GANDA F, VUJIC J, GREENSPAN E, et al. Compact D-D neutron source-driven subcritical multiplier and beam-shaping assembly for boron neutron capture therapy [J]. Nucl Technol, 2010, 172 (3): 302-324.

［25］ LOCHER G L. Biological effects and therapeutic possibilities of neutrons [J]. Am J Roentgenol Radium Ther, 1936, 36 (1): 1-13.

［26］ KRUGER P G. Some biological effects of nuclear disintegration products on neoplastic tissue [J]. Proc Natl Acad Sci U S A, 1940, 26 (3): 181-192.

［27］ ZAHL P A, COOPER F S, DUNNING J R. Some in vivo effects of localized nuclear disintegration products on a transplantable mouse sarcoma [J]. Proc Natl Acad Sci U S A, 1940, 26 (10): 589-598.

［28］ FARR L E, SWEET W H, LOCKSLEY H B, et al. Neutron capture therapy of gliomas using boron [J]. Trans Am Neurol Assoc, 1954, 13: 110-113.

［29］ ARCHAMBEAU J O. The effect of increasing exposures of the ^{10}B (n, a) ^{7}Li reaction on the skin of man [J]. Radiology, 1970, 94 (1): 178-187.

［30］ HATANAKA H. Boron-neutron capture therapy for tumors [M]. Niigata: Nishimura Co. Ltd, 1986.

［31］ HATANAKA H. Clinical results of boron neutron capture therapy [J]. Basic Life Sci, 1990, 54: 15-21.

［32］ HATANAKA H, SWEET W H, SANO K, et al. The present status of boronneutron capture therapy for tumors [J]. Pure Appl. Chem, 1991, 63 (3): 373-374.

［33］ MISHIMA Y, ICHIHASHI M, HATTA S, et al. First human clinical trial of melanoma neutron capture: diagnosis and therapy [J]. Strahlenther Onkol, 1989, 165 (2-3): 251-254.

［34］ MOSS R L. Critical review, with an optimistic outlook, on Boron Neutron Capture Therapy (BNCT)[J]. Appl Radiat Isot, 2014, 88: 2-11.

［35］ LAI C H, LIN Y C, CHOU F I, et al. Design of multivalent galactosyl carborane as a targeting specific agent for potential application to boron neutron capture therapy [J]. Chem Commun (Camb), 2012, 48 (4): 612-614.

［36］ WANG C K, BLUE T E, GAHBAUER R. A neutronic study of an accelerator-based neutron irradiation facility for boron neutron capture therapy [J]. Nucl Tech, 1989, 84: 93-107.

［37］ ALLEN D A, BEYNON T D, GREEN D, et al. Toward a final design for the Birmingham boron neutron capture therapy neutron beam [J]. Med Phys, 1999, 26: 77-82.

［38］ ALLEN D A, BEYNON T D, GREEN S. Design for an accelerator-based orthogonal epithermal neutron beam for boron neutron capture therapy [J]. Med Phys, 1999, 26 (1): 71-76.

［39］ TANAKA H, SAKURAI Y, SUZUKI M, et al. Experimental verification of beam characteristics for cyclotron-based epithermal neutron source (C-BENS)[J]. Appl Radiat Isot, 2011, 69 (12): 1642-1645.

［40］ ALEYNIK V, BURDAKOV A, DAVYDENKO V, et al. BINP accelerator based epithermal neutron source [J]. Appl Radiat Isot, 2011, 69 (12): 1635-1638.

［41］ GHANI Z, GREEN S, WOJNECKI C, et al. BNCT beam monitoring, characterization and dosimetry [C]//Proceedings of the 13thinternational congress on neutron capture therapy. ENEA, 2008: 647-649.

［42］ HALFON S, PAUL M, ARENSHTAM A, et al. High-power liquid-lithium target prototype for accelerator-based boron neutron capture therapy [J]. Appl Radiat Isot, 2011, 69 (12): 1654-1656.

［43］ CEBALLOS C, ESPOSITO J, AGOSTEO S, et al. Towards the final BSA modeling for the accelerator-driven BNCT facility at INFN LNL [J]. Appl Radiat Isot, 2011, 69 (12): 1660-1663.

［44］ KUMADA H, MATSUMURA A, SAKURAI H, et al. New challenge for advanced BNCT in University of Tsukuba: In the front edge of BNCT development [C]//Proceedings of Sixth Young Researchers BNCT Meeting. National Tsing Hua University, 2011: 132-136.

［45］ KREINER A J, CASTELL W, DI PAOLO H, et al. Development of a tandem-electrostatic-quadrupole facility for accelerator-based Boron Neutron Capture Therapy [J]. Appl Radiat Isot, 2011, 69 (12): 1672-1675.

［46］ KREINER A J, BALDO M, BERGUEIRO J R, et al. Accelerator-based BNCT [J]. Appl Radiat Isot, 2014, 88: 185-189.

［47］ WANG L W, CHEN Y W, HO C Y, et al. Fractionated BNCT for locally recurrent head and neck cancer: experience from a phase Ⅰ / Ⅱ clinical trial at Tsing Hua Open-Pool Reactor [J]. Appl Radiat Isot, 2014, 88: 23-27.

［48］ 周永茂. 迈入新世纪的硼中子俘获疗法 (BNCT)[J]. 中国工程科学, 2012, 08: 4-13.

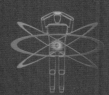

RADIATION
THERAPY
PHYSICS

第二十四章
人工智能在放疗中的应用

随着 Google 的 AlphaGo 以绝对优势接连战胜人类围棋中的佼佼者，人工智能（artificial intelligence，AI）引起世人关注，其在计算机视觉、模式识别等领域取得了突破性进展，"AI+X"的交叉融合模式也在进一步推动其他学科的进步。当前"AI+ 医疗"非常火热，也是国家重点支持发展的 AI 应用。肿瘤放射治疗以计算机和诊疗影像为基础，数据积累较为丰富，是"AI+ 医疗"的绝佳应用场景。本章从 AI 基础知识开始，围绕其在放疗各流程的具体应用和常用算法进行介绍。

第一节 人工智能导论

一、人工智能发展简史

1950 年 10 月，艾伦·图灵发表论文《计算机械和智能》阐述了对人工智能的思考，提出著名的图灵测试："如果电脑在 5 分钟的文字对话中能回答由人类测试者提出的一系列问题，且其超过 30% 的回答让测试者误认为是人类所答，则电脑通过图灵测试，被认为具有智能"，至今仍被计算机科学家所重视。1956 年夏季，约翰·麦卡锡、马文·明斯基、纳撒尼尔·罗切斯特和克劳德·香农等科学家在达特茅斯会议上研讨"如何用机器模拟人的智能"，首次提出"人工智能"这一概念，标志着人工智能学科的诞生。由于人们还在探索"智能"的起源和机制，因此对"人工智能"有多种不同的定义和理解。维基百科定义"人工智能是根据对环境的感知，做出合理的行动，并获得最大收益的计算机程序"。百度百科定义"人工智能是研究、开发用于模拟、延伸和扩展人的智能的理论、方法、技术及应用系统的一门新的技术科学"。中国《人工智能标准化白皮书（2018 版）》认为"人工智能是利用数字计算机或者数字计算机控制的机器模拟、延伸和扩展人的智能，感知环境、获取知识并使用知识获得最佳结果的理论、方法、技术及应用系统"。

自诞生之日起，人工智能在充满未知的探索道路曲折起伏，如何描述 60 多年以来人工智能的发展历程在学术界可谓仁者见仁智者见智。本书参照中国《人工智能标准化白皮书（2018 版）》中的图表描述（图 24-1-1），将其发展大致分为三个阶段。

第一阶段（20 世纪 50 年代至 80 年代）：这一阶段人工智能刚诞生，基于抽象数学推理的可编程数字计算机已经出现，符号主义（symbolism）快速发展，但由于很多事物不能形式化表达，建立的模型存在一定的局限性。此外，随着计算任务的复杂性不断加大，人工智能发展一度遇到瓶颈。

第二阶段（20 世纪 80 年代至 90 年代末）：在这一阶段，专家系统得到快速发展，数学模型有重大突破，但由于专家系统在知识获取、推理能力等方面的不足，以及开发成本高等原因，人工智能的发展又一次进入低谷期。

第三阶段（21 世纪初至今）：随着大数据的积聚、理论算法的革新、计算能力的提升，人工智能在很多应用领域取得了突破性进展，迎来了又一个繁荣时期。

人工智能从诞生起，每隔 10 到 15 年就有一个重要事件出现，随后引发一阵热潮。亚瑟·塞缪尔在 1959 年提出了"机器学习（machine learning，ML）"的概念。当今谈到人工智能，人们首先想到的是深度学习（deep learning，DL），从 2014 年 ImageNet 竞赛中第一次超越人眼的图像识别算法，到知名的 AlphaGo，都是深度学习的产物。人类社会与信息感知网络深度融合产生的大数据显著提升了机器学习的精度和泛化性，人工智能的技术突破（"大数据 + 深度学习"）在信息检索、语音识别、图像分类、自然语言理解、机器翻译、可穿戴设备、无人驾驶汽车、智慧医疗等领域均呈现新一轮爆发之势。

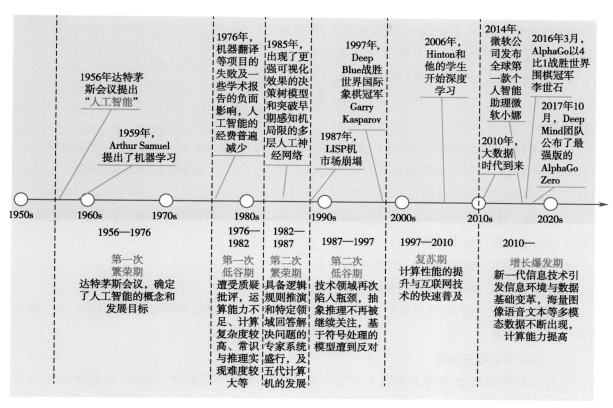

图 24-1-1　人工智能发展历程

人们在现实生活工作中，经常将人工智能、机器学习和深度学习交替使用。对于三者之间的联系和区别不是很明确。这里用最简单的方法来可视化地展现出它们三者的关系，如图 24-1-2 所示，机器学习是一种实现人工智能的核心方法；深度学习是机器学习的一种，是当前驱动人工智能蓬勃发展的重要技术突破。三者是层层包含的关系，深度学习是机器学习的一个子集，而机器学习又是人工智能的一个子集。例如，规则引擎、专家系统、进化算法等都属于人工智能的技术体系，但并不是机器学习；而逻辑回归、支持向量机方法、贝叶斯方法、决策树方法等都属于机器学习，但并不是深度学习。

二、机器学习及其分类

机器学习通过数据训练出能完成一定功能的模型，最常见的应用场景包括分类问题（classification）

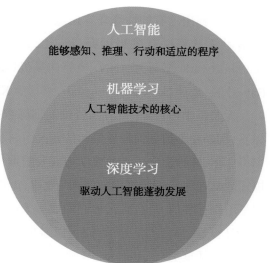

图 24-1-2　人工智能、机器学习和深度学习之间的关系

和回归问题（regression）。如图 24-1-3 所示，机器学习具体就是寻找一个函数 / 模型 $F(x)$，实现由输入预测输出。机器学习的整个过程大概可以分为如下五步。

数据获取和预处理：数据对于整个机器学习来说至关重要，"数据和特征决定了机器学习的上界，而模型和算法只是去逼近这个上界"。对收集的数据进行预处理，例如数据清洗、数据填充、数据规范化、数据转换和降维等。一般将数据样本随机分成独立的三部分：训练集（training set）、验证集（validation set）和测试集（test set），一般三者划分比例是 60%、20% 和 20%。当数据量较少时，可采用 K 折交叉验证法。

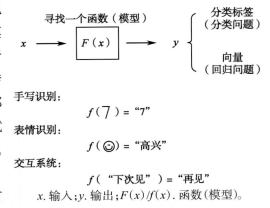

图 24-1-3　机器学习示例

模型（算法）选择：机器学习算法很多，这些算法有各自的适用场景。需要根据数据选择合适的机器学习算法。常见的机器学习算法将在下面介绍。

模型训练：使用训练集用来拟合模型参数，然后使用验证集调整模型参数从而得到最优模型，并对模型的能力进行初步评估。

模型验证：使用测试集评估最终模型的性能。

模型部署使用：使用训练好的模型对新数据进行预测。

机器学习的算法很多，这里我们从两个方面对其分类：第一种是按照学习模式分类，第二种是按照学习方法分类。

（一）按照学习模式分类

机器学习的建模方式很大程度上取决于输入数据类型。根据学习模式，机器学习可分类为监督学习（supervised learning）、无监督学习（unsupervised learning）和强化学习（reinforcement learning）等。

监督学习：给学习算法提供的训练数据是有标记的，即对于每一个输入，都有一个明确的标志或结果，例如癌症判别系统中"恶性"和"非恶性"，动物识别中的"猫""狗""老虎"等。监督学习主要利用已有的训练样本信息快速高效地学习数据的规律，用于预测未知新样本的标签。监督学习常见算法有逻辑回归（logistic regression）、决策树（decision tree）、人工神经网络（artificial neural network，缩写为 ANN）、支持向量机（support vector machine，缩写为 SVM）、朴素贝叶斯（naive Bayes）、K- 近邻（k-nearest neighbor，缩写为 KNN）、随机森林算法（random forest）等。

无监督学习：给学习算法提供的训练数据是未标记的，即只有要分析的数据集本身，预先没有标签，例如在不给任何额外提示的情况下，仅依据所有"猫"的图片的特征，从大量各种各样的图片中将"猫"区分出来。无监督学习需要根据样本间的统计规律对样本集进行分析，主要用于推断出描述隐藏在未标记数据中的结构/规律，为进一步的数据挖掘提供基础。在现实世界中，大部分数据是不带标签的，进行人工标注的成本太高，无监督学习不需要人工标注数据，便于压缩数据存储、减少计算量、提升算法速度，还可以避免正、负样本偏移引起的分类错误问题。最典型的无监督学习算法包括聚类（clustering）、异常检测（outlier detection）和降维（dimensionality reduction）等。

强化学习：又称增强学习、再励学习或评价学习，由于没有直接的指导信息，智能体（agent）要不断与环境进行交互，通过试错的方式不断地学习在不同的环境下做出最优的动作，而不是有监督地直接告诉智能体在什么环境下应该做出什么动作来获得最佳策略。强化学习引入回报（reward）

的概念,即执行一个动作或一系列动作后得到的奖励,又分为立即回报和长期回报,立即回报指的是执行当前动作后能立刻获得的奖励,但很多时候我们执行一个动作后并不能立即得到回报,而是在一系列动作结束时才能返回一个回报值,这就是长期回报。强化学习唯一的准则就是学习通过一系列的最优动作,获得最大的长期回报。监督/无监督学习更多地应用了统计学原理,而强化学习更多地结合了离散数学、随机过程这些数学方法。常见算法包括 Q-Learning、时序差分法(temporal difference)和 Sarsa 算法等。

(二) 按照学习方法分类

机器学习的范围非常庞大,有些算法很难明确归类到某一类。中国《人工智能标准化白皮书(2018 版)》根据学习方法可以将机器学习分为传统机器学习和深度学习两类,并给出了定义。

传统机器学习:从一些观测(训练)样本出发,试图发现不能通过原理分析获得的规律,实现对未来数据行为或趋势的准确预测。相关算法包括逻辑回归、隐马尔科夫方法、支持向量机方法、K近邻方法、三层人工神经网络方法、Adaboost 算法、贝叶斯方法以及决策树方法等。传统机器学习平衡了学习结果的有效性与学习模型的可解释性,为解决有限样本的学习问题提供了一种框架,主要用于有限样本情况下的模式分类、回归分析、概率密度估计等。传统机器学习方法共同的重要理论基础之一是统计学,在自然语言处理、语音识别、图像识别、信息检索和生物信息等许多计算机领域获得了广泛应用。

深度学习:又称为深度神经网络(层数超过三层的神经网络),作为机器学习研究中的一个新兴领域,由 Hinton 等人于 2006 年提出,是建立深层结构模型的学习方法。经过多年的摸索尝试和研究,已经产生了诸多深度神经网络的模型,典型的深度学习模型有受限玻尔兹曼机(restricted Boltzmann machine,缩写为 RBM)、深度置信网络(Deep Belief Nets,缩写为 DBN)、循环神经网络(Recurrent Neural Network,缩写为 RNN)和卷积神经网络(Convolutional Neural Network,缩写为 CNN)等。其中卷积神经网络和循环神经网络是两类典型的模型,卷积神经网络常被应用于空间性分布数据;循环神经网络在神经网络中引入了记忆和反馈,常被应用于时间性分布数据。深度学习的特点是放弃了可解释性,单纯追求学习的有效性。深度学习框架是进行深度学习的基础底层框架,一般包含主流的神经网络算法模型,提供稳定的深度学习应用程序接口(application program interface,缩写为 API),支持训练模型在服务器和 GPU、TPU 间的分布式学习,部分框架还具备在包括移动设备、云平台在内的多种平台上运行的移植能力,从而为深度学习算法带来前所未有的运行速度和实用性。目前主流的开源算法框架有 TensorFlow、Caffe/Caffe2、CNTK、MXNet、Paddle-paddle、Torch/PyTorch 和 Theano 等。

如图 24-1-4 所示,传统机器学习(machine learning)与深度学习(deep learning)有以下主要区别:前者利用特征工程(feature engineering)人为地对数据进行提炼清洗,主要依靠设计者的先验知识手工设计特征,很难利用大数据的优势,而后者给出了一种将特征表示和学习合二为一的方式,利用表示学习(representation learning)对数据进行提炼,其最大的优势是自动的特征提取;前者一般将问题拆分成多个部分,对其进行分别解决,例如"提取特征—筛选特征—建模",而后者往往不必进行问题拆分,可直接解决问题;前者的模型不限于采用神经网络形式,而后者是基于深度神经网络进行建模;前者参数量较小,能够适应各种数据量,特别是数据量较小的场景,训练时间较短,而后者参数量大,对数据依赖性更强,需要高端的硬件设备以及较长的训练时间,擅长处理高维度大数据。

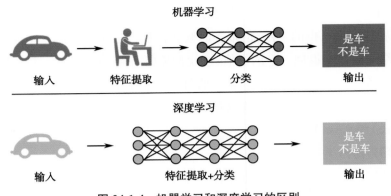

图 24-1-4　机器学习和深度学习的区别

三、人工神经网络

人工神经网络（ANN）是一种通过模拟人脑神经网络以期能够实现人工智能的机器学习技术，是深度学习的基础。了解人工神经网络有助于更好地理解深度学习技术。

（一）神经元模型与神经网络

人脑中的神经网络是一个非常复杂的组织，其中最基本的结构和功能单位称为神经元（图24-1-5）。成人大脑中有800多亿个神经元，每个神经元与其他神经元之间存在大约1万个连接。神经元分为细胞体和突起两部分，突起又分为树突和轴突两种，树突用于接收其他神经元轴突传来的信号并传给细胞体，细胞体负责对传入信号进行处理，轴突将细胞体所产生的信号传至其他神经元。神经元的轴突与其他神经元的树突相连。一个神经元通常具有多个树突，而只有一条轴突，轴突末梢跟其他神经元的树突产生连接，连接点称为突触。

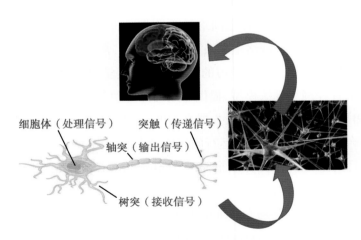

图 24-1-5　大脑与神经元细胞

人工神经网络源于人类神经系统，图24-1-6显示了神经网络的一个神经元，输入可类比为树突，输出可类比为轴突，计算处理则可类比为细胞体。它有 n 个输入（$x_1, x_2 \cdots\cdots, x_n$），相当于来自其他神经元的信号；神经元对每个输入有权重（$w_1, w_2 \cdots\cdots, w_n$），表示相应输入对于输出的重要性。经过加权后信号会变成 $w \times x$，再加上一个偏差 b，信号的大小变为 $y = w \times x + b$。最后经过激活函数 f，输出 $z = f(y)$ 传递给下一个神经元。权重 w 和偏差 b 就是神经网络完成具体任务所需的参数 θ，我们所说的模型训练就是调整参数 θ 的过程。

人工神经网络由多个神经元组成,一般包含输入层、中间层(隐藏层)和输出层三个层次,其中输入层节点数等于输入数据的特征维度,隐藏层的数量决定网络的深度,输出层节点数与任务有关,对于分类任务,输出层节点数等于分类类别数。图 24-1-7 显示了一个简单的示例,其输入层有 3 个输入单元,隐藏层有 4 个单元,输出层有 2 个单元。

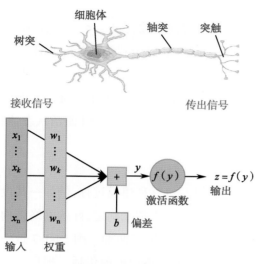

图 24-1-6 神经元模型

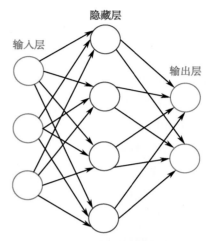

图 24-1-7 神经网络结构

(二)激活函数

人工神经网络是极其简化的大脑,采用了 $w \times x + b$ 这种最简单的线性操作,激活函数 f 非常重要,通常分为线性激活函数和非线性激活函数,对于复杂的非线性问题需要采用非线性激励以保证学习能力。常用的非线性激活函数(图 24-1-8)有:sigmoid 函数,双曲正切函数 tanh,修正线性单元函数(ReLU)等,其中 ReLU 是目前最常用的激活函数。

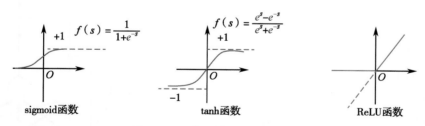

图 24-1-8 常用的三种激活函数
$f(s)$ 为输入值 s 的函数。

sigmoid 函数是一个在生物学中常见的 S 型函数,也称为 S 型生长曲线,该函数是将取值为 $(-\infty, +\infty)$ 的数映射到 $(0,1)$ 区间,其公式为(式 24-1-1):

$$f(s) = \frac{1}{1 + e^{-s}}$$

(式 24-1-1)

其优点有:求导容易;输出映射在 $(0,1)$ 区间,可以用来表示概率值,而且不会输出无穷大的数。缺点是容易造成梯度消失问题,当输入值 s 趋近负无穷时,sigmoid 函数的输出几乎为 0,而当输入 s 趋近正无穷时,输出值几乎为 1,这会导致权重 w 的梯度将接近 0,使模型训练过程变得越来越慢。

tanh 函数将任意输入的数映射到 $(-1,1)$ 区间,其公式为(式 24-1-2):

$$f(s) = \frac{e^s - e^{-s}}{e^s + e^{-s}}\qquad\text{(式 24-1-2)}$$

其优点有:收敛速度比 sigmoid 函数快;其输出以 0 为中心。但同 sigmoid 函数一样,它也有梯度消失的问题,权重更新非常缓慢,另外指数运算开销巨大。

ReLU 函数的英文全称为 rectified linear unit,是一种分段线性函数,在 $(-\infty, 0]$ 或 $[0, +\infty)$ 上符合线性函数的定义,但在整个定义域上并不满足线性函数的定义,其公式为(式 24-1-3):

$$f(s) = \max(0, s)\qquad\text{(式 24-1-3)}$$

ReLU 函数在随机梯度下降算法中收敛速度快,也不会出现 sigmoid 函数和 tanh 函数的梯度消失问题,但是会发生"ReLU 坏死",即当输入为负时,梯度为 0,神经元永久处于非激活状态,网络参数无法得到更新。

(三) 拓扑结构

用人工神经网络解决一个具体问题时,需要设计网络结构,也就是建模过程,例如一共设计多少层网络,每层设置多少个神经元,这些大多依赖反复试验和经验直觉来确定,好的网络结构会带来更好的性能。人工神经网络常用的拓扑结构有前馈网络和反馈网络两种。图 24-1-7 是一个典型的三层前馈网络,特点是网络中无环或回路,接收前一层的输出,逐层向前传播。根据万能近似定理(universal approximation theorem),如果前馈网络具有线性输出层,并有一个具有任何一种"挤压"性质激活函数(例如 sigmoid 激活函数)的隐藏层,只要隐藏层神经元足够多,那么它就能够以任意的精度逼近任意复杂的函数。图 24-1-9 示例了一个反馈网络,特点是网络有回路,信息可以沿回路流动。结点的输出依赖于当前的输入,也依赖于自己以前的输出。反馈网络模拟"人类的短期记忆",即网络的输出状态部分取决于以前的输入,特别适用于具有时序关系的智能任务。

(四) 学习目标

人工神经网络解决具体任务时,需要设定特定的学习目标,即需要构造出一个损失函数(loss function),神经网络的训练过程就是优化模型参数以最小化损失函数的过程。如何根据具体任务构造出一个合理的损失函数,是建立机器学习算法的关键,损失函数要具备特定的数学形式,能够计算梯度。

分类问题是神经网络最普遍的使用方式,是将不同的样本分到事先定义好的类别中,其输出为离散的类别标签。Softmax 回归是分类问题很常用的一个方法,计算如式 24-1-4 所示,它将多个神经元的输出 y,映射到 $(0,1)$ 区间内,可以当作概率,从而来进行多分类,换句话说,就是将神经网络的输出变成了一个概率分布,得到一个样本属于不同类别的概率分别是多大。

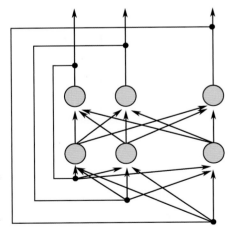

图 24-1-9　反馈网络

$$softmax(z_i) = p_i = \frac{e^{z_i}}{\sum_j e^{z_j}}\qquad\text{(式 24-1-4)}$$

图 24-1-10 上图是一个类分类的例子,softmax 就是将原来输出是 z_1, z_2 通过 softmax 函数映射成为 $(0,1)$ 的值,而这些值的累计和为 1(满足概率的性质),学习目标就是输入一张图片,使得输出

为正确类别的概率最大,此时损失函数定义为 $loss=-log(p)$。

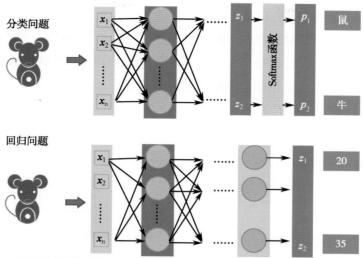

上图为分类问题;下图为回归问题;x_i. 输入值;z_i. 输出(预测)值;
p_i. 经过 softmax 函数映射后的输出值。

图 24-1-10　学习目标

与分类问题不同,回归问题解决的是对具体数值的预测,用于数值型的样本,标签值为连续值,例如年龄预测(图 24-1-10 下图)。回归可以在给定输入的时候预测出一个连续型的数值。对于回归问题,最常用的损失函数是均方误差(mean square error,MSE),即目标变量与预测值之间差别的平方和,计算如式 24-1-5 所示,

$$loss = (z_1 - x_1)^2 + (z_2 - x_2)^2 + \cdots\cdots + (z_n - x_n)^2 \tag{式 24-1-5}$$

其中 x_i 是正确数据,而 z_i 是神经网络给的预测值。

机器学习的其他任务大多可转换为基本的分类或回归问题,包括空间和时间方面的扩展。例如,物体分割问题是逐像素分类;物体检测是逐像素分类和回归;机器翻译和语音识别是逐时刻分类等。

(五)网络训练

神经网络训练就是调整权重 w 和偏差 b 的过程。误差反向传播算法(backpropagation,简称 BP 模型)是 1986 年由以 Rumelhart 和 McClelland 为首的科学家提出的学习算法,由信号的正向传播和误差的反向传播两个过程组成,基本原理是利用输出后的误差来估计输出层的前一层的误差,再用这个误差估计更前一层的误差,如此一层一层地反传下去,从而获得所有其他各层的误差估计。具体来说,正向传播时,输入样本从输入层进入网络,经隐藏层逐层传递至输出层,如果输出层的实际输出与期望输出不同,则转至误差反向传播;如果输出层的实际输出与期望输出相同,则结束学习。反向传播时,将输出误差按原通路反传计算,通过隐藏层反向直至输入层,在反传过程中将误差分摊给各层的各个单元,获得各层各单元的误差信号,并将其作为修正各单元权重的根据。

损失函数的优化过程是求其极小值的过程,经典的方法包括随机梯度下降法(stochastic gradient descent)、牛顿法(Newton method)等,读者请参考本书第十二章第七节或最优化方法专业书籍,这里不再赘述。

四、深度学习

深度学习源于人工神经网络,广义上指层数超过三层的神经网络,即有更多的隐藏层。研究证明,采用相同多的参数分别构建"浅胖型"(图 24-1-11 A)和"深细型"(图 24-1-11 B)两种网络结构,后者性能更好。也就是说,网络加深会有更好的表现,但很多训练深度架构的尝试都失败了。直至 2006 年,Hinton 在深度置信网络(DBN)上的革命性工作改变了这种状况,之后大量关于深度学习的论文被发表,深度学习把人工智能带到了一个新的高度。本章第一节已经简单介绍过深度学习,代表性模型有受限玻尔兹曼机(RBM)、深度置信网络(DBN)、循环神经网络(RNN)和卷积神经网络(CNN)等。

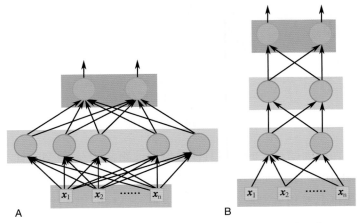

A. "浅胖型"网络结构;B. "深细型"网络结构;x_i. 输入值。

图 24-1-11　不同形状的网络结构

(一) 受限玻波尔兹曼机(RBM)

受限玻尔兹曼机(RBM)是一类可用随机神经网络来解释的概率图模型,如图 24-1-12 所示,有两个变量表示层,第一层为可见层或观察层,第二层为隐藏层或潜在层,所有可见单元和隐单元之间存在连接,而可见单元两两之间和隐单元两两之间不存在连接,即层间全连接,层内无连接,这是"受限"一词的由来。可见层用于输入训练数据,隐藏层用作特征检测器。RBM 具有以下性质,"当给定可见层神经元的状态时,各隐藏层神经元的激活条件独立;反之当给定隐藏层神经元的状态时,可见层神经元的激活也条件独立。"受限玻尔兹曼机的训练目的是最大限度地保留概率分布,训练方法与传统 BP 模型不同,由 Hinton 提出的对比散度(contrastive divergence,CD)算法是求解 RBM 的标准方法。受限玻尔兹曼机本身不是深层模型,一般用作其他深层模型的构建块。

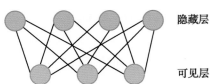

隐藏层

可见层

图 24-1-12　受限玻尔兹曼机模型结构

(二) 深度置信网络(DBN)

深度置信网络(DBN)是由多个受限玻尔兹曼机堆叠起来的神经网络,图 24-1-13 示例了一个有 3 个隐藏层结构的 DBN,该网络由 3 个 RBM 单元堆叠而成,每个 RBM 有隐藏层(上层)和可见层(下层)两层。堆叠成 DBN 时,前一个 RBM 的输出层(隐藏层)作为下一个 RBM 的输入层(可见层),如此依次堆叠,最后再添加一个输出层,构成基本的 DBN 结构。DBN 的训练采用逐层方式

第二十四章

人工智能在放疗中的应用

进行,即从输入层开始将网络相邻两层当作一个 RBM 进行无监督训练:首先充分训练第一个 RBM;然后固定其权重 w 和偏差 b,将它的隐藏层神经元状态作为第二个 RBM 的输入;再充分训练第二个 RBM 后,将第二个 RBM 堆叠在第一个 RBM 上方;重复以上步骤直至最后一层。逐层无监督训练结束后,从输入端输入数据再从输出端开始进行反向传播对模型进行微调。DBN 算法可应用于手写识别、语音识别和图像处理等领域,也可以用于其他深度神经网络的权值初始化。

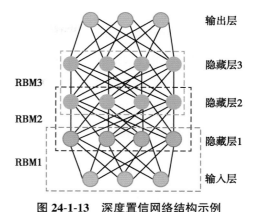

图 24-1-13 深度置信网络结构示例
RBM 为受限玻尔兹曼机,该网络由 3 个 RBM 单元堆叠而成。

(三) 循环神经网络(RNN)

循环神经网络(RNN)是一类以序列(sequence)数据为输入,在序列的演进方向进行递归(recursion)且所有节点(循环单元)按链式连接的递归神经网络,常见类型有双向循环神经网络(bidirectional RNN,Bi-RNN)和长短期记忆网络(long short-term memory,LSTM)等。RNN 的特点是当前的输出与之前的输出也有关。图 24-1-14 示例了一个简单的循环神经网络,将其按时间线展开,t 是时刻,X 是输入层,S 是隐藏层,O 是输出层,矩阵 U 是输入层到隐藏层的权重,矩阵 W 是隐藏层上一次的值作为这一次输入的权重,矩阵 V 是隐藏层到输出层的权重。隐藏层 S_t 不仅取决于当前输入 X_t,还取决于上一时刻隐藏层的值 S_{t-1},即(式 24-1-6、式 24-1-7)

$$S_t = f(UX_t + WS_{t-1}) \qquad (式 24-1-6)$$

$$O_t = g(VS_t) \qquad (式 24-1-7)$$

其中 f 和 g 是激活函数。

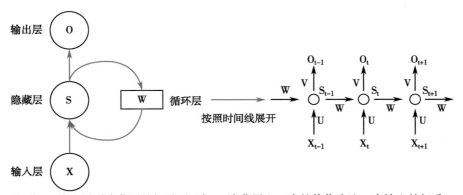

矩阵 U. 输入层到隐藏层的权重;矩阵 W. 隐藏层上一次的值作为这一次输入的权重;
矩阵 V. 隐藏层到输出层的权重;X_t,O_t,S_t. 分别为 t 时刻输入层、输出层、隐藏层的值。

图 24-1-14 循环神经网络按时间线展开图

RNN 训练多采用时间反向传播(backpropagation through time,BPTT)算法,是 BP 算法的一个简单变体。RNN 各层的 U、W 和 V 等参数值对时刻 t 全局共享,减小了训练复杂度。RNN 算法擅长处理时间性分布数据,可用于语言模型、文本生成、机器翻译和语音识别等任务。

(四) 卷积神经网络(CNN)

卷积神经网络(CNN)是一种前馈神经网络,如图 24-1-15 所示,CNN 架构与传统 ANN 架构非常相似,基本结构包括输入层、若干个卷积层(convolutional layer)、池化层(pooling layer)、全连接层(fully connected layer)和输出层。传统 ANN 其实是多个全连接层的叠加,而 CNN 将大部分全连接层换成了卷积层和池化层。当处理图像时,ANN 输入层通常将图像转为向量,全连接网络的第一层参数量巨大,而 CNN 能够将多个特征图作为输入,通过局部感受野(receptive field)和较少的参数连接到小区域,能出色地处理图形图像问题,在最近几年得到持续快速发展。代表性的 CNN 包括 LeNet、AlexNet、ZF Net、GoogLeNet、VGGNet 和 ResNet 等。CNN 训练和 ANN 类似,先根据任务定义损失函数,再利用随机梯度下降(SGD)等算法优化 w 和 b,使损失函数最小化。

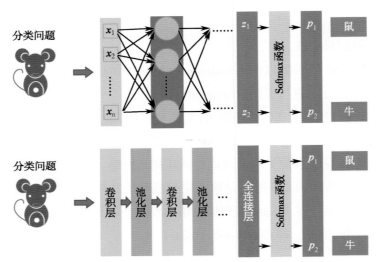

上图为 ANN;下图为 CNN;x_i 为输入值;z_i. 输出(预测)值;
p_i. 经过 softmax 函数映射后的输出值。

图 24-1-15　人工神经网络(ANN)和卷积神经网络(CNN)对比

五、卷积神经网络

放射治疗是以医学影像为基础的学科,目前采用的深度学习方法多为 CNN。图 24-1-16 是用于分类任务的 VGGNet 网络,诞生于 2014 年,除输入层外,由 13 个卷积层(conv)、5 个池化层(max pooling)和 3 个全连接层(fc)组成。下面对各种类型的层进行详细介绍。

(一) 卷积层

卷积层是 CNN 的核心部分,其基本运算是卷积操作,即上一层的输出作为下一层的输入图像,与卷积核进行卷积操作,包括四个参数:卷积核数量(K)、卷积核大小(F)、步长(S)和填充数量(P)。卷积核大小通常取 3×3 或 5×5 等较小的奇数值。图 24-1-17 示例了一个简单的卷积运算,通常把卷积核看作一个滑动窗口,它以设定的步长在输入图像上滑动,与输入图像矩阵的对应位置进行点乘运算然后相加。例如图示中的 $0 = 1 \times 1 + 1 \times 1 + 1 \times (-1) + 0 \times 0 + 1 \times (-1) + 1 \times 1 + 0 \times 0 + 0 \times 0 + 1 \times (-1)$。卷积操作之后,加上偏差 b(此处 =0),经过激活函数(例如 ReLU),输出最后的特征图像。

上图的卷积过程是:5×5 大小的输入图像与 3×3(F=3)大小的卷积核进行卷积运算,步长 S 设为 1,输出 3×3 大小的特征图像,这导致每次卷积之后输出图像尺寸都会变小,另外输入图像边缘的像素参与的运算次数少于中间像素,图像边缘信息容易丢失。一般采用填充(padding,P)的方法来解决这些问题。Padding 不宜过多,上限是维持输出大小和输入大小一致,而且用于填充的像素值均为 0,不存在噪声问题。如图 24-1-18 所示,在输入图像矩阵周围填充一行 / 列像素(像素值为 0),此时 P=1,输出图像大小变为 5,和输入图像一致。

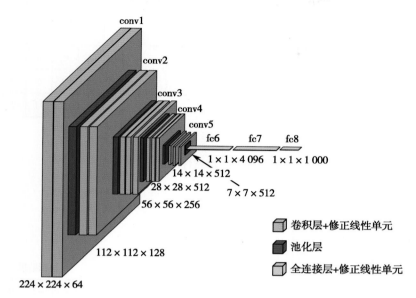

conv. 卷积层;fc. 全连接层。

图 24-1-16　VGGNet-16 网络结构

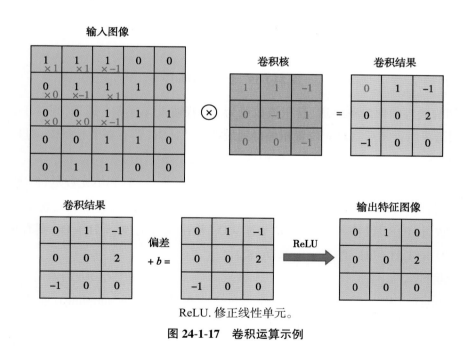

ReLU. 修正线性单元。

图 24-1-17　卷积运算示例

步长(stride,S)是卷积运算的另一个参数,它表示卷积核在输入图像中水平方向和垂直方向每次的步进长度,会影响输出特征的大小。如图 24-1-19 所示,若 S=2,则表示卷积核每次步进长度为 2,即隔行 / 列移动一次,大概会使输出缩小为输入的一半大小,由此会产生一种类似"池化"的效果。

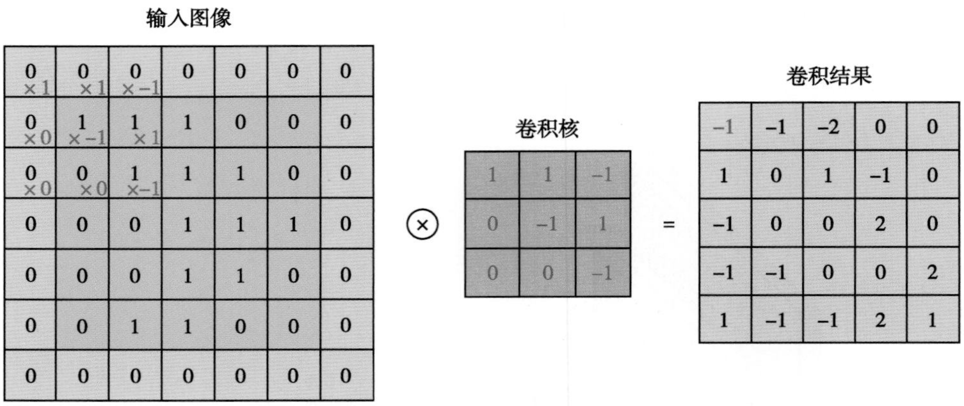

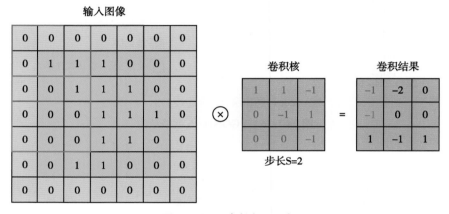

图 24-1-18　填充（padding）

图 24-1-19　步长（stride）

以上示例的输入图像为单通道，卷积核数量为1。若输入含有多个通道，则对于某个卷积核，分别对每个通道求特征图后将对应位置相加得到最终的特征图；若有多个卷积核，则对应产生多个特征图，也就是下一个输入层通道数等于卷积核个数。

CNN 卷积层的输出由卷积核数量（K）、卷积核大小（F）、步长（S）和填充数量（P）等四个参数共同决定。输出特征图像的个数等于卷积核数量 K，其尺寸取决于输入图像大小、卷积核大小（F）、步长（S）和填充数量（P），假设输入尺寸为 $W_1 \times H_1 \times D_1$，输出尺寸为 $W_2 \times H_2 \times D_2$，则有如下关系式：$W_2=(W_1-F+2P)/S+1$，$H_2=(H_1-F+2P)/S+1$，$D_2=K$。

（二）池化层

池化（pooling）也称为降采样（down-sampling）或欠采样（sub-sampling），通常出现在卷积层之后用于降低特征维度，同时提高模型容错性，包括两个超参数：卷积核大小（F）和步长（S），主要有最大值池化（max pooling）、均值池化（average pooling）及求和池化（sum pooling）等类型（图 24-1-20）。

池化层的输入（$W_1 \times H_1 \times D_1$）和输出（$W_2 \times H_2 \times D_2$）尺寸大小的关系可表示为 $W_2=(W_1-F)/S+1$，$H_2=(H_1-F)/S+1$，$D_2=D_1$，其中常采用卷积核大小为 F=2，步长为 S=2。图 24-1-20 显示了几种池化方式，最大值池化、均值池化及求和池化分别是取池化卷积核区域内所有像素的最大值、平均值及求和，最大值池化能减少卷积层参数误差造成估计均值误差的偏移，能更多地保留纹理信息，成为 CNN 现在最常用的池化方法。

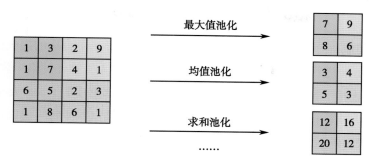

图 24-1-20 池化（pooling）操作

如果卷积层的步长 S 设为 2，也可以起到降低特征图像尺寸的目的，而池化层不需要保留参数，采用一个固定函数（例如最大、平均等）进行像素运算，可以减少网络参数量，有助于减少计算量同时保留主要特征，防止过拟合。

（三）全连接层

全连接层（FC）和人工神经网络一样，每一个结点都与前一层的所有结点进行全连接，一般用于 CNN 网络的后端，用来把前面经过卷积层、池化层提取的"分布式特征表示"映射到样本标记空间，在整个卷积神经网络中起到"分类器"的作用。如图 24-1-21 所示，全连接层可由卷积操作实现：若前层为卷积层，其输出尺寸为 $W \times H \times D$（D 个 $W \times H$ 的特征图），如后层是一含 $1 \times 1 \times N$ 个神经元的全连接层，可以采用卷积核为 $W \times H \times D \times N$ 的全局卷积来实现这一全连接运算过程；若前层为 $1 \times 1 \times N$ 全连接层，可以使用 $1 \times 1 \times N \times M$ 的卷积核得到 $1 \times 1 \times M$ 全连接层。

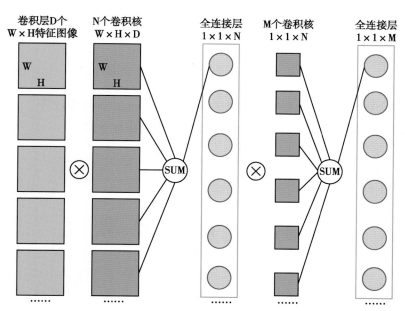

SUM. 求和；W. 特征图像的宽度；H. 特征图像的高度。

图 24-1-21 全连接层

例如在 VGGNet-16 网络（图 24-1-16）中，最后一个卷积层的输出为 $7 \times 7 \times 512$，连接此卷积层的全连接层为 $1 \times 1 \times 4\,096$，可使用 $7 \times 7 \times 512 \times 4\,096$ 的卷积核来实现，即设置 4 096 组滤波器，每

组滤波器含有 512 个卷积核,每个卷积核大小为 7×7。其后层再连接一个 $1 \times 1 \times 4\,096$ 全连接层,其对应的卷积层参数为:采用 4 096 组滤波器,每组滤波器含有 4 096 个卷积核,每个卷积核的大小为 1×1。

　　CNN 与 ANN 类似,在网络末端的全连接层之后,需要选择一个合适的损失函数来完成特定的任务,例如使用 Softmax 进行分类等,关于损失函数可见本书"人工神经网络 - 学习目标"部分。

　　CNN 采用局部连接和池化操作,使其具备三个特征:局部感受野(local receptive fields)、共享权值(shared weights)和降采样(down-sampling)。局部感受野是 CNN 每一层输出特征图像上的像素点在输入图像上映射的区域大小,在 ANN 中神经元之间是全连接的,CNN 通过卷积操作将输出层像素点只与输入层的局部区域连接,之后在更高层将这些感受不同局部的特征综合起来就可得到全局信息。共享权值指 CNN 每一个卷积核以特定的步长遍历整个输入图像时,其参数是固定不变的,即共享了相同的权值。降采样是使用池化操作来实现的,可用来降低特征维度并保留有效信息,并保持平移、旋转、伸缩不变性等。CNN 的这三个特征大大减少了参数量,降低了计算复杂度,使得网络模型可以向更深发展。

六、放疗应用

　　放疗实践包括模拟定位、感兴趣区勾画、治疗计划设计、计划剂量验证和加速器质控、治疗实施、疗效分析等工作,近年来人工智能在这些工作中都有很好的应用案例。

　　模拟定位:用于图像生成、图像去噪、图像复原等,例如由 MR 图像生成伪 CT 图像、高噪声 CT 图像去噪、低分辨率图像复原至高分辨率等。

　　感兴趣区勾画:用于自动识别肿瘤、勾画靶区和危及器官等。

　　治疗计划设计:用于预测 DVH、剂量分布、射野范围及角度、控制点位置等。

　　计划剂量验证:用于预测验证通过率等。

　　加速器质控:预测机器性能变化等。

　　治疗实施:用于图像引导放疗的图像配准、图像复原等。

　　疗效分析:结合影像组学(Radiomics)、剂量组学(Dosiomics)预测疗效等。

　　以上只是简单举例,下面几节将分别就几个具体应用作详细介绍。

(门 阔)

第二节　自动分割

　　放射治疗需要高剂量照射肿瘤靶区,并尽量保护周围危及器官。这些感兴趣区定位的准确性对控制肿瘤和降低毒副作用起到极其重要的作用,但医生的知识水平等主观因素对人工勾画影响较大,这可能会导致肿瘤靶区漏照或正常组织受到过多照射。而且,手工勾画非常耗时。自动图像分割方法有助于解决这些问题,不仅可以提高勾画效率和一致性,还可能提高勾画的准确性。自动分割的图像处理方法可分为传统的方法和基于人工智能的方法。

一、传统图像分割方法

自动分割是根据灰度、彩色、空间纹理、几何形状等特征在一幅图像中把目标从背景中分离出来。传统图像分割方法主要有以下几类：基于阈值的分割方法、基于区域的分割方法、基于边缘的分割方法、基于图集的分割方法以及基于模型的分割方法等。虽然深度学习已经成为当前医学领域图像分割的主流方法，但传统方法在一些问题上仍有应用价值，下面分类对这些经典方法进行简单介绍。

（一）基于阈值的分割方法

阈值分割法是一种最基本的图像分割方法，它根据图像的灰度特征来计算一个或多个灰度阈值，然后根据设定的阈值区间将图像中的像素点逐一分类，实现图像分割的目的，包括全局阈值、局部阈值（自适应阈值）、最佳阈值等类型，其关键的是按照某个准则函数来求解最佳灰度阈值。阈值分割法计算量小，运算效率较高，特别适用于目标和背景灰度相差较大的情况，例如放疗中肺的勾画。此外阈值法也常用作图像预处理。但阈值分割法只考虑像素灰度值特征而忽略了空间特征等重要信息，不适合用于复杂器官的分割。

（二）基于区域的分割方法

区域分割法直接将图像按照相似性准则分成不同的区域，主要包括区域生长、区域分裂合并和分水岭等类型。

区域生长法从一组生长点（单个像素或某个小区域）开始，按照一定的生长准则将与该生长点邻域里符合条件的像素或者区域与生长点合并，形成新的生长点，重复此合并过程直到满足一定的条件时，区域生长终止。该方法有三个关键点：生长点的选取、生长准则和终止条件。生长准则可依据灰度值、纹理、彩色、梯度等信息制定。区域生长法的优点是计算简单，适用于较均匀的连通目标分割。缺点是需要人为确定生长点，对噪声敏感。

区域分裂合并法从整幅图像开始，按照一定的分裂合并准则不断地分裂得到各个子区域，然后再把前景区域合并，实现目标分割。最常用的方法是四叉树分解法，当图像中某个区域的特征不一致时就将该区域分裂成四个相等的子区域，当相邻子区域满足一致性特征时则将它们合成一个大区域，直至所有区域不再满足分裂合并的条件时，分裂结束。然后查找相邻区域有没有相似的特征，如果有就将相似区域进行合并，最后达到分割的作用。区域分裂合并法较为复杂，适用于复杂物体分割或先验知识不足的情况。

分水岭法是一种基于拓扑理论的分割方法，它根据分水岭的构成来考虑图像的分割，图像中每一点像素的灰度值表示该点的海拔高度，每一个局部极小值及其影响区域称为"集水盆"，而"集水盆"之间的边界点形成"分水岭"，表示的是输入图像极大值点。分水岭法对微弱边缘具有良好的响应，能得到封闭连续的边缘，但噪声或细微灰度变化都会导致过度分割。

（三）基于边缘的分割方法

图像不同区域边界上像素的灰度值变化一般比较显著，基于边缘的分割方法通过检测灰度级或者结构不连续的地方，利用此边缘特征分割图像。这种不连续性可通过求导数来检测到，常用的一阶微分算子有 Roberts Cross 算子、Prewitt 算子、Sobel 算子、Kirsch 算子和 Robinson 算子等；二阶微分算子有 Marr-Hildreth 算子、Canny 算子、Laplacian 算子、LOG 算子和 DOG 算子等。边缘检测方法速度较快，定位准确，但不能保证边缘的连续性和封闭性，在细节区域会产生碎边缘，需要后处理或结合其他相关算法才能完成分割任务。

(四) 基于图集的分割方法

基于图集分割（atlas-based segmentation）方法的核心是图像变形配准,它是通过变形配准将已分割的参考图像（图集）配准到待分割的新图像,然后将图谱中的分割标记通过标记传播（label propagation）赋值给新图像。主要可以分为基于单图谱的分割方法、基于平均图谱的分割方法和基于多图谱的分割方法等。变形配准的成功与否将取决于所使用的算法和所选择的图集,可以通过互信息（mutual information）等相似性度量来评估。医学图像中不同人的解剖结构相差很大,这会影响基于图集的分割精度。因此,选择最好的图集非常重要,它可以根据一些标准进行选择,如匹配图像体积所需的变形量、变形配准后的相似性度量等。

(五) 基于形状模型的分割方法

基于形状模型的分割（shape model-based segmentation）旨在利用形状属性和约束从图像中恢复预定义的形状或结构,目前主要基于主动形状（active shape model）、主动外观（active appearance model）模型、主动轮廓（active contours）、可变形模板（deformable templates）以及水平集（level set）方法。

目前放疗商用的自动勾画软件多采用基于图集或形状模型的分割方法,表24-2-1列出了市面常见计划系统采用的自动分割方法。近年来,基于深度学习的分割算法迅速崛起,其性能已经超过传统分割方法,并已经应用于放疗临床勾画感兴趣区,成为未来主要的研究发展方向。

表 24-2-1　常见商用自动勾画软件及其方法

厂商	产品名称	自动勾画方法
Varian	Eclipse（Smart Segmentation）	基于图集
MIM Software	MIM Maestro 6+	基于图集
Velocity	VelocityAI 3.0.1	基于图集
BrainLab	iPlan	基于图集
Dosisoft	IMAgo	基于图集
Mirada	RTx 1.4, Workflow box	基于图集
OSL	OnQ RTS	基于图集
Elekta	ABAS 2.01	基于图集和模型
Philips	SPICE 9.8	基于图集和模型
RaySearch	RayStation 4.0	基于图集和模型

二、深度学习图像分割方法

(一) 基于 RNN 的图像分割

RNN 可以考虑到局部和全局的上下文依赖,在语义分割中这种依赖关系通常是非常有用的。ReSeg（图 24-2-1）是基于 ReNet 提出的一个经典 RNN 分割网络,图像输入后,ReSeg 先用在 ImageNet 上预训练好的 VGGNet-16 提取图像特征（首层黄蓝色表示部分）,随后使用了三次串联的完整 ReNet 模块,提取更复杂的特征,同时空间分辨率逐渐减小至原始输入图的 1/8,然后应用若干层由反卷积组成的上采样层,将特征图像的空间分辨率恢复至原始输入图像的空间分辨率,最后应用 Softmax 得到每个像素点对应的类别概率分布,从而实现分割。ReSeg 通过依次扫描互相垂直的两个方向,可以获取输入数据的局部和全局特征。

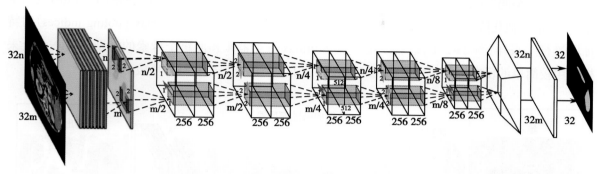

m,n. 特征图像的尺寸。

图 24-2-1 ReSeg 网络结构

(二) 基于 CNN 的图像分割

CNN 最早多用于分类任务,直到 2015 年 Jonathan Long 发表了 "*Fully Convolutional Networks for Semantic Segmentation*",首次对图像进行像素级分类,可实现端到端的训练,解决了语义级别的图像分割问题,成为主流图像分割方法,后续基于编解码结构的图像分割网络大部分是从 FCN 上发展改进而来的。下面介绍几个非常著名的 CNN 模型。

1. 全卷积网络(Fully Convolutional Network,缩写为 FCN) FCN 是把 CNN 的所有全连接层替换成卷积核为 1×1 的卷积层,如图 24-2-2 所示,对于分类网络,输入一张 "猫" 的图片后得到一个 1×1000 的输出向量,表示输入图像属于每一类的概率,其中在 "橘猫" 这一类统计概率最高;FCN 把和分类网络对应的最后三层改成了 $(1 \times 1 \times 4\,096)$、$(1 \times 1 \times 4\,096)$ 和 $(1 \times 1 \times N)$ 的卷积层,最后一个卷积层输出的特征图像具有 N 个通道(每个通道预测一个类别),进行上采样使它恢复到输入图像相同的尺寸,最后使用 Softmax 进行逐像素分类(N 类)。FCN 可以接受任意尺寸的输入图像,并保留原始输入图像中的空间信息;但上采样操作会丢失图像中的细节,也没有充分考虑像素与像素的关系,缺乏空间一致性。

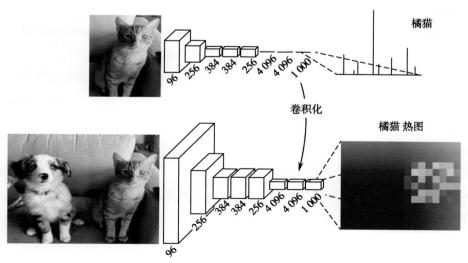

图 24-2-2 全卷积网络(FCN)结构

2. SegNet　SegNet 像 FCN 一样移除了全连接层，不同的是 SegNet 采用了编码器 - 解码器（encoder-decoder）结构，如图 24-2-3 所示，蓝色代表卷积层，绿色代表池化层，红色代表上采样，黄色代表 Softmax 像素分类层，编码器与解码器各有 13 个卷积层，两者对应的层有相同的空间尺寸和通道数。编码器执行卷积和池化，其中卷积层对应 VGGNet-16 网络结构中的前 13 个卷积层，采用 2×2 最大池化降采样。解码器调用编码器对应层处的最大池化索引（max pooling indices）对特征图进行上采样（图 24-2-4），最后使用 N 类 Softmax 分类器来预测每个像素的类别。SegNet 上采样使用较简单的反向最大池化操作，参数少，但对于分类的边界位置置信度较低。

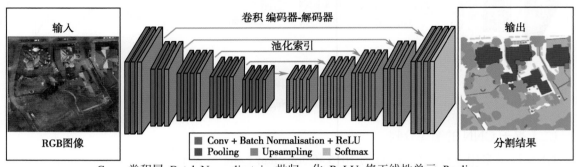

Conv. 卷积层；Batch Normalisatoin. 批归一化；ReLU. 修正线性单元；Pooling. 池化；Upsampling. 上采样；Softmax. 函数。

图 24-2-3　SegNet 网络结构

3. U-Net　U-Net 是基于 FCN 扩展而来的，没有全连接层，和 SegNet 类似，采用编码器 - 解码器结构，左半部分（收缩路径）与右半部分（扩展路径）基本对称。基本类型的 U-Net 网络结构如图 24-2-5 所示，编码器是一个包含 10 个卷积操作（蓝色箭头）的 CNN，通过最大池化层（红色箭头）降采样；解码器一共有 13 层，通过反卷积（绿色箭头）对特征图像进行多次上采样，每上采样一次就和编码器部分对应的通道数相同尺度融合，即复制裁剪之前的低层特征（灰色箭头），将低层特征和高层特征在通道（channel）维度拼接在一起（白色方框），同时有多次卷积操作提取更高效、更抽象的特征，最后经过 Softmax 获得输出分割图像。其最大的特点是采用反卷积（deconvolution）上采样和特征通道（channel）维度拼接，实验证明 U-Net 及其变体在医学图像上有较好的效果，在放疗领域非常流行。

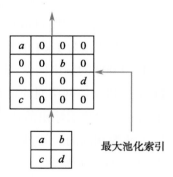

最大池化索引

图 24-2-4　SegNet 上采样

反卷积就是转置卷积，如图 24-2-6 所示，蓝色代表输入图像，绿色代表输出图像，左图代表卷积，右图代表反卷积。反卷积操作并不能还原出卷积之前的图片，只能将图片由小变大，还原至接近卷积之前尺寸。

4. DeepLab　DeepLab 有 V1、V2、V3 和 V3⁺ 多个版本（图 24-2-7），最新版本利用了 ResNet 的优势，并提出了一系列方法将语义分割推向了一个新高度。传统语义分割方法重复降采样（池化）操作导致特征分辨率下降，另外由于物体存在多尺度，使用重新调节尺度并聚合特征图的方法计算量过大。DeepLab 系列论文引入了以下几个比较重要的方法。

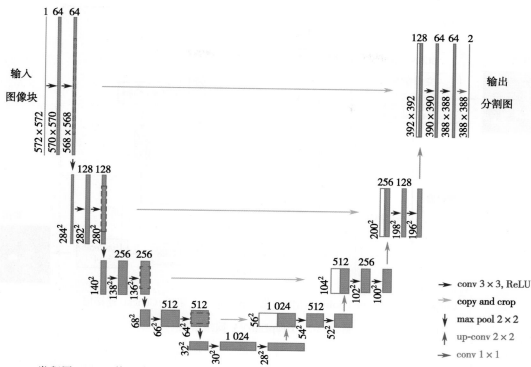

conv. 卷积层；ReLU. 修正线性单元；copy and crop. 复制和裁剪；max pool. 最大池化；up-conv. 上卷积。

图 24-2-5　U-Net 网络结构

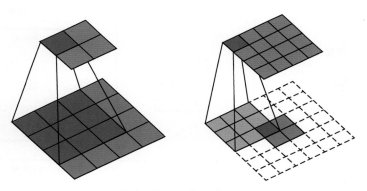

图 24-2-6　卷积与反卷积

引入"空洞卷积"（dilated/atrous convolution）的概念。如图 24-2-8 所示，对于 3×3 的卷积核，当尺度为 1（rate=1）时，它和普通卷积操作是一样的；随着尺度增大，卷积核的尺寸还是 3×3（橙色点），但其感受野能够不断增大，即在不增加参数和计算量的基础上，可以扩大感受野，使每个卷积获取更多的上下文信息。DeepLab 使用空洞卷积取代了最后几个池化层，在不降低特征分辨率的情况下，达到池化层扩大感受野的效果，研究表明这种方式比反卷积方法更有效。

引入空洞空间金字塔池化（atrous spatial pyramid pooling，ASPP）。如图 24-2-9 所示，ASPP 使用四个并行的不同尺度（rate=1、6、12 和 18）的空洞卷积核得到不同感受野的特征图像，在经过 1×1 的卷积之后融合在一起。ASPP 在同一个尺度的特征图上使用不同采样比例和多种视野的卷积核，能够以多尺度捕获目标与上下文信息。

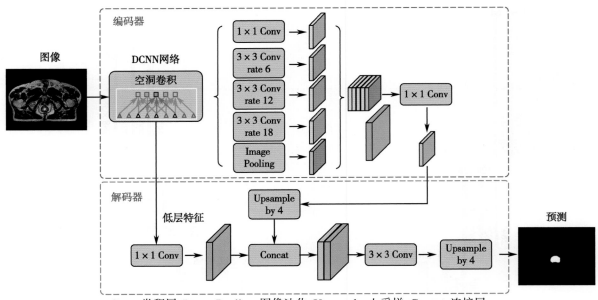

Conv. 卷积层；Image Pooling. 图像池化；Upsample. 上采样；Concat. 连接层。

图 24-2-7 DeepLabV3⁺ 网络结构

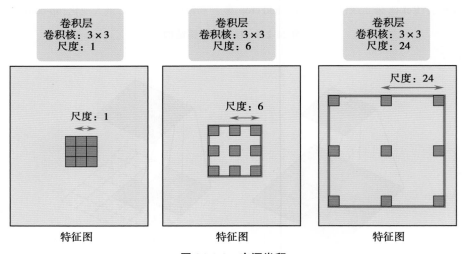

图 24-2-8 空洞卷积

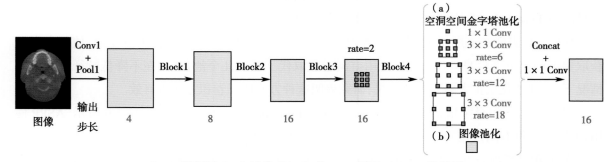

Conv. 卷积层；Pool. 池化；Block. 块；rate. 尺度；Concat. 连接层。

图 24-2-9 编码和空洞空间金字塔池化（ASPP）

引入编码 - 解码（encoder-decoder）结构。DeepLab 最新版本使用图 24-2-9 结构作为 Encoder，同时用 Decoder（图 24-2-10 B）替代了 8 倍的双线性插值上采样操作（图 24-2-10 A），将 ASPP 和编码 - 解码结构融合成一体。具体做法是先把 Encoder 结果双线性插值上采样 4 倍，然后与 Encoder 中相应的低层特征（输入图像分辨率的 1/4）进行融合，再进行 3×3 的卷积提炼特征，最后经过一个 4 倍双线性上采样恢复至原图大小。这种网络构架融合了 ASPP 和 encoder-decoder 两个模块的优点：ASPP 通过对于输入特征图进行不同尺度的空洞卷积，从而得到不同尺寸的感受野，获取多尺度的上下文信息；encoder-decoder 通过逐渐地对编码器生成的低分辨率高阶语义特征图进行恢复分辨率的操作，从而可以更好地恢复物体的边缘信息。

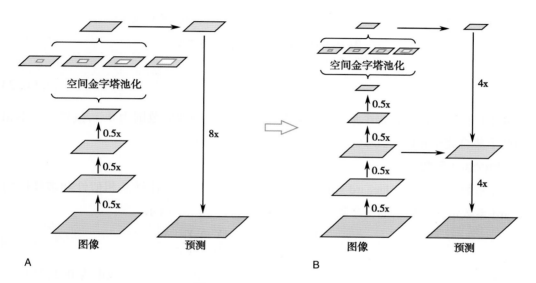

图 24-2-10　编码 - 解码结构

5. Mask R-CNN　前面介绍的 CNN 分割模型均为语义分割（semantic segmentation）网络模型，即对图像逐像素进行分类。Mask R-CNN（图 24-2-11）是一种实例分割（instance segmentation）网络，需要对图像中的物体进行检测（框内位置），并对检测到的物体进行分割（像素分类），可以看作是物体检测和语义分割的结合。Faster R-CNN 在物体检测领域性能较好，而 FCN 在语义分割领域性能较好，Mask R-CNN 在 Faster R-CNN 上进行了扩展，引入 RoIAlign 代替 Faster R-CNN 的 RoIPooling 来提取特征，可以解决由直接池化采样造成错位（misalignment）的问题；并在边界框（box）识别的基础上添加了分支 MASK 层，利用 FCN 对每个 box 进行像素分类。对比语义分割，实例分割对同类物体的分割更加精细。

三、性能评价指标

自动分割的客观评价指标包括戴斯相似系数、Jaccard 系数、豪斯多夫距离以及平均豪斯多夫距离等。具体介绍如下：

（一）戴斯相似系数

戴斯相似系数（Sørensen-Dice similarity coefficient，DSC），有时也被称为 DICE 或者 Dice's coefficient。通常被用来评估两个样本的相似性，是自动分割算法验证中使用最广泛的指标。给定两个集合 X 和 Y，DSC 等于两个集合共有的元素数量的 2 倍除以每个集合中元素的总和，如式 24-2-1 所示。

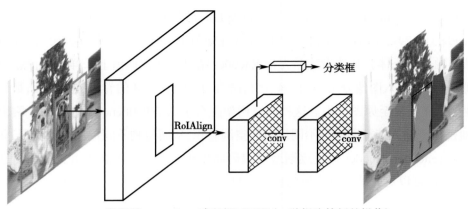

conv. 卷积层；RoIAlign. 感兴趣区匹配（一种提取特征的操作）。

图 24-2-11　Mask R-CNN 网络结构

$$DSC = \frac{2|X \cap Y|}{|X| + |Y|} \qquad \text{（式 24-2-1）}$$

式 24-2-1 中，$|X|$ 和 $|Y|$ 是每个集合中元素的数量。DSC 的取值范围为 0~1，值越大样本相似度越高，当两个集合完全相同时，DSC=1。

（二）Jaccard 系数

Jaccard 系数，也被称为 Jaccard similarity coefficient，是用于统计样品相似性和多样性的统计量。Jaccard 系数定义为样本的交集除以样本的并集，如式 24-2-2 所示。

$$J(X,Y) = \frac{|X \cap Y|}{|X \cup Y|} = \frac{|X \cap Y|}{|X| + |Y| - |X \cap Y|} \qquad \text{（式 24-2-2）}$$

特别地，当 X 和 Y 都为空集时，$J(X,Y)$ 定义为 1。Jaccard 系数的取值范围为 0~1，$J(X,Y)$ 值越大样本相似度越高，当两个集合完全相同时，$J(X,Y)$=1。

Jaccard 系数和 DSC 之间有如下关系（式 24-2-3）：

$$J(X,Y) = \frac{|X \cap Y|}{|X \cup Y|} = \frac{2|X \cap Y|}{2(|X| + |Y| - |X \cap Y|)} = \frac{\dfrac{2|X \cap Y|}{|X| + |Y|}}{2 - \dfrac{2|X \cap Y|}{|X| + |Y|}} = \frac{DICE}{2 - DICE} \qquad \text{（式 24-2-3）}$$

同理可证（式 24-2-4）：

$$DICE = \frac{2J(X,Y)}{1 + J(X,Y)} \qquad \text{（式 24-2-4）}$$

Jaccard 系数和 DSC 会对分割结果给出相同的等级和排序，因此评价时一般只选两者其一即可。

（三）豪斯多夫距离

豪斯多夫距离（Hausdorff distance，HD），即一个集合到另一个集合中最近点的最大距离。从集合 X 到集合 Y 的豪斯多夫距离是一个极大值函数，定义为（式 24-2-5）：

$$HD(X,Y) = max\left[h(X,Y), h(Y,X)\right] \qquad \text{（式 24-2-5）}$$

$h(X,Y)$ 定义为（式 24-2-6）：

$$h(X,Y) = \max_{x \in X} \min_{y \in Y} \|x - y\| \qquad \text{（式 24-2-6）}$$

其中 $\|x - y\|$ 是一些规范，比如欧氏距离等。

HD 的值越小表示两个集合的重合性越好。但是 HD 用的是最大值,对极端值很敏感,可采用 HD95 值(95% 区间内的最大值)来消除个别奇异点的影响。

(四)平均豪斯多夫距离

平均豪斯多夫距离(average Hausdorff distance,AVD),是集合中所有点的平均 HD,被称为较稳定和较不敏感的 HD。其定义为(式 24-2-7):

$$AVD(X,Y) = max\left[\, d(X,Y), d(Y,X)\,\right] \tag{式 24-2-7}$$

$d(x,y)$ 定义为(式 24-2-8):

$$d(X,Y) = \frac{1}{N}\sum\nolimits_{x\in X}\ \min_{y\in Y}\|x-y\| \tag{式 24-2-8}$$

其中 $\|x-y\|$ 是一些规范,比如欧氏距离等。

(门 阔)

第三节　自动计划方法

一、导言

与传统技术相比,精准放疗的治疗计划质量得到极大的提高,在确保肿瘤靶区获得足够照射剂量的同时,极大地降低了靶区周边危及器官和正常组织的受照剂量,但是放疗计划的设计也越来越复杂,不仅耗费时间,而且非常依赖设计者的经验。目前,国内外绝大多数放疗单位均采用手工方式设计计划,造成不同的放疗单位计划质量存在较大的差异,低质量的治疗计划会严重影响患者的治疗疗效以及放疗不良反应的发生。

为解决上述问题,临床实践中需要发展自动计划方法,尤其是基于人工智能的自动计划方法。许多针对不同肿瘤部位的自动计划研究已经表明,与人工计划相比,自动计划的计划质量具有更好的一致性,并且可以减少计划设计的时间,可以缩小不同放疗单位计划质量的差距,加快培训初级物理师的速度,扩大制订放疗计划的医疗服务半径,让更多的患者享受到规模较大放疗单位的服务,节省患者异地就医的费用,具有极大的社会价值和经济价值。

放疗计划的剂量体积直方图(DVH)和剂量分布是临床上评估治疗计划优劣的重要工具。自动计划是利用建立的算法准确预测患者的 DVH 或者剂量分布,自动进行计划设计和优化。本节从以下三个方面探讨自动计划设计:①自动设置射野参数;②预测 DVH 实现自动设置优化条件;③预测剂量分布实现自动评价治疗计划。

二、自动设置射野参数

射野参数设置主要是指射野角度的选择,是影响计划质量的主要因素。尽管简单情况(如前列腺癌)下射野角度通常是固定的,但是对于复杂情况需要进行射野角度优化。临床实践中射野角度选择通常是根据设计者的经验,经过反复尝试形成最终的射野角度组合,自动射野角度选择方法包括:基于迭代优化算法的射野角度选择,基于人群的射野角度分类选择。而最有效率的射野角度选择方法是不涉及剂量计算、优化和反复迭代过程的,其中包括基于患者解剖特征定义评价指标选择射野角度,基于机器学习方法建立解剖结构与射野角度的关系确定射野角度,如 Amit 等人利用机器学习方法自动选择射野角度,即通过分析患者解剖结构预测胸部肿瘤调强共面计划最优射野角度,利用随机森林回归算法学习临床通过的治疗计划,建立解剖结构和射野角度之间的关系,预测新患者计划的射野角度。

三、预测 DVH 实现自动设置优化条件

优化条件设置是计划设计的关键,目前临床广泛应用的方法是手工设置优化条件,将肿瘤靶区处方剂量和危及器官的剂量限值要求转化为逆向计划优化条件,通过设计者手工方式设置并调整逆向计划优化条件,一个调强计划通常需要调整的优化条件参数非常多,需要设计者反复多次调整参数,是计划耗时和计划质量相差悬殊的最主要原因。

为解决上述问题,国内外诸多学者进行了探索,提出的解决方法主要包括:①使用统一的计划模板辅助设置优化条件;②使用几何模型方法辅助设置优化条件;③使用统计学方法辅助设置优化条件;④使用人工智能方法辅助设置优化条件。

基于模板设置优化条件是最初级的解决方法,与完全手动设置优化条件相比,计划设计的效率大幅提高,但存在无法考虑个体化差异的问题。另外三种方法是以逐层递进的方式考虑了个体化的差异,下面分别对几何模型、统计学和人工智能三种方法辅助设置优化条件进行介绍。

(一) 几何模型方法辅助设置优化条件

几何模型方法是根据患者解剖结构来估计可行 DVH 曲线,目前商用的 PlanIQ 是采用类似的方式进行 DVH 的可行性估计,即根据患者的 CT 图像和解剖结构结合处方剂量生成基准剂量(benchmark dose)来进行可行 DVH 估计。PlanIQ 基准剂量模型是基于物理概念的,没有应用临床的先验知识,不要求定义射束几何形状,是一个虚构的无法实现的三维剂量分布。基于基准剂量生成的可行 DVH 分为四个区域:不可能区(impossible)、困难区(difficult)、挑战区(challenging)和可能区(probable)。根据危及器官可以实现的难易程度,从可行 DVH 曲线中提取剂量或剂量体积参数设置优化条件。这种方法没有用到临床的先验知识,只是根据靶区的处方剂量虚构一个不可以实现的三维剂量分布,估计生成危及器官的 DVH,并从中提取初始优化条件。此方法比较粗糙地实现了计划设计时个体化设置优化条件,与临床可以实现的真实情况依然偏差较大,存在初始条件设置不合理而影响计划质量的问题。

(二) 统计学方法辅助设置优化条件

利用统计学方法预测肿瘤靶区周边危及器官的剂量体积参数或者 DVH,根据预测结果辅助设置优化条件。基本思路是从专家放疗计划数据库中提取患者的解剖结构特征或危及器官 DVH 的主成分特征;利用统计学方法建立解剖结构特征与剂量体积参数或 DVH 主成分之间关系的预测模型;预测新患者危及器官剂量体积参数或 DVH,根据预测结果辅助设置优化条件。

经典的描述肿瘤靶区与周边危及器官位置关系的解剖结构特征包括:重叠体积直方图(overlap volume histogram,OVH)和距离靶区直方图(distance target histogram,DTH)。OVH 是危及器官与肿瘤靶区外放一定距离的重叠体积占危及器官总体积比例直方图,DTH 是危及器官到靶区的最近距离直方图。

预测模型中的统计学方法主要包括解析法、线性回归法、逐步多元回归法和核密度法。解析

法是建立不同危及器官与肿瘤靶区的 OVH 与 DVH 之间成对的数据库,对于新的肿瘤患者,先获取其不同危及器官与肿瘤靶区的 OVH,并与数据库中的 OVH 进行比较,选取一组比新患者小的 OVH,从选取的这组 OVH 中选择最小的 DVH 作为计划的初始优化条件。线性回归法通过线性拟合的方法建立不同危及器官与肿瘤靶区 OVH 与 DVH 的对应关系。逐步多元回归法是利用逐步多元回归算法构建危及器官解剖结构特征与 DVH 特征之间的关系,其中解剖结构特征包括空间信息(DTH)和体积信息(肿瘤靶区体积,危及器官体积等),输入和输出模型的这些特征经过主成分分析筛选出 DTH 和 DVH 的主要特征,逐步多元回归在迭代过程中增加最显著的因素,去除最不显著的因素,将最显著的因素包含在最后的预测模型。核密度法是概率论中用来估计未知的密度函数,是非参数检验方法之一,用于预测危及器官 DVH 时理解为感兴趣区域内的某像素点剂量大于等于一个给定剂量值的概率,在训练数据集中统计危及器官每个像素点的剂量和解剖结构特征(DTH),计算联合概率密度,根据训练样本中的联合概率密度计算条件概率密度,对于新患者危及器官 DVH,根据解剖结构特征信息计算解剖结构的概率密度,结合训练样本中的条件概率密度可以实现对 DVH 的估计。

以上讨论的算法均需要人工手动提取肿瘤周边危及器官的解剖结构特征,这个过程耗费时间,并且这些特征不能涵盖所有解剖结构特征。同时,临床实践中危及器官的受照剂量受多种因素影响,例如肿瘤靶区的数量和处方剂量等,仅仅考虑上述危及器官的部分解剖结构信息 OVH、DTH 预测出的危及器官受照剂量往往与实际值有较大差异,尤其是对于复杂的头颈部肿瘤计划设计,降低了临床应用的准确性和适用范围。

(三)人工智能方法辅助设置优化条件

利用人工智能方法辅助设置优化条件即利用机器学习或深度学习方法预测危及器官 DVH,根据预测结果辅助设置优化条件。机器学习方法(例如支持向量回归法)是根据专家放疗计划数据训练模型,与逐步多元回归法特征提取方式类似,先用主成分分析法提取 DTH 和 DVH 的主要特征,结合靶区和危及器官的体积信息输入模型训练,构建危及器官的这些解剖结构特征与 DVH 之间的参数化模型。深度学习方法是从专家放疗计划数据库中自动提取解剖结构或医学影像特征,并与危及器官剂量体积指标或 DVH 之间建立参数化的模型。

深度学习方法预测危及器官 DVH 主要分为两种方式:直接预测危及器官 DVH 和间接预测危及器官 DVH,其中间接预测危及器官 DVH 是通过先预测剂量分布,从剂量分布得到危及器官的 DVH。下面主要介绍直接预测危及器官 DVH 的方法,具体流程如图 24-3-1 所示:①基于专家放疗计划数据库(医学影像、靶区和危及器官解剖结构、剂量分布)确定模型的输入和输出数据;②对深度学习网络模型进行训练、验证和测试确定最终的预测模型;③输入新患者的放疗计划数据(医学影像、靶区和危及器官解剖结构)到预测模型,预测新患者危及器官的 DVH;④根据预测的危及器官 DVH,自动生成优化条件。下面以鼻咽癌为例具体说明深度学习方法预测危及器官 DVH(图 24-3-2)。

1. 基于鼻咽癌放疗计划数据库,获取鼻咽癌患者的 CT 图像、靶区和危及器官解剖结构和剂量分布,构建模型的输入和输出数据。

(1)基于鼻咽癌患者的 CT 图像和解剖结构,构建模型的输入数据。以左侧腮腺为例,图 24-3-2 中的输入数据考虑了左侧腮腺与肿瘤靶区以及其他危及器官的所有可能空间位置关系。

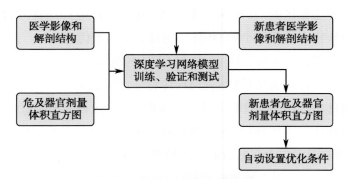

图 24-3-1 深度学习方法辅助设置优化条件示意

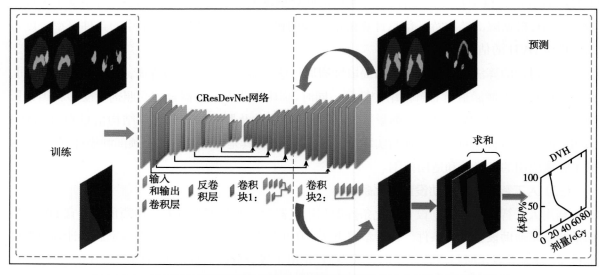

图 24-3-2 基于深度学习模型的鼻咽癌危及器官剂量体积直方图（DVH）预测示意

（2）基于鼻咽癌患者的 CT 图像、解剖结构和剂量分布，构建模型的输出数据。以左侧腮腺为例，图 24-3-2 中的输出数据是剂量面积直方图（dose-area histogram，DAH），代表吸收剂量小于剂量 D 的绝对面积元素数量或吸收剂量小于剂量 D 的面积元素数量与层面内总面积比值的相对面积，如式 24-3-1 所示。

$$DAH(D) = 1 - \frac{1}{A} \int_0^{D_{\max}} \frac{dA(D)}{dD} dD \qquad （式 24-3-1）$$

其中，A 是危及器官在层面内的面积，$D_{\max}$ 是危及器官在层面内的最大剂量，$dA(D)/dD$ 是微分剂量面积直方图，代表在剂量 D 处单位吸收剂量对应的面积增量。

2. 深度学习网络经过训练、验证和测试评估过程确定 DVH 预测模型（图 24-3-3）。

（1）将图 24-3-2 中预处理后的解剖结构和 DAH 输入到深度学习网络模型进行训练，图 24-3-2 中构建了基于残差卷积网络（residual convolutional network，ResNet）和反卷积网络（deconvolutional network，DevNet）的 CResDevNet 深度卷积神经网络模型。

（2）数据集随机分为训练、验证和测试样本，通过验证和测试保证模型的可靠性。训练过程包括：采用均方误差（mean square error，MSE）函数作为损失函数，通过随机梯度下降优化算法 Adam

反复迭代,使梯度不断下降更新权值进行训练,并且在训练过程中选取合适的学习率(learning rate,LR)和批量大小(batch size)等超参数。训练过程中对数据进行了随机平移、旋转和翻转等,保证每次训练迭代过程中的输入数据都是不一致的,避免出现过拟合。损失函数在训练和验证样本上均需要收敛,选取在验证样本上损失函数值最小的模型进行测试评估。

(3)定性和定量方法评价测试样本预测结果,确定预测模型。通过平均绝对误差或相似性指数评价预测模型,若平均绝对误差或相似指数满足预设要求,确定预测模型,否则,重新调整网络模型结构、模型参数或输入输出数据形式等再训练,直到满足要求,确定预测模型。图 24-3-4 定性地给出了一个测试例的危及器官 DVH 的预测结果(虚线)和临床结果(实线)的对比。

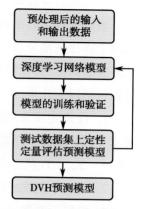

图 24-3-3　确定深度学习网络剂量体积直方图、(DVH)预测模型示意

3. 图 24-3-5 是新患者自动设置优化条件实现自动计划示意图。新患者 CT 图像、靶区和危及器官解剖结构输入到 DVH 预测模型得到参考危及器官 DVH。自动计划是根据参考危及器官 DVH 得到剂量或剂量体积参数,自动设置逆向计划优化条件,得到可执行计划。

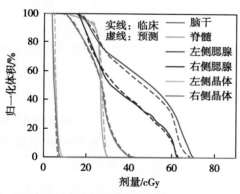

图 24-3-4　鼻咽癌危及器官剂量体积直方图、(DVH)预测结果示意

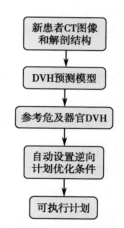

图 24-3-5　自动设置优化条件实现自动计划示意

四、预测剂量分布实现自动评价治疗计划

自动评价治疗计划是通过预测 DVH 和剂量分布实现自动评价计划质量的优劣,其中直接预测 DVH 的方法已经详细介绍,DVH 描述的是肿瘤靶区和危及器官受照剂量的整体情况,不能给出解剖层面上的三维剂量分布信息。下面主要介绍预测剂量分布的方法,预测剂量分布具有三个好处:首先,可以辅助判断临床处方剂量的合理性;然后,可以从剂量分布中提取肿瘤靶区和危及器官的 DVH,间接获得逆向优化条件,辅助计划设计;最后,可以评价已有计划的计划质量。因此,自动评价计划的核心是准确预测患者的三维剂量分布。国内外诸多学者从不同角度进行了探索,主要包括:①使用统计学方法预测三维剂量分布;②使用人工智能方法预测三维剂量分布。

(一) 统计学方法预测剂量分布

通过统计学方法将专家计划数据库中的 CT 图像、解剖结构和剂量分布之间构建参数化模型，预测个体化剂量分布，实现自动评价计划质量或辅助完成自动计划。以多变量分析法为例，它是定义多变量目标，并在像素级别建立像素点危及器官到肿瘤靶区距离和像素点剂量之间的关系，建模过程包括以下几步。

1. 首先定义多变量目标 (r, Z, D)，其中，r 代表危及器官像素到靶区的最小距离，Z 代表层面水平，即在照射野范围内是 0，在照射野范围外按照层厚定义 (例如层厚是 0.5cm，则 $Z=0.5, 1,$ $1.5\cdots\cdots, Z_{max}$)，D 代表像素点的剂量。

2. 根据专家放疗计划数据库确定危及器官所有像素点的多变量目标 (r, Z, D)。

3. 根据危及器官到肿瘤靶区的最小距离 r 对像素点进行分组，计算不同 r 分组包含的像素点的平均剂量，构建最小距离 r 和平均剂量 D 之间的关系。由于射野内和射野外不同位置的层面水平 Z 不同，定义层面权重因子，越远离肿瘤靶区权重越低，计算预测剂量时，需要考虑层面权重因子。

4. 对于新患者剂量分布的预测，先确定危及器官每个像素点到肿瘤靶区的最小距离 r 和层面水平，根据建立的最小距离 r 和平均剂量 D 之间的关系，可以得到像素点平均剂量和标准差，进行高斯采样得到剂量 U，如果像素点在射野外，根据层面权重因子与层面水平的关系得到权重平均值和标准差，进行高斯采样得到 w，最终预测每个像素点的剂量 $D=U \times w$，从而确定危及器官剂量分布。

多变量分析法需要人工手动提取特征，这个过程耗费时间，并且这些特征不能涵盖所有解剖结构信息，预测准确度较差，限制了临床适用范围。

(二) 人工智能方法预测剂量分布

利用人工智能方法预测剂量分布即利用机器学习或深度学习方法预测剂量分布，根据专家放疗计划数据训练模型，在 CT 图像、解剖结构和剂量分布之间构建参数化模型实现预测剂量分布。

1. 机器学习方法预测剂量分布 以图谱法和人工神经网络为例进行介绍。

图谱法是将新患者的图像与图谱库中的图像进行比对，找到与新患者接近的图谱来预测剂量分布的方法，具体包括以下步骤：

(1) 图像特征提取：提取图像中每个像素的特征，这些特征可以描述每个像素的外观和纹理。

(2) 图像 - 图谱映射：使用机器学习方法中的图谱回归森林法对每个训练样本生成一个图谱描述每个像素点图像特征与剂量的关系，并为每个图谱计算一个概率密度值估计出具有相应图像特征的概率。

(3) 图谱选择：对于新患者，先经过图像特征提取和图像 - 图谱映射，计算出新患者图像特征对于每个训练样本图谱的概率密度值，其中用密度估计方法来预测训练样本中每个图谱在新患者身上的准确性，具有最高预测准确度的图谱保留下来用于预测新患者的剂量。

(4) 剂量预测：结合危及器官结构信息，可以选择使用不同的方法 (条件随机场、最大后验估计) 进行剂量预测。

人工神经网络是将患者解剖特征和计划参数与剂量分布之间进行关联，具体包括以下步骤。

(1) 从专家放疗计划数据中提取患者的解剖特征和计划参数，例如肿瘤靶区的体积、射野数量、距离肿瘤靶区的距离、相对于肿瘤靶区的方位角和仰角以及各个危及器官距离肿瘤靶区的距离等。

（2）训练人工神经网络模型将提取的特征与剂量分布之间建立关系模型。

（3）新患者的解剖特征和计划参数输入到模型，预测剂量分布。

图谱法和人工神经网络法均需要人工手动提取特征，这个过程耗费时间，并且这些特征不能涵盖所有解剖结构信息，对于复杂的头颈部肿瘤计划预测准确度较差，限制了临床适用范围。

2. 深度学习方法预测剂量分布　　利用深度学习方法可以自动抽象和提取不同层次解剖结构或医学影像特征的技术优势，从专家放疗计划数据中自动提取解剖结构或医学影像特征并与剂量分布之间建立参数化的模型，实现预测新患者三维剂量分布的目标，实现自动评价放疗计划。具体流程见下方文字说明和图 24-3-6。

（1）基于专家放疗计划医学影像数据库（CT 图像、靶区和危及器官解剖结构、剂量分布）确定模型的输入和输出数据。

（2）对深度学习网络模型进行训练、验证和测试确定预测模型。

（3）将新患者的放疗计划医学影像数据（CT 图像、靶区和危及器官解剖结构）输入预测模型预测新患者三维剂量分布。

（4）根据预测结果可以获得靶区和危及器官 DVH、可以判断临床处方剂量要求的合理性、可以间接获得优化条件、可以自动评价计划。

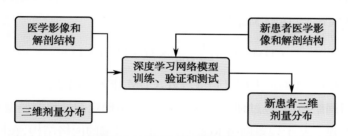

图 24-3-6　深度学习方法预测三维剂量分布评价放疗计划示意

3. 深度学习方法预测剂量分布实例　　下面以早期鼻咽癌的固定野调强放疗（FB-IMRT）计划和晚期鼻咽癌螺旋断层调强放疗（TOMO）计划为例，从不同的角度分别进行介绍。

【早期鼻咽癌的固定野调强放疗（FB-IMRT）计划】

早期鼻咽癌 FB-IMRT 计划三维剂量分布预测流程如图 24-3-7 所示，具体包括以下几个流程。

（1）基于早期鼻咽癌 FB-IMRT 计划数据库，获取 CT 图像、解剖结构和剂量分布，构建模型的输入和输出数据。

1）图 24-3-7 中的输入数据考虑两种情况，即第一种情况命名为"general SImg"（g_SImg），包括 17 个危及器官和 2 个肿瘤靶区的解剖结构，每一个结构赋予独立的数值，重叠区域进行累加并保证数值独立；第二种情况考虑距离射野边界的距离是影响剂量分布的重要特征，输入数据命名为 o_SImg，基于 g_SImg 生成 o_SImg（式 24-3-2）：

$$o\_SImg = g\_SImg + z \times 20 + 100 \qquad （式 24-3-2）$$

将射野边缘距离靶区不同层面的体轮廓标记为不同的数值，其中 z 代表头脚方向射野边缘距离靶区的层数。

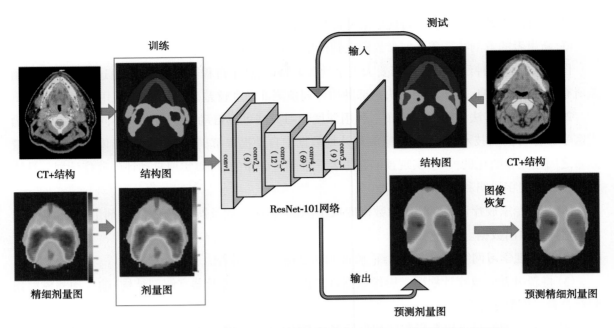

图 24-3-7　基于深度学习方法预测早期鼻咽癌 FB-IMRT 计划剂量分布示意

2）图 24-3-7 中的输出数据是二维剂量分布，基于效率和准确性考虑，将原始的"Fine Dose Map"（FDM）转化为"Coarse Dose Map"（CDM）（式 24-3-3）：

$$CDM = \min\left[\frac{FDM}{7\,500} \times (l-1),\ (l-1)\right] \qquad （式 24-3-3）$$

其中，"7500"代表 FDM 的最大值，l 是等级数，CDM 作为输出数据。

（2）构建深度学习网络模型，经过训练、验证和测试评估确定剂量预测模型。

1）图 24-3-7 中构建了基于残差网络 ResNet101 的端对端的网络结构，在网络的末端用全卷积连接层代替全连接层，经过这样的处理 ResNet101 可以实现剂量分布预测。

2）数据集中随机选取训练和测试样本，通过训练和测试保证模型的可靠性。训练策略是采用迁移学习的方式，将 ResNet101 在"ImageNet"大数据样本大赛中训练的网络权重作为初始化条件，然后精细调整网络权重以适应剂量分布的预测。训练过程采用深度学习框架"Caffe"内带的"Softmax With Loss"作为损失函数，通过带动量的随机梯度下降优化算法（stochastic gradient descent，SGD）反复迭代，使梯度不断下降更新权值进行训练，并且在训练过程中选取合适的 LR、Batch Size、动量和衰减率等超参数。

3）图 24-3-8 是定性评估结果，测试样本中患者横断位参考和预测剂量分布。

4）定量评价预测结果。

A. 定义基于像素的平均绝对误差（mean absolute error，MAE），如式 24-3-4 所示。

$$MAE = \frac{1}{n}\sum_{j=1}^{n}\frac{1}{m}\sum_{i=1}^{m}\frac{|D_p(i) - D_g(i)|}{Prescription\ Dose} \times 100\% \qquad （式 24-3-4）$$

其中，i 代表像素，m 是测试集中一个患者包括的全部像素，$D_p(i)$ 和 $D_g(i)$ 代表像素 i 预测和参考的剂量，j 代表测试例，n 是测试数据集的数量。

B. 全局三维 Gamma 分析评价危及器官剂量分布预测准确度，图 24-3-9 是脊髓外放 5mm（Cord PRV）的预测剂量分布，其中图 A 粉色区域是 3%/3mm 标准下没有通过的点。

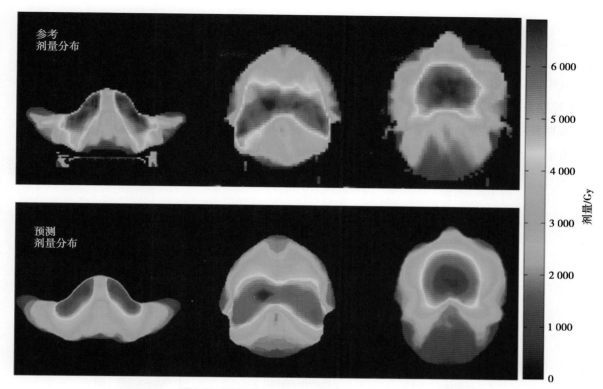

图 24-3-8　基于深度学习方法预测的鼻咽癌 FB-IMRT 剂量分布示意

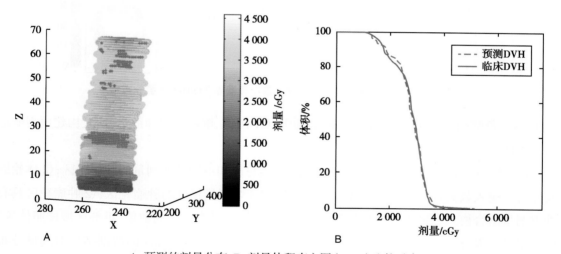

A. 预测的剂量分布；B. 剂量体积直方图（DVH）比较示意。

图 24-3-9　脊髓外放 5mm 的计划危及器官体积（Cord PRV）剂量预测结果

C. MAE 评价 DVH 预测准确性（式 24-3-5）

$$\text{MAE} = \frac{1}{99}\sum\nolimits_{k=1}^{99}\left| \frac{1}{n}\sum\nolimits_{j=1}^{n}\frac{\left[D_p(j)_{k\%}-D_g(j)_{k\%}\right]}{\text{Prescription Dose}}\times100\%\right| \qquad (式 24-3-5)$$

其中，k 是 DVH 上的剂量体积参数点，j 代表测试例，n 是测试数据集的数量，$D_p(j)_{k\%}$ 和 $D_g(j)_{k\%}$ 是第 j 个测试例剂量体积参数 $k\%$ 的预测和参考剂量。

（3）新患者 CT 图像、靶区和危及器官的解剖结构输入剂量预测模型，预测剂量分布 CDM。最终的剂量 FDM 通过将 CDM 进行一个低通高斯卷积得到，低通高斯卷积公式如式 24-3-6 所示。

$$f(x_i, y_i) = \frac{1}{2\pi\delta^2}\exp\left[-\frac{\left(x_i - \frac{h-1}{2} - 1\right)^2 + \left(y_i - \frac{h-1}{2} - 1\right)^2}{2\delta^2}\right] \qquad (\text{式 24-3-6})$$

其中，x_i 和 y_i 代表像素 i 的坐标，h 是滤波的尺寸，δ 是标准差。

【晚期鼻咽癌螺旋断层调强放疗（TOMO）计划】

晚期鼻咽癌 TOMO 计划三维剂量分布预测流程如图所示，具体包括步骤如图 24-3-10 和如下文字所示。

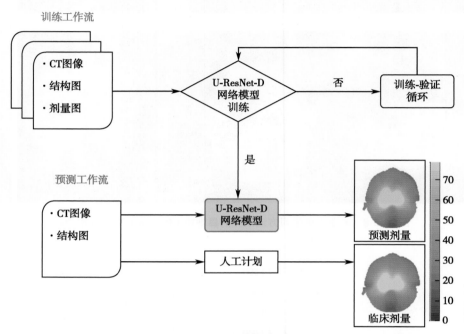

图 24-3-10　基于深度学习方法预测晚期鼻咽癌 TOMO 剂量分布示意

（1）基于鼻咽癌 TOMO 放疗计划数据库，获取 CT 图像、解剖结构和剂量分布，构建模型的输入和输出数据。

1）图 24-3-11 A 中的输入数据分为两部分：①体轮廓和不同处方剂量的肿瘤靶区；②体轮廓和危及器官。输入数据特点：①涉及 21 个危及器官和 3 个剂量梯度的肿瘤靶区；②肿瘤靶区具有多种处方剂量组合模式。输入数据预处理：①每个解剖结构具有独立的数值，重叠区域按照体轮廓、靶区剂量和危及器官顺序填充，保证数值独立；②输入数据考虑相邻层面解剖结构对剂量分布的影响。

2）图 24-3-11 B 中的输出数据是对应层面的剂量分布。

（2）构建深度学习网络模型，经过训练、验证和测试评估确定剂量预测模型。

1）图 24-3-12 是构建的 U-ResNet-D 的网络结构，基于残差卷积网络（ResNet50）和反卷积网络，采用收缩路径和膨胀路径的结构方式实现：①对输入解剖结构特征的抽象、提取和传递；②与输出数据的关联。U-ResNet-D 网络的收缩路径采用残差卷积网络的形式，残差卷积网络的连接方式是将输入数据与经过卷积网络层的输出合并作为下级网络输入，可以使网络层级更深而不会出现梯度消失，具有提取特征更丰富的优势，膨胀路径上采用反卷积网络恢复特征尺寸并与输出端进行关联实现剂量分布的预测。

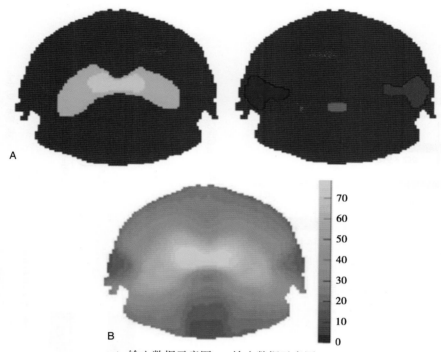

A. 输入数据示意图;B. 输出数据示意图。

图 24-3-11　TOMO 剂量分布预测的输入和输出数据示意

2）数据集中随机选取训练、验证和测试样本,通过验证和测试保证模型的可靠性。训练策略是采用从头开始训练的方式,MSE 函数作为损失函数,通过随机梯度下降优化算法 RMSprop 反复迭代,使梯度不断下降更新权值进行训练,训练过程中选取合适的 LR 和 Batch Size 等超参数,并对数据进行了随机平移、旋转和翻转等以避免出现过拟合。损失函数在训练和验证样本上均需要收敛,选取在验证样本上损失函数值最小的模型进行测试评估。

3）图 24-3-13 是测试数据上定性评价的预测结果,给出了参考剂量、预测剂量、两者的剂量差别和剂量差别直方图。

4）定量评价预测结果。

A. 定义在位置 r 处的临床参考剂量和预测剂量的误差,见式 24-3-7。

$$\delta(r,r) = D_c(r) - D_p(r) \qquad (\text{式 24-3-7})$$

其中,$D_c(r)$ 和 $D_p(r)$ 代表在位置 r 处的临床参考剂量和预测剂量,通过计算测试例上剂量误差的平均值和标准差评价预测偏差和精度,基于此还可以计算平均绝对误差,如式 24-3-8 所示。

$$\text{MAE} = \frac{1}{n} \sum_{i=1}^{n} | D_c(r) - D_p(r) |_i \qquad (\text{式 24-3-8})$$

评价预测准确性。

B. 定义评价肿瘤靶区的剂量学指标,包括均匀指数（homogeneity index,HI）,适形指数（conformity index,CI）和剂量溢出指数（dose spillage,R_{50}）,如式 24-3-9 所示。

$$\text{HI} = \frac{D_{2\%} - D_{98\%}}{D_{50\%}}$$

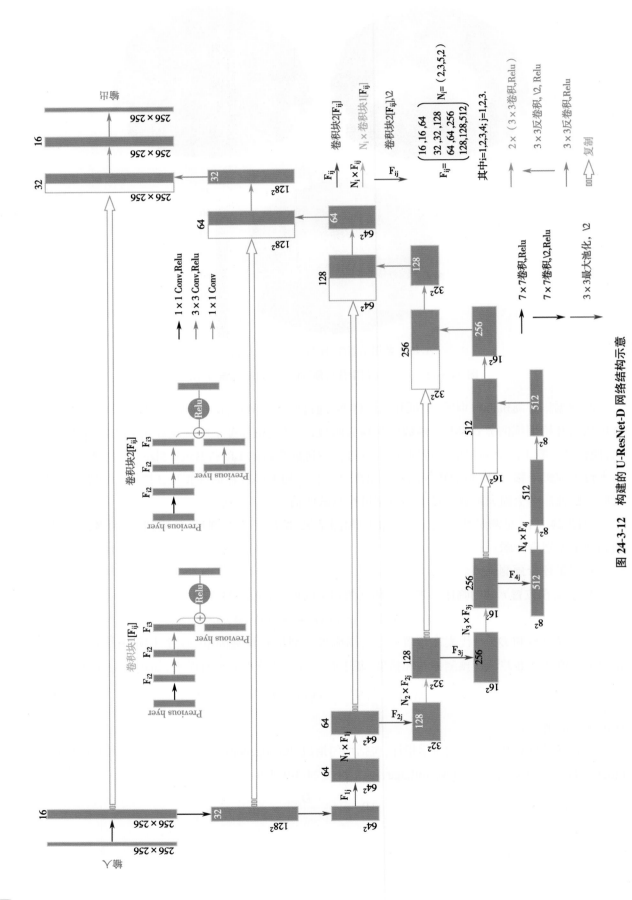

图 24-3-12　构建的 U-ResNet-D 网络结构示意

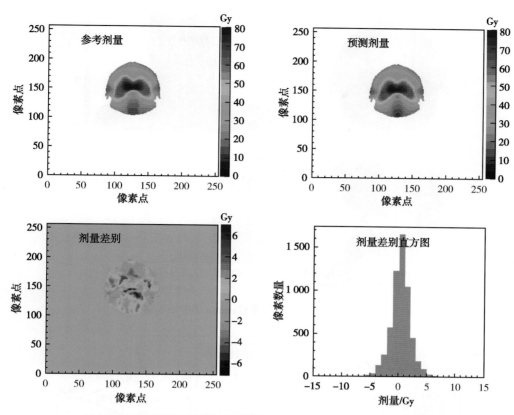

图 24-3-13　基于深度学习方法的鼻咽癌 TOMO 计划预测结果示意

$$CI = \frac{TV_{PV}^2}{TV \times PV}$$

$$R50 = \frac{TV_{50\%PV}}{TV}$$　　　　　　　　　　　　（式 24-3-9）

其中，$D_{2\%}$、$D_{50\%}$ 和 $D_{98\%}$ 是 2%、50% 和 98% 的肿瘤靶区体积所受到的剂量，TV 是肿瘤靶区的体积，PV 是处方剂量包围区域的体积，TV_{PV} 是处方剂量线包围的体积，$TV_{50\%PV}$ 是 50% 处方剂量线包围的体积。定义评价危及器官的剂量学指标，包括最大剂量和平均剂量。

C. 定义三维等剂量线的相似指数，如式 24-3-10 所示。

$$DSC(a,b) = \frac{2|a \cap b|}{|a| + |b|}$$　　　　　　　　　　　　（式 24-3-10）

其中，a 代表临床等剂量线包围的体积，b 代表预测等剂量线包围的体积。

D. 全局三维 Gamma 分析评价体轮廓和每个危及器官剂量分布预测准确度，图 24-3-14 是体轮廓的三维 Gamma 分析示意图，通过率标准是 3%/3mm，包括横断位、矢状位和冠状位的结果。

（3）新患者的 CT 图像、靶区和危及器官的解剖结构输入到剂量预测模型直接预测剂量分布。

4. 图 24-3-15 是新患者自动评价计划和自动计划示意图。新患者 CT 图像、靶区和危及器官解剖结构输入到剂量预测模型得到参考剂量分布，进一步计算得到靶区和危及器官 DVH。自动评价计划是将参考剂量分布和 DVH 与计划剂量分布和 DVH 进行比较，判断剂量分布、靶区处方剂量和危及器官剂量限值要求的合理性，实现自动评价计划，如果不满足标准修改常规计划设计得到计划剂量分布和 DVH，继续进行比较直到满足标准，得到可执行计划。自动计划流程与图 24-3-5 描述相同，不同的是危及器官 DVH 是通过剂量分布间接计算获得。

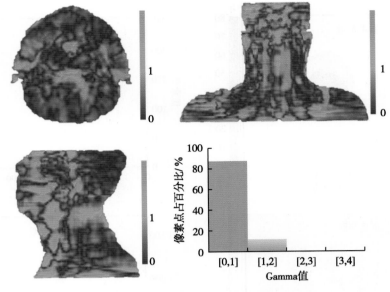

图 24-3-14　体轮廓三维 Gamma 通过率示意

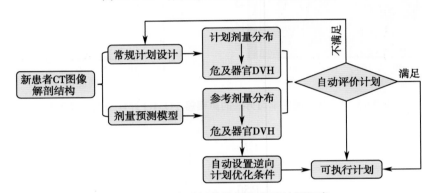

图 24-3-15　自动评价计划和自动计划示意

五、讨论与展望

放疗计划设计是一项非常复杂的工作,涉及大量参数和各种算法,质量和效率是放疗计划设计追求的两个主要目标。近些年,尤其是进入调强放射治疗时代,围绕计划设计工作,国内外诸多学者从不同方面进行了广泛的研究,取得很大的进展。一系列商用计划系统软件诸如飞利浦公司Pinnacle 计划系统的 AutoPlan 模块,瓦里安公司的 RapidPlan 模块,RayStation 的自动计划模块,都从不同角度努力提高放疗计划设计的质量和效率。

1. AutoPlan 模块是单纯模拟了人工设计计划时对冷点和热点的处理过程,计划设计时的目标函数仍然是凭经验进行添加,并没有实现预测的 DVH 到目标函数的自动转化,对于鼻咽癌这种复杂的肿瘤,该技术不能给出临床上可接受的治疗计划。

2. RapidPlan 模块是根据以往的专家放疗计划数据库,利用统计学或机器学习方法预测 DVH,辅助设置逆向优化条件,实现计划设计过程,这个过程仍然需要有经验的物理师手动进行干预,对于复杂的肿瘤,该技术同样很难给出临床上可接受的治疗计划。

3. RayStation 自动计划模块是根据以往的专家放疗计划数据库,利用机器学习方法预测患者剂量分布,通过剂量模拟优化(dose mimicking optimization)方式生成可以执行的治疗计划,虽然每个剂量预测模型可以预测出几个剂量分布,但是每个预测模型依赖治疗部位、照射技术和临床约束条件。

结合现有商业计划系统软件,需要将上述几个方面进行有效的整合形成一个有机的整体,需要解决:①对于不同的肿瘤患者如何给出准确的个体化逆向初始优化条件,这是自动计划的核心;②如何预测产生不依赖治疗部位、治疗技术和临床约束条件的剂量分布;③如何实现优化过程的自动化;④如何产生多个满足临床要求的最优的供临床决策选择的计划;⑤如何自动评价临床计划,最终实现质量和效率的真正提高。本节主要针对核心内容进行了详细的讨论,针对如何利用人工智能算法准确预测剂量体积直方图和剂量分布进行了详细的讨论,这部分内容是实现放疗计划设计自动化和计划质量控制的关键。

未来可能的发展方向:①基于现有的深度学习算法进一步改进算法模型提高预测精度和效率,结合现有的商用计划系统,继续发展基于 DVH 的逆向优化实现自动计划,同时还可以发展基于剂量分布的优化实现自动计划;②放疗计划设计的最终目标是生成各种计划射野参数传输到加速器执行,因此可以利用深度学习方法直接对计划射野参数进行预测是发展自动计划的一个重要方向;③放疗计划设计调整优化参数的过程是根据规则(靶区处方剂量和危及器官限量要求),评估当前优化结果并不断做出调整优化参数以改进优化结果的决策过程,类似于"AlphaGo"的工作原理,即在蒙特卡罗决策树的框架下引入卷积神经网络构建策略模型和评估模型,策略网络模型是以赢棋为目标通过强化学习的方式进行自我学习进化确定策略,评估网络模型是通过强化学习产生大量的棋局并提取棋面和收益组合作为训练样本,进行自我训练快速预估棋面价值并做出决策。类比"AlphaGo",可以引入策略模型和评估模型,策略模型用于决定参数的调整方向,评估模型评价当前的计划质量并给出调整参数方向。

随着近些年人工智能在放疗领域的发展,特别是深度学习技术在整个放疗过程中的成功应用,让我们看到了未来放疗计划设计的可能场景(图 24-3-16),接受放疗的患者只需要采集多模态影像数据(CT、MRI、PET 等),基于对患者解剖结构的全面分析,设想人工智能可以实现替代全部或大部分人工操作和逻辑判断过程,即通过人工智能算法实现图像的自动融合配准和核查,自动肿瘤靶区和危及器官勾画以及核查,肿瘤靶区的处方剂量、危及器官的限制剂量和照射技术等由放疗医师输入人工智能的模型,自动设计放疗计划以及核查,自动评价放疗计划是否满足临床要求甚至自动选择最优计划,自动计划验证以及核查,生成可执行计划传输到加速器。

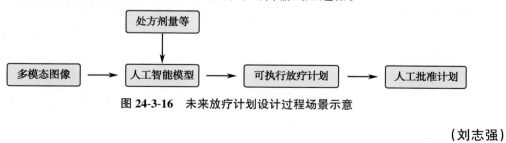

图 24-3-16 未来放疗计划设计过程场景示意

(刘志强)

第四节 智能图像配准

图像配准是指通过寻找最优空间变换,使两套来自不同或相同成像设备的图像严格匹配,图像上的对应点达到空间位置和解剖结构上的完全一致。传统的配准方法是一个迭代优化的过程,首先定义一个相似性度量,通过参数化或非参数化变换不断迭代优化,使得变换后的浮动图像和参考图像的相似性最高。

目前深度学习在医学图像分析领域发展迅速,在器官分割、病灶检测与分类任务中取得了相当好的效果。基于深度学习的医学图像配准方法相较于传统的配准方法具有极大的优势与潜力,近年来已有不少相关的文章发表。本节主要介绍了智能图像配准的分类、应用实例、挑战和未来的研究方向。

一、概述

智能图像配准可分为三大类:深度迭代配准、基于监督学习的配准和基于无监督学习的配准。第一类利用深度学习网络估计两套图像的相似性度量,驱动迭代优化。后两类则直接利用深度学习网络预测转换参数。图 24-4-1 为智能图像配准的分类。

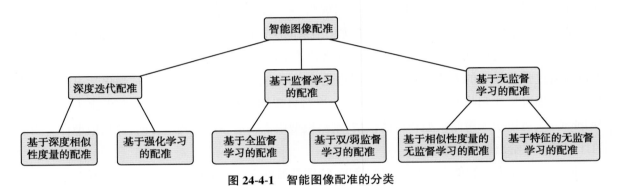

图 24-4-1　智能图像配准的分类

二、深度迭代配准

深度迭代配准利用深度学习网络估计两套图像的相似性度量,驱动迭代优化。可分为基于深度相似性度量的配准和基于强化学习的配准两大类。

(一) 基于深度相似性度量的配准

该方法利用深度学习网络直接估计两套图像的相似性度量,然后加入传统的基于灰度的配准框架。图 24-4-2 展示了具体流程。实线代表训练和测试阶段的数据流,虚线仅代表训练阶段的数据流。注意,虚实线的定义同样适用于下文中的其他图片。

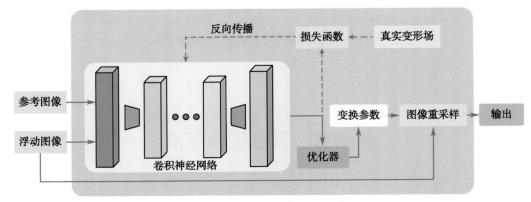

图 24-4-2　基于深度相似性度量的配准流程

现有人为定义的相似性度量在多模态配准中难以取得好的效果,而利用深度学习网络估计相似性度量在多模态配准中优势明显。然而对于单模态配准,研究表明其更适合作为现有相似性度量的补充。此外该方法仍然需要传统配准方法进行迭代优化,尤其在形变配准上所需时间较长,因此难以实现实时配准。

(二)基于强化学习的配准

该方法利用强化学习间接估计两套图像的相似性度量,和基于深度相似性度量的配准不同,其使用一个经过训练的中介来替代预先定义好的传统配准优化。图 24-4-3 展示了具体流程。该中介通过从环境中获得的奖赏学习如何从状态映射到行为。

基于强化学习的配准通常使用刚性变换模型,也可以考虑形变模型。但是使用形变模型目前仍是该方法面临的主要挑战,因为它缺乏处理高分辨率变形场的能力。

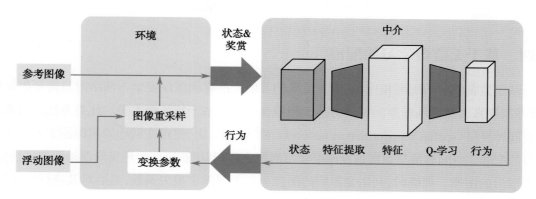

图 24-4-3　基于强化学习的配准流程

三、基于监督学习的配准

上文提到的深度迭代配准只是利用了深度学习网络估计相似性度量,仍然需要迭代优化,没有充分发挥深度学习的优势,花费时间长,难以实现实时配准。基于监督学习的配准可一步到位直接预测转换参数,加快了配准过程,可分为基于全监督学习的配准和基于双/弱监督学习的配准两大类。

(一)基于全监督学习的配准

该方法在训练深度学习网络时需要提供训练样本相应的标签,即真实变形场(ground truth)来定义损失函数。图 24-4-4 展示了具体流程。获取标签有两种方式。一是利用传统的经典配准方法进行配准,得到的变形场作为标签,但此种方式和配准操作者的水平密切相关,实际临床中很难获得,因为很少有人能达到配准得很好的专业水平。二是对原始图像进行模拟变形,将原始图像作为参考图像,变形图像作为浮动图像,模拟变形场作为标签。但此种方式必须保证变形图像和临床实际较为接近,不能过分变形。

(二)基于双/弱监督学习的配准

基于双监督学习的配准指的是利用真实的变形场标签和图像的相似性度量共同训练模型。基于弱监督学习的配准指的是利用对应解剖结构的重叠程度来定义损失函数。此类基于弱监督学习的配准在一定程度上减小了需要真实变形场标签带来的局限性,但其仍需要大量手工标注的数据(如解剖结构的分割)。不过从另一方面来看,基于弱监督学习的配准可用于评估预测结果的精度,尤其适用于多模态数据,因此具有较大的发展潜力。

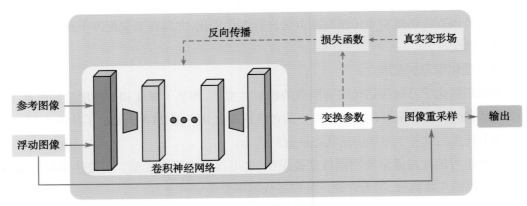

图 24-4-4　基于全监督学习的配准流程

四、基于无监督学习的配准

与基于监督学习的配准相比,基于无监督学习的配准在训练深度学习网络时只需要提供配准对,而不需要真实变形场标签。可分为基于相似性度量和基于特征两大类。此类方法的创新之处在于空间转换层(spatial transformation networks,STN)的提出,使得在训练阶段即能实现基于无监督学习的配准。空间转换层直接连在深度学习网络之后,利用获得的变形场对浮动图像进行变形,得到变形后的图像。训练时,利用变形后的图像与参考图像求损失函数,然后对其进行反向传播,不断优化,使得损失函数值最小。

(一) 基于相似性度量的无监督学习的配准

该方法不需要真实变形场作为标签,而是利用相似性度量来定义损失函数。图 24-4-5 展示了具体流程。此外还可以采用更复杂的相似性度量,例如生成对抗网络(generative adversarial networks,GAN)的判别器和一些正则化策略。然而对于多模态配准,此方法依旧难以确定相似性度量,因此目前主要应用于单模态配准。

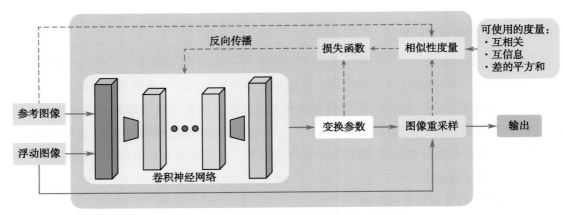

图 24-4-5　基于相似性度量的无监督学习的配准流程

(二) 基于特征的无监督学习的配准

该方法在基于相似性度量的无监督学习的配准基础上加入提取的特征进行深度学习网络的训

练,加强变换参数的预测能力。图 24-4-6 展示了具体流程。现有人为定义的相似性度量在多模态配准中难以取得好的效果,该方法结合特征学习有利于确定最优变换,因此在多模态配准中具有良好的应用前景。

五、应用实例

利用深度学习网络估计相似性度量在多模态配准中优势明显,但由于配准度量在似然配准参数空间上的非凸性,该任务具有一定的挑战性。Cheng 等提出了两种类型的堆叠自动编码器来评估头部 CT 与 MRI 图像的相似性,该方法训练二值分类器来学习两个图像块的对应关系,将分类输出转换为连续概率值,然后作为相似度评分。此外,Cheng 等还提出了利用多模态堆叠去噪自动编码器对深层神经网络进行有效的预处理,实验结果证实了该度量方法的高精度和高鲁棒性。

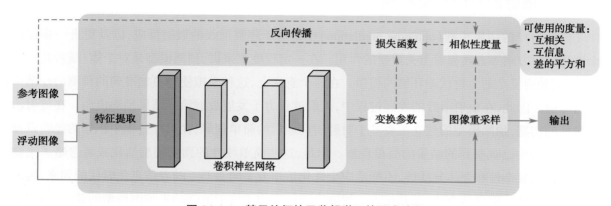

图 24-4-6　基于特征的无监督学习的配准流程

基于监督学习的配准一般需要具有标注的大量临床数据进行训练,针对小样本的情况,Zheng 等提出了一种双域自适应(pairwise domain adaptation,PDA)模块,通过学习域不变特征,将源域(合成数据)训练的模型调整到目标域(临床数据)。PDA 模块可以插入到任何经过预先训练的卷积神经网络(convolutional neural network,CNN)模型中,能适应不同的深层网络框架。利用 CNN 的建模能力,提高了术前三维数据和术中二维 X 线图像刚性配准的精度和效率。

六、挑战和未来的研究方向

训练数据集匮乏是该类智能图像配准最大的挑战之一,因此自动标注数据集是相当重要的研究方向。在医学图像配准中,通过自动的方法来标注数据是快速的,但取决于深度学习方法。如 Uzunova 等提出的基于 CNN 的深度学习方法,从少数样本图像中生成一组具有已知对应关系的训练图像对,可用于合成大量的具有标注的医学图像配准训练数据。在自动标注的过程中,尚有待解决的问题,比如如何运用深度学习方法高效地标注数据集,减少标记噪声和标记成本等。

临床中针对术前术中图像的基于无监督学习的配准研究具有较大的现实意义。此外,虽然深度学习加快了医学图像配准的计算速度,为实时配准提供了可能。但临床数据总是受到噪声、运动和均匀性等强度一致性的影响,影像引导手术中存在组织或小物体遮挡的现象,功能图像有可能是低质量的,这些都为医学图像配准带来了挑战。因此需要解决这些挑战,更准确地对图像中的点进行配准和转换,提高目标配准误差(target registration error,TRE)的精度,特别是在非刚性配准的情况下。

近年来智能图像配准发展迅速,对比相关文章可以发现,研究逐渐从部分依靠深度学习(利用深度学习网络结果驱动传统优化)向完全依靠深度学习(利用深度学习网络直接获得配准参数)的方向进行转变,深度学习在配准任务上发挥着越来越大的作用。此类方法的配准效果与传统方法相近,甚至更好。未来仍需更多研究,以更好地发挥其优势,实现配准效果更好,速度更快。

（谢　欣）

第五节　放射治疗的结果预测

一、放射治疗的结果预测

放射治疗的结果预测(outcome prediction)模型对于理解射线的放射反应,以及更进一步设计个性化治疗方案等方面起着至关重要的作用。在一定程度上来讲,预测模型是对个体(或者某一部分)病例肿瘤复杂的生物代谢环境的模拟。在这个意义上,这种模拟使得更加准确的预测治疗结果成为可能。因此,在放射治疗的发展过程中,人们就致力于发展放射治疗结果预测模型。在放射治疗发展的初期,预测模型的建立主要基于对肿瘤病理学的简单理解,在治疗过程中积累的经验以及对临床试验中已观察到的结果的简单理解。但是,这些简单线性的预测模型简化或者忽略了生物过程内在的复杂性和个体异质性,不能适应个性化治疗方案的需要。随着信息化时代的到来,越来越多的数据驱动信息学方法,尤其是人工智能方法被应用于放射治疗结果预测模型的建立,取得了很好的效果。

(一)预测模型的定义及分类

治疗结果预测的建模示意图如图 24-5-1 所示,通过建模将病例数据映射为抽象描述的数学模型,通过实际与预测治疗结果的对比进行修正。放射治疗结果预测模型定义为应用数学、统计学、物理学、生物学和计算机科学来表征组织对放射治疗的反应,包括肿瘤的消融(控制)以及副作用(毒性),通过近似的计算机模拟来预测患者在接受放射治疗之后可能出现的情况。预测模型帮助人们理解放疗反应的生物学基础,同时可以模拟治疗环境,并为肿瘤治疗以及临床试验设计提供指导,更进一步,根据实际治疗结果可以不断修正预测模型。

根据对现有知识的利用方式,预测模型可以分为分析模型和数据驱动模型。分析模型(也称为机制或现象学模型)试图根据简化生物学效应来预测或治疗结果。这些模型通常包括与实验结果一致的基本作用机制,因此也被认为是基于理论的模型,参考第十二章第十一节。基于数据驱动的建模,也称为统计建模技术,不仅依赖与疾病表现相关的生化原理,还依赖相关变量的经验组合。在这种情况下,观察到的治疗结果被认为是通过统计学习过程对多

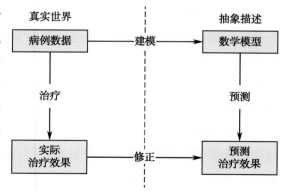

图 24-5-1　治疗结果预测建模示意

个输入变量进行函数映射的结果。早期用于建模的是经典统计数学方法,例如具有 S 形曲线的函数(例如逻辑回归)。近年来发展的新趋势是应用具有强大的数据发掘能力的机器学习技术。机器

学习技术是人工智能的一种，包括神经网络、支持向量机、深度神经网络、决策树、随机森林等方法，它们能够模仿人类的学习过程，发掘给定的输入数据中的非线性复杂模式。更进一步，近年来兴起的深度学习为模型构建提供了全新的思路和方法。

（二）用于建立模型的数据

从数据来源来分类，可用于预测模型的数据包括患者自身的数据，例如患者的人口统计参数（性别年龄等）、癌症分期、肿瘤体积、组织学、并发症等，以及与治疗相关的数据，例如照射剂量、治疗分次等。从数据类型分类，包括生物标志，例如基因变异、基因和蛋白质表达等，以及基于图像的指标例如强度、体积、纹理等。以及近年来，基于生物技术的大量数据（基因组学，蛋白质组学，转录组学，代谢组学）和定量成像（放射组学）数据呈指数级增长，这些组学共同构成多组学数据，都可以用于治疗结果预测建模。

（三）TCPTCP、NTCPNTCP 预测模型

为了介绍 TCP 和 NTCP 模型，需要用到 EUD（等效均匀剂量）的概念。对于任意不均衡的剂量分布，都有与之相对应的 EUD；EUD 的单位也为 Gy，当整个靶区接受对应剂量均匀照射时，会产生相同的生物学效应。TCP 假设对于一定的 EUD，肿瘤控制率服从泊松分布。NTCP（正常组织并发症发生率，normal tissue complication probability）模型有很多种，常用的主要包括 LKB（Lyman-Kutcher-Burman）模型和临界体积（critical volume，CV）模型，其中 LKB 模型假设，并发症发生率服从 S 形剂量效应（sigmoid dose response，SDR）积分模型；CV 模型假设正常组织是由功能亚组织（functional subunits，FSUs）组成，并且当这些功能亚组织的破坏数目达到特定的临界百分比时，才会引起并发症，具体见本书第十二章第十一节。

二、组学预测模型

组学预测模型是指利用机器学习以及深度学习方法提取特征，并建立数学模型，凭借对组学信息进行更深层次的挖掘，实现对放疗结果更准确地预测，这里重点介绍与放射治疗相关的影像组学与剂量组学。影像组学是指从 CT、MRI 以及 PET/CT，SPECT 等放射影像中提取特征，其原理是放射影像中包含丰富的特征信息，这些特征信息通常与疗效存在一定的关联。如图 24-5-2 所示为头颈部肿瘤与五年生存率相关的纹理特征。

剂量组学则是指从放射治疗计划中的三维剂量分布中提取特征。与放射治疗直接相关的治疗方案数据就是剂量分布，剂量分布的三维数据中包含丰富的信息。传统的计量学统计指标，包括基于 DVH 的剂量体积，处方剂量对靶区的覆盖度，靶区内剂量分布的均匀度、适形度等，仅仅应用了三维数据中的部分信息。针对不同部位、不同阶段恶性肿瘤的研究表明，这些指标能够在一定程度上反应正常组织的损伤程度以及出现并发症的概率，但是预测的准确度较低。例如对于前列腺肿瘤放射治疗，基于剂量分布简单统计指标的预测模型对于 5 年生存率的预测相关度仅为 0.67。借鉴近几年发展起来的影像组学方法，利用机器学习以及深度学习方法从大量放射剂量三维数据中提取特征，并建立数学模型，凭借对剂量分布信息进行更深层次的挖掘，实现对放疗结果更准确地预测，具体的流程主要包括特征提取，特征筛选和模型训练三个步骤。

（一）特征提取

根据复杂程度的递进关系，提取的特征可分为基于剂量体积直方图（DVH）的特征，感兴趣区域的几何特征，纹理特征（三维空间特征）以及应用深度卷积网络提取的深层特征。基于剂量体积

直方图的特征包括：能量，最大、最小平均剂量，剂量范围，标准差，偏斜度和峰度；基于几何的特征包括：体积（volume）、表面积、体积面积比、椭圆度、两种完整度、均衡度等形状特征。纹理特征包括基于灰度共生矩阵（gray-level cooccurrence matrix，GLCM）、灰度区域大小矩阵（gray-level size zone matrix，GLSZM）、灰度游程矩阵（gray level run-length matrix，GLRLM）的特征。基于深度卷积网络提取的特征较为复杂，很难从数学角度给出严格的定义。图 24-5-3 所示为用于图像识别的深度卷积网络，可以看出浅层网络提取的特征具有全局统一的特性，随着网络加深，复杂程度逐渐增加。

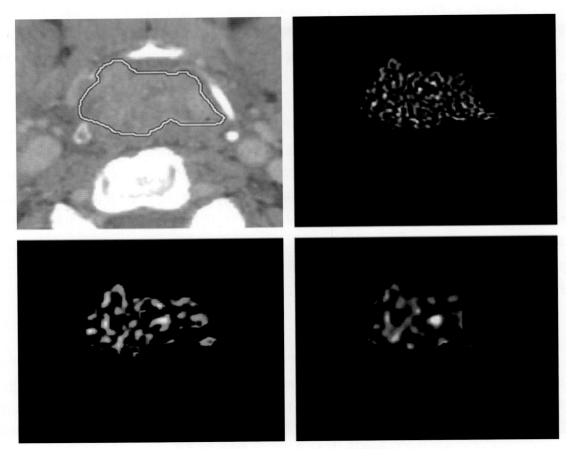

图 24-5-2　影像组学之与生存相关的肿瘤纹理特征

浅层特征　　　中层特征　　　深层特征

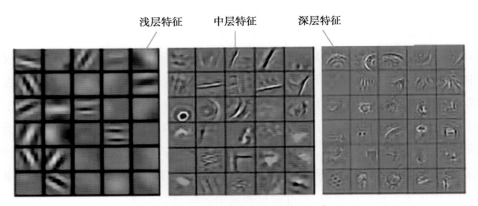

图 24-5-3　深度卷积网络特征示意

（二）特征筛选

特征筛选可以通过最小绝对值收敛算子（least absolute shrinkage and selection operator，Lasso）

正则、最大相关最小冗余算法（minimum Redundancy maximum Relevence，mRMR）以及相关性分析等方法实现。对于 Lasso 正则，以逻辑回归为例说明，逻辑回归利用 *sigmoid* 函数将观测值映射到 $[0,1]$ 的值域从而实现二元分类，通过最大似然拟合确定预测模型的参数，具体形式见（式 24-5-1）。

$$\text{maximize：} log\left(\prod_{i=1}^{n} p(X_i)^{y_i}(1-p(X_i))^{1-y_i}\right)$$

$$\text{s.t.} \quad p(X) = \frac{e^{(\beta_0+\beta X)}}{1+e^{(\beta_0+\beta X)}} = \frac{1}{1+e^{-(\beta_0+\beta X)}} \tag{式 24-5-1}$$

其中 $p(X)$ 是预测模型的概率密度分布函数，具有 *sigmoid* 函数形式。n 为实例样本病例个数，y 为病例放射性肺炎的观测值，取值为 1/0，分别对应是否出现放射性肺炎的情况。X 为 m 维度列向量，对应 m 个特征值。β 为 m 维行向量，β_0 为常数，是预测模型中需要优化的变量。由于提取的特征较多，而且相互之间的相关性较高，根据 Lasso 理论，在优化拟合参数的过程中加入 l_1 正则项减少变量的个数，优化目标函数改写为（式 24-5-2）：

$$\text{minimize：} -log\left(\prod_{i=1}^{n} p(X_i)^{y_i}(1-p(X_i))^{1-y_i}\right) + \lambda \sum |\beta_1| \tag{式 24-5-2}$$

其中，λ 为正则收缩因子，在训练过程中同时求解最优解，达到减少变量个数和最大似然估计的平衡。

mRMR 的基本思想是在最大化被选中的特征与放射性肺炎的相关性的同时，最小化特征之间的相关性，相关性通过互信息量化评价。Lasso 的本质是在训练模型的同时加入 L_1 和 L_2 正则项，尤其是通过 L_1 正则项，有效地减少特征的数量。Spearman 系数通过过滤相关性较高的特征项来减少特征的数目。

（三）模型构建

预测模型包括但不限于支持向量机（support vector machine，SVM）、逻辑回归（logistic regression）和反向传播神经网络。SVM 通过核函数（kernel function）将待分类的数据映射到高维空间，核函数的类型包括多项式、高斯等，能够灵活地将待分类数据映射到不同的空间，方便搜索几何间隔最大的超平面。逻辑回归通过 *sigmoid* 函数将输出映射到 $[0,1]$ 的区间内，通过最大似然估计求解模型参数。反向传播神经网络具有实现任何复杂非线性映射的功能，同时具有很强的自学能力，也是深度学习中常用的全连接层。

（四）代表性研究

近年来，应用剂量组学预测放射治疗结果的研究方兴未艾，本科室 Liang 等采用剂量组学方法（如图 24-5-4 所示）系统性地研究放射性肺炎的预测问题，建立了一系列的模型。表 24-5-1 列出了这些模型的输入信息与衡量预测准确度的 AUC 值。基于剂量组学特征的模型的 AUC 值明显高于传统的剂量体积参数以及 NTCP 参数模型，深度学习方法的引入提高了模型的 AUC；最后基于剂量分布与肺部通气功能图像的双模态数据（如图 24-5-5 所示）的预测模型进一步提高了模型的 AUC。

表 24-5-1　本科室剂量组学预测模型

输入信息	AUC
剂量体积参数	0.676
NTCP 参数	0.744
剂量组学特征	0.782

输入信息	AUC
三维剂量分布	0.842
剂量分布 + 通气功能图像	0.874

注:AUC. 曲线下面积;NTCP. 正常组织并发症概率。

　　其他比较有代表性的研究包括:Zhen 等人提出的一种基于深度学习的剂量组学宫颈放疗毒性预测。该研究通过深度卷积神经网络提取剂量分布中的特征,并利用这些特征来预测宫颈放疗的直肠毒性,实验结果表明这种方法的 AUC 能够达到 0.89,明显优于传统计量学参数的预测结果。本科室 Men(图 24-5-6)和 Ibragimov 等人提出利用深度学习网络预测头颈部肿瘤放疗之后的口干,以及肝部放疗的毒副作用的研究,AUC 的值分别达到了 0.85 和 0.84。

A. 剂量分布　　　　B. 灰度共生矩阵　　　　C. 灰度游程矩阵

图 24-5-4　宫颈放疗毒性预测

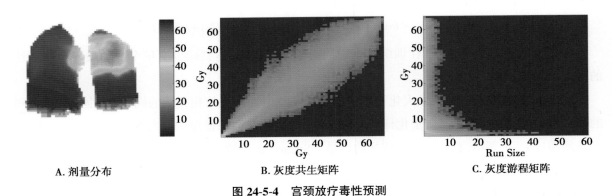

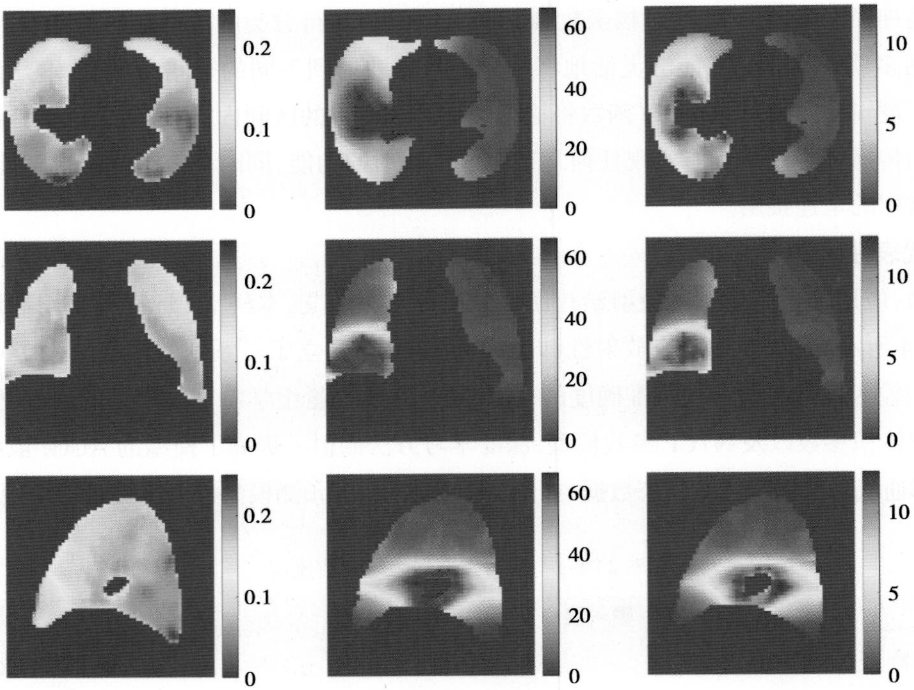

通气功能　　　　　　　剂量分布　　　　　　　功能剂量

图 24-5-5　头颈放疗口干不良反应预测

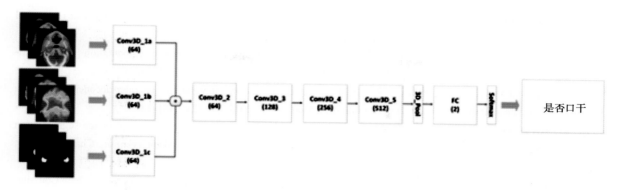

图 24-5-6　肝部放疗不良反应预测

（梁　斌）

参考文献

［1］ SILVER D, SCHRITTWIESER J, SIMONYAN K, et al. Mastering the game of Go without human knowledge [J]. Nature, 2017, 550 (7676): 354-359.

［2］ TURING A M. Computing machinery and intelligence [J]. Mind, 1950, 59 (236): 433-460.

［3］ 中国电子技术标准化研究院. 人工智能标准化白皮书 2018 [R]. 中国电子技术标准化研究院, 2018.

［4］ ALPAYDIN E. Introduction to machine learning [M]. Cambridge, Massachusetts: MIT press, 2020.

［5］ KOTSIANTIS S B, ZAHARAKIS I, PINTELAS P. Supervised machine learning: A review of classification techniques [J]. Emerging artificial intelligence applications in computer engineering, 2007, 160: 3-24.

［6］ SUTTON R S, ANDREW G B. Reinforcement learning: An introduction [M]. Cambridge, Massachusetts: MIT press, 2018.

［7］ LECUN Y, BENGIO Y, HINTON G. Deep learning [J]. Nature, 2015, 521 (7553): 436-444.

［8］ GOODFELLOW I, BENGIO Y, COURVILLE A. Deep learning [M]. Cambridge, Massachusetts: MIT press, 2016.

［9］ HECHT-NIELSEN R. Theory of the backpropagation neural network [C]//International 1989 Joint Conference on Neural Networks. Washington, DC, USA: International Joint Conference on Neural Networks (IJCNN), 1989: 445-448.

［10］ HINTON G E, OSINDERO S, TEH Y W. A fast learning algorithm for deep belief nets [J]. Neural Comput, 2006, 18 (7): 1527-1554.

［11］ HINTON G E, SALAKHUTDINOV R R. Reducing the dimensionality of data with neural networks [J]. Science, 2006, 313 (5786): 504-507.

［12］ NG A. Sparse autoencoder [J]. CS294A Lecture notes, 2011, 72 (2011): 1-19.

［13］ VINCENT P, LAROCHELLE H, LAJOIE I, et al. Stacked denoising autoencoders: Learning useful representations in a deep network with a local denoising criterion [J]. Journal of Machine Learning Research, 2010, 11: 3371-3408.

［14］ CHRISTIAN S. Going deeper with convolutions [C]//Proceedings of the IEEE Conference on Computer Vision and Pattern Recognition, 2015.

［15］ SZEGEDY C, VANHOUCKE V, IOFFE S, et al. Rethinking the inception architecture for computer vision [J]. Computer Science, 2015: 2818-2826.

［16］ SRIVASTAVA N, HINTON G E, KRIZHEVSKY A, et al. Dropout: a simple way to prevent neural networks from overfitting [J]. Journal of Machine Learning Research, 2014, 15 (1): 1929-1958.

［17］ LIN M, CHEN Q, YAN S. Network In Network [J]. Computer Science, 2014 (3): 1-10.

［18］ MIKOLOV T, KARAFIÁT M, BURGET L, ET Al. Recurrent neural network based language model [C]//Interspeech, 2010, 2: 3.

［19］ HOCHREITER S, SCHMIDHUBER J. Long short-term memory [J]. Neural Comput, 1997, 9 (8): 1735-1780.

［20］ GOODFELLOW I, POUGET-ABADIE J, MIRZA M, et al. Generative adversarial nets [C]//Advances in neural information processing systems, 2014: 2672-2680.

［21］ LONG J, SHELHAMER E, DARRELL T. Fully convolutional networks for semantic segmentation [C]//Proceedings of the IEEE Conference on Computer Vision and Pattern Recognition, 2015: 3431-3440.

［22］ BADRINARAYANAN V, KENDALL A, CIPOLLA R. SegNet: A deep convolutional encoder-decoder architecture for image segmentation [J]. IEEE Trans Pattern Anal Mach Intell, 2017, 39 (12): 2481-2495.

［23］ RONNEBERGER O, FISCHER P, BROX T. U-net: Convolutional networks for biomedical image segmentation [C]//International Conference on Medical image computing and computer-assisted intervention. Cham: Springer, 2015, 234-241.

［24］ CHEN L C, PAPANDREOU G, KOKKINOS I, et al. DeepLab: Semantic Image Segmentation with Deep Convolutional Nets, Atrous Convolution, and Fully Connected CRFs [J]. IEEE Trans Pattern Anal Mach Intell, 2018, 40 (4): 834-848.

［25］ CHEN LC, ZHU Y, PAPANDREOU G, et al. Encoder-decoder with atrous separable convolution for semantic image segmentation [C]//Proceedings of the European conference on computer vision. ECCV, 2018: 801-818.

［26］ HE K, GKIOXARI G, DOLLAR P, et al. Mask R-CNN [J]. IEEE Trans Pattern Anal Mach Intell, 2020, 42 (2): 386-397.

［27］ MOORE K L, SCHMIDT R, MOISEENKO V, et al. Quantifying unnecessary normal tissue complication risks due to suboptimal planning: a secondary study of RTOG 0126 [J]. Int J Radiat Oncol Biol Phys, 2015, 92 (2): 228-235.

［28］ HANSEN C R, BERTELSEN A, HAZELL I, et al. Automatic treatment planning improves the clinical quality of head and neck cancer treatment plans [J]. Clin Transl Radiat Oncol, 2016, 1: 2-8.

［29］ LIU H, DONG P, XING L. A new sparse optimization scheme for simultaneous beam angle and fluence map optimization in radiotherapy planning [J]. Phys Med Biol, 2017, 62 (16): 6428-6445.

［30］ SCHREIBMANN E, XING L. Feasibility study of beam orientation class-solutions for prostate IMRT [J]. Med Phys, 2004, 31 (10): 2863-2870.

［31］ POTREBKO P S, MCCURDY B M, BUTLER J B, et al. Improving intensity-modulated radiation therapy using the anatomic beam orientation optimization algorithm [J]. Med Phys, 2008, 35 (5): 2170-2179.

［32］ AMIT G, PURDIE T G, LEVINSHTEIN A, et al. Automatic learning-based beam angle selection for thoracic IMRT [J]. Med Phys, 2015, 42 (4): 1992-2005.

［33］ XIA W, HAN F, CHEN J, et al. Personalized setting of plan parameters using feasibility dose volume histogram for auto-planning in Pinnacle system [J]. J Appl Clin Med Phys, 2020, 21 (7): 119-127.

［34］ WU B, RICCHETTI F, SANGUINETI G, et al. Data-driven approach to generating achievable dose-volume histogram objectives in intensity-modulated radiotherapy planning [J]. Int J Radiat Oncol Biol Phys, 2011, 79 (4): 1241-1247.

［35］ PETIT S F, WU B, KAZHDAN M, et al. Increased organ sparing using shape-based treatment plan optimization for intensity modulated radiation therapy of pancreatic adenocarcinoma [J]. Radiother Oncol, 2012, 102 (1): 38-44.

［36］ YANG Y, FORD E C, WU B, et al. An overlap-volume-histogram based method for rectal dose prediction and automated treatment planning in the external beam prostate radiotherapy following hydrogel injection [J]. Med Phys, 2013, 40 (1): 011709.

［37］ YUAN L, GE Y, LEE W R, et al. Quantitative analysis of the factors which affect the interpatient organ-at-risk dose sparing variation in IMRT plans [J]. Med Phys, 2012, 39 (11): 6868-6878.

［38］ LIAN J, YUAN L, GE Y, et al. Modeling the dosimetry of organ-at-risk in head and neck IMRT planning: an inter-technique and interinstitutional study [J]. Med Phys, 2013, 40 (12): 121704.

［39］ YUAN L, WU Q J, YIN F F, et al. Incorporating single-side sparing in models for predicting parotid dose sparing in head and neck IMRT [J]. Med Phys, 2014, 41 (2): 021728.

［40］ ZHU X, GE Y, LI T, et al. A planning quality evaluation tool for prostate adaptive IMRT based on machine learning [J]. Med Phys, 2011, 38 (2): 719-726.

［41］ SKARPMAN MUNTER J, SJÖLUND J. Dose-volume histogram prediction using density estimation [J]. Phys Med Biol, 2015, 60 (17): 6923-6936.

［42］ LIU Z, CHEN X, MEN K, et al. A deep learning model to predict dose-volume histograms of organs at risk in radiotherapy treatment plans [J]. Med Phys, 2020, 47 (11): 5467-5481.

［43］ CHEN X, MEN K, LI Y, et al. A feasibility study on an automated method to generate patient-specific dose distributions for radiotherapy using deep learning [J]. Med Phys, 2019, 46 (1): 56-64.

［44］ LIU Z, FAN J, LI M, et al. A deep learning method for prediction of three-dimensional dose distribution of helical tomotherapy [J]. Med Phys, 2019, 46 (5): 1972-1983.

［45］ NWANKWO O, SIHONO D S, SCHNEIDER F, et al. A global quality assurance system for personalized radiation therapy treatment planning for the prostate (or other sites)[J]. Phys Med Biol, 2014, 59 (18): 5575-5591.

［46］ MCINTOSH C, PURDIE T G. Contextual atlas regression forests: multiple-atlas-based automated dose prediction in radiation therapy [J]. IEEE Trans Med Imaging, 2016, 35 (4): 1000-1012.

［47］ MCINTOSH C, WELCH M, MCNIVEN A, et al. Fully automated treatment planning for head and neck radiotherapy using a voxel-based dose prediction and dose mimicking method [J]. Phys Med Biol, 2017, 62 (15): 5926-5944.

［48］ YOGANATHAN S A, ZHANG R. An atlas-based method to predict three-dimensional dose distributions for cancer patients who receive radiotherapy [J]. Phys Med Biol, 2019, 64 (8): 085016.

［49］ SHIRAISHI S, MOORE K L. Knowledge-based prediction of three-dimensional dose distributions for external beam radiotherapy [J]. Med Phys, 2016, 43 (1): 378.

［50］ FAN J, WANG J, CHEN Z, et al. Automatic treatment planning based on three-dimensional dose distribution predicted from deep learning technique [J]. Med Phys, 2019, 46 (1): 370-381.

［51］ KEARNEY V, CHAN J W, HAAF S, et al. DoseNet: a volumetric dose prediction algorithm using 3D fully-convolutional neural networks [J]. Phys Med Biol, 2018, 63 (23): 235022.

［52］ NGUYEN D, LONG T, JIA X, et al. A feasibility study for predicting optimal radiation therapy dose distributions of prostate cancer patients from patient anatomy using deep learning [J]. Sci Rep, 2019, 9 (1): 1076.

［53］ NGUYEN D, JIA X, SHER D, et al. 3D radiotherapy dose prediction on head and neck cancer patients with a hierarchically densely connected U-net deep learning architecture [J]. Phys Med Biol, 2019, 64 (6): 065020.

［54］ BARRAGÁN-MONTERO A M, NGUYEN D, LU W, et al. Three-dimensional dose prediction for lung IMRT patients with deep neural networks: robust learning from heterogeneous beam configurations [J]. Med Phys, 2019, 46 (8): 3679-3691.

［55］ BOVEIRI HR, KHAYAMI R, JAVIDAN R, et al. Medical image registration using deep neural networks: A comprehensive review [J]. Computers & Electrical Engineering, 2020, 87: 106767.

［56］ FU Y, LEI Y, WANG T, et al. Deep learning in medical image registration: a review [J]. Phys Med Biol, 2020, 65 (20): 20TR01.

［57］ ZHOU S K, GREENSPAN H, SHEN G D. Deep learning for medical image analysis [M]. Netherlands: Elsevier Science, 2017.

［58］ BLENDOWSKI M, HEINRICH M P. Combining MRF-based deformable registration and deep binary 3D-CNN descriptors for large lung motion estimation in COPD patients [J]. Int J Comput Assist Radiol Surg, 2019, 14 (1): 43-52.

［59］ CHENG X, ZHANG L, ZHENG Y F. Deep similarity learning for multimodal medical images [J]. Computer Methods in Biomechanics and Biomedical Engineering: Imaging & Visualization, 2016, 6: 1-5.

［60］ ZHENG J, MIAO S, JANE WANG Z, et al. Pairwise domain adaptation module for CNN-based 2-D/3-D registration [J]. J Med Imaging (Bellingham), 2018, 5 (2): 021204.

［61］ UZUNOVA H, WILMS M, HANDELS H, et al. Training CNNs for image registration from few samples with model-based data augmentation [C]. International Conference on Medical Image Computing and Computer-Assisted Intervention, 2017: 223-231.

［62］ 邹茂扬, 杨昊, 潘光晖, 等. 深度学习在医学图像配准上的研究进展与挑战 [J]. 生物医学工程学杂志, 2019, 36 (04): 677-683.

［63］ NAQA I El. A guide to outcome modeling in radiotherapy and oncology: listening to the data [M]. Boca Raton, Florida, United States: CRC Press, 2018.

［64］ FOWLER J F. 21 years of biologically effective dose [J]. Br J Radiol, 2010, 83 (991): 554-568.

［65］ SANDHU C, QURESHI A, EMILI A. Panomics for precision medicine [J]. Trends Mol Med, 2018, 24 (1): 85-101.

［66］ ZHANG H W, GRAHAM C M, ELCI O, et al. Locally advanced squamous cell carcinoma of the head and neck: CT texture and histogram analysis allow independent prediction of overall survival in patients treated with induction chemotherapy [J]. Radiology, 2013, 269 (3): 801-809.

［67］ VAIDYA M, CREACH K M, FRYE J, et al. Combined PET/CT image characteristics for radiotherapy tumor response in lung cancer [J]. Radiotherapy and Oncology, 2012, 102 (2): 239-245.

［68］ ZELEFSKY M J, PEI X, CHOU J F, et al. Dose Escalation for prostate cancer radiotherapy: predictors of long-term biochemical tumor control and distant metastases-free survival outcomes [J]. European Urology, 2011, 60 (6): 1133-1139.

［69］ WILLNER J, BAIER K, CARAGIANI E, et al. Dose, volume, and tumor control prediction in primary radiotherapy of non-small-cell lung cancer [J]. Int J Radiat Oncol Biol Phys, 2002, 52 (2): 382-389.

［70］ Early Breast Cancer Trialists' Collaborative Group (EBCTCG), DARBY S, MCGALE P, et al. Effect of radiotherapy after breast-conserving surgery on 10-year recurrence and 15-year breast cancer death: meta-analysis of individual patient data for 10, 801 women in 17 randomised trials [J]. Lancet, 2011, 378 (9804): 1707-1716.

［71］ ROCKNE R, ROCKHILL J K, MRUGALA M, et al. Predicting the efficacy of radiotherapy in individual glioblastoma patients in vivo: a mathematical modeling approach [J]. Phys Med Biol, 2010, 55 (12): 3271-3285.

［72］ KATTAN M W, ZELEFSKY M J, KUPELIAN P A, et al. Pretreatment nomogram for predicting the outcome of three-dimensional conformal radiotherapy in prostate cancer [J]. J Clin Oncol, 2000, 18 (19): 3352-3359.

［73］ MAYER C, POPANDA O, GREVE B, et al. A radiation-induced gene expression signature as a tool to predict acute radiotherapy-induced adverse side effects [J]. Cancer Letters, 2011, 302 (1): 20-28.

［74］ LIANG B, YAN H, TIAN Y, et al. Dosiomics: Extracting 3D spatial features from dose distribution to predict incidence of radiation pneumonitis [J]. Front Oncol, 2019, 9: 269.

［75］ LIANG B, TIAN Y, CHEN X, et al. Prediction of radiation pneumonitis with dose distribution: A convolutional neural network (CNN) based model [J]. Front Oncol, 2019, 9: 1500.

［76］ BIN L, YUAN T, ZHAOHUI S, et al. A deep learning-based dual-omics prediction model for radiation pneumonitis [J]. Med Phys, 2021, 48 (10): 6247-6256.

［77］ ZHEN X, CHEN J W, ZHONG Z C, et al. Deep convolutional neural network with transfer learning for rectum toxicity prediction in cervical cancer radiotherapy: a feasibility study [J]. Phys Med Biol, 2017, 62 (21): 8246-8263.

［78］ MEN K, GENG H Z, ZHONG H Y, et al. A deep learning model for predicting xerostomia due to radiation therapy for head and neck squamous cell carcinoma in the RTOG 0522 clinical trial [J]. Int J Radiat Oncol Biol Phys, 2019, 105 (2): 440-447.

［79］ IBRAGIMOV B, TOESCA D, CHANG D, et al. Development of deep neural network for individualized hepatobiliary toxicity prediction after liver SBRT [J]. Med Phys, 2018, 45 (10): 4763-4774.

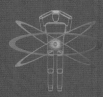

RADIATION
THERAPY
PHYSICS

第二十五章
放射治疗中的辐射防护及应急

第一节 基 本 概 念

一、电离辐射及其来源和水平

辐射是能量以电磁波(无线电波、微波、红外线、可见光、紫外线、X射线、γ射线等)或物质波(电子束、质子束、中子束等)形式传送的过程。二者的区别在于,前者理论上静止时质量为零;而后者通常为粒子形态,是原子或原子核的组成部分,在静止状态下具有质量。由波粒二象性可知,在适当条件下,所有形式的辐射都可以表现出粒子状和波状行为。辐射的波状行为主要体现在空间传播过程中,而粒子行为则是通过与物质的相互作用来揭示的。

在与物质的相互作用期间,如果辐射具有足够的能量,能让物质原子核外的轨道电子摆脱原子核的束缚,成为自由电子,则将此种辐射称为电离辐射。相反,对于那些在与物质的相互作用期间,自身能量不足以将物质原子核外的轨道电子电离的辐射,称为非电离辐射。

根据波粒二象性和德布罗意波方程,电磁波或物质波的能量与其波长成反比(与其频率成正比)。

$$E = hv = hc/\lambda \qquad\qquad (\text{式 } 25\text{-}1\text{-}1)$$

其中 h 为普朗克常数,c 为光速,v 和 λ 分别为电磁波或物质波的频率和波长。

由此,可以将电磁波和物质波的种类按照波长(或频率)排列,如图 25-1-1 所示。

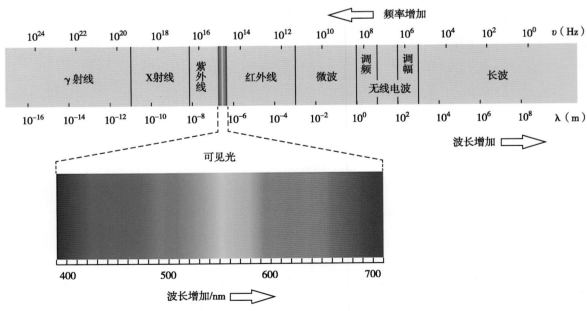

图 25-1-1　电磁波的波长(λ)与频率(v)的关系

图 25-1-1 从左到右,波长逐渐增大,频率逐渐减小,因而能量逐渐降低。一般来说,只有波长小于100nm(10^{-7}m)的电磁波所具有的能量才能使物质电离。也就是说,高频率的一部分紫外线,X

射线和γ射线,以及α射线、β射线和中子等高能粒子流才具有使物质电离的能力,因而属于电离辐射。而位于图25-1-1右侧,波长较长,频率较低,能量较低的电磁波(如长波、无线电波、红外线、可见光和部分低能紫外线),由于其能量低,不能引起物质的电离,故称为非电离辐射。

能发出电离辐射的物质或装置,称为辐射源或放射源。根据其来源,可以分为天然辐射源和人工辐射源。其发出的电离辐射相应的称为天然辐射和人工辐射。

(一)天然辐射源

天然辐射源是指大自然中天然存在的辐射源。根据其分布空间分为:宇宙射线、陆地辐射源、空中辐射源、水中辐射源以及人体内的辐射源。它们产生的电离辐射称为"天然本底辐射"。全球居民所受天然照射的年平均有效剂量约为2.4mSv。

宇宙射线是从宇宙空间发射而来的高能粒子流,主要由一些高速的核子、电子、X射线组成。宇宙射线一般分为初级宇宙射线和次级宇宙射线。初级宇宙射线是由宇宙中的辐射源(如恒星等)直接发出的电离辐射,一般具有较强的贯穿能力,在射向地球时与大气中的物质发生相互作用,而产生次级宇宙射线。

陆地辐射源主要指地球上存在的天然放射性核素。如铀、钍、锕系放射性核素等。由于天然放射性核素在地球上的分布极不均匀,因而世界上某些地区的放射性本底较高,较为著名的有印度的喀拉拉邦(13mSv/年)和法国的纽曼岛(2.65mSv/年)。

空中辐射源主要指由陆地上的铀和钍在自发衰变过程中产生并扩散到空气中的 ^{222}Rn 和 ^{220}Rn 及其衰变产物。

水中辐射源主要指存在于地球水体中的放射性核素。如海水中的 ^{40}K。雨水从空气中收集放射性物质,地面水也在收集存在于岩石和土壤中的放射性物质,因而地球上几乎所有水体都含有放射性。

体内的辐射源主要是人体内含有某些微量的放射性核素,如 ^{14}C 和 ^{40}K 等。由于呼吸作用吸入的空气中的辐射源和由于饮用食物和饮水摄入体内的放射性物质也对人体内的放射性有显著贡献。人体内辐射源对人体的年平均剂量约为1.52mSv。

(二)人工辐射源

人工辐射源是指自然界本不存在,而在人类生产生活过程中人工产生的辐射源。其主要来源核反应堆产生的放射性物质,工业、农业、医学和科研部门广泛应用的射线装置及其放射性产物以及核爆炸后产生的放射性沉降物。

二、电离辐射照射及其分类

电离辐射照射是指暴露于电离辐射之下受照的行为或状态。

(一)外照射和内照射

按照放射源与人体的相对位置关系,放射源产生的照射可分为外照射和内照射。外照射(external exposure)是指辐射源位于生物体外,生物体受到来自外部放射线照射的一种照射方式,常见的为宇宙射线照射以及医学诊断和治疗所使用的X射线照射等。外照射可以是全身受照或局部受照。如将位于人体外的辐射源关闭或移走,则不会有进一步的辐射损伤发生。内照射是指辐射源进入生物体内,生物体受到来自内部放射线照射的一种照射方式。如后装治疗所使用的放射性粒子照射,核医学诊断和治疗所使用的放射性核素照射,或者放射性核素经饮食、呼吸进入人体,在未被排出体外之前,持续释放的放射线或放射性粒子对人体的照射等。

(二) 职业照射、公众照射和医疗照射

按照照射对象的不同,放射源产生的照射可分为职业照射、医疗照射和公众照射。职业照射(occupational exposure)是指除了国家法规、标准所排除的照射以及按规定予以豁免的实践或源产生的照射以外,工作人员在其工作过程中所受到的所有照射。公众照射(public exposure)是指公众成员所受的辐射源的照射,包括获准的源和实践所产生的照射和在干预情况下受到的照射,但不包括职业照射、医疗照射和当地正常天然本底辐射的照射。医疗照射(medical exposure)是指患者(包括不一定患病的受检者)因自身医学诊断或治疗所受的照射、知情但自愿帮助和安慰患者的人员(不包括施行诊断或治疗的执业医师和医技人员)所受的照射,以及生物医学研究计划中的志愿者所受的照射。

据联合国原子辐射影响问题科学委员会(United Nations Scientific Committee on the Effects of Atomic Radiation,UNSCEAR)2000 年统计,在全世界人口遭受的由自然或人为因素导致的各种辐射中,来自医疗辐射的占近 20%,是仅次于天然本底辐射的第二大辐射来源;而在所有人为因素导致的辐射中,医疗辐射所占的比例高达 98%。

(田 源)

第二节 电离辐射的生物效应

如上节所述,电离辐射已在工业、农业、医疗、国防和科研等领域得到了广泛应用。人们在使用电离辐射技术创造技术财富,治疗疾病,推动经济和社会发展的同时,也逐渐发现电离辐射可能对健康造成有害影响。

1986 年伦琴发表了第一批 X 射线照片后,X 射线的穿透性就迅速应用于医学实践。但当时人们还没有意识到这种辐射可能对健康有害。同一年,美国工程师 Thomson 发表了第一份关于人体组织受 X 射线损伤的报告。他将自己的一根手指暴露在 X 射线下,并对产生的烧伤进行了观察。随后,Thomas Edison 发现与他一起从事 X 射线灯研发的同事 Clarence Dally 出现头发脱落,头皮发炎溃疡等症状,直至双手出现严重溃疡最终因癌症而早逝。在随后的数十年内,许多医生和研究人员发生了放射线灼伤和癌症,其中有 100 多人因暴露于 X 射线而死亡。这些不幸的早期经验终于唤醒了人们对电离辐射危害的认识,并刺激了放射生物学这门新兴学科的发展。

随后,人们对于电离辐射对健康的影响的生理机制进行了长期不懈的研究。研究发现,当电离辐射穿透生物体时,它会与穿透路径上的原子和分子发生随机的相互作用而释放能量。这些在生物体内沉积的能量会引起生物体内活性分子(如核酸、酶类、蛋白质)的电离和激发,改变机体内重要分子的结构,从而导致各种类型的损伤。

一、作用机制

研究发现,电离辐射对生物体产生损伤的作用机制分为两种(图 25-2-1)。

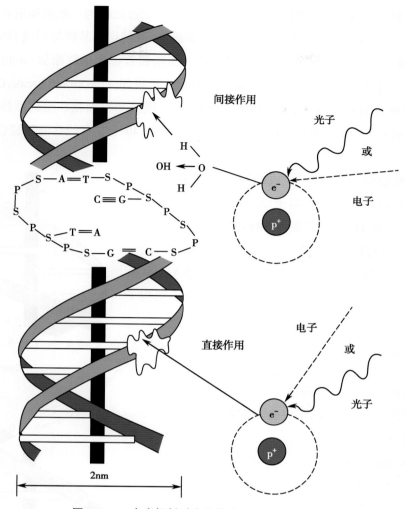

图 25-2-1 电离辐射对生物体产生损伤的作用机制

直接作用（direct action）：电离辐射直接与生物体内的 DNA 分子或对细胞存活至关重要的某些其他细胞成分相互作用，破坏其结构，造成 DNA 或 RNA 分子、蛋白链的断裂等。这种直接由电离辐射造成的生物分子的损伤效应称为直接作用。直接作用是高 LET 粒子与生物体内靶分子相互作用的主要过程。由于生物体内重要分子结构仅占细胞的一小部分，因而电离辐射与生物体内重要分子结构的相互作用可能性很小。

间接作用（indirect action）：人体中水分约占体重的 70%。电离辐射与体内的水分子发生相互作用，破坏水分子的分子键，使水电离产生大量自由基。如羟基 OH—和水离子 H_2O^+ 等。这些自由基可以在细胞内扩散，同时化学性质非常活泼，容易与周围生物分子相互作用，造成正常生物分子结构的破坏。这类由电离辐射通过与水反应生成自由基并最终破坏细胞功能的效应称为间接作用。低传能线密度（linear energy transfer，LET）的电离辐射（如 X/γ 射线或电子）对生物造成的损害大约三分之二是由间接作用造成的。

二、分子损伤

目前的主流观点认为，DNA 是电离辐射导致细胞杀伤或转化的主要靶分子。电离辐射最终通过上述两种作用机制影响生物体内包含 DNA 在内的重要分子的结构和功能。DNA 分子是由两条多核苷酸链按照碱基互补配对原则,由氢键连结而成的双股螺旋结构。电离辐射在生物体内沉积的能量会造成 DNA 磷酸二酯键的断裂或脱氧戊糖的破坏,或使得碱基破坏形成 DNA 链上的不稳定位点,从而造成 DNA 链的断裂。DNA 双链中的一条断裂者称为单链断裂(single strand break, SSB);DNA 的两条链在同一处或相邻处断裂者称为双链断裂(double strand break, DSB)。DNA 链断裂是电离辐射所致 DNA 损伤的主要形式。研究表明,哺乳动物细胞在受到低传能线密度辐射后,每戈瑞(Gy)剂量产生 1 000 个左右的单链断裂(SSB)和 40 个左右的双链断裂(DSB),如图 25-2-2 所示。

除 DNA 链断裂外,电离辐射生成的 OH- 可使 DNA 结构上的氢原子脱落,从而使原来紧密结合的碱基呈现自由"裸露"的状态,造成 DNA 氢键断裂和碱基损伤,DNA 结构从比较"坚实"变得比较"疏松"。辐射产生的自由基,还能使 DNA 与生物大分子发生相互连结,如 DNA-DNA 交联(cross-linking)、DNA- 蛋白质交联,导致 DNA 正常分子结构的破坏。

三、细胞损伤

上述这些由电离辐射带来的靶分子结构上的改变,如不能被体内修复系统所正确修复,最终会在细胞水平上表现出以下九种不同的结果。

1. 无效(no effect)。

2. 分化延迟(division delay)。

3. 凋亡(apoptosis)。

4. 增殖失败(reproductive failure):细胞在尝试第一次或随后的有丝分裂时死亡。

5. 基因组不稳定性(genomic instability):由于诱导的基因组不稳定性,存在延迟形式的增殖失败。

6. 突变(mutation):细胞存活,但包含突变。

7. 转化(transformation):细胞存活,但突变导致转化的表型,并可能致癌。

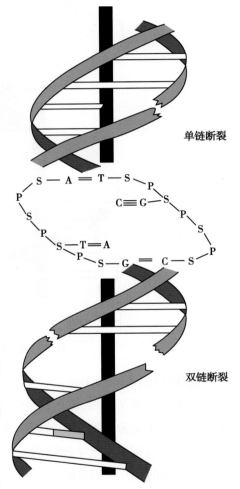

单链断裂

双链断裂

图 25-2-2　DNA 单链和双链断裂示意

8. 旁观者效应(bystander effects):受电离辐射照射的细胞向邻近的未经电离辐射照射细胞发送信号,并在其内引起遗传损伤。

9. 适应性反应(adaptive responses):受电离辐射照射的细胞会产生应激反应,并对随后的电离辐射照射更具抵抗力。

四、机体损伤

电离辐射造成的分子和细胞水平的损伤,最终会表现为机体可见的生物学效应。

(一)早期反应和远期反应

从电离辐射造成分子损伤到出现机体生物学效应,可能需要数小时到数年,具体取决于损伤类型。因而按出现时间早晚将电离辐射所致生物效应分为早期反应和晚期反应。

当一次或者短期内多次受到较大剂量照射后,电离辐射导致大量细胞死亡,机体在短期内(立即或数小时后)即可表现出的有害效应称为早期效应,如急性放射病,急性皮肤损伤等。

当一次受到较大剂量的照射或多次受到较小剂量的照射后,晚期(半年甚至数年后)发生的与电离辐射有关的有害效应称为远期效应。电离辐射可诱导癌症,目前已经被证明会导致白血病,并与骨、皮肤、甲状腺和乳腺等组织中许多其他癌症的发生有关。除此以外,电离辐射的远期影响还包括:延迟的组织反应(如纤维化以及其他由血管缺陷介导的反应);寿命缩短;由遗传基因损伤所致的遗传效应。

(二) 躯体效应和遗传效应

按生物效应出现的范围将电离辐射所致生物效应分为躯体效应和遗传效应。

躯体效应是指由体细胞损伤引起的,出现在受照者本身的生物效应,如诱导癌症、晶状体混浊、寿命缩短、不育等;遗传效应是指由电离辐射引起的个体生殖细胞和 DNA 突变,显现在受照者后代身上的有害效应。

(三) 随机性效应和确定性效应

按生物效应发生的规律性质将电离辐射所致生物效应分为随机性效应和确定性效应。

即使照射剂量很小,电离辐射也有可能在细胞关键体积内沉积足够能量,改变其结构和生物活性。少数细胞的损伤或死亡在组织中通常不会产生影响,体内正常细胞会通过增殖或修复来对这一损伤进行补偿。但这些损伤如果不能被正确修复,其细胞就会发生变异,这一小部分变异可诱发癌症形成。如果这类损伤发生在生殖细胞上,那么这类生殖细胞的变异将被传至受照个体的子孙后代,直接产生显性遗传性疾病或通过与其他因素(基因、生活方式、环境)的交互作用,产生慢性多因素疾病,导致子女存在出生缺陷。这类有害健康的效应的发生概率与照射剂量的大小有关,而严重程度与照射剂量并无多大关系的电离辐射生物学效应称为随机性效应(stochastic effect)。这类效应不存在剂量阈值,即使在剂量很小的情况下也存在一定的发生概率(如表 25-2-1 所示)。因而,从辐射防护的角度,应该尽可能地避免一切不必要的照射和尽量合理降低群体剂量,以限制随机性效应的发生。

表 25-2-1 随机性效应标称概率系数($\times 10^{-2}$/Sv)

受照人群	癌症	遗传疾病	合计
全部	5.5	0.2	5.7
成年	4.1	0.1	4.2

当受照剂量较大时,受照组织中大量关键细胞群的辐射损伤(严重的功能丧失或死亡)持续存在,体内正常细胞的增殖和修复无法补偿这些损伤,从而表现为临床可以检测到的相关表征。这类存在剂量阈值(表 25-2-2)、高于剂量阈值时损害的严重程度(包括组织恢复能力的损害)随剂量的增加而增加的电离辐射生物效应称为确定性效应(deterministic effect,以前也称为非随机性效应)。因而,从辐射防护的角度,必须设法将照射剂量控制在相应的剂量阈值以下,以防止确定性效应的发生。

表 25-2-2　确定性效应剂量阈值　　　　　　　　　　　　　单位:Sv

组织和器官	确定性效应	单次吸收剂量阈值
胎儿	致畸	0.1
全身	呕吐	0.5
骨髓	造血功能障碍	0.5
睾丸	不育	3.5~6.0
卵巢	不育	2.5~6.0
皮肤	红斑及脱毛	3.0
眼晶状体	白内障	5.0
甲状腺	功能减退、黏液水肿	10.0

（田　源）

第三节　电离辐射防护

正是由于电离辐射对健康有潜在危害,所以有必要通过一系列法律、法规和限制性技术手段,对电离辐射技术的应用实践进行合理的防护。在保证电离辐射所致照射在可以被接受水平范围内,保护从事放射性工作的职业人员和可能受到潜在照射的公众及其后代的健康和安全,保护环境的前提下,利用和开发各种类型的辐射技术,为人类生活和社会发展创造最大的效益。

需要特别强调的是,电离辐射防护的目的是在保证不对伴随辐射照射的有益实践造成过度限制的情况下,为人类提供合适的保护。虽然电离辐射对人体健康有危害,但电离辐射防护不是禁止所有电离辐射实践活动,而是禁止那些可能引起的辐射危害大于其对受照个人或社会带来的利益的电离辐射实践活动;也不是无限制、不计成本地将潜在的电离辐射照射完全消除,而是将电离辐射的危害保持在可合理达到的尽量低水平。

由于确定性效应存在剂量阈值,所以对于确定性效应,电离辐射防护就是要通过防患于未然,致力于防范发生事故以严格控制任何确定性效应的发生。而随机性效应的发生概率(而非严重程度)与剂量大小有关,其与剂量的关系是线性无阈的,即使是很小的剂量也可能发生随机性效应。因而本着趋利避害的原则,对于随机性效应,电离辐射防护就是要采取有效的技术和管理措施,认真贯彻执行国际和国家的放射防护法规和标准,加强放射防护最优化,尽可能地避免和减少一切不必要的照射,限制职业照射、医疗照射和公众照射所致群体中可能引发的随机性效应发生概率,使之合理地达到可以接受的尽可能低的水平。

一、电离辐射防护的基本原则

电离辐射防护基本原则是为了保护工作人员和公众免受或少受电离辐射的危害而必须遵循的原则,它由三个基本要素组成,包括辐射实践的正当性、辐射防护与安全的最优化以及个人剂量当量限值,统称为"电离辐射防护三原则"。这些基本原则通过立法,转化为辐射防护相关的法律和法规,从而指导人们的具体实践活动。

(一) 辐射实践的正当性(Justification)

根据前文所述的电离辐射防护的目的,只有电离辐射的有益实践才是正当的,被允许的。这里所说的有益实践指的是,在考虑了社会、经济和其他有关因素之后,对受照个人或社会所带来的利益足以弥补其可能引起的辐射危害的辐射照射实践。该原则强调采取任何可能接受电离辐射照射的行动前,都要经过事先论证,进行正当化分析,要使个人和社会得到的利益大于辐射造成的危害,否则就不能采取这样的行动。比如,对于儿童患者,当常规模拟技术能够满足临床需要时,不应采用CT模拟技术。因为CT模拟技术单次照射剂量远高于常规模拟技术,会大大提高儿童辐射致癌和发育畸形的风险。

(二) 辐射防护与安全的最优化(Optimisation)

任何一项辐射实践被确认为正当,付诸实施前,应考虑采取适当的措施来降低职业人员与公众的电离辐射危险,使得在考虑了经济和社会因素之后,个人受照剂量的大小、受照射的人数以及受照射的可能性均保持在可合理达到的尽量低水平。这种最优化应以电离辐射实践所致个人剂量和潜在照射危险分别低于剂量约束和潜在照射危险约束为前提条件。这种原则有时也被称为ALARA原则(as low as reasonable achievable)。该原则强调的是"可合理达到的尽量低的水平"。虽然从理论上职业人员和公众的受照剂量越低越好,但在实践中,往往会出现辐射防护所涉及人群已经得到充分保护,进一步降低可能受照剂量需消耗大量的人力和物力,这将不符合社会及经济效益,不被视为"可合理达到的尽量低的水平"。

假设任意实践的代价与利益存在如式25-3-1所示关系。

$$B = V - (P + X + Y) \tag{式 25-3-1}$$

其中 B 为实践所获利益,V 为实践毛利益,P 为实践所需经济成本,X 为实践所需防护成本,Y 为实践造成的危害代价。

如需考虑的自变量为集体当量剂量 S,要使得实践所致的利益 B 达到最大,则需满足的辐射防护最优化条件如式25-3-2所示。

$$\frac{dV}{dS} - \left(\frac{dP}{dS} + \frac{dX}{dS} + \frac{dY}{dS}\right) = 0 \tag{式 25-3-2}$$

通常,实践毛利益 V 和实践所需经济成本 P 不随集体当量剂量 S 变化,即 $\frac{dV}{dS} = \frac{dP}{dS} = 0$。实践所需防护成本 X 是集体当量剂量 S 的函数。按线性无阈假设,实践造成的危害代价 Y 与集体当量剂量 S 成正比。由此,辐射防护最优化的条件简化为式25-3-3所示。

$$\left(\frac{dX}{dS}\right) = -\left(\frac{dY}{dS}\right) \tag{式 25-3-3}$$

在实际工作中,辐射防护最优化主要体现在防护措施的选择,防护方案的设计以及管理限值的确定上。

(三) 个人剂量限值(Dose limits)

由于受照群体中利益和代价分布的不均匀性,虽然某些辐射实践满足了正当性要求,防护也做到了最优化,但还不一定能对每个个人提供足够的防护。因此有必要规定一个具体的剂量限值,作为辐射防护最优化的约束上限（即判断个人所受照射剂量"不可接受"和"可耐受"的分界线），对个人所受的正常照射剂量（天然本底照射和医疗照射除外）加以限制，使得来自各项获准辐射实践的所有照射所致的个人总有效剂量和有关器官或组织的总当量剂量不超过剂量限值的要求，从而避免电离辐射的确定性效应，并把随机性效应的发生概率降低至可接受的水平。

剂量限值由国家及地方部门针对不同类型的辐射相关职业，了解工作人员的剂量水平资料后，依据健康考虑和社会因素的判断，按照最优化的结果提出制定。剂量限值可理解为这一剂量水平所致的危险度（用年死亡率定义各种职业本身所构成危险的可能性）与一般工业部门的平均危险度相仿（数量级为 10^{-4}）。剂量限值用于对电离辐射实践的具体判断与控制，但不能简单地将个人剂量限值理解为"安全"与"危险"间的界限。

2002 年，我国参考国际辐射防护委员会（ICRP）60 号出版物以及由联合国粮食及农业组织、国际原子能机构（IAEA）、世界卫生组织（WHO）等六个国际组织共同倡议并由 IAEA 发布的安全丛书 *International Basic Safety Standards for Protection Against Ionizing Radiation and for the Safety of Radiation Sources.IAEA Safety Series No.115*，发布了我国现行的辐射防护基本标准《电离辐射防护与辐射源安全基本标准》（GB18871—2002）。该标准明确了职业照射和公众照射的剂量限值（如表 25-3-1 所示，这些剂量限值不包含天然本底辐射的贡献），同时，个人剂量限值不适用于患者的医疗照射，不应将个人剂量限值应用于获准实践中的医疗照射。

表 25-3-1 《电离辐射防护与辐射源安全基本标准》（GB 18871—2002）中规定的个人剂量限值

项目	剂量限值		公众照射
	职业照射		
有效剂量	$20\text{mSv}\cdot\text{a}^{-1}$（连续五年内平均）		$1\text{mSv}\cdot\text{a}^{-1}$
	$50\text{mSv}\cdot\text{a}^{-1}$（任一年）		
年当量剂量			
眼晶体	150mSv		15mSv
皮肤	500mSv		50mSv
手和足	500mSv		—

注：附加限值及特殊情况请见附录 B　GB18871—2002《电离辐射防护与辐射源安全基本标准》。

上述电离辐射防护三原则是互相关联的有机整体，应用时应综合考虑。随着科学技术的发展水平和人类对电离辐射现象的认识水平提高，辐射防护体系也在不断地发展。例如，与以前的标准相比，国际辐射防护委员会（ICRP）60 号出版物将职业照射和公众照射的年平均有效剂量限值分别从 50mSv 和 5mSv 降低至 20mSv 和 1mSv。因而需要注意及时掌握国际和国家相关标准的更新。

二、辐射防护用物理量

在辐射防护领域中使用的表示辐射剂量大小的物理量是当量剂量和有效剂量，单位均为希沃特（Sv）。这两个辐射防护物理量与常规的吸收剂量之间既有联系，又有差别。

（一）吸收剂量（absorbed dose）

吸收剂量口是电离辐射在物质单位质量中的沉积能量（如式 25-3-4 所示），是研究辐射作用于物质引起各种变化的一个重要物理量(式 25-3-4)。

$$D = \frac{\Delta E}{m}$$ (式 25-3-4)

吸收剂量的国际制单位为 J/kg,专用单位为"戈瑞",单位符号简写为"Gy",它定义为:1Gy=1J/kg。

(二)当量剂量(equivalent dose)

吸收剂量说明各种物质受照时吸收能量的多少,适用于各种辐射类型。但不同类型及不同能量的辐射引起的电离密度有很大差异。α 粒子在机体中 1mm 径迹所产生的离子对数目大约为 10^6,β 粒子在机体中 1mm 径迹所产生的离子对数目约为 10^4。由于电离密度不同,机体损伤的程度和机体自身恢复的程度也不同。当量剂量就是用来量化评价人体某一组织或器官受到不同类型的辐射照射而产生的损伤风险的辐射防护用物理量。它是该组织或器官中平均吸收剂量 $D_{T,R}$ 与描述该类型辐射电离能力的辐射权重因子(W_R,如表 25-3-2 所示)的乘积。需要注意的是,当量剂量无法通过实际测量,只能在正常工作状态下通过吸收剂量进行估算(式 25-3-5)。

$$H_{T,R} = D_{T,R} \times W_R$$ (式 25-3-5)

当同时存在多种类型的辐射时,当量剂量为(式 25-3-6):

$$H_T = \sum_R W_R \times D_{T,R}$$ (式 25-3-6)

当量剂量的国际制单位为 J/kg,专用单位为"希沃特",单位符号简写为"Sv"。

表 25-3-2　辐射权重因子

辐射类型	能量范围	辐射权重因子 W_R
光子	所有能量	1
电子及介子	所有能量	1
中子	E<10keV	5
	10keV≤E<100keV	10
	100keV≤E<2MeV	20
	2Mev≤E<20MeV	10
	E>20MeV	5
质子(不包括反冲质子)	E>2MeV	5
α 粒子、裂变碎片、重核		20

注:不包括由原子核向 DNA 发射的俄歇电子。

(三)有效剂量(effective dose)

机体受到电离辐射照射时,通常不会仅涉及一个器官或组织。同时所涉及的器官或组织也不一定受到相同剂量的均匀照射。另一方面,不同组织和器官对电离辐射的敏感性不同。当机体全身收到非均匀性照射时,需要使用有效剂量来评价机体整体受到一定量非均匀性照射后的总的损伤。有效剂量定义为受照组织或器官当量剂量(H_T)与相应的组织权重因子(W_T)的乘积的总和。组织权重因子 W_T 是 ICRP 第 26 号出版物中依据器官或组织的辐射敏感度提出来的,反映的是器官或组织 T 的危险度对全身总危险度的贡献。

$$E = \sum_T W_T \times H_T$$ (式 25-3-7)

有效剂量的国际制单位为 J/kg,专用单位为"希沃特",单位符号为"Sv"。受到照射时,各器官或组织所受的当量剂量乘以相应的 W_T(表 25-3-3),然后加在一起即为有效剂量。有效剂量可以处理不均匀照射和局部照射的剂量,使内外照射剂量可以相加,还解决了在危害评价中仅用"关键器官"或"关键组织"而不能把所有受照器官的危险综合考虑的困难。

组织或器官	组织权重因子(W_T)
性腺	0.20
红骨髓	0.12
结肠	0.12
肺	0.12
胃	0.12
膀胱	0.05
乳腺	0.05
肝	0.05
食管	0.05
甲状腺	0.05
皮肤	0.01
骨表面	0.01
其余组织或器官	0.05

表 25-3-4 和图 25-3-1 比较了吸收剂量、当量剂量和有效剂量这三个物理量的异同。辐射防护领域中给出的个人剂量限值都是用当量剂量(针对组织或器官,如眼晶体、皮肤等)或有效剂量(针对机体全身)。

表 25-3-4 吸收剂量、当量剂量和有效剂量的比较

比较项目	吸收剂量 D	当量剂量 H_T	有效剂量 E
定义	电离辐射在单位质量体积内沉积的能量	某一组织或器官内平均吸收剂量与该类型辐射权重因子的乘积	机体全身各组织或器官当量剂量与相应组织或器官组织权重因子的乘积之和
计算公式	$D = \dfrac{\Delta E}{m}$	$H_{T,R} = D_{T,R} \times W_R$	$E = \sum_T W_T \times H_T$
对象	组织或器官	组织或器官	机体整体
单位	Gy	Sv	Sv
用途	—	辐射防护	辐射防护

注:m. 质量;ΔE. 沉积能量;T. 器官或组织;W_R. 辐射权重因子;W_T. 组织权重因子。

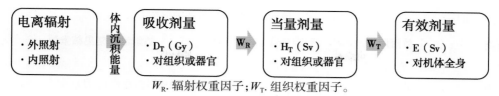

W_R. 辐射权重因子；W_T. 组织权重因子。

图 25-3-1　吸收剂量、当量剂量和有效剂量的比较

（田　源）

第四节　放射治疗中涉及的电离辐射

电离辐射现已在肿瘤的诊断、治疗和研究等领域发挥着至关重要的作用。特别是 20 世纪 90 年代以来，各种放射诊疗设备的快速发展和临床应用促使肿瘤放射治疗水平得到了很大的提高。肿瘤放射治疗领域所涉及的放射源（包括核素放射性核素和射线装置）主要有以下几类。

1. 产生各种千伏级 X 射线的 X 射线影像诊断设备，如普通模拟机、CT 模拟机、锥形束 CT（cone beam computer tomography，CBCT）。

2. 产生各种能级 X 射线或电子线的治疗设备，如直线加速器、X 射线机。

3. 发射 α、β、γ 射线或中子射线的放射性核素源，如后装治疗使用的 ^{192}Ir 或伽马刀治疗使用的 ^{60}Co 源。

4. 产生质子束、中子束以及其他重离子束的各类重离子加速器。

一、放射治疗中涉及的核素放射源

放射治疗中常使用的放射性核素多为密封在包壳或紧密覆盖层里的密封源。包壳或覆盖层有足够的强度，使之在设计的使用条件正常磨损下，不会有放射性物质泄漏（如后装治疗使用的 ^{192}Ir 或伽马刀治疗使用的 ^{60}Co 源）；根据国家环境保护总局 2005 年第 62 号公告，按照对人体健康和环境的潜在危害程度从高到低，将核素放射性核素分为 Ⅰ 类、Ⅱ 类、Ⅲ 类、Ⅳ 类和 Ⅴ 类。详细分类见表 25-4-1。

1. Ⅰ 类核素放射源为极高危险源　没有防护的情况下，接触这类源几分钟到 1 小时就可致人死亡。

2. Ⅱ 类核素放射源为高危险源　没有防护的情况下，接触这类源几小时至几天可致人死亡。

3. Ⅲ 类核素放射源为危险源　没有防护的情况下，接触这类源几小时就可对人造成永久性损伤；接触几天甚至几周也可致人死亡。

4. Ⅳ 类核素放射源为低危险源　基本不会对人造成永久性损伤，但对长时间、近距离接触这些放射源的人可能造成可恢复的临时性损伤。

5. Ⅴ 类核素放射源为极低危险源　不会对人造成永久损伤。

表 25-4-1　放射治疗常见核素源的分类

分类	放射源	活度（Bq）	放射治疗常见核素源
Ⅰ类	^{60}Co ^{137}Cs ^{192}Ir	$\geq 3 \times 10^{13}$ $\geq 1 \times 10^{14}$ $\geq 8 \times 10^{13}$	固定多束远距放射治疗机（γ 刀）
Ⅱ类	^{60}Co ^{137}Cs ^{192}Ir	$\geq 3 \times 10^{11}$ $\geq 1 \times 10^{12}$ $\geq 8 \times 10^{11}$	高 / 中剂量率近距放射治疗机
Ⅲ类	^{60}Co ^{137}Cs ^{192}Ir	$\geq 3 \times 10^{10}$ $\geq 1 \times 10^{11}$ $\geq 8 \times 10^{10}$	高 / 中剂量率近距放射治疗机
Ⅳ类	^{60}Co ^{137}Cs ^{192}Ir	$\geq 3 \times 10^{8}$ $\geq 1 \times 10^{9}$ $\geq 8 \times 10^{8}$	低剂量率近距放射治疗机（治眼源与永久植入源除外）
Ⅴ类	^{60}Co ^{137}Cs ^{192}Ir	$\geq 1 \times 10^{5}$ $\geq 1 \times 10^{4}$ $\geq 1 \times 10^{4}$	低剂量率近距放射治疗机（如治眼源与永久植入源）

二、放射治疗中涉及的射线装置

各种类型的射线装置是肿瘤的放射治疗中最常见的辐射源。这类射线装置在通电运行的情况下能产生不同能量的电子束、X 射线、质子束、中子束和重离子束等电离辐射；在断电的情况下辐射源能被迅速关闭或终止。根据国家环境保护总局 2006 年第 26 号公告，按照射线装置产生的电离辐射对人体健康和环境的潜在危害程度从高到低，将射线装置分为Ⅰ类、Ⅱ类和Ⅲ类。详细分类见表 25-4-2。

1. Ⅰ类射线装置为高危险射线装置　发生事故时可以使短时间受照射人员产生严重放射损伤，甚至死亡，或对环境造成严重影响。

2. Ⅱ类射线装置为中危险射线装置　发生事故时可以使受照人员产生较严重的放射损伤，大剂量照射甚至导致死亡。

3. Ⅲ类射线装置为低危险射线装置　发生事故时一般不会造成受照人员的放射损伤。

表 25-4-2　放射治疗常见射线装置的分类

射线装置类别	医用射线装置
Ⅰ类射线装置	能量大于 100MeV 的医用加速器
Ⅱ类射线装置	放射治疗用 X 射线、电子束加速器 重离子治疗加速器 质子治疗装置 制备正电子发射计算机断层扫描显像装置（PET）用放射性药物的加速器 其他医用加速器 X 射线深部治疗机 数字减影血管造影装置

射线装置类别	医用射线装置
Ⅲ类射线装置	医用 X 射线 CT 机 放射诊断用普通 X 射线机 X 射线摄影装置 牙科 X 射线机 乳腺 X 射线机 放射治疗模拟定位机 其他高于豁免水平的 X 射线机

（田　源）

第五节　外照射防护的基本方法

肿瘤放射治疗多使用的是射线装置和密封放射源,所涉及的防护主要是外照射的防护。外照射防护的基本原则是在满足电离辐射实践正当性的前提下,尽量减少或者避免辐射源从外部对人体进行照射,保证人体所受照射不超过国家标准规定的剂量限值。需要特别说明的是,本节讨论的外照射防护方法仅适用于职业照射和公众照射,不适用于医疗照射。

一、外照射防护措施

根据电离辐射的基本特性,外照射防护主要采取 3 种措施:①尽量缩短人体受照射时间;②尽量增大人体与辐射源的距离;③在受照者与辐射源之间设置合适的屏蔽。一般将时间、距离和屏蔽称为外照射防护的三要素。可以采取其中一种或综合采取几种措施来实现辐射防护的最优化,满足个人剂量限值的要求。

(一)减少人体受照射的时间

在剂量率一定的情况下,人体所受辐射剂量的大小与接受照射的时间长短成正比。因而外照射辐射防护最简便有效的方法就是尽量缩短职业人员和公众的受照时间。职业人员在从事辐射相关工作时,应尽量合理安排工作,做到熟练、迅速、准确,以便减少受照时间;对于公众,应在辐射工作场所设置警示标志,尽可能减少公众在辐射工作场所的驻留。

(二)增大与辐射源的距离

根据距离平方反比定律,如忽略电离辐射在空气中的吸收和散射,那么辐射强度与距离平方成反比。增大人体与辐射源的距离将迅速有效地降低辐射强度。在从事辐射相关工作时,人体距离辐射源应该尽量远,以减少受照剂量。

(三)设置屏蔽

电离辐射穿过屏蔽材料时其辐射强度会随之减弱。以放射治疗中最常见的 X(γ)光子辐射为例,电离辐射经过屏蔽材料时其强度随穿透深度的变化遵从指数衰减规律。放射治疗中涉及的 X(γ)光子辐射往往能量很高(千伏级甚至兆伏级),仅仅通过控制职业人员的操作时间或增大与辐射源的距离通常仍不能达到安全防护的要求,必须采取适当的屏蔽措施,使得关注点上由辐射源所产生的剂量降低到相关标准所规定的限值以下。放射治疗射线装置机房的设计中均涉及利用屏蔽对辐射的吸收问题。

二、各种射线的一般防护方法

不同类型的电离辐射特性不同,其防护方法也有所区别。下面列出放射治疗中几种常见类型的电离辐射的一般防护方法。

(一) γ 射线

放射治疗中使用的 γ 射线(如伽玛刀)通常具有很高(兆伏级)的能量,其穿透能力较强,仅仅通过控制职业人员的操作时间或增大与辐射源的距离通常仍不能达到安全防护的要求。因此可以利用其在屏蔽物质中的强度服从指数衰减规律的特性,通过理论计算和试验来得到一个合适的屏蔽体厚度,使得 γ 射线的强度减弱到可以接受的水平。

(二) X 射线

肿瘤放射治疗中使用的大部分射线装置(如 CT、直线加速器等)都能产生 X 射线。对于 X 射线的屏蔽与 γ 射线类似,均采用合理设置屏蔽的方法将 X 射线的强度降低到可以接受的水平。

(三) β 粒子

能量为 2MeV 的 β 射线,在空气中的最大射程约为 7.6m,在水中最大射程约为 0.8cm,在铅中的最大射程约为 0.5cm,因而也能较为方便地使用合适厚度的屏蔽材料将其强度降至可以接受的水平。但是需要注意的是,用高原子序数的重金属屏蔽 β 射线将产生更为难以屏蔽的韧致辐射。对于能量大于 1MeV 的 β 射线,用铅屏蔽时将有 3% 的能量转化为韧致辐射,而用铝屏蔽时仅有 0.4% 转化为韧致辐射。因此实践中通常使用铝、有机玻璃、塑料等低原子序数材料屏蔽 β 射线。

(四) 中子

当医用加速器的 X 射线能量高于 10MV 时,高能 X 射线粒子会与治疗头中的多种高原子序数的材料(如铅和钨等)发生 (γ,n) 反应,产生中子辐射。虽然其最大强度仅为 X 射线输出剂量的 0.5%,但中子穿透能力很强,LET 也很高,应该也必须加以重视。中子在物质中的衰减过程也是服从指数衰减规律的,因此对中子的屏蔽层厚度计算也采用半值层法。

对中子的屏蔽一般分为两步:①用重金属物质对快中子进行减速后,还需使用含氢较多的材料(如水或石蜡等)来进一步使中子减速;②需要使用含锂或含硼的材料(如硼酸等)吸收慢中子。由于在第一步中会产生很强的 γ 射线,因此在外层还需要使用铅等重金属屏蔽 γ 射线。混凝土中同时含有高原子序数金属元素和含氢丰富的水,适合屏蔽中子和 γ 射线,而且价格便宜比较坚固,在中子防护中得到广泛应用。

(田 源)

第六节 放射治疗涉及的辐射防护法规及标准

和其他电离辐射技术应用一样,放射治疗在使用电离辐射技术治疗肿瘤的同时,也可能对相关职业人员和公众产生潜在的健康危害。因而需要一整套科学完善的辐射防护标准以趋利避害,在有效保护相关职业人员和公众的健康和安全的前提下,满足肿瘤患者的放射治疗需求。

随着对电离辐射危害本质认识的不断深化,辐射防护指导思想和原则在不断地演进和完善。以 ICRP 基本建议书为例,迄今已经历了四个历史阶段。第一阶段为 20 世纪 60 年代出版的第 1 号、6 号、9 号出版物,其指导思想致力于寻求安全剂量阈值或最大容许剂量来避免引发放射损伤。第二阶段是 1977 年出版的第 26 号出版物,引入辐射防护三原则理念。第三阶段是 1990 年出版的第 60 号出版物,充实了辐射防护三原则构成的辐射防护体系。第四个阶段则是以 2007 年出版的第 103 号出版物为标志,进一步突出辐射防护最优化理念和医疗照射的防护。

我国辐射防护基本标准主要参考 ICRP 出版物制定,迄今也已经历了 4 代更迭。第一代标准为 1960 年颁布的《放射性工作的卫生防护暂行规定》及配套三项标准和管理办法。第二代标准为 1974 年颁布实施的 GBJ8—1974《放射防护规定》。第三代标准以 GB4792—1984《放射卫生防护基本标准》和 GB8703—1988《辐射防护规定》为代表。2002 年,卫生部、国家环境保护总局、国防科工委等三大主管部门联合提出,并组织制定我国第四代辐射防护基本标准 GB18871—2002《电离辐射防护与辐射源安全基本标准》。此后,各相关机构在我国现行的辐射防护基本标准《电离辐射防护与辐射源安全基本标准》(GB18871—2002)的基础上,针对不同的电离辐射实践活动,又派生出一系列次级国家或行业专项辐射防护标准。如 GBZ126—2002《医用电子加速器卫生防护标准》,GBZ131—2002《医用 X 射线治疗卫生防护标准》,GBZ161—2004《医用 γ 射束远距离治疗防护与安全标准》,GBZ165—2005《X 射线计算机断层摄影放射卫生防护标准》等。随着放射治疗技术新的发展,上述次级专项标准不断更新和修订,并补充了 GBZ/T 201.1—2007《放射治疗机房的辐射屏蔽规范　第 1 部分:一般原则》、GBZ/T 201.2—2011《放射治疗机房的辐射屏蔽规范　第 2 部分:电子直线加速器放射治疗机房》、GBZ/T 201.3—2014《放射治疗机房的辐射屏蔽规范　第 3 部分:γ 射线源放射治疗机房》、GBZ/T 201.4—2015《放射治疗机房的辐射屏蔽规范　第 4 部分:锎-252 中子后装放射治疗机房》和 GBZ/T 201.5—2015《放射治疗机房的辐射屏蔽规范　第 5 部分:质子加速器放射治疗机房》等与新技术相关的次级专项辐射防护标准。这些标准有效地保障了相关人员的辐射安全和放射治疗事业的健康发展,同时为开展放射卫生监督执法和技术服务工作提供技术标准,为政府有关部门制定和实施相关政策提供决策依据。

在法律层面上,为促进核素放射性核素与射线装置的安全应用,保障人体健康,保护环境,我国于 2003 年 10 月 1 日颁布实施了《中华人民共和国放射性污染防治法》。该法案是目前我国核领域唯一的法律。国务院针对该法律的各个方面进行了细化,颁布实施了一系列国务院条例(如《放射性核素与射线装置安全和防护条例》《放射性物品运输安全管理条例》《放射性废物安全管理条例》等),具体规定了各方面的法律要求。国务院各部委(包括生态环境部、国家卫生健康委员会等相关部委)在此基础上制定了大量部门规章,规范了针对相关国务院条例的实施细节以及行政管理规定等(如生态环境部制定并批准发布实施的《放射性同位素与射线装置安全许可管理办法》、《放射性同位素与射线装置安全与防护管理办法》等)。这些国家法律、国务院条例和部门规章构成了我国辐射安全法律法规体系。

在我国,放射治疗领域所涉及的射线装置和放射源以前主要由卫生部门监管,因而现行放射治疗领域的辐射防护标准大多由卫生部门组织制定。但随着国家机构改革,辐射防护工作又转为需要接受生态环境部门和卫生部门双重监管。以北京为例,根据《北京市人民政府办公厅关于调整本市放射性同位素与射线装置安全和防护监管部门职责分工的通知》(京政办发〔2006〕8 号文件)

的要求,具体如下。

1. 环保行政主管部门对本市行政区域内放射性同位素与射线装置的安全和防护工作实施统一监督管理,主要负责放射性同位素与射线装置的生产、进出口、销售、使用、转让、贮存及废弃处置安全和防护的监督管理;拟订本市放射性同位素与射线装置安全和防护方面的地方性法规草案、规章草案和有关标准规范,并组织实施;按照职责权限,负责核发生产、销售、使用放射性同位素与射线装置的辐射安全许可证,并通报同级公安部门、卫生行政主管部门,负责从事辐射安全关键岗位工作专业技术人员的资格管理;负责辐射事故的应急响应、调查处理和定性定级工作,协助公安部门监控追缴丢失、被盗的放射源。

2. 卫生行政主管部门主要负责放射性同位素与射线装置的职业病危害评价管理工作;负责放射源诊疗技术和医用辐射机构的准入管理;参加辐射事故应急工作;负责辐射事故的医疗应急。

3. 公安部门主要负责放射性同位素与含源射线装置的安全保卫和道路运输安全的监管;负责丢失、被盗放射源的立案侦查和追缴;参与辐射事故应急工作。

这一整套法律法规和标准体系以及辐射安全监管体系,对放射治疗辐射项目整个流程的各个环节(包括新建、改建和扩建辐射项目前的辐射安全许可的申领,机房屏蔽设计,环境影响预评价,竣工验收前的控制效果评价,项目运行时设备的操作规程、质量控制和质量保证、职业人员的培训考核以及个人剂量监测、辐射工作场所的剂量监测、辐射事故的应急与演练、患者的辐射防护,项目终止时放射性废物的处理等)进行了详细规定。本节将以医疗单位新建医用加速器机房为患者提供放射治疗为例,从职业人员与公众的辐射防护要求、放射治疗患者的防护要求以及辐射事故的应急与演练三个方面进行详细介绍。

一、职业人员与公众的辐射防护要求

(一) 机房屏蔽设计

加速器机房的设计,除需考虑合适的面积大小和布局,满足使用需求外,更重要的是辐射防护的屏蔽设计,它是保证职业人员(医师、技师、物理师及工程师等)和公众(患者家属及陪护人员等)辐射安全的基本保障。加速器机房的屏蔽设计应遵循外照射防护的基本原则——在满足辐射事件正当性的前提下,尽量减少或避免从外部对人体进行照射,确保职业人员和公众接受的剂量低于相关国家标准规定的个人剂量限值。在进行加速器机房屏蔽设计时,通常在机房外、距离机房外表面30cm处,选择人员受照的周围剂量当量可能最大的位置作为关注点。加速器机房屏蔽设计的目的就是通过使用合适厚度的屏蔽材料,将所有这些关注点的剂量水平降到所要求的水平。

在进行加速器机房屏蔽设计时,通常使用的方法如下。

1. 先根据关注点使用屏蔽前的剂量率水平 H 与该点的剂量率参考控制水平 $\dot{H}_c$ 的比值来确定该关注点设计的屏蔽所需要的屏蔽透射因子 B(如式 25-6-1 所示):

$$B = \frac{\dot{H}_c}{H} \qquad (式\ 25\text{-}6\text{-}1)$$

2. 再利用所使用屏蔽材料的什值层(定义为射线在物质内,将辐射剂量率减少至某处初始值1/10 的屏蔽物质的厚度,tenth value layer,TVL,见表 25-6-1),根据式 25-6-2 估算该点所需的有效屏蔽厚度。

$$X_e = TVL \times \log B^{-1} + (TVL_1 - TVL) \qquad \text{(式 25-6-2)}$$

表 25-6-1 有用线束和漏射线在混凝土中的什值层

能量 /MV	有用线束		90° 漏射线	
	TVL$_1$/cm	TVL/cm	TVL$_1$/cm	TVL/cm
4	35	30	33	28
6	37	33	34	29
10	41	37	35	31
15	44	41	36	33
18	45	43	36	34

注:TVL$_1$. 第一什值层厚度;TVL. 平衡什值层厚度。

3. 在进行具体计算时,应根据不同关注点所处的位置不同,将下列因素考虑到计算中。

(1)距离因子 d:不论对于有用线束还是散射线、漏射线均遵循距离平方反比定律。不同点位距加速器靶点的距离不同,使得屏蔽前不同点位的剂量率水平 H 也不相同。通常情况下,加速器机房一般都设有迷路,利用射线的反射、折射和散射,增加射线的实际行程,利用距离平方反比定律降低治疗时迷路口部分的辐射剂量,从而降低机房门的屏蔽厚度要求。

(2)工作负荷 W(workload):工作负荷定义为距加速器靶点 1m 处的有用线束或漏射辐射的周累积剂量。它与加速器每周内治疗的患者人数和野次数,以及患者每次所接受的平均剂量有关。显然,工作负荷越大,所需的屏蔽厚度越大。

(3)使用因子 U(use factor):在放射治疗过程中,由于机架的旋转,不是所有方向都受到有用线束的照射。因而不需要将所有的工作负荷完全纳入防护屏蔽的设计计算中。使用因子定义了有用线束或散射线、漏射线向各关注点方向照射的时间占总照射时间的份额。该因子取决于放射治疗所使用的技术和相应技术所使用的频率。常用的使用因子如表 25-6-2 所示。

表 25-6-2 常用使用因子示例

U	针对辐射类型	关注点	示例
0.25	有用线束	主屏蔽关注点	有用线束水平照射或向顶照射
1	泄漏辐射	所有关注点	漏射辐射没有受到迷路内墙的屏蔽
0.25	泄漏辐射	所有关注点	漏射辐射受到迷路内墙的屏蔽
0.1	有用线束	主屏蔽关注点	旋转调强治疗时,向墙照射或向顶照射

(4)调强因子 N(IMRT factor):另一方面,调强放疗技术在我国已广泛开展,由于调强放疗技术通过多子野叠加照射的方式实现。因而与常规放疗相比,若要在加速器有用线束中心轴上距靶 1m 处沉积相同的剂量,调强放疗技术所需的照射时间和总跳数将远大于常规放疗。实践中,我们通常将调强放疗与常规放疗所需照射时间的比值(调强因子,N)取为 5。在计算工作负荷时,还需区分常规放疗和调强放疗的工作量,并使用调强因子对相关漏射照射的工作负荷加以修正。

(5)剂量率参考控制水平 $\dot{H}_c$:根据工作目的的不同,所选择的关注点应覆盖如图 25-6-1 所示不同的区域。

1）控制区：指直接与机房相连接的，与机房内加速器相关的放射工作人员的工作区，如加速器控制室、设备机房等。

2）非控制区：机房外，除控制区以外的其他区域，包括患者候诊区等。

显然，控制区以职业人员驻留为主，非控制区以公众成员驻留为主。如前所述，两种人群的个人剂量限值不同。因而由个人剂量限值推导出的不同区域的剂量控制参考水平也有所不同。

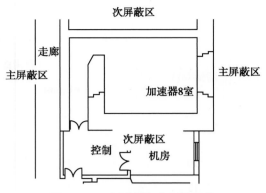

图 25-6-1　加速器机房平面示意

即使在同一区域（控制区或非控制区）内，相关人员在不同点位的驻留时间也不尽相同。实践中使用居留因子 T 来量化相关人员的驻留时间。居留因子定义为在辐射源开束时间内，在区域内最大受照射人员驻留的平均时间占开束时间的份额。不同场所的常用的居留因子如表 25-6-3 所示。

表 25-6-3　常用居留因子示例

场所	居留因子（T）		示例
	典型值	范围	
全居留	1	1	管理人员或职员办公室、治疗计划区、治疗控制室、护士站、咨询台、有人护理的候诊室以及周边建筑物中的驻留区
部分居留	1/4	1/2~1/5	1/2：相邻的治疗室、与屏蔽室相邻的检查室 1/5：走廊、雇员休息室、职员休息室
偶然居留	1/16	1/8~1/40	1/8：各治疗室房门 1/20：公厕、自动售货区、储藏室、设有座椅的户外区域、无人护理的候诊室、患者滞留区域、屋顶、门岗室 1/40：仅有来往行人车辆的户外区域、无人看管的停车场、车辆自动卸货/卸客区域、楼梯、无人看管的电梯

4．根据国家职业卫生标准《放射治疗机房的辐射屏蔽规范》（GBZ/T 201—2011）规定，机房墙和入口门外关注点的剂量率应不大于下述（1）、（2）和（3）所确定的剂量率参考控制水平 $\dot{H}_\text{c}$。

（1）使用放射治疗周工作负荷、关注点位置的使用因子和居留因子，由以下周剂量参考控制水平 H_c 求得关注点的导出剂量率参考控制水平 $\dot{H}_\text{c,d}$（单位为 μSv/h）。

1）机房外控制区的工作人员：$H_\text{c} \leqslant 100\mu\text{Sv}/$ 周。

2）机房外非控制区的人员：$H_\text{c} \leqslant 5\mu\text{Sv}/$ 周。

（2）按照关注点人员居留因子的不同，分别确定关注点最高剂量率参考控制水平 $\dot{H}_\text{c,max}$（μSv/h）。

1）人员居留因子 T ≥ 1/2 的场所：$\dot{H}_\text{c,max} \leqslant 2.5\mu\text{Sv/h}$。

2）人员居留因子 T<1/2 的场所：$\dot{H}_\text{c,max} \leqslant 10\mu\text{Sv/h}$。

（3）由上述"（1）"中的导出剂量率参考控制水平 $\dot{H}_\text{c,d}$ 和"（2）"中的最高剂量率参考控制水平 $\dot{H}_\text{c,max}$，选择其中较小者作为关注点的剂量率参考控制水平 $\dot{H}_\text{c}$。

5．机房室顶的剂量应不大于如下确定的该点的剂量率参考控制水平。

（1）在机房正上方已建、拟建建筑物或机房旁邻近建筑物的高度超过自辐射源点到机房顶内表面边缘所张立体角区域时，距机房顶外表面 30cm 处和 / 或在该立体角区域内的高层建筑物中人员驻留处，可将其作为机房外非控制区的人员（$H_c \leqslant 5\mu Sv/$ 周）和人员居留因子 $T \geqslant 1/2$ 的场所（$\dot{H}_{c,max} \leqslant 2.5\mu Sv/h$），按照前述方法分别导出剂量率参考控制水平 $\dot{H}_{c,d}$ 和最高剂量率参考控制水平 $\dot{H}_{c,max}$，选择其中较小者作为关注点的剂量率参考控制水平 $\dot{H}_c$。

（2）天空散射和侧散射辐射对机房外的地面附近和楼层中公众的照射，以相当于机房外非控制区人员周剂量率控制指标的年剂量 250μSv 加以控制。

（3）对不需要人员到达并只有借助工具才能进入的机房顶，考虑上述（1）和（2）后，机房顶外表面 30cm 处的剂量率参考水平可按 100μSv/h 加以控制（可在相应处设置辐射告示牌）。

6. 加速器机房的防护墙需考虑屏蔽以下三种射线。

（1）原射线（主射线或有用线束）：指由加速器机头准直后直接辐射出来的用于患者放射治疗用的射线束，其特点是强度远大于散射线和漏射线。其所面对的是主屏蔽区。

（2）散射线：指由原射线照射到机房内的物体（如患者和治疗床等），被这些物体所散射而产生的射线。

（3）机头漏射线：指从机头泄露出来，未经准直的直射线。

散射线和机头漏射线向四面八方照射，直接面向所有屏蔽区。

对于处于机房不同位置的关注点，在计算屏蔽厚度时所应考虑的射线来源有所不同（表 25-6-4）。各成分的屏蔽与剂量估算请见《放射治疗机房的辐射屏蔽规范 第二部分：电子直线加速器放射治疗机房》（GBZ/T 201.2—2011）。

表 25-6-4 计算机房不同位置的关注点屏蔽厚度时需考虑的辐射射线来源

区域	所需考虑的射线来源
主屏蔽区	有用线束（原射线）的贡献
与主屏蔽区直接相连的次屏蔽区	有用线束水平照射或向顶照射时人体的散射线以及加速器的漏射线的贡献
侧屏蔽墙	漏射线的贡献
迷路外墙	有用线束不向迷路内墙照射时，仅需考虑漏射线的贡献
迷路入口	有用线束不向迷路内墙照射时，需考虑患者散射、原射线和漏射线经防护墙二次散射后对迷路入口的贡献以及漏射线穿透迷路内墙对迷路入口的贡献。对于能量大于 10MV 的加速器，还应考虑散射中子和中子俘获 γ 射线在迷路入口的贡献

7. 其他防护要求

（1）除上述以外，治疗室外防护门上方应配置有与控制台出束开关系统连锁的辐射灯光警示信号灯，对防止工作人员或患者家属在治疗过程中误入治疗室起到警示作用。

（2）治疗室门应与控制台出束开关系统连锁。当治疗过程中治疗室门被误打开时，能迅速终止照射。

（3）控制区或非控制区应设有醒目的"当心电离辐射"警示标志，尽量避免无关人员在辐射工作场所驻留。

8. 医用电子直线加速器机房屏蔽计算示例 本节以一个主屏蔽内凸的加速器机房为研究对

象。机房外尺寸、等中心和关注点位置如图 25-6-2 所示。为便于计算,假设该机房的辐射屏蔽材料全部采用普通混凝土(密度 2.35g/cm³)。

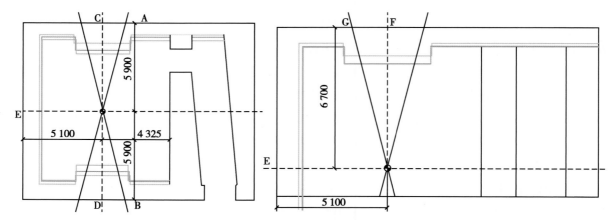

图 25-6-2　机房尺寸及关注点位示意(低能机房)

加速器最大 X 射线能量为 6MV,因而不考虑中子的剂量贡献。等中心最大剂量率为 720Gy/h,源轴距(SAD)为 1m,漏射率按 1‰ 保守估计。工作负荷按照每日工作 15h,每周工作 5 天,电子线和 6MV X 射线每天平均治疗人数分别为 20 和 105 人次计,其中 6MV X 射线常规治疗和 IMRT 治疗人次比例分别为 10% 和 90%。每个患者等中心处平均吸收剂量为 3Gy。

各关注点的屏蔽计算参数(如居留因子、使用因子、散射因子和相应的混凝土的什值层厚度)均采用 NCRP 151 报告的推荐值(表 25-6-5)。根据对应的居留因子,对各关注点屏蔽效果的评价指标如表 25-6-6 所示。

表 25-6-5　机房各关注点屏蔽计算参数

项目	机房关注点						
	A	**B**	**C**	**D**	**E**	**F**	**G**
场所类型	无人值守车场	控制室	无人值守车场	控制室	读片室	无人居留室顶	无人居留室顶
居留因子 T	1/40	1	1/40	1	1/5	1/40	1/40
使用因子 U	1/4	1/4	1/4	1/4	1	1/4	1/4
剂量贡献	Sca/L	Sca/L	Pri	Pri	L	Pri	Sca/L
散射角度	30°	30°	0°	0°	90°	0°	30°

注:Pri.主束剂量贡献;Sca.散射束剂量贡献;L.漏射线剂量贡献。

表 25-6-6　机房各关注点的评价指标

评价指标	机房关注点						
	A	**B**	**C**	**D**	**E**	**F**	**G**
GBZ/T 201 标准							
$P/(\mu Sv \cdot 周^{-1})$	5	100	5	100	5	5	5
IDR/$(\mu Sv \cdot h^{-1})$	10	2.5	10	2.5	10	100	100

注:P.周剂量控制目标值;IDR.瞬时剂量率限值。

按照 GBZ/T 201.2—2011 标准计算各关注点所需的混凝土屏蔽厚度的具体方法见附录 A GBZ/T 201—2011 标准,其计算流程如图 25-6-3 所示。

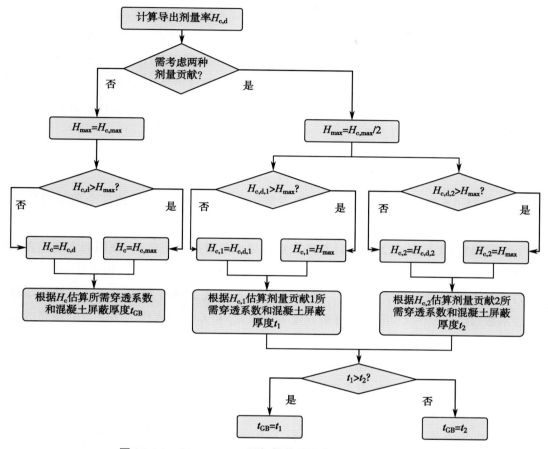

图 25-6-3　GBZ/T 201.2 国标推荐的屏蔽厚度计算方法流程

GBZ/T 201.2—2011 使用导出剂量率 $\dot{H}_{c,d}$ 与最大周围剂量当量率限值 $\dot{H}_{c,max}$ 中较小者作为关注点的剂量率控制水平 $\dot{H}_c$,因而在计算屏蔽厚度前,需计算各关注点的导出剂量率水平。对于需考虑主束贯穿辐射和患者散射贡献的关注点,其导出剂量率水平由式 25-6-3 计算。

$$\dot{H}_{c,d} = P/(t \times U \times T) \tag{式 25-6-3}$$

其中,t 为周治疗照射时间(单位:h)。对于需考虑泄漏辐射的关注点,其导出剂量率水平由式 25-6-4 计算。

$$\dot{H}_{c,d} = P/(t \times N \times T) \tag{式 25-6-4}$$

其中 N 为调强因子,一般 $N=5$。即对于泄漏辐射,周工作负荷需要进行 IMRT 修正。

根据 GBZ/T 201.2—2011,对于主束主屏蔽区关注点 C 和 D,先按照式 25-6-3 计算关注点的导出剂量率水平 $\dot{H}_{c,d}$,再按照居留因子的不同选定对应的最大周围剂量当量率限值 $\dot{H}_{c,max}$,取二者较小值作为关注点的剂量率控制水平 $\dot{H}_c$。再由式 25-6-5 估算屏蔽主束贯穿辐射所需的穿透系数。

$$B_{pri} = \frac{d_{pri}^2 \times \dot{H}_c}{\dot{D}_0} \tag{式 25-6-5}$$

其中 C 点的居留因子为 0.025<1/2,所以其 $\dot{H}_{c,max}$ = 10μSv/h;D 点的居留因子为 1>1/2,所以其 $\dot{H}_{c,max}$ = 2.5μSv/h。再根据式 25-6-6 和式 25-6-7 计算所需的混凝土什值层个数和厚度 t_{GB}。

$$n = \log\left(\frac{1}{B}\right) \qquad\qquad \text{(式 25-6-6)}$$

$$t_{\text{GB}} = TVL_1 + (n-1) \times TVL_e \qquad\qquad \text{(式 25-6-7)}$$

对于主束次屏蔽区关注点 A 和 B,考虑患者散射和泄漏辐射的复合作用。

对于患者散射,先按照式 25-6-3 计算关注点的导出剂量率水平 $\dot{H}_{\text{c,d}}$。由于 A 点的居留因子为 0.025<1/2,所以其 $\dot{H}_{\text{c,max}} = 10\mu\text{Sv/h}$;B 点的居留因子为 1>1/2,所以其 $\dot{H}_{\text{c,max}} = 2.5\mu\text{Sv/h}$。取其一半 ($\dot{H}_{\text{c,max}} = 5\mu\text{Sv/h}$ 和 $\dot{H}_{\text{c,max}} = 1.25\mu\text{Sv/h}$) 分别作为患者散射对关注点 A 和 B 的最大周围剂量当量率参考控制水平,取相应 $\dot{H}_{\text{c,d}}$ 和 $\dot{H}_{\text{c,max}}$ 中较小值作为关注点的剂量率控制水平 $\dot{H}_{\text{c}}$。并根据式 25-6-8 估算患者散射所需的穿透系数。

$$B_{\text{sca}} = \frac{\dot{H}_{\text{c}} \times (400) \times d_{\text{sca}}^2}{\dot{D}_0 \times \alpha \times F} \qquad\qquad \text{(式 25-6-8)}$$

再根据式 25-6-6 和式 25-6-7 分别计算患者散射所需的混凝土的什值层个数和有效屏蔽厚度 t_{sca}。

对于泄漏辐射,先按照式 25-6-4 计算关注点的导出剂量率水平 $\dot{H}_{\text{c,d}}$。使用与上述患者散射相同的处理方法确定关注点的最大周围剂量当量率参考控制水平 $\dot{H}_{\text{c,max}}$,取相应 $\dot{H}_{\text{c,d}}$ 和 $\dot{H}_{\text{c,max}}$ 中较小值作为关注点的剂量率控制水平 $\dot{H}_{\text{c}}$。并根据式 25-6-8、式 25-6-6 和式 25-6-7 估算泄漏辐射所需的穿透系数、什值层个数和混凝土屏蔽厚度 t_{L}。取 t_{sca} 和 t_{L} 较大者作为关注点的最终屏蔽厚度 t_{GB}。

对于侧墙次屏蔽 E 点,根据 GBZ/T 201/2—2011 和 NCRP 151 报告,由于此处患者散射角度较大,相对于机头泄漏辐射的贡献,患者散射对屏蔽厚度的影响较小,因而该区域只需考虑泄漏辐射屏蔽。先按照式 25-6-4 计算关注点的导出剂量率水平 $\dot{H}_{\text{c,d}}$。由于 E 点的居留因子为 0.2<1/2,所以使用 $\dot{H}_{\text{c,max}} = 10\mu\text{Sv/h}$ 作为剂量率参考控制水平,取相应 $\dot{H}_{\text{c,d}}$ 和 $\dot{H}_{\text{c,max}}$ 中较小值作为关注点的剂量率控制水平 $\dot{H}_{\text{c}}$。并使用式 25-6-9 估算泄漏辐射所需的穿透因子。

$$B_{\text{L}} = \frac{IDR_{\text{L}} \times d_{\text{L}}^2}{\dot{D}_0 \times f} \qquad\qquad \text{(式 25-6-9)}$$

再根据式 25-6-6 和式 25-6-7 计算所需的混凝土什值层个数和厚度 t_{GB}。

对于室顶主屏蔽区 F 点,可以参照关注点 C 和 D 来确定满足相应要求的 t_{GB}。对于室顶次屏蔽区 G 点,可以参照关注点 A 和 B 来确定满足相应要求的 t_{GB}。

按照 GBZ/T 201.2—2011 计算得到的各关注点所需混凝土屏蔽如表 25-6-7 所示。主束主屏蔽区厚度最大,超过 2m。

表 25-6-7　机房各关注点位所需的混凝土屏蔽厚度　　　　单位:cm

屏蔽方案	机房关注点						
	A	B	C	D	E	F	G
GBZ/T 201 标准	117	133	207	227	121	175	94

9. 医用直线加速器机房中外防护标准应用对比　机房辐射屏蔽相关标准是相关放射治疗项目环境影响评价和职业病危害评价的主要依据。我国现行医用电子直线加速器机房的辐射屏蔽标准与相关国际标准大体上一脉相承,其屏蔽计算与评价方法基本一致,计算所需的参数(如各屏

蔽材料的什值层,散射因子等)也基本相同。主要区别在于各标准使用的剂量参考控制水平和检测评价方法不同。除周剂量控制目标值(P)有差异外,美国国家辐射防护与测量委员会(National Council on Radiation Protection and Measurements,NCRP)151报告,英国现行电离辐射防护法规(Ionising Radiations Regulations 2017,IRR 17)和我国现行国标分别使用任意一小时的平均剂量当量率(R_h),每天和每分钟的平均剂量当量率($TADR_d$和$TADR_m$)和瞬时剂量当量率(IDR)作为评价指标。这使得即使对于相同的直线加速器和相同外尺寸的机房,满足标准要求的屏蔽厚度也不尽相同。

本节将先后以一个常规低能和高能医用电子直线加速器机房为例,按照国内外不同标准(NCRP 151、IRR 17和GBZ/T 201)计算并比较各关注点所需的屏蔽厚度。

(1)低能医用电子直线加速器机房:机房尺寸和屏蔽材料、加速器性能参数以及各关注点位的屏蔽计算参数同前节所述。不同标准对各关注点位的屏蔽效果评价指标如下表25-6-8所示。

表 25-6-8　使用不同标准各关注点的评价指标

评价指标	机房关注点						
	A	B	C	D	E	F	G
NCRP151 标准							
$P/(\mu Sv\cdot 周^{-1})$	20	100	20	100	20	20	20
$R_h/(\mu Sv\cdot h^{-1})$	20	20	20	20	20	20	20
IRR17 标准							
$P/(\mu Sv\cdot 周^{-1})$	6	20	6	20	6	6	6
$TADR_d/(\mu Sv\cdot h^{-1})$	7.5	7.5	7.5	7.5	7.5	7.5	7.5
$TADR_m/(\mu Sv\cdot h^{-1})$	100	100	100	100	100	100	100
GBZ/T201 标准							
$P/(\mu Sv\cdot 周^{-1})$	5	100	5	100	5	5	5
$IDR/(\mu Sv\cdot h^{-1})$	10	2.5	10	2.5	10	100	100

注:IRR 17法规以IPEM 75报告为基础,并放松了对最大周围剂量当量率的限制,改用$TADR_m$和$TADR_d$作为评价指标。其中$TADR_m$与IDR等效。P.周剂量控制目标值;R_h.任意一小时平均剂量当量率限值;$TADR_d$.每天平均剂量当量率;$TADR_m$.每分钟平均剂量当量率;IDR.瞬时剂量当量率。

GBZ/T 201现行国标推荐的屏蔽厚度计算方法和流程及计算得到的屏蔽厚度如上节所示。NCRP 151推荐的计算方法与GBZ/T 201现行国标有少许区别。

按照NCRP 151报告计算各关注点所需的混凝土屏蔽厚度的具体方法见NCRP 151报告第7.1节,其计算流程如图25-6-4所示。简单来说,首先根据NCRP报告中式(3.5)和式(3.6)计算主束贯穿辐射、患者散射和机头泄漏辐射相应的工作负荷;然后根据各关注点的周剂量控制值,按照NCRP报告中式(2.1)、式(2.7)、式(2.8)分别计算屏蔽主束贯穿辐射、患者散射和机头泄漏辐射所需的穿透因子,并根据式(2.2)和式(2.3)计算所需的混凝土初始厚度t_1。对于存在双重剂量贡献的关注点,其初始厚度按照双源原则进行处理。接着计算此屏蔽厚度和加速器最大输出剂量率条件下各关注点的周围剂量当量率水平,并按照式(3.8)、式(3.9)和式(3.14)计算任意一小时的平均剂量当量率 R_h。如 R_h 大于 $20\mu Sv/h$ 时,需在初始屏蔽厚度的基础上增加适当数量的半值层或什值层屏蔽厚度,直至最终屏蔽厚度 t_{NCRP} 满足任意一小时的平均剂量当量率小于 $20\mu Sv/h$ 的要求。

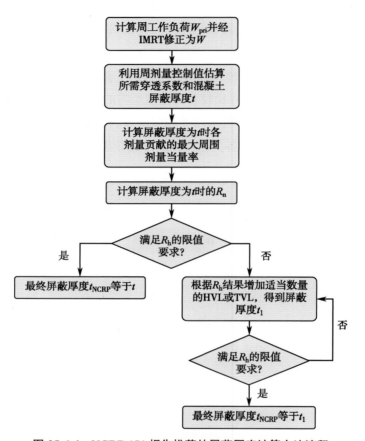

图 25-6-4 NCRP 151 报告推荐的屏蔽厚度计算方法流程

使用 IPEM 75 号报告计算所需屏蔽厚度,可先参照 NCRP 151 报告推荐的方法利用周剂量控制目标值计算各关注点所需的屏蔽厚度。再参照 NCRP 151 报告中式(3.8)和式(3.9)计算每分钟及每天的平均剂量率水平($TADR_m$ 和 $TADR_d$),判断其是否满足 $TADR_m < 100\mu Sv/h$ 和 $TADR_d < 7.5\mu Sv/h$ 的要求。若不满足,则视 $TADR_m$ 和 $TADR_d$ 的结果增加适当数量的半值层直至达到最终的屏蔽厚度 t_{IPEM},使得周剂量和平均剂量率均满足要求。

按照不同标准计算得到的各点位所需的混凝土屏蔽厚度如表 25-6-9 所示。在同一屏蔽方案中,相较于其他关注点位,主束主屏蔽区(C、D 和 F 点)所需的混凝土屏蔽厚度最大。按照 NCRP 151 报告、IRR 17 法规和 GBZ/T 201 国标计算得到的关注点 A、B、C、D、E、F 和 G 所需的混凝土厚度分别为 79cm、105cm、136cm、166cm、104cm、137cm、76cm,94cm、126cm、183cm、189cm、119cm、175cm、92cm 和 117cm、133cm、207cm、227cm、121cm、175cm、94cm。整体上来说,NCRP 151 屏蔽方案的所需混凝土厚度最小,IRR 17 屏蔽方案所需的混凝土厚度次之,GBZ/T 201 屏蔽方案所需的混凝土厚度最大。其中 IRR 17 屏蔽方案和 GBZ/T 201 屏蔽方案的主要差异在 A、C 和 D 点。其余关注点所需混凝土厚度的差异均小于混凝土的 1 个半值层厚度(约 10cm)。

表 25-6-9   使用不同计算方法和评价指标得到的低能机房各点位
所需的混凝土屏蔽厚度   单位:cm

屏蔽方案	机房关注点						
	A	B	C	D	E	F	G
NCRP 151 标准	79	105	136	166	104	137	76
IRR 17 标准	94	126	183	189	119	175	92
GBZ/T 201 标准	117	133	207	227	121	175	94

在保持机房外尺寸不变(即各关注点相对等中心的距离保持不变)的前提下,按照不同标准计算得到的屏蔽方案的机房图纸如图 25-6-2 所示。基于不同标准计算得到的各屏蔽方案的治疗室使用面积、室内层高、室顶承重如表 25-6-10 所示。在保持机房外尺寸不变的情况下,屏蔽厚度的增加只能通过侵占治疗室内空间,减小治疗室内使用面积和层高的办法来实现。若以 NCRP 151 屏蔽方案为基准,IRR 17 屏蔽方案将使治疗室内使用面积和层高分别减小 6.79% 和 7.13%,室顶承重增加 24.48%。此种"侵占现象"在 GBZ/T 201 屏蔽方案中更为明显,治疗室内使用面积和层高分别减小 11.24% 和 7.13%,室顶承重增加 25.20%。

表 25-6-10   使用不同标准得到的低能机房各屏蔽方案的治疗室使用面积、室内层高、室顶承重增加比较

屏蔽方案	治疗室内使用面积减小		室内层高降低		室顶承重增加	
	值 /m²	偏差 /%	值 /m	偏差 /%	值 /t	偏差 /%
NCRP 151 标准	—	—	—	—	—	—
IRR 17 标准	5.77	6.79	0.39	7.13	68.41	24.48
GBZ/T 201 标准	9.56	11.24	0.39	7.13	62.65	25.20

(2)高能医用电子直线加速器机房:对于高能医用电子直线加速器,除其 X 射线能量分为两档能量(6MV 和 10MV),且高能(10MV)、低能(6MV)X 射线及电子线每天的工作负荷按 42:63:20 分配外,其余计算参数(如加速器性能、机房外尺寸、等中心和关注点位置、各关注点的居留因子、使用因子、散射因子及相应的混凝土的什值层厚度)和评价指标均与前节所述一致。屏蔽厚度的计算方法与前节低能医用电子直线加速器机房屏蔽计算基本一致,只是在确定各关注点所需的最终屏蔽厚度时需根据"双源原则"综合考虑 6MV 和 10MV X 射线的剂量贡献。由于最大能量为 10MV,因而也不考虑中子的剂量贡献。本着保守估计的原则,计算得到的所有屏蔽厚度均向上取整(表 25-6-11)。

表 25-6-11   使用不同计算方法和评价指标得到的高能机房各点位
所需的混凝土屏蔽厚度   单位:cm

屏蔽方案	机房关注点						
	A	B	C	D	E	F	G
NCRP 151 标准	89	115	162	183	113	163	86
IRR 17 标准	104	130	215	213	128	207	105
GBZ/T 201 标准	136	153	243	265	131	207	105

在保持机房外尺寸不变（即各关注点相对等中心的距离保持不变）的前提下，不同屏蔽方案的机房的图纸如图 25-6-5 所示。C、D 和 F 点所需屏蔽厚度明显增厚。

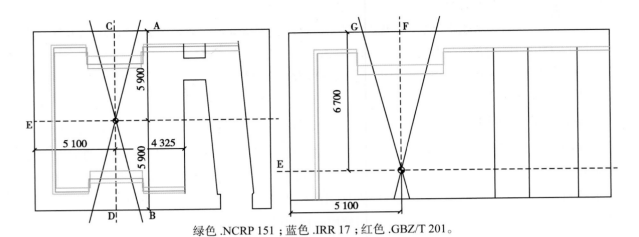

绿色 .NCRP 151；蓝色 .IRR 17；红色 .GBZ/T 201。

图 25-6-5　不同计算方法不同评价指标计算得到的机房屏蔽方案（高能机房）

表 25-6-12 比较了使用不同计算方法不同评价指标得到的各屏蔽方案的治疗室使用面积、室内层高和室顶承重。以 NCRP 151 屏蔽方案为基准，IRR 17 屏蔽方案将使得治疗室内使用面积和层高分别减小 7.14% 和 8.68%，室顶承重增加 24.01%。此种"侵占现象"在按照 GBZ/T 201 屏蔽方案中更为严重，治疗室内使用面积和层高分别减小 14.01% 和 8.68%，室顶承重增加 24.01%。

表 25-6-12　使用不同标准得到的高能机房各屏蔽方案的治疗室使用面积、室内层高、室顶承重增加比较

屏蔽方案	治疗室内使用面积减小		室内层高降低		室顶承重增加	
	值 /m²	偏差 /%	值 /m	偏差 /%	值 /t	偏差 /%
NCRP 151 标准	—	—	—	—	—	—
IRR 17 标准	5.82	7.14	0.44	8.68	77.81	24.01
GBZ/T 201 标准	11.43	14.01	0.44	8.68	77.81	24.01

注：所有比较均以按照 NCRP 151 报告计算得到的屏蔽方案为基准。

（3）对比结果反映现行国标需要完善的问题：从计算得到的屏蔽结果看，评价指标的不同对屏蔽结果有显著影响。

1）周剂量限值：NCRP 151 报告、IRR 17 法规和 GBZ/T 201 国标推荐的公众和职业人员的周剂量控制目标值分别为 20μSv/ 周和 100μSv/ 周，6μSv/ 周和 20μSv/ 周，5μSv/ 周和 100μSv/ 周。相比于 NCRP 151 报告，我国现行国标推荐的公众的周剂量控制目标值较为保守，这些周剂量控制目标值的差异会使所需的混凝土屏蔽增加约 1~2 个半值层厚度。

2）瞬时剂量率限值：此外，不同标准所使用的剂量率限值有明显差别。NCRP 151 报告和 IRR 17 主要使用时间平均的剂量率作为评价指标，而 GBZ/T 201 现行国标使用瞬时剂量当量率作为评价指标。GBZ/T 201 屏蔽方案中，绝大多数关注点（如 C、A、D 和 B 点）按照最大周围剂量当量率

第二十五章　放射治疗中的辐射防护及应急

计算得到的屏蔽厚度都大于按照周剂量控制目标值计算得到的结果,特别是对于居留因子较小的主束主屏蔽和次屏蔽区(图 25-6-2 中的 C 点和 A 点)。对于 B 点和 D 点,即使 NCRP 151 报告和 GBZ/T 201 推荐的周剂量控制目标值相同(均为 100μSv/ 周),由于 GBZ/T 201.2—2011 限制瞬时剂量当量率不超过 2.5μSv/h,使得 GBZ/T 201 屏蔽方案中 B 点和 D 点所需的混凝土厚度远大于使用任意 1 小时平均剂量率作为剂量率评价指标的 NCRP 151 屏蔽方案。

使用瞬时剂量当量率作为评价指标可以提高现场检测效率。但本研究结果提示,GBZ/T 201 国标推荐的瞬时剂量当量率限值较为保守。对于居留因子较大的关注点(如 B 点和 D 点),其值等于周剂量控制目标值除以每周工作时间(每周工作 5 天,每天工作 8 小时)。这种推导没有充分考虑医用直线加速器非连续出束的特点。在放射治疗的临床实践中,由于需要进行患者摆位、计划调用等,加速器实际出束时间仅占整个工作时间的一小部分。这使得由瞬时剂量当量率限值推导的屏蔽厚度与按照周剂量控制目标值推导的屏蔽厚度不自洽,甚至相差 1~2 个什值层。其次,使用过于严格的瞬时剂量当量率作为评价指标,如同硬性地排除了外照射辐射防护三原则中通过控制居留时间来降低人员受量的可能,从防护理论上似不科学。最后,高剂量率甚至超高剂量率模式由于在放射生物效应上有其独特的优势,同时也有利于临床上降低靶区运动带来的患者实际受量的不确定性,因而一直是放射治疗技术和设备的发展趋势。目前加速器的剂量率已从 300~600MU/min 提高到 1 400~2 400MU/min。最近推出的 Varian Flash Therapy 质子治疗技术,剂量率更是高达 720 000cGy/s。如仍以瞬时剂量当量率作为评价指标,显然与放射治疗新技术的发展方向相冲突。

NCRP 和 IPEM 在其技术报告中多次强调,对于医用直线加速器这种非连续出束的治疗设备,不宜使用瞬时剂量当量率作为机房防护效果的评价指标。NCRP 151 报告推荐综合考虑工作负荷和使用因子的情况下,使用任意 1 小时的 TADR 作为评价指标。IPEM 也在其最新的报告中特别强调,对于现有的绝大多数医用直线加速器,原使用的 7.5μSv/h 的瞬时剂量当量率控制水平过于严格,推荐使用年剂量限值作为机房防护评价指标。英国最新的法规 IRR 17 已接受上述建议,放松了对瞬时剂量当量率的限制,改用每日平均剂量率限值 7.5μSv/h 和每分钟平均剂量率限值 100μSv/h 作为主要剂量率控制指标。

我国放射治疗事业在近二十年内已经取得了巨大的进步,加速器数量迅猛增加。以一台加速器使用寿命为十年计,不少一二十年前设计的加速器机房都面临设备更新和机房改造任务。对于旧有机房的改造,由于受到周围环境条件的限制,所需增加的屏蔽往往只能在原有治疗室内增加。因此本研究在比较屏蔽方案时假设机房外尺寸保持不变。从结果看,不同屏蔽方案治疗室内空间有显著差异。若按现行国标计算得到的室顶屏蔽厚度大于原有基础的承重能力,不得不对原有基础进行改造,经专业造价师估计将额外增加近 20 万元的成本。如因室内空间不足不得不使用高密度屏蔽材料(如铅砖)以降低屏蔽厚度,保证治疗室内使用面积,将额外增加近百万元的改造成本,并产生额外的时间成本。辐射屏蔽设计应在满足个人剂量限值的条件下遵从防护最优化原则,即需考虑经济和社会因素,采取诸多有效的防护措施以保证个人剂量的大小,受照人数以及可能遭受的照射,保持在可合理达到的尽可能低的水平(as low as reasonably achievable,ALARA)。合理设置评价指标,在保证辐射安全的前提下综合考虑经济和社会因素,这对于旧有加速器机房的更新改造具有十分重要的现实意义。

3)高能 X 射线工作占比:从理论上讲,高能 X 射线工作负荷占比越高,各关注点所需的屏蔽厚度越大。但我国现行国标 6.3.1 节规定,屏蔽效果检测时治疗装置应"处于可选的最高 MV,等中心处的常用最高剂量率"。这忽略了不同能量 X 射线的工作负荷占比对屏蔽厚度的影响,会引导高能医用电子直线加速器机房在屏蔽设计和检测时不考虑各档能量的工作负荷,即使在目前的临床实践中绝大部分工作负荷由低能档 X 射线(6MV)承担的情况下,也简单地将全部工作负荷按照最高档能量计算,这无疑会进一步增大各关注点所需的屏蔽厚度。

此外,我国现行国标 6.3.1 节规定,屏蔽效果检测时使用"常用最高剂量率"。但"常用最高剂量率"在实践中难以界定。对于高能加速器,不同能量对应的最大输出剂量率有明显差异,如 6MV、6MV FFF、10MV 和 10MV FFF 最大输出剂量率分别为 600MU/min、1 400MU/min、600MU/min 和 2 400MU/min。目前放射治疗临床常用的旋转调强技术(VMAT),治疗过程中加速器的输出剂量率在 0 至最大输出剂量率范围内不断改变。无论是检测中常用的 400MU/min 或 600MU/min 都缺乏确切的依据。为安全起见,屏蔽设计和检测时多采用各档能量的最大输出剂量率作为条件,显著增加了所需的屏蔽厚度。

如何综合考虑各档能量的工作负荷占比,在屏蔽设计和效果检测过程中选定一个合理的评价指标是当前辐射防护实践中的一个难点。既要保证防护效果,确保公众和职业人员的年个人剂量不超过相关标准要求,又能全面体现辐射防护三原则的科学思想,同时还需在实践中方便使用,具备较强的可操作性。田源等提出一种基于瞬时剂量当量率保守估计值的检测和评价方法(见附录四)。

基于瞬时剂量当量率保守估计值计算得到的屏蔽设计不仅能确保各关注点不超过周剂量控制目标值要求,有效保障辐射防护效果和安全。同时与标准中推荐的各关注点原有的瞬时剂量当量率限值相比,该瞬时剂量当量率保守估计值考虑了居留因子和使用因子,更为合理。结果证明该瞬时剂量当量率保守估计值与周剂量控制目标值更为自洽,避免了防护过度。在检测实践中只需知道每个关注点的使用因子、居留因子以及周剂量控制目标值,即可使用该方法快速求得各关注点的瞬时剂量当量率保守估计值作为评价指标。在极限条件(最高能量、最大射野、最高剂量率)下获得瞬时剂量当量率检测结果后,即可与该瞬时剂量当量率保守估计值进行比较和评价,使用方便。

(二)辐射防护评价方法

辐射防护评价是指按照现行的辐射防护法律法规和标准,对用于辐射防护的设施、制度和方法是否符合原则进行评价的工作。

2014 年修订的《中华人民共和国环境保护法》第 19 条规定:"编制有关开发利用规划,建设对环境有影响的项目,应当依法进行环境影响评价。未依法进行环境影响评价的开发利用规划,不得组织实施;未依法进行环境影响评价的建设项目,不得开工建设。"

2018 年修订的《中华人民共和国职业病防治法》第 17 条规定:"新建、扩建、改建建设项目和技术改造、技术引进项目(以下统称建设项目)可能产生职业病危害的,建设单位在可行性论证阶段应当进行职业病危害预评价。医疗机构建设项目可能产生放射性职业病危害的,建设单位应当向卫生行政部门提交放射性职业病危害预评价报告。卫生行政部门应当自收到预评价报告之日起三十日内,作出审核决定并书面通知建设单位。未提交预评价报告或者预评价报告未经卫生行政部门审核同意的,不得开工建设。职业病危害预评价报告应当对建设项目可能产生的职业病危害因素及其对工作场所和劳动者健康的影响作出评价,确定危害类别和职业病防护措施。"第 18 条规定:"建设项目在竣工验收前,建设单位应当进行职业病危害控制效果评价。医疗机构可能产生放射性职业病危害的建设项目竣工验收时,其放射性职业病防护设施经卫生行政部门验收合格后,方可投入使用;其他建设项目的职业病防护设施应当由建设单位负责依法组织验收,验收合格后,方可投入生产和使用。卫生行政部门应当加强对建设单位组织的验收活动和验收结果的监督核查。"

由于放射治疗项目属于对环境有影响的建设项目,且可能产生放射性职业病危害,因而根据上述法律要求,需要进行环境影响评价和职业病危害评价,并取得一系列行政审批和许可(表 25-6-13)。下文将以医用电子直线加速器机房建设项目为例,介绍放射治疗项目辐射防护评价相关的工作流程。

表 25-6-13 新建加速器机房需完成的行政审批或许可

行政审批项目	完成时间	行政主管部门	审批或许可依据
建设项目环境影响报告表	动工前	环境保护行政主管部门	《中华人民共和国环境影响评价法》 1998 年国务院第 253 号令《建设项目环境保护条例》 《放射性同位素与射线装置安全许可管理办法》
辐射安全许可证	动工前	环境保护行政主管部门	《放射性同位素与射线装置安全和防护条例》 《放射性同位素与射线装置安全和防护管理办法》
职业病危害放射防护预评价报告	动工前	卫生行政主管部门	《中华人民共和国职业病防治法》 《建设项目职业病危害放射防护评价报告编制规范》(GBZ/T 181—2006) 《建设项目职业病危害控制效果评价技术导则》(GBZ/T 197—2007)
放射诊疗许可证	动工前	卫生行政主管部门	《放射诊疗管理规定》 《卫生行政许可管理办法》 《放射诊疗许可证发放管理程序》
职业病危害放射防护控制效果评价报告	竣工验收前	卫生行政主管部门	《中华人民共和国职业病防治法》 《建设项目职业病危害放射防护评价报告编制规范》(GBZ/T 181—2006) 《建设项目职业病危害控制效果评价技术导则》(GBZ/T 197—2007)
环保验收	竣工验收前	环境保护行政主管部门	《建设项目竣工环境保护验收暂行办法》

1. 根据 2018 年修订的《建设项目环境影响评价分类管理名录》规定,由于放射治疗用医用电子直线加速器属于 Ⅱ 类射线装置,因而相关的机房建设需要编制《环境影响报告表》,对建设项目产生的污染和对环境的影响进行分析或专项评价。因而在加速器机房屏蔽方案和建筑设计完成后正式动工前,需委托有资质的技术服务机构按照《中华人民共和国环境影响评价法》《建设项目环境保护管理条例》和《辐射环境保护管理导则 核技术利用建设项目环境影响评价文件的内容和格式》的规定和要求,完成建设项目环境影响报告表的编制,并在开工建设前将环境影响报告表有审批权的环境保护行政主管部门审批。未依法经审批部门审查或者审查后未予批准的,不得开工建设。

2. 环境保护行政主管部门将对环境影响报告表中报告的建设项目的环境可行性、环境影响分析预测评估的可靠性、环境保护措施的有效性、环境影响评价结论的科学性等进行审查,并自收到环境影响报告表之日起 30 日内,作出审批决定并书面通知建设单位。

3. 对于尚未取得辐射安全许可证或改变了原有辐射安全许可证规定的活动的种类或范围的,或新建或者改建、扩建生产、销售、使用设施或场所的,需要向有审批权的环境保护主管部门申请或重新申请辐射安全许可证。

申请领取辐射安全许可证的单位应提供下列材料:

(1) 辐射安全许可证申请表;

(2) 企业法人营业执照正、副本或者事业单位法人证书正、副本及法定代表人身份证原件及其复印件,审验后留存复印件;

(3) 经审批的环境影响评价文件;

(4) 满足《放射性同位素与射线装置安全许可管理办法》第十三条至第十六条相应规定的证明材料;

(5) 单位现存的和拟新增加的放射源和射线装置明细表。

4. 根据《中华人民共和国职业病防治法》和《放射诊疗建设项目卫生审查管理规定》的要求,放射治疗用医用电子直线加速器属于职业病危害严重类的放射诊疗建设项目,建设单位应当在动工前委托具备相应资质的放射卫生技术服务机构按照《建设项目职业病危害放射防护评价规范 第 2 部分:放射治疗装置》和《建设项目职业病危害放射防护评价报告编制规范》的要求编制放射诊疗建设项目职业病危害放射防护预评价报告书,并由承担评价的放射卫生技术服务机构组织 5 名以上的专家进行评审,其中从放射卫生技术评审专家库中抽取的专家应不少于专家总数的 3/5。

5. 建设项目职业病危害预评价报告经专家审核后,应向卫生行政部门申请建设项目职业病危害放射防护预评价审核,同时提交下列资料:

(1) 放射诊疗建设项目职业病危害放射防护预评价审核申请表;

(2) 放射诊疗建设项目职业病危害放射防护预评价报告;

(3) 委托申报的,应提供委托申报证明;

(4) 省级卫生行政部门规定的其他资料。

6. 卫生行政部门应当自受理之日 20 日内完成对预评价的审核。审核同意的,予以批复;审核不同意的,应当书面通知建设单位并说明理由。

7. 建设项目竣工后,建设单位应按照《建设项目竣工环境保护验收暂行办法》的要求,自行组织或委托有能力的技术服务机构做好验收工作,编制验收报告,并公开相关信息,并向所在区环保局报送相关信息。

8. 建设项目竣工后,建设单位还应同时委托具备相应资质的放射卫生技术服务机构编制放射诊疗建设项目职业病危害放射防护控制效果评价报告书。并应向审核建设项目职业病危害放射防护预评价的卫生行政部门申请竣工验收,同时提交下列资料:

(1) 放射诊疗建设项目职业病放射防护设施竣工验收申请表;

(2) 放射诊疗建设项目职业病危害控制效果放射防护评价报告;

(3) 放射诊疗建设项目职业病危害预评价审核同意证明材料(复印件);

(4) 委托申报的,应提供委托申报证明;

(5) 省级卫生行政部门规定的其他资料。

9. 卫生行政部门受理竣工验收申请后,对于医用电子直线加速器机房这类危害严重的建设项目,应当按卫生行政许可的时限组织专家对控制效果评价报告进行评审,并进行职业病放射防护设施竣工验收。竣工验收合格的放射诊疗建设项目,卫生行政部门应当在竣工验收后 20 日内出具验收合格证明文件;需要整改的,建设单位应提交整改报告,卫生行政部门组织复核,确认符合要求后,出具验收合格证明文件;竣工验收不合格的,卫生行政部门应书面通知建设单位并说明理由。

10. 对于尚未取得放射诊疗许可证或变更了放射诊疗项目的,应向相应的卫生行政部分提出放射诊疗许可申请或向放射诊疗许可批准机关申请变更。

建设单位申请放射诊疗许可应提供以下资料:

(1)放射诊疗许可申请表;

(2)《医疗机构执业许可证》或《设置医疗机构批准书》(复印件);

(3)放射诊疗专业技术人员的任职资格证书(复印件);

(4)放射诊疗设备清单;

(5)放射诊疗建设项目竣工验收合格证明文件。

11. 卫生行政部门对符合受理条件的申请应当即时受理;不符合要求的,应当在 5 日内一次性告知申请人需要补正的资料或者不予受理的理由。卫生行政部门应当自受理之日起 20 日内作出审查决定,对合格的予以批准,发给《放射诊疗许可证》;不予批准的,应当书面说明理由。

上述评价、行政审批和许可流程对开展放射治疗项目单位的辐射安全管理制度、辐射工作人员的培训和考核、辐射工作人员的健康管理、剂量监测、辐射事故应急、质量控制和质量保证等方面提出了明确的要求。

(三) 辐射工作场所剂量监测

《电子加速器放射治疗放射防护要求》(GBZ 126—2011)中规定,加速器正常运行情况下,应每年对其工作场所和周围区域的辐射水平至少进行一次监测。辐射工作场所剂量监测的目的是测量职业人员和公众所在处的辐射水平,检查屏蔽防护的效果和发现屏蔽防护以及操作过程中存在的问题。

具体方法是将探测器置于距离墙面 30cm 且距地面 1m 位置,在工作人员操作位、房间四周、门口以及周围其他人员活动频繁的重点场所等关键点位附近缓慢移动,在关机及开机正常运行时分别测量辐射水平数据。特别注意测量门口是否存在辐射泄露,在巡测结果最大处进行定点多次测量。

(四) 职业人员的辐射防护管理

从事放射治疗的职业人员,由于会在工作中受到电离辐射照射,属于放射工作人员范畴。为保障放射工作人员所受辐射剂量水平不超过相关要求,国家针对从事放射工作的职业人员还制定了一系列的措施,从从业资格、培训考核、剂量监测、健康管理等方面详细规定了辐射工作单位及其放射工作职业人员应遵守的要求。

1. 职业人员的从业资质 《放射工作人员职业健康管理办法》规定,放射工作人员应具备下列基本条件。

(1)年满 18 周岁。

(2)经职业健康检查,符合放射工作人员的职业健康要求。

(3)放射防护和有关法律知识培训考核合格。

（4）遵守放射防护法规和规章制度,接受职业健康监护和个人剂量监测管理。

（5）持有《放射工作人员证》。

2. 职业人员的培训考核 《放射工作人员职业健康管理办法》（卫生部 2007 年第 55 号令）规定,放射工作职业人员在上岗前应当接受不少于 4 天的放射防护和有关法律知识培训,考核合格方可参加相应工作。同时辐射工作单位应当定期组织本单位的放射工作职业人员接受放射防护和有关法律知识的培训。放射工作职业人员两次培训的时间间隔不得超过 2 年,每次培训时间不少于 2 天。放射工作单位应当建立并按照规定的期限妥善保存培训档案。放射工作人员接受放射防护和有关法律知识的培训情况（包括每次培训的课程名称、培训时间、考试或考核成绩等）应及时记录在各自的培训档案和《放射工作人员证》中。

3. 职业人员的个人剂量监测 《职业性外照射个人监测规范》（GBZ 128—2002）规定,辐射工作单位应委托具有资质的个人剂量监测技术服务机构对本单位所有从事或涉及放射工作的个人,进行职业外照射个人剂量监测。常规监测周期最长不得超过 3 个月。放射工作单位应建立放射工作职业人员个人剂量监测档案,并将个人剂量监测结果及时记录在《放射工作人员证》中。

对于放射治疗相关职业人员,弱贯穿辐射在其所接受的辐射场中通常不明显,因而一般可只监测 $H_p(10)$（即在体表下 10mm 深处所测得的个人剂量当量,在特定条件下适用于有效剂量的评价）。此时利用个人所佩戴的热释光剂量计,测量个人在一段时间内的受照剂量,对受照射的主要器官或组织所接受的平均当量剂量或有效剂量做出估算,确定工作人员所接受的剂量是否符合有关标准的要求,所得结果须保存在职业人员个人健康档案中,直至其年满 75 岁（或在职业人员停止放射工作后至少保存 30 年）,它是辐射防护评价和辐射健康评价的基础。同时,个人剂量监测还能提供工作人员所受剂量的变化趋势、工作场所的防护条件以及事故照射情况下工作人员的辐射剂量等有关资料。根据所测量的结果评价工作场所的安全情况和操作规程是否适当。

在肿瘤放射治疗中,入射辐射通常来自前方,剂量计应佩戴在躯干前方中部位置,一般在左胸前。

当职业人员的年受照剂量小于 5mSv 时,只需记录个人剂量监测的结果。当职业人员年受照剂量达到大于 5mSv 时,除应记录个人剂量监测结果外,还应进一步调查。当职业人员的年受照剂量大于 20mSv 时,除应记录个人剂量监测结果外,还应估算人员主要受照器官或组织的当量剂量。必要时需估算人员的有效剂量,以进行安全评价,并查明原因,改进防护措施。

4. 职业人员的职业体检 放射工作职业人员在上岗前应当进行上岗前的职业健康检查（岗前体检）,符合放射工作职业人员健康标准的,方可参加相应的放射工作。在上岗后,辐射工作单位应当定期组织放射工作职业人员进行职业健康检查（岗中体检）,两次检查的时间间隔不超过 2 年。放射工作职业人员因退休、离职或其他原因脱离放射工作岗位时,辐射工作单位应当对其进行离岗前的职业健康检查（离岗体检）。体检费用由所在的辐射工作单位承担。对参加应急处理或受到事故照射的放射工作人员,放射工作单位应当及时组织健康检查或医疗救治,按照国家有关标准进行医学随访观察。从事放射工作职业人员职业健康检查的医疗机构应当由省级卫生行政部门批准。职业健康检查机构应在自体检工作结束 1 个月内,将职业健康检查报告送达辐射工作单位。辐射工作单位应在收到职业健康检查报告 7 日内,如实告知放射工作职业人员,并将结果记录在各自的《放射工作人员证》中。辐射工作单位对职业体检中发现的不宜继续从事放射工作的人员,应当及时调离放射工作岗位并妥善安置。历次职业健康检查结果应保存在放射工作人员的职业健康监护档案中,供放射工作职业人员无偿查阅、复印。

二、放射治疗患者的防护要求

(一) 加速器技术要求

为防止患者受到意外照射,所使用的医用加速器,其辐射安全设计、电气安全、机械安全和测试检验等应满足《电子加速器放射治疗放射防护要求》(GBZ 126—2011)所规定的加速器基本要求。

除此以外,为防止对患者的意外照射,还需满足以下基本要求。

1. 控制台显示器应当能显示预设的辐射类型、标称能量、治疗方式、剂量率、楔形板类型和方向、射野形状等参数。

2. 完整设置照射参数并确认前,不能启动对患者的照射。

3. 配置两套独立的辐射剂量测量系统,每套系统都单独地在机器跳数超过预设值时终止照射。

4. 配置有剂量率连锁装置,剂量率超过预设值 2 倍时自动终止照射。

5. 配置有射野形状联锁装置,当射野形状与预设值误差超过阈值时,不能启动对患者的照射。

6. 控制台、机房内、机架上以及治疗床上应设有急停按钮,能迅速终止意外照射。

7. 控制台设有监控和对讲系统,能随时监视机房内患者的状况。

(二) 患者治疗防护要求

患者在进行治疗前应首先进行正当性判断。只有确定为放射治疗的适应证并不大可能引起明显的并发症的情况下才能进行放射治疗。合理设计放疗计划,在对计划靶区施以处方剂量的同时,对靶区以外的正常组织(特别是对辐射敏感的性腺、骨髓、眼晶体等组织)应进行合理的屏蔽(如使用阴囊屏蔽器、卵巢屏蔽器、防护眼镜、铅围裙等),使其达到可合理达到的尽可能低的水平。除有明显临床指征外,尽量避免对妊娠或可能妊娠的妇女进行腹部或盆腔部位的放射治疗。对儿童的放射治疗也应格外慎重。

(三) 操作规程和质量控制

历史上发生的放射治疗中患者超剂量照射的事故,基本都与设备的操作规程不完善和质量控制不到位有关。因而医用加速器使用单位应配备有合格的放射治疗医师、物理师、技师和工程技术人员。相关工作人员必须经过辐射安全和防护知识的培训,经考核合格后方可上岗。同时应制定各项操作规程,操作人员必须严格遵守如下基本操作规程。

1. 治疗期间必须两名操作人员同时在岗,认真做好当班记录,严格执行交接班制度。

2. 照射期间禁止除患者外的人员驻留治疗室内。

3. 治疗前对患者身份予以确认。

4. 治疗前核对放疗计划剂量与执业医师开具的照射处方一致。

5. 治疗患者前应对患者进行准确摆位,确保分次照射时体位的一致性。

6. 定期采集图像,验证确保治疗位置的准确。

7. 及时向负责人报告治疗过程中设备性能出现的问题,向主管医师报告治疗中出现的不可忽略的偏差。

8. 操作过程中除佩戴常规个人剂量计外,还应当携带报警式剂量计,防止意外进入高强度辐射场,受到超剂量照射。

此外,医用加速器使用单位应配备所需的剂量仪、水箱等质量保证设备,建立完善的设备质量控制规程,严格规定设备质量控制的内容、检测方法和频率,并有强有力的监督机制保证设备质量控制规程得以有效实施,所得检测结果须详细记录存档。同时建立明确无误的故障处理程序。禁止医用加速器"带病治疗"。当设备故障修复后,应由称职的物理师和工程师共同检测加速器的各项功能和运行状况。确认无误后方可重新投入治疗。

三、辐射事故的应急与演练

(一) 辐射事故及分类

辐射事故(事件)是指除核设施事故外,放射性物质丢失、被盗、失控,或者放射性物质造成人员受到意外的异常照射或环境放射性污染的事故(事件)。对于肿瘤的放射治疗来说,由于所用的辐射源多为射线装置,因而可能发生的辐射事故主要(但不限于)为患者、职业人员或公众超剂量照射事故(事件)。

根据环境保护总局文件(环发〔2006〕145号)《关于建立放射性同位素与射线装置辐射事故分级处理和报告制度的通知》,按照辐射事故的性质、严重程度、可控性和影响范围等因素,从重到轻,将辐射事故分为特别重大辐射事故、重大辐射事故、较大辐射事故和一般辐射事故四个等级。

1. 特别重大辐射事故　是指Ⅰ类、Ⅱ类放射源丢失、被盗、失控造成大范围严重辐射污染后果,或者放射性同位素和射线装置失控导致3人(含)以上急性死亡的事故。

2. 重大辐射事故　是指Ⅰ类、Ⅱ类放射源丢失、被盗、失控,或者放射性同位素和射线装置失控导致2人(含)以下急性死亡或者10人(含)以上急性重度放射病、局部器官残疾的事故。

3. 较大辐射事故　是指Ⅲ类放射源丢失、被盗、失控,或者放射性同位素和射线装置失控导致9人(含)以下急性重度放射病、局部器官残疾的事故。

4. 一般辐射事故　是指Ⅳ类、Ⅴ类放射源丢失、被盗、失控,或者放射性同位素和射线装置失控导致人员受到超过年剂量限值照射的事故。

(二) 辐射工作单位的职责

辐射工作单位的法定代表人或负责人是本单位辐射安全管理的第一责任人。辐射工作单位应采取以下手段,切实有效地防止辐射事故(事件)的发生。

1. 组织建立强有力的辐射安全管理领导机构,制定相应的辐射安全管理规章制度,负责本单位辐射安全(包括辐射环境、放射性废物及放射工作职业人员)的管理。

2. 编制和定期修订本单位辐射事故(事件)应急预案。

3. 建立本单位的应急指挥体系和应急人员队伍,并购置必要的应急装备器材。

4. 定期组织本单位辐射事故(事件)相关应急知识和应急预案的培训,在环境保护行政主管部门的指导下或自行组织演练。

若不幸发生辐射事故(事件),辐射工作单位还应采取以下措施。

5. 负责本单位辐射事故(事件)的紧急处置和信息报告。

6. 将受到或可能受到辐射损害的人员送到指定医院进行救治。

7. 负责本单位辐射工作场所和环境的应急监测。

8. 负责本单位辐射事故(事件)恢复重建工作,并承担相应的处置经费。

9. 积极配合行政主管部门的调查处理和定性定级工作。

(三)辐射事故的应急与报告

根据环境保护总局文件(环发〔2006〕145号)《关于建立放射性同位素与射线装置辐射事故分级处理和报告制度的通知》的规定,发生辐射事故时,事故单位应当立即启动本单位的辐射事故应急方案,采取必要防范措施,并在2小时内填写《辐射事故初始报告表》,向当地环境保护部门和公安部门报告。造成或可能造成人员超剂量照射的,还应同时向当地卫生行政部门报告。

对于肿瘤放射治疗领域,所使用的辐射源多为射线装置,潜在事故多为患者、职业人员或公众受到超剂量的意外照射。其前期应急处置较为简单。当超剂量事故(事件)发生时,应采取以下措施。

1. 首先需迅速切断电源,终止照射,防止辐射伤害进一步增大。

2. 迅速向相关负责人和应急人员报告,启动报告程序并获取援助。

3. 安抚受照人员,送至指定医院进行救治。

4. 保护现场,记录事件经过和受照时间,初步估算受照剂量,为行政部门和专家决策提供依据。

(四)辐射应急预案的制定

为有效控制事故发生时对公众健康与安全造成的危害,减少事故的社会影响与经济损失,避免事故发生时惊慌失措、盲目行动造成更大的事故,辐射工作单位应遵照有关规定,依据所使用的辐射源的性质以及潜在事故的特性和可能后果,有针对性地制定辐射事故应急预案,并按规定报当地政府有关部门审查批准或备案。事故应急预案是辐射单位申领辐射工作许可证的必要条件之一。

需要强调的是,辐射应急预案中,应针对潜在事故的发生类型、地点、影响范围等,划分事故严重程度明确所需应急反应的级别;明确应急反应体系中各人员(如第一发现人、科室负责人等)和单位的职责;明确应急处置的流程和方法以及所需使用的应急设备;明确应急报告的流程和方法;明确应急反应总负责人以及各成员间的通讯方式,保证通讯顺畅。

同时,应急预案中还应包括对人员的定期培训和考核、对应急设备功能完好性和储备数量的定期检查、对通讯报告系统可靠性的检查等监督检查工作的内容、周期和责任人,以保证应急预案的施行效果。另外,应急预案中还应包括应急预案更新、完善和修订的方法、周期和责任人。

(五)应急工作培训和演练

1. 辐射工作单位应按照本单位辐射安全管理规定和辐射事故应急预案的要求,定期进行辐射应急相关人员培训与再培训,以确保其能力能满足其在应急响应中所承担人物和职责。培训主要包括以下内容。

(1)辐射危害与防护的基本知识。

(2)可能发生的辐射事故及应急处理措施。

(3)实际发生的典型辐射事故及其应急处理经验教训。

(4)所涉及的预案。

(5)急救和消防基本知识和操作技能。

(6)有关辐射检测仪表的性能和操作。

2. 应急预案演练　辐射工作单位应按照本单位辐射安全管理规定和辐射事故预案的要求,每年至少开展一次应急演练,针对应急预案中可能发生的各种类型的辐射事故进行演练,使应急人员熟悉应急响应计划和程序(图 25-6-6),检验应急队伍的应急能力,检验应急预案的可行性和有效性,发现应急预案和应急准备中的不足之处,予以完善和改进。

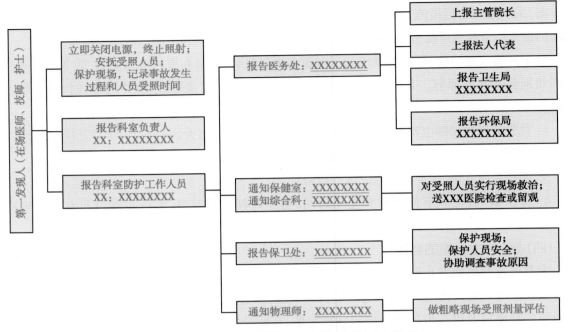

图 25-6-6 某单位超剂量辐射事故(事件)应急流程

(田 源)

参考文献

［1］ CHARLES M. UNSCEAR report 2000: sources and effects of ionizing radiation. United Nations Scientific Comittee on the Effects of Atomic Radiation [J]. J Radiol Prot, 2001, 21 (1): 83-86.

［2］ 中国科学院. 放射生物效应简介 [EB/OL].[2021-12-01] http://www. cas. cn/zt/sszt/kxjdrbqz/qwjd/201103/t20110322_3091708. html.

［3］ The 2007 Recommendations of the International Commission on Radiological Protection. ICRP publication 103 [J]. Ann ICRP, 2007, 37 (2-4): 1-332.

［4］ GB18871—2002 电离辐射防护与辐射源安全基本标准, 2002.

［5］ MOUNTFORD P J, TEMPERTON D H. Recommendations of the International Commission on Radiological Protection (ICRP) 1990 [J]. Eur J Nucl Med, 1992, 19 (2): 77-79.

［6］ 国家环境保护总局. 关于发布放射源分类办法的公告// 国家环境保护总局公告 2005 第 62 号 [A]. 国家环境保护总局, 2005.

［7］ 国家环境保护总局. 关于发布射线装置分类办法的公告// 国家环境保护总局公告 2006 第 26 号 [A]. 国家环境保护总局, 2006.

［8］ 胡逸民, 张红志, 戴建荣. 肿瘤放射物理学 [M]. 北京: 原子能出版社, 1999.

［9］ 王志伦, 寇海英. 中子的防护 [J]. 中国个体防护装备, 2006, 5: 26.

［10］ 中华人民共和国放射性污染防治法, 2003.

［11］ 放射性同位素与射线装置安全和防护条例, 2005.

［12］ 放射性物品运输安全管理条例, 2010.

［13］ 放射性废物安全管理条例, 2012.

［14］ 放射性同位素与射线装置安全许可管理办法, 2008.

［15］放射性同位素与射线装置安全和防护管理办法, 2011.

［16］北京市政府办公厅. 关于调整本市放射性同位素与射线装置安全和防护监管部门职责分工的通知 [R]. 北京市政府办公厅, 2006.

［17］GLASGOW G P. Structural shielding design and evaluation for megavoltage X-and Gamma-ray radiotherapy facilities [J]. Med Phys, 2006, 33 (9): 3578.

［18］GBZ/T201—2011 放射治疗机房的辐射屏蔽规范, 2011.

［19］GBZ126—2011 电子加速器放射治疗放射防护要求, 2011.

［20］放射工作人员职业健康管理办法 (中华人民共和国卫生部 2007 年第 55 号令), 2007.

［21］GBZ128—2002 职业性外照射个人监测规范, 2002.

［22］GBZ179—2006 医疗照射放射防护基本要求, 2006.

［23］建设项目环境影响评价资质管理办法 (国家环境保护总局第 449 号令), 2005.

［24］国家环境保护总局. 关于建立放射性同位素与射线装置辐射事故分级处理和报告制度的通知. 国家环境保护总局文件, 2006 第 145 号 [R]. 国家环境保护总局, 2006.

［25］中华人民共和国环境影响评价法, 2003.

［26］建设项目环境保护条例, 1998.

［27］中华人民共和国职业病防治法, 2011.

［28］GBZ/T197—2007 建设项目职业病危害控制效果评价技术导则, 2007.

［29］放射诊疗管理规定, 2006.

［30］卫生行政许可管理办法, 2004.

［31］卫生部. 关于印发放射诊疗许可证发放管理程序的通知. 卫监督发〔2006〕479 号 [R]. 卫生部, 2006.

［32］GBZ/T181—2006 建设项目职业病危害放射防护评价报告编制规范, 2006.

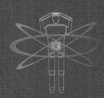

RADIATION
THERAPY
PHYSICS

附　录

附录一　各种蒙特卡罗剂量计算软件对比

附表 1-1　各种蒙特卡罗剂量计算软件对比

程序	研发团队	诞生时间	适用粒子及能量范围	优缺点	
				优点	缺点
EGS4	SLAC	1986 年	能量从几千电子伏到几太电子伏的电子 - 光子簇射过程	有精确的边界交叉算法和精确的散射方案,电子偏转角计算精度高,包括的反应类型齐全,降方差技巧齐全	用户需要用 Fortran 语言编写代码
MCNP	美国洛斯阿拉莫斯国家实验室	1977 年	中子、电子、光子的耦合输运,中子能量从 10^{-11}MeV 到 20_MeV,光子和电子的能量范围从 1_keV 至 1 000_MeV	降方差技巧多且全面,程序中的几何是三维任意组态,使用精细的点截面数据,程序功能齐全,通用性很强,应用广泛,不需要用户编程	没有精确的边界交叉算法,存在步长伪影
Penelope	巴塞罗那大学和西班牙理工学院,西班牙巴塞罗那加泰罗尼亚政治大学以及阿根廷国立科尔多瓦大学合作开发	1996 年	几百电子伏和 1GeV 之间的电子、正电子和光子的耦合传输	能够处理复杂的几何形状和静电场,使用了单次散射和多次散射的混合方案,以及随机铰链方法,能简单快速获取电子轨迹的精确几何表示	用户必须用 Fortran 语言编写应用程序
Geant4	CERN	1999 年	光子和电子;高能物理,包含低能模块	可用于在很宽的能量范围内模拟多种类型的粒子。包含多种模块,例如几何跟踪、探测器响应、可视化等,同时允许包含时间的建模。源代码完全开放,用户可以根据实际需要更改、扩充 Geant4 程序	用户需要提供一组 C++ 对象
GATE	Open GATE 合作组织	2004 年	可以在 10keV 以上的能量下模拟光电效应和 Compton 散射。低能封装模拟了低至 250eV 的光子和电子相互作用,并包括瑞利散射	基于 GEANT4 模块化的、脚本化的蒙特卡罗代码,它不需要用户熟悉 C++	使用范围局限,主要是为核医学应用(PET 和 SPECT 扫描仪的建模)开发的,正在扩展到其他领域(如放射治疗)

程序	研发团队	诞生时间	适用粒子及能量范围	优缺点	
				优点	缺点
TOPAS	SLAC 国家加速器实验室	2012 年	10MeV~200MeV 的质子输运	使用 C++ 语言,基于 Geant4 模块化,有强大的参数控制系统和灵活的几何组件模型,用户共享一个通用的、有层次的参数系统,通过参数文件的交换,用户可以交换仿真设置,在机构之间共享彼此验证过的解决方案,或者从研究转化为临床	
FLUKA	FLUKA 公 司 ——SIGMA-ALDRICH 集团公司五大分公司之一	2005 年	从 1keV 到几千太电子伏的光子和电子,任意能量的 μ 介子,20TeV 以下的强子以及对应的反粒子,从热能区往上的中子和重离子等。以及极化光子和可见光	使用改进的组合几何(Combinatorial Geometry)软件包,能够处理非常复杂的几何结构,可用于追踪带电离子(即使存在磁场或电场)。有多个可视化工具和调试工具可供使用,针对大多数的应用,FLUKA 不需要编写程序	

（郭晨雷）

附录二　放疗正常组织 / 器官耐受剂量表

附表 2-1　常规分割放疗正常组织耐受剂量表

组织 / 器官名称	剂量限值	组织 / 器官名称	剂量限值
海马（全脑预防照射）	$D_{max}<9Gy$	肝脏（右侧乳腺癌）	$V_5<25\%$
海马 PRV（全脑预防照射）	$D_{max}<12Gy$	肝脏（胃癌）	$D_{mean}<24Gy$
晶体	$D_{max}<9Gy$	肝脏（妇科）	$V_{20}<20\%$
视神经	$D_{max}<54Gy$	肝 -GTV（肝癌）	$D_{mean}<24Gy$
视交叉	$D_{max}<54Gy$	肝 -GTV（肝癌）	V_5 以下体积>300ml
颞叶	$D_{max}<54Gy$	肾（肝癌、胃癌）	$V_{20}<30\%$
垂体	$D_{max}<54Gy$	肾（妇科）	$V_{20}<20\%$
脑干 PRV	$D_{max}<54Gy$	小肠（肝癌）	$D_{max}<50Gy$
腮腺	$V_{30}<50\%$	小肠（肝癌）	$V_{50}<5ml$
颞下颌关节	$D_{max}<50Gy$	小肠（胃癌）	$V_{30}<50\%$
下颌骨	$D_{max}<60Gy$	小肠（胃癌）	$D_{mean}<15Gy$

附录

组织/器官名称	剂量限值	组织/器官名称	剂量限值
喉	$D_{max}<40Gy$	小肠(前列腺)	$D_{max}<47Gy$
甲状腺	$V_{40}<50\%$	小肠(前列腺)	$V_{45}<5ml$
甲状腺(乳腺癌)	$D_{mean}<28Gy$	小肠(妇科)	$D_{max}<52Gy$
肱骨头	$V_{30}<20\%$	小肠(妇科)	$V_{40}<50\%$
气管(头颈)	$D_{max}<40Gy$	结肠(肝癌)	$D_{max}<55Gy$
气管(肺癌)	$D_{max}<80Gy$	结肠(肝癌)	$V_{52}<5ml$
脊髓	$D_{max}<40Gy$	结肠(前列腺)	$D_{max}<60Gy$
脊髓PRV(头颈)	$D_{max}<40Gy$	结肠(前列腺)	$V_{50}<10\%$
脊髓PRV	$D_{max}<45Gy$	结肠(妇科)	$D_{max}<52Gy$
食管(肺癌)	$V_{50}<40\%\sim50\%$	结肠(妇科)	$V_{40}<50\%$
食管(肝癌)	$D_{max}<55Gy$	十二指肠(肝癌)	$D_{max}<57Gy$
食管(肝癌)	$V_{50}<5ml$	十二指肠(肝癌)	$V_{50}<10ml$
双肺(单纯放疗)	$V_{20}<30\%$	直肠(前列腺)	$D_{max}<62Gy$
双肺(同步放化)	$V_{20}<28\%$	直肠(前列腺)	$V_{30}<40\%$
双肺(上叶切除)	$V_{20}<25\%$	直肠(前列腺)	$V_{40}<20\%$
双肺(中下叶切除)	$V_{20}<20\%$	直肠(前列腺)	$V_{50}<10\%$
双肺(全肺切除后)	$V_{20}<10\%$	直肠(前列腺)	$V_{60}<2.5ml$
双肺	$V_{30}<20\%$	直肠(妇科)	$V_{50}<20\%$
双肺	$V_{5}<65\%$	直肠(妇科)	$V_{40}<50\%$
双肺	$D_{mean}<15\sim17Gy$	膀胱(前列腺)	$D_{max}<64Gy$
患侧肺(乳腺癌)	$V_{5}<40\%\sim50\%$	膀胱(前列腺)	$V_{30}<40\%$
患侧肺(乳腺癌)	$V_{20}<20\%\sim30\%$	膀胱(前列腺)	$V_{40}<30\%$
患侧肺(乳腺癌)	$V_{30}<20\%$	膀胱(前列腺)	$V_{60}<22ml$
患侧肺(乳腺癌)	$D_{mean}<10\sim15Gy$	膀胱(妇科)	$V_{40}<50\%$
健侧乳腺(乳腺癌)	$V_{20}<5\%$	膀胱(妇科)	$V_{50}<20\%$
健侧乳腺(乳腺癌)	$D_{mean}<4Gy$	乙状结肠	$D_{max}<52Gy$
心脏(左侧乳腺癌)	$D_{mean}<5\sim8Gy$	乙状结肠	$V_{40}<60\%$
心脏(肺癌)	$V_{30}<40\%$	卵巢	$D_{max}<5Gy$
心脏(肺癌)	$V_{40}<30\%$	卵巢	$D_{mean}<3Gy$
心脏(胃癌)	$D_{mean}<5Gy$	盆骨	$V_{20}<70\%$
心脏(胃癌)	$V_{30}<30\%$	盆骨	$V_{30}<50\%$
胃(食管癌)	$V_{40}<40\%$	盆骨	$D_{mean}<30Gy$
胃(肝癌)	$V_{30}<30\%$	股骨头	$V_{30}<30\%$
胃(肝癌)	$D_{max}<57Gy$	股骨头	$V_{50}<5\%$
胃(肝癌)	$V_{50}<10ml$		

注：D_{max}. 最大剂量；D_{mean}. 平均剂量；V_x. 接受x(单位:Gy)剂量照射的百分体积(单位:%)；GTV. 大体(肉眼可见)肿瘤；PRV. 计划危及器官体积。

附表 2-2　大分割放疗正常组织/器官耐受剂量表　　　　　单位:Gy

组织/器官名称	体积阈值	分次数									
		1次		3次		4次		5次		8次	
头部及神经系统											
视通路	<0.1ml	—	8	—	15	—	—	—	22.5	—	—
耳蜗	D_{mean}	4	9	—	17.1	—	—	—	25	—	—
脑干	D_{max}(0.1ml)	10	15	18	23.1	—	—	23	31	—	—
脊髓(PRV)	D_{max}(0.1ml)	10	14	18	21.9	20.8	26	23	30	25	32
	D_{1ml}	7	—	12.3	—	13.6	—	14.5	—	—	—
马尾和骶神经丛	D_{max}(0.1ml)	—	16	—	24	—	—	—	32	—	—
	D_{5ml}	—	14	—	22	—	—	—	30	—	—
正常脑组织(全脑-GTVs)	D_{10ml}	12.0	—	—	—	—	—	—	—	—	—
	$D_{50\%}$	5.0	—	—	—	—	—	—	—	—	—
晶体	D_{max}(0.1ml)	1.5	—	—	—	—	—	—	—	—	—
胸部											
正常肺(全肺-GTVs)	V_{20}	—	—	24	26	—	—	27	29	50	60
右肺和左肺	1 500ml	16	22.0	24	30	28	34	32	38	—	—
	1 000ml	31	37	39	45	43	49	47	53	—	—
支气管	D_{max}(0.5ml)	—	—	—	25.2	—	—	32	34	—	—
大支气管	<4ml	12	15.4	17.7	—	18.8	30	19.5	—	—	40
小支气管	<0.5ml	—	—	37	—	—	—	39	—	39	—
心脏/心包膜	D_{max}(0.5ml)	—	—	—	30	—	—	—	32	—	35
	<15ml	22.0	30.0	28.8	36.9	32	40	35	43	—	—
大血管	D_{max}(0.5ml)	—	—	—	30	—	—	—	—	—	—
食管	D_{max}(0.5ml)	—	—	24	26	—	—	27	29	27	38
	<5ml	14	17.5	20.4	24	23.6	27.2	27	30.5	—	—
胸壁	D_{max}(0.5ml)	—	—	24	26	—	—	27	29	50	60
	D_{30ml}	16	22.0	24	30	28	34	32	38	—	—
肋骨	<1ml	31	37	39	45	43	49	47	53	—	—
	<30ml	—	—	—	25.2	—	—	32	34	—	—
臂丛	D_{max}(0.5ml)	12	15.4	17.7	—	18.8	30	19.5	—	—	40
	<3ml	—	—	37	—	—	—	39	—	39	—

组织/器官名称	体积阈值	分次数 1次		3次		4次		5次	
腹部肝肾组织									
正常肝（全肝-GTVs）	V_{10}	—	—	—	—	—	—	70%	—
	D_{mean}	—	—	—	—	—	—	13	15.2
	$D_{50\%}$	—	—	15	—	—	—	—	—
	≥700ml	—	—	15	19.2	—	—	—	—
肝	≥700ml	9.1	—	—	—	19.2	—	—	—
左右肾	D_{mean}	—	—	—	—	—	—	10	—
	≥200ml	—	—	—	16	—	—	—	—
单个肾或单个肾平均剂量>10Gy	V_{10}	—	—	—	—	—	—	10%	—
肾门/血管主干	$D_{67\%}$	10.6	18.6	—	—	—	—	23	—
左右肾皮质	200ml	8.4	—	—	—	16.0	—	17.5	—
腹部肠胃组织									
胃	D_{max}(0.5ml)	—	—	—	22.2	—	—	33	35.0
	D_{5ml}	—	—	—	—	—	—	25	—
	D_{10ml}	—	—	16.5	—	—	—	—	25
	D_{50ml}	11.2	12.4	—	—	—	—	12	—
十二指肠	D_{max}(0.5ml)	—	—	—	22.2	—	—	—	35
	D_{1ml}	—	—	—	—	—	—	33	—
	D_{5ml}	—	—	—	16.5	—	—	25	—
	D_{9ml}	11.2	12.4	—	—	—	—	15	—
	D_{10ml}	9	—	11.4	—	—	—	12.5	—
小肠	D_{max}(0.5ml)	—	—	—	25.2	—	—	30	35
	D_{5ml}	—	—	—	17.7	—	—	25	—
	D_{10ml}	—	—	—	—	—	—	—	25
胆管	D_{max}(0.5ml)	—	—	50	—	—	—	50	—
空肠/回肠	<5ml	11.9	15.4	17.7	25.2	—	—	19.5	35
盆腔组织									
结肠	<20ml	14.3	18.4	24	28.2	—	—	25	38
大肠	D_{max}(0.5ml)	—	—	—	28.2	—	—	—	32
直肠	D_{max}(0.5ml)	—	—	—	28.2	—	—	—	32
	<20ml	14.3	18.4	24	—	—	—	25	—

附录

组织/器官名称	体积阈值	分次数							
		1次		3次		4次		5次	
膀胱	D₁₅ₘₗ	—	—	—	16.8	—	—	—	18.3
	D_max(0.5ml)	—	—	—	28.2	—	—	—	38
膀胱壁	<15ml	11.4	18.4	16.8	28.2	—	—	18.3	38
阴茎	D₃ₘₗ	14	34	—	21.9	—	—	—	30
	D_max(0.5ml)	—	—	—	42	—	—	—	50
尿管	D_max(0.5ml)	—	—	—	40	—	—	—	45
右侧和左侧股骨头	<10ml	14.0	—	21.9	—	—	—	30	—

注：D_{max}. 最大剂量；D_{mean}. 平均剂量；V_x. 接受 x（单位:Gy）剂量照射的百分体积（单位:%）；$D_{x\%}$. $x\%$ 体积受到的照射剂量；D_{xml}. $x$ml 体积受到的照射剂量。

（闫玲玲　刘志强）

附录三　放疗计划设计规程

（2021 年 6 月 21 日修订）

一、治疗计划的准备

（一）治疗计划的初始准备

1. 输入患者基本信息和图像　从定位图像中获取患者的姓名（patient name）、病案号（medical record number，MRN）和主管医师姓名（radiation oncologist）。

2. 输入治疗计划的信息

（1）Planner：输入计划设计物理师和带教物理师姓名。

（2）Physicist：输入审阅和审查物理师姓名。

提示：①姓名用汉语拼音，第一个字母小写，姓和名之间不加空格，两个姓名之间加"，"隔开，不能用缩写。例如，姓名是刘建华，应输入"liujianhua"，不用"Liu Jianhua"和"Liu JH"等其他形式。②新疗程计划的 Planner 应重新签名，不应直接复制一程计划的 Planner 姓名。

3. 核对申请单的信息

（1）核对计划系统中的患者信息与申请单上的信息是否一致。

（2）核对解剖结构（包括靶区、危及器官和其他正常组织）的勾画是否与申请单上的一致；解剖结构（包括靶区、危及器官和其他正常组织）的名称应使用统一脚本。

（3）对于非第一阶段的计划，如在原定位图像设计新计划，应在每个新定义的解剖结构名称前加上"PX_"，其中 X 代表治疗阶段的阿拉伯数字编号，并保留前面治疗阶段的解剖结构。

提示：如发现问题或疑问，应及时与主管医师沟通，等问题解决后再开始计划。

4. 按照科室要求预约加速器室,预约成功后,方可开始治疗计划的设计。

注意:单中心多靶区计划尽量做到有 6D 床的加速器室。

(二)治疗计划的初始设置

1. 选择 CT 值物质密度转换表　根据实际的模拟定位机(Siemens CT、Philips CT 或 GE PET-CT)和实际的扫描定位部位(brain、head、thorax、abdomen 或 body),选择 CT 值物质密度转换表。例如:Abdomen_Philips,Body_GE。

提示:乳腺肿瘤患者选用胸部 CT 值物质密度转换表。靶区附近存在高密度的金属固定器时,要选择扩展的 CT 值物质密度转换表,例如:Thorax-extended,而且要将受伪影影响的区域定义为轮廓,并将轮廓的密度值设定为轮廓内部组织的密度。体表金属标记需勾画出并修改密度为 0。例如:乳腺肿瘤患者的靶区边界线。

2. 床面及体位参考点的设置

(1)设定床面位置:Pinnacle 系统中使用"Remove couch"功能设定床面位置,使系统在剂量计算时不考虑 CT 床板的影响。对于选择加速器六室(Edge)的非头部计划,"Remove couch"后应调用脚本"select path->Add_Edge_Couch_Qfix"添加 Edge 专属治疗床,不锁定床面位置,使系统在剂量计算时考虑 Edge 专属床板的影响;其他加速器需锁定设定的床面位置。

(2)体位参考点的设置:根据体表定位标记确定体内的定位参考点,命名为"Ref",颜色为绿色。

(三)等中心位置的设置及命名

1. 单个靶区　若定位参考点在靶区内,可以将该参考点(Ref)作为治疗等中心点,命名为 Iso_Ref,颜色为红色;若定位参考点在靶区边缘处或外部,视临床要求可将治疗等中心移至靶区内,命名为 Iso,颜色为红色。

提示:根据临床要求,当参考点在靶区边缘或外部时,通常情况下默认使用参考点(Ref)作为等中心点,命名为 Iso_Ref,颜色为红色。如头颈肿瘤和腹部肿瘤,尽量不要擅自挪动;但特别注意当靶区体积较小时,应将等中心点从参考点挪至靶区内;胸部肿瘤需将等中心点从参考点移至靶区内。中心挪动需在治疗报告单首页上标注"中心已动,请校位"作为提示。中心不挪动需在治疗报告单首页上标注"中心未动"作为提示。

2. 多个靶区　等中心位置应根据情况取在多个靶区联合体的几何中心。只有当采用一个 Iso 的照射野不足以包括全部靶区时,或大分割小靶区时可考虑增加 Iso,命名应根据它们之间的相对空间位置,在 Iso 加上表示方位的词"_Left""_Right""_Ant"、"_Post""_Head"或"_Foot"。这些方位均是相对患者身体而言。

提示:①应尽可能保证多个 Iso 的某一个、甚至两个方向的坐标相同,以便节省治疗时切换等中心的时间。②通常情况下乳腺靶区的中心点选在设好的参考点平面,靶区内靠近胸壁的地方。乳腺+锁骨上照射,胸壁是电子线照射时,胸壁电子线射野中心放在胸壁几何中心;锁骨上是光子照射,照射方式分两种情况:一是三维适形、IMRT 或 VMAT 照射,锁骨上射野中心放在锁骨上靶区的下一层,并设定锁骨上野 Y2 钨门数值为 0;二是单前野照射,锁骨上射野中心是金属标记点的位置,并设定 SSD=100cm。

3. 多阶段(phase)治疗　当患者采用两阶段(缩野)或两阶段以上的治疗时,如果前、后阶段靶区的几何中心基本相同,尽量不改变等中心位置。若后阶段治疗靶区变化较大,需重新设置后阶段的等中心,命名为 P2_Iso。

提示：要以前阶段计划的等中心作为参考点来确定后段计划等中心的移床数据，并在计划报告单上写明。

（四）等中心点设置的注意事项

1. 避免放在两层 CT 之间。

2. 避免放在颈部斜坡位置。

3. 避免放在不便贴标记点的位置。

（五）剂量计算的范围及网格间距设定

1. 计算范围应包括靶区和所有危及器官所处层面的人体范围。

2. 对于大分割小靶区（单次剂量 ≥5Gy，头颈部靶区最大径 ≤3cm，体部最大径 ≤5cm）计划，计算网格大小应 ≤2mm；其他治疗情况，计算网格大小应 ≤4mm。

3. 靶区紧邻 CT 扫描图像边缘时，需要延展 CT 扫描图像边缘 5~10 层。

提示：为了降低系统负载、提高优化速度，可以在计划优化过程中采用较小的计算范围和较粗的网格。例如，SBRT 小靶区计划优化过程中，采用 4mm 网格，计算范围只包含靶区、需评价的并行器官、靶区上下 3cm 范围内的串行器官，计算最终剂量时须符合"2."要求。

二、治疗计划的设计

（一）选取照射野方向的基本原则

1. 传统二维和 3D CRT 计划的布野基本原则

（1）避开危及器官。

（2）射野方向平行于靶区的最长边。

（3）从入射面到靶区中心距离尽可能短。

（4）与相邻射野夹角大（注：夹角 90° 视为最大）。

2. IMRT 计划布野基本原则

（1）当靶区位于身体正中或左右对称型分布时，一般机架角 360° 均分为奇数个照射野。当靶区小、危及器官少的情况（如前列腺）一般采用 5~7 个照射野；当靶区大、形状复杂，危及器官较多的情况（如鼻咽癌）可采用 9 个照射野。

（2）当靶区位于身体一侧时，如靶区形状规则则可在机架角 360° 均分的基础上，删除身体对侧的射野，达到减少身体积分剂量的目的；当靶区呈不规则形态时，可参考适形计划的布野原则。

（3）设置射野方向时要避免对穿野。

（4）对于胸部肿瘤，优先考虑与肺的受照体积相关的因素，布野应局限于身体前后方向两侧一定角度范围。

（5）Varian 加速器（四室，五室），需限制射野宽度 ≤14cm。

（6）准直器旋转角度应在 ±90° 范围内。

3. VMAT 计划布野方法 VMAT 计划弧度范围可参考固定野调强计划的布野角度范围采用部分弧往返，也可采用全弧往返布野。全弧顺时针方向为 181°~180°，逆时针方向为 180°~181°。当采用 VMAT 计划时应画 block 对并行器官（如肺、肝等）的低剂量区进行限制。block 应沿患者体表内侧勾画，起止范围为需要遮挡的射野照射角度范围。

4. 特殊部位肿瘤的布野方法

（1）对于颅内肿瘤、肝部、鼻腔上侵至筛窦、蝶窦的肿瘤及体部淋巴瘤等靶区相邻重要危及器官的肿瘤，必要时可考虑使用非共面射野，但要注意床和机架的限位。

（2）乳腺混合调强切线野布野原则：根据医生给定的出射线和入射线的位置，以切肺最小为原则；充分考虑肺部的呼吸动度，平野靠外一侧外放 2cm。

5. 照射野方向排序的约定　照射野之间通常采用顺时针方向排序，从 181° 开始至 180° 结束。

（二）靶区处方剂量给定方式

1. 传统二维计划　靶区剂量应给定在包围全部或绝大部分靶区的等剂量线上，以保证全部或绝大部分靶区接受不低于给定剂量的照射。靶区剂量分布要均匀，剂量变化范围应在 95% 至 107% 以内。相对剂量分布的归一点应位于靶区中心区域。如果是普通的全野照射，各射野中心轴交叉点位于靶区中心区域，将该点作为剂量归一点；当半野照射时，应另设 Norm 点作为剂量归一点。

2. 3D CRT 计划　靶区剂量应给定在包围 95% 靶区体积的等剂量面上，即靶区剂量是指 95% 靶区体积受照的最小剂量。靶区剂量分布均匀度的要求以及归一点的选择方法与二维计划相同。

3. IMRT 和 VMAT 计划　靶区剂量是指 95% 靶区体积受照的最小剂量。但是靶区剂量均匀度要求可适当放宽，也就是说靶区剂量变化可适当超出 95% 至 107% 的范围。剂量可按靶区中心区域中的一点的剂量或者靶区平均剂量归一。

（三）优化参数和目标函数的设定

1. 优化参数的设定

（1）IMRT 优化参数设定：①最大迭代次数设置范围 30~120，最大卷积迭代次数 10~50，容忍误差 0.000 1；②最大子野数 50~90，最小子野面积 $5cm^2$（特殊情况：乳腺和胸部肿瘤最小子野面积 $7cm^2$，大分割小靶区最小子野面积 ≥ $3cm^2$）；③最少子野跳数 5MU［特殊情况：乳腺肿瘤最小子野跳数 7MU。胸部肿瘤（如肺癌）最少子野跳数 7~10MU］。

提示：调强计划子野的个数设置可参考：参数除以 100~120，单中心多靶区同时优化时可适当增加子野个数。

（2）VMAT 优化参数的设定：①最大迭代次数设置范围 45~150，最大卷积迭代次数 20~70，容忍误差 0.000 1；② 2°~4° 为一个控制点；③ constrain leaf motion 参数设置：R4 和 R5 的 Varian 加速器和 R8 的 Elekta 加速器设置 0.5cm/deg，R6 的 Varian 加速器和 R1 至 R3 的 Elekta 加速器设置 1cm/deg。

提示：在更改加速器室以后，需再次修改 constraint leaf motion 参数的设置。

2. 优化条件的设定

（1）靶区剂量应设置 95% 体积的最小剂量（min DVH）、最大剂量（max dose）、最小剂量（min dose）和均匀（uniform dose）剂量。

（2）每个危及器官耐受剂量的具体数值由医生在计划申请单上填写。所填写的值应符合相应肿瘤治疗规范中的要求。

（3）属于串型组织的危及器官（如脊髓），其耐受剂量应按"最大剂量不应超过多少戈瑞（Gy）"（max dose）的方式给定，并给予最大等效均匀剂量（max EUD）的约束。

（4）属于并型组织的危及器官（如肺），其耐受剂量应按"剂量超过多少戈瑞（Gy）的体积不能超过百分之多少"（max DVH）的方式给定，并给予最大等效均匀剂量（max EUD）的约束。

(5)计划优化时,在保证靶区剂量符合要求时尽可能降低危及器官的剂量。

(6)针对常见肿瘤设计脚本,在脚本中明确所有优化条件,含剂量/剂量体积要求和权重。

三、治疗计划的评价

(一)临床方面评价

利用断层面剂量分布、DVH 曲线和 BEV 图等工具,从以下方面进行评价。

1. 治疗计划是否满足所有临床处方剂量要求。

2. 危及器官的受照剂量整体情况。

3. 靶区周边剂量线适合靶区边缘的程度,即剂量分布的适形度。

4. 靶区内剂量分布的均匀度。

5. 照射野范围内危及器官以外的正常组织受照剂量,如:会咽、下颌骨和大血管等。

(二)物理评价

1. 治疗计划是否可以实施,例如:照射野所涉及范围加速器机头有无碰床情况。

2. 治疗计划是否有较高的实施效率,不宜布置过多的射野或者设定过多的子野数目。

3. 治疗计划是否已无改进的余地;对于有改进余地的计划,无论是否已满足临床处方剂量要求,都应该继续设计工作。

四、治疗计划的验证

(一)位置验证

1. 等中心的校位　当放疗计划的等中心与定位参考点不一致时,患者治疗前需要再次扫描 CT,校准等中心。

2. 在线图像扫描　治疗前扫描 CBCT 或者 EPID 图像,确定治疗靶区和重要结构的位置,减少患者摆位误差。

提示:非共面计划患者首次治疗时,物理师需要到加速器参与患者的摆位和治疗,保证计划顺利执行。

(二)剂量验证

使用探测器阵列测量剂量分布,把测量值和计划系统的计算值相比较,按照一定的标准判定两者是否相符。

五、计划报告的准备、打印和传输

(一)计划报告的准备

1. 经审阅物理师和临床医生评价同意的计划才可以打印和传输。

2. 治疗计划的命名规则

(1)治疗计划的 Plan 名称应包含阶段(Phase)、照射野数目和所采用的技术(分为电子束、CRT、IMRT 和 VMAT)等信息。例如:(1F_E)、(5F_IMRT)、(2A_VMAT)等。中间以下划线隔开。一程计划 P1_ 可省略,无 P1 标识的计划命名默认为一程计划。

(2)相应的 Trial 名与之对应

(3)当实际用于患者治疗的计划被批准后,应在被批准的计划名称的结尾处加上"_App",但应注意命名不能超过 16 个字符；例如：(5F_IMRT_App)、(2A_VMAT_App)等。

(4)对于同一阶段多个部位(多中心)计划，计划名称按照部位命名。例如：靶区在患者左边，命名为 L_2A_VMAT_App；靶区在患者中间，命名为 M_2A_VMAT_App；靶区在患者体部靠上位置，命名为 U_2A_VMAT_App，依此类推。

(5)新阶段(同一部位)计划仍采用前一段的定位图像，应复制前一段的计划，并重新命名。

(6)新疗程(不同部位)计划命名为 C2_ 开头。(意为：Course)。例如：C2_2A_VMAT_App。详见附表 3-1。

附表 3-1　治疗计划的命名规则及举例

项目	举例	命名规则	备注
初段			
IMRT	一段 5 野调强治疗	(P1_)5F_IMRT_App	
QA		QA_Mapcheck	Trial 的命名可更详细
VMAT	一段 2 弧	(P1_)2A_VMAT_App	
QA		QA_Arccheck	
二段或者多段			
IMRT	二段 5 野调强治疗	P2_5F_IMRT_App	
	合成计划	P1_2_com	
同一阶段多个部位(多中心)计划			
VMAT	靶区在患者左边	L_2A_VMAT_App	依此类推
	靶区在患者中间	M_2A_VMAT_App	
	靶区在患者体部靠上位置	U_2A_VMAT_App	
修改计划			
IMRT	一段中修改靶区	P1b_5F_IMRT_Ap	超过 14 字符无法传输计划，可以删掉最后一个字符

3. 射野的命名规则　详见附表 3-2。

附表 3-2　射野的命名规则及举例

	命名	ID	床角 =0	举例	备注
IMRT	Bx_Ty_Gz	1… P2-1… P1b-1…	Bx_Gz	B1_G220	x 射野编号 y 床角 z 机架角
VMAT	Ax_(Ty)_G 起始 - 终止			A1_G180-0 A2_G0-180	

4. 计划的锁定

(1)经评估同意的 Varian IMRT 计划(四室 Novalis、五室 Unique)在计划锁定前需要运行脚本 VarianImrtOpti。

(2)锁定计划前再次核查确认处方剂量、计划和射野命名、计算范围、射野最终剂量算法等是否正确、合规。

(3)删除不被采纳的 Trial 使 App 计划处于"临床使用"状态。

(4)锁定计划前要运行脚本 Save。

(5)用计划设计人的名字电子签名该计划。

(二) 计划的打印

1. 纸质版和 PDF 版计划报告打印内容

(1)射野参数列表(已确认计划的报告单)。

(2)等中心所处层面的 CT 图像:包括横断面,冠状面和矢状面。在横断面上标明等中心至前、后,左、右体表的距离;六个层面的等剂量分布图。需包括靶区等中心所在的横断面、矢状面和冠状面,最大剂量点层面、最上层和最下层层面剂量分布。

(3)靶区和危及器官的剂量体积直方图(DVH)。

(4)两段或两段以上计划采用同一套 CT 图像,应打印合成的 DVH 图和剂量分布图并将剂量线做相应的调整。例如:P1_2_Com。两段或两段以上计划采用不同 CT 图像,不需打印合成计划。但两段或两段以上计划设计尽量按照总剂量设计计划,便于两段计划危及器官限量比较和参考。

(5)将上述内容打印为 PDF 文件,并导入 MOSAIQ 计划文档。

(6)核查并打印已确认的 PDF 计划报告单纸质版,并按顺序装订。报告单顺序:射野参数列表,等中心所处层面校位 CT 图像,6 个层面的剂量分布图,靶区和危及器官的剂量体积直方图(DVH)。(合成计划 6 个层面的剂量分布图,靶区和危及器官的剂量体积直方图)

2. 计划报告的补充内容

(1)在计划报告首页,设计者应手工标注每程的靶区处方剂量;靶区处方剂量标注格式:百分体积靶区名:总量 / 分次量 / 分次数,例如:"95%PTV1 :60Gy/2Gy/30f"。

(2)如果有多个靶区分别给定了处方剂量,则应分别说明。

(3)当处方剂量的百分体积不是 95%,还应补充说明 95% 体积对应的剂量。

(4)两段或两段以上的计划应在首页标注等中心位置是否变化,是否需要重新校位。

例如:二阶段等中心未变,不需校位。二阶段等中心以一阶段等中心为参考点校位等。

3. 计划报告的签名

(1)三签字制度:在治疗计划报告(纸质)首页上应有计划设计人,主管医师和治疗技师的签字。

(2)如果计划由进修物理师完成,应在上述三人签字的基础上,增加直接带教物理师的签字。

(三) 治疗计划的传输

在计划系统中应传输单独的治疗计划,不要传输合成后的评估计划。在 MOSAIQ 系统中收取计划、排程、影像关联等。其中与影像相关的传输内容,需根据计划申请单中医生所选的图像引导方式来确定。比如选择 CBCT 时,传输内容包括 CT 影像,结构以及 CBCT 摆位射野;选择 EPID 时,传输内容包括 DRR 影像以及 EPID 摆位野,具体参数设置可参考《MOSAIQ 使用说明》。最后在 EIP 系统中选择对应的计划处方,核对每个射野的 MU 后点击"已完成"发送 QCL。

六、治疗计划审查（详见计划审查规程）

（一）计划审查流程

1. 计划物理师在 EIP 中标注计划完成状态，并发送计划审查申请（QCL）。

2. 审查物理师独立核对计划报告的完整性与数据参数的正确性，确认无误后开始治疗。

3. 审查物理师发现错误时，应及时通知计划物理师，计划物理师应按要求修改计划，修改完成后重新发送 QCL。

（二）计划审查内容

1. 核对 TPS 中的计划，包括评价计划参数的安全和质量特性。

2. 核对 MOSAIQ 中的计划，包括计划参数与 MOSAIQ 系统中的一致性，以及 MOSAIQ 系统中新增参数的准确性。

具体可细分为以下 10 项：轮廓、处方、等中心、计划参数、优化 / 剂量计算参数、剂量分布、科室规程、一致性（TPS 和 MOSAIQ）、图像引导设置、MOSAIQ 系统新增参数。

注：大部分审查项目可通过 AutoReview 自动完成，部分项目仍需审查物理师人工核对，如等中心、剂量分布、DVH 等。

七、计划修改

1. 患者单个阶段内的计划更改时（例如更改靶区、更改加速器、调整处方剂量、改善计划等情况），不占用计划分配名额，仍由原物理师负责。再程计划和以前一样，提交新计划，占用一个名额。

2. 需要修改处方时，由医生在 MOSAIQ（绿色）修改处方。计划物理师重新出报告，重新打印总次数的 Pdf 报告，收到 MOSAIQ 中；新的 PDF 报告收到原处方下，原 PDF 不作废，MOSAIQ 中重新排程；点击"已完成"发 QCL 通知核查修改后计划，批准新的 PDF 报告。

八、其他事项

1. 计划完成后，在计划系统中只保留临床治疗的计划，删除无用计划（例如：设计过程中的过渡计划等）。

2. 未经系统管理员批准，禁止将临床组（Head&Neck，Throax，Abdomen）中的计划传输至其他组。

3. 系统管理员要定期报告系统使用情况，包括清理、传输、数据丢失等。对于屡次出现不清理计划物理师要进行处理。

4. 科研计划

（1）科研计划应采用计划恢复的形式添加，严禁直接将临床计划传输至科研计划组。

（2）对于使用病例超过 20 例的科研计划，应遵守科室的相关管理规定要求，先填写申请表，科室主任签字后报备到系统管理员，将计划恢复到指定分组。

（3）科研计划应在患者信息的 First Name 处标注使用人的姓名。

（4）科研计划使用完毕后，使用人应尽快将其备份导出，并在系统中删除患者。

（5）对于系统中超过半年未更新的科研计划，系统管理员将统一备份后删除。

（戴建荣）

附录四　一种基于瞬时剂量当量率保守估计值的检测和评价方法

按照 NCRP 151 报告,对于主束主屏蔽区(如图 25-6-5 中 C、D 和 F 点),其瞬时剂量当量率 IDR 和周剂量控制目标值 P 的关系如式 1 所示。

$$P = \frac{W_{\mathrm{pri}} \times U \times T \times IDR_{\mathrm{pri}}}{D_0} \qquad (\text{式 1})$$

式 1 中,W_{pri} 为未经 IMRT 修正的总工作负荷,U 和 T 分别为关注点对应的使用因子和居留因子,D_0 为加速器等中心处的最大输出剂量率。根据式 1 即可推出主束主屏蔽区瞬时剂量当量率限值 IDR_{pri} 为:

$$IDR_{\mathrm{pri}} = \frac{D_0 \times P}{W_{\mathrm{pri}} \times U \times T} \qquad (\text{式 2})$$

对于次屏蔽区,IDR 和 P 的关系如式 3 所示。

$$P = \frac{IDR_{\mathrm{sca}} \times W_{\mathrm{pri}} \times U \times T}{D_0} + \frac{IDR_{\mathrm{L}} \times W \times T}{D_0} = \frac{IDR_{\mathrm{sca}} \times W_{\mathrm{pri}} \times U \times T}{D_0} + \frac{IDR_{\mathrm{L}} \times W_{\mathrm{pri}} \times N \times T}{D_0}$$

$$(\text{式 3})$$

式 3 中,IDR_{sca} 和 IDR_{L} 分别为患者散射和机头泄漏辐射对关注点贡献的瞬时剂量当量率,N 为调强因子,一般取 5。

对于式 3 可以根据"双源原则"进行如下处理:

$$\frac{P}{2} = \frac{IDR_{\mathrm{sca}} \times W_{\mathrm{pri}} \times U \times T}{D_0} \qquad (\text{式 4})$$

$$\frac{P}{2} = \frac{IDR_{\mathrm{L}} \times W_{\mathrm{pri}} \times 5 \times T}{D_0} \qquad (\text{式 5})$$

则可以推出次屏蔽区的瞬时剂量当量率限值 IDR_{sec} 为:

$$IDR_{\mathrm{sec}} = IDR_{\mathrm{L}} + IDR_{\mathrm{sca}} = \frac{D_0 \times P}{2 \times W_{\mathrm{pri}} \times U \times T} + \frac{D_0 \times P}{2 \times W_{\mathrm{pri}} \times 5 \times T} = \frac{D_0 \times P \times (5 + U)}{10 \times W_{\mathrm{pri}} \times U \times T}$$

$$(\text{式 6})$$

根据式 3 和式 6,各关注点的瞬时剂量当量率与 D_0 和 P 成正比,与 W_{pri} 和 T 成反比。可以通过对相关参数(如加速器等中心处最大输出剂量率 D_0)的合理估计得到 IDR_{pri} 和 IDR_{sec} 的保守估计值。如本研究中,可以选择各档能量标称最大输出剂量率中最小的那个输出剂量率水平作为 D_0,同时保守假设每天治疗患者例 P_{S}=200 例,每个患者等中心处平均吸收剂量 $\overline{D}$=3Gy,每周治疗天数 T_{W}=7。由式 7 来估算的 W_{pri} 的最大值。

$$W_{\mathrm{pri}} = P_{\mathrm{S}} \times \overline{D} \times T_{\mathrm{W}} \qquad (\text{式 7})$$

将上述各计算参数的保守估计值代入式 3 和式 6,由此得到各关注点的 IDR_{pri} 和 IDR_{sec} 的保守估计值。

图 1 给出了在保持每天平均工作负荷不变(125 人次 /d,其中 X 射线治疗 105 人次 /d)的情况

下,高能 X 射线(10MV)工作负荷不同占比对各关注点屏蔽厚度的影响。

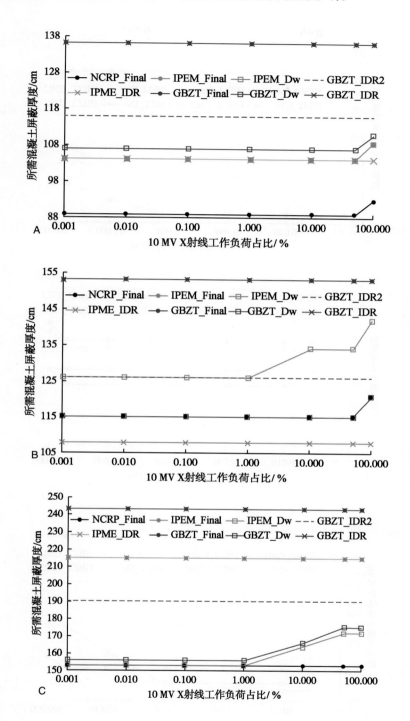

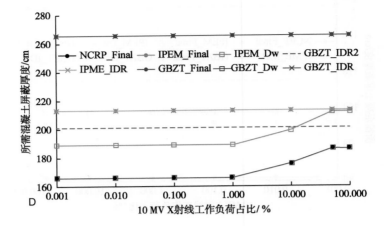

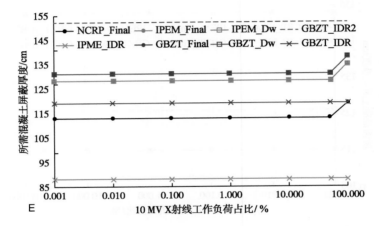

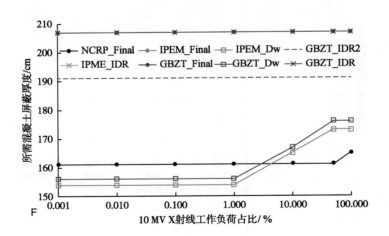

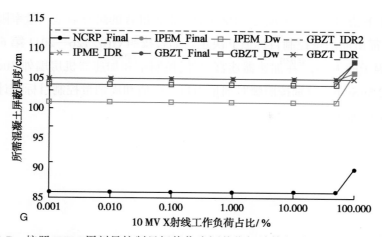

IPEM_D$_w$. 按照 IPEM 周剂量控制目标值作为评价指标计算得到的屏蔽厚度；IPEM_
IDR. 按照 IPEM 的瞬时剂量率限值作为评价指标计算得到的屏蔽厚度；IPEM_Final.
结合 IPEM 的瞬时剂量率限值和周剂量控制目标值计算得到的屏蔽厚度；GBZT_
D$_w$. 按照 GBZ/T 201 规定的周剂量控制目标值作为评价指标计算得到的屏蔽厚度；
GBZT_IDR. 按照 GBZ/T 201 规定的瞬时剂量率限值作为评价指标计算得到的屏蔽厚
度；GBZT_Final. 结合 GBZ/T 201 规定的瞬时剂量率限值和周剂量控制目标值计算得
到的屏蔽厚度；NCRP_Final. 按照 NCRP 151 计算得到的屏蔽厚度；GBZT_IDR2. 基于
瞬时剂量当量率保守估计值计算得到的屏蔽厚度。

图1　高能 X 射线（10MV）工作负荷不同占比对关注点 A、B、C、D、E、F 和 G 屏蔽厚度的影响

除居留因子较小的主束主屏蔽区（C 点）外，其余各关注点按照 NCRP 151 号报告，既考虑周剂量控制目标值 P、又考虑任意一小时平均剂量当量率限值 R_h 计算得到的屏蔽厚度（$NCRP_{Final}$），呈现出随高能 X 射线工作负荷占比增加而增加的趋势。

按照 IRR 17 法规和 GBZ/T 201 国标的周剂量控制目标值 P 计算得到的各关注点所需的混凝土屏蔽厚度在图中分别用橙色（IPEM_D$_w$）和蓝色方块线（GBZT_D$_w$）表示。随着高能 X 射线（10MV）工作负荷占比的逐步增大，各关注点所需的屏蔽厚度也逐渐增大。对于主束主屏蔽区（C、D 和 F 点），当高能 X 射线（10MV）工作负荷超过 1% 时，计算得到的屏蔽厚度开始明显增加，最大超过 20cm。而对于次屏蔽区（A、E 和 G 点），计算得到的屏蔽厚度对高能 X 射线（10MV）工作负荷占比的增加较不敏感。只有当高能 X 射线（10MV）工作负荷占比超过 10% 时，计算得到的屏蔽厚度才开始增加，最大增加不超过 10cm。

按照 IRR 17 法规和 GBZ/T 201 国标根据各自的剂量当量率限值计算得到的各关注点所需的屏蔽厚度在各图中分别用橙色（IPEM_IDR）和蓝色（GBZT_IDR）米字线表示。对于 F 点和 G 点，由于 IRR 17 法规和 GBZ/T 201 国标推荐的瞬时剂量当量率限值均为 100μSv/h，因而由两个标准推荐的瞬时剂量当量率计算得到的混凝土厚度在图中重合。与之相反，对于其他关注点（A、B、C、D 和 E 点），由于 IRR 17 法规规定的瞬时剂量当量率限值大于 GBZ/T 201 现行国标，因而 GBZT_IDR 大于 IPEM_IDR。

从最终的屏蔽厚度看，对于 C、D 和 F 点，按照 IRR 17 法规计算的最终屏蔽厚度（IPEM_Final）主要由瞬时剂量当量率决定，基本不随高能 X 射线工作负荷的增加而变化。这一现象在 GBZ/T 201 屏蔽方案（GBZT_Final）中更为明显。除 E 点和 G 点外，几乎所有的关注点的由周剂量控制目标值计算得到的屏蔽厚度均比由瞬时剂量当量率限值计算的结果小约一个什值层厚度，最终屏蔽厚度都由瞬时剂量当量率决定。对于主束主屏蔽区（C 点和 D 点），二者的差异更为显著，甚至达到了约 100cm。对于 E 点，IRR 17 法规和 GBZ/T 201 报告推荐的瞬时剂量当量率限值又显得过于宽松，最终屏蔽厚度都由周剂量控制目标值 P 决定。如若按照 GBZ 126—2011 第 6.1.3 节的规定，不论各关注点居留因子的大小，"在加速器迷宫门外，控制室和加速器机房墙外 30cm 处的周围剂量当量率应不大于 2.5μSv/h"，分别按照瞬时剂量当量率限值和周剂量控制目标值计算得到的所需混凝土厚度差异将会更加显著。

（田 源）